Roland Irion

Fast das gesamte Wissen für die Ärztliche Vorprüfung

ALLES

in einem Buch

W0382850

Der neue Weg zur Vorbereitung auf die IMPP-Prüfung in der Ärztlichen Vorprüfung

BON-MED

Dr. med. Roland Irion

Stuttgarter Straße 32
73547 Lorch/Württemberg

Dr. med. Roland Irion
Fast das gesamte Wissen für die Ärztliche Vorprüfung
ALLES in einem Buch
ISBN 3-928730-53-3

1. Auflage 1993

© 1993 by BON-MED Verlag GmbH, Lorch/Württemberg

Druck: Kösel, Kempten
Printed in Germany

Lektorat: Dr. Th. Oettinger

Titelbild: Jörg Schimkat
Robert Schimkat

Autor und Verlag haben sich bei der Zusammenstellung um die größtmögliche sachliche Richtigkeit bemüht. Dennoch wird eine Gewähr für die in diesem Buch enthaltenen Angaben nicht übernommen.

Das Werk ist urheberrechtlich geschützt. Alle dadurch begründeten Rechte, insbesondere des Nachdrucks, der Wiedergabe auf photomechanischem oder ähnlichem Weg bleiben, auch bei nur auszugsweiser Verwertung, vorbehalten.

Aus der Wiedergabe von Warenbezeichnungen, Handelsnamen oder sonstigen Kennzeichen in diesem Buch kann nicht geschlossen werden, daß diese von jedermann frei benutzt werden dürfen. Es kann sich auch dann um eingetragene Warenzeichen oder sonstige gesetzlich geschützte Kennzeichen handeln, wenn sie als solche nicht eigens gekennzeichnet sind.

VORWORT ZUR 1. AUFLAGE

Aufgrund des großen Erfolges und der ausgezeichneten Resonanz von "ALLES" zum 1. und zum 2. Staatsexamen wird diese Buchreihe mit "ALLES" zur Ärztlichen Vorprüfung vervollständigt. Das bewährte Konzept unterstützt damit alle Studenten, die sich auf die schriftlichen IMPP-Prüfungen vorbereiten und erleichtert ihnen die Prüfungsvorbereitung.

"ALLES" ist der neue Weg zur effektiven Vorbereitung auf die Ärztliche Vorprüfung. Es stellt das Bindeglied zwischen den zahllosen Lehrbüchern, die es zu jedem Prüfungsfach gibt, und einem immer unübersichtlicher werdenden Wust von IMPP-Altfragen dar.

Inhaltlich ist der komplette Wissensstoff von über 10.000 Altfragen des IMPP übersichtlich in einem Band aufgearbeitet. Die Gliederung der 8 Prüfungsfächer orientiert sich am GK 1, dessen Original-Text nahezu komplett in das Skript eingearbeitet ist. Um Wiederholungen des Lernstoffes zu vermeiden, erfolgt die Darstellung fächerübergreifend. Zahlreiche übersichtliche Tabellen zu Prüfungsschwerpunkten des IMPP ergänzen den bisher abgefragten Prüfungsstoff.

Folgende Vorteile ergeben sich durch das Konzept des Skriptes:

- Durch die nahezu komplette Aufarbeitung des bisher in IMPP-Fragen behandelten Prüfungsstoffes wird ein paralleles Lernen von Examensstoff und Lehrbuch ermöglicht. So kann man z.B. beim Bearbeiten eines bestimmten Lehrbuchkapitels anhand des Skriptes verfolgen, welche Schwerpunkte das IMPP bei seinen Fragen legt.
- Eigene Ergänzungen im Skript, die durch seine großzügige Gestaltung ermöglicht werden, lassen das individuelle Repetitorium entstehen, in dem später aller Wissensstoff gebündelt ist.
- Ein großer Teil des Examensstoffes kann jetzt vor der Prüfung in kurzer Zeit wiederholt werden.
- Da der nahzu komplette Original-Text des GK 1 im Skript eingearbeitet ist, kann man sich dessen zusätzliche Anschaffung ersparen.

Ich wünsche allen, die mit diesem Buch arbeiten, eine erleichterte Examensvorbereitung und insbesondere ein ausgezeichnetes Examensergebnis.

Stuttgart, im Oktober 1993

Dr. med. Roland Irion

Inhaltsverzeichnis

Allgemeine Chemie - 159

Organische Chemie - 193

Chemie ausgewählter Naturstoffe - 216

Funktionelle Biochemie - 246

Gemeinsamer Teil
Anatomie - Biochemie - Biologie - 334

Biologie - 345

Anatomie - 384

Psychologie/Soziologie - 544

Stichwortregister - 632

Physik

1. Grundbegriffe des Messens und der quantitativen Beschreibung

1.1. Physikalische Größen

Begriff der physikalischen Größe; Darstellung mittels Einheit und Maßzahl
Untersuchung von Gleichungen mit Hilfe der benutzten Größen und Einheiten
vektorielle und skalare physikalische Größen
Vektoren: Addition, Komponenten-Zerlegung;
Beispiele für Vektoren: Geschwindigkeit, Beschleunigung, Kraft

Dividiert man eine physikalische Größe durch ihre Einheit, so erhält man eine reine Zahl.

Skalare Größen sind durch Maßzahl und Einheit vollständig charakterisiert (z.B. Temperatur T, Zeit t, Masse m)
Vektorielle Größen sind durch Maßzahl, Einheit und Richtung charakterisiert (z.B. Geschwindigkeit $\vec{v}$, Kraft $\vec{F}$)

Vektorielle Größen sind:

- die Gewichtskraft
- die Beschleunigung
- der Impuls
- die elektr. Feldstärke
- *nicht:* Energie, Masse, Zeit, Trägheitsmoment, kinetische Energie, Temperatur, Arbeit

Eine mögliche Komponentenzerlegung des Vektors F_4 der Abbildung ist

- F_1, F_5

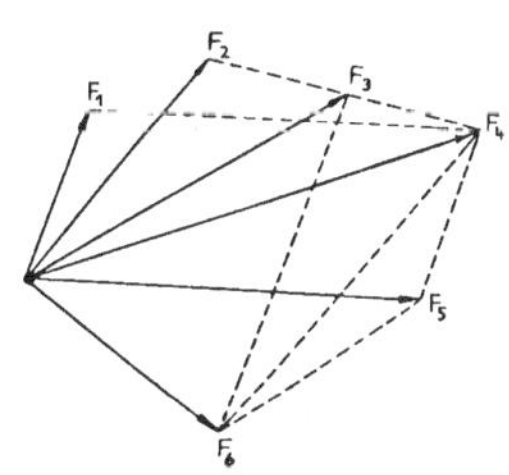

Der Vektor F_0 soll in zwei Komponenten mit den Richtungen I und II zerlegt werden (s. Abb.).

- Die richtige Zerlegung hat die beiden Komponenten F_1, F_4

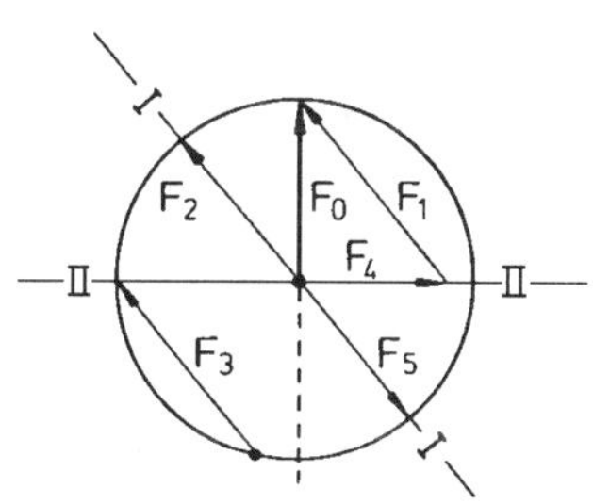

1.2. Internationales Einheitensystem (SI)

Basisgrößen und Basiseinheiten des SI

Internationales Einheitensystem (SI) (Basisgrößen)			
Größe	Formel	Einheit	Abkürzung
Länge	l, s, r	Meter	m
Zeit	t	Sekunde	s
Masse	m	Kilogramm	kg
elektr. Stromstärke	I	Ampere	A
Temperatur	T	Kelvin	K
Stoffmenge	n	Mol	mol
Lichtstärke	I	**Candela**	**cd**

Der Masse von 1 μg entspricht 10^{-9} kg.

Folgende Längenangaben sind äquivalent zu 7 μm:

- 7000 nm
- 0,007 mm
- $7 \cdot 10^{-6}$ m
- $7 \cdot 10^{3}$ nm
- *nicht:* $7 \cdot 10^{-3}$ cm

Das Volumen einer Flüssigkeit sei als V = x cm^3 gegeben.

- x muß mit dem Faktor 10^{-6} multipliziert werden, wenn dasselbe Volumen in m^3 angegeben werden soll

1.3. Abgeleitete Größen und Einheiten

Herleitung abgeleiteter Einheiten aus den Basiseinheiten mit Hilfe der Definitionsgleichungen der abgeleiteten Größen
Angabe der dezimalen Vielfachen und Teile von Einheiten durch Vorsilben
Definition und Einheiten von Winkel und Raumwinkel

Die **Beschleunigung** kann angegeben werden in

- Meter durch (Sekunde ins Quadrat)
- Kilometer durch (Stunde ins Quadrat)

Die **Geschwindigkeit** 50 km/h ist etwa gleich 14 m/s.

Die **Dichte** eines Stoffes

- hängt von der Temperatur des Stoffes ab
- hat die Einheit kg/m^3

Die **Kraft** ist im Internationalen Einheitensystem (SI) eine abgeleitete Größe. Sie ist definiert durch Beschleunigung mal Masse.

Leistung ist in der Physik definiert als Arbeit/Energie geteilt durch Zeit.

Das **Drehmoment** ist definiert als Kraft mal Abstand der Kraftwirkungslinie vom Drehpunkt.

Physikalische Größen und zugehörige Einheiten:

- Kraft: $kg \cdot m/s^2$ (Newton)
- Arbeit: $kg \cdot m^2 \cdot s^{-2}$ (Joule)
- Drehmoment: $kg \cdot m^2 \cdot s^{-2}$

- Leistung: $kg \cdot m^2 \cdot s^{-3}$ $N \cdot m/s$ (Watt)
- Druck: $kg \cdot m^{-1} \cdot s^{-2}$ (Pascal)
- Wärmekapazität: J/K (Joule durch Kelvin)
- spezifische Wärmekapazität: $J \cdot kg^{-1} \cdot K^{-1}$
- molare Masse: $kg \cdot mol^{-1}$
- Kapazität: Farad
- elektrische Feldstärke: V/m
- elektrischer Widerstand: Ohm
- elektrische Ladung: Amperesekunde, Coulomb

Eine **Kraft** kann durch folgendes Produkt von Einheiten ausgedrückt werden:

- $kg \cdot m \cdot s^{-2}$
- $J \cdot m^{-1}$
- $A \cdot V \cdot s \cdot m^{-1}$
- $C \cdot V \cdot m^{-1}$
- *nicht:* $C^2 \cdot m^{-1}$

Folgende Ausdrücke haben die Dimension einer **Energie**:

- Leistung · Zeit
- Kraft · Weg
- Ladung · Spannung
- Druck · Volumen
- Wärmekapazität · Temperaturdifferenz
- $p \cdot V$
  p = Druck, V = Volumen
- $U \cdot I \cdot t$
  U = Spannung, I = Stromstärke, t = Zeit
- $1/2\ m \cdot v^2$
  m = Masse, v = Geschwindigkeit
- $h \cdot \nu$
  h = Plancksches Wirkungsquantum, ν = Frequenz
- *nicht:* Stromstärke x Spannung, $1/2\ g \cdot t^2$ (g = Schwerebeschleunigung, t = Zeit)

Die Einheit **Elektronenvolt (eV)** ist eine Einheit der Energie.

Folgende Einheiten sind **Leistungseinheiten**:

- Watt
- Joule/Sekunde

Die **dynamische Viskosität** η ist definiert durch

$$\eta = \frac{dF/dA}{dv/dx}$$

dF/dA: Schubspannung = Tangentialkraft/Fläche
dv/dx: Geschwindigkeitsgradient = Geschwindigkeitsdifferenz/Abstand

- Aufgrund dieser Definition berechnet sich die Einheit der Viskosität aus den Basiseinheiten des SI zu $kg \cdot m^{-1} \cdot s^{-1}$

Die SI-Einheit $kg \cdot m^2 \cdot s^{-2}$ hat die Einheit **Kalorie** ersetzt.

Folgende Beziehungen treffen zu:

- 1 Farad $= \frac{1\ Coulomb}{1\ Volt}$
- 1 Joule = 1 Newton · 1 Meter
- 1 Coulomb = 1 Ampere · 1 Sekunde
- 1 Ohm $= \frac{1\ Volt}{1\ Ampere}$

1.4. Messen und Fehler beim Messen

Begriff der Messung, direkte und indirekte Messung, einmalige und mehrmalige Messung (Meßreihe), analoge und digitale Messungen
arithmetischer Mittelwert, systematische und zufällige Fehler (Meßabweichungen), Schätzfehler als Fehlermaß bei einmaliger direkter Messung, absoluter und relativer Fehler
Streuung der Meßwerte bei mehrmaliger direkter Messung, Gaußsche Normalverteilung (Glockenkurve), Standardabweichung der Einzelmessung bei Gauß-verteilten Meßwerten
Standardabweichung des Mittelwertes als Maß für die statistische Meßunsicherheit
Fehlerfortpflanzung bei indirekter Messung für einfache Größengleichungen (Summe, Differenz, Produkt, Quotient und Potenz): Ermittlung des Größenfehlers bei einmaliger Messung und des Standardfehlers bei mehrmaliger Messung
Sinnvolle Anzahl von Dezimalstellen bei der Angabe von Fehler und Ergebnis einer Messung

Erfaßbare **systematische Fehler** können korrigiert werden und haben dann auf die Angabe der Meßunsicherheit keinen Einfluß mehr.

Eine Quarzstoppuhr gehe in einem Monat 24 s nach.

- Der **relative Fehler** ist etwa $\mathbf{1 \cdot 10^{-5}}$

Die Messung einer Länge von s = 40 cm wird mit einer Meßunsicherheit von s = 1 mm durchgeführt.

- Die relative Meßunsicherheit beträgt dann $\mathbf{2{,}5 \cdot 10^{-3}}$ **(2,5 ‰)**

Bei einer Stromstärkenmessung wurde folgendes Ergebnis angegeben: I = (4,00 ± 0,12) A.

- Die relative Meßunsicherheit (relativer Fehler) der Messung beträgt ± **3 %**

Eine relative Meßunsicherheit von ± 10^{-3} % liegt bei folgender Spannungsangabe vor:

- **U = 2 kV ± 20 mV**

Rote Blutkörperchen werden unter dem Mikroskop als kreisförmige Scheibchen gesehen. Ihr Durchmesser werde im Mittel als d = 8 µm gemessen mit einer Meßunsicherheit von Δd = ± 0,1 µm.

- Die relative Meßunsicherheit bei der Angabe der Querschnittsfläche A beträgt ± **2,5 %**

In dem dargestellten Abschnitt aus einem Weg-Zeit-Diagramm betragen die relativen Unsicherheiten (Fehlergrenzen) der Einzelmessungen etwa **± 2 ‰**.

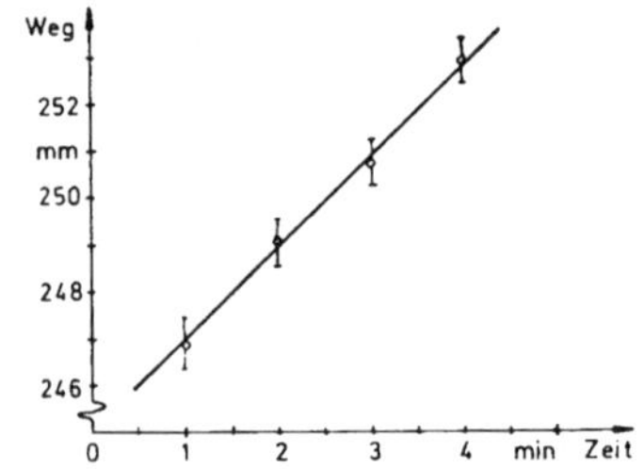

Der **Mittelwert** des Durchmessers von 100 Erythrozyten sei x = 8,0 µm. Nachträglich stellt sich heraus, daß sich unter den Meßwerten ein sehr großer Wert (sog. Ausreißer) mit einem Durchmesser von 30 µm befindet.

- Der Mittelwert der 99 Erythrozyten ohne den Ausreißer ist 7,8 µm

Die durch zufällige Fehler bedingte Meßunsicherheit (**Standardabweichung** des Mittelwertes) nimmt mit zunehmender Zahl der Messungen ab.

I: 10, 10, 12, 10, 8, 10
II: 8, 10, 8, 12, 12, 10
Für die beiden Meßreihen I und II gilt:

- Sie haben den gleichen Mittelwert
- Die Standardabweichung von II ist größer als die von I

1.5. Graphische Darstellung

Darstellung funktionaler Zusammenhänge (z.B. Potenzfunktionen, Exponentialfunktion, logarithmische Funktion, trigonometrische Funktionen) in Koordinatensystemen mit linear oder logarithmisch geteilten Achsen
Auswertung von Messungen mittels Ausgleichskurven (z.B. Bestimmung einer funktionalen Abhängigkeit, der Steigung einer Geraden oder einer Kurve in einem Punkt)
Grundzüge der graphischen Differentiation; anschauliche Bedeutung des bestimmten Integrals in graphischen Darstellungen

2. Mechanik

2.1. Bewegung in Raum und Zeit (Kinematik)

Definition und Einheiten von Geschwindigkeit und Beschleunigung
Weg-Zeit-Diagramm, Geschwindigkeit-Zeit-Diagramm und Beschleunigung-Zeit-Diagramm
Bewegungsarten: gleichförmige, ungleichförmige, gleichförmig beschleunigte Bewegung; Beispiele hierfür; Beschleunigung beim freien Fall
Kreisbewegung: Bahngeschwindigkeit, Winkelgeschwindigkeit, Radialbeschleunigung

Geschwindigkeit	$v = \frac{s}{t}$	Einheit $[\frac{m}{s}]$
Beschleunigung	$a = \frac{v}{t}$	Einheit $[\frac{m}{s^2}]$

Bei einer gleichförmigen Bewegung ist die **Geschwindigkeit** konstant.

Ein Molekül legt in der Zeit t = 6 ms einen Weg von s = 30 µm zurück.

- Seine Geschwindigkeit ist **v = 5 mm/s**

Eine konstante Geschwindigkeit ergibt in einem Weg-Zeit-Diagramm mit linearen Achseneinteilungen (Zeit auf der Abszisse) eine geneigte Gerade (∞ > Steigung > 0).

Die Funktion $s = v \cdot t + s_0$ wird durch die Darstellung **B** dargestellt. ($v > 0$; $s_0 > 0$; Abszissen und Ordinaten linear geteilt)

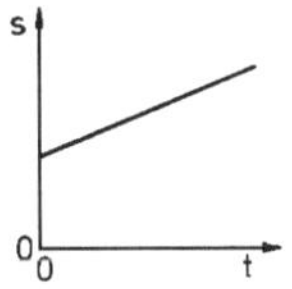

Eine gleichförmig **beschleunigte Bewegung** ist im Geschwindigkeits-Zeit-Diagramm ein linearer Graph.

Zuordnungen von Anfangsbedingungen (v_0: Anfangsgeschwindigkeit, a: Beschleunigung) zur jeweils zutreffenden Gerade im Geschwindigkeits-Zeit-Diagramm:

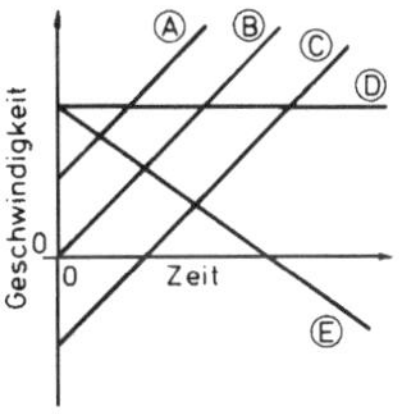

- $v_0 > 0; a > 0$: **A**
- $v_0 = 0; a > 0$: **B**
- $v_0 < 0; a > 0$: **C**
- $v_0 > 0; a = 0$: **D**
- $v_0 > 0; a < 0$: **E**

Die Bewegung eines Körpers werde durch das nebenstehende Weg-Zeit-Diagramm dargestellt.

- In Punkt **B** hat der Körper die größte Geschwindigkeit

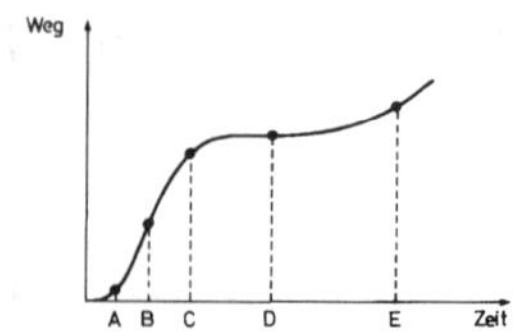

Ein Körper bewegt sich vom Ort I zum Ort II. Das Weg-Zeit-Diagramm ist in der Abbildung dargestellt.

- Die mittlere Geschwindigkeit im Zeitintervall Δ t wird vom Körper auf der Strecke von I nach II nur an einem einzigen Zeitpunkt angenommen

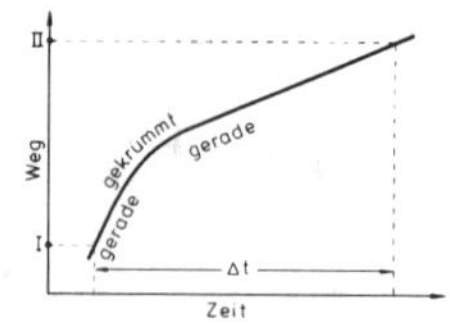

In der Abbildung ist das Geschwindigkeits-Zeit-Diagramm verschiedener Bewegungen eines Körpers dargestellt.

- Zu der konstanten Beschleunigung a = 2,5 m/s^2 gehört die Kurve **C**

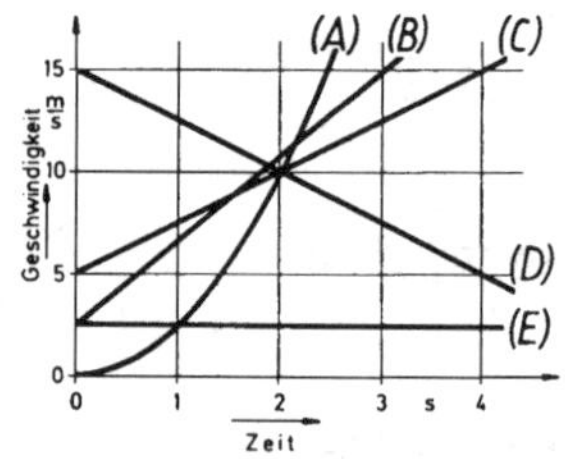

Zu dem nebenstehenden Weg-Zeit-Diagramm gehört das Geschwindigkeits-Zeit-Diagramm **D**.

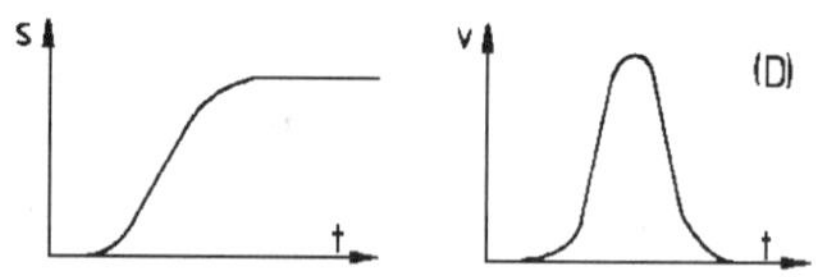

Zu dem nebenstehenden Geschwindigkeits-Zeit-Diagramm gehört das Weg-Zeit-Diagramm **B**.
(Abszissen und Ordinaten linear geteilt)

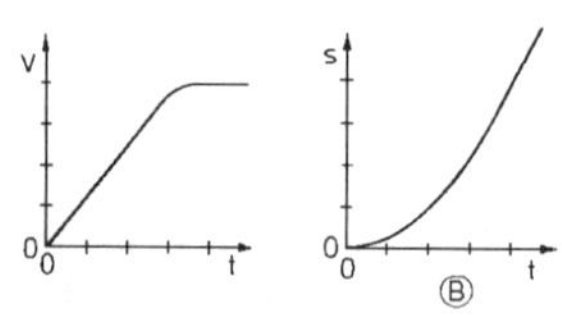

Bei der **Abbremsung** eines sich bewegenden Körpers sind Beschleunigung und Geschwindigkeit entgegengerichtet.

Die Erdanziehungskraft verursacht für alle Körper unabhängig von Form und Gewicht eine für einen bestimmten Ort **konstante Fallbeschleunigung** g = 9,81 m/s^2.

Zwei Kugeln (10 und 20 kg) werden in einem luftleeren Raum zur gleichen Zeit von der gleichen Höhe h fallengelassen.

- In halber Höhe über dem Boden ist die Beschleunigung beider Kugeln gleich

Ein Körper fällt frei aus einer Höhe $h = h_1$ zu Boden ($h = 0$). Die Fallbewegung beginnt zur Zeit $t = 0$.

- Das Weg-Zeit-Diagramm **C** ist richtig (Reibung vernachlässigt)

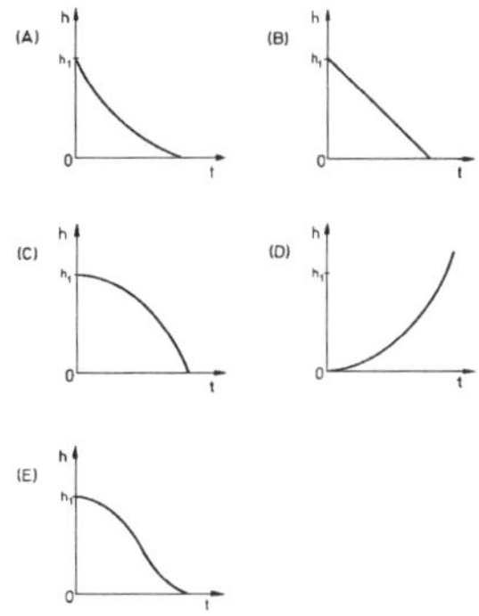

Winkelgeschwindigkeit $\omega = \frac{2\pi}{T}$ $[\frac{rad}{s}]$ (T = Umlaufzeit)

Bewegt sich der Schwerpunkt eines Körpers mit konstanter **Winkelgeschwindigkeit** auf einer Kreisbahn, dann

- erfährt der Schwerpunkt ständig eine zum Mittelpunkt der Kreisbahn gerichtete, dem Betrag nach konstante Beschleunigung
- ändert die Beschleunigung des Schwerpunktes ständig ihre Richtung, aber nicht ihren Betrag
- ändert der vom Kreismittelpunkt zum Schwerpunkt des Körpers erstreckte Ortsvektor ständig seine Richtung, aber nicht seinen Betrag
- hat die Bahngeschwindigkeit des Schwerpunktes ständig die Richtung der in diesem Punkt an die Kreisbahn angelegten Tangente

Ein Auto fährt mit einer konstanten Bahngeschwindigkeit von 20 km/h um eine Kurve.

- Die Bahngeschwindigkeit bleibt dem Betrag nach konstant

Ein Körper bewegt sich auf einer Kreisbahn mit der Umlaufzeit T = 3,0 s.

- Die Kreisfrequenz beträgt dann etwa 2,0 s^{-1}

2.2. Kraft, Drehmoment

Definition und Einheit der Kraft
Trägheitsgesetz (I. Newtonsches Axiom)
Kraft als Ursache der Beschleunigung (II. Newtonsches Axiom)
Wechselwirkung von Kräften (III. Newtonsches Axiom)
Gravitationskraft
Elektrische Wechselwirkung
Beispiele von Kräften: Gewichtskraft, Auftriebskraft (Schwimmen, Schweben, Sinken), Reibungskraft (Gleitreibung, Haftreibung, Flüssigkeitsreibung), Zentrifugalkraft (Zentrifuge)
Definition und Einheit des Drehmoments, Hebelgesetz, Anwendung auf einfache Fälle
Schwerpunkt, seine Lage bei einfachen und vereinfachten Figuren (z.B. menschlicher Körper in verschiedenen Haltungen)
Stabiles, labiles, indifferentes Gleichgewicht

1. Newtonsches Axiom
Ohne Krafteinwirkung verharrt ein Körper in Ruhe oder im Zustand der gleichförmigen Bewegung.

2. Newtonsches Axiom
Die Beschleunigung ist proportional zur einwirkenden Kraft. Der Proportionalitätsfaktor ist für jeden Körper eine konstante Größe, nämlich seine Masse:

$$F = m \cdot a \qquad 1\,N = 1\,kg \cdot \frac{m}{s^2}$$

3. Newtonsches Axiom
Jede Kraft $\vec{F}$ ruft eine entgegengerichtete Reaktionskraft $-\vec{F}$ hervor . Die Angriffspunkte befinden sich in verschiedenen Körpern.
Kurz: actio = reactio

Die **mechanische Kraft** kann gemessen werden:

- im statischen Gleichgewicht als Größe der Gegenkraft
- im dynamischen Gleichgewicht aus der Beschleunigung eines Körpers bekannter Masse
- über die Deformation, die ein elastischer Körper durch die Kraft erfährt

Ein Auto von 1000 kg Masse fahre mit 10 m/s im rechten Winkel auf eine Mauer auf. Auf einer Strecke von 50 cm (Knautschzone) komme es gleichmäßig verzögert zum Stehen.

- Dabei wird eine Kraft von **10^5 N** auf die Mauer ausgeübt

Gewichtskraft $F_G = m \cdot g$ $[N]$

$$g = 9{,}81\ \frac{m}{s^2}$$

Auf eine Masse m = 50 kg wirkt eine Schwerkraft von etwa

- $F_G = 5 \cdot 10^2$ N

Längs einer schiefen Ebene mit dem Neigungswinkel 30° wird eine Masse m = 100 kg reibungslos gehoben.

- Dazu muß die Kraft (F) von **500 N** (parallel zur schiefen Ebene) aufgewendet werden.
  (Beschleunigung des freien Falls g = 10 ms^{-2})
  (sin 30° = 0,50, cos 30° = 0,87, tg 30° = 0,58)

Ein Auto fahre mit 50 km/h (etwa 14 m/s) im rechten Winkel (frontal) auf eine Mauer auf. Auf einer Strecke von 50 cm (Knautschzone) komme es gleichmäßig verzögert zum Stehen.

- Die Insassen sind einer Beschleunigung (in Vielfachen der Erdbeschleunigung g) von etwa 20 · g ausgesetzt

Die **Auftriebskraft** ist genau so groß wie die Gewichtskraft des vom Körper verdrängten Mediums (Archimedisches Prinzip):

$$F_A = \rho \cdot V \cdot g$$

Zum **Auftrieb** trifft zu:

- Die Auftriebskraft, die auf einen in eine Flüssigkeit eingetauchten Körper wirkt, ist der Flüssigkeitsdichte proportional
- Ob ein Körper auf einer Flüssigkeit schwimmt oder in ihr untersinkt, hängt von dem Verhältnis des Gewichts des Körpers zum Gewicht der durch ihn verdrängten Flüssigkeit ab
- Die Auftriebskraft auf einen inkompressiblen Körper, der vollständig in eine inkompressible Flüssigkeit eingetaucht ist, ist davon unabhängig, ob sich der Körper nahe dem Boden des Flüssigkeitsgefäßes oder nahe der Flüssigkeitsoberfläche befindet
- Auch auf Körper, die sich in Gasen befinden, wirken Auftriebskräfte

Ein fester Körper (Kompressibilität gleich Null) ist in eine inkompressible Flüssigkeit vollständig eingetaucht. Der auf den Körper wirkende Auftrieb hängt dann ab von

- dem Volumen des Körpers
- der Dichte der Flüssigkeit
- *nicht:* dem Gewicht, der Tauchtiefe des Körpers

Die Auftriebskraft auf einen inkompressiblen Körper, der vollständig in eine inkompressible Flüssigkeit eingetaucht ist, ist unabhängig von der Tauchtiefe.

Schwebt ein Körper in einer Flüssigkeit, so ist die Masse des Körpers gleich der Masse der verdrängten Flüssigkeitsmenge.

Eine Metallkugel sinkt in einer Flüssigkeit mit konstanter Geschwindigkeit. - Dann gilt für die Beträge der an der Kugel angreifenden Kräfte (Gewichtskraft, Auftrieb und Reibungskraft)

- Gewichtskraft = Auftrieb + Reibungskraft

Eine Kugel sinkt in einer zähen Flüssigkeit nach einer gewissen Fallzeit mit konstanter Geschwindigkeit. Dieses Phänomen ist wie folgt zu begründen:

- Die auf die Kugel wirkenden Kräfte sind im Gleichgewicht, d.h. ihre Resultierende ist Null

Ein Körper der Masse m = 2 kg hat ein Volumen V = 800 cm^3. Er befindet sich in Wasser und hängt an einer Federwaage.

- Dann zeigt die Federwaage eine Kraft (g = 10 m/s^2) von **12 N** an

Ein Quader mit den Kantenlängen a = 10 cm, b = 15 cm, c = 20 cm und der Masse m = 1 kg befindet sich in Wasser der Temperatur t = 4 °C.

- Im Gleichgewicht schwimmt der Körper, wobei etwa 1/3 seines Volumens in das Wasser eintaucht

Drehmoment	$M = r \cdot F \cdot \sin\alpha$	$[N \cdot m]$

Die Größe eines **Drehmoments** hängt ab von

- der Richtung der angreifenden Kraft
- dem Betrag der angreifenden Kraft
- dem Abstand des Drehpunktes vom Angriffspunkt der Kraft
- dem Winkel zwischen Kraft und Kraftarm
- *nicht:* der Dauer der Krafteinwirkung

Der Betrag M des Drehmomentes (siehe Abbildung) ist, wenn D die Drehachse, A der Angriffspunkt der Kraft $\vec{F}$ sind, **M = r · F · sin α.**

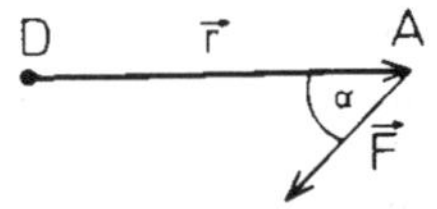

Hebelgesetz $r_1 \cdot F_1 \cdot \sin\alpha = r_2 \cdot F_2 \cdot \sin\beta$

Bei einem einfachen Modell des menschlichen Arms greift der Bizeps wie aus der Zeichnung ersichtlich am Unterarm an.

- Er muß eine Kraft von > **2000 N** aufbringen, um eine Last von 200 N halten zu können

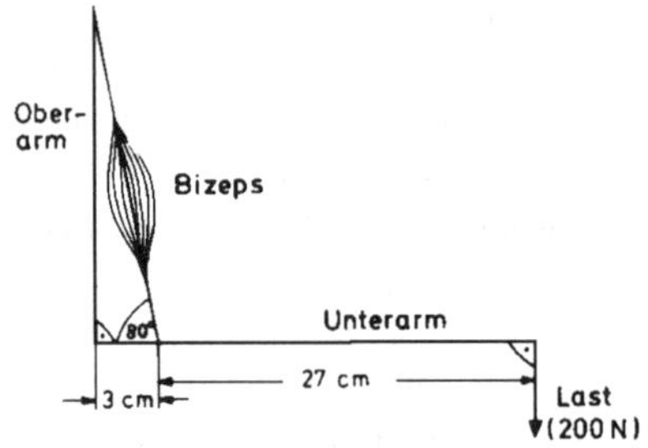

In nebenstehender Anordnung muß die Kraft F auf der rechten Seite des Waagebalkens **150 N** betragen, damit dieser im Gleichgewicht ist.

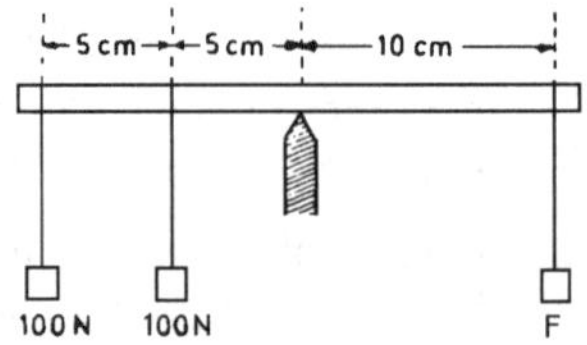

An einem zweiarmigen Hebel wirkt an dem einen Arm mit der Länge $l_1 = 20$ cm eine Kraft $F_1 = 5$ N.

- Eine parallel zu F_1 gerichtete Kraft F_2 von **1 N** muß an dem anderen Hebelarm mit der Länge $l_2 = 100$ cm angreifen, damit das gesamte Drehmoment Null ist

Die Abbildung zeigt schematisch einen Unterarm als Hebel. Die Entfernung des Angriffspunktes A der Gewichtskraft F_G vom Ellenbogengelenk C sei a, die Entfernung des Angriffspunktes B des Bizeps M von C sei b.

- Der Bizeps muß etwa die Kraft $\mathbf{F = F_G} \cdot a/b$ aufbringen, um F_G im Gleichgewicht zu halten, falls beide Kräfte senkrecht zum Unterarm wirken

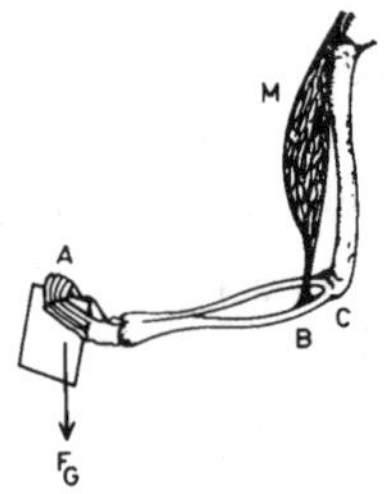

Bei einem gleicharmigen Hebel in der Abbildung wird das Gewicht F_G durch eine Kraft im Gleichgewicht gehalten, die unter 60° zur Horizontalen (30° zur Vertikalen) angreift.

- Die Kraft F muß $\mathbf{F = F_G / \sin}$ 60° sein

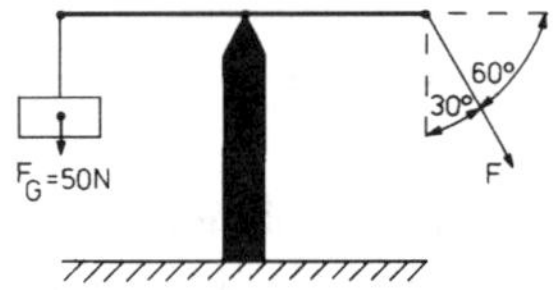

Drei gleiche Federwaagen mit einem Meßbereich von je 1 N seien wie abgebildet aneinandergehängt und ohne angehängtes Gewicht auf Null justiert (d.h. alle zeigen in der hängenden Position Null an). - Die Waagen zeigen folgendes an, wenn ein Gewicht von 1 N an Waage 3 unten angehängt wird:

- Waage 1 und 2 zeigen je 0,5 N, Waage 3 zeigt 1 N

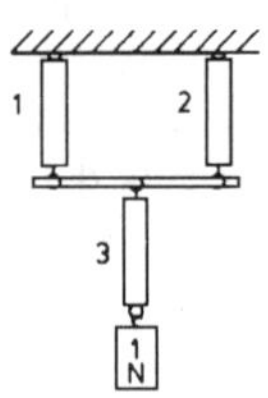

Der **Schwerpunkt** ist der Punkt eines Körpers, in dem man sich seine gesamte Masse konzentriert denken kann.

Der **Schwerpunkt** eines mit beiden Händen und Füßen auf dem Boden stehenden Menschen liegt etwa bei der mit dem Buchstaben **C** bezeichneten Stelle.

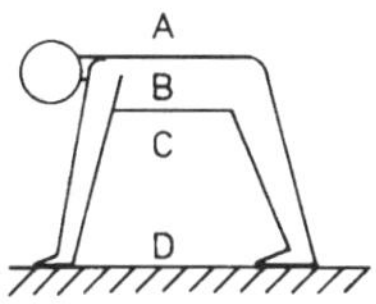

2.3. Arbeit, Energie, Leistung, Impuls

Definition und Einheit der Arbeit
Beispiele: Hubarbeit, Druck-Volumen-Arbeit (z.B. des menschlichen Herzens)
potentielle Energie, kinetische Energie
Satz von der Erhaltung der Energie: Anwendung auf einfache Vorgänge (z.B. freier Fall, Pendel)
Definition und Einheit der Leistung
Definition und Einheit des Impulses; Impulserhaltung, Kraftstoß

Arbeit $W = F \cdot s$ $[N \cdot m] = [J]$

Ein Mensch mit der Masse m = 50 kg besteigt einen Berg mit der Höhe h = 1000 m.

- Die von ihm verrichtete Hubarbeit W ist ungefähr **W = 500 kJ**

Energie $E_{pot} = G \cdot h = m \cdot g \cdot h$

$$E_{kin} = \frac{1}{2} \cdot m \cdot v^2$$

Potentielle Energie und kinetische Energie können leicht ineinander umgewandelt werden.

Im Gravitationsfeld in der Nähe der Erdoberfläche ist die potentielle Energie eines Körpers der Masse m in der Höhe h über dem Erdboden: **mgh**.

Ein Fadenpendel führe eine ungedämpfte Schwingung aus. Dann ist die Summe aus potentieller und kinetischer Energie konstant.

Für die ungedämpfte Schwingung eines Fadenpendels gilt bei der Beziehung zwischen kinetischer Energie E_{kin} und potentieller Energie E_{pot} **immer**:

- $E_{kin} + E_{pot} = \text{const.}$

Ein PKW wird von der Geschwindigkeit $v_0 = 140$ km/h auf die Geschwindigkeit $v_1 = 70$ km/h und schließlich von dieser Geschwindigkeit zum Stillstand gebracht ($v_2 = 0$).

- Die beim ersten Vorgang durch Bremsung in Wärme umgewandelte kinetische Energie steht zu der beim zweiten Vorgang in Wärme umgewandelten kinetischen Energie im Verhältnis 3 : 1

Leistung $P = \frac{W}{t}$ $[\frac{J}{s}] = [W]$

Die mittlere Energiezufuhr eines 60 kg schweren Menschen betrage etwa $6 \cdot 10^6$ Joule pro Tag.

- Dieser Wert entspricht einer mittleren Leistung von **70 W**

2.4. Mengenbegriff, bezogene Größen

Definitionen und Einheiten von Mengengrößen: Volumen, Masse, Teilchenanzahl und Stoffmenge
Definitionen und Einheiten von volumenbezogenen Größen (Beispiele: Dichte, Teilchenanzahldichte)
Definitionen und Einheiten von massenbezogenen Größen = spezifische Größen (Beispiel: spezifische Wärmekapazität)
Definitionen und Einheiten von stoffmengenbezogenen Größen = molare Größen (Beispiel: molare Masse)
Definitionen und Einheiten der Größen: Massenanteil, Volumenanteil, Stoffmengenanteil und Konzentration der Komponenten (Massenkonzentration, Stoffmengenkonzentration = Molarität) in Stoffgemischen

Vergleicht man 1 mol Eis und 1 mol flüssiges Benzol, so ist bei beiden Stoffen die Anzahl der Moleküle gleich.

Folgende Größen dienen zur Angabe der **Menge** eines festen Stoffes:

- die Stoffmenge
- die Masse
- das Volumen
- die Teilchenzahl
- *nicht:* die Dichte

Dichte $\rho = \frac{m}{V}$ $[\frac{kg}{m^3}]$

Auf einer Waage befindet sich ein vollständig mit Wasser gefülltes Überlaufgefäß (siehe Skizze). Die Waage zeigt eine Gesamtmasse m = 5,0 kg an. Legt man vorsichtig ein Metallstück (Masse: 1 kg, Dichte: 10 g/cm³) in das Wasser, so wird dabei ein Teil des Wassers auslaufen.

- Die Waage zeigt anschließend eine Masse von **5,9 kg** an

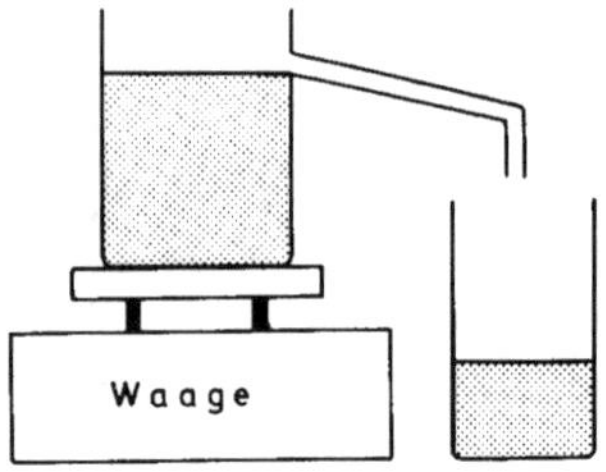

2.5. Verformung fester Körper

Definition und Einheit der mechanischen Spannung: Zug-, Druck-, Schubspannung
Arten der Formänderung: Dehnung, Stauchung, Volumenänderung, Scherung, Torsion
Verformungsbereiche und deren Grenzen im Spannungs-Dehnungs-Diagramm: Proportionalitätsbereich (Hookesches Gesetz), Elastizitätsgrenze, plastische Verformung (Fließbereich), Bruch
Kenngrößen der elastischen Verformung für feste Körper und Fluide: Elastizitätsmodul, Volumenelastizitätskoeffizient, Kompressibilität, Kompressionsmodul (in der Physiologie Volumenelastizitätsmodul)

Hookesches Gesetz $\frac{\Delta l}{l} = \frac{F}{E \cdot A}$ (E = Elastizitätsmodul)

Das **Hookesche Gesetz** ist gültig im gesamten Bereich der elastischen Verformung.

2.6. Druck

Definition und Einheit des Drucks
Stempeldruck und Schweredruck; Abhängigkeit des Schweredruckes von der Eintauchtiefe
Druckmessung durch Flüssigkeitsmanometer und Membranmanometer; Blutdruckmessung (Einheit mmHg)
Druckerzeugung durch Stempel
Elastische Wand (Gummiblase, Herz)

Druck $p = \frac{F}{A}$ $[Pa] = [\frac{N}{m^2}]$

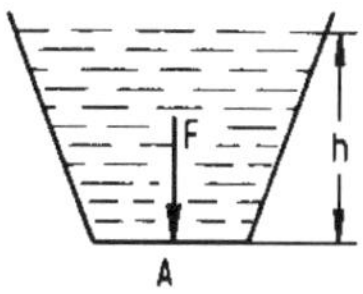

Die Kraft F, mit der eine Flüssigkeit auf den Gefäßboden drückt, ist abhängig von der

- Fläche A des Gefäßbodens
- Dichte ρ der Flüssigkeit
- Höhe h der Flüssigkeit im Gefäß
- Fallbeschleunigung
- *nicht:* Form des Gefäßes

Senkrecht auf eine Fläche A = 10 cm^2 wirkt eine Kraft F = 20 N. Der Druck p ist

- $p = 2\ N/cm^2$
- $p = 2 \cdot 10^4$ Pa

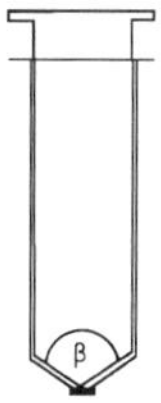

Der Kolben einer 50 ml Spritze sei ganz hineingedrückt und die Spritze an der Spitze luftdicht verschlossen (s. Skizze). - Zur Berechnung der Kraft, die beim Herausziehen des Kolbens aus der Spritze notwendig ist (Reibung sei vernachlässigbar), benötigt man folgende Größen:

- Innenquerschnitt der Spritze
- Luftdruck

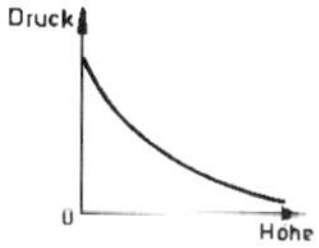

(E)

Das Diagramm **E** gibt qualitativ den Zusammenhang zwischen Luftdruck und Höhe richtig wieder (lineare Koordinaten).

Auf den einen Stempel (Fläche 100 cm^2) einer hydraulischen Presse wird eine Kraft von 15 N ausgeübt, wobei bei der Kompression einer Probe ein Weg von 8 cm zurückgelegt wird.

- Die an dem anderen Stempel (Fläche 400 cm^2) angreifende Kraft und der zurückgelegte Weg dieses Stempels sind gegeben durch **60 N und 2 cm**

Schweredruck $p = \rho \cdot g \cdot h$

Die von einem Sporttaucher ausgestoßenen Luftblasen verdoppeln ihr Volumen, wenn sie bis zur Wasseroberfläche, wo der Druck 1 bar herrscht, aufsteigen.

- Der Taucher befindet sich in einer Tiefe von **10 m**

Die Kurve **D** stellt den Zusammenhang zwischen der vom Boden aus gerechneten Meßhöhe h und dem Schweredruck P_S der inkompressiblen Flüssigkeit in der Höhe h qualitativ richtig dar.
(P_B: Schweredruck am Boden des Gefäßes)

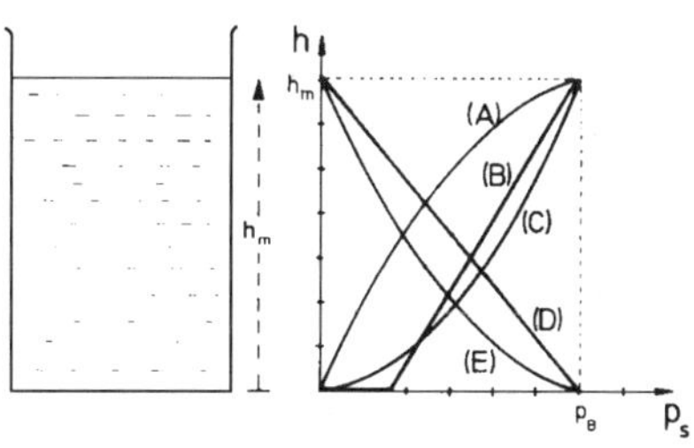

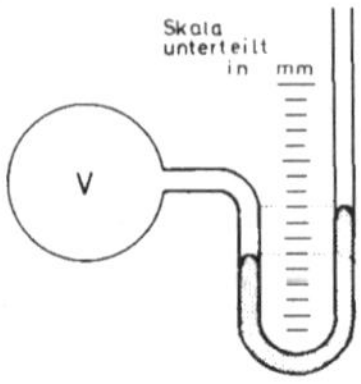

Mit einem offenen U-Rohr-Manometer soll der Druck in einem Gasvorratsgefäß V gemessen werden. Die Manometerflüssigkeit Quecksilber stellt sich entsprechend nebenstehender Abbildung ein. (1 mm Hg = 1,33 mbar)

- Der Druck in V ist um ca. **4 mbar** größer als der Außendruck

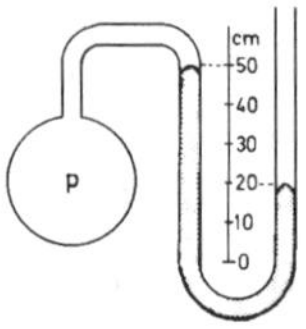

Der Gasdruck p, der an nebenstehendem Quecksilbermanometer abgelesen wird, wenn der äußere Luftdruck 900 mbar beträgt, ist **500 mbar**. (1 mm Hg = 1,33 mbar)

Einem systolischen Blutdruck von 120 mm Hg entspricht ungefähr ein Blutdruck von 16 kPa.

Ein Augeninnendruck von 30 mm Hg gilt als pathologisch.

- Eine Wassersäule muß etwa 40 cm hoch sein, um diesen Druck zu erzeugen

2.7. Kräfte an Grenzflächen

Oberflächenspannung und Grenzflächenspannung
Kohäsion und Adhäsion
Kapillarwirkung, Benetzung

Kohäsionskräfte wirken zwischen den Molekülen einer Flüssigkeit.
Adhäsionskräfte wirken zwischen Flüssigkeitsmolekülen und Molekülen der Gefäßwand.

Adhäsion > Kohäsion	**Kohäsion > Adhäsion**
– benetzende Flüssigkeit	– nicht benetzende Flüssigkeit
– Kapillaraszension	– Kapillardepression
– Meniskuskrümmung nach oben konkav	– Meniskuskrümmung nach oben konvex
– *Beispiel:* Wasser auf Glas	– *Beispiel:* Quecksilber auf Glas

Kohäsionskräfte sind molekulare Kräfte zwischen gleichen, **Adhäsionskräfte** dagegen Kräfte zwischen verschiedenen Atomen bzw. Molekülen.

Die Steighöhe einer Flüssigkeit in einer Kapillare hängt ab von der/vom

- Oberflächenspannung
- Schwerkraft
- Radius der Kapillare
- Benetzbarkeit der Kapillarenoberfläche
- *nicht:* Viskosität

An der Grenzfläche Wasser - Glas überwiegen die **Adhäsionskräfte** die Kohäsionskräfte.

Man bezeichnet als Adhäsion die Wechselwirkung zwischen den Atomen bzw. Molekülen zweier verschiedener Stoffe.

Beim Eintauchen einer Glaskapillare in eine benetzende Flüssigkeit beobachtet man, daß die Flüssigkeit in der Kapillare hochsteigt.

- Das Phänomen wird als Kapillaraszension (Kapillarattraktion) bezeichnet
- Die Adhäsion zwischen Glas und Flüssigkeit ist größer als die Kohäsion innerhalb der Flüssigkeit

- Die Steighöhe ist abhängig vom Radius der Kapillare
- Die Steighöhe ist proportional zur Oberflächenspannung der Flüssigkeit

Taucht man eine Glaskapillare in Quecksilber, so ergibt sich eine Kapillardepression, weil die **Kohäsion** zwischen den Quecksilberatomen größer ist als die Adhäsion zwischen Quecksilber und Glas.

Eine Kapillare taucht in eine Flüssigkeit, die ihre Wand nicht benetzt.

- Abbildung **E** gibt das Verhalten der Flüssigkeit richtig wieder

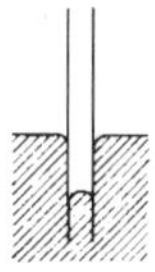

(E)

In der Abbildung ist ein oben offenes Glasrohr R im Querschnitt gezeichnet, das in eine Flüssigkeit F eintaucht.

- Die Kohäsion der Flüssigkeit ist größer als die Adhäsion
- Bei der Flüssigkeit kann es sich um Quecksilber handeln

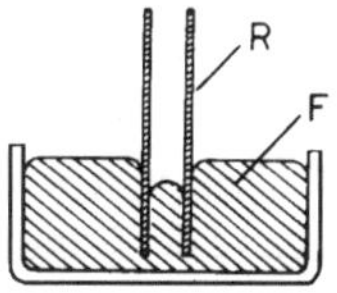

Die Oberfläche der Quecksilbersäule in einem engen Rohr hat die Form eines nach oben konvexen Meniskus (s. Abb.).

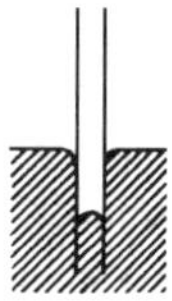

2.8. Strömungen von Flüssigkeiten

Darstellung des Strömungsfeldes durch Stromlinien
Definition und Einheit der Stromstärke und der Stromdichte
Kontinuitätsgleichung
Druckverteilung in einer reibungsfreien Strömung, Bernoullische Gleichung
(Beispiel: Strömung durch eine Einschnürung des Strömungskanals)
Druckverteilung in einer reibungsbehafteten (zähen) Strömung
Definition und Einheit der dynamischen Viskosität (Zähigkeit), Temperaturabhängigkeit
Definition und Einheit: Strömungswiderstand, Strömungsleitwert
Druckdifferenz-Stromstärkediagramm, Bestimmung des Strömungswiderstandes
Kennzeichen Newtonscher und Nichtnewtonscher Flüssigkeiten im Druckdifferenz-Stromstärke-Diagramm
Hagen-Poiseuillesches Gesetz: Bedeutung der 4. Potenz des Radius für den Leitwert bzw. Strömungswiderstand einer Kapillare; Abhängigkeit des Strömungswiderstandes von der Zähigkeit; Bedeutung für den Blutkreislauf
Kirchhoffsche Gesetze; Anwendung auf hintereinander- und parallelgeschaltete Kapillaren (Blutkreislauf)
Unterschied zwischen laminarer und turbulenter Strömung; Kriterien des Übergangs

Kontinuitätsgleichung $I = \frac{dV}{dt}$ oder $I = A \cdot v$ $[\frac{m^3}{s}]$

Bei einer stationären Strömung müssen durch jeden Querschnitt in gleichen Zeiten gleiche Flüssigkeitsmengen hindurchtreten.

Die mittlere Geschwindigkeit im Querschnitt 2 ist größer als im Querschnitt 1.

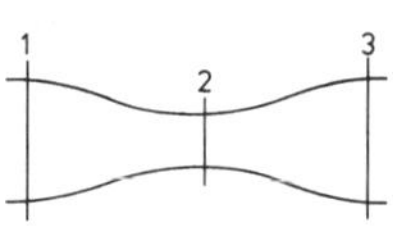

Strömungswiderstand	$R = \frac{\Delta p}{I}$	$[\frac{Ns}{m^5}]$

Gesetz von Hagen-Poiseuille	$I = \frac{\pi \cdot r^4}{8 \cdot \eta \cdot l} \cdot \Delta p$
Die Volumenstärke in einem Rohr verhält sich proportional zu der vierten Potenz des Rohrdurchmessers.	

Der **Strömungswiderstand** in einer Glaskapillaren, die von einer Newtonschen Flüssigkeit durchströmt wird, hängt von deren Temperatur ab, weil die Zähigkeit Newtonscher Flüssigkeiten temperaturabhängig ist.

Das **Hagen-Poiseuillesche Strömungsgesetz** für die Strömung von Flüssigkeiten durch Rohre vom Radius r und der Länge l

- gilt für laminare Strömung
- besagt, daß die Stromstärke proportional zur Druckdifferenz an den Rohrenden ist
- gestattet die Berechnung eines Strömungswiderstandes
- gestattet die Ermittlung der Temperaturabhängigkeit der dynamischen Viskosität aus derjenigen der Stromstärke

Notwendige Voraussetzungen für die Anwendbarkeit des Gesetzes von Hagen und Poiseuille auf eine Flüssigkeitsströmung sind unter anderem, daß

- die Strömung laminar ist
- der Rohrquerschnitt kreisförmig ist
- die Flüssigkeit homogen ist

Das Hagen-Poiseuille-Gesetz der Strömung durch Kapillaren gilt nur für laminare Strömungen von viskosen Flüssigkeiten.

Für eine **laminare Strömung** ist eine wirbelfreie Strömung kennzeichnend.

Laminare Strömungen sind dadurch gekennzeichnet, daß benachbarte Flüssigkeitsschichten ohne Verwirbelung aneinander vorbeigleiten.

Aus einer 10-ml-Spritze kann man 5 ml Wasser von 20 °C in 5 s durch eine Kanüle der Länge 3 cm und eines Innendurchmessers von 0,4 mm durchdrücken.

- Das Wasser tritt mit einer mittleren Geschwindigkeit von etwa **8 m/s** aus der Kanüle aus

Eine inkompressible Newtonsche Flüssigkeit strömt laminar durch ein Rohr, dessen Querschnitt sich verjüngt (s. Skizze). - Betrachtet man die Strömung in den beiden Rohrteilen, so ist im engen Rohrteil

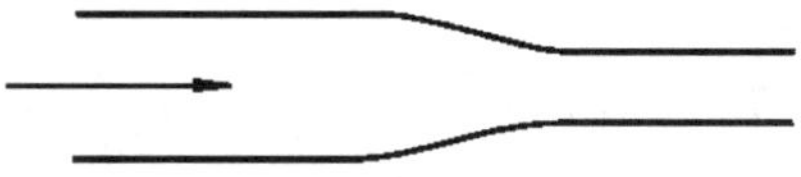

- das Druckgefälle größer als im weiten Teil
- die mittlere Strömungsgeschwindigkeit größer als im weiten Teil
- die Stromstärke ebenso groß wie im weiten Teil
- die Dichte ebenso groß wie im weiten Teil
- die Viskosität ebenso groß wie im weiten Teil

Eine zähe Flüssigkeit fließt in laminarer Strömung durch das skizzierte Rohr.

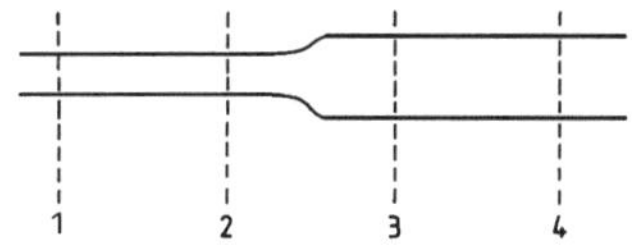

- Dann ist der Druckabfall zwischen den Punkten 1 und 2 größer als der Druckabfall zwischen den Punkten 3 und 4

Zwei Rohre mit kreisförmigem Querschnitt und gleicher Länge sind hintereinandergeschaltet. Die Radien der Rohre verhalten sich wie $r_1 : r_2 = 1 : \sqrt{2}$.
Durch die Rohre wird Wasser gepumpt; die Strömung durch die Rohre sei laminar.

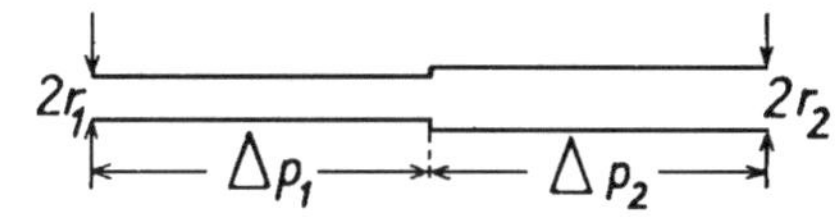

- Die Druckabfälle Δp_1 und Δp_2 stehen an den beiden Rohrstücken im Verhältnis **4 : 1** zueinander

Unter dem Einfluß der Druckdifferenz $\Delta p = p_0 - p_1$ strömt eine viskose, inkompressible Flüssigkeit laminar durch zwei hintereinandergeschaltete Kapillaren mit gleicher Länge, aber unterschiedlichem Querschnitt (s.a. nebenstehende Abbildung).

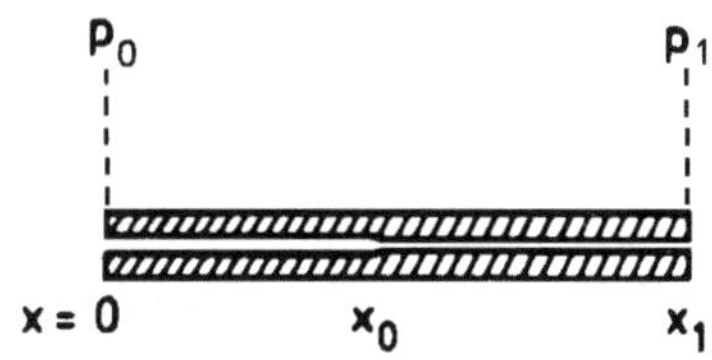

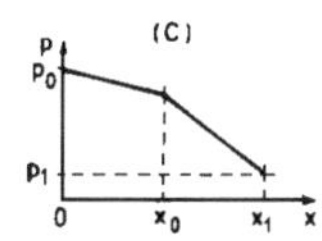

- Den Druckverlauf längs der Kapillaren beschreibt die Kurve **C**

Bei der Strömung einer Newton-Flüssigkeit durch eine Kapillare mit kreisförmigem Querschnitt wird die Stromstärke doppelt so groß, wenn man unter Konstanthaltung aller übrigen Parameter die Druckdifferenz zwischen den Enden der Kapillare **verdoppelt**.

Wenn man den Durchmesser einer Kapillare verdoppelt, dann wird der Strömungsleitwert der Kapillare bei Newtonschen Flüssigkeiten **16mal** so groß.

Die Volumenstromstärke einer laminar strömenden Flüssigkeit durch eine Kapillare soll um 20 % erhöht werden, indem der lichte Durchmesser vergrößert wird.

- Es ist eine Durchmesservergrößerung um ungefähr **5 %** notwendig

Durch zwei Rohre wird Wasser gepumpt. Die Rohre haben folgende Maße:

Rohr 1	Länge $l_1 = 2$ m	Radius $r_1 = 2$ cm
Rohr 2	Länge $l_2 = 1$ m	Radius $r_2 = 1$ cm

Der Druckabfall sei in beiden Rohren derselbe, die Strömung laminar.

- Die Wassermenge V_1, die in einer Sekunde durch das Rohr 1 fließt, steht im Verhältnis **8 : 1** zur Wassermenge V_2, die in derselben Zeit durch Rohr 2 fließt

Der Strömungswiderstand einer Kapillare soll (als Ordinate) gegen den Kapillaren-Radius (als Abszisse) graphisch dargestellt werden; der resultierende Graph soll eine Gerade sein. - Dann muß man Koordinatenpapier mit folgender Koordinatenteilung wählen:

- Ordinate: logarithmisch, Abszisse: logarithmisch

Gleichung von Bernoulli	$p_{ges} = \frac{1}{2} \cdot \rho \cdot v^2 + p = konstant$

Die Flüssigkeit in der "Spritze" (s. Skizze) wird durch die Kanüle R mit konstanter Kraft F ausgepreßt; die Geschwindigkeit in der Kanüle R sei v > 0. - Der statische Druck p_1 an der Stelle 1 der Kanüle R ist dann:

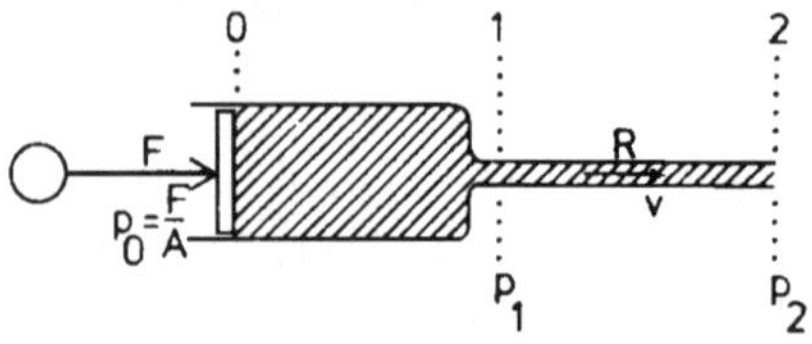

- $p_1 > p_2$
- $p_1 < p_o$

3. Struktur der Materie

(s. a. Chemie für Mediziner 3.1)

3.1. Aufbau der Atomkerne

Bausteine des Atoms: Proton, Neutron, Elektron; Vergleich von Masse und Ladung
Aufbau des Kerns aus Nukleonen
Begriffe Nukleonenzahl (früher Massenzahl), Protonenzahl (Ordnungszahl im Periodensystem)
Aufbau des Wasserstoffatoms aus Proton und Elektron; Bohrsches Modell;
Diskrete Energiezustände; Schalenaufbau der Atome: äußere Schale; Begriff der Edelgaskonfiguration, Valenzelektronen
Nuklid, Isotop, Ion, Ionisierungsenergie; relative Atommasse

Vergleich der Atombausteine

Name	Masse in kg	rel. Atommasse in u	Ladung
Proton	$m_p = 1{,}6726 \cdot 10^{-27}$	1,007	+ 1
Neutron	$m_n = 1{,}6750 \cdot 10^{-27}$	1,008	0
Elektron	$m_e = 9{,}1095 \cdot 10^{-31}$	0,00054858	- 1

Die Masse eines **Elektrons** ist kleiner als die Masse eines **Protons**.

Neutronen sind elektrisch ungeladen (neutral).

Isotope sind

- physikalisch verschiedene Nuklide ein und desselben chemischen Elementes
- Nuklide mit gleicher Kernladungszahl, aber verschiedener Nukleonenzahl (Massenzahl)

Die Isotope eines Elementes besitzen eine unterschiedliche Zahl von Neutronen.

Zwei **Nuklide** bezeichnet man als Isotope, wenn sie die folgenden Eigenschaften besitzen:

- gleiche Protonenzahl, verschiedene Neutronenzahl
- gleiche Kernladungszahl, verschiedene relative Atommasse

Die Nuklide Tritium ^3H und Helium ^3He

- haben die gleiche Zahl von Nukleonen
- besitzen eine unterschiedliche Zahl von Elektronen

3.2. Aufbau der Körper, Grundbegriffe der kinetischen Theorie

Molekulares Bild vom Aufbau der festen, flüssigen, gasförmigen Körper (in Grundzügen)
Thermische Molekularbewegung in den Aggregatzuständen (qualitativ)
Proportionalität zwischen mittlerer kinetischer Energie der Moleküle und thermodynamischer (absoluter) Temperatur bei idealen Gasen
Qualitative Erklärung des Gasdrucks auf die Gefäßwand als Folge der Molekularbewegung

In einem abgeschlossenen Gefäß befindet sich ein Gas. Wenn ein Gasmolekül auf die Wand prallt, übt es einen Kraftstoß auf die Wand aus.

- Die Summe aller Kraftstöße dividiert durch die verstrichene Zeit und die Gefäßwandfläche ergibt den Gasdruck

4. Wärmelehre

4.1. Temperatur

Einheiten der Temperatur, Fixpunkte der Celsius- und der Kelvin-Skala
Stoffeigenschaften, die von der Temperatur abhängen und zur Temperaturmessung geeignet sind (Änderung von Länge, Volumen und elektrischem Widerstand); Temperaturmeßgeräte: Ausdehnungsthermometer, Thermoelement

Die Temperatur

- kann sowohl in °C als auch in K angegeben werden
- ist eine der Größen, von denen der Aggregatzustand eines Stoffes abhängt
- ist eine Zustandsgröße
- kann mit Hilfe einer Widerstandsmessung ermittelt werden
- *nicht:* ist eine Energieform

Von der Temperatur abhängig und daher zur **Temperaturmessung** geeignet sind die/der

- Länge eines festen Körpers
- Druck eines Gases
- Widerstand eines Metalles
- Kontaktspannung zwischen zwei Metallen
- *nicht:* Masse einer Flüssigkeit

Bei der Temperaturmessung mit einem üblichen Thermoelement wird die Temperaturabhängigkeit der Kontaktspannung zwischen zwei Metallen ausgenutzt.

Der elektrische Widerstand eines Platindrahtes kann zur Messung von Temperaturen verwendet werden, weil der elektrische Widerstand von Platindraht mit wachsender Temperatur ständig zunimmt.

Die Empfindlichkeit eines Flüssigkeitsthermometers ist um so größer,

- je dünner die Kapillare ist
- je größer die eingeschlossene Flüssigkeitsmenge ist
- je größer der thermische Ausdehnungskoeffizient der Flüssigkeit ist

Die Temperaturdifferenz zweier Körper beträgt in der Celsiusskala 253°.

- In der Kelvin-Skala beträgt diese Temperaturdifferenz 253 K

4.2. Wärme und Energie

Wärme als Energieform Erster Hauptsatz der Wärmelehre Zufuhr (Abfuhr) von Wärme zu (von) einem Körper als Erhöhung (Erniedrigung) der inneren Energie eines Körpers (latente Wärme, Schwingungsenergie, Molekularbewegung) Umwandlung von Wärme in Arbeit (Zweiter Hauptsatz der Wärmelehre) Definition und Einheit der Wärmekapazität eines Körpers und der spezifischen bzw. molaren Wärmekapazität eines Stoffes; Meßverfahren

Die mittlere **kinetische Energie** der Moleküle eines Gases ist proportional zu der Temperatur (~ T).

Längenausdehnung von Metallen bei Wärme	$l = l_0 \cdot (1 + \alpha_L \cdot \Delta T)$
Volumenausdehnung von Metallen bei Wärme	$V = V_0 \cdot (1 + \alpha_V \cdot \Delta T)$

Die Abbildung zeigt die Abhängigkeit der Länge l (in mm) eines Eisenstabes von der Temperatur t (in °C).

- Der Ausdehnungskoeffizient α gemäß der Formel $l = l_o\ (1 + \alpha \cdot t)$ (l_0 = Länge des Eisenstabes bei der Temperatur 0 °C) beträgt **$1{,}2 \cdot 10^{-5}\ K^{-1}$**

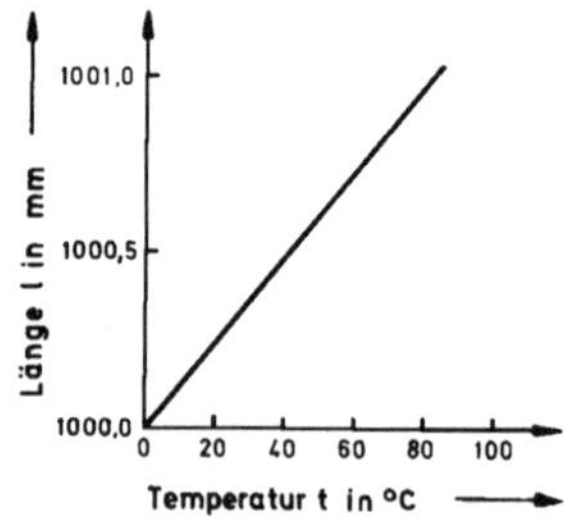

Das Volumen eines Körpers dehnt sich bei steigender Temperatur t nach der Gleichung

$V = V_0\ (1 + \alpha \cdot t)$

aus.

- Die Darstellung **A** gibt dieses Verhalten wieder (Abszissen und Ordinaten linear geteilt)

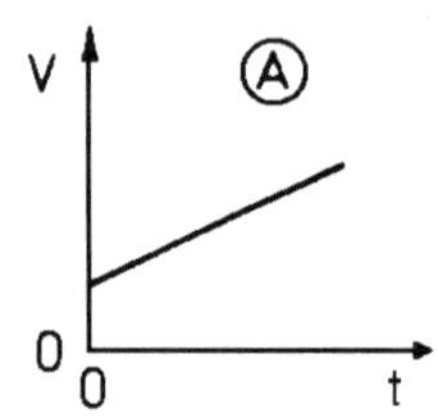

Spezifische Wärmekapazität	$c = \frac{Q}{m \cdot \Delta T} = \frac{P}{m} \cdot \frac{\Delta t}{\Delta T}$	$[\frac{J}{kg \cdot K}]$

Ein Tauchsieder mit einer elektrischen Leistung von P = 1000 Watt erwärmt ein Wasserbad in t = 10 s um eine Temperaturdifferenz von Δ T = 10 K.

- Mit einem Tauchsieder mit einer Leistung von P = 2000 Watt beträgt nach t = 2 s die Temperaturerhöhung **Δ T = 4 K**

Ein Tauchsieder von 0,5 kW Leistung wird in ein Becherglas getaucht, das 0,5 Liter Wasser von Zimmertemperatur (20 °C) enthält.
(spez. Wärmekapazität von Wasser: $4{,}2\ J \cdot g^{-1} \cdot K^{-1}$)

- Nach etwa **40 s** hat sich das Wasser auf 30 °C erwärmt

Wasser der Masse m_1 = 2 kg und der Temperatur T_1 = 300 K wird mit Wasser der Masse m_2 = 1 kg und der Temperatur T_2 = 360 K vermischt.

- Die resultierende Temperatur nach der Mischung ist **T = 320 K**

4.3. Gasgesetze

Unterscheidung von idealen und realen Gasen im molekularen Bild
Thermische Zustandsgrößen (Druck, Volumen, Temperatur)
Zustandsgleichungen der idealen Gase, allgemeine Gaskonstante, Rechnen mit der Zustandsgleichung
Qualitative Kenntnis der Graphen von Isothermen, Isobaren und Isochoren eines idealen Gases
Zustandsgleichung von Gasgemischen: Berechnung des Partialdruckes einer Komponente aus dem Volumenanteil und dem Gesamtdruck
Kenntnis der Zusammensetzung der atmosphärischen Luft (N_2, O_2, CO_2)
Begriff des Normzustandes eines Gases (Normalbedingungen)
Exponentielle Abhängigkeit des Luftdrucks von der Höhe; Barometer

Gesetz von Boyle-Mariotte	$p_0 \cdot V_0 = p_1 \cdot V_1 = \ldots = konstant$ *bei* $T = konstant$
1. Gesetz von Gay-Lussac	$\frac{V_1}{T_1} = \frac{V_2}{T_2} = \ldots = konstant$ *bei* $p = konstant$
2. Gesetz von Gay-Lussac	$\frac{p_1}{T_1} = \frac{p_2}{T_2} = \ldots = konstant$ *bei* $V = konstant$
Zustandsgleichung idealer Gase	$p \cdot V = n \cdot R \cdot T \qquad R = 8{,}314 \frac{J}{mol \cdot K}$

Das **Daltonsche Gesetz** besagt:
Der Druck eines idealen Gasgemisches ist gleich der Summe der Partialdrücke der einzelnen Gaskomponenten.
Die Partialdrücke der einzelnen Komponenten verhalten sich zueinander wie ihre Stoffmengen.

Die Zustandsgleichung eines Gases verknüpft folgende Größen miteinander:

- Druck
- Volumen
- Temperatur
- *nicht:* Wärmekapazität, Wärmemenge

Nebenstehende Diagramme geben das Verhalten von idealen Gasen qualitativ richtig wieder. (p: Druck, V: Volumen, T: Temperatur; Achsen linear geteilt)

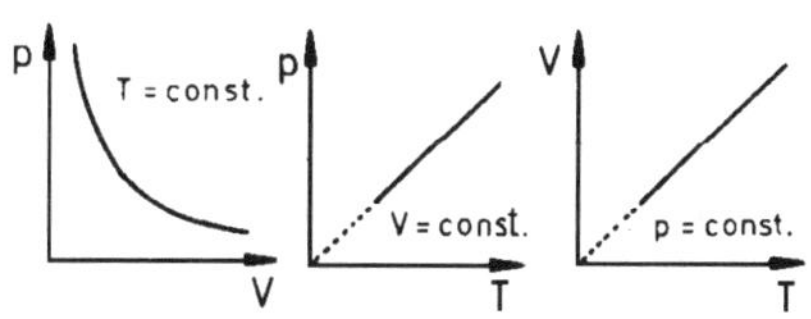

In der Abbildung ist ein Druck-Volumen-Diagramm eines idealen Gases dargestellt.

- Kurve **A** stellt die isotherme Zustandsänderung dar

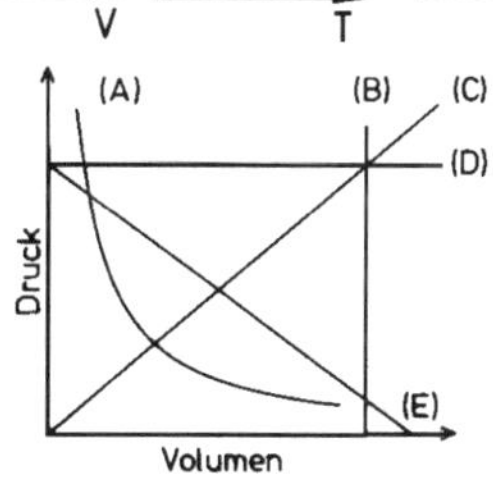

Kurve **A** der Abbildung gibt die Volumen-Temperatur-Abhängigkeit eines idealen Gases bei konstantem Druck richtig wieder.

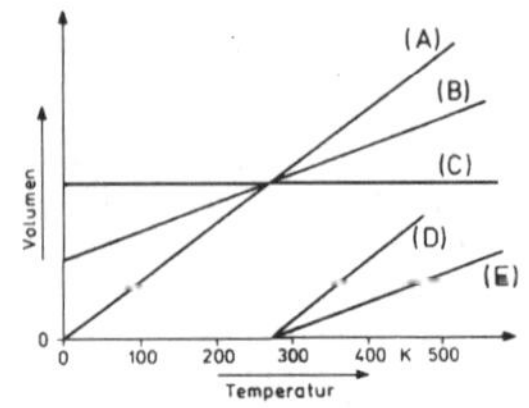

Im allgemeinen Gasgesetz tritt das Produkt Druck · Volumen auf.

- Es stellt die physikalische Größe **Energie** dar

Das Volumen eines idealen Gases wurde bei konstanter Temperatur vervierfacht.

- Der Enddruck ist dann **1/4** des Anfangsdruckes

Wenn zwei ideale Gase gleiche Temperatur und gleichen Druck haben, so folgt daraus für die mittleren kinetischen Energien E_1 und E_2 der Translation und für die Teilchenanzahldichten n_1 und n_2 in den beiden Gasen:

- $E_1 = E_2$; $n_1 = n_2$

Ein evakuierter Behälter mit dem Volumen 0,2 m^3 ist über ein Ventil mit einer Druckgasflasche ($V = 0{,}1\ m^3$, $p = 4$ MPa) verbunden, die mit Edelgas gefüllt ist.

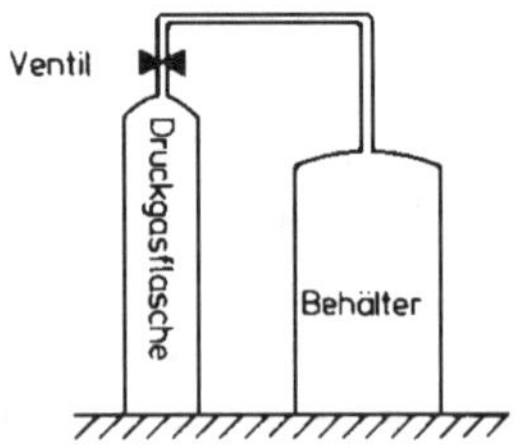

- Nach Öffnen des Ventils und nach Temperaturausgleich stellt sich ein Druck von **1,33 MPa** ein.
  (Das Volumen der Verbindungsleitung und des Ventils sei vernachlässigbar)

Eine Wasserstoffflasche wird bei 21 °C mit einem Druck von 200 bar abgefüllt.

- Ein Sicherheitsventil, das auf ca. 220 bar eingestellt ist, spricht ab einer Außentemperatur von **50 °C** an

Eine in einem festen Volumen V_0 eingeschlossene Menge eines idealen Gases steht bei 273 °C unter dem Druck p_0.

- Das Gas nimmt nach Abkühlung auf 0 °C einen Druck von ca. $\mathbf{p = 0{,}5\ p_0}$ an

Ein Glasgefäß (Volumen V = 10 *l*) ist mit Argon gefüllt.

- Wenn das Gas von 0 °C auf 2,73 °C erwärmt wird und der Druck sich dabei nicht ändert, entweicht ca. **1/100** der Gasmenge

Ein Sporttaucher atmet Luft aus einer Vorratsflasche über einen Druckregler, der den Druck der eingeatmeten Luft automatisch dem der Tauchtiefe entsprechenden Wasserdruck angleicht.

- Wenn der Taucher in 30 m Tiefe seine Lungen mit 6 *l* Luft füllt und anschließend, ohne auszuatmen, schnell an die Wasseroberfläche steigt, würde dann die eingeatmete Luft ein Volumen von **24 l** einzunehmen versuchen

Eine Luftblase hat in 30 m Wassertiefe ein Volumen von 0,25 cm^3.

- Bei gleicher Temperatur hat die Luftblase unmittelbar unter der Wasseroberfläche ein Volumen von **1 cm^3**

In einer Stahlflasche befindet sich Luft. Die Partialdrücke seien zunächst für den Sauerstoff $P_{O_2} = 15$ bar und für den Stickstoff $P_{N_2} = 60$ bar.
Der Gesamtdruck wird auf 25 bar erniedrigt.

- Der Stickstoffpartialdruck ändert sich dadurch auf **20 bar**

4.4. Änderung des Aggregatzustandes; Gleichgewicht zwischen Aggregatzuständen

Beschreibung der Aggregatzustände unter dem Gesichtspunkt von Struktur und Formbeständigkeit
Umwandlung der Aggregatzustände (Schmelzen, Verdampfen, Sublimieren)

Man muß einem Körper **Energie** zuführen beim

- Schmelzen
- Verdampfen
- Sublimieren
- *nicht:* Erstarren, Kondensieren

Beim Sieden ändert sich die Temperatur einer Flüssigkeit trotz Energiezufuhr nicht.

Das Druck-Temperatur-Zustandsdiagramm einer Substanz ist in der Abbildung schematisch dargestellt. - Phasenübergänge:

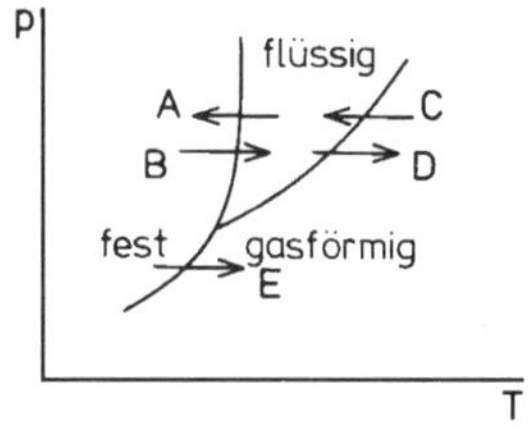

- Erstarren: **A**
- Schmelzen: **B**
- Kondensation: **C**
- Verdampfung: **D**
- Sublimation: **E**

Der **Dampfdruck** einer Flüssigkeit

- hängt von der Temperatur ab
- bestimmt die Sättigungsdampfdichte
- bestimmt den Siedepunkt der Flüssigkeit
- kann durch Zugabe nicht-flüchtiger Komponenten vermindert werden

Bei zeitlich konstanter Wärmezufuhr (zugeführte Wärmemenge proportional zur Zeit) zu einem Körper findet man den nebenstehenden Temperatur-Zeit-Verlauf. Das läßt folgende Schlüsse zu:

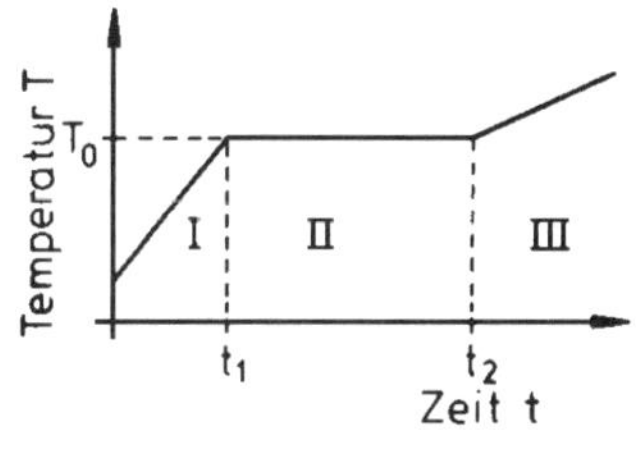

- Bei der Temperatur T_0 findet eine Änderung des Aggregatzustandes statt
- Die Wärmekapazität des Körpers ist im Bereich I kleiner als im Bereich III
- Im Bereich II sind zwei Phasen des Körpers koexistent

Zum **Phasenübergang Wasser - Eis** trifft zu:

- Reines Wasser kann unter Umständen unter den Schmelzpunkt abgekühlt werden, ohne daß Eis auskristallisiert
- Bei Druckerhöhung verschiebt sich der Schmelzpunkt des Phasenübergangs Wasser-Eis zu einer niedrigeren Temperatur
- Eis kann ohne Zufuhr von Wärmeenergie unter Druck schmelzen
- Während des Schmelzvorgangs bleibt die Temperatur des Eis-Wasser-Gemisches konstant
- Die zum Schmelzen von Eis benötigte Energie kann durch Wärmezufuhr geliefert werden

Die Abbildung zeigt die Temperatur-Zeit-Kurve eines Wasserbades, in das zur Zeit t = 5 min Eis gegeben wurde. - Aufgrund dieser Messung ist folgende Aussage möglich:

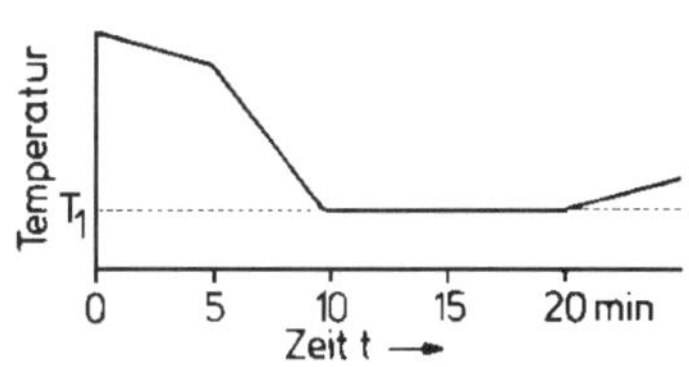

- Das Wasserbad steht im Wärmeaustausch mit der Umgebung

Die Temperatur von Wasser in einer offenen Schale liegt merklich unter der Raumtemperatur (relative Luftfeuchte 35 %), weil die zur Verdampfung notwendige Energie der Flüssigkeit entzogen wird.

Durch Erhöhung des Druckes (z.B. in einem Autoklaven) kann man erreichen, daß Wasser erst bei Temperaturen oberhalb 100 °C zu sieden beginnt, weil eine Flüssigkeit erst zu sieden beginnt, wenn ihr Sättigungsdampfdruck den auf ihre Oberfläche wirkenden Gasdruck erreicht.

Die Gefriertrocknung einer Gewebeprobe ist ein für die Gewebestruktur schonenderes Trocknungsverfahren als der Flüssigkeitsentzug durch Verdampfen aus der nicht gefrorenen Probe.

Wasser besitzt einen Dampfdruck von 1013 hPa (1013 mbar) bei einer Temperatur von **373 K**.

4.5. Wärmetransport

Wärmeleitung, Konvektion, Strahlung (Stefan-Boltzmann-Gesetz)

Stefan-Boltzmannsches Gesetz $P_S = \sigma \cdot A \cdot T^4$ $\sigma = 5{,}67 \cdot 10^{-8} \frac{W}{m^2K^4}$

P_S: Strahlungsleistung, A: Oberfläche

Der **Wärmetransport** zwischen zwei Körpern verschiedener Temperaturen

- hängt von der Oberflächenbeschaffenheit der Körper ab
- hängt von der Wärmeleitfähigkeit eines zwischen den Körpern befindlichen wärmeleitenden Mediums ab
- kann durch eine Strömung in dem zwischen den Körpern befindlichen Medium beeinflußt werden

Unter **Konvektion** versteht man unter anderem den Wärmetransport durch strömende Gase oder Flüssigkeiten.

Zur **Wärmestrahlung** trifft zu:

- Jeder Körper (T > 0 K) strahlt elektromagnetische Strahlung (Wärmestrahlung) ab
- Infolge der Wärmestrahlung ist ein Wärmetransport auch ohne materielle Verbindung, also auch durch ein Vakuum hindurch, möglich
- Je höher die Temperatur eines Körpers wird, desto intensiver wird die von ihm ausgehende Wärmestrahlung

Die gesamte Temperaturstrahlung eines Körpers steigt im Idealfall mit der Temperatur T, und zwar proportional zu $\mathbf{T^4}$.

Wenn man die Oberflächentemperatur T eines schwarzen Körpers verdoppelt, dann steigt die Leistung seiner gesamten Temperaturstrahlung um einen Faktor **16**.

Wenn die Oberflächentemperatur der Haut eines Menschen lokal durch eine darunterliegende Entzündung um 3 K ansteigt, dann liegt an dieser Stelle auch die Gesamtintensität (Strahlungsleistung) der Temperaturstrahlung der Haut **ca. 4 %** über dem Normalwert.

4.6. Stoffgemische

Definitionen (s. 2.4; s.a. Chemie für Mediziner Kap. 5)
Lösung von Gasen in Flüssigkeiten: Zusammenhang zwischen Partialdruck des gelösten Gases über der Flüssigkeit und Teilchenanzahldichte des Gases in Lösung (Henry-Daltonsches-Gesetz)
Abhängigkeit des Lösungsgleichgewichts von der Temperatur
Osmotischer Druck: Modellvorstellungen und formale Analogie zwischen van t'Hoffschem Gesetz und Zustandsgleichung idealer Gase
Zustandekommen des Diffusionsvorgangs in Flüssigkeiten und Gasen aufgrund der Molekularbewegung; Konzentrationsgefälle als Voraussetzung des Diffusionsstromes
Erstes Ficksches Gesetz der Diffusion und Definition des Diffusionskoeffizienten

Zur **Diffusion** trifft zu:

- Die Diffusion von Molekülen ist eine Folge ihrer thermischen Bewegung
- Die Diffusionsgeschwindigkeit wächst mit zunehmendem Konzentrationsgradienten
- Die Diffusionsgeschwindigkeit sinkt mit zunehmender Masse der Moleküle
- Bei semipermeablen Wänden diffundieren die Moleküle des Lösungsmittels von der hypotonen zur hypertonen Lösung

Die wirksame Durchtrittsfläche für die Diffusion eines Gases sei auf die Hälfte verkleinert.

- Wenn die Dicke der Membran auf 50 % herabgesetzt würde, könnte die gleiche Gasmenge pro Zeiteinheit wie vor der Verkleinerung diffundieren

Zu einem Volumen V_1 = 500 ml einer wäßrigen Lösung mit einer Konzentration von c_1 = 4 mol/l werden V_2 = 500 ml Wasser hinzugefügt.

- Die Konzentration der resultierenden Lösung ist **c = 2 mol/l**

5. Elektrizitätslehre

5.1. Elektrischer Strom, elektrische Ladung

Elektrischer Strom als Bewegung positiver und negativer Ladungsträger (Ionen, Elektronen)
Definition und Einheit der Stromstärke und der Stromdichte
Wirkungen des elektrischen Stromes
Stromstärke-Zeit-Diagramm für Gleich- und Wechselstrom, Scheitelwert und Frequenz der Stromstärke bei Wechselstrom
Strommessung: Schaltung von Strommeßgeräten in Stromkreisen, Meßbereichserweiterung, Messung von Gleich- und Wechselstrom, Bedeutung des Innenwiderstandes eines Strommeßgerätes
Definition und Einheit der elektrischen Ladung; Elementarladung

Stromstärke $I = \frac{\Delta Q}{\Delta t}$ $1\,A = 1\,\frac{C}{s}$

Bei Durchgang des **elektrischen Stromes** durch einen Leiter wird elektrische Energie in Wärmeenergie umgewandelt, weil die Ladungsträger im angelegten elektrischen Feld Energie aufnehmen und diese durch Stoßprozesse an die Atome oder Moleküle des Leitermaterials abgeben.

Ein Widerstandsdraht, durch den ein elektrischer Strom fließt, erwärmt sich.

Abgesehen von extremen Temperaturbedingungen hat der elektrische Strom stets magnetische Wirkung, manchmal chemische Wirkung und meistens Wärmewirkung.

In der Umgebung eines stromdurchflossenen Leiters entsteht ein elektrisches Feld.

In einem Metalldraht bei Zimmertemperatur übernehmen nur **Elektronen** den Stromtransport.

Die Größenordnung der **Elementarladung** ist 10^{-19} C.

5.2. Elektrische Spannung

Definition und Einheit der elektrischen Spannung, Spannung als Potentialdifferenz
Spannungsquellen, Größenordnung und Art (Gleichspannung, Wechselspannung) der erzeugten Spannungen: galvanisches Element, Bleiakkumulator, städtisches Netz
Zusammenhang von Leerlaufspannung, Innenwiderstand, Klemmenspannung und Kurzschlußstrom einer Spannungsquelle; Belastbarkeit
Spannungsmessung: Schaltung von Spannungsmeßgeräten in Stromkreisen, Bedeutung des Innenwiderstandes eines Spannungsmeßgerätes, Meßbereichserweiterung

Spannung $U = \frac{W}{Q}$ $1V = \frac{1J}{1C}$

5.3. Elektrisches Feld

Definition und Einheit der elektrischen Feldstärke
Zusammenhang zwischen Kraft, Ladung und Feldstärke, Coulombsches Gesetz
Darstellung elektrischer Felder durch Feldlinien und Äquipotentialflächen
Beispiel für Anwendungen des Feldbegriffs in der Medizin: EKG (s.a. Physiologie 3.1.4)
Elektrische Dipole, Polarisationsvorgänge im Dielektrikum (Verschiebungs- und Orientierungspolarisation)
Definition und Einheit der Kapazität
Anwendung des Kondensators als Ladungsspeicher, Energieinhalt
Kapazität eines Plattenkondensators, Abhängigkeit von Plattenfläche, Plattenabstand, Dielektrikum, Definition der relativen Dielektrizitätskonstante, Influenz
Wirkungsweise eines Faraday-Käfigs

Coulombsches Gesetz $F = \frac{1}{4\pi\,\varepsilon_0\,\varepsilon_r} \cdot \frac{Q_1 \cdot Q_2}{r^2}$

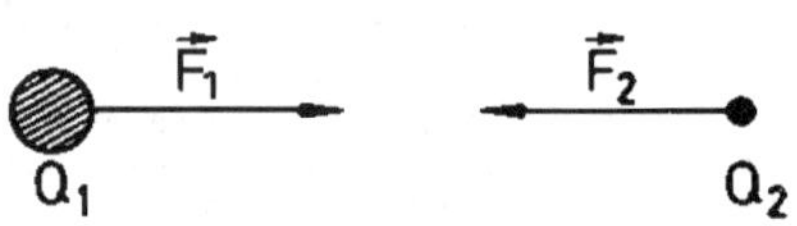

Bei der elektrostatischen Anziehung zweier elektrischer Ladungsträger mit den Ladungen Q_1 und Q_2 wirkt auf den ersten Ladungsträger die Kraft $\vec{F_1}$ und auf den zweiten die Kraft $\vec{F_2}$ (s. Skizze).

- Diese Kräfte sind bis auf das Vorzeichen gleich groß, obwohl die Ladungen Q_1 und Q_2 verschiedene Beträge haben, weil für die elektrostatische Wechselwirkung actio gleich reactio gilt

Zu **Äquipotentialflächen/Feldlinien** trifft zu:

- Äquipotentialflächen sind Flächen konstanten elektrischen Potentials
- Äquipotentialflächen verlaufen stets senkrecht zu den elektrischen Feldlinien
- Wenn keine Ströme fließen, sind Leiteroberflächen Äquipotentialflächen
- Wenn keine Ströme fließen, stehen elektrische Feldlinien senkrecht auf Leiteroberflächen

In das elektrische Feld eines aufgeladenen, ebenen Plattenkondensators wird eine elektrisch leitende, metallische Hohl-Kugel eingebracht.

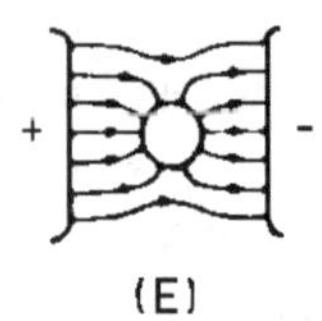

(E)

- In Abbildung **E** ist der Verlauf der elektrischen Feldlinien richtig dargestellt

elektrische Feldstärke	$\vec{E} = \frac{\vec{F}}{q} = \frac{U}{d}$	$[\frac{N}{C}] = [\frac{V}{m}]$

Die **elektrische Feldstärke** ist die Kraft auf die positive Ladung im elektrischen Feld dividiert durch diese Ladung.

Das Innere eines **Faraday-Käfigs** aus Kupfergewebe (Maschenweite d = 1 mm) wird wirkungsvoll gegen elektrostatische Felder abgeschirmt.

Kapazität eines Kondensators	$C = \frac{Q}{U} = \varepsilon_0 \cdot \varepsilon_r \cdot \frac{A}{d}$	$[F]$

Die **Kapazität eines Kondensators** ist definiert als Ladung/Spannung.

Erhöht man die Spannung an einem Kondensator, so fließt mehr Ladung auf den Kondensator.

Das Einbringen eines Dielektrikums läßt die Spannung des Kondensators sinken.

Die Kapazität eines Plattenkondensators ist direkt proportional

- zur Plattenfläche
- zur Dielektrizitätskonstanten des zwischen den Platten befindlichen Mediums
- *nicht:* zur angelegten Spannung, zum Plattenabstand

Von folgenden Größen hängt die Kapazität eines Platten-Kondensators ab (Dielektrizitätskonstante ε spannungsunabhängig):

- Dielektrizitätskonstante des Materials zwischen den Platten
- Plattenfläche
- Plattenabstand
- *nicht:* gespeicherte Ladung, Wert der zwischen den Platten angelegten elektrischen Spannung

Ein Plattenkondensator wird mit einer Spannungsquelle auf U = 10 V aufgeladen. Er wird von der Spannungsquelle getrennt, und dann werden die Kondensatorplatten auf den doppelten Abstand gebracht.

- Dabei steigt die Spannung auf den Wert **U = 20 V**

Ein Kondensator mit der Kapazität C = 100 µF wird auf die Spannung U = 8 V aufgeladen.

- Nach Beendigung des Aufladungsvorganges enthält der Kondensator die Ladung **Q = 0,8 mC**

Auf- und Entladen eines Plattenkondensators:

Aufladen:	$U_C(t) = U \cdot (1 - e^{-\frac{t}{R \cdot C}})$	
Entladen:	$U_C(t) = U \cdot e^{-\frac{t}{R \cdot C}}$	$R \cdot C = \tau$

Ein Kondensator entlädt sich über einen Widerstand.

- Kurve **E** (vgl. Abbildung) gibt den zeitlichen Verlauf der Kondensatorspannung richtig wieder

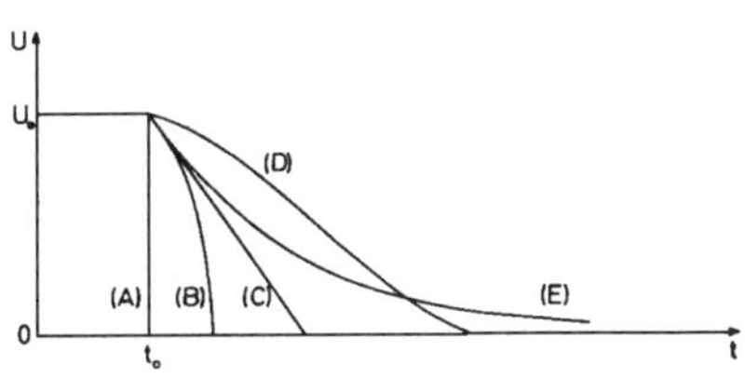

Ein Kondensator der Kapazität C wird mit der Ladung Q aufgeladen und von der Spannungsquelle getrennt. Zur Zeit t = 0 werden die Anschlüsse des Kondensators über einen Widerstand R verbunden.

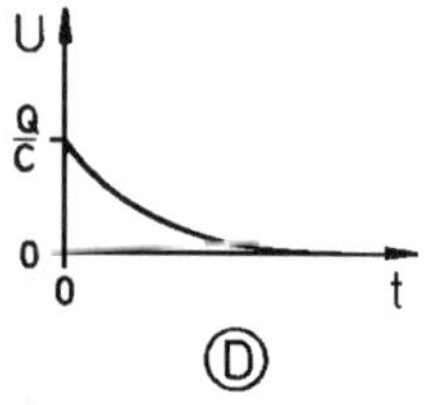

- Diagramm **D** stellt den zeitlichen Verlauf der Spannung an dem Kondensator dar

Wird ein Kondensator der Kapazität C = 1 µF über einen Widerstand R = 10 kΩ entladen, so sinkt die Spannung am Kondensator nach einer Exponentialfunktion der Zeit ab.

- Der Bruchteil 1/e = 36,8 % der Anfangsspannung ist nach der Zeit **10 ms** erreicht

Die Spannung U an einem Kondensator nehme in Abhängigkeit von der Zeit t bei der Entladung über einen Widerstand wie folgt ab: (siehe nebenstehende Abbildung)

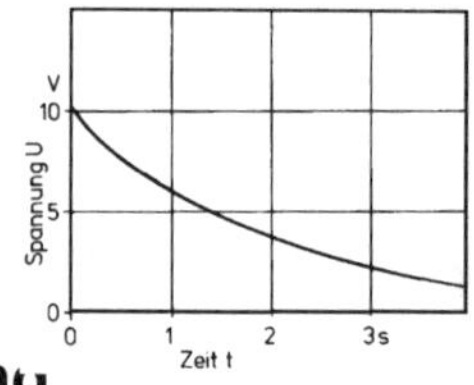

- Die Zeitkonstante der Schaltung ist etwa **2 s**

5.4. Elektrische Energie und Leistung

Definition und Einheit von Energie und Leistung, Joulesche Wärme, Wärmeleistung des elektrischen Stromes beim Durchgang durch einen Ohmschen Leiter, Abhängigkeit der Leistung von Spannung und Stromstärke

elektrische Leistung $P = U \cdot I = \frac{U^2}{R}$ $[J/s] = [W]$

Die **elektrische Leistung** ist bei Gleichstrom gleich dem Produkt Spannung mal Stromstärke.

Die Spannung, die an einer Heizvorrichtung (Widerstand R = const.) liegt, wird verdoppelt.

- Die Heizleistung wird dabei **viermal** so groß

Ein Tauchsieder von 500 W Leistung bei 220 V werde mit 110 V betrieben.

- Er nimmt dann etwa eine Leistung von 125 W auf

Ein Stromkreis mit der üblichen technischen Spannung des Haushaltes ist mit 16 A abgesichert.

- Diesem Stromkreis kann maximal eine Leistung von 3,5 kW längerfristig entnommen werden

Der Widerstand einer 25-W-Glühlampe unterscheidet sich von dem einer 100-W-Glühlampe (beide 220 V Betriebsspannung) um den Faktor **vier**.

Eine Glühlampe besitzt bei einer Leistung von P = 50 W bei Nennspannung einen Widerstand von R = 1 Ω.

- Die Nennspannung beträgt dann ungefähr **7 V**

Ein elektrisches Gerät nimmt eine Leistung P = 100 W auf, wenn man es an eine Spannung U = 200 V anschließt.

- Dann beträgt der Widerstand R des Gerätes **R = 400** Ω

Ein Leiter hat den Widerstand R = 220 Ω.

- Legt man an diesen Leiter eine Spannung U = 220 V, so hat die elektrische Leistung P den Wert **P = 220 W**

An eine Spannungsquelle des Haushaltsnetzes von 220 V werden 2 Glühlampen mit dem Aufdruck 15 W / 220 V und 150 W / 220 V in Reihe angeschlossen (siehe Abbildung).

- Nach Einschalten leuchtet die 15 W-Lampe fast normal, die 150 W-Lampe fast gar nicht

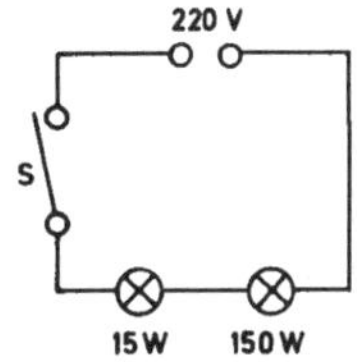

In der gezeichneten Schaltung bedeuten M und N zwei Glühlampen, U ist die Spannung der Stromquelle, R ist ein Vorschalt-(Sicherheits-) Widerstand.

- Wird die Glühlampe N entfernt (aus dem Sockel geschraubt), dann leuchtet die Glühlampe M heller

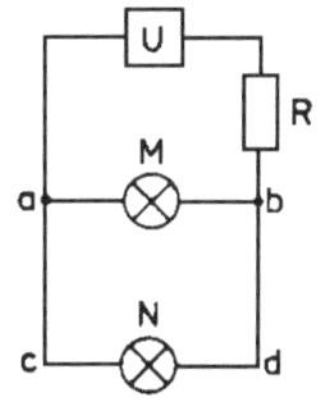

In einem Stromkreis seien vier gleiche Lampen, wie aus der Zeichnung ersichtlich, angeordnet. - Über die Helligkeit der Lampen läßt sich folgendes sagen:

- Alle Lampen sind gleich hell

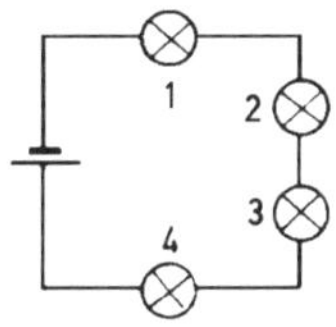

In einem Stromkreis seien vier gleiche Lampen wie aus der Zeichnung ersichtlich angeordnet. - Über die Helligkeit der Lampen läßt sich folgendes sagen:

- Die Lampen 1 und 4 sind heller als die Lampen 2 und 3

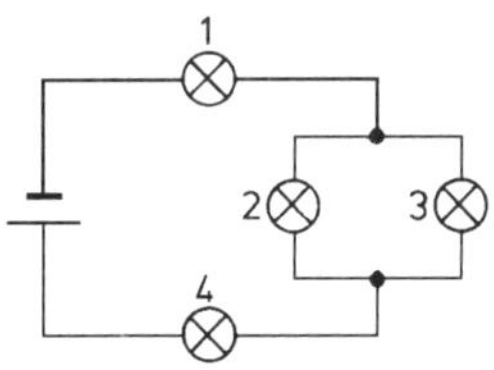

5.5. Elektrischer Widerstand

Definition und Einheit des elektrischen Widerstandes und des Leitwertes
Strom-Spannungs-Kennlinie, Ohmsches Gesetz
Resistivität (= spezifischer Widerstand) und Leitfähigkeit; Unterscheidung Leiter, Halbleiter und Isolatoren
Kirchhoffsche Regeln bei einfachen Netzwerken
Serien- und Parallelschaltung von Leitern, Potentiometerschaltung
Verfahren der Widerstandsmessung (Wheatstonesche Brückenschaltung oder Messung von Stromstärke und Spannung)
Auf- und Entladung eines Kondensators über einen Widerstand: zeitlicher Verlauf von Stromstärke und Spannung
Zeitkonstante $t = R \cdot C$

Widerstand $R = \frac{U}{I}$ $[\Omega] = [\frac{V}{A}]$

Ohmsches Gesetz $R = \frac{U}{I} = konstant$

Durch einen Widerstand von 150 kΩ bei einer Spannung von 3 V fließt ein Strom von **20 µA**.

Durch einen elektrischen Leiter fließt während der Meßzeit von t = 20 s bei der angelegten Spannung U = 2 V der elektrische Strom I = 2 µA.

- Der Widerstand des Leiters beträgt $\mathbf{R = 1 \cdot 10^6\ V \cdot A^{-1}}$

Diagramm **A** zeigt die Strom-Spannungs-Kennlinie eines **Ohmschen Leiters**.

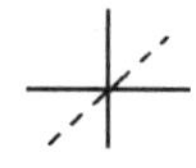

(A)

Kennlinie **D** repräsentiert einen Ohmschen Widerstand von 20 kΩ.

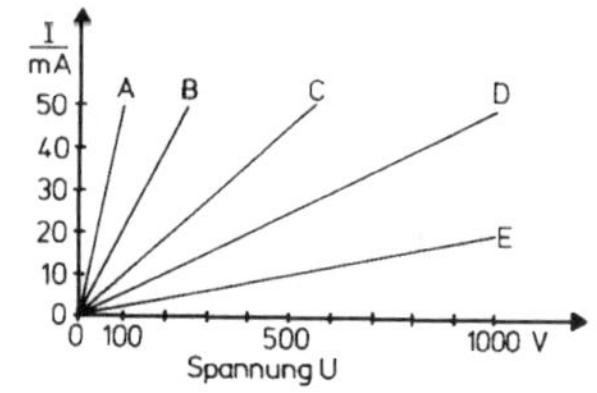

In einer Versuchsreihe ergaben sich für verschiedene zwischengeschaltete Widerstände verschiedene Strom-Spannungskennlinien.

- In Diagramm **E** ist der Widerstand am größten

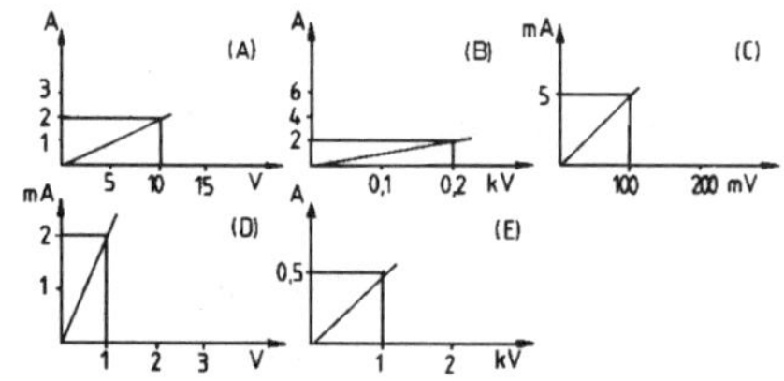

Spezifischer Widerstand (Resistivität) $\rho = \frac{R \cdot A}{l}$ $[\Omega m]$

Werden der Durchmesser und die Länge eines zylindrischen Drahtes um den Faktor 2 vergrößert, so verändert sich der elektrische Widerstand um den **Faktor 1/2**.

Kirchhoffsche Gesetze

Für den Ersatzwiderstand R_{ges} parallelgeschalteter Widerstände R_1, R_2, R_3 gilt:

1. Kirchhoffsches Gesetz $\frac{1}{R_{ges}} = \frac{1}{R_1} + \frac{1}{R_2} + \frac{1}{R_3} + \ldots$

$L_{ers} = L_1 + L_2 + L_3 + \ldots$

Für den Ersatzwiderstand R_{ges} in Reihe geschalteter Widerstände gilt:

2. Kirchhoffsches Gesetz $R_{ges} = R_1 + R_2 + R_3 + \ldots$

Bei **Parallelschaltung** von Widerständen addieren sich die Leitwerte.

An den angegebenen Schaltkreis wird zwischen den Anschlußstellen (a) und (b) eine Spannung von U = 200 V angelegt.

- Der Gesamtwiderstand beträgt R = 5 Ω
- Die Ströme durch die Widerstände R_1 und R_2 sind gleich groß

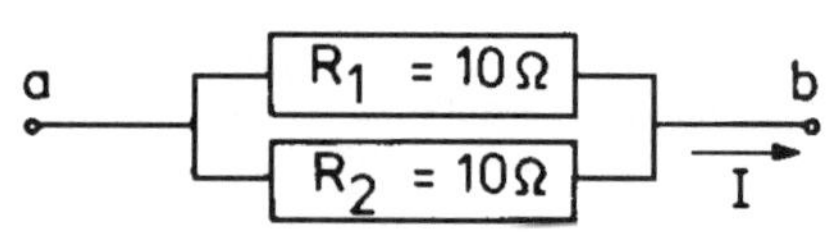

Die Schaltung (siehe Abbildung) besitzt einen Gesamtwiderstand von **6 Ω**, wenn zwischen den Punkten A und B eine Gleichspannung angelegt wird.

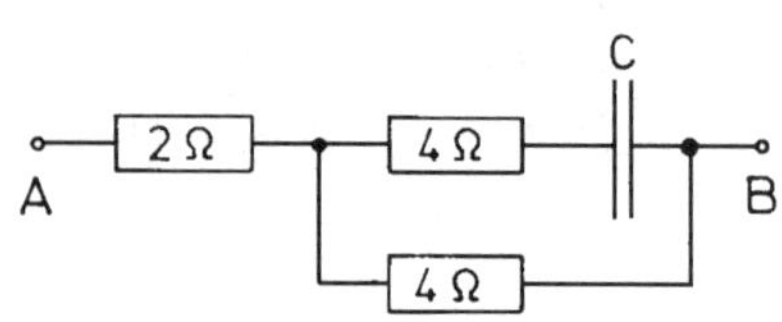

Der Widerstand zwischen den Klemmen A und B der gezeichneten Schaltung ist **2 R**.

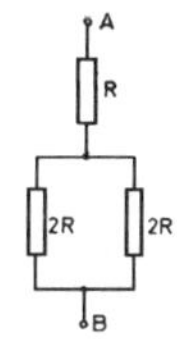

Der Gesamtwiderstand zwischen den Punkten a und b der nebenstehenden Schaltung beträgt **5,5 Ω.**

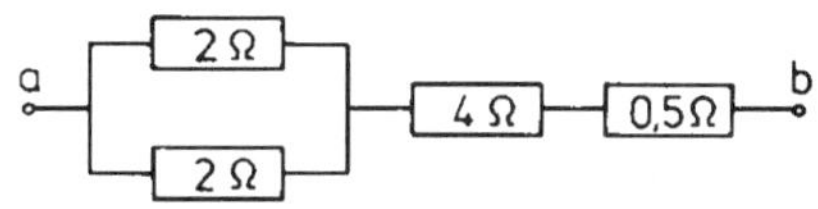

Über die Spannungen U_1, U_2 und U_3 in der Abbildung kann man folgende Aussagen machen:

- $U_1 = U_2 < U_3$

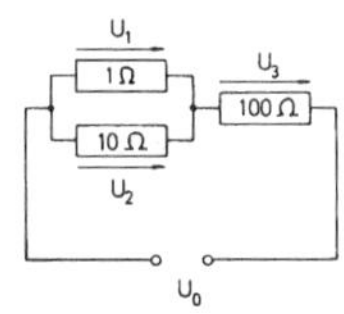

Vier Bleiakkumulatoren gleicher Spannung U = 2V sind wie in nebenstehender Abbildung geschaltet.

- Die Spannung U_x beträgt $\mathbf{U_x = 4\ V}$

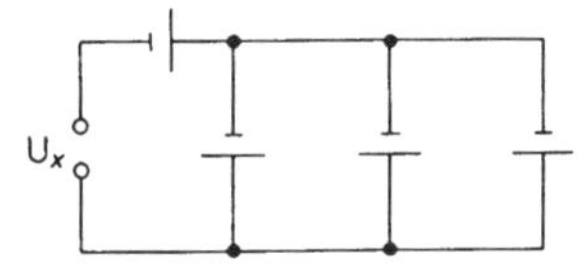

Der Spannungsabfall zwischen den Punkten A und B beträgt 3 V.

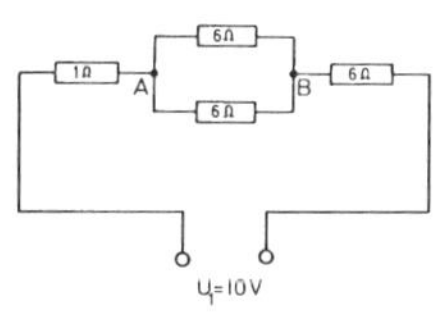

Die Spannung zwischen den Klemmen I und II des Widerstands R_2 in dem nebenstehenden Schaltbild beträgt

- U = 4 V

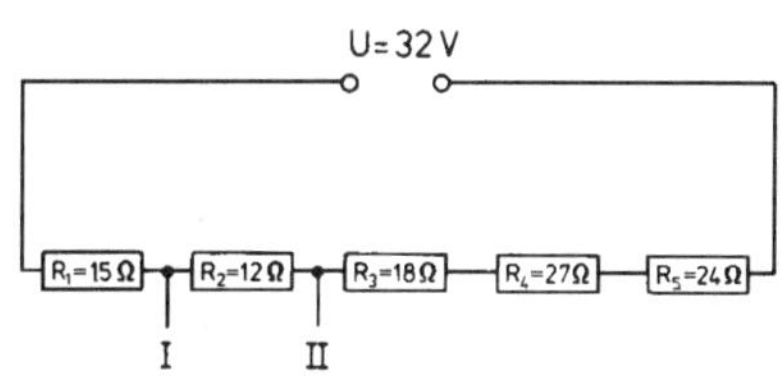

Die Spannung zwischen den Klemmen I und II in dem nebenstehenden Schaltbild beträgt **U = 44 V**.

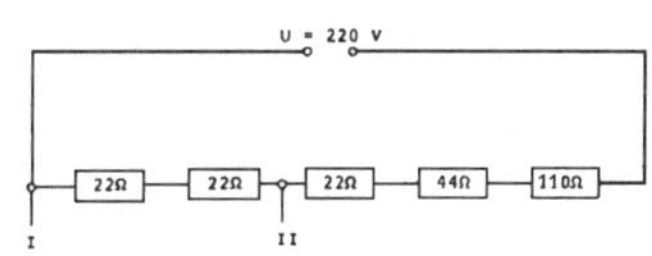

Über die Stromstärken I_1, I_2 und I_3 in der Abbildung kann man folgende Aussage machen:

- $I_1 = I_2 = I_3$

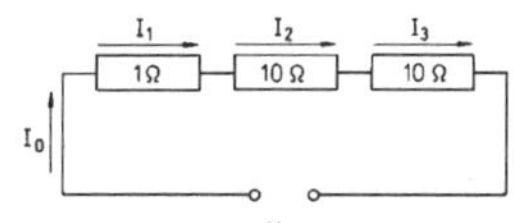

Die Batterie in nebenstehender Schaltung hat eine Spannung von 10 V.

- Punkt P liegt gegenüber Punkt E (Erde) auf einer Spannung von **- 1 V**

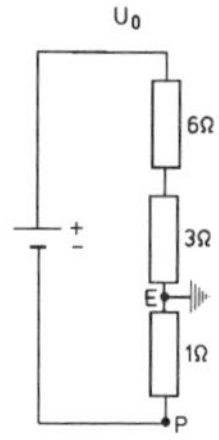

Spannungsmeßgeräte (Voltmeter) sollen einen möglichst großen Widerstand besitzen, so daß möglichst wenig Strom hindurchfließt. Sie werden parallel in den Stromkreis geschaltet. **Strommeßgeräte** (Amperemeter) sollen einen möglichst kleinen Widerstand besitzen, so daß der Stromfluß möglichst nicht behindert wird. Sie werden in Reihe in den Stromkreis geschaltet.

Gegeben sei eine Schaltung zur Messung der Kennlinie des Widerstands R mit zwei Drehspulinstrumenten (Amperemeter A, Voltmeter V) (s. Skizze).

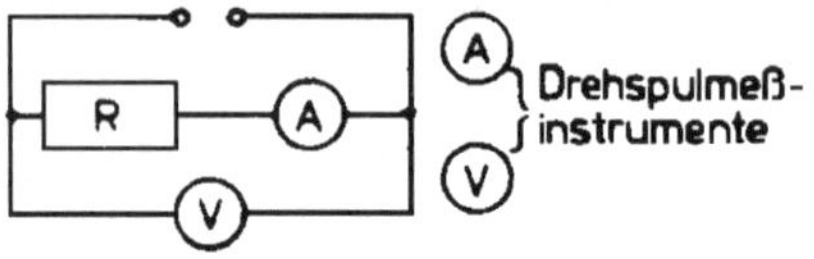

- Die Spannung am Widerstand R wird hierbei nicht exakt gemessen, weil das Amperemeter ebenfalls einen geringen Innenwiderstand besitzt

Die Spannung an dem Widerstand R und der Strom durch den Widerstand R sollen mit Drehspulinstrumenten gemessen werden (s. Skizze).

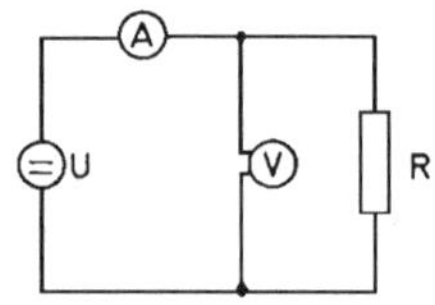

- Die Spannung wird richtig, der Strom zu groß bestimmt

Bei der nebenstehenden Schaltung wird **1 Gerät** zur Spannungsmessung verwendet.

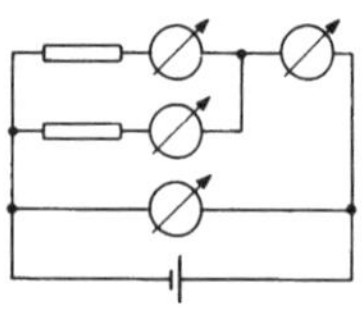

Bei der nebenstehenden Schaltung werden **3 Geräte** zur Spannungsmessung verwendet.

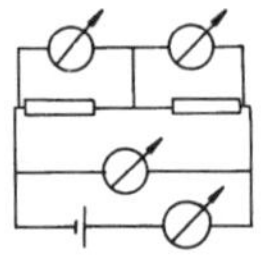

Eine **Wheatstonesche Brückenschaltung**, die im unteren Zweig einen homogenen Leiter der Länge 64 cm besitzt, sei abgeglichen (s. Skizze). Der verschiebbare Abgriff auf dem homogenen Leiter sei 16 cm vom linken Ende des Leiters entfernt. Der Widerstandswert R_1 = 60 Ω sei bekannt.

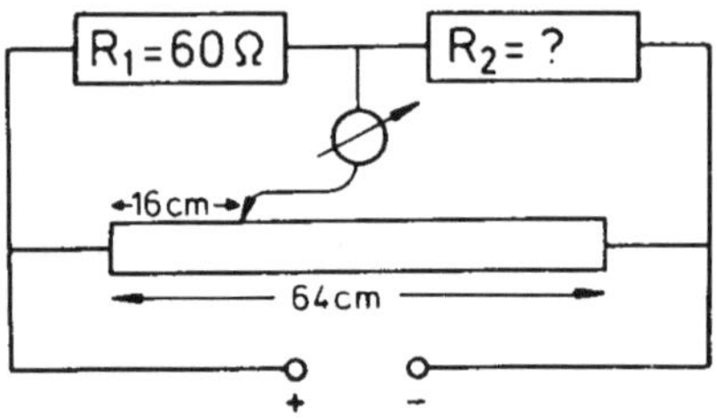

- R_2 beträgt 180 Ω

Klemmenspannung $U_K = U_0 - U_I = U_0 - R_I \cdot I$

Die **Klemmenspannung** einer Batterie

- hat bei Leerlauf einen für die jeweilige Batterie typischen Wert U_0 (Leerlaufspannung)
- nimmt bei Stromentnahme einen Wert unterhalb der Leerlaufspannung an
- ist gegenüber der Leerlaufspannung um den Betrag $I \cdot R_i$ vermindert (I = entnommene Stromstärke, R_i = Innenwiderstand)
- hat bei Kurzschluß den Wert U = 0

Der Strom I erzeugt einen Spannungsabfall über dem Innenwiderstand R_i der Batterie.

Diagramm **D** gibt qualitativ die Abhängigkeit der Klemmenspannung U einer Batterie mit Innenwiderstand von dem entnommenen Strom I richtig wieder.

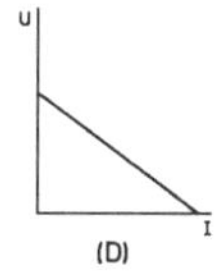

Die Abbildung zeigt die Abhängigkeit der Klemmenspannung U_K eines Bleiakkumulators (Innenwiderstand von der Stromstärke unabhängig) von dem Laststrom I_L. - Folgendes trifft dabei zu:

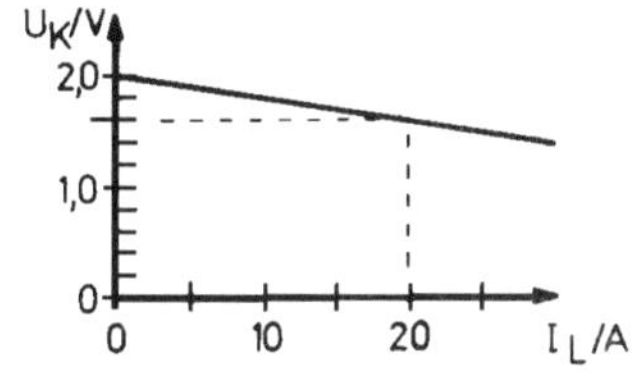

- Die Leerlaufspannung beträgt 2,0 V
- Der Akkumulator besitzt einen Innenwiderstand von ca. 0,02 Ω
- Der maximale Strom (bei Kurzschluß) kann aus dem Diagramm bestimmt werden

Schaltung **E** ist am besten geeignet, die Strom-Spannungskennlinie eines Widerstandes R zu messen, wenn der Widerstand R etwa gleich dem Innenwiderstand R_i des Spannungsmeßgerätes und der Innenwiderstand des Strommeßgerätes vernachlässigbar klein ist.

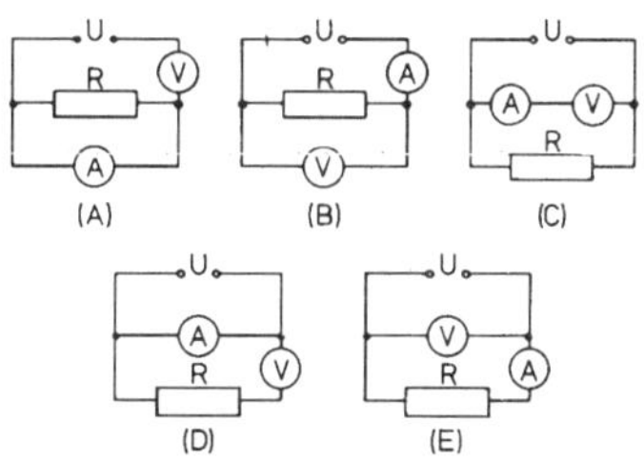

In den Schaltungen A bis E werden bei einer Spannung U = 6 V und einem Widerstand R = 5 Ω Meßinstrumente mit den folgenden Daten benutzt:
A: Meßbereich 1 A, Innenwiderstand 0,2 Ω
V: Meßbereich 10 V, Innenwiderstand 10 kΩ

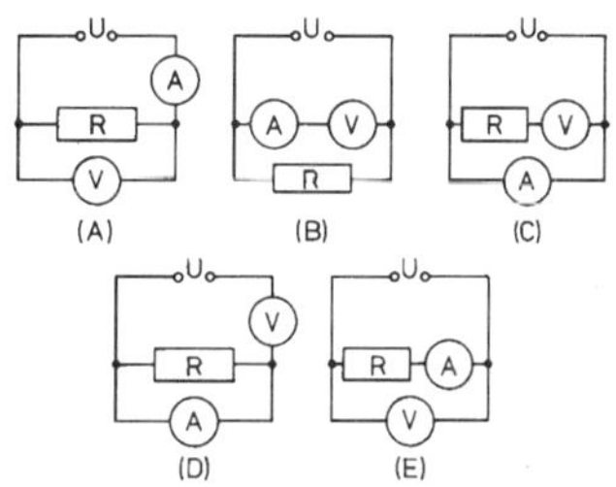

- Durch Schaltung **C** wird ein Meßgerät unzulässig (über den Meßbereich hinaus) überlastet

5.6. Elektrizitätsleitung

Grundzüge der Elektrizitätsleitung in Festkörpern (Metalle, Halbleiter) Grundzüge der Elektrizitätsleitung in Flüssigkeiten: Dissoziation, Faradaysche Gesetze der Elektrolyse (Verknüpfung mit Materietransport); chemische Vorgänge an den Elektroden Grundzüge der Elektrizitätsleitung in Gasen: Ionisation, Elektronenlawine im elektrischen Feld Gasentladung; Anwendung: Prinzip der Ionisationskammer, Zählrohr Grundzüge der Elektrizitätsleitung im Vakuum: Glühemission, Photoemission, Energiegewinn der Elektronen; Anwendung: Prinzip der Elektronenstrahlröhre

Zur **elektrischen Stromleitung** trifft zu:

- Das Fließen eines elektrischen Stromes ist immer mit dem Entstehen eines Magnetfeldes verbunden
- In Metallen erfolgt der Ladungstransport durch Elektronen
- In Elektrolyten erfolgt der Ladungstransport durch Ionen
- In Metallen steigt der Widerstand mit zunehmender Temperatur
- *nicht:* In Elektrolyten sinkt die Leitfähigkeit mit zunehmender Temperatur

Die spezifische **elektrische Leitfähigkeit** ist abhängig von:

- Stoff
- Temperatur
- *nicht:* Abmessungen des Leiters, spezifischer Wärmekapazität

Der elektrische Strom in einer Glimmlampe (selbständige Gasentladung) erzeugt die Ladungsträger selbst.

- Dies geschieht durch Stöße von Elektronen mit Gasatomen bzw. -molekülen

Der Widerstand einer Glühlampe ist bei der Nennspannung größer als bei kleineren Spannungen, weil in Metallen die Beweglichkeit der Elektronen bei Erhöhung der Temperatur sinkt.

Zwei Kupferelektroden tauchen in eine wäßrige $CuSO_4$-Lösung und sind mit einer Spannungsquelle verbunden, so daß durch den Elektrolyten ein Strom fließt.

- Im Elektrolyten wird Wärme entwickelt
- In der Flüssigkeit fließt ein Ionenstrom
- Die Masse der Kathode nimmt zu

5.7. Sicherheitsaspekte

Elektrizitätsleitung im menschlichen Körper bei Gleich- und Wechselstrom, Größenordnungen gefährlicher Werte von Gleich- und Wechselstrom bzw. -spannung
Schutzkontaktsteckdose, Erdung, Fehlerstromschutzschaltung

5.8. Spannung an Grenzflächen

Entstehung einer Diffusionsspannung (Diffusionspotential) an der Grenzfläche zwischen zwei Stoffen: Kontaktspannung (Kontaktpotential); Anwendung: Thermoelement
Entstehung einer Membranspannung (Membranpotential);
Begriff des Gleichgewichtspotentials, Berechnung aus der Nernstschen Gleichung

5.9. Magnetisches Feld

Definition und Einheit von magnetischer Feldstärke und magnetischem Fluß
Drehmoment und Kräfte auf einen magnetischen Dipol im magnetischen Gleich- und Wechselfeld
magnetische Feldlinien eines stromdurchflossenen Leiters (Beispiel: langer gerader Draht und lange Spule)
Kraft auf stromdurchflossene Leiter im Magnetfeld, Drehspulmeßwerk
Induktion, Selbstinduktion, Induktivität; Prinzip des Transformators

magnetische Feldstärke	$H = \frac{n \cdot I}{l}$	$[\frac{A}{m}]$
magnetische Flußdichte	$B = \mu_0 \cdot \mu_r \cdot H$	$[\frac{V \cdot s}{m^2}] = [T]$

Ein gerader zylindrischer Leiter werde von einem elektrischen Strom durchflossen.

- Außerhalb des Leiters befindet sich ein zirkuläres **Magnetfeld**, dessen Feldstärke mit wachsendem Abstand vom Leiter abnimmt

Die **magnetische Flußdichte** B in einer langen, stromdurchflossenen Spule ist abhängig von:

- der Länge l der Spule
- der Windungszahl n der Spule
- der Stromstärke I im Spulendraht
- der Permeabilität μ des Stoffes in der Spule
- *nicht:* dem Durchmesser d der Spule

Bei einem **Transformator** gilt: $\frac{U_1}{U_2} = \frac{n_1}{n_2}$

Für einen Experimentiertransformator stehen fünf Spulen mit folgenden Windungszahlen zur Verfügung: 500, 1000, 1200, 10000, 26000.

- Die Kombination der Spulen mit den Windungszahlen 500 und 10000 ist geeignet, die Netzwechselspannung (220 V) auf 11 V herunterzutransformieren

5.10. Wechselstrom, elektrische Schwingungen und Wellen

Zeitlicher Mittelwert der Wechselstromleistung (Wirkleistung), Effektivwerte von sinusförmigen Strömen und Spannungen
Vorgang der Wechselstromleitung durch Kondensator und Spule, Phasenverschiebung zwischen Strom und Spannung, Frequenzabhängigkeit des Wechselstromwiderstandes, Scheinwiderstand (= Impedanz) von Kondensator und Spule
Prinzip des elektrischen Schwingungskreises (s.a. 6.1)
Verwendung des Elektronenstrahl-Oszillographen zur Messung von Spannungs-Zeit-Verläufen

kapazitiver Blindwiderstand (bei Kondensator)	$X_C = \frac{1}{\omega \cdot C}$
induktiver Blindwiderstand (bei Spule)	$X_L = \omega \cdot L$
Kreisfrequenz	$\omega = 2\pi f$
Effektivwerte von Spannung und Strom	$U_{eff} = \frac{\hat{U}}{\sqrt{2}}, \quad I_{eff} = \frac{\hat{I}}{\sqrt{2}}$
Wechselstromleistung (an einem rein Ohmschen Widerstand)	$P = U_{eff} \cdot I_{eff}$
Wechselstromwiderstand eines Ohmschen Leiters	$R_\Omega = \frac{U_{eff}}{I_{eff}} = \frac{U}{I}$

Bei sinusförmigen **Wechselspannungen und Wechselströme** hängt die Wirkleistung von der Phasenverschiebung zwischen Spannung und Stromstärke ab.

Der **Effektivwert** einer sinusförmigen Spannung hängt nicht von der Frequenz ab.

Der Effektivwert einer Wechselspannung ist gleich der Gleichspannung, die an einem Ohmschen Widerstand die gleiche Joulesche Wärme erzeugt.

Der **Wechselstromwiderstand** einer Serienschaltung aus Kondensator, Spule und Ohmschem Widerstand hat ein Minimum bei der Resonanzfrequenz.

Der Wechselstromwiderstand einer Spule nimmt mit wachsender Frequenz zu.

Der Wechselstromwiderstand einer Kapazität nimmt mit wachsender Frequenz ab.

Der Wechselstromwiderstand eines Ohmschen Leiters ist frequenzunabhängig.

Eine Wechselspannung (U_{eff} = 220 V, f = 50 Hz) liege an einem rein Ohmschen Widerstand.

- Es erfolgt keine Phasenverschiebung zwischen Strom und Spannung

Für das Prinzip des **Oszillographen** ist folgende Beziehung von unmittelbarer Bedeutung:

- Kraft = Ladung · Feldstärke

Ein Elektronenstrahloszillograph schreibt das in der Figur dargestellte Oszillogramm einer sinusförmigen Wechselspannung. Es sind eine Ablenkgeschwindigkeit von 3 cm/ms und eine Spannungsempfindlichkeit von 0,1 cm/Volt eingestellt.

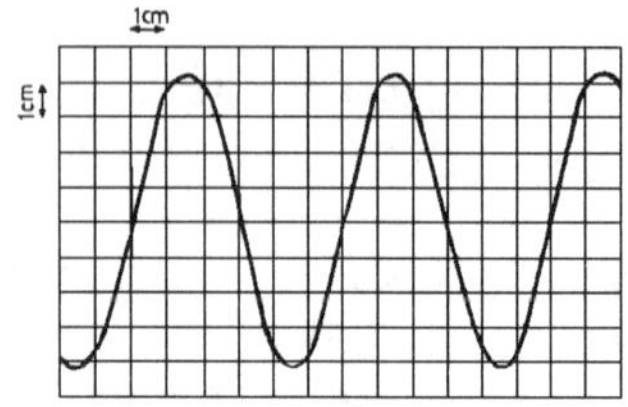

- Der Effektivwert der dargestellten Wechselspannung beträgt **U_{eff} = 30 Volt**

Über die mit dem Oszillograph dargestellten Impulse trifft zu:

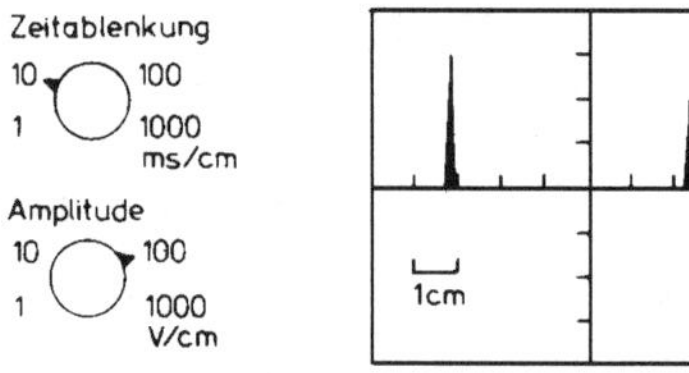

- Der erste Impuls hat eine Maximalspannung von U = 300 V
- Der zeitliche Abstand der beiden Impulse beträgt etwa t = 55 ms
- Wenn die Zeitablenkung auf 1 ms/cm gestellt wird, liegt bei gleicher Lage des ersten Impulses der zweite Impuls außerhalb des Oszillographenschirms

6. Schwingungen und Wellen

6.1. Einfache schwingungsfähige Systeme

Mechanische Pendel (Fadenpendel, Federpendel), elektrischer Schwingungskreis, Kenngrößen
Ungedämpfter und gedämpfter Schwingungsvorgang unter dem Aspekt des Energiesatzes
Definition und Einheit von Schwingungsdauer und Frequenz; Zusammenhang zwischen Kreisfrequenz, Frequenz und Schwingungsdauer
Amplitude, Momentanwert, Phase
graphische Darstellung der ungedämpften und der gedämpften Schwingung
Grundzüge des Vorgangs der erzwungenen Schwingung (Resonanz, Phasendifferenz zwischen Erreger und Resonator)
Nichtsinusförmige periodische Vorgänge, z.B. Kippschwingungen
Möglichkeit, beliebige periodische Vorgänge durch ihre harmonischen Anteile darzustellen (Fourieranalyse)

Frequenz	$f = \frac{1}{T}$	$[1/s] = [Hz]$
Periodendauer	$T = \frac{1}{f}$	
Kreisfrequenz	$\omega = \frac{2\pi}{T} = 2\pi f$	
Phasendifferenz zweier Schwingungen	$\rho = 2\pi \cdot \frac{\Delta t}{T}$	

Die **Phasendifferenz** zweier **Sinus-Schwingungen** ist ein Winkel.

Bei einem Patienten werden 36 Pulsschläge in der 1/4 Minute gezählt.

- Seine Pulsfrequenz beträgt dann **2,4 Hz**

72 Pulsschläge in der Minute bedeuten eine durchschnittliche Pulsfrequenz von 1,20 Hz.

Die Vorschubgeschwindigkeit des Papierstreifens eines EKG-Schreibers ist $v = 50\ mm \cdot s^{-1}$.

- Wenn die Pulsfrequenz $f = 80\ min^{-1}$ ist, erscheinen auf dem Papierstreifen die Hauptzacken (R) des Pulsschlages im Abstand von **37,5 mm**

Auf dem Schirm eines Oszilloskops sei das abgebildete EKG zu sehen (Zeitbasis 200 ms/cm, Empfindlichkeit 1 mV/cm, Nullinie bei Marke 0 V).

- Die Herzfrequenz beträgt etwa **60 min^{-1}**

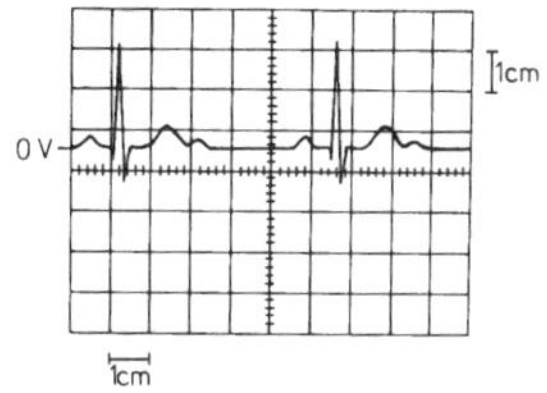

Die untere Frequenzgrenze des Hörbereichs gesunder junger Menschen liegt im Bereich **15 Hz - 20 Hz**.

Auf dem Bildschirm eines Oszilloskops erscheint das nebenstehende Bild zweier Schwingungen I und II.
Gemeinsame Zeitachse: 1 Skalenteil = 10 ms
Gemeinsame Spannungsempfindlichkeit:
1 Skalenteil = 1 V

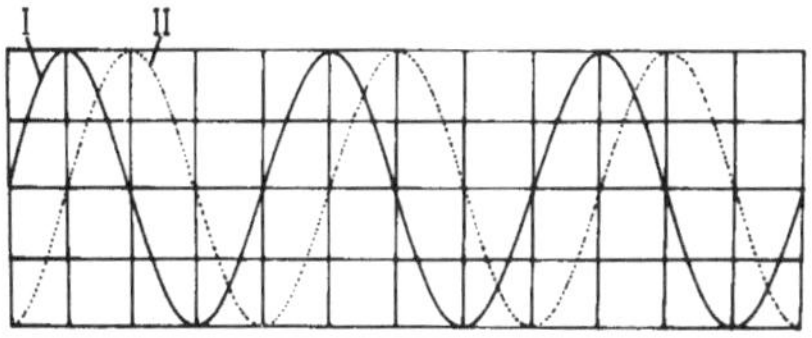

- Die Amplitude der beiden Schwingungen beträgt 2 V
- Die Schwingungsdauer beider Schwingungen ist gleich
- Die Frequenz beider Schwingungen beträgt 25 Hz
- Die Phasenverschiebung zwischen beiden Schwingungen beträgt $\pi/2$
- Die zeitliche Verschiebung der Schwingung II gegen die Schwingung I beträgt 10 ms

Die Geschwindigkeit der Horizontalablenkung eines getriggerten Oszillographen entspricht 3 ms/cm.

- Die auf dem Oszillographenbild dargestellte Schwingung hat die Schwingungsdauer T und die Frequenz f mit den Werten **T = 20 ms; f = 50 Hz**

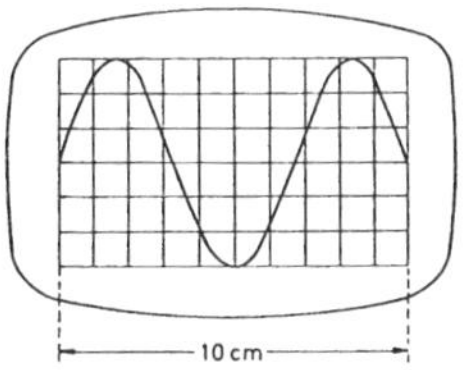

Ein Elektronenstrahloszillograph schreibt das in der Figur dargestellte Oszillogramm. Es ist eine Zeitablenkung von 5 ms/cm eingestellt.

- Die dargestellte Wechselspannung hat die Frequenz **f = 33,3 Hz**

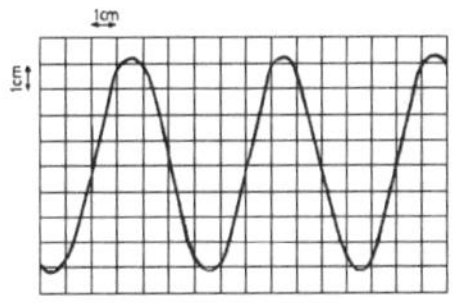

Ein Elektronenstrahloszillograph schreibt das in der Figur dargestellte Oszillogramm. Es ist eine Ablenkgeschwindigkeit von 3 cm/ms eingestellt.

- Die dargestellte Wechselspannung hat eine Frequenz **f = 500 Hz**

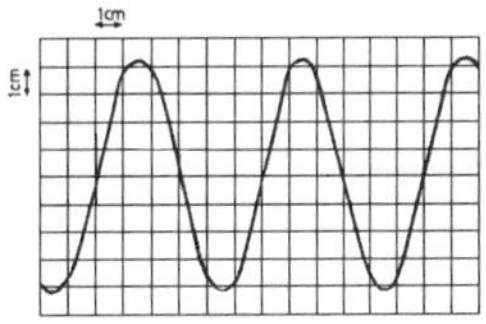

Eine **harmonische Schwingung** kann durch die Formel $U = U_0 \sin(\omega t + \varphi)$ beschrieben werden.
- Folgende Angaben über die Bedeutung der benutzten Symbole treffen zu:

- U = Elongation
- U_0 = Amplitude
- ω = Kreisfrequenz
- φ = Phasenwinkel
- *nicht:* t = Schwingungsdauer

In Abbildung **B** ist die Amplitudenfunktion einer gedämpften harmonischen Schwingung dargestellt.

(B)

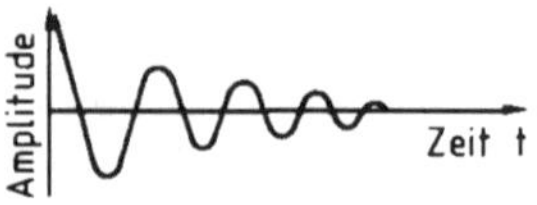

6.2. Ausbreitung von Schwingungen und Wellen

Welle als Energietransport, Definition der Intensität
Zusammenhang von Ausbreitungsgeschwindigkeit, Wellenlänge und Frequenz
Unterschied zwischen transversaler und longitudinaler Welle

Sowohl **longitudinale** als auch **transversale Wellen** können gebeugt werden.

Die **Polarisierbarkeit** hat zur Voraussetzung, daß die Schwingungsrichtung der Welle senkrecht zur Ausbreitungsrichtung steht.

Schallwellen in Luft können nicht polarisiert werden, weil Polarisation nur bei transversalen Wellen möglich ist (Schallwellen sind Longitudinalwellen).

Ausbreitungsgeschwindigkeit $c = \frac{\lambda}{T} = \lambda \cdot f$ *(oder auch v !)* $[\frac{m}{s}]$

weiterhin gilt: $\frac{c_1}{c_2} = \frac{n_2}{n_1}$ (n = Brechzahl)

Die **Schallgeschwindigkeiten** sind in Luft und Wasser verschieden.

Eine ebene elektromagnetische Welle trifft schräg auf die Grenzfläche zweier Medien mit unterschiedlicher Brechzahl. - Folgende **Eigenschaften der Welle** ändern sich beim Übergang von einem in das andere Medium:

- die Ausbreitungsgeschwindigkeit
- die Ausbreitungsrichtung
- die Wellenlänge
- *nicht:* die Frequenz

Lichtstrahlung wird durch Frequenz, Wellenlänge und Ausbreitungsgeschwindigkeit charakterisiert. - Beim Übergang von einem durchsichtigen Medium in ein anderes ändern sich die

- Wellenlänge
- Ausbreitungsgeschwindigkeit
- *nicht:* Frequenz

Ein Generator erzeugt Schwingungen mit einer Frequenz von 20 kHz. In einem Gas bilden sich dabei Schallwellen mit einer Wellenlänge von 6,4 cm.

- Die Schallgeschwindigkeit in dem Gas beträgt 1,28 km $\cdot$ s^{-1}

6.3. Schallwellen

Schallausbreitung in Materie
Kenngrößen des Schallfeldes: Auslenkungsamplitude, Schallwechseldruck
Ultraschall: Möglichkeit der medizinischen Anwendung (z.B. Echolaufzeit, Dopplereffekt)
Schallpegelskala, Schallpegel bei Überlagerung von Schallquellen

Schallwellen können sich nur in Materie ausbreiten.

Die **Amplitude** einer Welle ist gleich der maximalen Auslenkung aus der Ruhelage.

Der **Schallwechseldruck p** bezeichnet die maximale Druckschwankung, die in Folge der Schallausbreitung entsteht.

Schallstärkepegel $L = 10 \cdot \log (\frac{I}{I_o}) = 20 \cdot \log (\frac{p}{p_o})$ $[dB]$

Wenn die Schallstärke (gemessen in W/cm^2) einer Schallwelle durch einen Schalldämmstoff um 20 dB (20 Dezibel) verringert wird, dann bedeutet dies eine Abnahme der Schallstärke um einen Faktor **100**.

Bei der Frequenz 1 kHz entspricht ein Schallwechseldruck von $2 \cdot 10^{-4}$ Pa einem Schallpegel von 20 dB.

- Wird der Schallwechseldruck um den Faktor 100 erhöht, beträgt der Schallpegel **60 dB**

Der durch ein Mikrophon aufgenommene Schalldruck eines reinen Sinustons wird auf einem Oszillographenschirm registriert (vgl. Abb.). Die Eichung hat ergeben, daß y = 1 cm vertikaler Ausschlag einem Schalldruck p = 0,5 µbar entspricht.

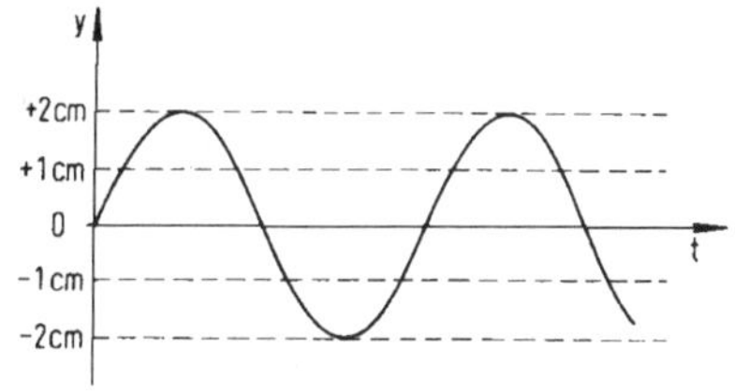

- Dann beträgt der effektive Schalldruck $1/\sqrt{2}$ µbar

Ultraschall ist im Vergleich zu Hörschall durch eine größere Frequenz charakterisiert.

Die Frequenz von Ultraschallwellen ist größer als 20 kHz.

6.4. Elektromagnetische Wellen

Ausbreitung elektromagnetischer Wellen
Spektrum elektromagnetischer Wellen

Ausbreitungsgeschwindigkeit

(Vakuumlichtgeschwindigkeit) $c_o = 2{,}998 \cdot 10^8 \frac{m}{s}$

Die **Lichtgeschwindigkeit** im Vakuum beträgt $3 \cdot 10^5$ km/s.

Wenn eine Welle der Frequenz $\nu = 30$ kHz eine Wellenlänge von $\lambda = 10^4$ m besitzt, kann es sich nur um eine elektromagnetische Welle im Vakuum handeln.

Das sichtbare Licht ist nur ein kleiner Teil des **Spektrums elektromagnetischer Wellen**. Andere Teile dieses Spektrums haben im Vergleich zu sichtbarem Licht

- größere Wellenlängen: infrarotes Licht, Radiowellen
- kleinere Wellenlängen: ultraviolettes Licht, Röntgenstrahlung

Ordnung von elektromagnetischen Wellen nach ihrer Wellenlänge:

- γ-Strahlung < weiche Röntgenstrahlung < sichtbares Licht < Radiokurzwellen

Wellenlänge des sichtbaren Lichts:	400 nm - 800 nm
Frequenzen des sichtbaren Lichts:	rot < gelb < grün < blau < violett

Sichtbares Licht

- ändert seine Geschwindigkeit, wenn sich die Brechzahl des Mediums ändert
- wird beim Übergang in ein Medium mit größerer Brechzahl zum Einfallslot hin gebrochen
- hat eine von der Frequenz abhängige Photonenenergie
- kann beim Übergang eines Elektrons aus einer Schale der Atomhülle in eine andere emittiert werden
- kann bei der Anregung von Atomen emittiert werden

Die elektromagnetische Strahlung der Wellenlänge **550 nm** wird vom Auge als grünes Licht wahrgenommen.

6.5. Interferenz und Beugung

Huygensches Prinzip, Interferenz als Überlagerung von Schwingungen, vektorielle Addition von elektromagnetischen Feldern, Begriff der Kohärenz
Interferenzmuster zweier Punkt-Quellen, Interferenz bei Spalt und Doppelspalt, stehende Welle

Interferenz am Doppelspalt

Maximum n-ter Ordnung bei	$\sin \alpha_n = n \cdot \frac{\lambda}{d}$	mit n = 0,1,2, ...
Minimum n-ter Ordnung bei	$\sin \alpha_n = (n - \frac{1}{2}) \cdot \frac{\lambda}{d}$	mit n = 1,2,3, ...

Bei einem Doppelspalt, auf den Licht der Wellenlänge λ auftrifft, beobachtet man für die Strahlen, die um den Winkel $\alpha = 30°$ gegen die horizontale Achse (s. Skizze) gebeugt sind, das erste Interferenzminimum.

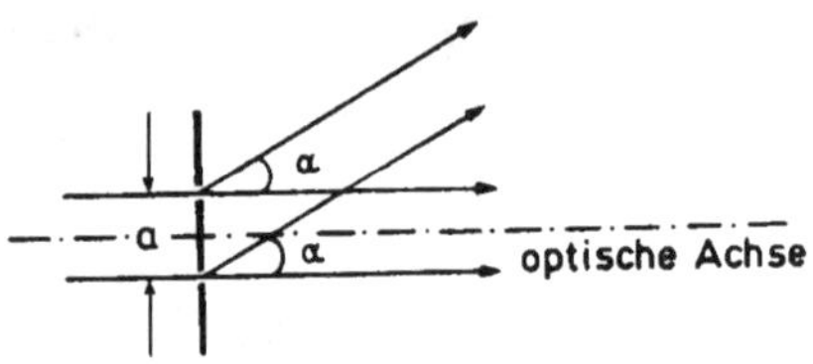

- Der Spaltabstand a beträgt λ
  ($\sin 30° = 0{,}5$ $\cos 30° = 0{,}86$)

Eine Schallwelle in Luft fällt senkrecht auf eine Wand und wird reflektiert. An der Wand entsteht dann ein Schwingungsknoten, der nächste Schwingungsknoten liegt a = 16 cm von der Wand.

- Die Wellenlänge der Schwingungen ist dann **32 cm**

7. Optik

7.1. Lichtausbreitung, Photometrie

Definition und Einheit von Lichtstrom, Lichtstärke, Beleuchtungsstärke
Quadratisches Abstandsgesetz bei punktförmigen Strahlern
Lambert-Beersches Gesetz; prinzipieller Aufbau eines Spektralphotometers (s.a. Chemie für Mediziner 6.3.9)
Dekadische Extinktion: $E = lg \frac{I_0}{I}$
Spezielle Eigenschaften der Laserstrahlung

Lambert-Beersches Schwächungsgesetz	$\frac{I}{I_o} = e^{-\varepsilon \cdot c \cdot d}$
dekadische Extinktion E	$E = -lg\,(\frac{I}{I_o}) = 0{,}43 \cdot \varepsilon \cdot c \cdot d$

Wenn bei einer Farbstofflösung mit einem Photometer eine Transmission $I/I_o = 0{,}1$ gemessen wird, beträgt die **Extinktion** E dieser Lösung: **E = 1**.

Die Extinktion einer Licht absorbierenden Verbindung hängt von der Wellenlänge ab, weil die Anregungszustände einer Verbindung energieabhängig sind.

7.2. Geometrische Optik

Reflexions- und Brechungsgesetz; Brechzahl, Anwendung der Brechung bei Prisma, Sammel- und Zerstreuungslinse; Anwendung der Totalreflexion bei der Faseroptik

Abbildung durch Spiegel und Linsen (reelles und virtuelles Bild), Brennweite, Brechwert $D = \frac{n}{f}$

Kardinalelemente; zeichnerische Bildkonstruktion, Abbildungsgleichung
Anwendungen der Abbildung durch Spiegel und Linsen: Linsenkombination, Brillengläser, Zylinderlinse, Hohlspiegel, Lupe, Mikroskop, Kamera
Vergrößerung (= Sehwinkelvergrößerung), Abbildungsmaßstab (= Lateralvergrößerung), numerische Apertur
Linsenfehler (sphärischer und chromatischer Fehler)
Optischer Apparat des Auges: s.a. Anatomie 10.2, Physiologie 16.1

Die **geometrische Optik** beschreibt und deutet die optischen Erscheinungen mit Lichtstrahlen. Sie ist u.a. anwendbar auf

- die Ableitung der Linsenformel
- die Berechnung der Größe und Lage von Bildern
- die Bestimmung der Vergrößerung optischer Instrumente
- *nicht:* die Erklärung des Auflösungsvermögens der optischen Instrumente

Brechungsgesetz $\frac{\sin \alpha_1}{\sin \alpha_2} = \frac{c_1}{c_2} = \frac{n_2}{n_1}$

Daraus folgt:
Beim Durchtritt des Lichts vom optisch dünneren zum dichteren Material ($n_1 < n_2$) wird das Licht zum Einfallslot hin gebrochen ($\alpha_1 > \alpha_2$). Beim umgekehrten Durchtritt wird das Licht vom Lot weg gebrochen. Nur beim Einfall parallel zum Lot findet keine Richtungsänderung statt: $\alpha_1 = \alpha_2 = 0^o$.

Brechzahl n $n = \frac{c_o}{c_1}$

Reflexionsgesetz Einfallswinkel = Ausfallswinkel

Bei der **Reflexion** sichtbaren Lichtes an einer planparallelen Glasplatte sind Einfalls- und Ausfallswinkel gleich.

Beim **Übergang** monochromatischen Lichts von einem optisch dichteren zu einem optisch dünneren Medium

- bleibt die Frequenz des Lichts unverändert
- vergrößert sich die Lichtgeschwindigkeit
- vergrößert sich die Lichtwellenlänge

- wird das Licht vom Einfallslot weg gebrochen
- kann Totalreflexion auftreten

Beim Übergang eines schräg einfallenden Lichtstrahls vom optisch dünneren Medium in das optisch dichtere Medium wird der Strahl zum Einfallslot hin gebrochen.

Die Wellenlänge des Lichts ändert sich beim Eindringen in eine Substanz mit anderer Brechzahl.

Die **Lichtgeschwindigkeit** ist in Glas umgekehrt proportional zur Brechzahl.

Ein Schwimmer kann unter Wasser ohne Taucherbrille Gegenstände trotz klaren Wassers und guter Beleuchtung nur unscharf sehen.

Die Brechzahl eines Glases betrage für Na-Licht n = 1,5.

- Die Ausbreitungsgeschwindigkeit von Na-Licht beträgt in diesem Glas $2 \cdot 10^8$ m/s

Medium I ist optisch dichter als Medium II, wenn

- die Brechzahl von I größer ist als die von II
- die Fortpflanzungsgeschwindigkeit des Lichts in I kleiner ist als in II
- die Wellenlänge in I kleiner ist als in II
- das Licht beim Übergang von I nach II vom Einfallslot weggebrochen wird
- beim Übergang von I nach II nach Überschreiten eines Grenzwinkels Totalreflexion auftritt

Ein Lichtstrahl trifft, aus dem lichtdurchlässigen Stoff I kommend, unter einem bestimmten Einfallswinkel auf die ebene Grenzfläche zu einem lichtdurchlässigen Stoff 2. Die Lichtgeschwindigkeit im Stoff 2 sei kleiner als die Lichtgeschwindigkeit im Stoff 1. - Dabei trifft zu:

- Der Lichtstrahl dringt zum Teil ein, zum Teil wird er reflektiert
- Die Lichtfrequenz bleibt von den Prozessen an der Grenzfläche unbeeinflußt

Ein einfallender Lichtstrahl trifft (gemäß Abbildung) auf die Grenzfläche zwischen Luft und Wasser.

- Der Lichtstrahl verläuft im Wasser in Richtung **C**

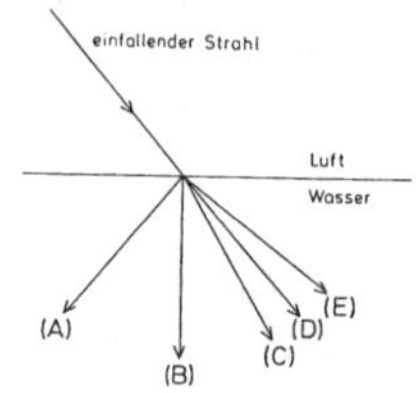

Ein Lichtstrahl trifft auf eine mit Wasser gefüllte Küvette.

- Der Lichtweg **D** durch das Gefäß ist möglich

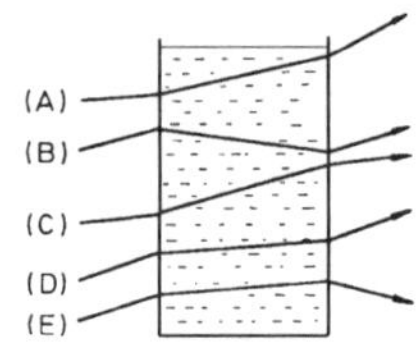

Eine optische Welle läuft schräg gegen eine Grenzfläche Luft - Glas. In den Abbildungen (A) bis (E) ist W_L eine Wellenfront in Luft.

- Abbildung **D** gibt die Wellenfront W_G im Glas richtig wieder

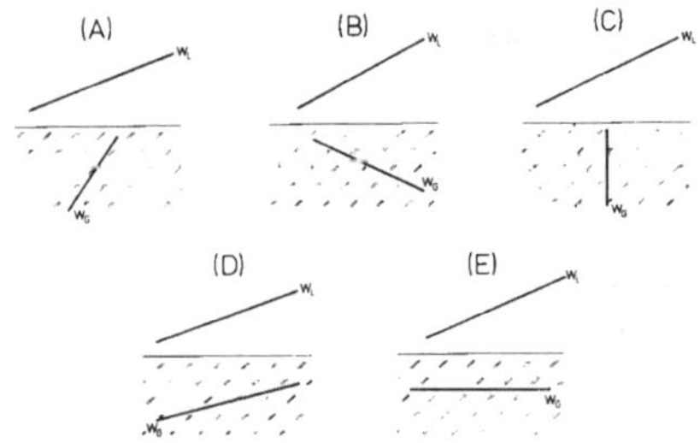

☞ **Siehe hierzu auch** unter 6.2 Ausbreitung von Schwingungen und Wellen, 6.4 Elektromagnetische Wellen

Über **Lichtleiter** trifft zu:

- Die Fortpflanzungsgeschwindigkeit des Lichtes in einem Lichtleiter ist geringer als die Vakuumlichtgeschwindigkeit
- Aufgrund der Totalreflexion kann Licht mit Hilfe von Lichtleitern auch auf gekrümmten Bahnen fortgeleitet werden
- Totalreflexion ist bei der Reflexion des Lichtes an der Grenzfläche zu einem optisch dünneren Medium nur innerhalb eines bestimmten Winkelbereiches möglich

Ein Amateurphotograph steht vor einem großen, senkrechten Garderobenspiegel und will sein Spiegelbild photographieren. Dazu stellt er sich selbst in 1,5 m Abstand vor den Spiegel und den Photoapparat auf einem Stativ 0,5 m vor sich, also in 1 m Abstand vom Spiegel.

- Der Photograph muß den Apparat auf eine Objektiventfernung von **2,5 m** scharf einstellen

Brechkraft	$D = \frac{1}{f}$	$[\frac{1}{m}] = [dpt]$	(f = Brennweite)
weiterhin gilt:	$\frac{g}{b} = \frac{G}{B}$		
	$\frac{1}{g} + \frac{1}{b} = \frac{1}{f}$		

Eine **Sammellinse** mit der Brechkraft 20 dpt hat eine Brennweite von **5 cm**.

Ein Brillenglas der Brechkraft = 2,5 dpt hat in Luft die Brennweite 40 cm.

Zwei dünne Linsen, von denen jede eine Brechkraft D = 2 dpt besitzt, stehen dicht hintereinander.

- Die Brennweite des Systems ist **f = 25 cm**

Zwei dünne sammelnde Linsen haben in Luft je einen Brechwert von 5 dpt.
(Hinweis: Es wird empfohlen, sich die Aufgabe mit einer Skizze zu verdeutlichen).

- Die Linsen müssen sich in einem Abstand von **40 cm** befinden, damit sich gerade ein Gesamtbrechwert von 0 dpt ergibt

Eine Sammellinse mit der Brennweite f = 50 mm bildet einen Gegenstand ab, der sich in 15,2 cm Abstand von ihrer Hauptebene befindet.

- Die Bildweite beträgt dann ungefähr **7,5 cm**

Eine Sammellinse bildet die Sonne in 20 cm Entfernung von der Linse ab.

- Ihre Brechkraft D beträgt **5 dpt**

Die Sammellinse bildet einen Gegenstand reell und gleich groß in der Bildweite a = 20 cm ab.

- Dann hat die Linse in Luft eine Brechkraft von **D = 10 dpt**

Eine **Lupe** muß eine Brechkraft von **20 dpt** haben, wenn mit ihr ein Gegenstand in 50 mm Entfernung in akkommodationslosem Zustand betrachtet werden soll.

Bildarten bei der Sammellinse		
Position des Gegenstands	**Position des Bildes**	**Art des Bildes**
$g > 2f$	$f < b < 2f$	reell, auf dem Kopf stehend, verkleinert *(z. B. Fotoapparat, Auge)*
$g = 2f$	$b = 2f$	reell, auf dem Kopf stehend, gleich groß
$2f > g > f$	$b > 2f$	reell, auf dem Kopf stehend, vergrößert *(z. B. Zwischenbild beim Mikroskop, Diaprojektor)*
$g = f$	unendlich weit entfernt	kein konstruierbares Bild, da die Strahlen parallel austreten. Sie können jedoch durch eine weitere Linse (z. B. Augenlinse) wieder zu einem sichtbaren Bild gesammelt werden. *(Beispiel: Lupe)*
$f > g$	$-b > f$ (auf der gleichen Seite wie der Gegenstand)	virtuell, aufrecht stehend, vergrößert *(Beispiel: Lupe)*

Ein Gegenstand wird mit Hilfe einer Sammellinse mit der Brechkraft D = 2,5 dpt, die sich im Abstand g = 50 cm befindet, abgebildet.

- Sein Bild ist reell und vergrößert

Steht bei einer Sammellinse der Gegenstand außerhalb der doppelten Brennweite, so ist das Bild

- reell, verkleinert und steht innerhalb der doppelten Brennweite

Ein quadratischer Gegenstand von 4,0 cm Seitenlänge werde von einer Sammellinse der Brennweite f = 50 cm abgebildet. Er befinde sich 1,50 m von der Sammellinse entfernt. - Für das von der Linse entworfene Bild trifft zu:

- Das Bild ist verkleinert
- Das Bild ist umgekehrt
- Das Bild ist reell
- Das Bild befindet sich in einer Entfernung von 0,75 m von der Linse
- Die Bildfläche beträgt 1/4 der Gegenstandsfläche

Ein normalsichtiges **Auge** ist auf die "deutliche Sehweite" von 25 cm akkommodiert. - Folgende Eigenschaften hat dann das Bild eines 10 m entfernten Gegenstandes:

- Es entsteht vor der Netzhaut
- Es ist reell
- Es ist umgekehrt

Die Pupille des menschlichen Auges erscheint durch die Wirkung der vor ihr liegenden Hornhaut vergrößert (Lupenwirkung).

Konstruktion des reellen Bildes B vom Gegenstand G bei der Sammellinse:
Man zeichnet den parallel zur optischen Achse verlaufenden Strahl von G aus zur Hauptebene (**Parallelstrahl 1**).Von dort zieht man den Stahl durch den **hinteren Brennpunkt F_2**. Ein zweiter Strahl verläuft von G aus durch den **vorderen Brennpunkt F_1** zur Hauptebene (**Brennpunktstrahl 2**) und von dort aus parallel zur optischen Achse. Zusätzlich kann man den Strahl von G aus durch M einzeichnen (**Richtungsstrahl 3**). Er verläuft ungebrochen durch B.

Der von der Spitze des Gegenstandes G ausgehende Lichtstrahl verläuft hinter der Sammellinse L in Richtung **D**.

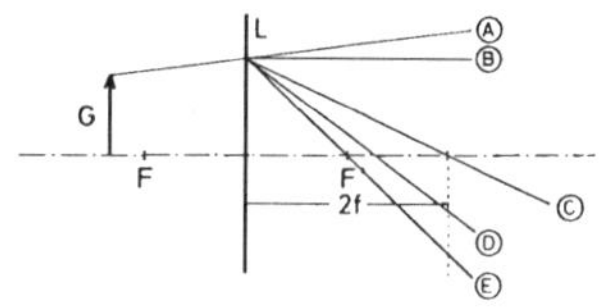

Ein Gegenstand G befindet sich, wie in der Abbildung angedeutet, im Abstand a vor einer Sammellinse.

- Sein Bild entsteht dann zwischen einfacher und doppelter Brennweite hinter der Linse

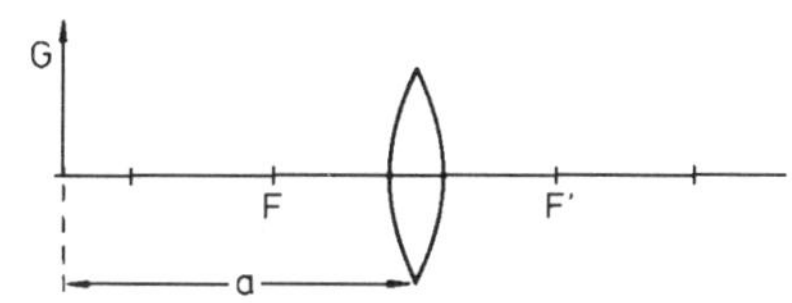

Zwei Sammellinsen ($f_2 > f_1$) mit derselben optischen Achse stehen so hintereinander, daß der hintere Brennpunkt der ersten Linse (F'_1) mit dem vorderen Brennpunkt der zweiten Linse (F_2) zusammenfällt (siehe Skizze).

- Ein links achsenparallel einfallendes schmales Parallellichtbündel mit dem Durchmesser d ist nach dem Austritt aus der zweiten Linse wieder achsenparallel, hat aber einen größeren Durchmesser als d

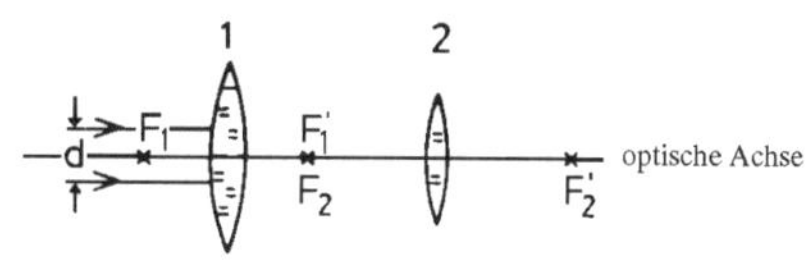

Ein pfeilförmiges Objekt (→) ist im Gesichtsfeld eines Mikroskopes parallel zur optischen Achse orientiert.

- In Abbildung **C** bildet das Objekt O dieses Objekt ab
  (Die Pfeilspitze ist korrekt abgebildet)

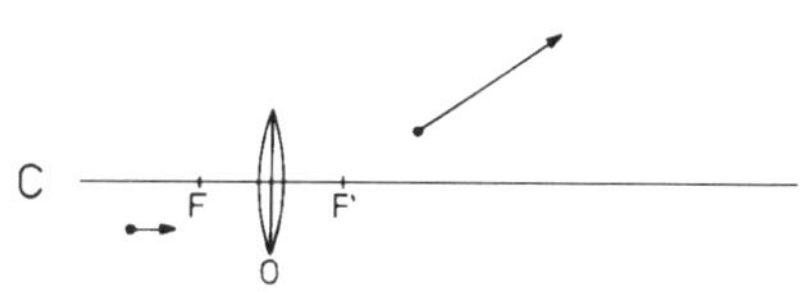

Die Zeichnung enthält eine dünne Sammellinse (Hauptebene gestrichelt) sowie strichpunktiert deren optische Achse mit den beiden Brennpunkten F und F'.

- Ebene **E4** liegt dem Bildpunkt des Gegenstandspunktes P am nächsten

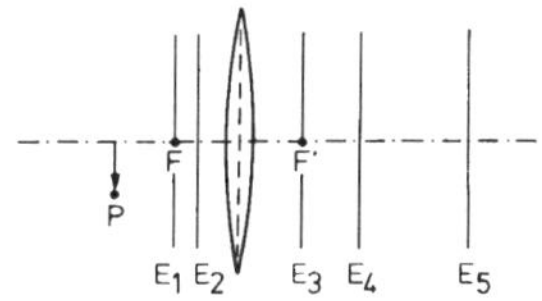

Die drei Abbildungen zeigen gestrichelt die Hauptebenen von dünnen Sammellinsen, strichpunktiert die optischen Achsen mit den Brennpunkten F und F' sowie die Begrenzungen von Lichtbündeln, die von links einfallen.

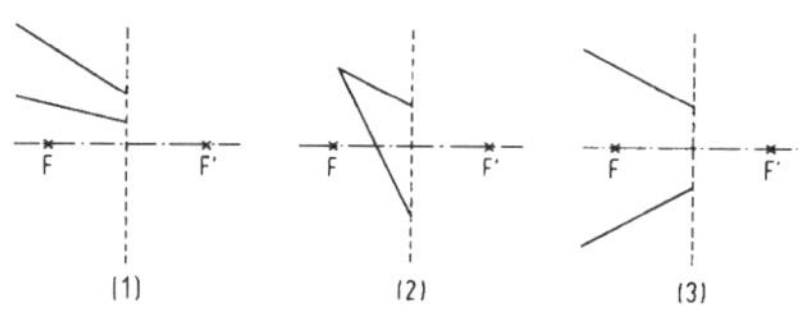

- Nur in **Fall (2)** ist es grundsätzlich möglich, daß das Bündel die Linse praktisch als Parallellichtbündel verläßt

Für **Linsensysteme** gilt:
Setzt man 2 Linsen dicht hintereinander, so gilt für die Brechkraft D des neuen optischen Systems ungefähr: $D \approx D_1 + D_2$

Dabei besitzen Sammellinsen eine positive, Zerstreulinsen eine negative Brechkraft.

Muß man die Brennweite einer Sammellinse verkürzen, so kombiniert man sie mit einer Zerstreuungslinse zu einem Linsensystem.

Die Brechkraft zweier Linsen ohne Abstand ist gleich der Summe der Einzelbrechkräfte.

Kleinbildkameras haben üblicherweise Objektive mit einer Brennweite von 50 mm.

- Wenn man einem solchen Objektiv eine Vorsatzlinse (Sammellinse) mit 50 cm Brennweite gibt, dann beträgt die resultierende Brennweite ungefähr 45 mm

Die Brennweite einer Linse beträgt 200 mm.

- Eine zweite Linse, die dicht hinter die erste Linse gesetzt die gesamte Brechkraft um 10 % erhöht, muß eine Brennweite von 2000 mm haben

Aus einem normalsichtigen **Auge** wird die Augenlinse operativ entfernt (aphakes Auge). - Dieses Auge hat folgende Eigenschaften:

- Es kann nicht mehr akkommodieren
- Das Bild eines unendlich entfernten Gegenstandes entsteht hinter der Netzhaut

Über **Linsenfehler** trifft zu:

- Der Farbfehler einer Linse ist eine Folge der Dispersion des Glases
- Der Farbfehler einer Sammellinse hat normalerweise zur Folge, daß die Brennweite des roten Lichtes größer ist als die des blauen Lichtes
- Der Öffnungsfehler (sphärische Aberration) ist eine Folge kugelförmiger Linsenflächen
- Der Öffnungsfehler einer Sammellinse hat zur Folge, daß achsennahe Bündel eine größere Brennweite haben als achsenferne

7.3. Optische Spektren

Zusammenhang zwischen Energie und Frequenz bzw. Wellenlänge
Spektrale Zerlegung des Lichts mit Prismen und Gittern
Dispersion
Filterung (Farbfilter und Interferenzfilter)
Emissions- und Absorptionsspektren, Zusammenhang zwischen Atombau und Spektrallinien; Anwendung: Spektralanalyse

Bei der Wechselwirkung einer Lichtquelle mit Materie wird die Energie nur in Energiepaketen (Quanten) abgegeben.

- Der experimentelle Beweis wird durch das Phänomen des **Photoeffektes** geliefert

Die Photonen ultravioletter Strahlen haben eine größere Energie als die von sichtbarem Licht.

Ein **Prismen-Spektralapparat** zerlegt das einfallende Licht in seine Spektralfarben, weil das verwendete Glasprisma unterschiedliche Brechzahlen für verschiedene Wellenlängen hat.

7.4. Wellenoptik

Interferenzerscheinungen: Prinzipien s. 6.5
Numerische Apertur und Auflösungsvermögen beim Lichtmikroskop (= Kehrwert des kleinsten auflösbaren Abstandes)
Prinzip des Elektronenmikroskops, Größenordnung seines Auflösungsvermögens
Polarisierbarkeit des Lichtes durch Reflexion, Streuung und Dichroismus
Drehung der Polarisationsebene ("optische Aktivität")

Mikroskop:

Auflösungsgrenze $\delta = \frac{\lambda}{n \cdot \sin \alpha}$ [μm]

Auflösungsvermögen $U = \frac{1}{\delta}$

Zum **Lichtmikroskop** trifft zu**:**

- Das Objektiv erzeugt ein reelles Zwischenbild
- Das Objektiv entwirft vom Gegenstand ein vergrößertes Zwischenbild
- Das Okular wirkt als Lupe, mit der das Auge das Zwischenbild betrachtet
- Das reelle Zwischenbild wird mit dem Okular wie mit einer Lupe betrachtet
- Die Vergrößerung ist durch das Produkt Abbildungsmaßstab des Objektivs mal Vergrößerung des Okulars gegeben
- Mit Immersionsobjektiven können Längen von der Größenordnung der Wellenlänge des Lichtes aufgelöst werden

Der kleinste mit einem Lichtmikroskop noch auflösbare Abstand beträgt größenordnungsmäßig für sichtbares Licht 500 nm.

Von folgenden Größen hängt das **Auflösungsvermögen des Mikroskops** ab:

- Wellenlänge des verwendeten Lichts
- Medium zwischen Objekt und Objektiv
- *nicht:* Öffnung (Apertur) des Objektivs, Vergrößerung des Okulars

Bei einem Mikroskop mit Ölimmersion ist das Auflösungsvermögen höher als ohne Ölimmersion.

Am Lichtmikroskop kann man den kleinsten noch auflösbaren Abstand zweier Objektpunkte verkleinern, indem man die Wellenlänge des zur Objektabbildung benutzten Lichtes verkleinert.

8. Ionisierende Strahlung

8.1. Radioaktivität

Definition der Aktivität einer radioaktiven Substanz
Stabile und radioaktive Nuklide; Arten des radioaktiven Zerfalls (α-, β-, γ-Strahlung), Folgeprodukte
Natürliche radioaktive Nuklide (Beispiele: ^{226}Ra, ^{40}K), Möglichkeiten zur Herstellung künstlicher radioaktiver Nuklide (Neutronenaktivierung)
Zerfallsgesetz, Halbwertszeit

Zerfallsarten	
α-Zerfall	Der Atomkern sendet Bruchstücke aus, die aus 2 Protonen und 2 Neutronen bestehen. Diese α-Teilchen sind damit stark beschleunigte, zweifach positive Heliumkerne. Die Ordnungszahl des Nuklids verringert sich um 2, die Massenzahl um 4.
β^--Zerfall	Ein Neutron des Kerns wandelt sich in ein Proton und ein Elektron um. Das Proton bleibt im Kern, das Elektron (β-Teilchen) wird ausgesendet. Die Massenzahl bleibt wegen der geringen Elektronenmasse konstant, die Kernladungszahl erhöht sich um 1.
β^+-Zerfall	Aus einem Proton entsteht ein Positron e^+, welches das positiv geladene Antiteilchen des Elektrons ist. Die Massenzahl bleibt konstant, die Kernladungszahl verringert sich um 1.
Bei den meisten Zerfällen wird überschüssige Energie in Form von elektromagnetischer Strahlung, der extrem kurzwelligen **γ-Strahlung**, frei.	

Beim **α-Zerfall** eines radioaktiven Atomkerns gilt:

- Die Protonenzahl nimmt um 2 ab
- Die Kernladungszahl nimmt um 2 ab
- Die Ordnungszahl nimmt um 2 ab
- Die Neutronenzahl nimmt um 2 ab
- Die Nukleonenzahl nimmt um 4 ab

Beim α-Zerfall wird die Kernladung des Mutterkerns (Elementarladung $e = 1{,}6 \cdot 10^{-19}$ C) um 2 e kleiner.

β-Teilchen sind Elektronen.

Steigt beim radioaktiven Zerfall die Ordnungszahl der Tochtersubstanz gegenüber der der Muttersubstanz an, so muß eine β-Strahlung vorliegen.

Durch den **Beta-minus-Zerfall** entsteht aus dem Ursprungselement ein neues Element mit größerer Ordnungszahl.

Folgende **Strahlen** können durch Anlegen eines **Magnetfeldes** abgelenkt werden:

- α-Strahlen
- β-Strahlen
- *nicht:* γ-Strahlen

β-Strahlen können in einem magnetischen Feld abgelenkt werden, weil Elektronen eine elektrische Ladung besitzen.

Durch folgende Strahlen kann Luft **ionisiert** werden:

- α-Strahlen
- β-Strahlen
- γ-Strahlen
- Röntgenstrahlen
- *nicht:* Ultraschall, infrarotes Licht, Ultrakurzwelle

Zerfallsgesetz	$N(t) = N_0 \cdot e^{-\lambda t}$	(λ = zeitliche Zerfallswahrscheinlichkeit, Zerfallskonstante)
mittlere Lebensdauer	$\tau = \frac{1}{\lambda}$	
Aktivität	$A(t) = -\frac{\Delta N}{\Delta t} = \lambda \cdot N_0 \cdot e^{-\lambda t}$	$[Bq] = [\frac{1}{s}]$
Halbwertszeit	$T_{\frac{1}{2}} = \frac{\ln 2}{\lambda} = \tau \cdot \ln 2$	

Die Menge eines radioaktiven Stoffes nimmt exponentiell mit der Zeit ab.

Der genaue Zeitpunkt des Zerfalls eines bestimmten instabilen ("radioaktiven") Atomkerns kann nicht vorausgesagt werden.

Unter der **Aktivität** eines radioaktiven Stoffes versteht man die Anzahl der Zerfälle pro Zeit.

Die Einheit der Aktivität einer radioaktiven Substanz ist Becquerel (Bq).

Zwischen **Zerfallskonstante** λ ($N = N_0 \cdot e^{-\lambda t}$), mittlerer Lebensdauer τ und Halbwertszeit $t_{1/2}$ besteht folgender Zusammenhang:

- $t_{1/2} = \tau \ln 2$

Die Abhängigkeit der Anzahl N der noch nicht zerfallenen Kerne eines radioaktiven Nuklids wird durch nebenstehende Kurve beschrieben.

- Kurve **A** entspricht der Anzahl M der insgesamt zerfallenen Kerne (Koordinatenachsen sind linear geteilt)

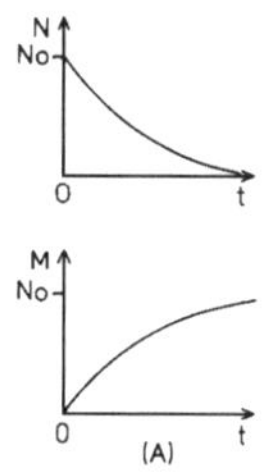

Die mit einem Zählrohr gemessene Absorption von γ-Strahlen von ^{60}Co durch Aluminium möge den auf dem halblogarithmischen Papier gezeichneten Verlauf haben (unterste dicke Gerade). Die bei der Messung ursprünglich vorhandene konstante Untergrundrate von 500 Impulsen/min wurde bereits abgezogen.

- Die nicht korrigierte Impulsrate hat den Verlauf **C**

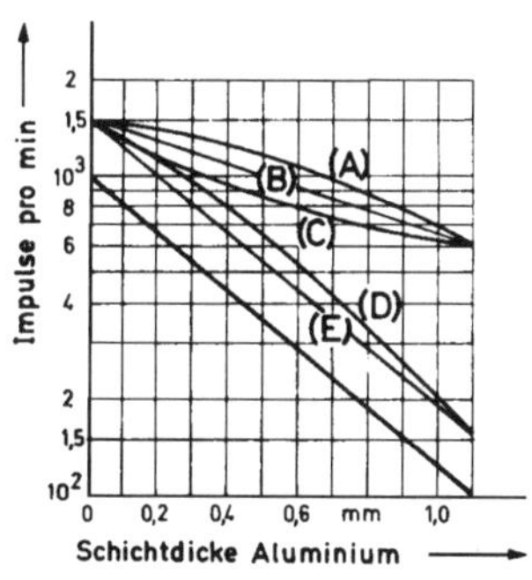

Die **Halbwertszeit** gibt die Zeit an, in der die Hälfte aller anfangs vorhandenen radioaktiven Kerne zerfallen ist.

Die Halbwertszeit des Radionnuklids ^{42}K beträgt 12 Stunden.

- Nach **120 Stunden** ist die Aktivität eines ^{42}K-Präparates der Aktivität 1 mCi auf ungefähr 1 µCi abgesunken

Eine radioaktive Substanz besitzt nach 25 Jahren, wenn die Halbwertszeit 5 Jahre beträgt, noch **1/32** ihrer ursprünglichen Aktivität.

In der Abbildung ist an einem Beispiel das radioaktive Zerfallsgesetz mit logarithmisch geteilter Ordinatenachse dargestellt.

- Die Halbwertszeit ist die auf der Abszissenachse markierte Zeit **t_2**

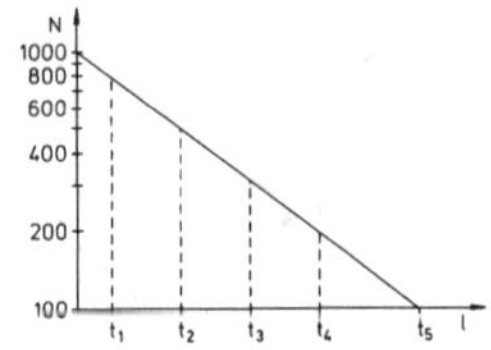

In dem nebenstehenden Diagramm ist die Anzahl N der noch nicht zerfallenen Atomkerne eines radioaktiven Präparates logarithmisch gegen die Zeit t aufgetragen.

- Die Halbwertszeit $T_{1/2}$ ist **ca. 1,5 min**

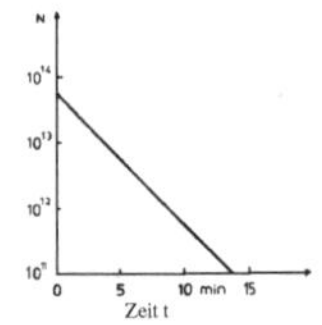

Die mittlere Lebensdauer τ eines radioaktiven Nuklids ist der Kehrwert der Zerfallskonstanten λ.

- Nach der Zeit τ ist also noch ein Prozentsatz von **37 %** des ursprünglichen Nuklids (= 100 %) zu erwarten ($N = N_O \cdot 1/e$)

Durch **Neutroneneinfang** entstehen in natürlichem Silber radioaktive Kerne mit den Massenzahlen 108 und 110.

- Die beiden Isotope, aus denen natürliches Silber besteht, haben die Nukleonenzahl **107 und 109**

8.2. Röntgenstrahlung

Aufbau und Funktionsweise der Röntgenröhre, Entstehung von Bremsstrahlung und Röntgen-Linienstrahlung, Röntgenspektrum, Grenzenergie
Strahlungsleistung der Röntgenröhre in Abhängigkeit von Röhrenstrom und -spannung; Wirkungsgrad einer Röntgenröhre (Größenordnung)

Photonenenergie	$E_{phot} = h \cdot f = h \cdot \frac{c}{\lambda}$
kinetische Energie	$E_{kin} = \frac{1}{2} m_e \cdot v^2 = U \cdot e = E_{max}$

Röntgenstrahlung ist elektromagnetische Strahlung.

Werden aus den kernnahen Schalen der Atome eines Metalls Elektronen herausgelöst, so beobachtet man charakteristische Röntgenstrahlung.

Die maximale Photonenenergie $h \cdot f_{max}$, die im Spektrum einer Röntgenröhre vorkommen kann, wächst mit steigender Anodenspannung, weil in einer Röntgenröhre bei höherer Anodenspannung die Elektronen mit höherer Energie auf die Anode treffen.

Oberhalb bestimmter Beschleunigungsspannungen wird die charakteristische Röntgenstrahlung des Anodenmaterials angeregt.

Die Energie, die ein einzelnes Elektron in einer Röntgenröhre äußerstenfalls in Energie der Röntgenstrahlung umsetzen kann, hängt nur von der Anodenspannung ab.

Die Wellenlängen der charakteristischen Röntgenstrahlung hängen vom Anodenmaterial ab.

Die in einer Röntgenröhre mit 100 kV Anodenspannung erzeugten Photonen unterscheiden sich von denen einer Röhre mit 50 kV Anodenspannung durch:

- Maximalenergie
- maximale Frequenz

- minimale Wellenlänge
- *nicht:* maximale Geschwindigkeit

Sowohl das Erniedrigen der Anodenspannung einer Röntgenröhre wie das Herabsetzen des Emissionsstroms vermindern die Strahlungsleistung der Röhre.

Das Spektrum der **Röntgenbremsstrahlung** besitzt eine kurzwellige Grenze.

Die **Grenzwellenlänge** der Bremsstrahlung einer Röntgenröhre hängt von der Energie der Elektronen ab, die auf die Anode auftreffen.

Die Grenzwellenlänge einer Röntgenbremsstrahlung wird durch die Erhöhung der Anodenspannung der Röntgenröhre erniedrigt.

Diagramm **D** gibt die spektrale Verteilung der Bremsstrahlung einer Röntgenröhre am besten wieder.
(P = spektrale Strahlungsleistung, λ = Wellenlänge)

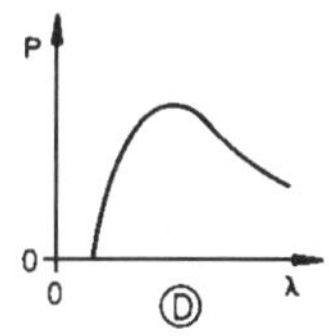

Das Spektrum der Bremsstrahlung einer Röntgenröhre (Intensität I_λ als Funktion der Wellenlänge λ) hat die in der Figur gezeichnete Form.

- Die Grenzwellenlänge λ_{min} ist bestimmt durch die Energie der auf die Anode treffenden Elektronen

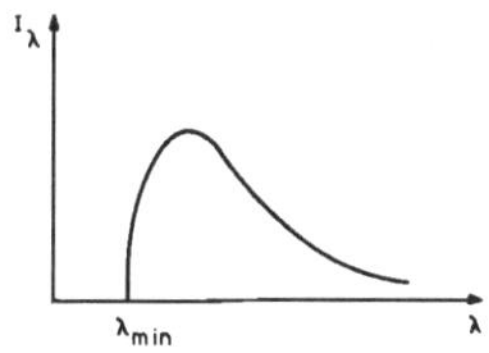

Die elektrische Spannung zwischen Anode und Kathode einer Röntgenröhre für die **medizinische Diagnostik** liegt in einer Größenordnung von 0,1 MV.

Die Wechselwirkungsprozesse von Röntgenstrahlen und Materie, die im Bereich der Röntgendiagnostik (Röntgenröhrenspannung < 100 kV) auftreten, führen zu folgenden Erscheinungen:

- Schwächung der Röntgenstrahlung beim Durchgang durch eine Materieschicht
- Streuung der Röntgenstrahlung beim Durchgang durch eine Materieschicht
- Energieübertragung auf die Materie

Die **Maximalenergie von Röntgenquanten E_{max}** hängt von der Anodenspannung U der Röntgenröhre ab:

- $E_{max} \sim U$

Eine Röntgenröhre werde mit 60 kV betrieben.

- Die von der Kathode emittierten Elektronen haben etwa eine Geschwindigkeit von **$1{,}4 \cdot 10^8$ m/s** beim Auftreffen auf die Anode
  $e = 1{,}6 \cdot 10^{-19}$ As; $m_e = 9{,}1 \cdot 10^{-31}$ kg

8.3. Strahlungswirkungen, Dosimetrie

Grundzüge der Wechselwirkungen energiereicher geladener Teilchen mit Materie: Ionisation, Anregung, elastische Streuung; Reichweite
Wechselwirkungen energiereicher Photonen mit Materie: Photoeffekt, Comptoneffekt, Paarbildung
Schwächungsgesetz, Schwächungskoeffizient, Halbwertsdicke
Quadratisches Abstandsgesetz bei punktförmigen Strahlern
Möglichkeit des Nachweises von Röntgenstrahlung durch Ionisation, photographische, chemische und Fluoreszenzwirkung
Prinzipien der Teilchenzählung und Teilchenenergiemessung: Zählrohr, Szintillationszähler, Halbleiterdetektor; Nulleffekt
Definitionen und Einheiten von Ionendosis und Energiedosis, Äquivalentdosis und der zugehörigen Dosisleistungen

Schwächungsgesetz	$E(d) = E_0 \cdot e^{-\mu d}$	
Halbwertsdicke	$d_{\frac{1}{2}} = \frac{\ln 2}{\mu}$	
Energiedosis	$D_W = \frac{W_{abs}}{m}$	$[\frac{J}{kg}] = [Gy]$

Quadratisches Abstandsgesetz:
Die Bestrahlungsstärke verhält sich umgekehrt proportional zum Abstandsquadrat von der punktförmigen Strahlungsquelle $D_W \sim \frac{1}{r^2}$

Die **Schwächung** von **γ-Strahlung** kann durch folgende Prozesse geschehen:

- Paarbildung, d.h. Erzeugung von Materie (Positron - Elektron) aus Strahlungsenergie
- Compton-Effekt, d.h. elastischer Stoß zwischen einem γ-Quant und einem Elektron
- Photoeffekt, d.h. unelastischer Stoß des γ-Quants mit einem gebundenen Elektron
- *nicht:* Bremsstrahlung, d.h. Abbremsung des γ-Quants im Feld eines Atomkerns

Infolge Schwächung einer monochromatischen Röntgenstrahlung beträgt die Ionendosis J hinter einem Absorber der Dicke d
$J = J_0 \cdot \exp(-\mu d)$,
wobei J_0 die Ionendosis ohne Absorber und μ der Schwächungskoeffizient sind.

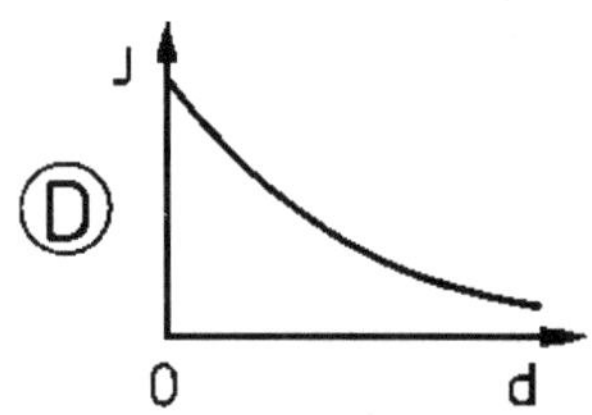

- Diagramm **D** gibt dieses Absorptionsverhalten qualitativ wieder (Abszisse und Ordinate sind linear geteilt)

Die Dosisleistung einer monochromatischen γ-Strahlung beträgt in 2 m Abstand von der Quelle 2 mGy · s^{-1}.

- Wenn die Dosisleistung auf weniger als 2 μGy · s^{-1} reduziert werden soll und die Halbwertsdicke von Blei 5 mm beträgt, müssen mindestens **fünf** Bleiplatten von 1 cm Stärke zwischen Quelle und Beobachtungsort aufgestellt werden

Bei der Abschirmung monochromatischer Röntgenstrahlen durch eine 2 cm dicke Bleiwand (siehe Skizze) wurde versehentlich an der Stelle X ein Spalt offen gelassen.

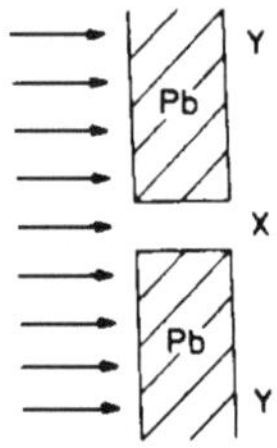

- Wenn die Halbwertsdicke des Werkstoffs Blei für die verwendete Strahlung $d_{1/2}$ = 5 mm ist, verhält sich die Strahlungsintensität bei X zu derjenigen bei Y wie 16 : 1

Die **Energiedosis** ionisierender Strahlung ist definiert als Quotient aus der in einem Volumen auf Materie übertragenen Energie ionisierender Teilchen und der Masse des Volumens.

An einer Röntgenanlage (Strahlengang in Luft; Luftschwächung vernachlässigbar) wird in 50 cm Fokusabstand eine Energiedosisleistung von 4 Gy/min gemessen.

- In einem Fokusabstand von 100 cm würde unter Annahme eines punktförmigen Röntgenfokus die Energiedosisleistung 1 Gy/min ergeben

Im Abstand 1 m von einem punktförmigen, radioaktiven γ-Strahler beträgt die Dosisleistung in Luft 8 μJ · kg^{-1} · h^{-1}.

- Die aufgenommene Dosis bei 2 m Abstand und 5stündigem Aufenthalt beträgt **10 μJ · kg^{-1}**
  (Die Schwächung durch die 1 m bzw. 2 m dicke Luftschicht sei vernachlässigbar klein)

Die Wirkungsweise eines **Zählrohrs** für Beta-Strahlung beruht auf der Ionisation des Füllgases.

9. Grundbegriffe der Regelung

Unterscheidung zwischen Steuerung und Regelung
Schema eines einfachen Regelkreises
Kenntnis der Begriffe: Regelstrecke, Regelgröße, Regler, Stellgröße, Störgröße, Führungsgröße
Positive Rückkopplung (Mitkopplung), negative Rückkopplung (Gegenkopplung) und deren Auswirkungen

Im allgemeinen werden Zahlenwerte von Konstanten in den Prüfungsaufgaben mit der für die Rechnung erforderlichen Genauigkeit angegeben. Einige sollten aber bekannt sein. Sie sind in der folgenden Liste zusammengestellt. Soweit im Aufgabentext nicht ausdrücklich anders angegeben, ist die Genauigkeit der gerundeten Werte hinreichend.

A. Reine Zahlwerte

$\pi \approx 3{,}14$	$\sin 30° = 0{,}5$
$e \approx 2{,}7$	$\cos 60° = 0{,}5$
$\sqrt{2} \approx 1{,}4$	$\tan 45° = 1$

B. Physikalische Größen

1. Fallbeschleunigung g: $9{,}81\ m \cdot s^{-2}$
   im allgemeinen reicht hier: $10\ m \cdot s^{-2}$
2. Dichte des Wassers: $1\ g \cdot cm^{-3}$
3. Lichtgeschwindigkeit im Vakuum: $3 \cdot 10^{8}\ m \cdot s^{-1}$
4. Schallgeschwindigkeit in Luft: $330\ m \cdot s^{-1}$
   Schallgeschwindigkeit in H_2O: $1500\ m \cdot s^{-1}$
5. Avogadro-Konstante N_A: $6 \cdot 10^{23}\ mol^{-1}$
6. molares Volumen V_m (Normbedingungen): $22{,}4\ l \cdot mol^{-1}$
7. spezifische Wärmekapazität von H_2O: $4{,}2\ J \cdot g^{-1} \cdot K^{-1}$
8. Brechzahl von Luft: 1
9. Brechzahl von Wasser: 1,33
10. sichtbares Spektrum, Wellenlängenbereich: 400 nm (violett) bis 800 nm (rot)
11. hörbarer Frequenzbereich: 20 Hz bis 20 kHz
12. Elementarladung e: $1{,}6 \cdot 10^{-19}$ C

Physiologie

1. Allgemeine Physiologie

1.1. Stoffmenge und Konzentration

(s.a. Physik für Mediziner 2.4)

Aktivität und Konzentration von Ionen, Ionenstärke.

1.2. Osmose

Osmolarität, Osmolalität, Osmotischer Druck. Van't Hoffsche Beziehung; Reflexionskoeffizient.

Eine Glucose-Lösung von 18 g/l (Molmasse v. Glucose: 180 g/mol) weist eine osmotische Konzentration von 100 mosmol/l auf.

In 1 l Wasser befinden sich 50 mmol Kochsalz und 200 mmol Glucose.

- Die Osmolarität der Lösung liegt bei 300 mosmol/l

1.3. Stofftransport

1.3.1 In Gasen und Flüssigkeiten
Diffusion; Konvektion.

1.3.2 Membranen
Diffusion; Solvent drag; Permeabilität und Selektivität. Carrier-vermittelter Transport, passiver sowie primär- und sekundär-aktiver Transport; Co- und Countertransport. Ionentransport durch Membran-Kanäle. Endozytose, Exozytose. Intrazellulärer Transport von Membranbestandteilen. Axonaler Transport.

1.3.3 Zellen und Zellverbände
Funktionelle Polarität von Zellen und Zellverbänden. Endothelien und Epithelien. Filtration. Parazellulärer und transzellulärer Transport.
Funktionelle Beziehungen zwischen Nerven- und Gliazellen.

Durch eine Membran soll 50 % mehr Gas diffundieren. Hypothetisch könnte dies durch eine Vergrößerung der Membranoberfläche auf das 1 1/2-fache erreicht werden.

Die wirksame Austauschfläche für die Diffusion eines Gases sei auf die Hälfte verkleinert. Wenn die Dicke der Membran auf 50 % herabgesetzt würde, könnte die gleiche Gasmenge pro Zeiteinheit wie vor der Verkleinerung diffundieren.

☞ Siehe auch unter **Anatomie-Biochemie-Biologie**: 1.4 Zelluläre Strukturelemente, **Biochemie**: 20.2 Membranen

1.4. Zellorganisation

Funktionelle Kompartimentierung (z.B. Energiegewinnung; Proteinsynthese; Ca^{2+}-Speicherung). Intrazelluläre Kommunikation. Homöostase der Zelle (z.B. Volumen; pH-Wert; Ca^{2+}-Aktivität). Gap junctions (s.a. Biologie 1.9.13). Histokompatibilität.

☞ Siehe unter **Anatomie-Biochemie-Biologie**: 1.4 Zelluläre Strukturen

1.5. Elektrische Phänomene an Zellen

1.5.1 Grundphänomene
Donnan-Verteilung (s.a. Chemie für Mediziner 5.1.6).
Membranpotentiale; elektrochemische Gleichgewichtspotentiale (Nernst); transmembranales und transzelluläres Potential. Aktiver elektrogener Transport. Membrankapazität.

1.5.2 Phänomene an erregbaren Zellen
Ruhepotential; Depolarisation; Hyperpolarisation; Schwellenpotential; Aktionspotential; Nachpotential. Steuerung der Leitfähigkeit von Ionenkanälen (elektrisch, chemisch). Modulation der Erregbarkeit; lokale und fortgeleitete Erregung. Aktivierung und Inaktivierung von Ionenkanälen.

Über die **Ionenkonzentrationen** auf beiden Seiten der Membran einer Muskelzelle trifft zu:

- Die Natriuminnenkonzentration ist 10mal geringer als die Natriumaußenkonzentration
- Die Chloridinnenkonzentration ist 30mal geringer als die Chloridaußenkonzentration
- Die Kaliuminnenkonzentration ist 30mal höher als die Kaliumaußenkonzentration
- Die Gesamtionenkonzentration in der Zelle ist gleich der in der Außenlösung

Im Cytosol einer Skelettmuskelfaser hat von den Kationen Kalium die höchste Konzentration.

Im Intrazellularraum eines menschlichen Skelettmuskels ist die K^+-Konzentration höher als die Cl^--Konzentration.

Für das Cytosol der Skelettmuskelfaser ist eine K^+-Konzentration von 150 mmol/kg H_2O als normal anzusehen.

Die **Nernstsche Gleichung** für das Gleichgewichtspotential E_G lautet, bei Einsetzen der Zahlenwerte für die Konstanten, für einwertige Ionen:

$$E_G = 60 \text{ mV} \times \log c_1/c_2$$

Auf beiden Seiten einer nur für K^+ permeablen Membran befinden sich K^+-Ionen mit den Konzentrationen c_1 = 20 mmol/l und c_2 = 200 mmol/l

- Für E_G stellt sich ein Potential von - 60 mV ein

Eine kationenselektiv-permeable Membran trennt zwei reine $CaCl_2$-Lösungen mit den Konzentrationen 0,1 und 0,01 mmol/l.

- Das Membranpotential bei 20 °C beträgt ungefähr 29 mV

Links einer für Kationen permeablen Membran befindet sich eine 1 molale KCl-Lösung, rechts davon eine 0,01 molale KCl-Lösung.

- Bei 37 °C kann links bezogen auf rechts näherungsweise eine Spannung von - 120 mV abgegriffen werden

Die Plasmamembran einer Zelle sei praktisch ausschließlich für K^+-Ionen permeabel.

- Wenn die extrazelluläre K^+-Aktivität 5 mmol/kg H_2O und das Membranpotential der Zelle (bei 37 °C) - 61 mV betragen, dann beträgt die intrazelluläre K^+-Aktivität 50 mmol/kg H_2O

An einer Zelle sind bekannt:

Membranpotential	= - 0,060 V
K^+-Gleichgewichtspotential	= - 0,100 V
Membran-Leitfähigkeit für K^+	= $10^{-11}\Omega^{-1}$

- Der K^+-Ionenstrom durch die Zellmembran beträgt 0,4 pA ($1 \text{ pA} = 10^{-12}$ A)

Über das intrazelluläre **Ruhepotential** der Nerven- und Muskelmembran trifft zu:

- Das Ruhemembranpotential der Nervenzellmembran liegt nahe dem Gleichgewichtspotential für die K^+-Ionen
- Das Ruhepotential einer markhaltigen Nervenfaser liegt nahe beim Wert des Gleichgewichtspotentials für die Kaliumionen

- Das Ruhepotential der Muskelzelle liegt näher am Gleichgewichtspotential für K^+ als an dem für Na^+
- Das Ruhepotential ist etwas weniger negativ als das Kaliumgleichgewichtspotential
- An der ruhenden Membran ist K^+ von den Kationen am besten permeabel
- Das Ruhepotential wird durch Natriumeinwärtsstrom mitbestimmt
- Das Ruhepotential wird bei Verdoppelung der K^+-Außenkonzentration weniger negativ

Das wesentliche Unterscheidungsmerkmal zwischen elektroneutralen und elektrogenen Pumpen ist die Verschiebung des Membranpotentials durch Pumpaktivität.

Über ein Warmblüter-**Nervenaktionspotential** trifft zu:

- Seine Schwelle liegt bei einem Membranpotential von etwa - 50 bis - 60 mV
- Es dauert bis zum Ende der Repolarisation etwa 1 bis 2 ms
- Es ist etwa 100 bis 200 mal kürzer als ein Herzmuskelaktionspotential
- Seine Spitze erreicht das Na^+-Gleichgewichtspotential nicht ganz
- Es dauert ohne Nachpotential(e) etwa 1/2 bis 2 ms
- Es kann depolarisierende und hyperpolarisierende Nachpotentiale haben
- Der Aufstrich ist der steilste Anteil
- An der Spitze des Aktionspotentials der Nervenmembran ist die Na^+-Konzentration innen und außen nahezu unverändert gegenüber dem Ruhezustand
- Während des Aktionspotentials der Nervenfaser ist die rasche Depolarisation durch den sich selbst verstärkenden Anstieg der Na^+-Leitfähigkeit bedingt
- Bei Beginn eines Aktionspotential ist die Nervenfaser für etwa 1 - 2 ms absolut refraktär, weil die spannungsgesteuerten Na^+-Kanäle während des Aktionspotentials inaktiviert werden und erst etwa 1 - 2 ms nach Beginn eines Aktionspotentials wieder aktivierbar sind
- Die absolute Refraktärphase eines Motoneurons geht auf die Inaktivierung der K^+-Permeabilität nach dem Aktionspotential zurück
- Das hyperpolarisierende Nachpotential einer markhaltigen Nervenfaser entspricht einer überdauernden K^+-Permeabilitätssteigerung

Kurve **1** stelle den Verlauf eines Nervenaktionspotentials dar.
Kurve **2** kennzeichnet den Verlauf der Natrium-Leitfähigkeit.
Kurve **3** kennzeichnet den Verlauf der Kalium-Leitfähigkeit.

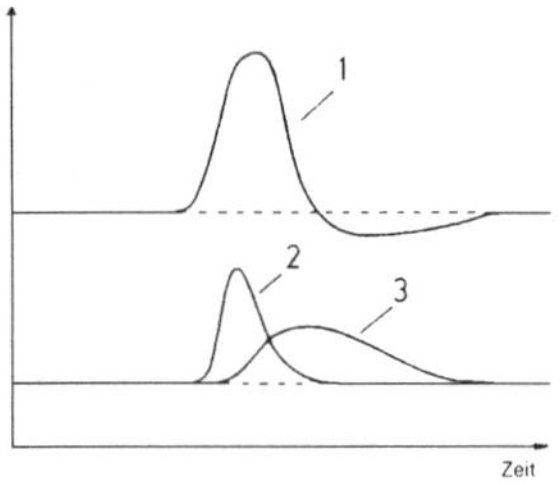

Folgende Ionenprozesse verursachen die **Repolarisationsphase** eines Nervenaktionspotentials:

- K^+-Permeabilitätssteigerung und Na^+-Permeabilitätsabnahme

Die Verschiebung des Schwellenpotentials durch Vordepolarisation der Nervenmembran erklärt sich durch zunehmende Inaktivierung der Natriumleitfähigkeit bei Depolarisation.

Für die spannungsgesteuerten **Na^+-Kanäle** der Nervenzellmembran trifft zu:

- Sie können durch eine Depolarisation aktiviert werden
- Sie können durch eine Depolarisation inaktiviert werden
- Aktivierung und Inaktivierung erfolgen mit verschiedenen Zeitkonstanten
- Sie sind an der Fortleitung von Aktionspotentialen beteiligt

Der elektrochemische Na^+-Gradient über der Zellmembran ist die treibende Kraft für den Na^+/Ca^{++}-Gegentransport.

1.6. Informationsübermittlung

Neuronal, hormonal, ional. Interzellulär und intrazellulär. Transmitter; primäre und sekundäre Botenstoffe (Messenger) und ihre Rezeptoren.

1.7. Regelung und Steuerung

s. Physik für Mediziner Kap. 9

1.8. Energetik

Grundzüge der Energiegewinnung, der Energiespeicherung und des Energieverbrauchs. Grundformen der Energie und ihre Transformation (s.a. Biochemie Kap. 17 und 18, Physik für Mediziner 4.2).

2. Blut und Immunsystem

2.1. Blut

Volumen (Normalwert, Bestimmung, Regulation), Bestandteile, Aufgaben

Zum **Hämatokritwert** trifft zu:

- Man bezeichnet als Hämatokrit den Volumenanteil der Erythrozyten am Blutvolumen
- Der mittlere Hämatokrit ist im Durchschnitt bei Neugeborenen höher als bei Erwachsenen
- Bei längerem Höhenaufenthalt kann der Hämatokritwert auf 0,60 ansteigen

Bekannt sind folgende Blutwerte eines Probanden:
Hämoglobinkonzentration des Blutes: 120 g/l
mittlere erythrozytäre Hb-Konzentration: 360 g/l

- Der Hämatokritwert des Blutes beträgt 0,33

2.2. Erythrozyten

Anzahlkonzentration, Volumenanteil (Hämatokrit). Form und Verformbarkeit; osmotische Resistenz; Hämoglobin- und Elektrolytgehalt. Bildung, Lebensdauer, Abbau (u.a. Rolle der Milz) und Regulation (z.B. Hypoxie). Funktionelle Besonderheiten von Membran und Stoffwechsel. Energiegewinnung und Energie-Verwendung. Grundzüge pathologischer Veränderungen von Konzentration, Bildung, Hämoglobingehalt und osmotischer Resistenz der Erythrozyten.
Blutkörperchensenkungsgeschwindigkeit.

☞ Siehe unter **Biochemie**: 27.1 Blut

2.3. Blutplasma

2.3.1 Niedermolekulare Bestandteile
Bereich der Konzentrationen von Ionen und Nichtelektrolyten (z.B. Na^+, K^+, Ca^{2+}, Cl^-, H^+, HCO_3^-, Glucose, Harnstoff und Kreatinin). Osmolalität des Plasmas.

2.3.2 Plasmaeiweiße
Eiweißfraktionen. Normalbereich der Konzentrationen von Gesamteiweiß und Albumin. Funktionen der Plasmaeiweiße (u.a. Stofftransport, Lösungsvermittlung, humorale Abwehr, Gerinnung, onkotischer Druck); Bedeutung der Plasmaproteinbindung. Grundzüge von Ursache und Wirkung von Hypo- und Hyperproteinämie.

☞ Siehe unter **Biochemie**: 27.1 Blut

2.4. Hämostase und Fibrinolyse

(s.a. Biochemie 27.1.3)

2.4.1 Thrombozyten
Konzentration, Bildung, Lebensdauer, Funktion

2.4.2 Hämostase
Mitwirkung von Gefäßwand und Thrombozyten. Bildung, Aktivierung, Hemmung und Funktion der Blutgerinnungsfaktoren. Grundzüge der Prüfmethoden der Blutstillung (Blutungszeit) und der Blutgerinnung (Prothrombinzeit bzw. Quick-Test, PTT, Thrombinzeit). Methoden der Gerinnungshemmung. Grundzüge der Ursachen von Thrombosen und von Störungen der Blutstillung.

2.4.3 Fibrinolyse
Ablauf der Fibrinolyse. Aktivierung und Hemmung

☞ Siehe unter **Biochemie**: 27.1 Blut

2.5. Abwehrsysteme und zelluläre Identität

2.5.1 Unspezifische Abwehr
Granulozyten: Typen, Bildung, Kompartmentierung, Lebensdauer, Konzentration im Blut. Eigenschaften (z.B. Chemotaxis, Migration, Phagozytose, Bildung von O_2-Radikalen und Leukotrienen). Lysozym. Interferone. Lokalisation und Funktion der Makrophagen. Komplementsystem.

2.5.2 Spezifische Abwehr
(s.a. Biochemie 26.1)
Antigen, Antikörper, Antigen-Antikörper-Reaktion; Primär- und Sekundär-Antwort; Immuntoleranz; aktive, passive Immunisierung. Lymphozyten: Prägung, Bildung, Zirkulation, klonale Expansion, Gedächtniszellen, Kooperation. B-Lymphozyten, Plasmazellen, Immunglobuline (Unterklassen, Funktion, Plazenta-Gängigkeit), Opsonierung. T-Lymphozyten (s.a. Biochemie 26.1.2). Rolle der Makrophagen bei der spezifischen Abwehr.

2.5.3 Blutgruppen
Vorkommen, Erbgang, Antigene, Antikörper, Bestimmungsmethoden (AB0, Rhesus-System). Klinische Bedeutung.

2.5.4 Pathophysiologie
Grundzüge von: Entzündungsreaktion, Überempfindlichkeitsreaktionen, Immunschwäche, Immunsuppression und Autoimmunerkrankungen.

AB0-System

Blutgruppe (Phänotyp)	möglicher Genotyp	Isohämagglutinine/ Antikörper im Serum
A	AA A0	anti-B
B	BB B0	anti-A
0	00	anti-A + anti-B
AB	AB	—

Über das **AB0-Blutgruppensystem** trifft zu:

- Die Eigenschaften A und B sind untereinander kodominant
- Agglutinine im AB0-System werden erst im Laufe des ersten Lebensjahres gebildet
- Den Antigenen A bzw. B ähnliche Antigene können bei Bakterien vorkommen
- Die Allele A und B sind gegenüber dem Allel 0 dominant

- Die Blutgruppe 0 tritt phänotypisch nur in homozygoter Form auf
- Dem Phänotypus A oder B können jeweils verschiedene Genotypen zugrunde liegen
- Die determinanten Gruppen der Blutgruppensubstanzen A und B unterscheiden sich nur durch den terminalen Zuckerrest
- Die Blutgruppensubstanz H unterscheidet sich von den Blutgruppensubstanzen A und B nur durch die Verkürzung der Kohlenhydratseitenketten um einen einzigen Zucker
- Anti-A und Anti-B-Isoantikörper sind Immunglobuline der Klasse IgM
- Anti-A-Antikörper werden nur bei den Menschen gebildet, bei denen das Gen für das A-Antigen fehlt
- Die Blutgruppenantigene A, B und H werden von der Mehrzahl der Menschen mit den Sekreten ausgeschieden

Das menschliche **Blutgruppen-Antigen A**

- enthält einen Kohlenhydratanteil
- hat als determinante antigene Gruppe ein Fucose enthaltendes Oligosaccharid
- ist auf der Oberfläche von Erythrozyten lokalisiert
- kann als Bestandteil von Glykoproteinen oder Glykolipiden in schleimhaltigen Sekreten vorkommen
- reagiert mit Isoagglutininen, die im Serum von Trägern der Blutgruppe 0 vorhanden sind

Natürliche **Isohämagglutinine**

- sind zu Blutgruppenantigenen der Erythrozyten korrespondierende Antikörper
- finden sich im Plasma

Eine Blutgruppenbestimmung ergibt: Agglutination nur in Anti-B-Serum und Anti-A/Anti-B-Serum.

- Es handelt sich um die Blutgruppe B

Erythrozyten eines Patienten ergeben Agglutination mit Testserum Anti-A und Anti-B. Mischen von Plasma dieses Patienten mit Erythrozyten bekannter Blutgruppen ergibt keine Agglutination.

- Der Patient hat Blutgruppe AB

Die Elternteile gehören phänotypisch zu den Blutgruppen A und B. - Folgende Kinder können von diesem Ehepaar gezeugt sein:

- AB
- 00
- B0
- A0
- *nicht:* AA

Über das **Rhesus-Blutgruppenmerkmal** trifft zu:

- Das Rh-Blutgruppenmerkmal ist eine Eigenschaft der Erythrozyten
- Die Eigenschaft Rh-positiv besteht unabhängig von einer entsprechenden Sensibilisierung
- Rhesus-Antikörper können plazentagängig sein

Ein Kind habe die Blutgruppe 0 Rhesus negativ, seine Mutter die Blutgruppe A Rhesus positiv. Folgende Blutgruppeneigenschaften sind beim Vater möglich:

- B Rh positiv
- B rh negativ
- A Rh positiv
- A rh negativ
- *nicht:* AB Rh positiv

Ein Kind habe die Blutgruppe AB, Rhesus-positiv, seine Mutter A, rh-negativ.

- Der Vater des Kindes kann die Blutgruppe AB, Rh-positiv haben

Zur **Rh-Inkompatibilität** zwischen Mutter und Fetus trifft zu:

- Sie führt selten bei der ersten Schwangerschaft zur Bedrohung des Kindes
- Durch transplazentaren Übertritt der Rh-Antikörper kann es schon in utero zur Hämolyse im Feten kommen
- Antikörper im Rh-System (Anti-D) werden Müttern mit dem Risiko einer Schwangerschafts-Rh-Inkompatibilität prophylaktisch verabreicht
- Die Anti-D-Prophylaxe wird bei rh-negativen Müttern Rh-positiver Kinder durchgeführt
- Bevor es zu einem Rh-bedingten Transfusionszwischenfall kommen kann, muß eine Sensibilisierung des Empfängers gegen Rh-Antigene vorausgegangen sein

Bei folgender Konstellation ist mit einer Rhesus-Unverträglichkeit beim zweiten Kind einer Mutter zu rechnen:

- Mutter: rh-negativ
  1. Kind: Rh-positiv
  2. Kind: Rh-positiv

☞ Siehe auch unter **Biochemie**: 26. Immunabwehr

3. Herz

3.1. Elektrophysiologie des Herzens

3.1.1 Ruhe- und Aktionspotential
Zeitverlauf des Membranpotentials bei Schrittmacherzellen, Purkinje-Fasern und Zellen des Vorhof und Kammer-Myokards. Ionenkanäle, Ionenströme, Refraktärphasen und deren Bedeutung. Einfluß veränderter Plasmaelektrolyte. Vergleich mit Skelettmuskel.

3.1.2 Erregungsbildung
Normale und ektopische Erregungsbildung. Ursachen und Folgen ektopischer Erregungsbildung. Vorhof- und Kammerflattern und -flimmern. Elektrische Defibrillation. Erregungsbildung durch künstliche Schrittmacher.

3.1.3 Erregungsausbreitung
Wege und Geschwindigkeit der Erregungsausbreitung und Erregungsrückbildung. Grundzüge der Pathophysiologie der Erregungsausbreitung (Blockbildung, kreisende Erregung, fokale Erregung).

3.1.4 Elektrokardiogramm (EKG)
Entstehung des EKG. Vektorkardiographie. Prinzip und Methodik der Extremitäten und Brustwandableitungen (Einthoven, Wilson, Goldberger, Nehb). Interpretation des EKG beim Gesunden; Lagetypen. Zeitliche Zuordnung der EKG-Phasen zur mechanischen Herzaktion. Grundzüge des pathologischen EKG (Erkennen von QRST-Abweichungen und von Rhythmusstörungen wie Extrasystolie, Vorhof- und Kammerflattern und -flimmern, partieller und totaler atrioventrikulärer Block).

3.1.5 Elektromechanische Koppelung
Ionale und molekulare Mechanismen. Vergleich mit Skelettmuskel. Einfluß von Schlagfrequenz (z.B. Extrasystolen) und Transmittern.

Das **Ruhe-Membranpotential** der Herzmuskels gleicht weitgehend dem Kalium-Gleichgewichtspotential.

Über das **Aktionspotential** des Herzmuskels trifft zu:

- Das Aktionspotential einer Faser des Arbeitsmyokards der Herzkammer wird mit zunehmender Herzfrequenz kürzer
- Das Aktionspotential einer Zelle aus dem Arbeitsmyokard des Ventrikels unterscheidet sich von dem einer Skelettmuskelfaser durch eine erhebliche Verkürzung mit zunehmender Erregungsfrequenz
- Der früheste Zeitpunkt nach Beginn einer normalen Erregung im Herzen, an dem sich eine elektrische Extra-Systole auslösen läßt, ist das mittlere Drittel der Repolarisationsphase des AP
- Funktionell wichtigste Folge der relativ langen Aktionspotentialdauer der Herzmuskelfasern ist die Verhinderung von superponierten Kontraktionen

- Das Maximum der Kontraktionsamplitude des Kammermyokards liegt zeitlich etwa am Ende der Plateau-Phase des Aktionspotentials
- Die Depolarisationsgeschwindigkeit des Aktionspotentials ist im Sinus-Knoten deutlich geringer als in der Kammermuskulatur

Über die **Refraktärphase** des Herzmuskels trifft zu:

- Die absolute Refraktärphase am Herzen beruht auf der Inaktivierung potentialabhängiger Na^+-Kanäle
- Die absolute Refraktärphase der Myokardfaser dauert etwa so lange wie die Plateauphase ihres Aktionspotentials
- Die längste absolute Refraktärphase im Herzen hat das spezifische Erregungsleitungssystem des Ventrikels
- Bei Verkürzung der absoluten Refraktärphase wird Herzflimmern begünstigt
- In der relativen Refraktärzeit besteht eine vulnerable Phase für Flimmerauslösung durch elektrische Reize
- Daß der Herzmuskel nicht tetanisierbar ist, führt man auf die lange Dauer der absoluten Refraktärzeit zurück
- Mit dem Ende der absoluten Refraktärperiode der Ventrikelmuskulatur sind wieder schnelle Natriumkanäle aktivierbar

Der **Calcium-Einstrom** durch die Zellmembran des Arbeitsmyokards

- verursacht die Plateauphase des Aktionspotentials
- dient der Bereitstellung von Ca^{++} für intrazelluläre Calcium-Speicher
- triggert die Calcium-Freisetzung aus dem sarkoplasmatischen Retikulum
- folgt seinem elektrochemischen Gradienten

Die treibende Potentialdifferenz für den Einstrom von Calcium-Ionen in eine Zelle des Arbeitsmyokards

- ist während der Diastole größer als die treibende Potentialdifferenz für den Einstrom von Natrium-Ionen
- ist die Differenz zwischen dem jeweiligen Membranpotential und dem Gleichgewichtspotential der Calcium-Ionen

Die Calcium-Freisetzung aus dem sarkoplasmatischen Retikulum der Herzmuskelzelle wird von dem Calcium-Einstrom durch die Zellmembran ausgelöst.

Spannungsgesteuerte **Na^+-Kanäle** der Herz-Ventrikel-Zelle

- werden erst bei der Repolarisation der Membran wieder aktivierbar
- sind bei einem Ruhemembranpotential von - 70 mV nur unvollständig aktivierbar
- sind nach anhaltender Depolarisation auf Werte positiver als - 30 mV inaktiviert
- sind in ihrer Aktivierbarkeit von der Höhe der extrazellulären Ca^{2+}-Konzentration abhängig

Die **Na^+/K^+-ATPase** der Herzmuskelzelle ist eine elektrogene Pumpe, weil die Na^+/K^+-ATPase der Herzmuskelzelle mehr Na^+ aus der Zelle heraus als gleichzeitig K^+ hinein transportiert.

Am **Schrittmacher** des Herzens löst eine diastolische Depolarisation die Erregung aus.

Über den **Sinusknoten** trifft zu:

- Normalerweise startet jede Erregungswelle des Herzens im Sinusknoten
- Der Sinusknoten ist sympathisch und parasympathisch innerviert
- Beim Gesunden ist der Sinusknoten Schrittmacher des Herzens
- Das Schwellenpotential des Sinusknotens ist weniger negativ als das Schwellenpotential der Ventrikelzelle

Die Erregungsleitung vom Sinusknoten zum AV-Knoten des Herzens benötigt etwa 50 ms.

Der **AV-Knoten**

- hat die Fähigkeit zur spontanen Erregungsbildung

- ist potentieller Schrittmacher mit einer Frequenz von 50/min
- wird mehr durch Fasern des linken N. vagus als durch Fasern des rechten N. vagus innerviert
- leitet die Erregung langsamer als das Kammermyokard
- wird während der PQ-Strecke des EKG erregt
- Wird der AV-Knoten anstelle des Sinusknotens zum Schrittmacher des Herzens, so kommt es zu einer Zunahme des Schlagvolumens des Herzens

Über **ektopische Schrittmacher** am Herzen trifft zu:

- Sie liegen meist im Erregungsleitungssystem
- Ihr Auftreten wird durch Sympathikus-Erregung gefördert
- Einige Formen können den Sinusrhythmus beeinflussen
- Die Frequenz einiger ektopischer Schrittmacher kann durch die Aktivierung des Herzvagus verringert werden

Ein tertiäres Reizbildungszentrum im Herzen kann nur im Ventrikel auftreten.

Auf eine überschwellige Reizung antwortet der Herzventrikel unabhängig vom Reizort mit der Erregung aller Fasern.

Die normale **Erregungsausbreitung** im Herzen ist am langsamsten im Bereich des AV-Knotens.

Der Atrioventrikularknoten leitet Erregungen von den Vorhöfen auf die Ventrikel über.

Das Verhältnis der Leitungsgeschwindigkeiten im spezifischen Erregungsleitungssystem der Kammerschenkel und dem Arbeitsmyokard der Kammern beträgt etwa 2.

Zum **EKG** trifft zu:

- In der Ableitung nach Einthoven findet sich beim Linkstyp die höchste R-Zacke in Ableitung I
- Bei der Ableitung I nach Einthoven wird die Potentialdifferenz zwischen den beiden Armen registriert
- Bei den Brustwandableitungen nach Wilson ist normalerweise die R-Zacke in Ableitung V_5 größer als in V_2
- Die R-Zacke im EKG stellt eine Potentialschwankung im mV-Bereich dar
- Bei der Ableitung nach Einthoven wird die Erdungselektrode am rechten Bein angebracht
- Ein technischer Fehler (apparativer Fehler) bei der Ableitung des EKG nach Einthoven liegt mit Sicherheit vor, wenn die R-Zacken in den Ableitungen I - III zum gleichen Zeitpunkt gleich hoch sind
- Die PQ-Strecke im EKG ist normalerweise isoelektrisch
- Die Dauer des QRS-Komplexes ist kürzer als die Dauer der Kammersystole
- Bei einer Herzfrequenz von 70/min beträgt das PQ-Intervall 0,18 Sekunden
- Die T-Welle im Elektrokardiogramm ist in Ableitung I nach Einthoven beim Indifferenztyp positiv

Im EKG ergeben sich folgende Zuordnungen zum **Erregungsablauf** im Herzen:

- P-Welle: Erregungsausbreitung in den Vorhöfen
- Die PQ-Strecke beginnt am Ende der Erregungsausbreitung in den Vorhöfen
- Während der PQ-Strecke ist der AV-Knoten erregt
- QRS-Komplex: Erregungsausbreitung in den Ventrikeln
- ST-Strecke: fällt in die Zeit der Kammererregung/vollständige Erregung der Ventrikelmuskulatur
- Während der ST-Strecke im EKG sind alle Teile der Ventrikel etwa gleichmäßig erregt
- T-Welle: Erregungsrückbildung in den Ventrikeln
- Die Dauer der mechanischen Ventrikelsystole entspricht im EKG am ehesten der Zeit zwischen Spitze der R-Zacke und Ende der T-Welle
- Die Spitze der R-Zacke im EKG stimmt zeitlich etwa mit dem Beginn des Anstiegs des Drucks im linken Ventrikel überein

Das Ende der **T-Welle** im EKG fällt zeitlich etwa zusammen mit

- dem Beginn des zweiten Herztones
- der Inzisur der Aortendruckkurve

Aus den **Standard-EKG-Ableitungen** kann man Rückschlüsse ziehen auf

- den Ort der Erregungsbildung
- den Verlauf der Erregungsausbreitung im Herzen
- die Lage der elektrischen Herzachse
- die Art von Herzrhythmusstörungen

Liegt die elektrische Herzachse (größter QRS-Vektor) parallel zur Ableitung II, so ist die Projektion des QRS-Vektors etwa Null in der Ableitung aVL.

In den Einthoven-Ableitungen I und II wurde als Amplitude der R-Zacke jeweils genau 1 mV gemessen.

- Die elektrische Herzachse hat damit einen Winkel von + 30°

Die Amplituden der zeitgleich registrierten R-Zacken betragen in den Einthoven-Ableitungen I und II je genau 1 mV.

- In Ableitung III ist die zeitgleich gemessene Spannung 0 mV

Bezeichnung der Ausschläge der **QRS-Gruppe** des abgebildeten EKG:

- 1. (neg.) Zacke: Q-Zacke
- 2. (pos.) Zacke: R-Zacke

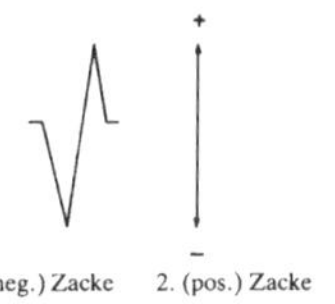

Bei dem dargestellten EKG (Extremitätenableitungen nach Einthoven) liegt ein **Linkstyp** vor.

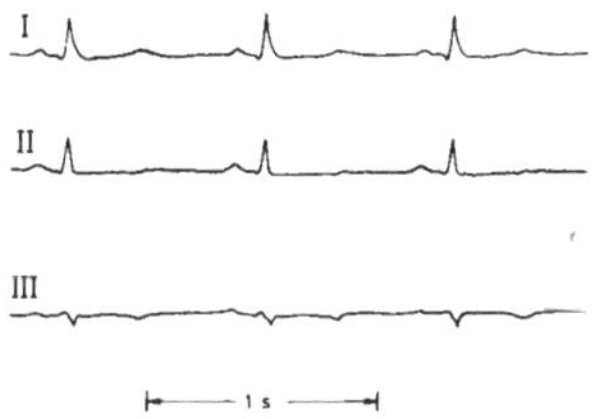

Aus den dargestellten Extremitätenableitungen des EKG läßt sich ein **Rechtstyp** ermitteln.

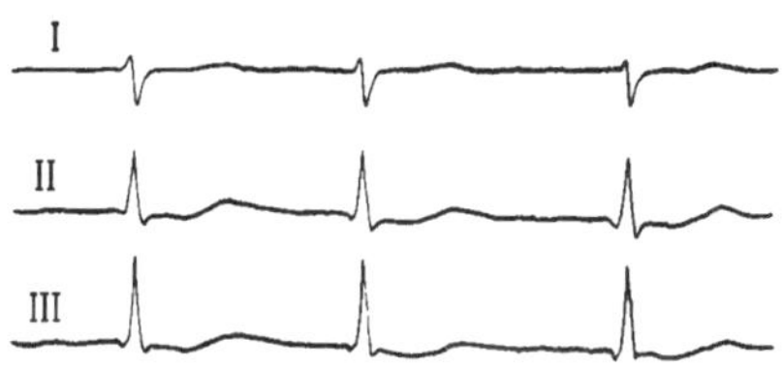

Der Lagetyp des Herzens soll 0° betragen und entspricht damit einem Linkstyp. Die 3 unipolaren (Goldberger) und die 3 bipolaren (Einthoven) Extremitätenableitungen wurden gleichzeitig abgeleitet.

- In Ableitung I zeigt der QRS-Kammerkomplex den größten positiven Ausschlag

Das abgebildete Elektrokardiogramm läßt als pathologische Veränderung einen **partiellen Atrio-Ventrikular-Block** erkennen.

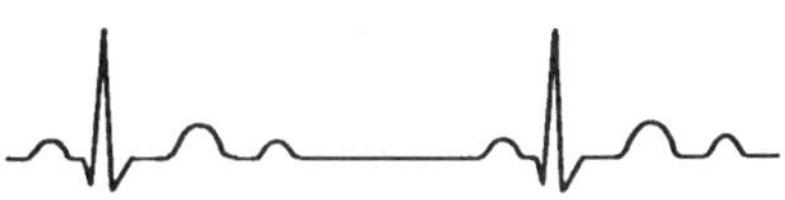

Im dargestellten Elektrokardiogramm findet sich als pathologische Veränderung ein **totaler Atrioventrikular-Block**.

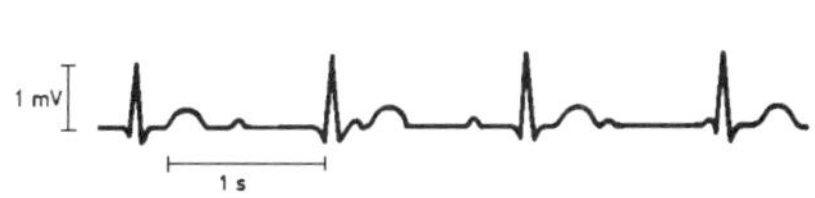

Das abgebildete Elektrokardiogramm läßt als pathologische Veränderung eine **ventrikuläre Extrasystole** erkennen.

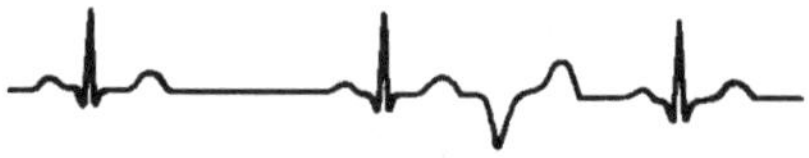

Im dargestellten Elektrokardiogramm findet sich als pathologische Veränderung eine ventrikuläre Extrasystole.

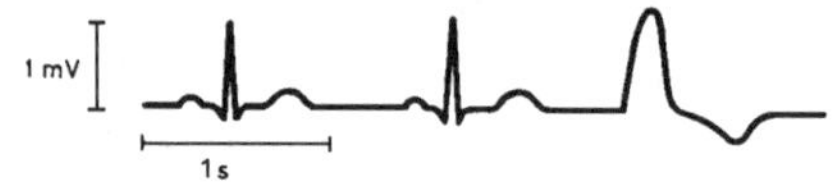

Vorhofflimmern ist charakterisiert durch:

- unregelmäßigen Ablauf der Vorhofdepolarisation
- absolute Arrhythmie
- irreguläre atrioventrikuläre Überleitung
- Vorhoffrequenz im EKG von 350 - 600/min
- *nicht:* deformierte QRS-Komplexe im EKG

In nebenstehender EKG-Ableitung läßt sich eine **Senkung der ST-Strecke** erkennen.

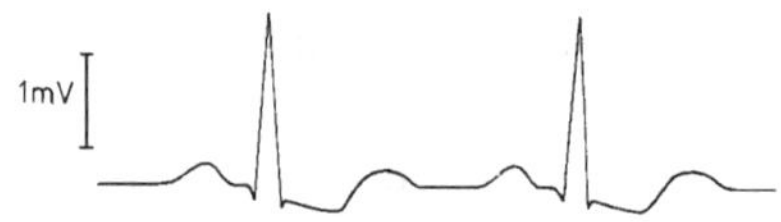

Über **Elektrolytwirkungen** am Herzen trifft zu:

- Eine mäßige Hypokaliämie wirkt positiv chronotrop
- Bei geringgradiger Hyperkaliämie ist das maximale diastolische Potential weniger negativ
- Bei starker Hyperkaliämie entsteht ein negativ chronotroper Effekt
- Ein vermehrter Calciumstrom in die Zelle hat eine positiv inotrope Wirkung

Unter einer **kardioplegen Lösung** versteht man eine Lösung, die zu einem reversiblen Herzstillstand führt.

Eine Erhöhung der K^+-Konzentration auf das 5fache der Norm in der Perfusionslösung eines isoliert durchströmten Herzens führt zum Herzstillstand, weil dadurch eine Dauerdepolarisierung der Herzmuskelfasern ausgelöst wird.

3.2. Herzmechanik

3.2.1 Phasen der Herztätigkeit
Zeitverlauf von Druck und Volumen in den Vorhöfen, Kammern und den herznahen Gefäßen; Bezug zum EKG, Klappenfunktion.

3.2.2 Herztöne, Herzgeräusche
Entstehung von Herztönen und Geräuschen. Auskultation.

3.2.3 Herzdynamik
Schlagvolumen und Herzzeitvolumen, Normalwerte, Regulationsbreite und Einflußfaktoren. Meßmethoden. Diastolische Herzfüllung (u.a. Ventilebenen-Mechanismus, Bedeutung des zentralen Venendrucks bzw. des Drucks im linken Vorhof, Einfluß der Atmung). Interpretation von Druck-Volumen-Kurven; Frank-Starling-Mechanismus; Kontraktilitätsänderung. Wandspannung, Druck und Herzgröße (Laplace).

3.2.4 Herzarbeit
Druck-Volumen-Arbeit und Beschleunigungs-Arbeit, Herzleistung.

3.2.5 Koronardurchblutung und Herzstoffwechsel
Koronardurchblutung: Anteil am Herzzeitvolumen; Meßmethodik; Zeitverlauf der Blutströmung. Lokalchemische und nervale Regulation. Regulationsbreite (z.B. Koronarreserve), arterio-koronarvenöse O_2-Differenz. Folgen von Hypoxie und Ischämie (z.B. Herzrhythmusstörungen, Myokardinfarkt, kardiogener Schock). Herzstoffwechsel: O_2-Verbrauch und Substratumsatz. Einflußfaktoren.

Wenn man von der P-Zacke des Elektrokardiogramms ausgeht, dann tritt folgende zeitliche Reihenfolge ein:

- 1 = Q-Zacke
- 2 = Schluß der Atrioventrikularklappen

- 3 = Öffnung der Aortenklappen
- 4 = T-Zacke
- 5 = Schluß der Aortenklappen
- 6 = Öffnung der Atrioventrikularklappen

Während folgender Phasen des Herzzyklus sind die **Atrioventrikular-Klappen** geschlossen:

- Anspannungsphase
- Austreibungsphase
- isovolumetrische Erschlaffung
- *nicht:* gesamte Diastole

Die Atrioventrikular-Klappen schließen zu Beginn der Anspannungszeit.

In der Austreibungsphase sind die Arterienklappen geöffnet, die Atrioventrikular-Klappen geschlossen.

Die Öffnungszeit der Atrioventrikularklappen ist länger als die der Taschenklappen.

Während der Austreibungsphase sind die **Semilunar-Klappen** geschlossen.

Die mechanische Ventrikelsystole dauert hier etwa 4 Zeitmarkierungseinheiten.

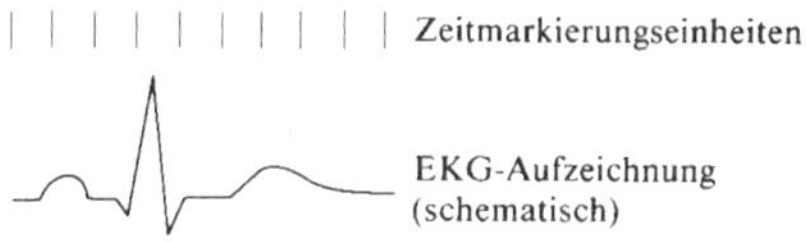

Der **erste Herzton** fällt in die Anspannungsphase des Herzens (Ventrikel).

Mitralklappe und Aortenklappe sind gleichzeitig geschlossen, während der erste Herzton im Phonokardiogramm erscheint.

Die maximale Druckanstiegsgeschwindigkeit im linken Ventrikel wird normalerweise während des ersten Herztones erreicht.

Das Ende der Austreibungsphase des Herzens wird durch den **zweiten Herzton** signalisiert.

Das Schließen der Aortenklappe ist am Entstehen des zweiten Herztones beteiligt.

Die Taschenklappen des Herzens sind am zweiten Herzton beteiligt.

Die Diastolendauer entspricht der Zeit zwischen dem Beginn des zweiten und des folgenden ersten Herztones.

Ein **diastolisches Herzgeräusch** kann entstehen bei

- Tricuspidalklappenstenose
- Aortenklappeninsuffizienz
- Pulmonalklappeninsuffizienz

Systolische Herzgeräusche entstehen infolge:

- Ventrikelseptumdefekt
- Anämie
- Aortenklappenstenose
- Mitralklappeninsuffizienz
- *nicht:* Tricuspidalklappenstenose

Folgende reine (nicht kombinierte) Klappenfehler bewirken typischerweise ein **systolisches Herzgeräusch**:

- Insuffizienz der Mitralklappe
- Insuffizienz der Tricuspidalklappe
- Stenose der Aortenklappe
- *nicht:* Stenose der Mitralklappe

Über die **Herzdynamik** trifft zu:

- Der Beitrag der Vorhofkontraktion zur Ventrikelfüllung erhöht sich mit steigender Herzfrequenz
- In der Anspannungsphase kommt es zu einer isovolumetrischen Kontraktion der Herzkammern
- Das Maximum des Druckes im linken Ventrikel wird während der Austreibungsphase erreicht
- Das Minimum des Druckes im rechten Herzvorhof (x-Welle) korreliert zeitlich am ehesten mit der Austreibungsphase der Ventrikel
- Der Druck im linken Vorhof nimmt während der Austreibungsphase der Ventrikel zunächst ab
- In der Entspannungsphase fällt der intraventrikuläre Druck auf unter 20 mm Hg ab
- Die Entspannungsphase ist eine isovolumetrische Relaxation
- Eine Erhöhung des Aortendrucks führt vorübergehend zu einer Abnahme des Schlagvolumens
- Die Erschlaffungsgeschwindigkeit des Kammermyokards steigt bei Zunahme des Sympathikus-Tonus
- Bei einer Ejektionsfraktion von 0,4 und einem Schlagvolumen von 60 ml beträgt das endsystolische Ventrikelvolumen 90 ml
- Am denervierten Herzen führt eine plötzliche Zunahme des peripheren Strömungswiderstands zunächst zu vermindertem Schlagvolumen
- Die Kontraktilität des Herzens läßt sich beurteilen aus der maximalen Druckanstiegsgeschwindigkeit im Ventrikel
- Infolge Angst und Erregung kann das Herz-Minuten-Volumen des Menschen um mehr als 50 % zunehmen
- Wenn beim Gesunden das Herzzeitvolumen durch psychische Erregung auf das Doppelte gestiegen ist, ist mit einem mittleren Pulmonalarteriendruck von unter 25 mm Hg zu rechnen
- Die Austreibungszeit des Herzens reicht vom Beginn der größten Druckwelle bis zur Inzisur der Pulskurve in der Aorta ascendens
- Während der Austreibungszeit des Herzens sinkt die Myokardspannung (= Kraft/Querschnitt der Herzwand). - Hieran ist am ehesten die Wanddicke des Myokards beteiligt
- Die Beschleunigungsarbeit des linken Ventrikels in körperlicher Ruhe beträgt weniger als 10 % der Druckvolumenarbeit
- Bei einer Herzfrequenz von 70/min beträgt die Diastolendauer 0,54 Sekunden
- Bei einer Verdoppelung der Herzfrequenz durch körperliche Arbeit sinkt die Diastolendauer um mehr als 50 %

Um die isovolumetrische Anspannungszeit, die Austreibungszeit und die Diastolendauer des linken Ventrikels zu bestimmen, muß außer dem Druck im linken Ventrikel gleichzeitig der Druck der Aorta ascendens registriert werden.

Registriert wurde die Druckkurve der Aorta ascendens. Eingezeichnet sind die drei Zeiten 1, 2 und 3.

- Zeit **1**: Austreibungszeit
- Zeit **2**: Diastole
- Zeit **3**: kompletter Herzzyklus

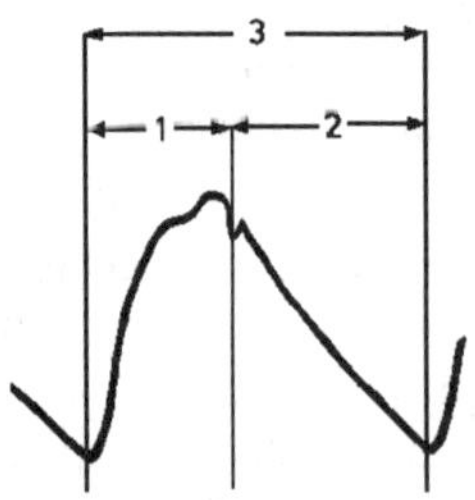

Die Aortenklappe ist geschlossen zwischen den vertikalen Linien von 4 bis 2 (Zeitachse gelesen von links nach rechts).

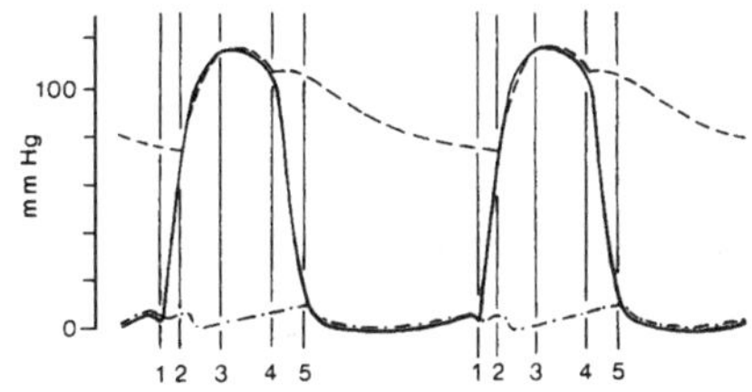

Aus der Druck-Volumen-Schleife des linken Ventrikels während eines Herzzyklus kann die Ejektionsfraktion ermittelt werden.
(P = Druck, V = Volumen, Ordinate und Abszisse linear geteilt)

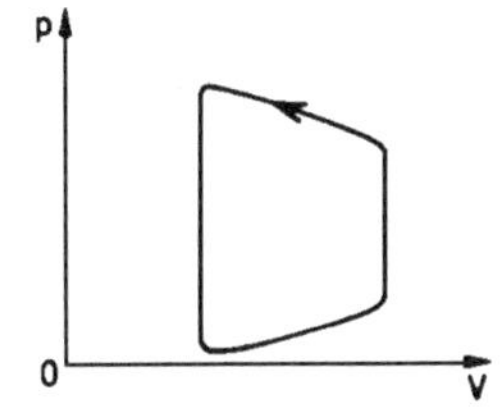

Im dargestellten Druck-Volumen-Diagramm sind zwei Arbeitsdiagramme des Herzens eingetragen.

- Ein Übergang von Kurve (1) zu Kurve (2) kann durch eine Erhöhung des Füllungsdruckes bei konstanter Herzfrequenz zustandekommen

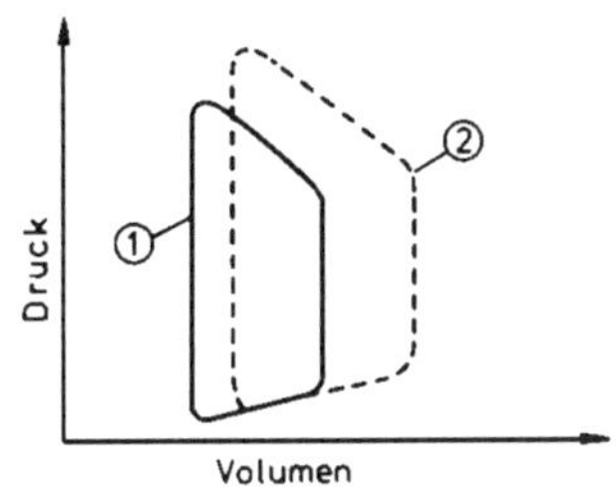

Wenn infolge erhöhten venösen Blutrückflusses das Herzschlagvolumen allein durch den **Frank-Starling-Mechanismus** gesteigert wird, ist das Ventrikelvolumen

- endsystolisch vergrößert
- enddiastolisch vergrößert

Der Frank-Starling-Mechanismus bleibt auch bei erhöhtem Sympathikustonus wirksam.

Der Frank-Starling-Mechanismus ist auch nach Blockade der β_1-Rezeptoren wirksam.

Bei einem linken Ventrikel nimmt das endsystolische Volumen bei konstanter Vorlast (preload) und erhöhter Nachlast (afterload) ab.

- Als Ursache kommt dafür die positive inotrope Wirkung in Frage

Steigen gleichzeitig der mittlere Druck in der Aorta um 20 %, das Schlagvolumen um 25 % und die Herzfrequenz auf das Doppelte, so steigt die **Herzleistung** etwa auf das 3,0fache

Das Herz kann eine Leistung von 5 Watt erreichen.

Die Fläche (Druck x Volumen) im Arbeitsdiagramm des linken Ventrikels beträgt 1,5 Nm; bei einer Herzfrequenz von 120 pro Minute leistet der linke Ventrikel dann 3 W.

Bei einem Probanden wurden Ventilation sowie O_2-Partialdruck und O_2-Gehalt im arteriellen Blut gemessen. - Folgende Größen werden zur Bestimmung des Herzzeitvolumens (**FICK-Prinzip**) noch benötigt:

- O_2-Gehalt des gemischt-venösen Blutes
- O_2-Konzentration in gemischt-exspiratorischer Luft

Die O_2-Aufnahme eines Menschen betrage 300 ml/min. Die O_2-Konzentration im Blut der V. cubitalis betrage 0,1 ml/ml, in der V. cava sup. 0,12 ml/ml, in der A. pulmonalis 0,15 ml/ml und in der Aorta 0,2 ml/ml.

- Nach dem Fickschen Prinzip errechnet sich das Herz-Zeit-Volumen zu 6000 ml/min

Zur Ermittlung des Herzzeitvolumens nach dem Fickschen Prinzip wurden folgende Werte bestimmt:
O_2-Konzentration (ml/dl Blut):
– arterielles Blut: 20,5
– gemischtvenöses Blut: 14,0
O_2-Aufnahme: 1,3 l/min

- Das hieraus ermittelte Herzzeitvolumen beträgt 20 l/min

Bei einer CO_2-Abgabe von 0,54 l/min (STPD), einer arteriovenösen O_2-Differenz von 0,06 l/l (STPD) und einem respiratorischen Quotienten von 0,9 berechnet sich ein Herzzeitvolumen von 10 l/min.

Der O_2-Verbrauch des Herzens steigt bei einer 30 %igen Zunahme des Aortendruckes stärker an als bei einer 30 %igen Zunahme des HZV.

Über die **Koronardurchblutung** trifft zu:

- Die mechanische Systole hemmt den arteriellen Einstrom
- In der ersten Hälfte der mechanischen Diastole ist der arterielle Einstrom maximal
- Die normale Myokarddurchblutung beträgt etwa 80 ml pro min und 100 g
- Bei maximaler Herzarbeit kann die Durchblutung bis auf etwa das Fünffache der Ruhedurchblutung ansteigen
- Unter Ruhebedingungen beträgt die O_2- Extraktion des Herzens etwa 75 %
- Die Höhe der Koronardurchblutung korreliert mit der Höhe des myokardialen Sauerstoffverbrauchs
- Die Stromstärke in der linken Koronararterie steigt bei Senkung der arteriellen Sauerstoffsättigung
- Die Koronardurchblutung ist in der linken Koronararterie während der Diastole höher als während der Systole
- Sie beträgt in körperlicher Ruhe ca. 5 % des Herzzeitvolumens
- Sie zeigt bei Änderung des Perfusionsdruckes das Phänomen der Autoregulation
- Sie wird durch Adenosin gesteigert

Nebenstehende Registrierung von Herz-Kreislauf-Parametern entspricht der Durchblutung der linken Koronararterie.

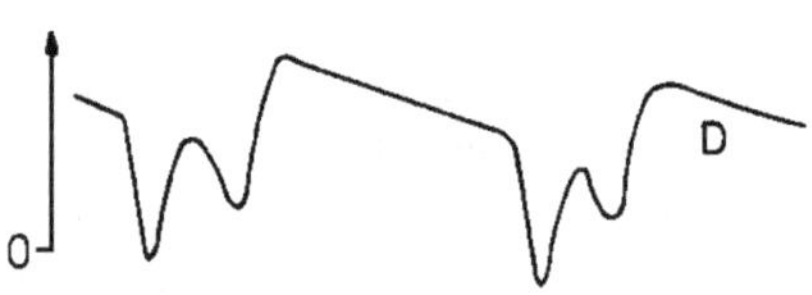

Bei körperlicher Arbeit

- sinkt die koronarvenöse O_2-Sättigung
- steigt die Koronardurchblutung in der linken Koronararterie hauptsächlich während der Diastole

Bei einem O_2-Verbrauch des Myokards des linken Ventrikels von 12 ml O_2/min pro 100 g Gewebe, einer Durchblutung der linken Koronararterie von 150 ml Blut/min pro 100 g Gewebe und einem arteriellen O_2-Gehalt von 21 ml O_2/100 ml Blut beträgt der O_2-Gehalt des Blutes im Sinus coronarius am ehesten 13 ml O_2/100 ml Blut.

Wenn während maximaler körperlicher Arbeit der myokardiale O_2-Verbrauch auf 0,18 l O_2 pro min, die arterio-koronarvenöse Sauerstoffdifferenz auf 0,18 l O_2 pro l Blut und das Herzzeitvolumen auf 20 l pro min ansteigen, dann beträgt der Anteil der Koronardurchblutung am HZV 5 %.

3.3. Nervale und humorale Steuerung der Herztätigkeit

3.3.1 Herznerven
Einfluß von Sympathikus (Noradrenalin, Adrenalin) und Parasympathikus auf Erregungsbildung, Erregungsleitung und Kontraktion.
Afferenzen: Schmerzafferenzen, Afferenzen aus Mechano-Rezeptoren in Vorhöfen (z.B. Henry-Gauer-Reflex) und Kammermyokard (z.B. Bezold-Jarisch-Reflex).

3.3.2 Hormone
(s.a. Biochemie 24.4.4)
Herz als endokrines Organ (atriales natriuretisches Hormon).

3.3.3 Pharmakologische Einflüsse
Grundzüge der pharmakologischen Beeinflußbarkeit von Erregung und Kontraktion (z.B. Mimetika und Lytika des Sympathikus und Parasympathikus, Calciumkanalblocker und Digitalisglykoside).

In der Medulla oblongata liegen **kreislaufregulatorische Zentren**.

Über die **Vaguswirkung** am Herzen trifft zu:

- Aktivierung des efferenten Herzvagus bewirkt an den Schrittmacherzellen eine Zunahme der K^+-Leitfähigkeit
- Vagusreiz erhöht im Sinusknoten die Zellmembranpermeabilität für K^+
- Vagusreizung verkürzt die Dauer des Aktionspotentials der Vorhofmuskulatur
- Vergleicht man beim Menschen die Wirkung einer Reizung des rechten N. vagus mit einer des linken N. vagus, ist die direkte Wirkung der Reizung des rechten N. vagus stärker auf die Herzfrequenz
- Ausschaltung des rechten N. vagus erhöht die Herzfrequenz
- Die negative chronotrope Wirkung des Vagus beruht u.a. auf einer Abflachung der diastolischen Spontandepolarisation im Sinusknoten
- Afferente Fasern von Vorhofrezeptoren verlaufen im N. vagus

Folgende Effekte treten bei **Erregung des Herzsympathikus** ein:

- steilerer Anstieg der diastolischen Depolarisation
- Auf Sympathikuserregung nimmt die Anstiegssteilheit der diastolischen Schrittmacher-Potentiale zu
- Erhöhung der Herzfrequenz
- Sympathikuserregung steigert die Kontraktionskraft des Vorhofes
- Erhöhung der maximalen Druckanstiegsgeschwindigkeit im Ventrikel
- Erhöhung der Gefahr von Extrasystolenbildung
- Sympathikusreizung hat am Herzen eine positiv chronotrope und positiv inotrope Wirkung
- Sympathikusreizung erhöht die Ca^{2+}-Leitfähigkeit der Herzmuskelzellmembran
- Sympathikuserregung fördert die zur elektromechanischen Koppelung wesentliche Erhöhung der intrazellulären Calciumkonzentration
- Eine Reizung der zum Herzen führenden postganglionären sympathischen Fasern wirkt positiv chronotrop
- β-Adrenorezeptoren vermitteln eine positiv chronotrope Sympathikuswirkung
- Pharmaka, welche die Wirkung des Sympathikus blockieren, senken indirekt den Herzstoffwechsel
- *nicht:* Hemmung von α-Rezeptoren des Herzens

Unter Ruhebedingungen wirken sowohl der Sympathikus als auch der Parasympathikus auf den Sinusknoten ein.

Die positiv chronotrope Herzwirkung von **Adrenalin** wird durch Blockade der α-Rezeptoren nicht aufgehoben, weil die adrenergen Rezeptoren der Schrittmacherzellen zum Typ der β-Rezeptoren gehören.

Adrenalin ändert die diastolische Depolarisation der Zellen des Sinusknotens durch Beeinflussung der Membranleitfähigkeit.

Über die **Acetylcholin-Wirkung** am Herzen trifft zu:

- Acetylcholin bewirkt bei den Schrittmacherzellen im Sinusknoten des Säugetierherzens eine Abnahme der Steilheit der diastolischen Depolarisation
- Acetylcholin bewirkt am Säugetierherzen eine Frequenzabnahme, weil Acetylcholin die Steilheit der diastolischen Depolarisation der Schrittmacherzellen des Herzens verringert
- Acetylcholin erhöht die K^+-Leitfähigkeit am Sinusknoten

Physostigmin verstärkt die Wirkung einer Vagusreizung am Herzen, weil Physostigmin die Cholinesterase hemmt.

3.4. Pathophysiologie

Grundzüge der geänderten Hämodynamik z.B. bei Herzinsuffizienz und bei Klappenfehlern.

4. Blutkreislauf

4.1. Allgemeine Grundlagen

4.1.1 Funktionelle Abschnitte der Strombahn
s. Anatomie 2.4

4.1.2 Hämodynamik und Gefäßeigenschaften
Beziehung zwischen Stromstärke, Druckdifferenz und Strömungswiderstand, Gesetzmäßigkeit nach Hagen-Poiseuille. Beziehung zwischen Stromstärke, Strombahnquerschnitt und Strömungsgeschwindigkeit. Beziehung zwischen Strombahnquerschnitt und Strömungswiderstand. Totaler peripherer Widerstand, Anteile der Gefäßabschnitte am Strömungswiderstand. Beziehung zwischen Transmuraldruck, Wandspannung und Gefäßdurchmesser; Gesetzmäßigkeit nach Laplace. Hydrostatische Komponente des intravasalen Druckes. Fließeigenschaften des Blutes. Strömungsformen. Volumenelastizität.

Über den **Blutdruck** trifft zu:

- Der mittlere arterielle Blutdruck hängt nur vom Herzminutenvolumen und dem totalen peripheren Widerstand ab
- Beim stehenden Menschen steigt der arterielle Mitteldruck in den Beinen mit zunehmendem Abstand vom Herzen an
- Die Blutdruckamplitude in den Hauptarterien der Extremitäten ist größer als in der Aorta
- Die Amplitude des Druckpulses in den großen Arterien steigt zur Peripherie hin an
- Die Amplitude des arteriellen Blutdrucks wird mit zunehmendem Alter größer
- Bei Erhöhung des zentralen Venendruckes steigt normalerweise der mittlere Kapillardruck stärker an als bei einer gleichgroßen Erhöhung des mittleren arteriellen Druckes
- Der mittlere Blutdruck in der Aorta ist größer als der in der A. pulmonalis
- Bei Einengung der Lungenstrombahn steigt der mittlere Blutdruck in der A. pulmonalis an
- Die pulsatorischen Blutdruckschwankungen sind Blutdruckwellen I. Ordnung

Im Bereich des Kapillarbetts ist die mittlere Strömungsgeschwindigkeit des Blutes am niedrigsten. - Die unmittelbare Ursache dafür liegt darin, daß der Gesamtquerschnitt der Blutbahn in den Kapillaren ein Maximum aufweist.

Die Strömungsgeschwindigkeit ist beim liegenden Menschen in den Kapillaren deutlich kleiner als in den zugehörigen Venen.

Der Gesamtquerschnitt der arteriellen Strombahn nimmt mit zunehmender Entfernung vom Herzen zu.

Zwei Arterien gleicher Länge werden bei gleicher treibender Druckdifferenz laminar mit Blut durchströmt. Gefäß 1 hat einen doppelt so großen Radius wie Gefäß 2.

- Die Stromstärke (z.B. $ml \cdot min^{-1}$) ist im Gefäß 1 16mal, die Strömungsgeschwindigkeit (z.B. $cm \cdot min^{-1}$) 4mal größer als im Gefäß 2

Der **Strömungswiderstand** des großen Kreislaufs in körperlicher Ruhe ist 9 - 12mal höher als der des kleinen Kreislaufs (mittlere Drücke im rechten Vorhof 2 mmHg, im linken Vorhof 5 mmHg).

Terminale Arterien und Arteriolen haben den größten Anteil am totalen peripheren Widerstand.

Turbulente Strömung in Arterien hat zur Folge, daß dort ein höherer Druckgradient nötig ist, um die gleiche Durchblutung zu erhalten, als bei laminarer Strömung.

Die mittlere totale Kreislaufzeit kann bestimmt werden nach der Farbstoffverdünnungsmethode.

Die **Viskosität** des Blutes

- nimmt mit steigendem Hämatokrit zu/steigt in den Arterien bei Zunahme des Hämatokrits
- steigt bei Erhöhung der Proteinkonzentration im Plasma an
- sinkt in Gefäßen unter 300 µm Durchmesser fast auf Werte des Plasmas
- ist in den Kapillaren im Mittel niedriger als in den großen Arterien
- ist bei schneller Strömung (hohen Schubspannungen) niedriger als bei verlangsamter Strömung (niedrigen Schubspannungen)
- ist gleich dem Quotienten Schubspannung (Scherkraft) zu Scherung (Geschwindigkeitsgradient zwischen den einzelnen Schichten)
- Bei Zunahme der Blutviskosität droht die Gefahr einer Durchblutungsverminderung in peripheren Organen

Über den **Volumenelastizitäts-Koeffizienten** ($E' = \Delta P/\Delta V$) der Aorta trifft zu:

- Der E' der Aorta ist bei einem Blutdruck von 120 mmHg bei 10jährigen größer als bei 30jährigen
- Der E' ist bei einem Blutdruck von 120 mmHg bei 80jährigen größer als bei 30jährigen
- Er nimmt bei steigendem Blutdruck zu
- Er ist der reziproke Wert der Weitbarkeit der Aorta

Der Volumenelastizitätskoeffizient $\Delta P/\Delta V$ ist in Arterien vom muskulären Typ größer als in der Aorta.

Der **Volumenelastizitätsmodul** ($\frac{\Delta P}{\Delta V} V$) der Aorta nimmt mit dem Alter zu.

Bei einer Pulswellengeschwindigkeit von 7 m/s ergibt sich für die Aorta ein Volumenelastizitätsmodul (Dichte des Blutes sei 1 g/ml) oberhalb des systolischen Aortendrucks.

Wenn die Volumendehnbarkeit ($\Delta V/\Delta P$) des kapazitiven Systems 200mal so groß ist wie die des arteriellen Systems und wenn nach einer Infusion von 500 ml Blut der Druck in beiden Systemen um den gleichen Betrag ansteigt, dann hat das Blutvolumen im arteriellen System um ca. 2,5 ml zugenommen.

Bei Senkung des Perfusionsdruckes in einer Strombahn stagniert die Blutströmung, sobald ein kritischer Wert unterschritten wird. - Am Zustandekommen können folgende Mechanismen beteiligt sein:

- Der Gewebsdruck übersteigt den intravasalen Blutdruck
- Die Blutviskosität steigt mit abnehmender Blutströmungsgeschwindigkeit

4.2. Hochdrucksystem

4.2.1 Eigenschaften und Funktion
Anteiliges Blutvolumen. Verteilerfunktion. Zentraler und peripherer Druckpuls. Pulswellengeschwindigkeit und Strömungsgeschwindigkeit. Reflexion von Pulswellen. Windkesselfunktion. Altersabhängige Veränderungen.

4.2.2 Systemarterieller Druck
Normalwerte und Altersabhängigkeit von systolischem, diastolischem und mittlerem Druck. Blutdruckrhythmik. Methodik der Blutdruckmessung.

4.2.3 Blutdruckregulation
Mechanismen und Regulation. Einfluß von Orthostase, Volumenbelastung, Muskelarbeit und von emotionaler Belastung. Funktionsprüfung der Blutdruckregulation. (s.a. Kap. 11).

4.2.4 Pathophysiologie
Grundzüge der Formen und hämodynamischen Auswirkungen von Hypertonie und Hypotonie.
Zum **Hochdrucksystem** des Blutkreislaufs gehört der rechte Ventrikel während der Systole.

Die **Windkesselfunktion** im Blutkreislauf

- wird beim Menschen mit zunehmendem Alter schlechter
- ist schlechter bei hohem Volumenelastizitätskoeffizienten $E' = \Delta P/\Delta V$
- sorgt für die Umformung einer intermittierenden in eine kontinuierliche Strömung
- begünstigt eine kontinuierliche Durchblutung der Organe
- ist vor allem in der Aorta lokalisiert
- dämpft die pulsatorischen Druckschwankungen in der Aorta

Die **Druck-Volumen-Kurve** der Aorta wird mit zunehmendem Alter in Richtung größerer Volumina verschoben.

Im Bild sei Kurve (N) die normale Druck-Volumen-Beziehung für die Aorta eines 20jährigen Mannes.

- Kurve **D** gilt am ehesten für die Aorta eines 60jährigen Mannes

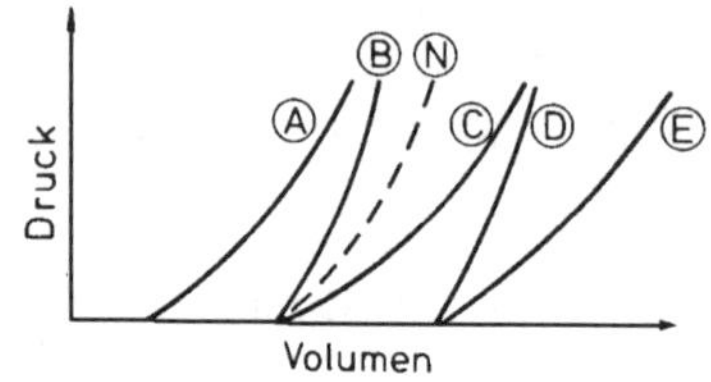

Der Vergleich der normalen, bei einem liegenden Probanden registrierten **Druckkurve** in der Aorta mit der in der A. femoralis zeigt, daß

- die Inzisur in der Aortendruckkurve deutlicher ist
- die dikrote Welle in der A. femoralis deutlicher ist
- die Druckamplitude in der A. femoralis größer ist

Die **dikrote Welle** im Femoralispuls entsteht durch eine Druckwelle, die nach Reflexion der Pulswelle in der Peripherie und nach erneuter Reflexion am Herzen wieder zur Peripherie zurückläuft.

Folgende **Veränderungen des arteriellen Blutdrucks** treten bei einer Zunahme des Schlagvolumens um etwa 40 % bei konstanter Herzfrequenz auf:

- Der systolische Druck steigt mehr als der diastolische Druck
- Arterieller Mitteldruck und Blutdruckamplitude steigen

Bei der **auskultatorischen Blutdruckmessung** ist der Druck in der A. radialis unmittelbar vor dem Auftreten der Korotkow-Töne etwa gleich dem Druck in ihren Begleitvenen.

Wenn bei der auskultatorischen Blutdruckmessung (nach Riva-Rocci) der Manschettendruck zwischen systolischem und diastolischem Druck liegt, ist über der A. brachialis ein pulssynchrones Geräusch zu hören.

Wird in einer am Oberarm angelegten pneumatischen Manschette der Druck auf übersystolische Werte eingestellt, so ist über der A. brachialis kein pulssynchrones Geräusch hörbar.

Über die **Pressorezeptoren** zur **Regelung des arteriellen Blutdruckes** trifft zu:

- Ihre Aktivität ist abhängig vom mittleren arteriellen Druck
- Ihre Aktivität ist abhängig von der Blutdruckamplitude
- Ihre Aktivität ist abhängig vom Differentialquotienten des Druckes nach der Zeit
- Ihre Aktivität ist abhängig von der Steilheit des arteriellen Druckanstiegs
- Ihre Aktivität ist abhängig von der Herzfrequenz
- Sie zeigen ein pulssynchrones Impulsmuster
- Eine Zunahme der Frequenz der arteriellen Pressorezeptoren bewirkt eine Bradykardie
- Auf eine Abnahme des Blutdrucks im Karotissinus folgt ein Ansteigen des Strömungswiderstandes im Körperkreislauf

An der reflektorischen Senkung des arteriellen Blutdrucks über die arteriellen Pressorezeptoren sind insbesondere beteiligt:

- Abnahme des Sympathikotonus
- cholinerg induzierte negativ chronotrope Wirkung auf das Herz

Eine **gesteigerte Erregung** der arteriellen Pressorezeptoren

- steigert den Vagustonus
- senkt die Herzfrequenz

Aktivierung der Pressorezeptoren eines isolierten Carotissinus (Carotissinus vom Kreislauf des Tieres isoliert, normal innerviert) führt nach Ausschaltung aller übrigen Pressorezeptoren zu einem Abfall des arteriellen Mitteldrucks.

Im linken Teilbild ist oben der Druckverlauf in der A. carotis, unten das Impulsmuster des Karotissinusnerven unter Normalbedingungen schematisch dargestellt.

- Im rechten Teilbild liegt ein verändertes Impulsmuster des Karotissinusnerven vor; ein solches Muster wäre bei einem erniedrigten arteriellen Druck zu erwarten

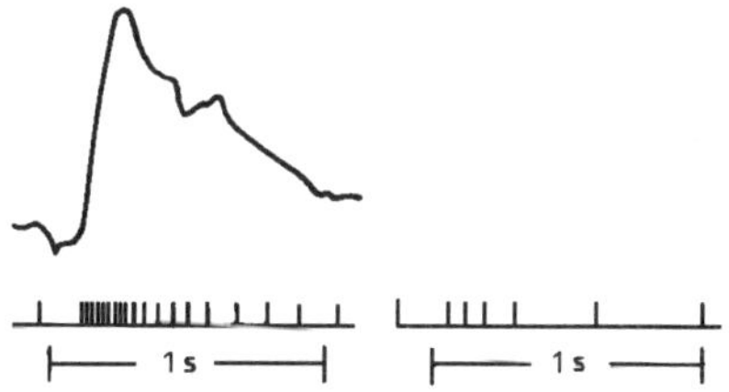

Im Rahmen der **orthostatischen Blutdruckregulation** wirken folgende Umstellungen einem Blutdruckabfall entgegen:

- Steigerung der Herzkraft
- Ausschüttung von Noradrenalin aus dem Nebennierenmark
- Erhöhung des Venentonus
- Konstriktion der arteriellen Widerstandsgefäße
- *nicht:* Verlängerung der Überleitungszeit des Herzens

Bei orthostatischer Kreislaufbelastung eines gesunden jugendlichen Menschen kommt es gegenüber dem Wert im Liegen nach 60 - 120 s meist zu

- einer mäßigen Abnahme der Blutdruckamplitude
- einer mäßigen Zunahme der Herzfrequenz
- *nicht:* einer Zunahme des zentralen Blutvolumens

Ein gesunder Erwachsener hat ca. 10 Minuten horizontal gelegen. Etwa 1 Minute nach dem Aufstehen sind im Vergleich zum Ruhezustand erniedrigt:

- der systolische Blutdruck
- die Blutdruckamplitude
- das zentrale Blutvolumen
- das Herzschlagvolumen
- das Herzminutenvolumen

Folgende hämodynamische Parameter nehmen beim Übergang vom Liegen zum Stehen zu:

- Herzfrequenz
- Beinvolumen
- totaler peripherer Widerstand

Nach dem Aufstehen eines 170 cm großen Menschen aus horizontaler Körperlage

- ist der mittlere arterielle Druck in der A. dorsalis pedis um etwa 120 mmHg höher als der in einer Hirnarterie
- beträgt der Druck in der hydrostatischen Indifferenzebene der Vena cava ca. + 10 mmHg
- beträgt der zentralvenöse Druck ca. 0 mmHg
- werden in den venösen Sinus des Gehirns subatmosphärische Drücke gemessen

Arterieller Hochdruck (Hypertonie)

- tritt nach Durchtrennung der afferenten Nerven von den Pressorezeptoren auf
- läßt sich durch starke Drosselung der Nierendurchblutung auslösen
- fördert das Auftreten von Herzinsuffizienz

Die primäre, sog. essentielle arterielle Hypertonie geht in der Regel mit stärkerem Anstieg im Mitteldruck als im diastolischen Druck einher.

4.3. Niederdrucksystem

4.3.1 Eigenschaften und Funktion
Anteiliges Blutvolumen. Speicherfunktion der Venen. Hydrostatische Effekte auf das Niederdrucksystem Zeitlicher Druckverlauf in verschiedenen Abschnitte des Niederdrucksystems. Messung des zentralen Venendrucks. Venöser Rückstrom und Herzzeitvolumen. Bedeutung des zentralen Blutvolumens. Atemphase und venöser Rückstrom. Muskelpumpe und venöser Rückstrom.

4.3.2 Regulation
Tonisierung des kapazitiven Gefäßbetts. Regulation des Blutvolumens. Regulation des Lungenkreislaufes (s.a. 4.5.1

4.3.3 Pathophysiologie
Ursachen unzureichenden venösen Rückstroms (z.B Hypovolaemie, Venenklappeninsuffizienz, mangelhafte Tonisierung der Venen). Lungenkreislauf (s.a 4.5.1)

Über das **Niederdrucksystem** trifft zu:

- Es enthält etwa 5- bis 6mal mehr Blut als das Hochdrucksystem
- Beim Kreislaufgesunden kann unter physiologischen Bedingungen der Blutdruck in manchen Bezirken des Niederdrucksystems über 100 mm Hg betragen
- Die durch Presso-Rezeptoren ausgelöste Zunahme des Sympathikotonus führt zu einer Gefäßkonstriktion in den Gefäßen des Niederdrucksystems

Über den **herznah gemessenen Venenpuls** trifft zu:

- Das Maximum der Pulswelle (a-Welle) entsteht durch die Vorhofkontraktion
- Das Minimum der Pulswelle (x-Welle) entsteht durch Verschieben der Ventilebene in Richtung zur Herzspitze
- Das Druckminimum der Venenpulskurve (x-Welle) der Vena jugularis wird durch den Ventilebenenmechanismus hervorgerufen
- Die Pulswelle läuft entgegen der Richtung der Blutströmung
- Die Öffnung der Atrioventrikularklappe bewirkt eine Senkung in der Pulskurve

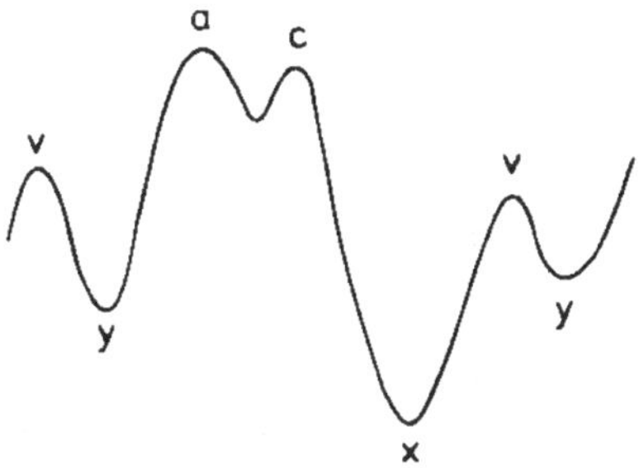

Das Bild zeigt die Pulskurve der V. jugularis mit ihren Druckwellen (a, c, v) und Drucksenkungen (x, y).

- Die **a**-Welle wird durch die Vorhofkontraktion bewirkt
- Die **c**-Welle entsteht durch eine Vorwölbung der Segelklappen in den rechten Vorhof während der Anspannungszeit der Ventrikel
- **v**-Welle: Während der Diastole steigt der Druck im Vorhof zunächst an, da die AV-Klappen noch geschlossen sind
- Die **x**-Senkung entsteht durch eine Verschiebung der Ventilebene zur Herzspitze während der Austreibungszeit
- **y**-Senkung: Sobald die AV-Klappen in der Diastole geöffnet werden, fließt das Blut in den Ventrikel und der Druck im Vorhof fällt

Der Druck in den großen herznahen Venen

- zeigt auch beim Gesunden pulsatorische Schwankungen
- nimmt bei einer Vergrößerung des Blutvolumens durch übermäßige Infusion zu
- sinkt bei einer forcierten Inspiration ab

Nach langsamer **intravenöser Infusion** von 500 ml Blut kommt es zum Anstieg des

- zentralen Venendrucks
- Herzschlagvolumens
- interstitiellen Flüssigkeitsvolumens
- *nicht:* Blutvolumens im arteriellen System um 100 ml

Der **hydrostatische Indifferenzpunkt** liegt in der Vena cava inferior 5 - 10 cm kaudal vom Zwerchfell.

Als **zentralen Venendruck** bezeichnet man den Druck im rechten Vorhof.

Bei einem maximal möglichen Preßdruckversuch nach Valsalva kann der Druck in den herznahen Venen einen Wert annehmen, der um 100 mmHg (= 13,3 kPa) liegt.

Venenklappen sind wesentlich für die Wirkung der "Muskelpumpe".

4.4. Gewebsdurchblutung

4.4.1 Mechanismen
Druckpassives Verhalten, Autoregulation, Bedeutung des Endothels. Gefäßabschnitte mit Verteilerfunktion; Widerstandsgefäße. Myogener Gefäßtonus. Einfluß von nervalen, humoralen und lokal-chemische Faktoren. Durchblutungsmessung.

4.4.2 Mikrozirkulation
Morphologie (s.a. Anatomie 2.4.3).
Rheologie des Blutes in der Mikrozirkulation; Fahraeus-Lindqvist-Effekt.
Austauschprozesse (u.a. treibende Kräfte, Lokalisation). Ursachen, Mechanismen und Folgen der Ödembildung.

Die "myogene Reaktion" (Bayliss-Effekt) der Blutgefäße ist eine durch Dehnung der Gefäßmuskulatur ausgelöste Zunahme des aktiven Gefäßtonus.

Der Bayliss-Effekt läßt sich durch Beseitigung des basalen Tonus (z.B. mit Papaverin) aufheben.

Wird nach einer vorübergehenden Drosselung die Durchblutung eines Organs wieder freigegeben, so kommt es zu einer reaktiven Hyperämie. - Diese hat eine Zunahme des organvenösen P_{O_2} zur Folge.

Der basale Tonus eines Blutgefäßes bleibt nach Ausschalten der Gefäßinnervation wirksam.

Das Bild zeigt verschiedene Reaktionsformen von Organstrombahnen auf Denervierung und auf pharmakologische Aufhebung des Gefäßmuskeltonus.

- Kurve **a** kennzeichnet eine Strombahn, die unter starkem vasokonstriktorischem Einfluß steht und praktisch keinen basalen Gefäßtonus besitzt
- Kurve **b** kennzeichnet eine Strombahn, die einen deutlichen basalen Gefäßtonus besitzt

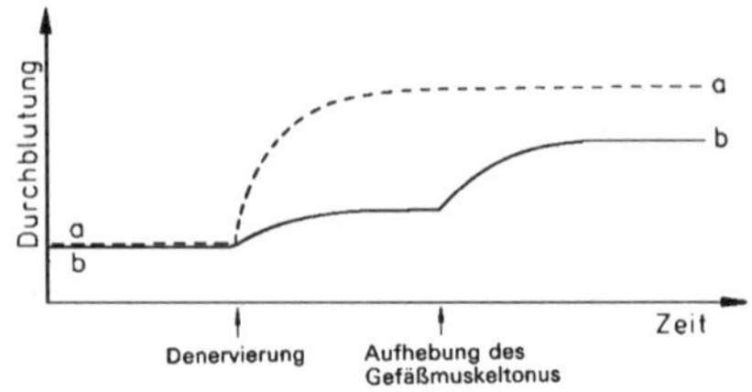

Das Bild zeigt schematisch die Durchblutung einer Organstrombahn, die von vasokonstriktorischen, nicht aber von vasodilatatorischen Nerven versorgt wird. Die Denervierung wird durch Durchschneidung aller versorgenden Nerven vorgenommen. Der Blutdruck sei konstant.

- Die Strombahn besitzt in der Anfangsphase der Kurve einen deutlichen basalen Tonus

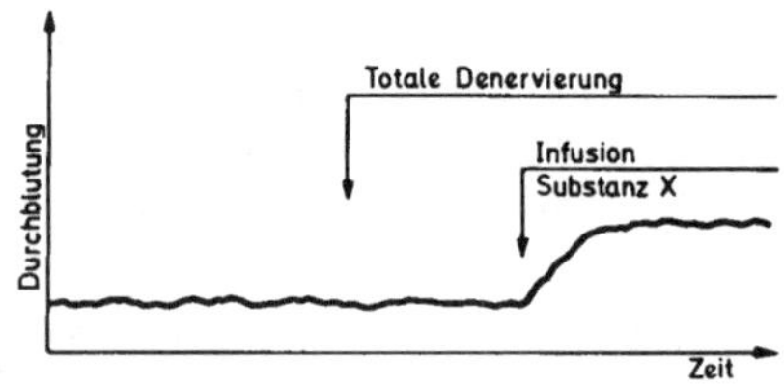

Das Bild zeigt Druck-Stromstärke-Beziehungen bei Durchströmung von Organstrombahnen.

- Bei laminarer Strömung durch ein starrwandiges Rohr ergibt sich Kurve **1**
- Kurve **1** ist typisch für eine arteriosklerotische, weitgehend starre Strombahn ohne Autoregulation
- Eine Strombahn, deren glatte Gefäßmuskulatur pharmakologisch gelähmt ist, verhält sich am ehesten gemäß Kurve **2**
- Kurve **3** kennzeichnet das normale Verhalten einer Strombahn mit guter Autoregulation
- Bei Durchströmung einer denervierten Niere findet man in der Regel eine Kurve gemäß **3**

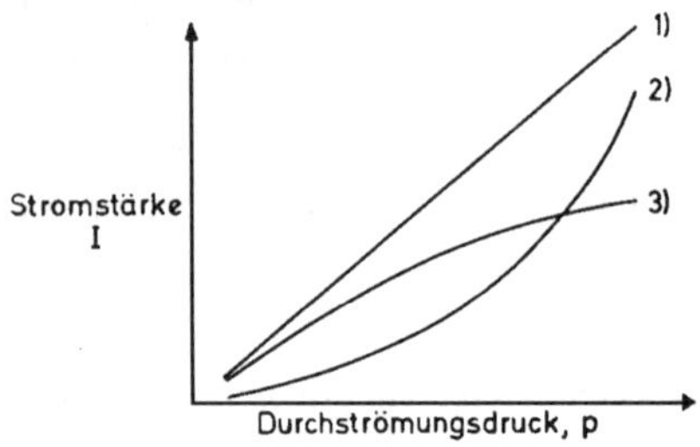

Ein **extrazelluläres Ödem** kann entstehen durch:

- Proteinurie
- verminderte Pumpleistung des Herzens (Herzinsuffizienz)
- erschwerten Lymphabfluß
- Mangelernährung
- *nicht:* verminderte Proteindurchlässigkeit der Blutkapillaren

4.5. Organkreisläufe

4.5.1 Lunge
Stromstärkemessung s. 3.2.3.
Blutdrücke in den Abschnitten der Lungenstrombahn; Lageabhängigkeit der Durchblutung; Beziehung zwischen Perfusionsdruck, Stromstärke und Strömungswiderstand. Regulation des Strömungswiderstandes. Ursache venöser Beimischungen.
Ursachen und Folgen eines Druckanstieges im arteriellen und venösen Teil der Lungenstrombahn.

4.5.2 Gehirn
Anteil am Herzzeitvolumen und spezifische Durchblutung. Regulation des Strömungswiderstands (s.a. 5.6.2).

4.5.3 Niere
s.a. 9.2.2.
Anteil am Herzzeitvolumen, spezifische Durchblutung; O_2-Ausschöpfung des Blutes.

4.5.4 Haut
Anteil am Herzzeitvolumen unter verschiedenen Bedingungen. Regulation des Strömungswiderstands. Regionale Unterschiede.

4.5.5 Herz
Koronardurchblutung s. 3.2.5.

4.5.6 Skelettmuskel
Anteil am Herzzeitvolumen bei Ruhe und bei Muskelarbeit. Regulationsbreite der spezifischen Durchblutung. Regulationsmechanismen, Einfluß der Muskelkontraktion.

4.5.7 Splanchnikusgebiet
Anteil am Herzzeitvolumen; Umstellung bei Verdauung und körperlicher Arbeit. Regulationsmechanismen.

Unter Ruhebedingungen ist die **Durchblutung** pro Gramm Gewebe von Myokard, Niere, Skelettmuskel in folgender Weise abgestuft:

- Niere > Myokard > Skelettmuskel

Der Anteil am Herzzeitvolumen des Menschen in Ruhe nimmt ab in der Reihenfolge:

- Niere > Gehirn > Herz

Über die **vasomotorische Innervation** trifft zu:

- Bei der Regulation der Gehirndurchblutung spielt die vasokonstriktorische Innervation nur eine untergeordnete Rolle
- Die Größe der akralen Hautdurchblutung wird vor allem durch vasokonstriktorische Nerven eingestellt
- An der emotionalen Steigerung der Muskeldurchblutung wirken vasodilatatorische Nerven mit
- Als Transmitter der vasokonstriktorischen Nerven gilt das Noradrenalin

Über die **Lungenstrombahn** trifft zu:

- Der Strömungswiderstand der Lungenstrombahn sinkt bei Zunahme des Herzzeitvolumens
- Erhöhung des Pulmonalarteriendruckes reduziert den Widerstand der Lungenstrombahn
- Der Strömungswiderstand des kleinen Kreislaufs beträgt weniger als ein Drittel des Wertes im großen Kreislauf
- Die A. pulmonalis enthält gemischt-venöses Blut
- Ein Teil des bronchialvenösen Blutes wird dem arterialisierten Blut in der Lungenstrombahn beigemischt
- Unter Ruhebedingungen ist beim stehenden Menschen die Durchblutung der apikalen Lungenpartien geringer als die der basalen
- Erhöhung des intraalveolären endexspiratorischen Drucks führt zu einer Steigerung des Strömungswiderstandes in der Lungenstrombahn
- Positive Druckbeatmung erhöht den Widerstand der Lungenstrombahn
- Durch Drucksenkung oder Vasokonstriktion der Lungenstrombahn können kurzfristig bis zu etwa 250 ml Blut mobilisiert werden
- Die Anpassung der lokalen Durchblutung an die Ventilation beruht auf der Abhängigkeit des lokalen Strömungswiderstandes von dem alveolären P_{O_2} und P_{CO_2}

Nebenstehende Abbildung gibt das Prinzip bei Perfusion der **Lungenstrombahn** richtig wieder.

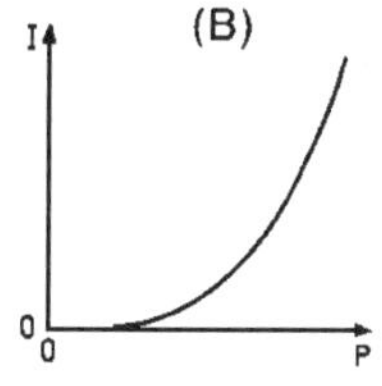

Über die **Regulation der Gehirndurchblutung** trifft zu:

- Der Gehirnkreislauf besitzt eine Autoregulation
- O_2-Mangel im Blut führt zur Steigerung der Gehirndurchblutung
- Erhöhung des P_{CO_2} im arteriellen Blut führt zur Steigerung der Gehirndurchblutung
- Bei einer akuten alveolaren Hypoventilation kommt es zu einer Zunahme der Hirndurchblutung
- Eine deutlich erhöhte Durchblutung des Gehirns ist infolge von Hyperkapnie (arterieller P_{CO_2} = 6,4 kPa ≈ 48 mm Hg) zu erwarten
- Der Einfluß vasokonstriktorischer Nerven auf die Gehirndurchblutung ist schwach

Etwa 20 % des Herzzeitvolumens entfallen unter Ruhebedingungen auf die Nierendurchblutung.

Die spezifische Durchblutung der Nieren beim gesunden Erwachsenen beträgt unter Ruhebedingungen ein Mehrfaches der spezifischen Leberdurchblutung.

Die spezifische Durchblutung der Gesamtniere ist wesentlich größer als die des Gehirns.

Für die **Durchblutungsregelung im Skelettmuskel** gilt:

- Bei starker Arbeit kann die spezifische Durchblutung auf das 10fache des Ruhewertes ansteigen
- Bei Emotion kann die Durchblutung des ruhenden Muskels über vasodilatatorische Nerven gesteigert werden
- Noradrenalin führt über α-Rezeptoren zu einer Verengung der Muskelgefäße
- Adrenalin führt über β-Rezeptoren zu einer Erweiterung der Muskelgefäße
- Bei Erhöhungen der Blut-Adrenalinkonzentration im physiologischen Bereich kommt es zu einer Steigerung der Skelettmuskeldurchblutung
- Bei Arbeit nimmt die Durchblutung der Skelettmuskulatur zu
- Bei Anspannung des M. biceps brachii mit 30 - 40 % der maximalen Kraft ist die Muskeldurchblutung unzureichend für die O_2-Versorgung
- Die reaktive Hyperämie nach einer 1 - 2minütigen vollständigen Unterbrechung der Skelettmuskeldurchblutung wird vor allem durch lokale metabolische Faktoren ausgelöst

Über die **Durchblutung des Splanchnikus-Gebietes** trifft zu:

- Die Durchblutung der Leber macht beim Erwachsenen unter Ruhebedingungen ungefähr 25 % des Herzzeitvolumens aus
- An der Durchblutungssteigerung des Dünndarms bei vermehrter Sekretions- und Resorptionstätigkeit ist unter anderem das Kininsystem beteiligt
- Die Durchblutung des Splanchnikus-Gebietes kann bei körperlicher Arbeit bis auf etwa ein Fünftel des Ruhewertes gedrosselt werden

Die **Durchblutung der Leber** kann bei schwerer körperlicher Arbeit unter die Hälfte des Ruhewertes sinken.

4.6. Fetaler und plazentarer Kreislauf

4.6.1 Organisation
Strömungs- und Druckverlauf sowie Sauerstoffsättigung im fetalen Kreislauf. Mechanismen des materno-fetalen Austauschs.

4.6.2 Umstellungen
Zeitverlauf und Mechanismen der Kreislaufumstellungen nach der Geburt beim Neugeborenen. Pathophysiologische Grundzüge (z.B. Offenbleiben von Ductus arteriosus Botalli und Foramen ovale)

Über den **fetalen Kreislauf und den Plazentakreislauf** trifft zu:

- Die Herzfrequenz des Feten beträgt gegen Ende der Schwangerschaft etwa 120 - 160/min
- Das Blut aus der Vena cava inferior gelangt zum größten Teil über das Foramen ovale in den linken Vorhof
- Zwischen Pulmonal- und Körperkreislauf besteht ein physiologischer Rechts-Links-Shunt

- Für den Fetus übernimmt die Plazenta die Funktion der Lungen
- Das fetale Hämoglobin hat eine höhere O_2-Affinität (bei gleichem pH) als HbA
- IgG-Antikörper passieren die Plazentaschranke
- Während der Blutpassage gleichen sich die Sauerstoffpartialdrücke des fetalen und mütterlichen Blutes weitgehend an

Bei einem acht Monate alten Feten fließt etwa die Hälfte des vom Herzen geförderten Volumens durch die Plazenta.

Bei der **Umstellung des Kreislaufs** beim Kind nach der Geburt

- beginnt die fortschreitende Verengung des Ductus arteriosus
- nimmt der Lungengefäßwiderstand ab
- Der periphere Kreislaufwiderstand steigt an
- wird das Foramen ovale funktionell geschlossen
- Ein Druckgefälle vom linken zum rechten Vorhof führt zum Verschluß des Foramen ovale
- Der im Ductus arteriosus in den ersten Tagen noch vorhandene Blutstrom fließt von der Aorta in die A. pulmonalis

5. Atmung

5.1. Grundlagen

Ideales Gasgesetz. Gasgemische: Fraktion und Partialdruck von Komponenten, Wasserdampf. Volummeßbedingungen (ATPS, BTPS, STPD). Zusammensetzung der atmosphärischen Luft. Luftdruck und Höhe (s.a. Physik für Mediziner 4.4). Löslichkeit von Gasen in Flüssigkeiten. Diffusion (z.B. Diffusionskoeffizient, Diffusionskonstante, Diffusionsgesetze; s.a. 1.3).

Das Volumen einer Gasprobe sei bei Spirometerbedingungen V_{ATPS}, bei Körperbedingungen V_{BTPS} und bei Standardbedingungen V_{STPD}. - Folgende Beziehung gilt bei normalen Werten von Luftdruck sowie Raum- und Körpertemperatur:

- $V_{BTPS} > V_{ATPS} > V_{STPD}$

Bei einem gesunden Probanden wird über eine Gasuhr das Volumen der Einatmungsluft V gemessen. Die Luft sei trocken, ihre Temperatur 0 °C und der atmosphärische Druck 101 kPa (760 mmHg).

- Das in die Luftwege (einschließlich Alveolen) aufgenommene Gasvolumen V_{BTPS} ist größer als V_{STPD}

Es sei angenommen, daß eine Versuchsperson mit einer Körpertemperatur von 37 °C (= 310 K) 1 Stunde lang 10 l/min Luft aufgrund einer speziellen Apparatur genau unter BTPS-Bedingungen einatmet. (Luft von 310 K und unter Normaldruck enthält bei voller Wasserdampfsättigung 43 mg H_2O/l Luft).

- In dieser Stunde wäre die respiratorische Perspiratio insensibilis 0,0 ml

5.2. Atemmechanik

5.2.1 Lungenvolumina und Statik des Atemapparates
Lungenvolumina und ihre Messung (z.B. Spirometrie, Testgasverdünnung); Normalwerte. Dr uck-Volumen-Beziehung von Lunge und Thorax; Compliance, Oberflächenkräfte in den Alveolen (z.B. LaplaceBeziehung); Surfactant, Surfactantmangel.

5.2.2 Dynamik des Atemapparates
Wirkungsweise der Atemmuskeln; Wirkung maximaler Kraftentfaltung. Drücke im Atemapparat, Messung und zeitlicher Verlauf während normaler und vermehrter Atmung. Elastische und nicht-elastische Atemwiderstände; Beziehung zum Lungenvolumen. Atemarbeit. Grundzüge der Lungenfunktionsdiagnostik (z.B. Tiffeneau-Test)

5.2.3 Künstliche Beatmung
Formen. Besonderheiten im Vergleich zur Spontanatmung (z.B. Drücke im Atemapparat; Gasaustausch; hämodynamische Auswirkungen).

Über die **Lungenvolumina** trifft zu:

- Totalkapazität: das Volumen, das nach maximaler Inspiration in der Lunge enthalten ist
- Die funktionelle Residualkapazität (FRC) ist das Luftvolumen, das sich am Ende der Exspiration eines normalen Atemzugvolumens noch in der Lunge befindet
- Die FRC kann mit der Heliumeinwaschmethode bestimmt werden
- Totalkapazität minus funktionelle Residualkapazität ist gleich inspiratorisches Reservevolumen plus Atemzugvolumen

Folgende Parameter der Lungenfunktion liegen im Bereich der Norm für einen jungen Mann von 1,8 m Körpergröße:

- Totalkapazität 7 l
- maximale exspiratorische Atemstromstärke = 10 l/s

Nach einer normalen Ausatmung wurde ein Proband für einige Minuten an ein geschlossenes Spirometersystem mit einem Volumen von 4,0 l (auch am Ende der Messung 4,0 l !) angeschlossen, das anfänglich (außer 3,2 l Sauerstoff) Helium in einer Konzentration von 0,20 l/l enthielt. Die Helium-Endkonzentration betrug 0,10 l/l.

- Die funktionelle Residualkapazität des Probanden war 4,0 l (Meßtechnische Probleme bleiben unberücksichtigt)

Bei einer Messung mit der Helium-Verdünnungsmethode (Helium-Einwaschmethode) sei das Spirometervolumen 5 l, die anfängliche fraktionelle Heliumkonzentration im Spirometer (F_{He}) 0,12. Nach maximaler Exspiration wird der Proband mit dem Spirometer verbunden, in dem nach 15 - 20 tiefen Atemzügen eine Heliumkonzentration von 0,10 gemessen wird.

- Das Residualvolumen beträgt 1,0 l

Die folgenden Meßwerte wurden bei einer Versuchsperson gemessen:
Vitalkapazität: 6,0 l
Inspiratorisches Reservevolumen: 2,5 l
Funktionelle Residualkapazität: 4,0 l
Atemzugvolumen: 1,0 l

- Hiernach ist der Wert des Residualvolumens 1,5 l

Nebenstehende Kurve stellt das passive Druck-Volumen-Verhalten des Atemapparates dar (= Ruhedehnungskurve von Lunge und Thorax).
V = Lungenvolumen (Ordinate)
P = intrapulmonaler (= alveolärer) Druck
gestrichelte Linien: Atemruhelage

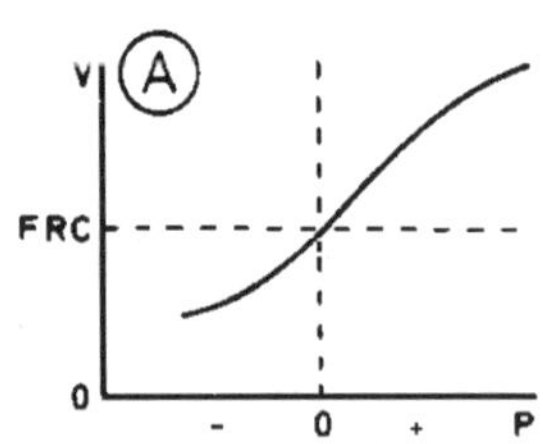

Gegeben sind zwei Atemschleifen in jeweils einem Druck-Volumen-Diagramm. Abszissen und Ordinaten sind linear geteilt und haben in beiden Abbildungen den gleichen Maßstab. Die linke Abbildung soll die Verhältnisse bei einem gesunden Menschen darstellen.

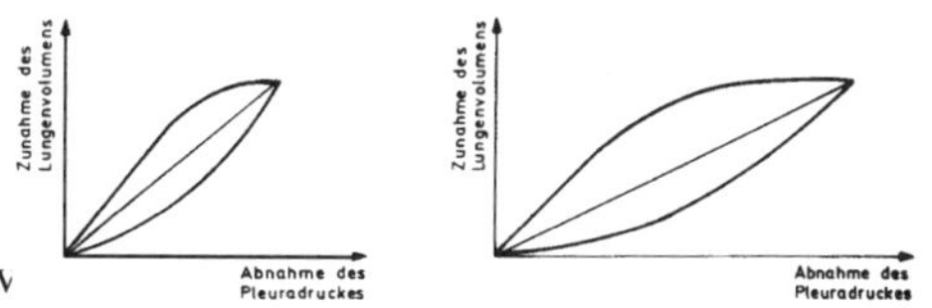

- Im Vergleich dazu sind in der rechten Kurv die elastische und die visköse Atemarbeit vergrößert

Dargestellt ist im Druck-Stromstärke-Diagramm die Beziehung zwischen Alveolardruck (intrapulmonaler Druck P) und Atemstromstärke (V).

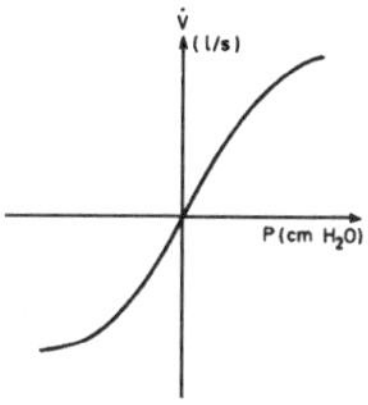

- Die Steilheit der Kurve ändert sich bei einer Änderung des Atemwegswiderstandes

Der **Atemwegswiderstand** der Lunge beim gesunden Menschen stellt den Hauptanteil des nichtelastischen Atemwiderstands dar.

Bei einer Erhöhung der Atmungswiderstände findet man in der Regel eine deutliche Abnahme der Ein-Sekunden-Ausatmungskapazität, weil bei erhöhten Atmungswiderständen die maximal erreichbare exspiratorische Strömungsgeschwindigkeit gegenüber dem Gesunden herabgesetzt ist.

Die statische **Compliance** der Lunge ist definiert als Volumenänderung pro Druckänderung.

Die statische Compliance der Lunge C_L kann über die gleichzeitige Messung des Atemzugvolumens und des intraösophagealen Drucks abgeschätzt werden.

Beim gesunden Erwachsenen betrage die Compliance des Thorax 2 l/kPa, die Compliance der Lunge belaufe sich auf ebenfalls 2 l/kPa.

- Die Compliance von Lunge und Thorax gemeinsam beträgt dann 1 l/kPa

Der **intrapulmonale Druck** (= alveolärer Druck) ist am Ende einer normalen Inspiration bei offener Glottis

- etwa gleich groß wie in Atemruhelage
- positiver als der intrapleurale Druck

Zum **intrapleuralen Druck** trifft zu:

- Der intrapleurale Druck ist bei Ruheatmung stets niedriger als der atmosphärische Druck
- Er ist in Atemmittellage ein subatmosphärischer Druck
- Der Druck im Pleuraspalt liegt aufgrund der elastischen Eigenschaften der Lunge bei Ruheatmung stets unter dem Atmosphärendruck
- Änderungen des Intrapleuraldrucks lassen sich mit einem Ballonkatheter im mittleren Bereich des Ösophagus messen
- Unter sonst gleichen Bedingungen ist der intrapleurale Druck bei Einatmung umso stärker negativ, je höher der Atemwiderstand ist
- Die Differenz zwischen intrapleuralem und intrapulmonalem Druck wird überwiegend durch die Elastizität der Lunge bestimmt

Es werden die Amplituden der inspiratorisch-exspiratorischen Schwankungen des Pleuradruckes (ΔP_{Pl}) und des Alveolardruckes (ΔP_A) gemessen. - Folgende Änderungen beider Amplituden treten ein, wenn der Atemwiderstand des Probanden bei unveränderter Atemstromstärke erhöht wird (z.B. Atmung durch ein enges Rohr):

- ΔP_{Pl} nimmt zu
- ΔP_A nimmt zu

Die Differenz zwischen dem Druck im Alveolarraum und dem atmosphärischen Druck bewirkt die Luftströmung in den Atemwegen.

In nebenstehendem Diagramm (Ordinate Ausatemstromstärke, Abszisse intrapulmonaler Druck) ist der Ablauf eines normalen **Atemzuges** korrekt wiedergegeben.

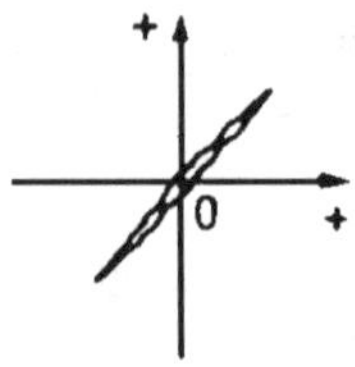

Kurve **1** stellt die Veränderungen des Lungenvolumens in einem Atemzyklus bei normaler Ruheatmung dar (Einatmung = Ausschlag nach oben).
Kurve **2** (Druckanstieg = Ausschlag nach oben) stellt dann den Verlauf des intrapulmonalen Druckes dar.

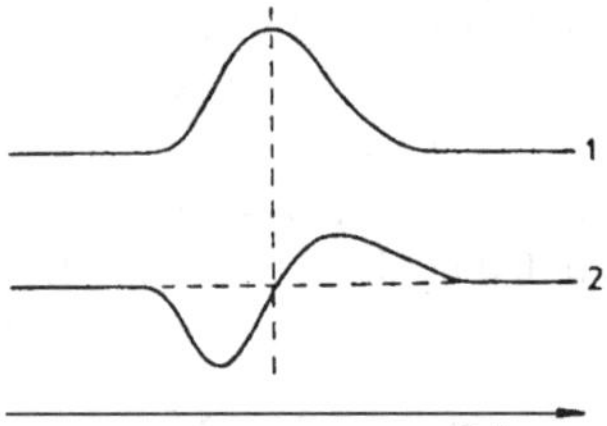

Das **Surfactant** in der Lunge

- ist ein Gemisch oberflächenaktiver Substanzen in den Alveolen
- wird in den Pneumozyten II (große Alveolarzellen) produziert
- trägt zur Verhütung von Atelektasen bei
- hat Lipidcharakter
- Die oberflächenaktiven Substanzen (surfactants) der Lunge vermindern die Gefahr eines Alveolenkollapses

5.3. Gasaustausch in der Lunge

5.3.1 O_2-Aufnahme und CO_2-Abgabe
Meßverfahren, Normalbereiche bei Ruhe und Maximalwerte (z.B. bei körperlicher Arbeit). Respiratrischer Quotient (z.B. Lungen-RQ, Stoffwechsel-RQ).

5.3.2 Ventilation
Atemzugvolumen, Atemfrequenz, Atemzeitvolumen. Totraum (z.B. anatomischer, alveolärer, physiologischer) und Totraumventilation. Alveoläre Ventilation. Partialdrücke von O_2 und CO_2 im alveolären Gas. Bestimmungsmethoden und Normalbereiche.

5.3.3 Diffusion
Diffusionsstrecken, Diffusionsleitfähigkeit (= Diffusionskapazität) der alveolär-kapillären Membran. Bestimmung der Diffusionskapazität der Lunge für O_2 und CO_2. Zusammenwirken von Diffusion und Lungenkapillardurchblutung beim alveolären Gasaustausch.

5.3.4 Verteilung
Bedeutung des Quotienten aus alveolärer Ventilation und Kapillarperfusion (V_A/Q-Verhältnis) für alveolären Gasaustausch. Regionale Unterschiede im V_A/Q-Verhältnis (Verteilungsstörung) unter normalen Bedingungen und Grundzüge krankhafter Veränderungen. Folgen von Verteilungsstörungen für den alveolären Gasaustausch.

5.3.5 Pathophysiologie
Grundzüge obstruktiver und restriktiver Ventilationsstörungen in ihrer Auswirkung auf die Lungenfunktion (s.a. 5.6.3)

Über die **Atmung unter Ruhebedingungen** trifft zu:

- Die CO_2-Konzentration in den Alveolen ist mehr als 100mal höher als die in der Einatmungsluft
- Bei maximaler Atemfrequenz und -tiefe (Atemgrenzwert) kann das Atemminutenvolumen auf das 20- bis 30fache des Normalwertes ansteigen
- Die Atemarbeit pro Minute ist kleiner als die Herzarbeit pro Minute
- Der funktionelle Totraum entspricht etwa einem Drittel des Atemzugvolumens bei ruhiger Atmung

Das **Atemminutenvolumen** beträgt bei folgenden Angaben
Alveoläre Ventilation: 5 Liter pro Minute
Atemfrequenz: 15 pro Minute
Totraumvolumen: 0,2 Liter

- 8 Liter pro Minute

Als **anatomischen Totraum** bezeichnet man das Volumen der zuführenden Atemwege bis zur Bronchiolen-Alveolengrenze.

Ein Anteil von etwa 5 % des Gasvolumens, das sich bei Atemruhelage in der Lunge und den Atemwegen befindet, ist im anatomischen Totraum.

Zum **funktionellen Totraum** trifft zu:

- Sein Anteil am Exspirationsvolumen beträgt beim gesunden Erwachsenen in Ruhe etwa 1/3 - 1/4 des Atemzugvolumens
- Er kann bei Lungenfunktionsstörungen größer sein als der anatomische
- Er dient u. a. der Reinigung, Befeuchtung und Erwärmung der Inspirationsluft
- Er stellt einen Teil des Stimmorgans dar

Bei folgenden angegebenen Werten
Atemzugvolumen: V_E = 300 ml
CO_2-Konzentration in Alveolarluft: $F_{A\,CO_2}$ 0,05 ml/ml
CO_2-Konzentration in Exspirationsluft: $F_{E\,CO_2}$ 0,04 ml/ml

- berechnet sich das Totraumvolumen mit 60 ml

Die **alveoläre Ventilation** beim Gesunden in Ruhe beträgt 2/3 - 3/4 des Atemzeitvolumens.

Bei einer akuten willkürlichen Steigerung der alveolären Ventilation auf 15 Liter pro Minute steigt die pulmonale CO_2-Abgabe stärker als die pulmonale O_2-Aufnahme.

Die **endexspiratorische Sauerstoff-Konzentration**

- beträgt bei normalem Atemminutenvolumen in Ruhe etwa 0,14 l/l
- entspricht der alveolaren Sauerstoffkonzentration

Mit zunehmender Höhe über dem Meeresspiegel steigt der Anteil des Wasserdampfdrucks am Gesamtdruck im Alveolarraum an, weil der alveoläre Wasserdampfdruck unabhängig vom atmosphärischen Druck ist.

Der **Diffusionswiderstand** der alveolo-kapillären Membran ist für CO_2 kleiner als für O_2, weil CO_2 eine höhere physikalische Löslichkeit in den Flüssigkeitsräumen des Organismus aufweist als O_2.

Ein Proband atmet ein Kohlenmonoxid (CO)-haltiges Gemisch ein, wobei sein alveolärer CO-Partialdruck 0,2 kPa beträgt. Seine CO-Diffusionskapazität beträgt 300 ml · in^{-1}· kPa^{-1}.

- Nach 2 min sind 120 ml CO ins Blut aufgenommen

Ein PaO_2 von 60 mmHg (8,0 kPa) und ein $PaCO_2$ von 42 mmHg (5,6 kPa) lassen, wenn sie im arteriellen Blut eines Menschen gleichzeitig gemessen werden, am ehesten auf eine inhomogene Verteilung von Ventilation und Perfusion schließen.

Bei einem Patienten kommt es (z. B. durch Einengung eines Hauptbronchus) zu lokaler Hypoventilation bei weiterhin normalem Atemzeitvolumen. Dadurch sinkt der arterielle P_{O_2}, und der arterielle P_{CO_2} bleibt nahezu unverändert.

- Das liegt daran, daß in den hyperventilierten Lungenbereichen die O_2-Aufnahme ins Blut im Gegensatz zur CO_2-Abgabe aus dem Blut nur unwesentlich erhöht ist

Folgende Faktoren tragen beim Lungengesunden dazu bei, daß der P_{O_2} in den Arterien des großen Kreislaufs niedriger ist als der mittlere alveoläre P_{O_2}:

- Verteilungsstörungen

- venöse Beimischung
- Diffusion des O_2 durch die alveolo-kapilläre Membran
- *nicht:* anatomischer Totraum

Auch beim Gesunden ist der systemarterielle P_{O_2} niedriger als der alveoläre, u. a. infolge des physiologischen Shunts in der Lungendurchblutung.

Die Sauerstoffaufnahme des Probanden betrage 300 ml · min^{-1} und die Diffusionskapazität der Lunge 200 ml O_2· kPa^{-1}· min^{-1}.

- Die mittlere O_2-Partialdruckdifferenz zwischen Alveolargas und Lungenkapillarblut beträgt 1,5 kPa

Obstruktive und restriktive Ventilationsstörungen (Differentialdiagnose)		
	Obstruktion	**Restriktion**
Compliance	normal	vermindert
Vitalkapazität	normal	vermindert
rel. Einsekundenkapazität	vermindert	normal
Atemwegswiderstand/Resistance	erhöht	normal
funktionelle Residualkapazität	erhöht	vermindert
Vorkommen	obstruktive Bronchitis Asthma bronchiale	Lungenfibrose

5.4. Atemgastransport im Blut

5.4.1 O_2
Physikalische Lösung und chemische Bindung an Hämoglobin. O_2-Gehalt, O_2-Sättigung, O_2-Partialdruck; Bestimmungsmethoden und Normalbereiche im arteriellen und gemischt-venösen Blut. Beeinflussung der HbO_2-Bindung durch pH und PCO_2 (s.a. 5.4.3); 2,3Bisphosphoglycerat (2,3-BPG); Temperatur. Unterschiedliche Hämoglobine (z.B. HbA, HbF). Inaktiviertes Hämoglobin (z.B. MetHb, HbCO).

5.4.2 CO_2
Physikalische Lösung und chemische Bindung als HCO_3^- und Carbamat. Partialdruck von CO_2; Bestimmungsmethoden und Normalbereiche im arteriellen und gemischt-venösen Blut. Ionale Austauschvorgänge an der Erythrozytenmembran bei Veränderung des PCO_2 (z.B. HCO_3^-/Cl^-Austausch und Kinetik der Gleichgewichtseinstellung; Carboanhydratase).

5.4.3 Wechselwirkung zwischen O_2- und CO_2-Bindung
O_2-Sättigung und CO_2-Bindung (Bohr- und Haldane-Effekt). Wechselspiel zwischen O_2- und CO_2-Austausch in Lunge und Gewebe.

5.4.4 Kompression und Dekompression
Atmung bei erhöhtem Druck (z.B. Gerätetauchen). Gefahren der Dekompression.

Im **arteriellen Blut**

- ist insgesamt mehr als doppelt soviel CO_2 enthalten wie O_2
- ist die physikalische Löslichkeit für CO_2 etwa 20 mal so groß wie die für O_2
- beträgt die O_2-Bindungskapazität etwa 0,2 l/l Blut
- ist der P_{N_2} etwa ebenso hoch wie der im Blut der A. pulmonalis

Die **O_2-Sättigung** des Blutes der A. pulmonalis beträgt beim ruhenden Menschen etwa 72 %.

Über den **O_2-Transport** und die O_2-Versorgung in Ruhe trifft zu:

- O_2 wird in physikalisch gelöster Form durch die Alveolarmembran transportiert
- Gegenüber Luftatmung steigt bei Atmung von reinem O_2 die O_2-Beladung des Hb um weniger als 5 % an

- Der kritische O_2-Partialdruck der Mitochondrien beträgt weniger als 0,5 kPa
- Alle Organe zusammen entnehmen dem Blut weniger als 1/3 der arteriell angebotenen O_2-Menge

Sauerstoff-Bindungskurve des Blutes

- Kurve **1**: normale O_2-Bindungskurve des Blutes
- Kurve **2:** O_2-Bindung für Myoglobin
- Kurve **3**: Rechtsverschiebung der O_2-Bindungskurve

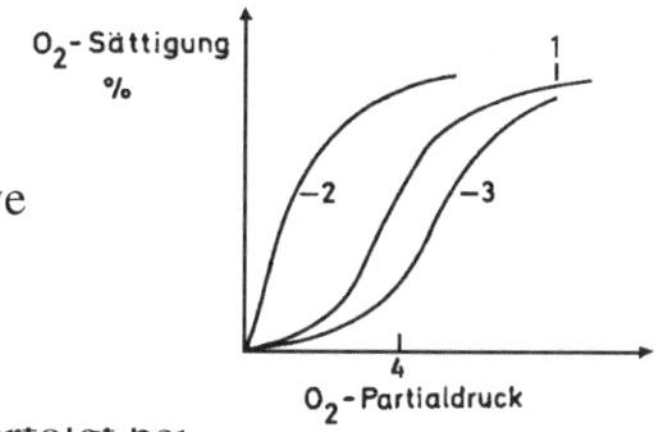

Affinitätszunahme des Sauerstoffs zum Hämoglobin erfolgt bei

- Abnahme des CO_2-Partialdrucks
- Abnahme der 2,3-Bisphosphoglycerat-Konzentration
- Abnahme der H^+-Konzentration
- Abnahme der Temperatur
- Erhöhung des pH-Wertes

Um das Hämoglobin im Blut zu 50 % mit O_2 zu sättigen, muß der Halbsättigungsdruck höher als normal sein,

- wenn der Partialdruck des CO_2 erhöht ist
- wenn der pH-Wert des Blutes erniedrigt ist
- wenn die Konzentration an 2,3-Bisphosphoglycerat in den Erythrozyten erhöht ist
- wenn die Temperatur erhöht ist

Die O_2-Affinität des Hämoglobins wird **erniedrigt** durch:

- Bindung von 2,3-Bisphosphoglycerat
- Erhöhung des CO_2-Partialdruckes
- Protonisierung
- metabolische Azidose
- *nicht:* Temperaturerniedrigung

2,3-Bisphosphoglycerat beeinflußt die Sauerstoffbindung des Hämoglobins.

Eine respiratorische pH-Veränderung verschiebt die O_2-Bindungskurve stärker als eine gleich große nicht-respiratorisch verursachte pH-Veränderung, weil CO_2 eine von H^+ unabhängige Wirkung auf die O_2-Affinität hat.

Die Menge des an Hämoglobin gebundenen Sauerstoffs ist im Blut wesentlich größer als die im Plasma gelöste O_2-Menge.

Unter physiologischen Bedingungen ist die O_2-Bindungskurve von Hb-F steiler als die von Hb-A.

Zum **CO_2** trifft zu:

- Das Molekül ist linear gebaut
- Es enthält zwei - schwach polarisierte - Doppelbindungen
- Jedes der beiden Sauerstoffatome hat noch 2 freie Elektronenpaare
- Die Einstellungsgeschwindigkeit des Gleichgewichts $CO_2 + H_2O \Leftrightarrow H_2CO_3$ kann durch die Carboanhydrase beeinflußt werden
- HCO_3^- im Plasma ist die Form des CO_2 (frei oder chemisch gebunden), die mengenmäßig im arteriellen Blut (Hämatokrit normal) überwiegt

Über den **CO_2-Transport** im Blut trifft zu:

- An der CO_2-Aufnahme aus dem Gewebe in das Blut ist das Carbamino-Hämoglobin mit etwa 10 % beteiligt

- Desoxygeniertes Hämoglobin kann mehr CO_2 in Form einer Carbamino-Verbindung aufnehmen als oxygeniertes Hämoglobin
- Der größte Teil des Kohlendioxids im venösen Blut wird als Bicarbonat im Plasma transportiert
- Der Anteil des HCO_3^- an dem insgesamt mit dem Blut transportierten CO_2 hängt von der Pufferkapazität der Nicht-Bicarbonatpuffer des Blutes ab

Hämoglobin (Hb) ist am Transport von CO_2 im Blut beteiligt, weil

- Hb Puffereigenschaften besitzt
- CO_2 in Form von Carbamino-Hämoglobin gebunden wird

Die Umsetzung von gelöstem CO_2 in Bicarbonat erfolgt bei Anwesenheit von Erythrozyten schneller als in reinem Plasma, vor allem, weil im Erythrozyten die Reaktion enzymatisch katalysiert wird.

Eine Erhöhung des CO_2-Partialdrucks im Blut führt zu einem Anstieg der aktuellen Bicarbonat-Konzentration im Plasma.

Voll oxygeniertes Blut eines gesunden Menschen wird mit verschiedenen CO_2-Partialdrücken äquilibriert.
In nebenstehenden Diagramm ist die Beziehung zwischen dem Plasma-pH (Abszisse) und dem CO_2-Druck (Ordinate, log. geteilt) graphisch dargestellt.

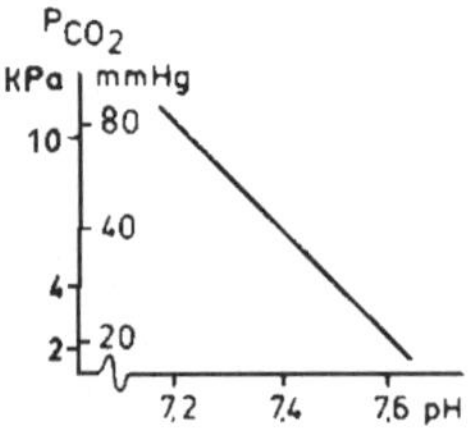

Beim **Gerätetauchen mit Preßlufttauchgerät** nimmt die alveoläre CO_2-Konzentration (l/l mit zunehmender Tiefe ab.

5.5. Säure-Basen-Gleichgewicht

(s.a. Biochemie 19.1)

5.5.1 Pufferung und H^+-Ionen
pH-Wert; Meßverfahren. Biologische Puffersysteme, Pufferkapazität. Henderson-Hasselbalch-Gleichung.

5.5.2 Pufferung und CO_2-Austausch
Besonderheiten des HCO_3^-/CO_2-Puffersystems (Pufferung im geschlossenen und offenen System). Pufferung bei Veränderungen des PCO_2.
HCO_3^--/pH-/PCO_2-Diagramme.

5.5.3 Säure-Basen-Haushalt
Entstehung von fixen Säuren und Basen im Stoffwechsel. Bedeutung der Niere für ihre Ausscheidung. Beurteilung des Säure-Basen-Status (z.B. pH, PCO_2, HCO_3^- im arteriellen Plasma, Standard-Bikarbonat, Basenüberschuß); Bestimmungsmethoden und Normalbereiche. Normalbereiche des pH im arteriellen und gemischt-venösen Blut.

5.5.4 Störungen des Säure-Basen-Gleichgewichtes
Respiratorische und nicht-respiratorische Störungen (Azidosen und Alkalosen); Ursachen und Diagnostik. Mitwirkung von Lunge, Niere und Leber bei kurz und langfristiger Kompensation.

Zu den **Pufferbasen** des Blutes gehören:

- Bicarbonat-Ionen
- Plasmaproteine
- oxygeniertes Hämoglobin
- desoxygeniertes Hämoglobin

Die Konzentration der Gesamtpufferbasen im Blut kann bei Kenntnis der aktuellen Werte von pH, P_{CO_2} und Hämoglobinkonzentration im arteriellen Blut bestimmt werden.

Hämoglobin wirkt im Blut als pH-Puffer mit veränderlicher Pufferkapazität, weil bei der Desoxygenierung des Hämoglobins die pK-Werte bestimmter Histidinreste des Hämoglobins verändert werden.

Der Puffer Hydrogencarbonat/Kohlendioxid kann in vivo bei physiologischem pH-Wert von 7,4 als "offener Puffer" fungieren.

Das H_2CO_3/HCO_3^--System ist ein wichtiger Puffer des Organismus.

Die bei Erhöhung des P_{CO_2} im Blut entstehenden H^+-Ionen werden ausschließlich von Nicht-Bicarbonat-Puffern des Blutes gepuffert.

Säure-Basen-Haushalt				
Diagnose	pH	pCO_2 (mmHg)	Bicarbonat (mmol/l)	BE (mmol/l)
Normwerte	7,36 - 7,44	36 - 44	22 - 26	-2 bis +2
metab. Azid.	**erniedrigt (kompensator. normal)**	**normal (kompensator. erniedrigt)**	**erniedrigt**	**negativ**
metab. Alkal.	**erhöht** (kompensator. normal)	**normal** (kompensator. erhöht)	**erhöht**	**positiv**
respirat. Azid.	**erniedrigt (kompensator. normal)**	**erhöht**	**normal (kompensator. erhöht)**	**positiv**
respirat. Alkal.	**erhöht** (kompensator. normal)	**erniedrigt**	**normal (kompensator. erniedrigt)**	**negativ**

Der **Basenüberschuß (BE)** weist auf das Vorliegen einer metabolischen Alkalose hin, wenn er positive Werte (z. B. 5 mmol/l) annimmt.

Zu 10 ml Blut wird 0,1 mmol NaOH gegeben.

- Die dadurch bewirkte Veränderung des Basenüberschusses beträgt + 10 mmol/l

Eine **respiratorische Azidose** ist wahrscheinlich zu erwarten bei

- obstruktiven Lungenerkrankungen
- restriktiven Lungenerkrankungen
- Einschränkung der Thoraxbeweglichkeit
- herabgesetzter zentraler Chemosensitivität gegenüber Wasserstoff-Ionen (z. B. Schlafmittelvergiftung)
- *nicht:* diabetischem Koma mit Kussmaulscher Atmung

Bei der respiratorischen Azidose kann der BE verändert sein.

Bei einem Blut-pH von 7,2 läßt sich die Diagnose "reine respiratorische Azidose" stellen, wenn der Basenüberschuß (BE) bekannt ist.

Bei der respiratorischen Azidose tritt im Unterschied zur metabolischen Azidose eine arterielle Hyperkapnie auf.

Bei einer respiratorischen Azidose mit **partieller Kompensation** findet man im Plasma:

- aktuelle Bicarbonatkonzentration erhöht
- CO_2-Partialdruck erhöht
- positiver Basenüberschuß (Base excess)

Bei chronischer Atmungsinsuffizienz findet man oft eine teilweise kompensierte respiratorische Azidose. - Dabei ist im arteriellen Blut

- der pH erniedrigt
- der CO_2-Partialdruck erhöht
- der Basenexzeß positiv

Folgende **Befunde** im arteriellen Blut sind mit einer teilkompensierten respiratorischen Azidose vereinbar:

- CO_2-Partialdruck P_{CO_2} = 55 mm Hg
- pH = 7,28
- pH = 7,34
- Base-Excess BE = + 4 mmol/l

Ein Patient hat eine seit mehreren Tagen bestehende Hypoventilation. - Folgende Werte im arteriellen Blut sind zu erwarten:

- pH: 7,35
- aktuelles HCO_3^-: 30 mmol/l
- Basenüberschuß (BE): + 5 mmol/l

Eine **metabolische Azidose** kann auftreten, wenn

- die Nierenfunktion stark gestört ist (Glomerulumfiltrate unter 30 ml/min)
- bei Muskelarbeit die Lactatkonzentration ansteigt
- der Stoffwechsel dekompensiert bei Diabetes mellitus
- eine periphere Hypoxydose vorliegt
- *nicht:* ein Patient anhaltend und häufig erbricht

Folgende Stoffwechselprozesse können unter pathologischen Bedingungen die Entstehung einer metabolischen Azidose fördern:

- Glykolyse
- Bicarbonat-Produktion im Pankreas
- Ketogenese

Bei einer metabolischen Azidose infolge Anstiegs des Plasma-Lactats steigt typischerweise das Plasmakalium an.

Bei einer **metabolischen Azidose** (MA) nicht-renalen Ursprungs ist die Säureelimination durch die Niere erhöht. - Dabei trifft zu:

- Bei MA ist der pH-Wert des Harns gewöhnlich < 6,0
- Im akuten Stadium der MA steigt die Ausscheidung "titrierbarer Säure" im Harn an
- Dauert die MA mehr als 2 Tage, so ist der Hauptanteil der renalen Säureelimination an die Aktivität tubulärer Glutaminasen gebunden
- Die Ausscheidung von NH_4^+ im Harn ist erhöht

Im Rahmen der Umstellung von Meereshöhe auf eine Höhe von 4000 m entsteht eine **respiratorische Alkalose**, weil es im Rahmen der Umstellung zu einer Hyperventilation kommt.

Eine **metabolische Alkalose** kann durch starkes Erbrechen entstehen.

Eine Hyperammoniämie kann zu einer metabolischen Alkalose führen.

Bei der nichtrespiratorischen Alkalose ist das CO_2-Bindungsvermögen des Blutes erhöht.

Eine 25jährige Patientin erbricht seit Wochen täglich. - Folgende Befunde sind bei ihr zu erwarten:

- Standardbicarbonat erhöht

- pH-Wert im Urin 7,5
- K^+-Konzentration im Serum vermindert
- Schwangerschaftstest positiv
- *am wenigsten:* Puffer-Basen-Konzentration im Blut erniedrigt

Bei der Untersuchung des Säure-Basen-Status im arteriellen Blut eines Patienten ergaben sich folgende Werte:
- pH: 7,50
- CO_2-Partialdruck: 6,7 kPa (50 mm Hg)
- Basenüberschuß (BE): + 12 mmol/l

- Es handelt sich hierbei um eine teilweise kompensierte nichtrespiratorische Alkalose

5.6. Atmungsregulation

5.6.1 Atemzentren und Atemreize
Medulläre Atemzentren.
Rückgekoppelte Atemreize (Lungendehnungsrezeptoren, periphere und zentrale Chemorezeption).
Nicht-rückgekoppelte Atemreize (z.B. willkürliche Beeinflussung der Atmung, Einflüsse von Temperatur- und Schmerzrezeptoren).

5.6.2 Atmung in Hypoxie (z.B. Höhe)
Hypoxie als Atemreiz. Kurzfristige und langfristige Auswirkung der Höhenhyperventilation, z.B. auf den Säure-Basen-Haushalt. Hypokapnie und Hirndurchblutung. Höhenakklimatisation.

5.6.3 Pathophysiologie
Definition, Diagnose, Ursachen und Folgen von Hyperpnoe und Hyperventilation, Hypopnoe und Hypoventilation. Folgen für Gasaustausch, Kreislauf und Säure-Basen-Haushalt. Dyspnoe. Grundzüge von Indikation und Kontraindikation der O_2-Atmung (z.B. Toxizität von O_2).

Über die **Kontrollmechanismen** der Atmung trifft zu:

- Die Erregung der Lungendehnungsrezeptoren führt zu einer Verkürzung der Inspirationsdauer
- Adäquater Reiz für die peripheren Chemorezeptoren im Glomus caroticum ist die Änderung des Sauerstoffpartialdrucks im arteriellen Blut
- Ein Anstieg des arteriellen CO_2-Partialdruckes ruft eine vermehrte Erregung der Chemorezeptoren im Glomus caroticum hervor (ist allerdings von untergeordneter Bedeutung)
- Die CO_2-Reaktion der Atmung wird durch Änderung der Wasserstoffionenkonzentration im Bereich medullärer chemosensibler Zonen vermittelt
- An der initialen Atmungssteigerung bei Muskelarbeit ist vor allem die unspezifische "Mit-Innervation" des medullären Atemzentrums beteiligt

Zur **chemischen Atmungsregulation** trifft zu:

- Hypoxie stimuliert die peripheren Chemorezeptoren
- Hyperkapnie stimuliert die peripheren Chemorezeptoren
- Hyperkapnie stimuliert die zentralen Chemorezeptoren
- Erniedrigung des pH stimuliert die peripheren Chemorezeptoren

Beim **Hering-Breuer-Reflex** handelt es sich um eine Reflexantwort auf Lungenblähung.

Der Hering-Breuer-Reflex bei Lungendehnung ist nach Vagotomie praktisch nicht mehr auslösbar.

Während der **Akklimatisation** an große Höhen (z. B. 3000 m) beobachtet man charakteristischerweise:

- Zunahme der Hämoglobinkonzentration des Blutes
- Zunahme des Hämatokrit
- Zunahme der Erythropoetin-Konzentration des Blutes
- einen erniedrigten arteriellen O_2-Partialdruck
- Zunahme der Retikulozytenzahl/Retikulozytose

- Zunahme der Erythrozytenzahl
- ein erhöhtes Ruhe-Atemzeitvolumen
- eine vermehrte renale Bicarbonatausscheidung
- *nicht:* respiratorische Azidose, Absinken der Hämoglobinkonzentration im Blut

Im Rahmen der Umstellung von Meereshöhe auf eine Höhe von 4000 m entsteht eine respiratorische Alkalose, weil es im Rahmen der Umstellung von Meereshöhe auf eine Höhe von 4000 m zu einer Hyperventilation kommt.

Bei längerdauernder Hypoxie durch dreiwöchigen Aufenthalt in 5000 m Höhe ändert sich die maximale Sauerstoffbindungskapazität des Blutes.

Bei längerdauernder Hypoxie durch dreiwöchigen Aufenthalt in 5000 m Höhe ändert sich die Sauerstoffaffinität des Hämoglobins.

Bei akuter **Hyperventilation** sinkt der arterielle CO_2-Partialdruck.

Eine Hyperventilation beim Gesunden liegt mit Sicherheit bei erniedrigtem arteriellem P_{CO_2} vor.

Eine Hyperventilation ist zu erwarten, wenn bei Konstanz von Atemzeitvolumen und CO_2-Produktion das Atemzugvolumen zunimmt.

Als **Folge** einer ausgeprägten **alveolären Ventilationsstörung** tritt auf:

- arterielle Hypoxie
- Hyperkapnie

Bei einer durch Hypoxie gesteigerten Ventilation kommt es zu einer Senkung des arteriellen CO_2-Partialdrucks.

Bei einer erheblich verminderten CO_2-Empfindlichkeit der Atmung (z.B. bei chronischen Lungenfunktionsstörungen) kann eine Erhöhung der inspiratorischen O_2-Konzentration zu einer lebensbedrohlichen **Apnoe** führen.

Vertiefte sog. **"Kussmaulsche Atmung"** findet sich bei teilkompensierter metabolischer Azidose.

5.7. Schutzmechanismus des Atemapparates

Schutzreflexe (z.B. Hustenreflex, Niesreflex). Reinigungsfunktion der Atemwege (insbesondere Mukusbildung und -Transport, Alveolarmakrophagen).

5.8. Nichtrespiratorische Funktion der Lunge

Grundzüge der metabolischen Aufgaben der Lunge

5.9. Gewebsatmung

5.9.1 O_2-Verbrauch
O_2-Verbrauch und Gewebsdurchblutung. Spezifischer O_2-Verbrauch und Kapillardichte. Mechanismen der Anpassung der O_2-Versorgung an O_2-Bedarf.

5.9.2 Gasaustausch im Gewebe
Austausch von 0_2 und CO_2 zwischen Kapillarblut und Gewebe. O_2-Partialdruck in Gewebe und Kapillarblut. Arterio-venöse 0_2-Differenz in verschiedenen Organen.

5.9.3 Störungen der Gewebsatmung
Gewebshypoxie (insbesondere hypoxisch, ischämisch, anämisch, zytotoxisch). Energiestoffwechsel im O_2-Mangel. O_2-Speicher.

Die **organvenösen O_2-Partialdrücke** (P_{O_2}) verhalten sich unter Normalbedingungen im Gehirn (G), am Herzen (H) und in der Niere (N) wie folgt zueinander:

- $P_{O_2N} > P_{O_2G} > P_{O_2H}$

Bei Grundumsatzbedingungen gilt für die Höhe des **O_2-Verbrauches** pro 100 g Organgewebe:

- Herz > Nieren > Gehirn > Skelettmuskel

Folgende Größen müssen mindestens bekannt sein, um den O_2-Verbrauch eines Organes zu berechnen:

- aktuelle Organdurchblutung
- arteriovenöse O_2-Konzentrationsdifferenz des Organkreislaufs

Bekannt sind als Messung am Gehirn:
arterielle O_2-Konzentration = 0,20 l O_2/l Blut
venöse O_2-Konzentration = 0,13 l O_2/l Blut
Durchblutung = 0,5 ml g^{-1} min^{-1}

- Daraus ergibt sich ein O_2-Verbrauch des Gehirns von $3{,}5 \cdot 10^{-2}$ l/min

Die folgenden Werte werden an einem arbeitenden Muskel gemessen:
Perfusion = 1,01 $l \cdot min^{-1}$
O_2-Verbrauch = 0,10 $l \cdot min^{-1}$
O_2-Kapazität = 0,20 l O_2 pro l Blut
arterielle O_2-Sättigung = 97 %

- Die O_2-Konzentration im muskelvenösen Blut beträgt 0,10 l O_2 pro l Blut

6. Arbeits- und Leistungsphysiologie

6.1. Wirkung gesteigerter Muskeltätigkeit

6.1.1 Herz und Kreislauf
Einfluß von statischer und dynamischer Muskelarbeit auf Herzschlagvolumen, Herzfrequenz, Organdurchblutung und Blutdruck. Grenzwerte.

6.1.2 Atmung
Anpassung der Ventilation bei Arbeit. Grenzwerte.

6.1.3 Stoffwechsel
Sauerstoffaufnahme, anaerobe Energiebereitstellung, Sauerstoffschuld und Sauerstoffdefizit. Substrate der aeroben Energiegewinnung in Abhängigkeit von Belastungsdauer und Intensität. Auswirkungen auf den Säure-Basen-Haushalt. Hormonelle Umstellungen bei Arbeit. Wärmehaushalt. Wasser- und Elektrolythaushalt.

Bei **schwerer körperlicher Arbeit**

- wird vermehrt ACTH freigesetzt
- kann die Schweißproduktion 1 Liter pro Stunde betragen
- sinkt der O_2-Gehalt in der A. pulmonalis
- ist der arterielle CO_2-Partialdruck normal bis vermindert
- steigt der Hämatokrit

Bei erschöpfender körperlicher Arbeit

- kommt es zu einem Abfall des Standardbicarbonats
- sinkt der arterielle CO_2-Partialdruck ab

Bei schwerer **dynamischer Muskelarbeit**

- ändert sich der O_2-Partialdruck in der Arteria pulmonalis sehr stark gegenüber dem Ruhezustand
- wird Adrenalin aus der Nebenniere ausgeschüttet
- steigt die Kaliumkonzentration im Plasma an
- kann die Durchblutung von Skelettmuskeln auf mehr als das 15fache des Ruhewerts ansteigen
- kommt es zu einem Abfall der Pufferbasenkonzentration (negativer BE)

Typisch für die Umstellung des Herzens von Ruhe auf körperliche Arbeit ist die Abnahme der Diastolendauer auf weniger als die Hälfte.

Für die akute **Anpassung des Kreislaufes** an körperliche Arbeit (z.B. Radfahren) trifft zu:

- Der systolische Blutdruck in der Aorta steigt stärker als der diastolische
- Während schwerer erschöpfender Arbeit steigt die Herzfrequenz kontinuierlich an
- Der gesamte periphere Strömungswiderstand nimmt ab
- Der venöse Rückstrom nimmt zu

Zum Verhalten der **Pulsfrequenz** bei dynamischer körperlicher Arbeit trifft zu:

- Während leichter Arbeit steigt die Pulsfrequenz innerhalb von bis zu 10 Minuten auf einen Plateauwert an
- Schwere, ermüdende Arbeit führt in der Regel zu einem Ermüdungsanstieg der Pulsfrequenz
- Die im Verlauf eines Ermüdungsanstiegs erreichte Pulsfrequenz ist individuell verschieden
- Nach leichter, nicht ermüdender Arbeit kehrt die Pulsfrequenz innerhalb von bis zu 5 Minuten auf etwa den Ausgangswert zurück

Bei körperlicher Arbeit mit einer Sauerstoffschuld von 1 l/min liegt die Herzfrequenz

- beim Kind (8 Jahre) höher als beim jungen Erwachsenen (20 Jahre)
- bei Frauen höher als bei Männern
- bei Untrainierten höher als bei Ausdauertrainierten

Nebenstehende Graphik gibt das Verhalten von O_2-Aufnahme ($\dot{V}_{O_2}$) und Herzfrequenz bei steigender körperlicher Leistung (L) wieder.

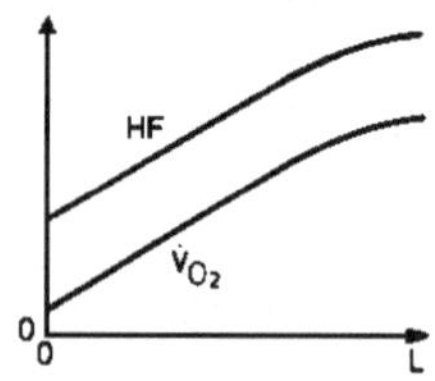

Folgende Reaktionen können bei Umstellung von Ruhe auf körperliche Arbeit für den Anstieg des **arteriellen Blutdrucks** verantwortlich sein:

- Konstriktion der Venen
- Vasokonstriktion in der nicht arbeitenden Muskulatur
- Erhöhung des Herzzeitvolumens
- Erhöhung der Herzfrequenz
- *nicht:* Vasodilatation in der arbeitenden Muskulatur

Bei leichter bis mittelschwerer körperlicher Arbeit nimmt die **alveoläre Ventilation** um etwa den gleichen Faktor zu wie die O_2-Aufnahme.

Bei leichter körperlicher Arbeit ist der CO_2-Partialdruck im arteriellen Blut weitgehend gleich dem Wert in Ruhe, weil das Verhältnis von CO_2-Abgabe zu alveolärer Ventilation bei leichter körperlicher Arbeit weitgehend dem Wert in Ruhe gleicht.

Bei körperlicher Arbeit ist die O_2-Konzentrationsdifferenz zwischen dem Blut im linken und dem im rechten Ventrikel größer als in Ruhe, weil bei körperlicher Arbeit gegenüber Ruhe das Herzzeitvolumen prozentual weniger angestiegen ist als der O_2-Verbrauch.

Nach Umstellung von Ruhe auf körperliche Arbeit hat die O_2-Konzentration im Blut der A. pulmonalis abgenommen, weil nach Umstellung von Ruhe auf körperliche Arbeit das Herzzeitvolumen prozentual weniger zugenommen hat als der O_2-Verbrauch.

Während kurzanhaltender, 10 s dauernder körperlicher Arbeit ist keine zusätzliche O_2-Zufuhr notwendig, weil 10 s dauernde Muskelarbeit durch die ATP- und Kreatinphosphatreserven der Muskelzellen energetisch gedeckt werden kann.

Bei einer Leistung, die über der Dauerleistungsgrenze liegt, steigt die **Sauerstoffschuld** bei fortdauernder Leistung weiter an.

Während schwerer, erschöpfender, dynamischer körperlicher Arbeit eines gesunden Menschen unter Normalbedingungen steigt die Sauerstoffschuld kontinuierlich an.

Die Sauerstoffschuld bei kurzzeitiger Muskelarbeit ist gleich der nach Ende der Arbeit gegenüber dem Ruhebedarf vermehrt aufgenommenen O_2-Menge.

6.2. Leistungsdiagnostik

6.2.1 Spiroergometrie
Messung der Leistungsfähigkeit. Kriterien und Grenzen der Leistungsfähigkeit (z.B. maximale O_2-Aufnahme, Pulsfrequenz in Relation zur Belastung).

6.2.2 **Kurzzeit- und Dauerleistung**
Kriterien der Dauerleistungsgrenze (z.B. Blut-Lactat, Herzfrequenz). Anaerobe Kapazität.

Bei der **Spiroergometrie** am Fahrradergometer

- kommt es bei maximaler Belastung zu einem Absinken der endexspiratorischen CO_2-Konzentration
- liegt eine Belastung mit 5 Watt/kg Körpergewicht über der Dauerleistungsgrenze eines gesunden Erwachsenen
- wird der RQ zur exakten Umrechnung des O_2-Verbrauchs in den Energieumsatz benötigt
- liegt der Nettowirkungsgrad über dem Bruttowirkungsgrad

Über die spiroergometrische Prüfung der **Leistungsfähigkeit** eines Erwachsenen trifft zu:

- Eine zuverlässige Bestimmung des Wirkungsgrades ist nur im steady state möglich
- Eine zunehmende Herzfrequenz bei gleichbleibender Belastung weist auf eine baldige Ermüdung hin
- Bei Ausdauertraining ist die Herzfrequenz bei gleicher Belastung niedriger als bei Untrainierten
- Ein gesunder 70 kg schwerer Erwachsener kann eine Belastung von 70 W mindestens 10 min lang durchhalten

Die **Dauerleistungsgrenze** von dynamischer Muskelarbeit ist bei einem gesunden untrainierten 20 - 30jährigen als überschritten anzusehen bei

- einer Blutlactatkonzentration von 5 mmol/l
- einer Herzfrequenz von 150 min^{-1}
- einer O_2-Aufnahme von 50 ml pro kg Körpergewicht und pro Minute
- einem Herzzeitvolumen von 20 l/min

Die Dauerleistungsgrenze für eine Leistung am Fahrradergometer ist bei einem 20jährigen bei einer Blutlactatkonzentration von 7 mmol/l überschritten.

6.3. Training

6.3.1 Ausdauertraining
Belastungsformen beim Ausdauertraining. Wirkung von Ausdauertraining u.a. auf Herz, Kreislauf, Blut, Atmung, Muskulatur, Stoffwechsel und Hormone.

6.3.2 Kraft- und Schnelligkeitstraining
Trainingsformen (u.a. isometrisches Training). Wirkung auf die Muskulatur und den gesamten Organismus. Trainierbarkeit in Abhängigkeit z.B. von Alter, Geschlecht, Hormonhaushalt.

Beim Ausdauertraining wird eine Erhöhung der maximalen O_2-Aufnahme hauptsächlich durch Zunahme des erreichbaren Herzschlagvolumens bewirkt.

Beim Vergleich Trainierter (Ausdauertraining) und Untrainierter ergibt sich, daß das maximale Herzminutenvolumen beim Trainierten signifikant größer ist.

Ausdauer-Training steigert bei einem 25jährigen erheblich das maximale Atemzeitvolumen.

Isometrisches Skelettmuskeltraining mit jeweils versuchter maximaler Kraftentwicklung für mehrere Sekunden bewirkt am Skelettmuskel hauptsächlich eine Erhöhung der durchschnittlichen Muskelfaserquerschnittsfläche.

Folgende Größen können durch Ausdauertraining (z.B. Schwimmen) gesteigert werden:

- das Herzvolumen
- das maximale Herzzeitvolumen
- das maximale Atemzeitvolumen
- die maximale O_2-Aufnahme
- *prozentual am wenigsten:* die maximale Herzfrequenz

6.4. Ermüdung und Erholung

6.4.1 Ermüdung
Periphere und zentrale Ermüdung. Indikatoren für das Erreichen der Erschöpfungsgrenze bei Beanspruchung großer Muskelgruppen (u.a. Verhalten von Herzfrequenz und RQ).

6.4.2 Erholung
Indikatoren und Zeitgang des Erholungsverlaufs (z.B. Herzfrequenz). Einfluß des Trainingszustands.

6.4.3 Emotionale und mentale Belastung
Alarmreaktion. Ermüdung und Erholung von Zentral-Nerven-System und Sinnes-Organen; Aufmerksamkeit, Konzentration.

6.5. Überbelastung

6.5.1 Überbeanspruchung der Muskulatur
"Muskelkater"

6.5.2 Überbelastung des Gesamtorganismus
Kreislaufreaktionen. Einfluß auf Wasser-, Elektrolyt und Wärmehaushalt.

7. Ernährung, Verdauungstrakt, Leber

7.1. Ernährung

7.1.1 Nahrungsmittel
Normale Nahrung: Zusammensetzung, täglicher Bedarf und funktionelle Bedeutung der Bestandteile. Ausmaß der gegenseitigen Ersetzbarkeit der Bestandteile. Biologische Wertigkeit von Proteinen. Verwertbarkeit der aufgenommenen Nahrung.

7.1.2 Regulation der Nahrungsaufnahme
Hunger, Sättigung, Appetit. Durst (s. Kap. 9). Speicherung und Entspeicherung von Nahrungsbestandteilen im Körper.

7.1.3 Inadäquate Ernährung
Über- und Unterernährung. Einseitige Ernährung. Fasten.

7.1.4 Parenterale Ernährung
Möglichkeiten, Grundzüge und Vergleich zu oraler Ernährung.

☞ Siehe unter **Biochemie**: 16.1 Grundlagen der Ernährung

7.2. Motorik des Magen-Darm-Traktes

7.2.1 Grundlagen
Prinzipielle Eigenschaften und Funktionen der glatten Muskulatur im Verdauungstrakt; regionale Besonderheiten. Neuronale Komponenten; Chemo- und Mechanorezeptoren; Aktivierungs- und Steuerungsmöglichkeiten.

7.2.2 Kauen und Schlucken
Aufgaben, zeitlicher Ablauf, funktionelle Bedeutung der beteiligten Strukturen; Reflexe und andere Steuerungsmechanismen.

7.2.3 Magen
Funktionelle Komponenten der Magenmotorik: Aufgaben, Einflüsse und Steuerung (mechanisch, chemisch, neuronal, hormonal). Entleerungszeiten und deren Abhängigkeit von der Nahrungszusammensetzung.

7.2.4 Erbrechen
Ursachen, Vorboten, Ablauf, Steuerung und Bedeutung des Erbrechens. Folgen für den Gesamtorganismus.

7.2.5 Dünn- und Dickdarm; Defäkation
Aktivierungsmechanismen, Typen, Ablauf, Steuerung und Bedeutung der Darmmotorik. Besonderheiten und Funktionen der beteiligten Muskelschichten und der neuronalen Elemente in den einzelnen Abschnitten. Entleerungszeiten und Einflüsse darauf. Ablauf und Organisation des Defäkationsreflexes. Komponenten, Funktion und Kontrolle des analen Schließapparates.

7.2.6 Pathophysiologie
Grundzüge (z.B. Ileus, Passagehindernisse)

Zum **Schluckreflex** trifft zu:

- Der Schluckreflex wird physiologischerweise nur durch Reizung der Mechanorezeptoren des Zungengrundes, der Gaumenbögen, der hinteren Rachenwand oder der Epiglottis ausgelöst
- Das Schluckreflexzentrum erhält afferente Fasern des Nervus glossopharyngeus
- Der Ablauf des Schluckreflexes ist zentral programmiert
- Der Schluckreflex ist nach seiner Auslösung willkürlich nicht mehr zu unterdrücken

Zum **Ösophagus** trifft zu:

- Ein Schluck Wasser wird auch im Kopfstand in den Magen transportiert
- Ein Schluck Wasser gelangt im Stehen schon in den Magen, bevor die peristaltische Welle des Ösophagus den Mageneingang erreicht
- Im Bereich des oberen Ösophagussphinkters ist der Druck durchschnittlich höher als der jeweilige atmosphärische Luftdruck
- Die Ösophaguswand enthält sowohl glatte als auch quergestreifte Muskulatur
- Nach beidseitigem Ausfall des N. vagus ist eine (primäre) Peristaltik nicht mehr möglich

Die **Magenperistaltik** des Menschen

- läuft mit einer Normalfrequenz von 3 min^{-1} ab
- Peristaltische Wellen durchlaufen den Magen mit einer Frequenz von etwa 3 pro Minute
- wird von Vagusfasern gefördert
- wird durch cholinerge Nerven gefördert
- kann von sympathischen Nervenfasern gehemmt werden
- ist im Antrum stärker ausgeprägt als im Fundus
- Nach einer Mahlzeit kommt es zur Hemmung der Magenmotorik im Fundusbereich (rezeptive Relaxation)
- Adäquater Reiz für die peristaltische Motorik ist die Dehnung der Magenwand
- Gabe von Parasympatholytica führt zur Hemmung der Peristaltik
- Durch Gastrin wird die Antrummotilität gesteigert
- *nicht:* wird durch Curare spezifisch gehemmt

Über die **Funktion des Dünndarms** trifft zu:

- Rhythmische Segmentationen vermischen den Chymus
- Propulsive peristaltische Wellen entleeren den Dünndarm 4 bis 10 h nach einer Mahlzeit

- Peristaltische Wellen dienen der Fortbewegung des Darminhaltes
- Reizung des N. vagus verstärkt die Bewegungen der Darmzotten
- Der Inhalt des Ileums ist dem Plasma isoton
- Die rhythmische Dünndarmmotorik wird durch Adrenalin gehemmt

Über das **Kolon** trifft zu:

- Es strömen täglich ca. 1,5 l Chymus in das Caecum
- Mehrmals täglich erfolgen propulsive Massenbewegungen
- Durch Nahrungsaufnahme wird die Kolonmotilität gesteuert ("gastrokolischer Reflex")
- Die mittlere Passagezeit durch das Kolon beträgt bei unserer faserstoffarmen Mischkost 2 - 3 Tage

Die Funktion, den Inhalt temporär zu speichern, gilt für:

- proximaler Magen
- Gallenblase
- Caecum
- Rektum
- *am wenigsten ausgeprägt:* Duodenum

7.3. Sekretion

7.3.1 Grundlagen
Exokrine Sekretion: zelluläre Komponenten und ihr Zusammenwirken, Transport- und Auslösungsmechanismen.

7.3.2 Mund, Rachen, Ösophagus
Zusammensetzung und Funktion der Sekrete; Speichelsekretionsrate; Mechanismus und Regulation der Speichelsekretion.

7.3.3 Magen
Zusammensetzung, Menge und Funktion des Magensaftes. Regelmechanismen der Magensaftproduktion. Zelluläre Sekretionsmechanismen der Haupt- und Belegzellen. Schutz der Magenwand gegenüber dem Magensaft.

7.3.4 Pankreas
Zusammensetzung, Menge und Funktion des Bauchspeichels. Steuerung von Zusammensetzung und Sekretionsrate.

7.3.5 Leber und Galle
Entgiftungs- und Ausscheidungsfunktionen der Leber. Bildungsmechanismen, Zusammensetzung, Menge und Sekretionssteuerung von Lebergalle. Funktion und Entleerungssteuerung der Gallenblase. Löslichkeit, Aufgaben und enterohepatischer Kreislauf der Gallekomponenten.

7.3.6 Dünn- und Dickdarmsekrete. Stuhl, Darmflora
Herkunft, Zusammensetzung und Bedeutung der Sekrete des Dünn- und Dickdarms. Zelluläre Mechanismen der intestinalen Flüssigkeitssekretion. Zusammensetzung und Ausscheidungsfunktion des Stuhls. Bedeutung der Darmbakterien. Darmgase.

7.3.7 Pathophysiologie
Grundzüge von Störungen der Sekretion, der Sekretzusammensetzung und des Flüssigkeitstransportes im Verdauungstrakt (z.B. Ikterus, Gallensteine, Abflußhindernis im Pankreas, Diarrhoe)

Bei einem **Verschluß des Ductus choledochus** können folgende Ereignisse eintreten:

- Der Stuhl verliert seine braune Farbe
- Der Stuhl enthält vermehrt Fette (Steatorrhoe)
- Die Haut färbt sich gelb
- Der Urin färbt sich braun

☞ Siehe unter **Biochemie**: 16.2 Verdauung und Resorption

7.4. Aufschluß der Nahrung

(s.a. Biochemie 16.2)

7.4.1 Kohlenhydrate
Lokalisation, Zwischen- und Endprodukte der Aufspaltung. Spezifität und Herkunft der beteiligten Enzyme. Verdaubarkeit der verschiedenen Kohlenhydrate.

7.4.2 Proteine
Lokalisation, Zwischen- und Endprodukte der Aufspaltung. Rolle der Magen-Salzsäure. Spezifität, Herkunft, Aktivierungsmechanismen der beteiligten Enzyme.

7.4.3 Lipide
Lokalisation, Zwischen- und Endprodukte der Aufspaltung. Spezifität, Herkunft und Aktivierungsmechanismen der beteiligten Enzyme. Besonderheiten der Aufbereitung und Verdauung lipophiler Substanzen (z.B. Emulsions- und Mizellenbildung).

☞ Siehe unter **Biochemie**: 16.2 Verdauung und Resorption

7.5. Resorption

(s.a. Biochemie 16.2)

7.5.1 Eigenschaften intestinaler Epithelien
Mechanismen des Stofftransportes durch Membranen und Zellen (s. 1.3).

7.5.2 Monosaccharide, Aminosäuren, Oligopeptide
Beteiligte Abschnitte des Verdauungstraktes. Zelluläre Resorptionsmechanismen und Weiterverteilung an extraintestinale Organe.

7.5.3 Lipide
(s.a. Biochemie 16.2.4 und 27.1.5)
Beteiligte Abschnitte des Verdauungstraktes. Zelluläre Resorptions- und Weitergabe-Mechanismen.

7.5.4 Wasser und Elektrolyte
Ausmaß, Lokalisation, zelluläre Mechanismen, Regelmechanismen und Bedeutung des resorptiven und sekretorischen Wasser- und Elektrolyttransportes im Verdauungstrakt.

7.5.5 Sonstige Stoffe
Insbesondere Vitamine, Eisen, Gallensalze. Lokalisation, Mechanismen und Bedeutung der intestinalen Resorption. Verteilungs-, Speicherungs- und Wiederverwendungsmechanismen.

7.5.6 Pathophysiologie
Grundzüge der Ursachen und Folgen von Aufschließungs- und Resorptionsstörungen (z.B. Diarrhoe, Vitamin-D-Mangel, Malabsorption, perniziöse Anämie, Laktase-Mangel).

☞ Siehe unter **Biochemie**: 16.2 Verdauung und Resorption

7.6. Integrative Steuerung der Magen-Darm-Funktion

Zeitliche Koordination der digestiven und interdigestiven Verdauungstrakt-Aktivität. Gastrointestinale Hormone: Produktionsorte, Ausschüttungssteuerung und Zielzellen. Reflexmechanismen. Beeinflußbarkeit der Funktion des Verdauungstraktes durch das vegetative Nervensystem und andere Faktoren.

8. Energie- und Wasserhaushalt

(s.a. Biochemie 16.1)

8.1. Energiehaushalt

8.1.1 Grundlagen
Formen der Energie (z.B. mechanische, elektrische, osmotische, chemische, thermische). Hauptsätze der Thermodynamik (s.a. Physik für Mediziner 4.2)

8.1.2 Energielieferung
Energiebereitstellung im Stoffwechsel (s.a. Biochemie Kap. 18). Physikalischer und biologischer Brennwert der Nahrungsstoffe. Energetisches Äquivalent.

8.1.3 Energieumsatz
Messung (z.B. direkte und indirekte Kalorimetrie). Grundumsatz: Bedingungen (Tageszeit, Ruhe, Nüchternheit, Indifferenztemperatur) und Einflußfaktoren (z.B. Körpergröße, Alter, Geschlecht, Endokrinium). Verteilung des Grundumsatzes im Organismus (insbesondere spezifische O_2-Aufnahme einzelner Organe). Ruheumsatz. Tätigkeitsumsatz: bei Muskelarbeit (z.B. Ergometrie; Wirkungsgrad äußerer Arbeit; s.a. 6.1.3); bei Nahrungsaufnahme; bei Temperaturregulation (z.B. Muskelzittern, RGT-Regel).

Über die Nährstoffe und ihre **energetischen Aspekte** trifft zu:

- Der biologische Brennwert von Fett ist mehr als doppelt so hoch wie der von Kohlenhydraten
- Der Brennwert für Fette ist etwa 38 kJ/g (9 kcal/g)
- Der Brennwert für Kohlenhydrate ist etwa 17 kJ/g (4 kcal/g)
- Der biologische Brennwert von Eiweiß ist etwa ebenso groß wie der von Kohlenhydraten
- 90 g Stärke ersetzen äquikalorisch 90 g Eiweiß
- Der biologische Brennwert von Eiweiß als Nahrung liegt niedriger als der physikalische, weil der physikalische Brennwert des Abbauprodukts Harnstoff über Null liegt
- Der physikalische Brennwert von 1 g Eiweiß liegt höher als der von 1 g Stärke
- Die Wärmebildung durch spezifisch-dynamische Wirkung ist beim Eiweiß höher als bei der Stärke
- Die Aufnahme von Eiweiß fördert weniger den Fettansatz als die Aufnahme einer kalorisch gleichwertigen Menge von Kohlenhydraten
- Das energetische Äquivalent des Sauerstoffs/die pro Liter verbrauchten Sauerstoffs freigesetzte Energie beträgt ungefähr 20 kJ/l (4,8 kcal/l)

Ein Mensch nimmt 3 Wochen lang täglich 160 kJ (ca. 40 kcal) mehr zu sich als er verbraucht.

- Bei Speicherung dieser Energie in Form von Fett setzt er in dieser Zeit eine Fettmenge von ca. 100 g an

Eine eiweißfreie Mahlzeit besteht zu 33 % aus Fett, 50 % aus Kohlenhydraten und 17 % aus reinen Ballaststoffen.

- Der Brennwert von 100 g dieser Mahlzeit beträgt 2000 kJ (ca. 500 kcal)

Im Organismus werden 40 g Kohlenhydrate, 10 g Eiweiß und 10 g Fett vollständig abgebaut.

- Die dabei freiwerdende Energiemenge liegt bei 1250 kJ (ca. 300 kcal)

Ein Patient nimmt eine Mahlzeit zu sich, die aus 20 g Eiweiß, 40 g Fett und 100 g Kohlenhydraten besteht. Diese drei Nährstoffe werden im vorliegenden Fall vollständig abgebaut.

- Die dadurch freiwerdende Energie liegt bei etwa 3600 kJ (857 kcal)

Über den **respiratorischen Quotienten** (RQ) trifft zu:

- Ein Organ, das nur Kohlenhydrate oxydiert, hat einen respiratorischen Quotienten von 1,0
- Bei ausschließlicher Glucoseoxidation beträgt der RQ im steady state 1,0, weil bei der Glucoseoxidation genausoviel O_2 verbraucht wie CO_2 gebildet wird
- Ein respiratorischer Quotient RQ = 0,8 besagt, daß der Organismus mehr O_2 aufgenommen als CO_2 abgegeben hat
- Der respiratorische Quotient für Eiweißverbrennung liegt bei 0,8

Der respiratorische Quotient kann unter folgenden Bedingungen über 1,0 ansteigen:

- überwiegende Kohlenhydratzufuhr, die weit über den Bedarf hinausgeht
- in der Anfangsphase einer Hyperventilation

Zur **Energieumsatzmessung** trifft zu:

- Bei indirekter Kalorimetrie werden nur die Umsätze an Stoffen und Gasen, jedoch nicht der Wärmeumsatz gemessen
- Bei indirekter Kalorimetrie im offenen System werden der Sauerstoffverbrauch und die CO_2-Abgabe gemessen
- Bei indirekter Kalorimetrie kann der Eiweißumsatz nur über eine Messung der Stickstofausscheidung berücksichtigt werden
- Der respiratorische Quotient kann höher als 1 sein

Der **Energieumsatz** eines Menschen

- zeigt eine Tagesperiodik mit einem Anstieg am Vormittag und einem Abfall in der Nacht
- kann gegenüber dem Grundumsatz bei Arbeit um ein Mehrfaches ansteigen
- kann indirekt über die O_2-Aufnahme bestimmt werden
- kann nur bis zu etwa 30 % in äußere Arbeit umgesetzt werden

Ein bei einem Menschen gemessener Energieumsatz kann als Grundumsatz bezeichnet werden, wenn bestimmte Voraussetzungen erfüllt sind. Zu diesen Voraussetzungen gehören:

- Nüchternheit
- Ruhe
- psychische Indifferenz
- thermische Indifferenz
- *nicht:* Dunkelheit

Unter der **spezifisch-dynamischen Wirkung** versteht man in der Ernährungsphysiologie die Tatsache, daß nach Nahrungsaufnahme (z. B. gemischte Kost) eine Steigerung des Energieumsatzes auftritt.

Die spezifisch-dynamische Wirkung einer eiweißreichen Nahrung kann bei gleichzeitiger Kältebelastung nicht als nutzloser Energieverbrauch angesehen werden, weil die im Rahmen der spezifisch-dynamischen Wirkung von Nahrungsstoffen auftretende Wärmebildung der Aufrechterhaltung der Körpertemperatur zugute kommt.

Im Bild ist eine Registrierung des O_2-Verbrauchs dargestellt, wie sie bei der Bestimmung des Energieumsatzes nach dem Prinzip des "geschlossenen Systems" gewonnen werden kann.

- Aus den Meßdaten errechnet sich ein **Energieumsatz** von etwa 300 kJ/h (75 kcal/h)

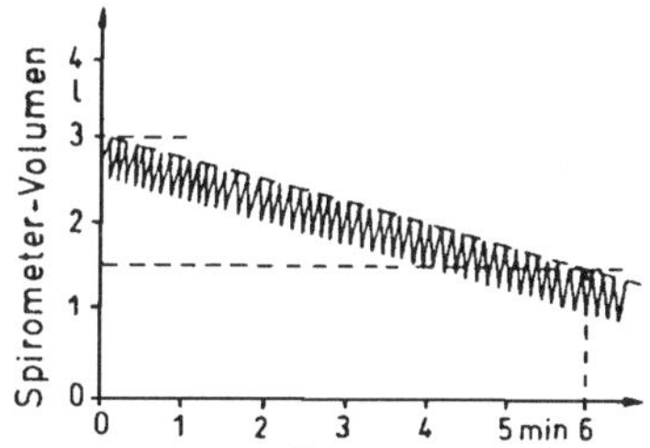

Bei einem ruhenden Menschen (mit einem respiratorischen Quotienten von 1,0) wurde in einer Stunde ein Atemvolumen von 400 l (Normalbedingungen) gemessen. Der Sauerstoffgehalt in der Einatemluft betrug 20 Vol.-% und in der Ausatemluft 15 Vol.-%.

- Daraus errechnet sich für diese Zeit ein Energieumsatz, der bei etwa 400 kJ (ca. 100 kcal) liegt

Eine Versuchsperson mit einem Energieumsatz von 8 kJ/min (ca. 2 kcal/min) hat einen O_2-Verbrauch von etwa 400 ml/min.

Ein 70 kg schwerer Mann verrichte eine körperliche Arbeit, bei der der tägliche Energieumsatz 10 000 kJ/d beträgt.

- Der O_2-Verbrauch beträgt 500 l/d

Das Atemzeitvolumen einer Versuchsperson beträgt 15 l/min (STPD), der exspiratorische Volumenanteil des O_2 beträgt 0,17 l/l, der inspiratorische Volumenanteil des O_2 beträgt 0,2 l/l. (1 kcal = ca. 4200 Ws)

- Der Energieumsatz beträgt ungefähr 200 Watt

Ein Sportler verrichte körperliche Arbeit; dabei sei seine O_2-Aufnahme 1,2 $l \cdot min^{-1}$.

- Wenn der Bruttowirkungsgrad 10 % beträgt (energetisches Äquivalent des O_2 sei 20 kJ pro l), liegt die Leistung dieser körperlichen Arbeit bei etwa 40 W

Ein Sportler verrichte körperliche Arbeit; dabei sei seine O_2-Aufnahme 1,2 l/min.

- Wenn der Bruttowirkungsgrad 25 % beträgt (energetisches Äquivalent des O_2 sei 20 kJ pro l), liegt die Leistung dieser körperlichen Arbeit bei etwa 100 W

Das energetische Äquivalent für O_2 bei Fettverbrennung beträgt rund 20 kJ/l.

- Wenn die CO_2-Produktion 14 l/h beträgt (RQ = 0,7), ist der Energieumsatz bei reiner Fettverbrennung 400 kJ/h

Der **Wirkungsgrad der körperlichen Arbeit** beim Menschen beträgt in der Regel weniger als 30 %.

Ein Proband leistet am Fahrradergometer 100 W. Es betrage die Sauerstoffaufnahme 1,5 l/min und das kalorische Äquivalent 20 kJ/l O_2.

- Der Bruttowirkungsgrad beträgt 20 %

8.2. Wärmehaushalt und Temperaturregulation

8.2.1 Körpertemperatur
Topographie (Kern und Schale; Homoiothermie und Poikilothermie). Temperaturmessung. Normalwerte der Kerntemperatur und Einflüsse (z.B. Tagesrhythmik, Ovarialzyklus).

8.2.2 Wärmebildung und Wärmespeicherung
Bei äußerer Arbeit (z.B. Wirkungsgrad; s.a. 8.1.3); bei innerer Arbeit (z.B. Stoffwechselprozesse, Organarbeit); thermoregulatorisch (z.B. Muskelzittern, zitterfreie Thermogenese). Wärmekapazität.

8.2.3 Wärmeabgabe
Äußerer Wärmestrom: Leitung und Konvektion, Strahlung, Verdunstung (Perspiratio sensibilis und insensibilis). Innerer Wärmestrom: Hautdurchblutung (u.a. Gegenstrom-Wärmeaustausch).

8.2.4 Temperaturregulation
Normothermie, Hypothermie und Hyperthermie in Abhängigkeit von der Umgebungstemperatur. Bereiche chemischer und physikalischer Temperaturregulation. Überwärmungsgrenzen; Auskühlungsgrenzen. Temperaturregelkreise. Periphere und zentrale Wärmerezeptoren. Wärmezentren. Efferenzen der Temperaturregulation (z.B. für Muskelzittern, Haut-Durchblutung, Schweißbildung). Behaglichkeitstemperatur und Temperaturregulation durch Verhalten. Fieber (Temperaturregulation im Fieber; Grundzüge der Pathogenese).

8.2.5 Akklimatisation
Kälte- und Hitzeakklimatisation.

Der Mensch wird als **homoiotherm** bezeichnet.

Die Temperaturregelung von Homoiothermen steigert bei niedriger Außentemperatur die Differenz zwischen Kern- und Schalentemperatur.

Über die **Körpertemperatur** trifft zu:

- Die Kerntemperatur zeigt eine 24stündige Periodik
- Das Temperaturregelungszentrum liegt im Hypothalamus
- Durch Muskelzittern kann die Körpertemperatur erhöht werden
- Die Rektaltemperatur entspricht in etwa der Kerntemperatur
- Die Körperkerntemperatur kann bei schwerer körperlicher Dauerleistung (z.B. Marathonlauf) physiologischerweise auf 40 °C ansteigen
- Die Indifferenztemperatur des unbekleideten Menschen bei körperlicher Ruhe ist im Wasser höher als in Luft

Über die **Thermoregulation beim Neugeborenen** trifft zu:

- Das reife menschliche Neugeborene kühlt sehr viel leichter aus als ein Erwachsener, weil das menschliche Neugeborene ein ungünstiges Oberflächen-Volumen-Verhältnis hat
- Wegen des größeren Verhältnisses Oberfläche zu Volumen ist die Gefahr von Wärmeverlusten beim Neugeborenen größer als beim Erwachsenen
- Der Bereich der Umgebungstemperatur, innerhalb dessen das Neugeborene seine Körpertemperatur aufrecht erhalten kann, ist enger als beim Erwachsenen
- Braunes Fettgewebe stellt bei Neugeborenen eine wesentliche Quelle der zitterfreien Wärmebildung dar

Beim Menschen weist die Körpertemperatur einen **zirkadianen Rhythmus** auf.

Zirkadiane Rhythmen (Tagesrhythmen) sind endogener Natur und werden von äußeren Zeitgebern auf eine 24-Stunden-Rhythmik synchronisiert.

Wird ein Mensch isoliert und von allen Faktoren, die ihn über die Tageszeit informieren könnten, abgekoppelt, so laufen die tagesrhythmischen Schwankungen der Körpertemperatur mit ähnlicher Periodendauer weiter, weil dem Körper ein endogener Tagesrhythmus eingeprägt ist, der von den Umweltfaktoren lediglich synchronisiert wird.

Die Körperkerntemperatur ist in Ruhe im allgemeinen frühmorgens am niedrigsten.

Zum **Wärmehaushalt** trifft zu:

- Unbekleidet kann der Mensch durch Strahlung Wärme verlieren (= negative Strahlungswärme), auch wenn die Lufttemperatur höher als seine Hauttemperatur ist
- Durch Kälteeinwirkung auf die Haut kann es zu einer direkt ausgelösten Dilatation der Hautgefäße kommen (!)
- Durch Kälteeinwirkung auf die Haut kann es zu einer reflektorisch ausgelösten Konstriktion der Hautgefäße kommen
- Durch Konstriktion der Hautgefäße wird die Wärmeabgabe an die Umgebung vermindert
- Unter thermoneutralen Bedingungen führt eine akute Ausschaltung der sympathischen Innervation der Akren zu einer starken Durchblutungszunahme
- Thermoregulatorische Änderungen der Hautdurchblutung sind an den Extremitäten wesentlich deutlicher ausgeprägt als am Rumpf
- Bei Kälteeinwirkung auf den Menschen kann die Thermoregulation schon einsetzen, ehe eine Senkung der Körperkerntemperatur auftritt
- An der Durchblutungssteigerung am Ort lokaler Hitzebelastung sind humorale Mechanismen, z.B. Bradykinin-Freisetzung, beteiligt
- Bei körperlicher Arbeit in Indifferenztemperatur kann die Hauttemperatur aufgrund der Schweißverdunstung erniedrigt sein, obwohl die Körperkerntemperatur ansteigt

Bei einer Umgebungstemperatur von 45 °C (Luft und umgebende Wände) und einem Wasserdampfpartialdruck von 2,7 kPa (20 mmHg) kann ein Proband über die folgenden Mechanismen Wärme an die Umgebung abgeben:

- Wasserverdunstung aus den Atemwegen
- Wasserverdunstung von der Haut
- *nicht:* Strahlung (netto)

Bei einer unbekleidet stehenden Person (Umgebungstemperatur 20 °C, Luftfeuchtigkeit 50 %, Windgeschwindigkeit 0 m/s) erfolgt die Wärmeabgabe zum größten Teil durch Wärmestrahlung.

Bei körperlicher Schwerarbeit in Tropenklima (100 % relative Luftfeuchte) wird die Abhängigkeit der evaporativen Wärmeabgabe von der Umgebungstemperatur T (Lufttemperatur, keine Sonneneinstrahlung) gemessen.

- Die im Diagramm E dargestellte Kurve ist am ehesten zu erwarten (Abszisse und Ordinate linear geteilt)

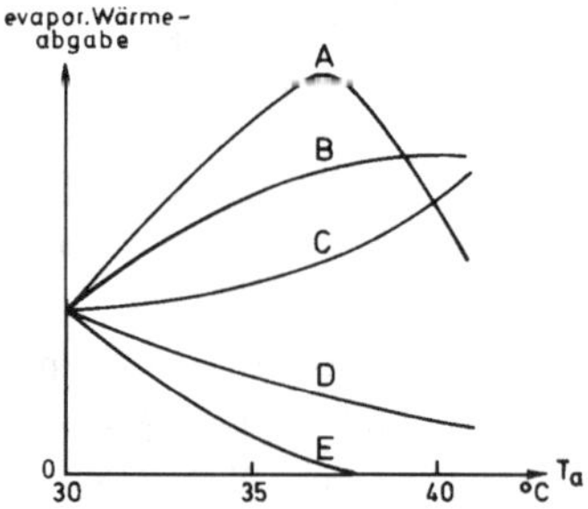

Zur **Schweißabgabe** des ruhenden Menschen gilt:

- Bei Hitzeadaptation verbessert sich die Fähigkeit des Organismus, Wärme durch Schweißabsonderung abzugeben
- Durch Erwärmung im Bereich der thermoregulatorischen Zentren läßt sich Schweißsekretion auslösen
- Die durch Verdunstung pro l Schweiß abgegebene Wärmemenge ist von der Außentemperatur (Lufttemperatur) und der Luftfeuchtigkeit unabhängig

Bei konstanter Lufttemperatur nimmt die **Perspiratio insensibilis** mit steigender Luftfeuchtigkeit ab.

Längerer Aufenthalt im kalten Wasser führt bei starker Entwicklung des Unterhautfettgewebes zu einer langsameren Auskühlung des Körpers als bei geringerer Entwicklung des Unterhautfettgewebes, weil das wenig durchblutete Fettgewebe eine gute Wärmeisolierung bewirkt.

Über das **Fieber** trifft zu:

- Bei raschem Fieberabfall wird häufig Schweißausbruch beobachtet
- Bei rasch einsetzendem Fieber tritt häufig Kältezittern auf
- Bei Fieberanstieg ist die Hautdurchblutung in der Regel vermindert
- Fieber bei Infektionskrankheiten beruht auf einer Erhöhung des Temperatur-Sollwertes
- Eine Erhöhung der Körperkerntemperatur über den Normalbereich hinaus ist *nicht* immer ein krankhaftes Ereignis
- Der Temperaturanstieg bei Fieber wird durch von Leukozyten freigesetzte endogene Mediatoren ausgelöst
- Der Fieberanstieg unterscheidet sich vom Fieberabfall im allgemeinen durch einen höheren "Sollwert" des Temperaturregelkreises
- Im Fieberanstieg ist die Temperaturdifferenz zwischen Körperkern und Körperschale im allgemeinen erhöht

Nach **Hitzeakklimatisation**

- beginnt die Schweißsekretion bei einer tieferen Körperkerntemperatur
- besteht nach Produktion der gleichen Mengen Schweißes ein höheres Durstgefühl
- wird bei gleicher Hitzebelastung mehr Schweiß abgesondert
- ist die Schweißproduktion gleichmäßiger

9. Wasser- und Elektrolythaushalt

9.1. Wasser- und Elektrolyte

9.1.1 Allgemeine Grundlagen
Beziehungen zwischen Zelle und Zellumgebung; "inneres Milieu" und Homöostase; biologisch bedeutsame Eigenschaften des Wassers und der in den Körperflüssigkeiten gelösten Elektrolyte.

9.1.2 Flüssigkeitsräume
Wassergehalt des Körpers; Volumenanteil und Zusammensetzung der intrazellulären, interstitiellen und intravasalen Flüssigkeit; Bestimmung. Bedeutung der jeweiligen Lösungsbestandteile und sonstiger Faktoren für die Volumenkonstanz dieser Flüssigkeitsräume. Ursachen, Mechanismen und Folgen der Volumenverschiebung zwischen diesen Räumen.

9.1.3 Wasser
Aufnahme, Abgabe, Bildung und Bilanzierung des Wassers: Ort, Ausmaß, Einflüsse und Regelung. Durst. Ursachen und Folgen von Wassermangel und -überschuß.

9.1.4 Osmoregulation
Osmolalität und Tonizität der Körperflüssigkeiten (s.a. 1.2). Bedeutung und Mechanismen der Osmoregulation. Ursachen und Funktion des onkotischen Druckes. Verbindung zwischen Osmo- und Volumenregulation.

9.1.5 Natrium
Vorkommen in der Nahrung. Extra-, intrazelluläre Konzentration. Aufnahme, Abgabe, Verteilung, Bilanzierung und Funktionen von Natrium: Ort, Ausmaß, Einflüsse, Regelung. Ursachen und Folgen von Natriummangel und -überschuß.

9.1.6 Kalium
Vorkommen in der Nahrung. Extra-, intrazelluläre Konzentration. Aufnahme, Abgabe, Verteilung, Bilanzierung und Funktion von K^+: Ort, Ausmaß, Einflüsse, Regelung.
Ursachen und Folgen von K^+-Mangel und -überschuß. Zusammenhang zwischen K^+- und Säure-Basen-Haushalt.

9.1.7 Ca^{2+} und Phosphat
Vorkommen in der Nahrung. Extra- und intrazelluläre Konzentration. Aufnahme, Abgabe, Verteilung, Bilanzierung und Funktionen von Ca^{2+} und anorganischem Phosphat: Ort, Ausmaß, Einflüsse, Regelung. Löslichkeit, Proteinbindung und Komplexbildung; pH-Einflüsse. Ursachen und Folgen von Mangel/Überschuß von Ca^{2+} und Phosphat. Verbindungen zwischen Ca^{2+}- und Phosphathaushalt.

9.1.8 Mg^{2+}
Verteilung im Körper. Mg^{2+}-Mangelsymptome.

9.1.9 **Säure-Basen-Haushalt**
(s. 5.5)

Inulin

- wird benutzt zur Bestimmung des Extrazellulärraums im Organismus
- ist geeignet zur Bestimmung der glomerulären Filtrationsrate

Einem 70 kg schweren normalen Probanden wird 1 mmol Inulin intravenös appliziert. Nach zwei Stunden werden die Inulinkonzentration in einer venösen Blutprobe und die im Harn ausgeschiedene Inulinmenge bestimmt.

- Wenn die ausgeschiedene Menge 100 µmol/l beträgt, ist die venöse Inulinkonzentration (im Plasma) 65 µmol/l

D_2O verteilt sich gleichmäßig im Gesamtwasser des Organismus.

Ein Proband erhält 100 g D_2O intravenös. Im Plasma einer 2 Stunden später abgenommenen Blutprobe wird eine Konzentration von 2 g D_2O/l gemessen.

- Die Gesamtkörperwassermenge beträgt etwa 50 l

Mit der Indikatorverdünnungs-Methode können die Flüssigkeitsräume des Körpers gemessen werden. - Nach Injektion von 1 mmol eines Indikators wird bei einem jungen Mann (190 cm groß, 78 kg schwer) eine Indikator-Plasma-Konzentration von 0,02 mmol/l gemessen.

- Der Flüssigkeitsraum, in dem sich der Indikator verteilt, ist das Gesamtkörperwasser
- Bei dem Indikator kann es sich um Antipyrin handeln

Das Plasmavolumen des erwachsenen Menschen stellt weniger als 30 % des extrazellulären Flüssigkeitsvolumens.

Einem 70 kg schweren Probanden wird tritiummarkiertes Wasser mit einer Aktivität von 10 000 Bq appliziert (Halbwertszeit von ^3H ca. 12 Jahre). Nach zwei Stunden wird die Aktivität des Markers im Plasma bestimmt.

- Der dabei gefundene Meßwert beträgt ungefähr 250 Bq pro l

Einem 70 kg schweren gesunden Probanden wird 1 mmol radioaktiv markiertes Serumalbumin intravenös injiziert. Nach 15 min wird ihm eine Blutprobe entnommen und darin dieser Indikator bestimmt.

- Die im Blut gemessene Indikator-Konzentration beträgt etwa 200 µmol/l

Bei einer **hypotonischen Dehydratation** beobachtet man eine Abnahme des extrazellulären Flüssigkeitsvolumens und eine Zunahme des intrazellulären Flüssigkeitsvolumens.

Ein Patient hat seit Tagen starken wäßrig-farblosen Durchfall. - Folgende **Befunde** sind bei ihm zu erwarten (**isotonische Dehydratation**):

- Extrazellulärvolumen verringert
- Standard-HCO_3^--Konzentration im Plasma verringert
- Atmung vertieft
- Hypokaliämie
- Hämatokrit erhöht

Bei einer **hypertonischen Hyperhydratation** (z. B. Infusion hypertoner NaCl-Lösung) beobachtet man eine Zunahme des extrazellulären Flüssigkeitsvolumens und eine Abnahme des intrazellulären Flüssigkeitsvolumens.

Werden einem Probanden 0,5 l einer hypertonen Kochsalzlösung (20 g/l) infundiert, so sind folgende Befunde zu erwarten:

- der Extrazellulärraum ist vergrößert
- das Plasmavolumen ist vergrößert
- der Urin ist hyperton
- die Aldosteron-Plasmakonzentration ist gesunken

Werden einem Probanden 2 l isotoner Kochsalzlösung innerhalb von 2 Stunden intravenös infundiert, so ist zu erwarten, daß das Herzzeitvolumen ansteigt (**isotonische Hyperhydratation**).

Als **Ursache eines Wasserdefizits** im Körper kommen in Frage:

- Diabetes insipidus
- längerfristige Hyperpnoe
- hohe Umgebungstemperatur
- osmotische Diurese
- *nicht:* erhöhte Adiuretin-Ausschüttung

Für den **Flüssigkeitsaustausch** durch Filtration zwischen Kapillaren und Interstitium ist von Bedeutung:

- kapillärer hydrostatischer Druck
- Gewebsdruck (hydrostatischer Druck außerhalb der Kapillare)
- kolloidosmotischer Druck des Blutes
- Proteinkonzentration der Gewebsflüssigkeit

Bei Verminderung des extrazellulären Flüssigkeitsvolumens (**akute Hypovolämie**) kommt es zu einer Steigerung

- der ADH-Sekretion
- der Reninfreisetzung
- der Aldosteron-Sekretion
- des Durstgefühls

Folgende Hormone beeinflussen den **Kalium**-Haushalt (K^+-Verteilung, K^+-Ausscheidung):

- Angiotensin II
- Aldosteron
- Insulin
- Adrenalin
- *nicht:* Adiuretin

Zum **Calcium** und seinem Stoffwechsel trifft zu:

- Senkung des Blutspiegels des ionisierten Calciums um 30 % löst eine Erhöhung der neuromuskulären Erregbarkeit aus
- Die Konzentration des ionisierten Ca^{2+} im Serum sinkt bei Erhöhung der Phosphatkonzentration im Plasma
- Ca^{2+} wird bei der intravasalen Blutgerinnung benötigt

Über die Konzentration freier Ca^{2+}-Ionen im Sarkoplasma trifft zu:

- Sie steigt bei ATP-Mangel
- Sie ist in der ruhenden Muskelzelle mehr als 1000mal niedriger als im Extrazellulärraum
- Sie erhöht sich, wenn die zytoplasmatische Na^+-Konzentration auf das Fünffache ansteigt
- Sie erhöht sich nach Freisetzung von Inositol-1,4,5-triphosphat (= IP_3)

9.2. Niere

9.2.1 Bau und Funktion
Funktionelle Bedeutung der Anordnung und prinzipielle Eigenschaften des Gefäßsystems und der Nephronabschnitte (s.a. Anatomie 8.6.1).

9.2.2 Durchblutung
Renaler Blut- und Plasmafluß (Normalbereich, Meßverfahren). O_2-Verbrauch und -Verwendung. Drücke in den renalen Gefäßabschnitten; Rinden-/Markdurchblutung, kortikale/juxtamedulläre Nephrone.

9.2.3 Filtration
Aufbau und Durchlässigkeit des glomerulären Filters; Zusammensetzung des Primärharns. Bedeutung der Plasmaprotein-Bindung für die Filtrierbarkeit einer Substanz. Funktion und Gesetzmäßigkeiten des Ultrafiltrations-Prozesses. Glomeruläre Filtrationsrate (GFR): Normalbereich, Regelung, physiologische Schwankungen; Zusammenhang zwischen GFR und den Plasmakonzentrationen harnpflichtiger Substanzen (z.B. Kreatinin).

9.2.4 Resorption, Sekretion
Normale Zusammensetzung des Endharns. Transportmechanismen an Zellmembranen und Zellverbänden (s.a. 1.3). Prinzipielle Eigenschaften der renalen Epithelien. Spezifische Mechanismen, Triebkräfte, Beeinflussung und Regulation des Transportes von Wasser und anderen endogenen und exogenen Bestandteilen der Tubulusflüssigkeit. Konzentrationsprofile entlang des Nephrons. Lokalisation der Transportmechanismen entlang des Nephrons und Koppelung untereinander. Bedeutung des Stoffwechsels für renale Transport- und Ausscheidungsprozesse (z.B. ATP-Bildung und Verwertung, Carboanhydrase, Glutaminasen, lysosomale Enzyme, luminale Peptidasen). Formen, Mechanismen und Anpassungsvorgänge der Ausscheidung fixer Säuren (s.a. 5.5).

9.2.5 Harnkonzentrierung
Funktionelle Elemente und Einflußfaktoren. Gegenstrom-Austausch und -Multiplikation. Mechanismen und Bereiche von Wasser- und Antidiurese. Harn-Osmolalität.

9.2.6 Regulation der Nierenfunktion
Regulation der Nierendurchblutung; Konsequenzen für die GFR. Regulation der Funktionen von Glomerulus, Tubulus und Sammelrohr. Abstimmung von glomerulärer Filtration und tubulärer Resorption. Einflüsse des vegetativen Nervensystems und des systemarteriellen Druckes auf die Nierenfunktion. Regulation der tubulären Wasser- und Elektrolyt-Resorption. Mechanismen und Konsequenzen hormonaler Einflüsse auf die Funktion von Tubuluszellmembran, Epithelzelle und Nephronabschnitt.

9.2.7 Hormonbildung Metabolismus
Renin. Renale Hormone (z.B. Calcitriol, Erythropoetin). Metabolische Service-Funktionen der Niere für den Gesamtorganismus (z.B. Glukoneogenese, Protein- und Peptidabbau)

9.2.8 Ableitende Harnwege
Funktion von Ureter und Harnblase, Miktion (s.a. 11.2.4).

9.2.9 Beurteilung der Nierenfunktion
Meßverfahren für Durchblutung, Filtration, Resorption und Sekretion (z.B. Clearance)

9.2.10 Pathophysiologie
Veränderungen der Durchblutung, der glomerulären Filtration und des tubulären Transports. Grundzüge pathologischer Veränderungen des Harnzeitvolumens und der Urinzusammensetzung, z.B. Anurie, Oligurie, Diabetes insipidus. Mehr- und Minderausscheidung von Harnbestandteilen (z.B. Glukose, Aminosäuren, Bikarbonat, Proteine). Wirkungsprinzipien diuretisch wirksamer Substanzen. Grundzüge der Harnkonkrementbildung. Prinzip der Dialyse.

Für die **Nierendurchblutung** gilt:

- Die Niere besitzt eine stark ausgeprägte Autoregulation
- Die Nierendurchblutung im Bereich normaler Blutdruckschwankungen zeigt eine Autoregulation
- Die spezifische Durchblutung ist in der Rinde größer als im Mark
- Eine vermehrte Markdurchblutung reduziert die Konzentrationsfähigkeit der Niere

Wenn sich in der Niere die Vasa efferentia der kortikalen Glomeruli um etwa 10 % verengen, dann sinkt (bei fehlender Gegenregulation) die renale Durchblutung.

Zur Berechnung der Filtrationsfraktion der Gesamtniere (FF) benötigt man neben der glomerulären Filtrationsrate (GFR) die Kenntnis des renalen Plasmaflusses (RPF).

Der renale Plasmafluß (RPF) betrage 0,6 l/min und der Hämatokrit 0,4.

- Die renale Durchblutung (RBF) beträgt 1,0 l/min

Der renale Plasmafluß betrage 0,8 l/min, die Filtrationsfraktion 0,2 und die Wasserausscheidung 5 % der glomerulären Filtrationsrate.

- 152 ml/min werden resorbiert

Der kolloidosmotische (= onkotische Druck) betrage im Plasma 25 mmHg und in der interstitiellen Flüssigkeit 5 mmHg. Der hydrostatische Druck betrage in den Kapillaren 32,5 mmHg und in der interstitiellen Flüssigkeit 3 mmHg. Die Gefäßwand sei impermeabel für kolloidal gelöste Substanzen.

- Der effektive Filtrationsdruck beträgt 9,5 mmHg

Die **glomeruläre Filtrationsrate** wird durch einen Abfall des mittleren arteriellen Blutdrucks (auf 60 mmHg) vermindert.

Wenn sich (bei unveränderter Nierendurchblutung) die glomeruläre Filtrationsfraktion von 0,2 auf 0,3 erhöht, so kann eine Steigerung des Blutdrucks in den glomerulären Kapillaren die Ursache sein.

Folgende Beziehungen zwischen der renalen Clearance (C) und der glomerulären Filtrationsrate (GFR) sind für Substanzen möglich, die sowohl filtriert als auch tubulär sezerniert und tubulär resorbiert werden:

- $C = 1/2 \cdot GFR$
- $C = GFR$
- $C = 2 \cdot GFR$

Entlang einer Glomeruluskapillare der Niere fällt der effektive Filtrationsdruck ab.

Die Berechnung der renalen Filtrationsfraktion ist möglich, wenn die arterielle und die renalvenöse Inulinkonzentration sowie die renale Inulinausscheidung pro Zeiteinheit bekannt sind.

Die **Inulin-Clearance** ist ein Maß für die Filtrationsrate der Niere.

Die Einheit der renalen Inulinclearance ist ml · min^{-1}.

Der Inulinverteilungsraum entspricht etwa der Summe von interstitiellem Wasser und Plasmavolumen.

Kurve **C** stellt die Beziehung zwischen der Plasmakonzentration und der renalen Clearance von Inulin dar.

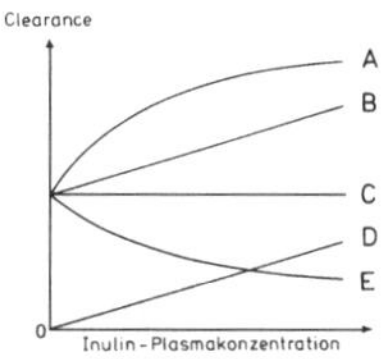

Für Inulin steigt bei normaler Nieren- und Kreislauffunktion die renale Ausscheidung stets linear mit der Konzentration im Blutplasma an.

Ist die renale Clearance einer Substanz deutlich größer als die Inulin-Clearance, dann gilt für diese Substanz: Eine tubuläre Resorption darf erfolgen, jedoch muß die tubuläre Sekretion größer sein.

Während der Infusion einer Inulinlösung wird im Plasma eine (konstante) Inulinkonzentration von 100 mg/l, in der Tubulusflüssigkeit des distalen Tubulus eine von 500 mg/l gemessen.

- Ca. 80 % des in diesem Nephron filtrierten Wassers sind bis zum distalen Tubulus resorbiert worden

Die renale Clearance von **Paraaminohippursäure (PAH)** liegt über der von Inulin.

Die renale Clearance ist am höchsten für Paraaminohippursäure.

Wird die Fähigkeit der Niere, p-Aminohippursäure (PAH) durch Sekretion auszuscheiden, pharmakologisch blockiert, so ist die PAH-Clearance vermindert.

Kurve **B** gibt für p-Aminohippursäure den Zusammenhang zwischen der Konzentration im Plasma und der Sekretionsrate wieder.

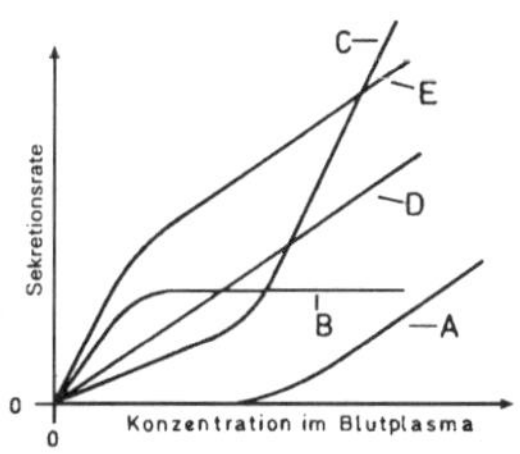

Kurve **E** gibt die Beziehung zwischen der Plasmakonzentration und der renalen Clearance von p-Aminohippursäure wieder.

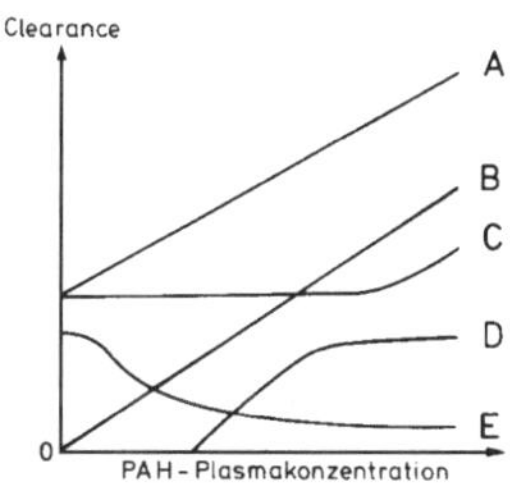

Bei einem gesunden jungen Mann mit einer der Norm entsprechenden glomerulären Filtrationsrate wurden folgende Werte gemessen (PAH = p-Aminohippursäure):
PAH-Konzentration im Blutplasma: 2 mg/dl
PAH-Konzentration im Urin: 1250 mg/dl
Harnzeitvolumen: 1 ml/min

- Die tubuläre Transportrate für PAH liegt dann bei etwa 10 mg/min

Zur Errechnung der (endogenen) **Kreatinin-Clearance** reicht die Bestimmung folgender Größen (jeweils in der gleichen, bekannten und sinnvoll gewählten Sammelzeit) aus:

- P: Kreatinin-Konzentration im Plasma
- U: Kreatinin-Konzentration im Urin
- V: Urinvolumen

Die Plasma-**Kreatininkonzentration** in der Nierenvene ist im Vergleich zu der in der Nierenarterie gewöhnlich um ca. 20 % niedriger.

Eine Plasma-Kreatininkonzentration, die das 5fache der Norm beträgt, läßt auf eine starke Verminderung der glomerulären Filtrationsrate schließen.

Wenn die Kreatininkonzentration im Plasma (bei normaler Nierenfunktion) auf das Doppelte ansteigt, so führt dies auch zu einer ungefähren Verdoppelung der

- filtrierten Kreatininmenge/Zeit
- absoluten Kreatininausscheidung (Menge/Zeit)

Bei einem Patienten ist die Kreatinin-Plasmakonzentration um 20 % angestiegen, die Inulin-Clearance jedoch konstant geblieben.

- Als Ursache für den Kreatinin-Anstieg im Plasma kommt am ehesten eine erhöhte Kreatininproduktion in Frage

Kreatinin wird in den Nierenglomerula frei filtriert und tubulär nicht rückresorbiert. Die (bei hohen Plasma-Kreatinin-Konzentrationen deutlicher werdende) tubuläre Sekretion bleibe unberücksichtigt. Unter der Annahme gleichbleibender Muskelmasse scheidet ein Mensch täglich etwa gleich viel Kreatinin über die Niere aus.

- Nebenstehende Kurve beschreibt die Plasma-Kreatinin-Konzentration K in Abhängigkeit von der renalen Kreatinin-Clearance X (Abszisse und Ordinate sind linear geteilt).

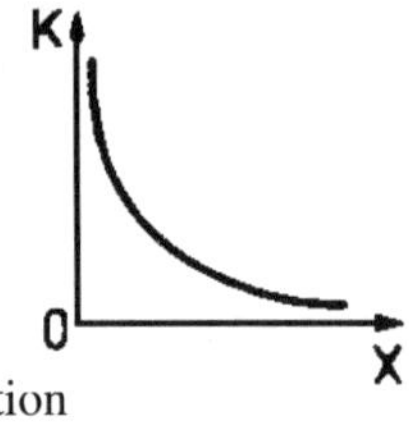

Im **proximalen Nierentubulus**

- wird mehr K^+ resorbiert als sezerniert
- steigt die H^+-Sekretion mit steigender Ammoniakproduktion
- wird Na^+ u. a. im Cotransport mit Glucose rückresorbiert
- In der proximalen Hälfte des proximalen Tubulus wird Na^+ aktiv rückresorbiert
- wird Kreatinin sezerniert
- wird Harnsäure sezerniert
- Die Zellen des proximalen Tubulus sind praktisch impermeabel für Inulin

Folgende Stoffe werden in der Niere vornehmlich oder ausschließlich im proximalen Tubulus resorbiert:

- Glucose
- Aminosäuren
- HCO_3^-
- K^+
- *nicht:* p-Aminohippursäure

Folgende Substanzen werden durch die luminale Membran des proximalen Tubulus **aktiv transportiert**:

- D-Glucose
- Phosphat
- L-Alanin

- H^+-Ionen
- *nicht:* Harnstoff

Die Konzentrationen von Na^+, Cl^- und HCO_3^- werden im Plasma (P) und in der Tubulusflüssigkeit am Ende des proximalen Tubulus (TF) gemessen. - Für das Konzentrationsverhältnis TF/P dieser drei Substanzen gilt:

- $Cl^- > Na^+ > HCO_3^-$

Etwa 40 - 50 % der filtrierten Cl^-- und 100 % der filtrierten Kreatininmenge erreichen das Ende des proximalen Tubulus.

Steigt im proximalen Nierentubulus die intrazelluläre **Na^+-Konzentration** wesentlich an, so

- kann dies durch einen ATP-Mangel verursacht sein
- werden weniger H^+-Ionen ins Lumen sezerniert als zuvor
- wird dort die Resorption von Phosphat vermindert
- wird die Na^+/K^+-ATPase der baso-lateralen Tubulus-Zellmembran aktiviert

Über die glomeruläre Filtration und tubuläre Reabsorption von Na^+ trifft zu:

- Täglich werden mehr als 10 000 mmol Na^+ filtriert
- Ca. 2/3 der filtrierten Menge werden im proximalen Tubulus reabsorbiert
- Bei normaler Kochsalzzufuhr werden weniger als 2 % der filtrierten Na^+-Menge im Urin ausgeschieden

Na^+ wird in den proximalen bzw. distalen Nierentubuli transportiert im

- Symport mit D-Glucose
- Symport mit Aminosäuren
- Symport mit Phosphat
- Antiport mit H^+

Die renale Rückresorption folgender Substanzen ist direkt an die Translokation von Natrium über die luminale Membran gekoppelt:

- Glucose
- Aminosäuren
- Alanin
- *nicht:* Harnstoff, langkettige Fettsäuren, NH_3

Wird die **Na^+/K^+-ATPase** des proximalen Tubulus gehemmt, so

- verringert sich dort die Glucoseresorption
- steigt dort der intraluminale pH-Wert
- verringert sich dort die Resorption neutraler Aminosäuren

Ein Patient habe seine Blase um 7.30 Uhr (Urinvolumen 200 ml) und dann wieder um 9.30 (Urinvolumen 100 ml) entleert. Die Na^+-Konzentration im Urin betrug in beiden Fällen 100 mmol/l.

- Die durchschnittlich ausgeschiedene Na^+-Menge/Zeit zwischen 7.30 und 9.30 war 5 mmol/h

Am Ende des proximalen Nierentubulus liegt die **Harnstoffkonzentration** in der Tubulusflüssigkeit über der im Blutplasma.

Harnstoff wird im proximalen Tubulus der Niere resorbiert.

Die Plasmakonzentration von Harnstoff schwankt von Tag zu Tag stärker als die von Kreatinin.

Die renale Clearance von Kreatinin ist immer höher als die von Harnstoff.

Das in der Niere gebildete **Ammoniak** wird zur Neutralisation von Säuren im Harn herangezogen.

Für **Lysozym** spielt die Endozytose eine wichtige Rolle bei seiner Resorption im proximalen Nierentubulus.

Glycin wird sekundär aktiv im Cotransport mit Na^+ am Nephron transportiert.

Für die **fraktionelle Ausscheidung** (= ausgeschiedene/filtrierte Menge pro Zeit) von Glycin, Harnstoff und Kreatinin durch die Niere gilt gewöhnlich:

- Kreatinin > Harnstoff > Glycin

Von **Bicarbonat** wird im proximalen Nierentubulus normalerweise ein wesentlich größerer Anteil der filtrierten Menge resorbiert als von den Natriumionen.

Mit der Bildung eines alkalischen Urins ist bei einem Standardbicarbonat von 23 mmol/l zu rechnen.

Der weit überwiegende Teil der **H^+-Sekretion** im Nephron dient der Bicarbonat-Rückresorption.

Der wichtigste Mechanismus für eine Steigerung der renalen H^+-Ausscheidung ist eine Zunahme der renalen Ammoniakproduktion.

Die renale **Kaliumausscheidung** liegt bei normaler Ernährung pro Tag über der Gesamtmenge des Plasmakaliums.

Die Kaliummenge, die vom Gesunden mit dem Urin ausgeschieden wird, hängt entschieden von der Sekretion im distalen Nephron ab.

Die pro Minute glomerulär filtrierte K^+-Menge beträgt normalerweise etwa 350 - 700 μmol.

Wird im proximalen Tubulus der Niere **Glutamin** zu Glucose verstoffwechselt, so

- diffundiert NH_3 ins Tubuluslumen
- diffundiert NH_3 ins peritubuläre Blut
- entstehen dabei NH_4^+-Ionen
- werden dabei H^+-Ionen verbraucht

Bei einer Erhöhung der **Glucosekonzentration** im Blut (z.B. beim Diabetes mellitus) ist zu erwarten:

- Glucosurie
- osmotische Diurese
- vermehrter Durst
- Sättigung der tubulären Glucoseresorption
- *am wenigsten:* tubuläre Netto-Sekretion von Glucose (fraktionelle Ausscheidung)

Eine **Glucosurie** tritt stets auf, wenn die filtrierte Glucosemenge das tubuläre Transportmaximum für Glucose überschreitet.

Kurve **C** gibt für Glucose den Zusammenhang zwischen Konzentration im Plasma und der Resorptionsrate in der Niere richtig wieder.

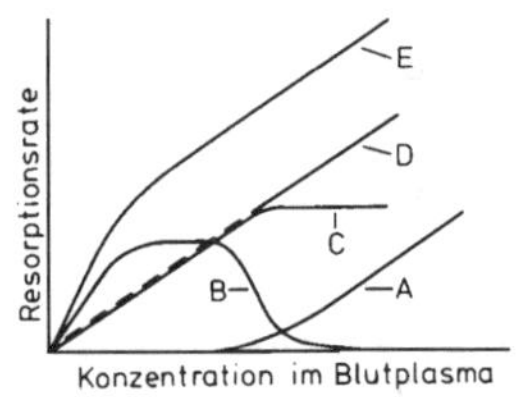

Kurve **A** gibt für Glucose den Zusammenhang zwischen Konzentration im Plasma und renaler Ausscheidungsrate richtig wieder.

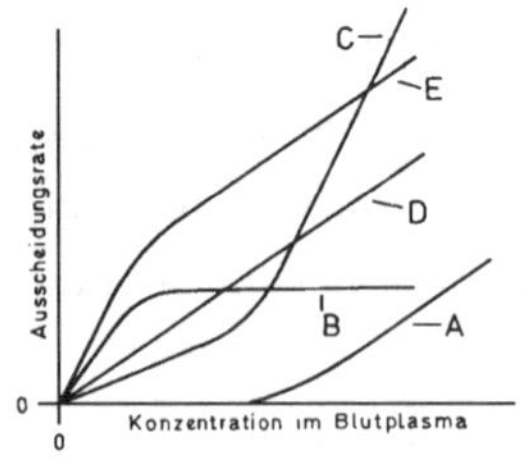

Über den renalen Transport von anorganischem **Phosphat** trifft zu:

- Glomerulär wird Phosphat überwiegend in der Form von HPO_4^{2-} filtriert
- Die luminale Membran der proximalen Tubuluszellen besitzt einen Carrier, der Phosphat (zusammen mit Na^+) sekundär-aktiv resorbiert
- Die im Harn meßbare "titrierbare Säure" wird überwiegend von dessen Gehalt an $H_2PO_4^{2-}$ bestimmt
- Bei einer akuten Azidose steigt gewöhnlich die Phosphatausscheidung im Harn

Im Endteil des **distalen Nierentubulus** ist das Lumen gegenüber der Blutseite des Epithels elektrisch negativ geladen.

Unter der Wirkung von Aldosteron ist die Sekretion der folgenden Ionen über die luminale Membran der spät-distalen Tubuluszelle erhöht:

- K^+
- H^+
- *nicht:* Na^+

Die **renale Ausscheidung** einer Substanz sei < 1 % der glomerulär filtrierten Menge. - Dabei kann es sich um folgende Substanzen handeln:

- Na^+
- Ca^{2+}
- Glucose
- Wasser
- *nicht:* Harnsäure

Über die **Ausscheidung mit dem Harn** trifft zu:

- Die Kreatininausscheidung hängt von der Muskelmasse ab
- Die Harnstoffausscheidung steigt mit dem Proteingehalt der Nahrung
- Die Ausscheidung von Sulfat hängt vom Abbau von Methionin und Cystein ab
- Die Proteinausscheidung hängt von glomerulärer Filtration und tubulärer Resorption ab

Folgende Stoffe unterliegen der **Gegenstromdiffusion** im Nierenmark:

- O_2
- Harnstoff
- NH_3

Die **konzentrierende, gesunde Niere**

- steht unter dem Einfluß von Adiuretin
- kann den Harn maximal auf das etwa 4fache der Plasmaosmolarität konzentrieren
- zeigt einen osmotischen Längsgradienten im Nierenmark mit einem Konzentrationsmaximum an der Papille

Über **Antidiurese** trifft zu:

- Die osmotische Konzentration des Endharns ist am größten bei Antidiurese
- Bei Antidiurese ist im Bereich des aufsteigenden dicken Schleifenschenkels die osmotische Konzentration des Harns erheblich niedriger als im umgebenden Nierengewebe
- Bei starker Antidiurese wird meist ein U_{osm}/P_{osm} von über 3,0 gemessen

Bei **Wasserdiurese** wird weniger Harnstoff rückresorbiert als bei Antidiurese.

Glucoselösung ruft eine ausgeprägte Wasserdiurese hervor, wenn man 2 Liter davon in isotonischer Konzentration innerhalb einiger Stunden intravenös infundiert.

Im Unterschied zur Wasserdiurese ist bei osmotischer Diurese (z.B. nach Mannitol-Infusion) die Konzentration der Natrium-Ionen im proximalen Tubulus herabgesetzt.

Als Folge der Wirkung von ADH steigt die osmotische Konzentration im Interstitium der Papillenspitzen.

Zur Ausscheidung von 900 mosm osmotisch wirksamer Bestandteile benötigt man mindestens ein Harnvolumen von 750 ml.

Die **Harnblase**

- enthält in ihrer Wand Dehnungsrezeptoren
- wird in ihrer Funktion u.a. durch sympathische Fasern aus L_1 und L_2 gesteuert
- wird in ihrer Funktion von Hirnstamm, Hypothalamus und Großhirn gesteuert
- kann bei der Miktion auf weniger als 50 ml Urinvolumen entleert werden

Eine ausgeprägte Proteinurie kann zu **Ödemen** führen. - Wesentliche Ursache dafür ist dabei, daß der effektive Filtrationsdruck in den Kapillaren des Körperkreislaufs ansteigt.

Eine kombinierte **Steigerung von Wasser- und Elektrolytausscheidung** durch die Niere kann erfolgen durch Hemmung der

- Carboanhydrase im proximalen Tubulus
- Na^+ und Cl^--Resorption im aufsteigenden dicken Teil der Henleschen Schleife
- Na^+ und Cl^--Resorption im distalen Tubulus
- *nicht:* ADH-Ausschüttung

Über **Niere und Säure-Basenhaushalt** trifft zu:

- Das Ausmaß der Rückresorption von Bicarbonat ist vom CO_2-Partialdruck abhängig
- Die Ausscheidung von Ammoniumionen ist für die Neutralisation auszuscheidender Phosphor- und Schwefelsäure erforderlich
- Bei einer Ketoazidose steigen Ammoniakgenese und Gluconeogenese der Niere an
- Eine chronische Niereninsuffizienz kann zu einer metabolischen Azidose führen

Eine **Hemmung der renal-tubulären Carbonatdehydratase** (Carboanhydrase) z.B. durch Gabe von Acetazolamid

- führt zu erhöhter HCO_3^--Konzentration im Urin
- vermindert die tubuläre H^+-Sekretion, weil ohne Carboanhydrase die Umwandlung von CO_2 und H_2O zu $HCO_3^- + H^+$ nur relativ langsam erfolgen kann

Die **Hemmung des renal-tubulären Na^+-$2Cl^-$-K^+-Cotransport-Systems** im aufsteigenden Teil der Henleschen Schleife (z.B. durch Furosemid)

- führt zu einer vermehrten K^+-Sekretion in distalen Abschnitten des distalen Tubulus
- vermindert die Konzentrationsfähigkeit der Niere
- führt zur Verkleinerung des Extrazellulärraums

Stoffe, die im Harn schlecht löslich sind, können **Harnsteine** bilden. - Folgende Verbindungen bilden Harnsteine:

- Harnsäure/Urat
- Oxalat
- Cystin
- *nicht:* Harnstoff

10. Hormonale Regulation

10.1. Grundlagen und Allgemeines

10.1.1 Funktionelle Struktur des Hormonsystems
Hormonproduzierende Zellen und Organe; Entspeicherung und Synthese-Aktivierung; Hormontransport; Zielzellen; Hormon-Rezeptoren; Zellantwort; Hormonabbau.
Hormon-Hierarchie. Regelkreise. Geregelte Größen. Kompensatorische Hypertrophie und Atrophie von Hormondrüsen.

10.1.2 Hormontypen
Einteilung z.B. nach chemischer Struktur und nach Bildungsort.

10.1.3 Signalkette
Zelluläre Mechanismen der Hormonfreisetzung. Extra- und intrazelluläre Rezeptoren der Zielzelle. Signalübertragung von Membranrezeptoren auf sekundäre Botenstoffe (z.B. Second messenger). Typen, Herkunft, Wirkung und Beeinflußbarkeit der Second messenger. Signalkette bei intrazellulärer Hormon-Rezeptor-Bindung. Prinzipielle Hormonwirkung auf die Zelle.

10.1.4 Neuroendokrine Signalübertragung
Typen, Freisetzung und Funktionen der hypothalamischen Liberine und Statine und der Hypophysenhinterlappen-Hormone. Herkunft der Ausschüttungssignale. Regelkreise. Einflüsse des vegetativen Nervensystem auf Freisetzung der Nebennierenmarkhorm und Pankreas-Inselhormone.

☞ Siehe unter **Biochemie**: 24. Regelung durch das Hormonsystem

10.2. Wasser- und Elektrolythaushalt

(s.a. Kap. 9) Bildungsorte, Vorstufen, Transport, Wirkung, Steuerung und Inaktivierung der beteiligten Hormone (Aldosteron, Angiotensin, Adiuretin, atrialer natriuretischer Faktor, Calcitonin, Parathormon, Calcitriol). Bedeutung des Renin-Angiotensin-Aldosteron-Systems. Grundzüge hormonaler Störungen des Wasser- und Elektrolythaushaltes.

☞ Siehe unter **Biochemie**: 24. Regelung durch das Hormonsystem

10.3. Energiehaushalt

(s.a. Biochemie 24.3)
Bildungsorte, Vorstufen, Transport, Wirkung, Steuerung und Inaktivierung der beteiligten Hormone (T_3, T_4, Glukokortikoide, Adrenalin, STH, Insulin, Glukagon). Grundzüge hormonaler Störungen (z.B. Hypo- und Hyperthyreose, Diabetes mellitus, Störungen der Nebennierenrindenfunktion).

☞ Siehe unter **Biochemie**: 24. Regelung durch das Hormonsystem

10.4. Fortpflanzung

10.4.1 Menstruationszyklus
Zyklusphase. Bildungsorte, Plasmatransport, Steuerung, Zielorgane, Wirkung und Inaktivierung der beteiligten Hormone. Veränderungen während des Menstruationszyklus. Neuroendokrine Einflüsse. Regelkreise. Ausgeschiedene Hormon-Metaboliten. Zeit der Empfängnisbereitschaft während des Zyklus. Pubertät und Menopause. Grundzüge der hormonalen Kontrazeption, der Schwangerschaftstests und der prinzipiellen Ursachen der weiblichen Infertilität.

10.4.2 Schwangerschaft
Bildungsorte, Regulation, Wirkung und Zielorgane der beteiligten Hormone; "Fetoplazentare Einheit". Zeitgang der Hormon-Plasmakonzentrationen während der Schwangerschaft (z.B. HCG, Progesteron, Östrogene). Hormonelle Beeinflussung der Uteruskontraktion.

10.4.3 Laktation
Bildungsorte, Regulation und Wirkung der beteiligten Hormone.

10.4.4 Androgene
Bildungsorte, Regulation, Zielzellen, Wirkung und Inaktivierung bei Mann und Frau. Einflüsse auf Geschlechtsdifferenzierung.

Psychische und emotionale Einflüsse auf den **Menstruationszyklus** kommen vor allem durch direkte nervale Einflüsse auf die Freisetzung von Releasing-Faktoren zustande.

☞ Siehe unter **Biochemie**: 24. Regelung durch das Hormonsystem

10.5. Regelung des Wachstums

s. Biochemie 24.5

10.6. Gastrointestinalhormone

s. Kap. 7

10.7. Sonstige Signalstoffe

(s.a. Biochemie 24.7)

Arten, Orte des Vorkommens, Wirkungen (z.B. Serotonin, Bradykinin, Eikosanoide, Histamin). (Katecholamine s.a. Kap. 1 1).

11. Vegetatives Nervensystem

11.1. Funktionelle Organisation

11.1.1 Aufbau
s. Anatomie 2.8

11.1.2 Zentrale Organisation
Zentren von Sympathikus und Parasympathikus im Hirnstamm und Rückenmark: Lokalisation, Funktion, Wechselwirkungen. Beziehung zu anderen Hirnarealen (z.B. Hypothalamus, Hypophyse und limbisches System).

11.1.3 Peripherer Anteil
Orthosympathischer und parasympathischer Anteil: praeganglionäre und postganglionäre Neurone. Darmnervensystem. Synaptische Übertragung s. 12.2.3. Rezeptortypen und ihre pharmakologische Beeinflussung (s.a. 10.1).

11.1.4 Reflexe
Beteiligung des vegetativen Nervensystems an Reflexen.

11.1.5 Nebenniere
Innervation des Nebennierenmarks. Zusammensetzung und systemische Wirkung der freigesetzten Transmitter

11.1.6 Pathophysiologie
Grundzüge von Störungen im vegetativen Nervensystem (Querschnittsläsion)

Über das **vegetative Nervensystem** trifft zu:

- Ein Teil der Axone der präganglionären Neurone des sympathischen Nervensystems sind myelinisiert
- Die präganglionären Fasern des Sympathikus entspringen aus dem thorakolumbalen Rückenmark
- Die präganglionären Fasern des Parasympathikus entspringen sowohl aus Teilen des Rückenmarks (Sakralmark) wie aus dem Hirnstamm
- Die postganglionären sympathischen Nervenfasern haben eine sehr geringe Leitungsgeschwindigkeit
- Die Bezeichnungen "adrenerg" und "cholinerg" beziehen sich auf die neurohumoralen Überträgerstoffe
- Die Freisetzung der Nebennierenmark-Hormone wird cholinerg gesteuert
- Die Ausschüttung der Katecholamine aus der Nebenniere wird durch präganglionäre sympathische Neurone gesteuert

- Die Wirkungsdauer des terminal freigesetzten parasympathischen Überträgerstoffes kann durch Gabe von Cholinesterase-Hemmstoffen verlängert werden
- Im Sympathikus erfolgt die Erregungsübertragung von der präganglionären Faser auf die postganglionäre Faser durch Acetylcholin
- Der Transmitter für die Erregungsübertragung von Sympathikusfasern auf die Schweißdrüsen ist Acetylcholin
- In den Schweißdrüsen ist Acetylcholin der Überträgerstoff der postganglionären sympathischen Nervenfasern
- Die efferenten präganglionären sympathischen Nerven zum Auge entspringen in den thorakalen Abschnitten des Rückenmarkes

Der **segmentale vegetative Reflex**

- kann viszerale Afferenzen mit kutanen Efferenzen verbinden
- kann kutane Afferenzen mit viszeralen Efferenzen verbinden

Bei folgenden Reflexen ist das vegetative Nervensystem Teil des **Reflexbogens**:

- Blasenentleerungsreflex
- Pupillen-Lichtreflex
- *nicht:* Niesreflex, Hustenreflex, Lidschlußreflex

Über **Acetylcholin** trifft zu:

- Acetylcholin wird in synaptischen Vesikeln der cholinergen Neurone gespeichert
- Das für die Acetylcholinsynthese benötigte Acetyl-CoA kann von der ATP-Citrat-Lyse geliefert werden
- Im synaptischen Spalt entstandenes Acetat kann nach Transport durch die präsynaptische Membran zu Acetyl-CoA aktiviert werden
- Die Bindung jedes einzelnen Acetylcholinmoleküls an die postsynaptische Membran verursacht eine Membranpotentialänderung
- Die Bindung von Acetylcholin an die postsynaptische Membran führt zur Öffnung von Na^+-Kanälen
- Für die Freisetzung von Acetylcholin ist die Anwesenheit von Ca^{2+}-Ionen Voraussetzung
- Für eine erneute Acetylcholinsynthese wird das bei der Hydrolyse entstehende Cholin wieder in die präsynaptischen Nervenendigungen aufgenommen
- Acetylcholinesterase kann durch Alkylphosphate wie z.B. Diisopropylfluorphosphat gehemmt werden

Acetylcholin ist Überträgerstoff an den Endigungen

- der präganglionären Neurone in den sympathischen Ganglien
- der präganglionären Neurone in den parasympathischen Ganglien
- des Sympathikus an Schweißdrüsen
- des Parasympathikus an den Speicheldrüsen
- Acetylcholin ist der ganglionäre Transmitter der die Schweißdrüsen stimulierenden sympathischen Fasern
- *nicht:* des Sympathikus an der Harnblase

Zu den **muscarinartigen Wirkungen** von Acetylcholin gehört die

- Steigerung der Schweißdrüsensekretion
- Abnahme der Herzfrequenz
- Kontraktion des M. ciliaris und M. sphincter iridis
- Kontraktion der Bronchialmuskulatur
- *nicht:* Kontraktion der Skelettmuskulatur

Bei folgenden Muskelfasern wird die Kontraktion durch Acetylcholin ausgelöst bzw. verstärkt:

- M. biceps brachii
- Taenia coli

Für das **Noradrenalin** (= NA) des postganglionären sympathischen Nerven trifft zu:

- NA wird aus dem Extrazellulärraum aufgenommen
- Ein Teil des NA in den Vesikeln stammt aus dem Axoplasma
- Ein Teil des NA wird in den Vesikeln aus der Vorstufe Dopamin synthetisiert
- NA wird bei einem Reiz aus den Vesikeln durch Exozytose freigesetzt
- In den synaptischen Spalt freigesetztes NA hat nur eine begrenzte Wirkungsdauer
- Die Freisetzung von NA aus postganglionären Sympathikusfasern wird durch die Erregung von präsynaptischen Acetylcholin-Rezeptoren gehemmt

11.2. Spezielle Funktionen

11.2.1 Herz-Kreislauf-System
s. Kap. 2 und 3

11.2.2 Bronchien
Wirkung auf glatte Muskulatur und Sekretion

11.2.3 Verdauungstrakt
Wirkung auf Motorik, Durchblutung und Sekretion. Reflexe. Rolle nicht-adrenerger, nicht-cholinerger Neurone (u.a. Darmnervensystem)

11.2.4 Miktion
Steuerung der Blasenmotorik. Rolle übergeordneter Zentren.

11.2.5 Genitalsystem
Spinalreflektorische Steuerung (z.B. Erektion, Ejakulation), Rolle übergeordneter Zentren. s.a. 10.4.

11.2.6 Andere Funktionen
Wirkung auf weitere Organe (z.B. Speichelsekretion, Schweißsekretion, Hormonfreisetzung, Intermediärstoffwechsel, Auge).

Erregung des sympathischen Nervensystems führt zu folgenden Reaktionen:

- Pupillenerweiterung
- Kontraktion des M. dilatator pupillae
- Steigerung der Herzfrequenz
- Kontraktion des Sphincter ani internus
- Kontraktion des inneren Blasensphinkters
- Kontraktion des Ductus deferens
- Aktivierung von α-Rezeptoren in den Arteriolen
- Vasokonstriktion bei den Hautgefäßen
- Vasokonstriktion bei den Venen
- Schweißsekretion
- *nicht:* Steigerung der Darmmotorik, Kontraktion der Bronchialmuskulatur

Reizung efferenter sympathischer Fasern des Auges ergibt als Reizantwort eine Mydriasis.

Erhöhung des Sympathikotonus führt zu vermehrter Schweißsekretion.

Die Erregung von sympathischen Nervenendigungen führt zu einer Tonusabnahme der glatten Darmmuskulatur.

Durchtrennt man die sympathischen Fasern, die die Gefäße eines Hautbezirkes versorgen, wird die Haut rot und warm, da die neurogene Ruheaktivität der sympathischen Efferenzen nicht mehr wirksam wird.

Zuordnung von Erfolgsorgan und adrenergem Impuls-Effekt:

- Sinusknoten: Zunahme der Herzfrequenz
- männliche Sexualorgane: Ejakulation
- Leber: Glykogenolyse
- Fettgewebe: Lipolyse

Eine **Aktivierung von adrenergen β-Rezeptoren** steigert den Calciumeinstrom in die Myokardzelle.

Folgende Wirkungen des **Adrenalins** werden über die β-Adrenorezeptoren vermittelt:

- Dilatation der Bronchien
- Steigerung der Herzfrequenz
- Steigerung der Kontraktionskraft des Herzens
- Glykogenolyse im Skelettmuskel
- *nicht:* Kontraktion des Musculus dilatator pupillae

Nach pharmakologischer **Blockierung der adrenergen α-Rezeptoren** kommt es häufig zu einem Anstieg der Herzfrequenz.

Bei völliger Blockade der α-Rezeptoren bewirkt eine **Adrenalin-Injektion** eine

- Steigerung der Blut-Glucose-Konzentration
- periphere Vasodilatation
- Fettmobilisation
- Tachykardie
- *nicht:* Blutdrucksteigerung

Aktivierung des Parasympathikus (N. Vagus) führt zu einer

- Kontraktion der Bronchialmuskulatur
- vermehrten Sekretion der Bronchialdrüsen
- Kontraktion des M. sphincter pupillae
- Miosis
- Brechkrafterhöhung der Augenlinse
- Abnahme der Herzfrequenz
- Kontraktion des Detrusor vesicae
- Tränensekretion
- Kontraktion der Gallenblase
- Steigerung der Motilität des Magens
- *nicht:* Dilatation der Hautgefäße, Schweißsekretion, Erschlaffung des Sphincter ani internus

Atropin

- bewirkt eine Hemmung der Speichelsekretion
- hemmt die Schweißsekretion
- bewirkt eine Mydriasis
- blockiert die parasympathische Signalübertragung auf den Ziliarmuskel

Die Einwirkung eines **Cholinesterase-Hemmers** auf cholinerge vegetative Synapsen

- verlängert die synaptischen Potentiale
- vergrößert die postsynaptischen Potentiale
- vermehrt den Effekt von an der Synapse appliziertem Acetylcholin
- kann durch Atropin an bestimmten Synapsen kompensiert werden

Über die Steuerung der **Harnblasenfunktion** trifft zu:

- Nach Unterbrechung der parasympathischen Fasern ist eine normale Miktion nicht mehr möglich
- Im N. pudendus laufen Fasern für die quergestreifte Muskulatur am Blasenausgang
- Beim gesunden Erwachsenen wirkt der Hirnstamm bei der reflektorischen Blasenentleerung mit

Für die **Defäkation** beim gesunden Erwachsenen trifft zu:

- Das Reflexzentrum befindet sich im Sakralmark
- Die Herabsetzung des Tonus des Sphincter ani internus erfolgt durch efferente Impulse über den Parasympathikus
- Bei der reflektorischen Defäkation kontrahiert sich auch das Colon descendens
- Afferenzen von Dehnungsrezeptoren des Rektums verlaufen über den N. pelvicus

Folgende Ereignisse gehören zur **sexuellen Reaktion** des Mannes:

- Dilatation der Arteriolen der Corpora cavernosa
- Sekretabgabe der bulbo-urethralen Drüsen
- Ejakulation
- Emission
- *nicht:* Kapazitation der Spermien

12. Allgemeine Neuro- und Sinnesphysiologie

12.1. Reiz und Erregung

12.1.1 Membranruhepotential
s. 1.3.2.

12.1.2 Rezeption
Prinzipieller Bau und Funktion primärer und sekundärer Sinneszellen, Reiztransport. Transduktion und Transformation des Reizes, Generatorpotential, Rezeptorpotential. Spezifität eines Sinnesorgans, adäquater Reiz. Absolute und relative Refraktärphase. Adaptation. Efferenzen. Kodierung der Information.

12.1.3 Erregung
s.a. 1.5.2.
Lokale Erregung und Auslösung eines Aktionspotentials, Schwellenpotential. Summation. Ionenleitfähigkeiten und Ionenflüsse bei Depolarisation und Repolarisation. Aktivierung und Inaktivierung von Ionenkanälen. Nachpotentiale.

12.1.4 Elektrische Reizung
Methoden und Reizantworten (z.B. bipolare und unipolare Reizung; differente und indifferente Elektrode; Reizwirkung von Anode und Kathode; Reizzeit-Reizstärke-Beziehung für Schwellenreize; Unterschwellige Reize; Wechselstromreizung).

Zur **elektrischen Reizung** trifft zu:

- Die Rheobase ist die Mindeststromstärke, die ein langer Gleichstromimpuls haben muß, um eine Muskelminimalzuckung auszulösen
- Die Chronaxie ist die kürzeste Einwirkungsdauer eines Gleichstromes von doppelter Rheobasenstärke zur Auslösung einer Muskelminimalzuckung
- Die Chronaxie kann zur Beurteilung der Nervenerregbarkeit dienen

Nebenstehender Graph gibt die Beziehung zwischen Reizzeit t und Schwellenstromstärke I eines rechteckigen Stromstoßes bei Reizung einer motorischen Nervenfaser wieder (Ordinaten und Abszissen sind linear geteilt).

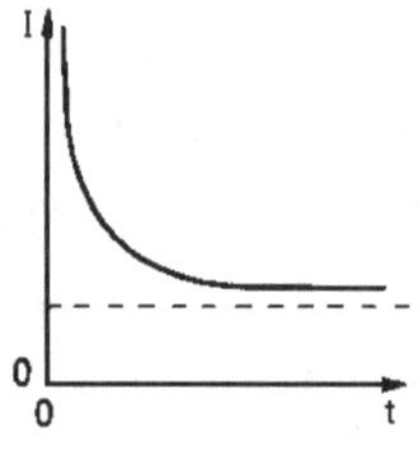

Die Amplitude des Rezeptorpotentials wird als Frequenz von Aktionspotentialen kodiert.

Die Intensität eines sensiblen Reizes wird dem ZNS über die afferente Nervenfaser im allgemeinen durch Veränderung der Aktionspotential-Frequenz mitgeteilt.

12.2. Erregungsfortleitung

12.2.1 Elektrotonische Fortleitung
Bedeutung von Membran- und Zytoplasmawiderstand sowie der Membrankapazität für die lokale Erregungsausbreitung. Elektrische Synapse.

12.2.2 Erregungsleitung im Nerven
Mechanismen der Erregungsleitung in marklosen und markhaltigen Nervenfasern. Ursachen unterschiedlicher Leitungsgeschwindigkeit. Einteilung in Faserklassen.

12.2.3 Chemische Synapsen
Formen. Beteiligte Strukturen: präsynaptisch, subsynaptisch, postsynaptisch. Erregungsübertragung durch Transmitter: Typen, Synthese, Transport, Speicherung, Freisetzung, Wirkung, Inaktivierung des Transmitters. Synapsenpotentiale. Motorische Endplatte; Endplattenpotential. Pharmakologische Beeinflußbarkeit der synaptischen Übertragung (z.B. Muskelrelaxantien).

Über die **Nervenleitungsgeschwindigkeit** trifft zu:

- Eine mit einer Geschwindigkeit von 50 m/s leitende Nervenfaser des Menschen ist immer markhaltig
- Die Nervenleitungsgeschwindigkeit ist bei Nervenfasern vom Typ A größer als bei Nervenfasern vom Typ C
- Bei der markhaltigen Nervenfaser ist die Fortleitung im Bereich der Schnürringe langsamer als im Bereich der Internodien
- Bei dicken markhaltigen Nervenfasern des Menschen ist die Leitungsgeschwindigkeit größer als bei dünnen markhaltigen Fasern
- Die Membrankapazität ist bei dicken markhaltigen Nervenfasern größer als bei dünnen markhaltigen Fasern
- Die Leitungsgeschwindigkeit ist in dicken nicht myelinisierten Nervenfasern größer als in dünnen nicht myelinisierten Fasern, weil der Innenlängswiderstand der Fasern mit dem Quadrat des Durchmessers abnimmt, die Membrankapazität jedoch nur proportional dem Durchmesser steigt

Im Nerven wird die Erregungsleitungsgeschwindigkeit (ELG) durch die Membrankapazität (MK) und den Längswiderstand (LW) beeinflußt. - Bei Zunahme des Faserdurchmessers (Faserlänge konstant) gilt:

- ELG: Zunahme
- MK: Zunahme
- LW: Abnahme

Folgende **Potentiale** sind abstufbar-lokale elektrische Antworten erregbarer Membranen:

- Rezeptor-(Generator-)Potential
- inhibitorisches postsynaptisches Potential (IPSP)
- Endplattenpotential (EPP)
- exzitatorisches postsynaptisches Potential (EPSP)
- *nicht:* Aktionspotential

Über die **Rezeptorpotentiale** der somatischen Sensibilität trifft zu:

- Sie entstehen durch eine Permeabilitätserhöhung für Na^+
- Sie sind graduiert
- Sie breiten sich passiv (elektrotonisch) aus
- Sie können sich summieren
- Sie sind in ihrer Amplitude abstufbar

Über die **motorische Endplatte** trifft zu:

- Über neuromuskuläre Endplatten wird die Erregung auf die Skelettmuskulatur übertragen
- An der motorischen Endplatte der Skelettmuskulatur erfolgt die Erregungsübertragung durch Acetylcholin
- Der Überträgerstoff Acetylcholin wird in Quanten ausgeschüttet

- Die spontane Freisetzung eines Quantums Acetylcholin verursacht ein Miniaturendplattenpotential
- An der motorischen Endplatte der Skelettmuskulatur wird normalerweise die Zahl der Aktionspotentiale von der Nervenfaser im Verhältnis 1 : 1 auf die Muskelfaser übertragen
- Der Überträgerstoff erhöht in der subsynaptischen Membran die Natrium- und Kaliumpermeabilität
- Cholinesterase-Hemmer verlängern das Endplattenpotential
- An der motorischen Endplatte der Skelettmuskulatur verdrängt Curare das Acetylcholin von den Bindungsstellen "Rezeptoren" an der subsynaptischen Membran des Muskels
- An der motorischen Endplatte der Skelettmuskulatur können Acetylcholinesterasehemmer die Erregungsübertragung blockieren

Über das **Endplattenpotential** (EPP, bei der neuromuskulären Erregungsübertragung) trifft zu:

- Das Endplattenpotential einer quergestreiften Muskelzelle wird durch eine Erhöhung der Membranleitfähigkeit für kleine Kationen hervorgerufen
- Es wird durch Acetylcholin ausgelöst
- Es entsteht nach dem Eintreffen eines Nervenaktionspotentials in der Endplatte
- Es wird durch Blockade der Cholinesterase verstärkt
- Es wird unter Einwirkung von d-Tubocurarin vermindert

In der **neuromuskulären Synapse** der Skelettmuskulatur

- dauert das Endplattenpotential etwa 1 - 2 ms
- beträgt die synaptische Latenzzeit über 0,1 ms
- sind für die normale Acetylcholinfreisetzung Calciumionen notwendig
- besetzt Curare kompetitiv die subsynaptischen Rezeptoren

Acetylcholin ist Transmittersubstanz an folgenden synaptischen Endstrukturen:

- Endigungen parasympathischer Vagusfasern am Schrittmacher-Myokard
- Endigungen von präganglionären Sympathikusfasern
- von rekurrenten Motoneuron-Axonkollateralen gebildete Synapsen
- neuromuskuläre Synapse (Endplatte)
- *nicht:* Endigungen von afferenten Fasern der Muskelspindeln

Die **Inaktivierung** des synaptischen Überträgerstoffes Acetylcholin erfolgt hauptsächlich durch enzymatische Hydrolyse.

Curare hemmt die neuromuskuläre Übertragung, weil es die Acetylcholinrezeptoren für Acetylcholin blockiert.

Curare-Präparate wirken über eine Blockade der Erregungsübertragung in der motorischen Endplatte.

Einen neuromuskulären Übertragungsblock durch Curare (d-Tubocurarin) kann man durch Gabe von Cholinesterase-Hemmstoff aufheben.

Gabe von Acetylcholinesterasehemmern kann die muskelrelaxierende Wirkung von Curare aufheben, weil durch Gabe von Acetylcholinesterasehemmern die Acetylcholinkonzentration an der neuromuskulären Synapse erhöht wird.

Organophosphate (Alkylphosphate) in toxischer Dosierung bewirken eine Verlängerung der Acetylcholinwirkung z. B. an der neuromuskulären Endplatte.

Durch **Succinylcholin** kann eine Muskelrelaxation bzw. -lähmung durch Depolarisation der postsynaptischen Membran an der neuromuskulären Synapse bewirkt werden.

12.3. Erregungsverarbeitung

12.3.1 Neuronale Verschaltungen
Bahnung (räumlich, zeitlich; Summation) und Hemmung (prä- und postsynaptisch: reziprok, vorwärts, rückwärts, lateral). Potenzierung und Depression der Übermittlung, Kontrastierung, rezeptives Feld. Konvergenz und Divergenz der Leitungsbahn.

12.3.2 Empfindung und Wahrnehmung
Biologische Bedeutung der verschiedenen Sinnesmodalitäten, Dimensionen der Empfindung z.B. zeitlich, räumlich, Qualität, Modalität, Intensität. Messende Sinnesphysiologie (u.a. objektive und subjektive Methoden, evozierte Potentiale, Beziehung zwischen Reizintensität und Empfindungsstärke). Differenzierung zwischen Empfindung und Wahrnehmung.

Eine (nichttetanische) zeitliche **Bahnung** über ein Axon ist dadurch möglich, daß die Dauer der erregenden postsynaptischen Potentiale am nachgeschalteten Neuron länger sind als die Refraktärzeit des Axons.

Folgende Stoffe sind Überträgerstoffe an **hemmenden Synapsen**:

- Acetylcholin
- Noradrenalin
- Gammaaminobuttersäure
- Glycin
- *nicht:* Sekretin

Bei der **präsynaptischen Hemmung** sind axo-axonische chemische Synapsen beteiligt.

Das Wirkungsprinzip der präsynaptischen Hemmung ist an der axo-axonischen Synapse eine Depolarisation der postsynaptischen Axonmembran.

Die Dauer der präsynaptischen Hemmung ist deutlich länger als die der postsynaptischen Hemmung entsprechender Neurone.

Präsynaptische Hemmung führt zu einer Verminderung der Überträgerstoffmenge, die die postsynaptische Membran erreicht.

Zur Kontrastschärfung bei Sinneswahrnehmung dient besonders der Mechanismus der **lateralen Hemmung**.

Folgende **Gifte** wirken über eine Verminderung der Hemmung von Rückenmarksmotoneuronen:

- Tetanustoxin
- Strychnin
- *nicht:* Organophosphate, Curare, Botulinustoxin

Folgende Begriffe zählen zu den **Grunddimensionen der Sinneswahrnehmung**:

- Qualität
- Räumlichkeit
- Zeitlichkeit
- Intensität
- *nicht:* Modalität

Die folgenden Ausdrücke geben **Qualitäten** verschiedener Sinnesmodalitäten wieder:

- warm
- rot
- süß
- Tonhöhe "a" (440 Hz)
- *nicht:* Lautheit

Die Qualität einer Empfindung kann sich bei Steigerung der Intensität eines Reizes ändern.

Folgende **Meßverfahren** für die Intensität von Empfindungen sind eigenmetrisch:

- Schätzen der Lautheit eines Tons als Vielfaches der Intensität eines Vergleichstones
- Bestimmung der Lautstärke eines Tons beliebiger Frequenz als gleich laut wie ein Ton von X dB SPL mit 1 kHz Frequenz
- Aufforderung an die Versuchsperson, die Intensität einer Licht-Empfindung durch Einstellung der Lautstärke einer Tonquelle auszudrücken, und Messung dieser Lautstärke
- Bestimmen der Zahl der Unterschiedsschwellenschritte, die, ausgehend von der absoluten Schwelle, durchlaufen werden müssen, bis die zu bestimmende Empfindungsintensität erreicht wird
- Bestimmung der Unterschiedsschwelle mit zeitlich aufeinanderfolgenden, nur quantitativ verschiedenen Reizen
- Abschätzen des Intensitätsverhältnisses zwischen der Schwellenempfindung und der zu bestimmenden Empfindung
- *nicht:* Bestimmung der Schmerzintensität durch Messung der galvanischen Hautreaktion

13. Muskelphysiologie

(s.a. Biochemie Kap. 21)

13.1. Quergestreifte Muskulatur

13.1.1 Feinbau der Muskelfaser
Aufbau des Sarkomers, Zusammensetzung der Filamente, Sarkoplasmatisches Retikulum. Unterschiede Skelettmuskel - Herzmuskel.

13.1.2 Erregungs-Kontraktions-Kopplung
Erregungsausbreitung (u.a. transversale Tubuli). Steuerung und Funktion der myoplasmatischen Calciumaktivität (u.a. longitudinale Tubuli). Troponin, Tropomyosin, Aktin, Myosin.

13.1.3 Kontraktionsmechanismus
Filament-Gleit-Mechanismus. Rolle des ATP. Kontraktur.

13.1.4 Muskelmechanik
Elastische Eigenschaften. Zeitverlauf der Einzelzuckung im Vergleich zum Aktionspotential. Superposition von Einzelzuckungen und tetanische Kontraktion beim Skelettmuskel. Kontraktionsformen. Längen-Spannungs-Beziehungen bei der Muskelkontraktion. Kraftentwicklung in Relation zur Dehnung. Beziehung zwischen Kraft und Verkürzungsgeschwindigkeit.

13.1.5 Typen und Trophik der Skelettmuskulatur
Schnelle und langsame Muskelfasern; Einfluß des versorgenden Nervs, Hypertrophie, Hyperplasie.

13.1.6 Grundzüge der Pathophysiologie am Skelettmuskel
Auswirkung einer Denervierung. Myotonien. Myasthenia gravis. Elektromyographie.

Über den **Feinbau der quergestreiften Muskulatur** trifft zu:

- In den A-Banden des kontrahierten Skelettmuskels finden sich Aktin- und Myosinfilamente
- Die transversalen Tubuli der Skelettmuskelzelle sind zum Extrazellulärraum hin offen
- Die dünnen kontraktilen Filamente enthalten u.a. Troponin und Tropomyosin
- Eine der Untereinheiten des Troponins ist ein Calcium-bindendes Molekül
- Aktin liegt in den dünnen Filamenten zusammen mit Tropomyosin und Troponin als Polymeres vor
- Aktinfilamente entstehen durch Zusammenlagerung globulärer Aktinmoleküle
- Myosin besteht aus leichten und schweren Polypeptidketten
- Globuläre Anteile der Myosinketten besitzen ATPase-Aktivität
- Myosin ist Baustein der dicken Filamente
- In verschiedenen Muskelfasern kommen Myosine mit unterschiedlicher Aminosäuresequenz vor
- Myosinfilamente enthalten Myosinmoleküle

Über die **Muskelkontraktion** trifft zu:

- Bei der neuromuskulären Erregungsübertragung an der Skelettmuskulatur ist Ca^{2+} für die Freisetzung des Transmitters notwendig
- Während der isotonischen Kontraktion einer Skelettmuskelfaser verschieben sich Myosin- und Aktin-Filamente gegeneinander
- Mit wachsender Dehnung wird die Überlappung der Aktinfilamente und der Myosinfilamente verringert
- Bei der Kontraktion des Skelettmuskels löst die Membranerregung die Reaktion von Myosin und Aktin durch Anstieg der Calciumkonzentration um die Myofibrillen aus
- In der Myofibrille ist eine Erhöhung der Calciumkonzentration im Sarkoplasma zur Auslösung der Kontraktion erforderlich, weil Aktin und Myosin erst nach Reaktion von Calcium mit dem Regulatorprotein Troponin in Wechselwirkung treten können
- Calciumionen lösen in quergestreifter Muskulatur die Kontraktion aus, indem sie an Troponin gebunden werden
- Durch Ca^{2+}-Bindung an Troponin wird sekundär die Position des Tropomyosins im dünnen Filament geändert
- Bei der Kontraktion des quergestreiften Skelettmuskels kommt das zur Aktivierung der kontraktilen Proteine notwendige Calcium überwiegend aus dem longitudinalen sarkoplasmatischen Retikulum
- Bei ATP-Angebot und Abnahme der intrazellulären Ca^{2+}-Aktivität erschlafft der Muskel
- Bei Abfall der ATP-Konzentration kann die Ca^{2+}-Pumpe des sarkoplasmatischen Retikulums die für die Erschlaffung der Muskelfibrillen notwendige niedrige Ca^{2+}-Konzentration im Cytosol nicht herstellen

Folgende **Stoffe** sind wesentlich am molekularen Mechanismus der Muskelkontraktion beteiligt:

- Adenosintriphosphat
- Calciumionen
- Troponin
- Aktin
- *nicht:* Kaliumionen

Folgende **Prozesse oder Strukturen** wirken an der Auslösung einer physiologischen Muskelkontraktion mit:

- die transversalen Tubuli
- das longitudinale sarkoplasmatische Retikulum
- Erhöhung der intrazellulären Konzentration an freiem Ca^{2+}
- ausreichende intrazelluläre ATP-Konzentration
- *nicht:* Miniatur-Endplattenpotentiale

Bei einer Einzelzuckung des quergestreiften Muskels laufen folgende Prozesse ab:

- 1. Depolarisation der Muskelzellmembran
- 2. Freisetzung von Calciumionen aus dem sarkoplasmatischen Retikulum
- 3. Bindung von Calciumionen an das Troponin
- 4. Spaltung von ATP durch die Myosin-ATPase

Über den **Skelettmuskel** trifft zu:

- Eine Abstufung der Kraft bei Willkürbewegungen erfolgt durch gleichzeitige Variation der Aktionspotentialfrequenz und der Anzahl der aktiven motorischen Einheiten
- Bei schwachen Willkürbewegungen liegt die Frequenz der Aktionspotentiale in der einzelnen Nervenfaser unterhalb der Verschmelzungsfrequenz der Muskelfaser. Es kommt aber infolge der asynchron tätigen motorischen Einheiten zu einer glatten Kontraktion
- Bei einer Ruhedehnung des quergestreiften Muskels auf eine Sarkomerenlänge von 2,2 µm entwickelt ein Muskel bei Aktivierung das Maximum der Kraft

- Im quergestreiften Muskel ist bei einer Sarkomerlänge von mehr als 3,7 µm eine Zuckung nicht mehr möglich, weil sich bei Sarkomerlängen von mehr als 3,7 µm Aktin- und Myosinfilamente nicht mehr überlappen
- Die Steilheit der Ruhedehnungskurve des Muskels nimmt mit wachsender Dehnung zu
- Wird die Kontraktionskraft eines Muskels durch zentrale Steuerung gesteigert, so erhöht sich in der Regel die Zahl der zugehörigen aktiven α-Motoneurone
- Ein Motoneuron kann mehrere hundert Skelettmuskelfasern innervieren

Eine **tetanische Kontraktion** entsteht durch Überlagerung von Einzelkontraktionen einzelner motorischer Einheiten.

Die Fähigkeit zur tetanischen Kontraktion ermöglicht eine Abstufung der Kontraktionskraft.

Die Muskelfasern einer schnell-zuckenden motorischen Einheit haben im Vergleich zu einer langsam-zuckenden Einheit:

- große tetanische Kraftentwicklung
- hohe tetanische Fusionsfrequenz
- ausgeprägt Ermüdbarkeit während eines Tetanus
- niedrigen oxidativen Stoffwechsel

Über die **Muskelmechanik** trifft zu:

- Die vom Muskel ausgeübte Kraft setzt sich aus der aktiven Kontraktionskraft und der durch Dehnung bedingten passiven Spannung zusammen
- Die Steilheit der Ruhedehnungskurve des Muskels nimmt mit wachsender Dehnung zu
- Bei wachsender Dehnung wird die Überlappung der Aktinfilamente und der Myosinfilamente verringert
- Die Dehnbarkeit des Muskels nimmt mit zunehmender Belastung ab
- Bei Haltearbeit leistet der Skelettmuskel keine äußere Arbeit
- Die bei der Haltearbeit entwickelte Kraft wird durch kurzanhaltende Bindung der Myosinquerbrückenköpfe an die Aktinfilamente erzeugt
- Bei Relativbewegungen von Myosin- und Aktinfilamenten nimmt die entwickelte Kraft mit der Steigerung der Geschwindigkeit ab
- Der mechanische Wirkungsgrad bei isometrischen Muskelkontraktionen mit statischer Haltefunktion ist gleich Null, weil bei isometrischen Muskelkontraktionen keine äußere Arbeit geleistet wird

Während einer **isometrischen Kontraktion** des Skelettmuskels

- wird keine mechanische Arbeit nach außen abgegeben
- bleibt die Länge des Muskels unverändert
- wird die im Muskel umgesetzte Energie weitgehend als Wärme abgegeben
- überdauert der mechanische Vorgang die Depolarisation

Kontraktionsformen des Skelettmuskels:

- Abbildung **A**: Isotonische Kontraktion
- Abbildung **B**: Anschlagskontraktion
- Abbildung **C**: Auxotonische Kontraktion
- Abbildung **D**: Unterstützungskontraktion
- Abbildung **E**: Isometrische Kontraktion

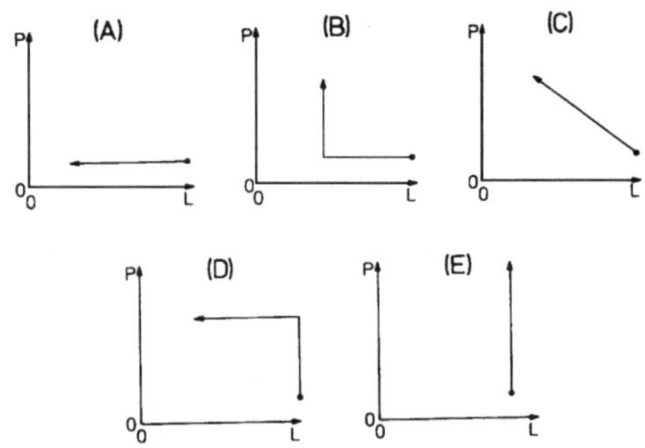

Nebenstehende Abbildung stellt **Längen-Spannungs-Beziehungen** eines Skelettmuskels dar, mit zwei vom Punkt 0 der Ruhedehnungskurve ausgehenden maximalen Einzelkontraktionen.

- Kurve **1** ist die Kurve der isometrischen Maxima
- Kurve **2** entspricht einer isometrischen Kontraktion
- Kurve **3** entspricht einer isotonischen Kontraktion
- Kurve **4** ist die Kurve der isotonischen Maxima

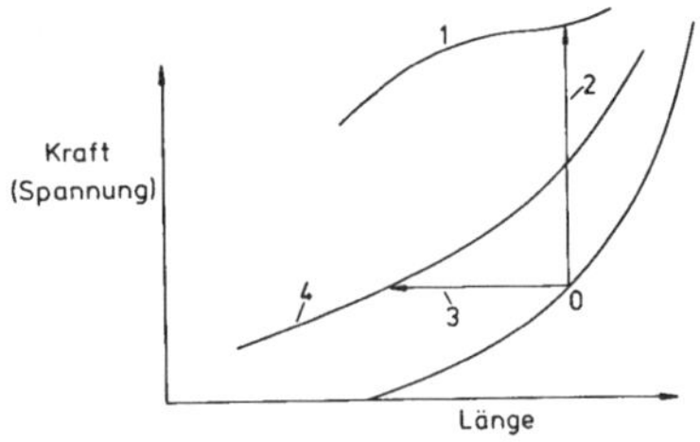

Nebenstehende Kurve (Ordinate: Kraft K, Abszisse: Länge L) stellt die Kurve der isometrischen Maxima beim Skelettmuskel dar.

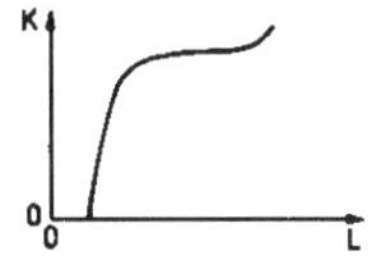

Nebenstehende Kurve zeigt die Abhängigkeit der maximalen Verkürzungsgeschwindigkeit (y) des Skelettmuskels von seiner Belastung (x).

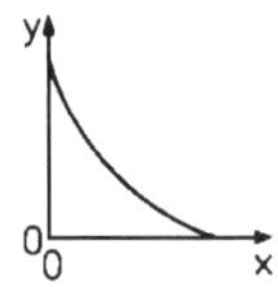

Auf der x-Achse werde die Belastung eines typischen Skelettmuskels, auf der y-Achse dessen jeweilige maximale Verkürzungsgeschwindigkeit in jeweils linearen Maßstäben aufgetragen. In die von den Koordinatenachsen aufgespannte Fläche werde die Kurve eingetragen, die die Abhängigkeit der Verkürzungsgeschwindigkeit von der Belastung darstellt. - Dabei ergibt sich nebenstehende Kurve.

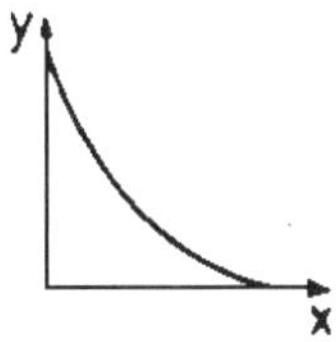

Eine **motorische Einheit** ist definiert als ein α-Motoneuron mit seinem efferenten Axon und allen von ihm innervierten Muskelfasern.

Die **Kontraktionskraft** eines Skelettmuskels des Menschen kann abgestuft werden durch:

- Größe der motorischen Einheit
- Typ der motorischen Einheit
- Rekrutierung von motorischen Einheiten
- Frequenz der Aktionspotentiale
- Erhöhung der Erregungs-Frequenz in einer motorischen Nervenfaser
- Vordehnung des Muskels
- Dehnung des Muskels um 20 %, ausgehend von der Ruhelänge
- *nicht:* Vergrößerung des Aktionspotentials der Muskeleinzelfaser, Amplitude des axonalen Aktionspotentials

Die Kraftentwicklung des Muskels während einer Bewegung kann durch Erhöhung der Entladungsfrequenz der Motoneurone erhöht werden.

Wird die Kontraktionskraft eines Muskels durch zentrale Steuerung gesteigert, so erhöht sich in der Regel die Zahl der zugehörigen aktiven α-Motoneurone.

Der quergestreifte Skelettmuskel unterscheidet sich vom glatten Muskel dadurch, daß er nach **Denervation** atrophiert.

Über die **Myotonie** trifft zu:

- Typisch ist eine verzögerte Rückbildung der Muskelkontraktion nach Willkürinnervation
- Im EMG findet sich bei der myotonischen Reaktion eine lange Serie repetitiver Entladungen

Während der **Kaliumkontraktur** einer Skelettmuskelzelle ist die Muskelzellmembran dauerdepolarisiert.

Bei der klinisch üblichen **Elektromyographie** mißt man die Entladungsmuster motorischer Einheiten im Muskel.

13.2. Glatte Muskulatur

13.2.1 Feinbau
Zellformen, Filamentsystem mit "dense bodies". Interzelluläre Kontakte. Innervation. Intrazelluläre Calciumspeicher.

13.2.2 Kontraktionsaktivierung
Spontan, nerval und humoral; Beteiligung des Membranpotentials. Neurotransmitter und Gewebshormone, pharmakologische Rezeptoren und Reaktion des Muskels. Rolle des Calciums bei der Aktin-Myosin-Interaktion. Rolle von Calmodulin und Proteinkinasen in der Kontraktionssteuerung.

13.2.3 Mechanik
Dehnungsverhalten (u.a. Plastizität, Fließwiderstand). Kontraktionsverlauf im Vergleich zu Skelett- und Herzmuskulatur.

13.2.4 Trophik
Folgen von Denervation (z.B. Überempfindlichkeit gegenüber Transmittern).

Glatte Muskelzellen können auch bei Ausschaltung ihrer Innervation spontane Aktionspotentiale zeigen.

Unter "**myogener Automatie**" versteht man die selbsttätige Erregungsbildung durch die Muskelzelle.

Der glatte Muskel besitzt im Gegensatz zum Skelettmuskel eine myogene Rhythmenbildung.

14. Sensomotorik

14.1. Spinale Motorik

14.1.1 Muskelspineln
Feinbau, Funktion, afferente und efferente Innervation. Anordnung im Muskel, Antwortverhalten bei Dehnung und Kontraktion (extrafusaler) Muskulatur und Bedeutung fusimotorischer Innervation (z.B. Proportional- und Differentialverhalten).

14.1.2 Andere Rezeptoren
Anordnung, Funktion, afferente Innervation und Antwortverhalten von Sehnenrezeptoren. Bedeutung von Haut- und Gelenkrezeptoren.

14.1.3 Motoneurone
Alpha-Motoneurone: Lokalisation, Funktion. Rekrutierung und efferente Verschaltung (z.B. motorische Einheit). Bedeutung der Afferenzen des Motoneurons. Gamma-Motoneurone und fusimotorische Innervation.

14.1.4 Reflexe
Typen physiologischer Reflexe (Dehnungsreflexe, polysynaptische Reflexe). Aufbau der Reflexbögen (Rezeptoren, Afferenzen, segmentale und intersegmentale Verschaltung, Efferenzen).
Bedeutung der Gamma-Innervation (z.B. Alpha-Gamma-Koaktivierung). Bedeutung der Reflextypen für Stütz- und Zielmotorik, Flucht- und Schutzreflexe. Klinisch wichtige Reflexe (z.B. Patellarsehnenreflex; Achillessehnenreflex; Bauchhautreflex).

14.1.5 Reflexhemmung und -ausbreitung
Formen hemmender Verschaltung (z.B. Antagonisten-, Agonistenhemmung, Renshaw-Hemmung). Reflexzeitensummation. Irradiation. Einflüsse höherer Zentren (z.B. Habituation, Konditionierung) und Leistungen des isolierten Rückenmarks. s.a. 11.1.4.

14.1.6 Pathophysiologie
Grundzüge der Auswirkungen bei partieller und totaler Durchtrennung des Rückenmarks. Grundzüge der Störungen der spinalen Motorik (pathologische Reflexe, Veränderung des Muskeltonus).

Folgende **Strukturen** liegen im untersten **Regelkreis der Motorik**:

- Muskelspindeln
- primäre Muskelspindelafferenzen
- α-Motoneurone
- motorische Einheit
- *nicht:* Neuron der Pyramidenbahn

Die primären **Muskelspindelafferenzen**

- werden bei Kontraktion ihrer intrafusalen Muskelfasern erregt
- verlaufen in den Fasern der Gruppe Ia
- sind monosynaptisch mit α-Motoneuronen verschaltet

Das Antwortverhalten einer primären Muskelspindelafferenz auf eine schnelle Längenzunahme des Muskels hängt ab von der

- dynamischen Empfindlichkeit der Spindel
- Stärke der bestehenden γ-Innervation

Die Impulsaktivität der primären Spindelafferenzen aus einem Muskel steigt in der Regel an bei

- passiver Dehnung des Muskels
- Erregung der γ-Motoneurone des Muskels
- einer Kontraktion der zugehörigen intrafusalen Muskulatur
- *nicht:* Erregung der α-motorischen Efferenzen des Muskels

Die Impulsaktivität der primären Spindelafferenzen eines Muskels nimmt in der Regel ab

- während einer durch direkte elektrische Reizung der extrafusalen Fasern ausgelösten isotonischen Kontraktion
- bei erschlaffter extrafusaler Muskulatur nach Durchtrennung der zugehörigen Vorderwurzeln

Die **Golgi-Sehnenorgane**

- sind mit der extrafusalen Skelettmuskulatur in Serie angeordnet/sind in Serie zur Arbeitsmuskulatur angeordnet
- sind über mindestens zwei Synapsen mit den Motoneuronen des Rezeptor-tragenden Muskels verschaltet
- werden bei der Kontraktion weniger motorischer Einheiten aktiviert
- können durch die Kontraktion weniger motorischer Einheiten erregt werden
- sind proportional-differentiell reagierende Rezeptoren
- haben am Skelettmuskel Spannungsmeßfunktion
- zeigen bei isotoner Kontraktion des Skelettmuskels eine größere Entladungsfrequenz als bei entspanntem Muskel
- gehören zum afferenten Teil des spinal-motorischen Systems
- Die afferenten Informationen von Golgi-Sehnenorganen dienen der Steuerung der Muskelspannung

γ-**Motoneurone** können folgende Größen beeinflussen:

- den Dehnungszustand des nicht-kontraktilen Mittelstückes der zugehörigen intrafusalen Muskelfasern
- die Entladungsfrequenz von Spindelafferenzen
- Aktionspotentialfrequenzen der Muskelspindelafferenzen
- die Schwelle zum Auslösen von Muskeleigenreflexen
- die Aktivität von α-Motoneuronen

Reizung der γ-Motoneurone eines Skelettmuskels

- führt zu einer Hemmung von α-Motoneuronen antagonistischer Muskeln
- führt zu einer Kontraktion der extrafusalen Muskulatur desselben Muskels

- führt unter isometrischen Bedingungen zu einer verstärkten Aktivität der Golgi-Sehnenorgan-Afferenzen desselben Muskels
- γ-Motoneurone innervieren die intrafusale Muskulatur

Eine Aktivierung der Golgi-Rezeptoren eines Muskels führt zu einer Hemmung der dem Muskel zugeordneten **α-Motoneurone**.

Eine Aktivierung der Golgi-Rezeptoren führt zu einer polysynaptischen Erregung von α-Motoneuronen antagonistischer Muskeln.

Am Menschen können typische "**Eigenreflexe**" bei plötzlicher Erregung der Längenrezeptoren im Muskel auftreten.

Der phasische Dehnungsreflex wird durch eine Längenänderung des Muskels hervorgerufen.

Über den **Muskeldehnungsreflex** als Regelkreis zur Regelung der Muskellänge trifft zu:

- Der Regler sind die α-Motoneurone
- Das Stellglied ist die extrafusale Muskulatur
- Meßfühler sind die Muskelspindeln
- Information über den Ist-Wert wird über die Aktionspotentialfrequenz der primären Spindelafferenzen vermittelt

Der durch den Schlag mit dem Reflexhammer auslösbare Sehnenreflex entsteht überwiegend durch die Aktivierung der dynamischen Ia-Afferenzen.

Zur **Reflexzeit** (Zeit zwischen Hammerschlag und Muskelzuckung) des sogenannten Patellarsehnenreflexes trägt bei:

- Ansprechlatenz des Rezeptors
- Leitungszeit der afferenten Fasern
- Leitungszeit der efferenten Fasern
- synaptische Latenz
- Übertragungszeit an der Endplatte
- elektromechanische Latenz des Effektormuskels
- *nicht:* Latenz bis zum Bewußtwerden der Empfindung

In der Skizze ist schematisch die spinale segmentale Reflexverschaltung einer afferenten Nervenfaser wiedergegeben.

- Diese Verschaltung ist für die Golgi-Sehnenorgane des Extensors charakteristisch.

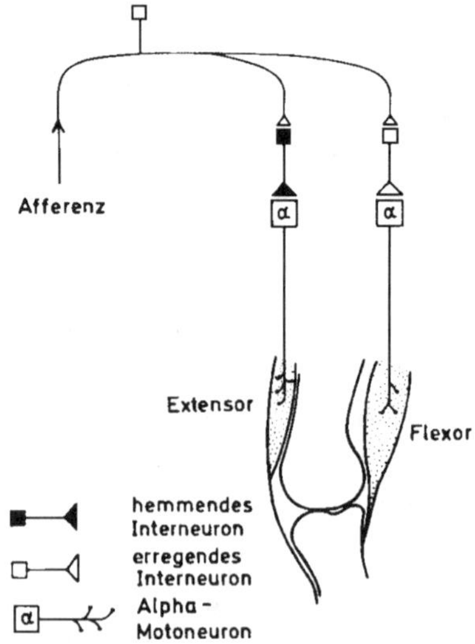

In der Skizze ist schematisch die spinale segmentale Reflexverschaltung einer afferenten Nervenfaser wiedergegeben.

- Diese Verschaltung ist für die primären Muskelspindelendigungen des Flexors charakteristisch.

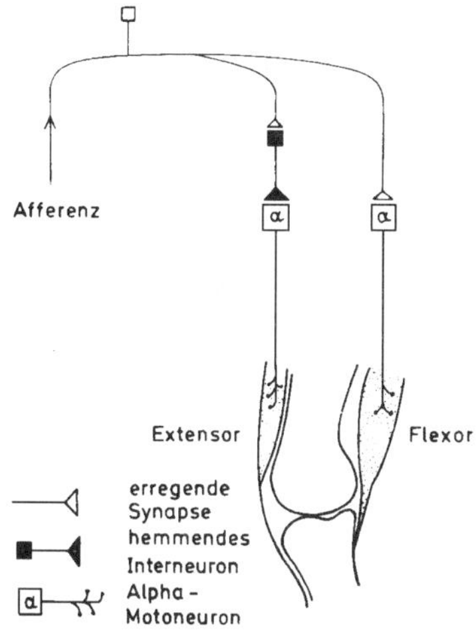

Der **Patellarsehnenreflex**

- ist ein phasischer Dehnungsreflex
- wird durch Afferenzen von Muskelspindeln ausgelöst

Beim gesunden Menschen führt ein Schlag mit dem Reflexhammer auf die Patellarsehne zu einer Zuckung des M. quadriceps femoris, weil die Muskelspindeln dieses Muskels kurz gedehnt werden.

Der **Flexorreflex**

- kann von Schmerzrezeptoren der Haut ausgelöst werden
- wird von einer kontralateralen Aktivierung der Extensoren begleitet
- ist immer polysynaptisch

Die postreflektorische Innervationsstille (silent period) im Elektromyogramm des M. quadriceps femoris nach Auslösen des Patellarsehnenreflexes hat folgende Ursachen:

- Die Muskelspindeln werden entdehnt, es werden keine Ia-Fasern erregt
- Durch Dehnung der zugehörigen Sehne kommt es zur Aktivierung afferenter Ib-Fasern
- Die efferenten Impulse im Motoneuron bewirken eine rekurrente Hemmung über Renshaw-Zellen
- Den Aktionspotentialen im Motoneuron folgen hyperpolarisierende Nachpotentiale

Der **Achillessehnenreflex**

- ist ein Eigenreflex
- hat eine Reflexzeit von weniger als 40 ms
- wird über Muskelspindelafferenzen ausgelöst
- ist ein phasischer Dehnungsreflex

Fremdreflexe sind

- in der Intensität der Reflexantwort abhängig von vorangegangenen Reflexauslösungen
- durch eine rasche Folge von unterschwelligen Reizen auslösbar
- hinsichtlich der Zeit zwischen Reizbeginn und Reflexauslösung abhängig von der Intensität des überschwelligen Reizes

Bei welchem der folgenden Reflexe handelt es sich um einen Fremdreflex:

- gekreuzter Streckreflex
- Lidschluß-Reflex
- Cornealreflex
- Bauchhautreflex

- Würgereflex
- Cremasterreflex
- *nicht:* Masseterreflex

Bei Fremdreflexen nimmt die Reflexzeit unter natürlichen Reizbedingungen mit erhöhter Reizstärke hauptsächlich infolge räumlicher und zeitlicher Bahnung der zentralen Neurone des Reflexbogens ab.

Ein **cuti-viszeraler Reflexbogen** besteht aus einer somatischen Afferenz und einer vegetativen Efferenz.

Ein **viscero-motorischer Reflex** ist vor allem an der reflektorischen Abwehrspannung der Bauchdecken beteiligt.

Die sog. **Renshaw-Hemmung** ist eine rekurrente disynaptische Hemmung.

Bei der rekurrenten oder Renshaw-Hemmung ist Acetylcholin der Transmitter an der Synapse.

Wird die Kontraktionskraft eines Muskels durch zentrale Steuerung gesteigert, nimmt die synaptische Aktivierung der Renshaw-Zellen durch die Motoneurone zu.

Die sog. "reziproke" oder Antagonisten-Hemmung erfolgt von primären Muskelspindel-Afferenzen des antagonistischen Muskels über $A\alpha$-Hemmungs-Interneurone.

Monosynaptische Reflexe können ohne direkte Einwirkung auf die beteiligten Motoneurone gehemmt werden, weil die Endigungen von Afferenzen von Muskelspindeln an Motoneuronen über axo-axonische Synapsen depolarisiert werden können.

Im akuten Stadium nach einer kompletten **Durchtrennung des Rückenmarks** im unteren Thorakalbereich beim Menschen (spinaler Schock)

- sind die phasischen Muskeldehnungsreflexe ("Sehnenreflexe") am Bein nicht auslösbar
- fehlen die Beugereflexe am Bein
- liegt eine schlaffe Lähmung der Beine vor
- *nicht:* herrschen Streckspasmen der Beine vor, bleibt die reflektorische Blasenentleerung ungestört erhalten

Nach einer halbseitigen Durchtrennung des Rückenmarks (**Brown-Séquard-Syndrom**) sind ipsilateral unterhalb des verletzten Segments gestört:

- Willkürmotorik
- Tastsinn
- *nicht:* Schmerzsinn, Temperatursinn

Eine akute Schädigung der α-Motoneurone führt zur einer schlaffen Lähmung.

14.2. Hirnstamm und Motorik

14.2.1 Funktionelle Anatomie
Lage und Verschaltung der motorischen Kerne (Ncl. vestibularis lateralis, Ncl. ruber, medullärer und pontiner Teil der Formatio reticularis). Efferente Bahnen: Verlauf und Verschaltung im Rückenmark.

14.2.2 Motorische Funktionen des Hirnstamms
Statische Reflexe: Haltereflexe (z.B. tonische Hals- und Labyrinthreflexe), Stellreflexe (z.B. Labyrinth- und Halsstellreflexe), statokinetische Reflexe (z.B. bei Kopf- und Augendrehen, Liftreaktion). Bedeutung für Stütz- und Zielmotorik. Lokomotion.
Weitere Reflexe: Nahrungsaufnahme (z.B. Speichelreflex, Schluckreflex); Schutzreflexe (z.B. Kornealreflex, Hustenreflex). Funktion des Hirnstamms bei der Regulation des Muskeltonus.

14.2.3 Pathophysiologie
Symptome bei Läsionen im Hirnstamm (Dezerebrierungsstarre)

Der **Nucleus ruber** gehört zu den motorischen Zentren des Hirnstammes.

Von den motorischen Anteilen der **Formatio reticularis** des **Hirnstammes** gehen (aus verschiedenen Teilgebieten) teils fördernde, teils hemmende Einflüsse zu den spinalen α- und γ-Motoneuronen.

Die motorischen Kerngebiete der Formatio reticularis

- können hemmend auf Extensormotoneurone einwirken
- können hemmend auf Flexormotoneurone einwirken

Folgende motorische Reaktionen bleiben nach einer Durchtrennung des Hirnstammes rostral des Mesencephalons erhalten (Mittelhirntier):

- Labyrinth-Stellreflexe
- Liftreaktionen (erhöhter Extensortonus bei linearer Beschleunigung nach unten)
- Halsstellreflexe
- *nicht:* zielgerichtete Bewegungen

14.3. Kleinhirn

14.3.1 Funktionelle Anatomie
Funktionelle Abschnitte des Kleinhirns (Vermis, Pars intermedia, Hemisphären) mit afferenten und efferenten (z.B. Kleinhirnkerne, Ncl. vestibularis) Verbindungen. Aufbau der Kleinhirnrinde mit synaptischen Verschaltungen.

14.3.2 Aufgaben des Kleinhirns
Beteiligung der Kleinhirnabschnitte bei Stütz- und Zielmotorik sowie bei deren Koordination. Funktionelle Verschaltung mit den übrigen motorischen Gebieten (z.B. Hirnstamm, Cortex cerebri).

14.3.3 Pathophysiologie
Symptome bei Störungen des Kleinhirns (z.B. Tremor, Hypotonus, Asynergie, Sprechstörungen)

Über das **Kleinhirn** trifft zu:

- Es kontrolliert die Aktivität des Rückenmarks über vestibulospinale und retikulospinale Trakte
- Es ist am motorischen Lernen beteiligt
- Die lateralen Kleinhirnhemisphären (Pontocerebellum) sind in die Programmierung einer Willkürbewegung der Extremitäten eingeschaltet

Über die **Verschaltung** im Kleinhirn trifft zu:

- Eine Kletterfaser bildet mehr als eine Synapse mit einer Purkinjezelle
- Das Kletterfaser-System des Kleinhirns hat seinen Ursprung in den olivären Kernen des Hirnstamms
- Der Moosfaser-Eingang des Cerebellums erregt die Purkinjezellen über: Körnerzellen ⇒ Golgi-Zellen ⇒ Purkinjezellen
- Die Parallelfasern erregen neben den Purkinjezellen auch Korb- und Sternzellen
- Die Körnerzellen der Kleinhirnrinde sind exzitatorische Interneurone
- Die Golgizellen hemmen die Körnerzellen
- Die Purkinjezellen bilden den einzigen Ausgang aus der Kleinhirnrinde
- Axone der Purkinje-Zellen der Kleinhirnrinde enden in den Kleinhirnkernen
- Die Purkinjezellen benutzen Gammaaminobuttersäure (GABA) als Transmitter
- Die Purkinjezellen der Kleinhirnhemisphären projizieren auf den Nucleus dentatus
- Die Purkinjezellen werden von Kletterfasern erregt

Folgende **Symptome** können durch eine **Kleinhirnschädigung** verursacht sein:

- unsicherer breitbasiger Gang
- Unfähigkeit, antagonistische Bewegungen rasch alternierend auszuführen
- überschießende oder zu kurz bemessene Zielbewegungen
- skandierende Sprache
- *nicht:* bei zielmotorischen Bewegungen abnehmender Ruhetremor

Folgende **Störungen** können auf Kleinhirnschäden zurückzuführen sein:

- Adiadochokinese
- Ataxie
- Intentionstremor
- Koordinationsstörungen der Sprechmuskeln
- Dysmetrien
- Asynergien
- *nicht:* Hemiplegie, Akinese, Rigidität

Folgende Störungen sind bei Läsionen des Kleinhirns zu erwarten, die sich auf die medianen Anteile (Vestibulocerebellum, Vermis, paravermale Bezirke) beschränken:

- Gleichgewichtsstörungen
- Gangataxie
- Nystagmus
- Übelkeit
- *nicht:* Intentionstremor, Dysmetrie, Adiadochokinese

Wenn bei einem Patienten die Fähigkeit gestört ist, rasch wechselnd am Unterarm Supination und Pronation durchzuführen, so wird diese Störung der antagonistischen Bewegung als **Dysdiadochokinese** bezeichnet.

14.4. Motorischer Cortex und Basalganglien

14.4.1 Motorischer Cortex
Lage und neuronale Verschaltung der motorischen Cortexareale (s.a. 19.1). Efferente Verbindungen (z.B. Tractus corticospinalis und Efferenzen zum Hirnstamm) und synaptische Verschaltung. Bedeutung für Motorik.

14.4.2 Basalganglien
Lage sowie afferente und efferente Verbindungen der Basalganglien.

14.4.3 Bewegungsabläufe
Funktionelle Bedeutung von Cortex, Basalganglien und Kleinhirn bei Entwurf und Ausführung von Bewegungsprogrammen.

14.4.4 Pathophysiologie
Basalganglien: Grundzüge der Hyper- und Hypokinesen: z.B. Chorea minor, M. Parkinson (z.B. Akinese, Rigor, Ruhetremor). Motokortex und seine Efferenzen: insbesondere kapsuläre Hemiplegie (kapsuläre Lähmung, spastische Hemiplegie).

Für die Einleitung zielgerichteter motorischer Akte übernimmt der **motorische Cortex** des Großhirns die Weitergabe der an ihn vom Cerebellum und/oder den Basalganglien zugeleiteten Start-Programme zur spinalen Ebene.

Der primär motorische Cortex (Area 4) ist eines von mehreren Repräsentationsgebieten der Motorik auf dem cerebralen Cortex.

Unter **somatotoper Gliederung** versteht man die Ort zu Ort-Projektion der Peripherie im Zentralnervensystem.

Der **Tractus corticospinalis** führt über Kollateralen zur Aktivierung von Moos- und Kletterfasern.

Die Nervenfasern des Tractus corticospinalis enden nur zum kleineren Teil monosynaptisch an α-Motoneuronen.

Axone corticaler Pyramidenbahnzellen können ohne synaptische Umschaltung projizieren

- in ipsilaterale corticale Gebiete
- in kontralaterale corticale Gebiete
- ins Hinterhorn der Rückenmarks
- in Basalganglien
- *nicht:* ins Neocerebellum

Die Axone der in die Basalganglien projizierenden Pyramidenbahnzellen des Cortex benutzen Glutamat als Transmitter.

Bei einer **zielgerichteten Bewegung** durchläuft der Erregungsfluß vom Handlungsantrieb bis zur Ausführung die folgenden zentralnervösen Strukturen:

- 1. limbisches System
- 2. Assoziationscortex
- 3. Kleinhirn oder Basalganglien
- 4. Thalamus
- 5. motorischer Cortex

Die Handlungsantriebe für selbständige motorische Akte kommen primär aus tiefen Hirnstrukturen, besonders dem Limbischen System, und erreichen zunächst andere Stationen als den motorischen Cortex.

Der Anfangsteil des **motorischen Bereitschaftspotentials**

- kann von der Schädeloberfläche abgeleitet werden
- beginnt früher als 200 ms vor Bewegungsbeginn
- tritt bilateral auf
- hat ein Maximum über dem Vertex

Die spezifischen **Thalamuskerne**

- sind somatotopisch aufgebaut
- werden vom lemniskalen System aktiviert
- werden über den Nucleus dentatus von den cerebellären Hemisphären beeinflußt
- projizieren ihre Aktivität in den somatosensorischen Cortex

Die extrapyramidalen **Basal- oder Stammganglien** haben außer absteigenden motorischen Neuronenwegen wichtige Rückverbindungen über Teilkerne des Thalamus zum cerebralen Cortex.

Basalganglien senden ihre Information über den Thalamus zu corticalen motorischen und prämotorischen Arealen.

Folgende neuronalen Systeme gehören zu den Basalganglien:

- Globus pallidus
- Putamen

Die Basalganglien sind Teil des Systems, das das neuronale Programm einer Bewegung aufbaut.

- Dabei projizieren sie unmittelbar hemmend auf die spezifischen Thalamuskerne
- In dieser neuronalen Kette ist das Striatum die Eingangsstation in die Basalganglien

Zur Wirkung der **Transmitter** in den Basalganglien trifft zu:

- Transmitter der inhibitorischen pallido-thalamischen Projektion ist GABA
- Transmitter der inhibitorischen Projektion der Pars reticulata der Substantia nigra zum Thalamus ist GABA

Eine **direkte Hemmung** des Thalamus erfolgt über

- Globus pallidus pars interna
- Substantia nigra pars reticulata

Die efferente Projektion aus dem **Globus pallidus**

- erreicht den Thalamus
- benutzt Gammaaminobuttersäure (GABA) als Transmitter

Funktionsausfälle der Basalganglien äußern sich in komplexen Bewegungsstörungen.

Erkrankungen der Basalganglien können typischerweise verursachen:

- mimische Starre

- Chorea
- Ruhetremor
- Akinese
- Athetose
- Parkinson-Syndrom
- Hemiballismus
- *nicht:* Spastizität, Hemiplegie, Ataxie

Beim **Morbus Parkinson**

- liegt ein Funktionsausfall dopaminerger Synapsen vor
- läßt sich in der Regel ein Rigor nachweisen

Zu den beim Parkinson-Syndrom typischen **Symptomen** zählen:

- Akinese
- Ruhetremor
- mimische Starre
- Rigor
- *nicht:* Spastizität

Der **Rigor** ist bei passiver Beugung und Streckung der betroffenen Extremität nachweisbar.

Obwohl die klinisch-motorischen Störungen Spastizität (Spastik) und Rigidität (Rigor) sich in mehreren Symptomen unterscheiden, haben sie gemeinsam, daß beide mit Hypertonus der betroffenen Muskeln einhergehen, kenntlich am erhöhten Widerstand gegen passive Muskeldehnung.

Im motorischen Cortex tritt im Bereich des Vertex ein fokaler **epileptischer Anfall** auf.

- Muskelkontraktionen sind im distalen und proximalen Beinbereich zu erwarten

Eine akute Schädigung der **Capsula interna** führt zu einer schlaffen Lähmung.

Typische Dauerfolge einer ausgedehnten Läsion der rechten Capsula interna ist eine spastische Hemiplegie links.

15. Somato-viscerale Sensibilität

15.1. Oberflächen-Sensibilität

15.1.1 Mechano-Rezeptoren der Haut
Sinnes-Qualitäten; Druck-, Berührungs-, Vibrations und Kitzelempfindung. Struktur, Lokalisation und Funktion der Rezeptoren. Druck-Rezeptoren (Intensitätsdetektoren), Berührungsrezeptoren (Geschwindigkeitsdetektoren), Vibrations-Rezeptoren (Beschleunigungsdetektoren). Verteilung der Mechano-Sensibilität auf der Haut (Tastpunkte). Taktile Empfindungsschwellen. Räumliche Unterschiedsschwellen (simultan und sukzessiv). Innervationsdichte und rezeptive Felder. Adaptationsverläufe.

15.1.2 Thermo-Rezeptoren
Kalt- und Warmsinn. Lokalisation, Funktion und adäquate Reize der Kalt- und Warm-Rezeptoren (Zeitverlauf der Adaptation, Indifferenztemperatur, Schwellenempfindlichkeit, rezeptive Felder).

Über die Funktion der **Mechanorezeptoren** der Haut trifft zu:

- Meissnersche Körperchen sind Geschwindigkeitsdetektoren
- Vater-Pacinische Körperchen sind Beschleunigungsdetektoren
- Ruffini-Endkörperchen sind Intensitätsdetektoren
- Haarfollikel-Rezeptoren sind Geschwindigkeitsdetektoren

Nach sprunghafter Änderung des Drucks bzw. der Temperatur adaptieren von den Hautrezeptoren vollständig und am raschesten die **Vibrationsrezeptoren**.

Über die **räumliche Unterschiedsschwelle** (Raumschwelle) der Druck- und Berührungsempfindung trifft zu:

- Die simultane Raumschwelle ist häufig größer als die sukzessive Raumschwelle
- Die simultane Raumschwelle im Bereich der Zeigefingerspitze ist größer als im Bereich der Zungenspitze

Die simultanen Raumschwellen von Zungenspitze (Z), Fingerbeere (F) und Rückenhaut (R) sind in folgender Weise abgestuft:

- Z < F < R

Ein **rezeptives Feld** auf der Haut ist das Hautgebiet, von dem aus ein einzelnes afferentes Axon durch einen Sinnesreiz erregt wird.

Die afferenten Fasern von **Kaltrezeptoren** der Haut reagieren bei schneller Abkühlung der Haut von 34 °C auf 25 °C mit einer kurzdauernden starken Steigerung der Impulsfrequenz.

15.2. Tiefensensibilität

Stellungs-, Bewegungs- und Kraft-Sinn. Lokalisation, adäquater Reiz und Funktion der Rezeptoren (Muskelspindeln, Sehnenorgane, Gelenk-Rezeptoren). Bedeutung der zentralen Integration (z.B. Efferenzkopie, Körperschema).
Störungen (z.B. räumliche Agnosie).

Zu den charakteristischen Qualitäten der **Propriozeption** zählen:

- Stellungssinn
- Bewegungssinn
- Kraftsinn

Zum **Stellungssinn** trifft zu:

- Für den Stellungssinn spielen Hautrezeptoren eine untergeordnete Rolle
- Der Stellungssinn ist eine Qualität der Propriozeption
- Afferenzen des Stellungssinnes verlaufen im Lemniscus medialis

15.3. Nozizeption

Qualitäten, z.B. somatischer und viszeraler Schmerz, Oberflächen- und Tiefenschmerz. Lokalisation der Schmerz-Rezeptoren. Auswirkungen des Schmerzes. Affektiv-vegetative Begleitphänomene, Flucht- und Abwehrreflexe. Beeinflussung der Schmerzempfindlichkeit im Organismus u.a. Endorphine.
Spezielle Schmerzformen (z.B. projizierter Schmerz, übertragener Schmerz, Headsche Zonen, Jucken).
Störungen der Nozizeption (z.B. Hyperalgesie, Hypalgesie, Analgesie, Phantomgliedschmerz). Prinzipien der Schmerzausschaltung

Zum **nozizeptiven System** trifft zu:

- Das Substrat kutaner Nozizeptoren sind wahrscheinlich freie Nervenendigungen
- Schmerzen in einem gesunden Hautareal über dem Sternum können durch Erkrankungen des Ösophagus bedingt sein
- Die Afferenzen der Schmerzrezeptoren zeigen eine Leitungsgeschwindigkeit von etwa 0,5 bis 30 m/s
- Die Dichte von Schmerzpunkten der Haut ist um ein Vielfaches höher als die der Druckpunkte
- Es gibt Schmerzrezeptoren in der Haut, die so wohl thermo- als auch mechanosensitiv sind
- Schmerzrezeptoren der glatten Eingeweidemuskulatur können sowohl durch passive Dehnung als auch durch aktive Kontraktion der Muskulatur erregt werden
- Die Nozizeptoren der Baucheingeweide gehören zu den Fremdreflex-Afferenzen
- Schmerzrezeptoren sind häufig polymodale Rezeptoren
- Der "helle Oberflächenschmerz" wird vermittelt durch markhaltige Nervenfasern der Gruppe A-δ (III)

Wärmereize der Haut unterhalb einer Hauttemperatur von 45 °C werden meist nicht als Schmerz empfunden, weil meist erst ab einer Hauttemperatur von 45 °C neben den Wärmerezeptoren auch thermosensitive Nozizeptoren erregt werden.

Übertragener Schmerz wird von einer Überempfindlichkeit der Haut im betreffenden Dermatom gegenüber Schmerzreizen begleitet.

Ein "übertragener Schmerz" wird erklärt durch Konvergenz visceraler und somatischer Afferenzen auf ein Rückenmarksneuron.

Bei anfallsweisen Schmerzen im Bereich des linken Oberarms kann es sich um ein Symptom der Angina pectoris (stenokardische Anfälle) handeln.

- Dies beruht darauf, daß ein übertragener Schmerz im zugehörigen Dermatom empfunden wird

Anstoßen des Ellenbogens (mechanische Reizung des N. ulnaris) führt zu einer Schmerzempfindung im Bereich der Finger.

- Man nennt dies "**projizierter Schmerz**"

Bei einem Menschen wird nach einer Armverletzung festgestellt, daß sich im Bereich der Hand Schmerz nur noch schwerer auslösen läßt als unter normalen Bedingungen.

- Dies bezeichnet man als **Hypalgesie**

15.4. Sonstige viszerale Rezeptoren

Chemo-Presso-Osmo-Rezeptoren (s. 4.2.3, 5.6.1, 3.1.4)

15.5. Sensorische Informationsverarbeitung

Somato-sensorische Afferenzen, spezifisches und unspezifisches System der Somato-Sensorik. Verschaltung der Afferenzen im Rückenmark, Dermatome, Headsche Zonen.
Verlauf und Funktionen aufsteigender Bahnen im Rückenmark. Folgen von Läsionen.
Somato-sensorische Funktionen des Hirnstamms, der Formatio reticularis und des Thalamus. Somatotopie des somato-sensorischen Cortex und seine neuronale Organisation.
Cortex-Funktion und Wahrnehmung.

Eine einseitige Durchtrennung der Dorsalwurzeln des Rückenmarkes über mehrere Segmente verursacht im betroffenen Bereich einen

- ipsilateralen Ausfall der Schmerz- und Temperatursensibilität
- ipsilateralen Ausfall der Tiefen- und Tastsensibilität

Einseitige Durchtrennung der Hinterwurzelfasern des Rückenmarks über mehrere Segmente verursacht im betroffenen Bereich eine ipsilaterale Analgesie.

Bei einem Patienten wird am rechten Bein eine Lähmung der Muskulatur und eine stark beeinträchtigte Berührungsempfindlichkeit festgestellt. Am linken Bein fällt ein Ausfall der Schmerz- und Temperatursensibilität auf. Die Arme sind unauffällig.

- Die wahrscheinlichste Ursache hierfür ist eine rechtsseitige Rückenmarksverletzung im Bereich der unteren Brustwirbelsäule

Im **Gyrus postcentralis** sind alle Qualitäten der Somatosensibilität repräsentiert.

Über **Afferenzen corticaler Zellen** trifft zu:

- Spezifische sensorische Afferenzen erreichen den Cortex über den Thalamus
- Die Afferenzen enden bevorzugt an Neuronen oberer Rindenschichten (I - IV)
- Afferenzen aus subcorticalen Kernen verlaufen überwiegend über den Thalamus
- Sensorische Projektionsfelder sind spezifischen Sinnesorganen zugeordnet

16. Sehen

16.1. Abbildender Apparat

16.1.1 Bulbus oculi
Aufbau (s.a. Anatomie 10.2.2); Augeninnendruck, Produktion und Abfluß des Kammerwassers. Grundzüge: Tonometrie; Augeninnendruckerhöhung.

16.1.2 Dioptrischer Apparat
Brechkraft der beteiligten Komponenten. Brennweiten. Bildentstehung auf der Retina. Regelmechanismen (Pupillenreaktionen, Akkommodation, Konvergenzreaktion). Akkommodationsbreite. Presbyopie. Grundzüge der optischen Fehler des Auges, der Refraktionsanomalien und ihrer Korrektur.

16.1.3 Tränen, Lider
Ort und Steuerung der Tränensekretion. Zusammensetzung, Funktion und Abfluß der Tränenflüssigkeit. Lidschlag.

16.1.4 Augenspiegeln
Methoden; sichtbare Strukturen

Zum **dioptrischen Apparat** des Auges gehören:

- Hornhaut
- Kammerwasser
- Linse
- Glaskörper

Die Brechungsindices im Auge sind größer als der Brechungsindex der Luft.

Die Gesamtbrechkraft des Auges nimmt bei Eintauchen in Wasser um etwa 65 % ab.

Durch operative Entfernung der (fernakkommodierten) Linse nimmt die Brechkraft des Auges um etwa 15 dpt ab.

Ein normalsichtiges Auge ist auf die "deutliche Sehweite" von 25 cm akkommodiert. Folgende Eigenschaften hat dann das Bild eines 10 m entfernten Gegenstandes:

- Es entsteht vor der Netzhaut
- Es ist reell
- Es ist umgekehrt

Bei der **Nah-Akkommodation** des Auges kommt es zu einer Entspannung der Zonulafasern.

Bei der Nah-Akkommodation kommt es zu einer Konvergenzbewegung beider Augen.

Ein Proband blicke zuerst in die Ferne, dann in die Nähe (z.B. um zu lesen). - Beim Blick in die Nähe kontrahieren sich die

- Ziliarmuskeln
- Mm. sphincteres pupillae
- Mm. recti mediales

Bei der **Fern-Akkommodation** des Auges kommt es zu einer verstärkten Spannung der Zonulafasern.

Bei der Fern-Akkommodation des Auges ist der Ciliarmuskel erschlafft, die Linse gespannt.

Um das menschliche Auge von Fern- auf Nah-Akkommodation umzustellen, werden die vordere und hintere Brennweite verkürzt.

Folgende Störungen können bei einer **Akkommodationsbreite** von 10 dpt vorliegen:

- Astigmatismus
- Myopie
- Hyperopie
- Strabismus
- *nicht:* Presbyopie

Der Jugendliche verfügt über eine größere Akkommodationsbreite als der ältere Erwachsene.

Bei einem jugendlichen Kurzsichtigen (Achsen-Myopie) ist die Akkommodationsstrecke (Abstand zwischen Nahpunkt und Fernpunkt) verringert.

Der Fernpunkt eines Auges liege bei 2 m, der Nahpunkt bei 20 cm.

- Die Akkommodationsbreite liegt bei 4,5 dpt

Bei beidseitiger Kurzsichtigkeit von 6 Dioptrien kann bis zu maximal 17 cm Entfernung sine correctione (z. B. ohne Brille) eine scharfe Abbildung auf der Retina entstehen.

Bei einem Auge eines Zwanzigjährigen liege bei einer Akkommodationsbreite (Akkommodationskraft) von 10 Dioptrien eine Hyperopie von 6 Dioptrien vor.

- Der Nahpunkt dieses Auges befindet sich sine correctione (z. B. ohne Brille) in einer Entfernung von 25 cm

Ein älterer Mensch mit einer Akkommodationsbreite von 0,5 dpt und einer Hyperopie von 2 dpt Brechkraftdefizit kann ohne Brille praktisch nichts scharf sehen.

Bei einer **Myopie** von 5 dpt kann ein Jugendlicher ohne Korrektur weit entfernte Gegenstände nicht scharf sehen.

Ein stark myoper Patient sieht weit entfernte Gegenstände unscharf.

Patienten mit unkorrigierter **Hyperopie** neigen zum Schielen.

Beträgt die Achsenametropie bei einer Hyperopie 5 dpt, so ist die Brechkraft des nicht akkommodierten Auges in Relation zur Bulbuslänge zu gering.

Bei der **Presbyopie** ist das Sehvermögen der betroffenen Personen durch Abnahme der Akkommodationsbreite charakterisiert.

Bei einem Presbyopen (ohne zusätzliche Refraktionsanomalie) ist im Gegensatz zu einem jungen Normalsichtigen der Nahpunkt weiter entfernt.

Aus einem normalsichtigen Auge wird die Augenlinse operativ entfernt (**aphakes Auge**). - Dieses Auge hat folgende Eigenschaften:

- Es kann nicht mehr akkommodieren
- Das Bild eines unendlich fernen Gegenstandes entsteht hinter der Netzhaut

Eine **Verengung der Pupille**

- kann durch Gabe von Physostigmin erzeugt werden
- kann durch Pilocarpin erzeugt werden
- tritt bei Konvergenz der Augen regelmäßig auf
- ist ein Symptom der Blockade des Ganglion cervicale superius

Eine **Mydriasis** ist zu beobachten bei peripherer Unterbrechung des N. oculomotorius.

Das **Kammerwasser** des Auges

- entsteht durch Ultrafiltration im Ziliarkörper
- fließt von der hinteren Augenkammer in die vordere
- fließt aus der Vorderkammer über den Kammerwinkel in Richtung Venen des Bulbus ab
- wird bei Erhöhung des Filtrationsdrucks vermehrt gebildet
- läßt bei Abflußbehinderung den Augeninnendruck ansteigen

16.2. Retinale Signalaufnahme und -verarbeitung

16.2.1 Photorezeption
Adäquater Reiz. Typen, Dichte, Verteilung und Eigenschaften der Photorezeptoren; Reizschwellen. Sehfarbstoffe. Funktionelle Elemente der Signaltransduktion. Rezeptorpotentiale. Elektroretinogramm.

16.2.2 Retinale Verarbeitung
Retinale Nervenzellen: Klassen, funktionelle Eigenschaften, Verschaltung. Adaptation: Ausmaß, Zeitgang, Mechanismen, Bedeutung. Rezeptive Felder retinaler Ganglienzellen; laterale Hemmung. Kontraste; Nachbilder.

Opticus-Ganglienzellen der **Retina**

- haben etwa kreisrunde rezeptive Felder
- haben in der Peripherie größere rezeptive Felder als im Zentrum der Retina
- sind häufig sowohl mit Stäbchen wie mit Zapfen verknüpft
- haben Axone, die im Corpus geniculatum laterale enden

Über die **Dunkeladaptation** trifft zu:

- Im dunkeladaptierten Auge hat die Fovea centralis eine geringere Empfindlichkeit als die extrafovealen Bereiche
- Durch die Dunkeladaptation wird in der Fovea eine geringere Sensibilitätszunahme erreicht als in der Peripherie
- Während der Dunkeladaptation ändert sich nicht nur die Funktion der Rezeptoren, sondern auch die der Ganglienzellen der Retina
- Bei angeborener Nachtblindheit gibt es nur eine geringe Dunkeladaptation
- Die Dunkeladaptation der Stäbchen ist ausgeprägter als die der Zapfen

Beim **skotopischen Sehen**

- ist die maximale Empfindlichkeit des Sehorgans höher als beim photopischen Sehen
- vermitteln die Stäbchen den größten Teil der Information
- ist das Auflösungsvermögen geringer als beim photopischen Sehen
- tritt gegenüber dem photopischen Sehen eine Verschiebung des Optimums der spektralen Empfindlichkeit ein

Ein zentrales Skotom beim Dämmerungssehen ist eine Folge der geringeren Fähigkeit zur Dunkeladaptation der Zapfen.

Beim Dämmerungssehen entstehen folgende Änderungen der Sehwahrnehmung gegenüber dem Sehen im hellen Tageslicht:

- Die maximale Empfindlichkeit verschiebt sich in den kurzwelligeren Teil des Spektrums
- Die Verschmelzungsfrequenz von Einzelbildern sinkt ab

In einer mondlosen, klaren Nacht schauen Sie zum Sternenhimmel. Als Sie einen einzelnen, schwach leuchtenden Stern fixieren wollen, ist er plötzlich nicht mehr sichtbar. Sie sehen den Stern nur, wenn Sie an ihm vorbeischauen und ihn nicht fixieren.

- Das liegt daran, daß die Lichtintensität beim Dämmerungssehen für die Zapfen der Fovea centralis retinae unterschwellig ist

Im Vergleich zum normalen Adaptationsverlauf verkürzt das Tragen einer roten Brille während der Helladaptation die Dauer einer anschließenden Dunkeladaptation, weil Rhodopsin Licht mit Wellenlängen über 600 nm relativ schwach absorbiert.

Sie möchten sowohl im Tageslicht möglichst gering behindert als auch an nachfolgende stark gedämpfte Beleuchtung möglichst rasch dunkelangepaßt sein.

- Dies erreichen Sie am günstigsten durch das Tragen einer Brille im Hellen mit roten Gläsern

16.3. Sehbahn und Reizverarbeitung

Topographie. Informationsfortleitung und -verarbeitung sowie rezeptive Felder der Sehbahnstationen. Funktioneller Aufbau und Leistungen der Kortexareale des visuellen Systems.

Bei einer Unterbrechung eines Tractus opticus tritt eine **homonyme Hemianopsie** auf, weil der Tractus opticus aus Fasern von der temporalen Netzhauthälfte derselben Seite und der nasalen Netzhauthälfte des kontralateralen Auges gebildet wird.

Eine **bitemporale Hemianopsie** wird typischerweise durch eine Läsion im Chiasma opticum verursacht.

Den skizzierten Gesichtsfeldausfall (schraffiert) nennt man bitemporale Hemianopsie.

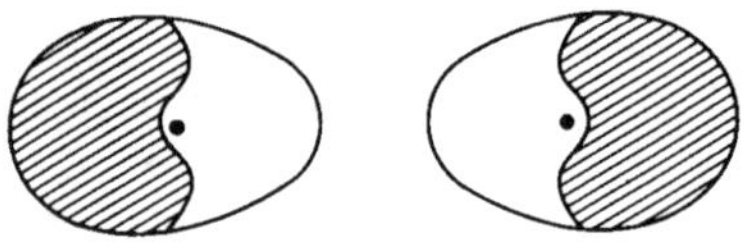

Der skizzierte Gesichtsfeldausfall (schraffiert) läßt auf einen krankhaften Prozeß mit Lokalisation im linken **N. opticus** schließen.

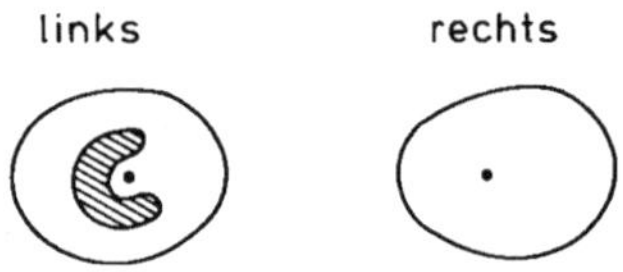

Hauptanwendungsgebiet des **Perimeters** ist die Bestimmung des Gesichtsfeldes an jeweils einem Auge.

Unter einer **konsensuellen Lichtreaktion** versteht man die Pupillenverengung bei Belichtung des anderen Auges.

16.4. Sehschärfe

Definition; bestimmende Faktoren; Prüfung.

Die **Sehschärfe** wird exakt definiert als der kleinste Sehwinkel, unter dem zwei Punkte noch getrennt wahrgenommen werden können. Sie hat die Einheit "Winkelminuten^{-1}".

Hilfsmittel zur **Bestimmung des Visus** sind:

- Schriftprobentafeln
- Bildtafeln
- Landolt-Ringe

16.5. Räumliches Sehen

Mechanismen und Leistungen der binokularen Tiefenwahrnehmung. Horopter. Faktoren des monokularen Tiefensehens.

Zur Abschätzung des **räumlichen Abstandes** von Sehdingen werden verwendet:

- Querdisparation der Bilder nicht fixierter Gegenstände
- verminderte Farbsättigung entfernter Gegenstände
- Verdeckung entfernter Gegenstände durch nähere
- Relativbewegungen der Sehdinge bei Standortänderung des Beobachters

Die binokulare räumliche Tiefenwahrnehmung ist um so schlechter, je weiter entfernt die beobachteten Gegenstände sind, weil mit zunehmender Distanz des fixierten Gegenstands die Querdisparation abnimmt.

16.6. Farbensehen

Farbentheorie. Rezeptoren (u.a. Typen, Verteilung, spektrale Empfindlichkeit). Schwellen des photopischen Sehens.
Theorien des Farbensehens. Farbkontraste. Farbkonstanz. Prüfung der Farbtüchtigkeit. Störungen des Farbensinns.

Einen **Protanomalen** erkennt man daran, daß er am Anomaloskop eine Gleichheit mit vorgegebenem monochromatischen Gelb herstellt durch mehr Rot als Grün im Vergleich zum Normalsichtigen.

Mit dem **Anomaloskop** läßt sich eine Grünschwäche des Farbensehens nachweisen.

16.7. Gestalt-Wahrnehmung

Bedeutung von Konturen; Gestaltergänzung; Form- und Größenkonstanz. Optische Täuschungen.

16.8. Okulomotorik

Augenbewegungen: Typen, funktionelle Bedeutung, Steuerung und zeitliche Abläufe; Messung. Nystagmus-Typen. Funktionelle Komponenten der Bildabtastung, der Raumorientierung und des Bewegungssehens.

Unter folgenden Bedingungen wird beim Gesunden ein **Nystagmus** ausgelöst:

- Beobachtung einer relativ zum Kopf bewegten Umgebung
- Winkelbeschleunigung des Kopfes
- Warmspülung des äußeren Gehörgangs
- Spülung des Gehörganges mit kalter Flüssigkeit
- elektrische Reizung im Bereich des Vestibularis-Nerven
- *nicht:* Druckänderung im äußeren Gehörgang

Ein **Nystagmus nach links** kann nach Abstoppen einer gleichmäßigen Drehung des Körpers um die Längsachse nach rechts beobachtet werden.

Ein Mensch wird über längere Zeit um seine Längsachse gedreht. Rotationsrichtung: links. Das plötzliche Abbremsen bewirkt

- eine Endolymphströmung in den Bogengängen
- einen Nystagmus mit der langsamen Komponente nach links

Drehnystagmus tritt bei geschlossenen Augen auf, weil er rein reflektorisch vom Vestibularapparat ausgelöst wird.

Der **kalorische Nystagmus** wird über eine im horizontalen Bogengang auftretende Endolymphbewegung ausgelöst.

Der **vestibuläre Nystagmus** besteht aus einer langsamen und einer schnellen Komponente. Die langsame Komponente wird von den Rezeptoren der Cupulae in den Bogengängen des Labyrinthes ausgelöst.

Ein vestibulärer Nystagmus erhält seine Richtungsbezeichnung nach der Richtung der schnellen Phase der Augenbewegungen.

Bei akutem Ausfall des rechten Labyrinthes zeigt der Patient einen Spontannystagmus nach links.

Ein vestibulärer Nystagmus tritt sehr ausgeprägt bei akutem einseitigem Labyrinthausfall auf.

Die **Frenzelsche Brille**

- dient zur Ausschaltung der Fixation
- findet Verwendung bei der Prüfung des postrotatorischen Nystagmus
- findet Verwendung bei der Prüfung auf Spontannystagmus

Zur Beurteilung des rotatorisch ausgelösten vestibulären Nystagmus ohne Elektronystagmographiegerät ist es am zweckmäßigsten, wenn der zu Untersuchende eine Brille mit starken Sammellinsen trägt.

Die klinische **Elektronystagmographie** wird unter Ausnutzung des korneoretinalen Bestandpotentials durchgeführt.

Das **Elektrookulogramm** wird zur Doppelbildanalyse (Querdisparation) eingesetzt.

16.9. Entwicklung des Lichtsinnes

Grundzüge der Entwicklung des ein- und beidäugigen Sehens nach der Geburt; Störungen (z.B. Schielamblyopie).

17. Gleichgewichtssinn, Hören, Stimme und Sprache

17.1. Vestibuläres System

17.1.1 Morphologie des Vestibularapparates
s. Anatomie 11.4.2

17.1.2 Rezeptoren
Statolithen- und Bogengangsorgane. Lokalisation, adäquater Reiz und Funktion. Spontanaktivität. Funktionsprüfungen (Dreh- und Linear-Beschleunigung, kalorische Prüfung).
Störungen, z.B. Kinetosen, Symptome bei Ausfall des Vestibularapparates.

17.1.3 Informationsverarbeitung
Vestibularsystem und Motorik, s.a. Kap. 14
Efferente und afferente Verschaltung der Vestibulariskerne.

Über den **Vestibularis-Apparat** trifft zu:

- Der spezifische Reiz für die Bogengangsrezeptoren ist die Drehbeschleunigung des Kopfes
- In den Makula-Organen führt Scherung des Zilienbündels in Richtung des Kinoziliums zur Erregung
- Die Fasern des N. vestibularis besitzen eine ausgeprägte Ruheaktivität
- Wird eine länger dauernde schnelle Drehbewegung plötzlich abgestoppt, so zeigen die Bogengangsrezeptoren danach für wenigstens 5 s eine Drehbeschleunigung in der Gegenrichtung an
- Die 3 Bogengänge sind ungefähr in senkrecht zueinander stehenden Ebenen des Raumes angeordnet
- In den Bogengängen sind Translationsbeschleunigungen praktisch unwirksam, weil die Cupula in der Ampulle der Bogengänge praktisch die gleiche Dichte besitzt wie die Endolymphe

Beim Einwirken einer Drehbeschleunigung durch zunehmende Rotation von Kopf und Körper um die Längsachse werden in den beiden horizontalen Bogengängen die Aktionspotentialfrequenzen der Vestibularafferenzen gegensätzlich verändert, weil bei Einwirken einer Drehbeschleunigung durch zunehmende Rotation von Kopf und Körper um die Längsachse nur in einem der beiden horizontalen Bogengänge die Stereozilien in Richtung auf das Kinozilium hin bewegt werden.

Während der Zeit Δ t wurde der Kopf (und Körper) ungefähr in der Ebene der lateralen Bogengänge mit konstanter Geschwindigkeit rotiert. Die obere Kurve zeigt die Frequenzänderung der Aktionspotentiale in Nervenfasern des linken lateralen Bogenganges (f = Frequenz, t = Zeit).

- Die untere Kurve gibt die Frequenzänderung der Aktionspotentiale in Nervenfasern des rechten lateralen Bogenganges wieder

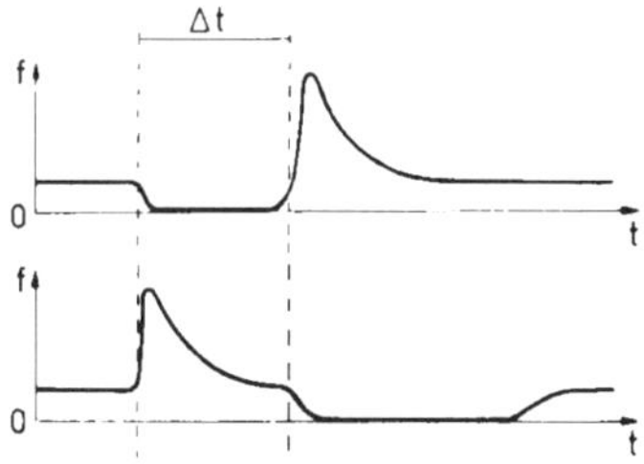

(f = Frequenz, t = Zeit)

17.2. Gehör

17.2.1 Aufbau des Hörorgans
Äußeres Ohr, Mittelohr, Innenohr (s.a. Anatomie 11.2-11.4).
Reifung des Hörbahnsystems (Deprivation).

17.2.2 Schalleitung
Funktion des äußeren Ohrs und des Mittelohrs. Tubenfunktion. Drucktransformation bei der Schalleitung über das Mittelohr. Übertragungscharakteristik des Mittelohrsystems. Funktion der Mittelohrmuskeln. Übertragung von Schallenergie durch Knochenleitung.

17.2.3 Cochlea-Funktion
Reizverteilung: Frequenzdispersion in der Cochlea (Wanderwellentheorie).
Rezeptoren und Reiztransformation.
Elektrophysiologische Korrelate (u.a. Mikrophonpontentiale).

17.2.4 Informationsverarbeitung und Leistungen des Hörsystems
Neuronale Kodierung im Innenohr. Hörbahn, zentrale Projektion. Hörqualitäten. Funktionelle Organisation des Hörsystems. Schallintensitäts- und Schallempfindungsmaße (Dezibel, Phon, Sone). Hörbereich nach Intensität und Frequenz (Hörfläche). Altersabhängigkeit. Unterschiedsschwellen. Überschwelliger Bereich (Hauptsprachgebiet, Isophone). Richtungshören.

17.2.5 Hörprüfungen
Grundzüge der Hörprüfungen (z.B. Weber, Rinne, subjektive Audiometrie).
Prinzip der Sprachaudiometrie, Impedanzmessung und der Hirnstammaudiometrie

17.2.6 Pathophysiologie
Grundzüge der Störungen (Schalleitungs- und Schallempfindungsschwerhörigkeit, sensorische Aphasie).

Über das **Gehör** trifft zu:

- Die Frequenzabhängigkeit der Empfindungsstärke des Schalles ist teilweise durch die Frequenzabhängigkeit der Schalleitung bestimmt
- Die Hörschwellenkurve hat zwischen 1000 und 4000 Hz ein Minimum
- Die mittlere Hörschwelle bei 1000 Hz beträgt 4 dB
- Die relative Unterschiedsschwelle für Tonhöhen ist bei etwa 1000 Hz am kleinsten
- Die Frequenzunterschiedsschwelle beträgt im Optimalbereich etwa 3 Hz
- Bei Tönen von ca. 1000 Hz und einem Schalldruckpegel von ca. 40 dB beträgt die Frequenzunterschiedsschwelle ca. 3 Hz
- Die Unterschiedsschwelle für Tonhöhen ist im mittleren Frequenzbereich kleiner als 1 %
- Ein Hörverlust von 30 dB entspricht einer Erhöhung der Hörschwelle um 30 dB
- Wird innerhalb des Hörbereichs die Frequenz eines Tones verdoppelt, so wird dies als Änderung der Tonhöhe um eine Oktave empfunden
- Schall mit Frequenzen über 20 kHz wird als Ultraschall bezeichnet
- Die Wanderwellentheorie des Hörens beinhaltet als Grundprinzip, daß die Basilarmembran ein Schwingungsmaximum hat, das bei hohen Tönen schneller zum Helikotrema wandert als bei tiefen Tönen
- Töne unterschiedlicher Frequenz erregen verschiedene Rezeptorareale im Innenohr. Dies wird erreicht durch Frequenzabhängigkeit des Orts der Schwingungsmaxima der Basilarmembran
- Die Steife der Basilarmembran nimmt vom Stapes zum Helicotrema ab

- Das primäre corticale Projektionsfeld der akustischen Erregungen liegt im Bereich der Gyri temporales transversi
- Die sog. Mikrophonpotentiale bei der Beschallung des Ohres lassen sich von der Membran des runden Fensters ableiten
- Das endocochleare Potential ist positiv gegen das indifferente extrazelluläre Bezugspotential
- Beim Richtungshören kann die Lateralabweichung einer Schallquelle um 2 - 4° noch erkannt werden

Das Frequenzspektrum des **Hauptsprachbereichs** liegt bei 5000 - 8000 Hz.

Die untere Frequenzgrenze des **Hörbereichs** gesunder junger Menschen liegt im Bereich 15 Hz - 20 Hz.

Die obere Frequenzgrenze des Hörbereichs gesunder junger Menschen liegt im Bereich 16 kHz - 20 kHz.

Zur **Ortung** einer Schallquelle tragen bei:

- Differenzen im Schallpegel an beiden Ohren
- Differenzen in der Laufzeit des Schalles zu den beiden Ohren
- die stärkere Dämpfung hoher Töne mit wachsender Entfernung der Schallquelle
- die unterschiedliche Dämpfung des von vorn bzw. hinten kommenden Schalls durch die Ohrmuschel

Bei der **Presbyakusis** ist das Hörvermögen der betroffenen Personen für höhere Frequenzen stärker eingeschränkt als für niedrigere Frequenzen.

Wird ein Schalldruck um den Faktor 10 erhöht, dann steigt der Schalldruckpegel um 20 dB.

Zur Erhöhung der Lautstärke eines Tones von 1000 Hz von 0 auf 60 Phon muß der Schalldruck um den Faktor 1000 angehoben werden.

Ein Patient mit einem Hörverlust von 80 dB benötigt zur Wahrnehmung eines Prüftones gegenüber einem Gesunden den 10 000fachen **Schalldruck**.

Bei einem Patienten wurde bei der Schwellenaudiometrie ein Hörverlust von 40 dB gemessen.

- Der Schalldruck bei der Schwelle liegt um den Faktor 100 höher als beim Gesunden

Der Schalldruck, der die Hörschwelle gerade erreicht (Schwellenschalldruck), habe bei einer Tonfrequenz von T = 3000 Hz den Wert P.

- Bei T = 15000 Hz hat der Schwellenschalldruck einen Wert von > P

Die Differenz der Schalldruckpegel (dB) zwischen Hörschwelle und Schmerzschwelle ist bei 50 Hz geringer als bei 1000 Hz, weil gegenüber der Situation bei 1000 Hz der Schalldruckpegel der Hörschwelle bei 50 Hz stark erhöht ist und die Schmerzschwelle sich weit weniger ändert.

Die wichtigste Funktion des **Trommelfell-Gehörknöchelchen-Systems**

- ist die Erhöhung des Schalldruckes am ovalen Fenster
- ist die Anpassung an die gegenüber Luft höhere mechanische Impedanz der Perilymphe

Beim **Weberschen Versuch** wird bei einer einseitigen Mittelohrschwerhörigkeit die auf die Mitte des Schädels aufgesetzte Stimmgabel im erkrankten Ohr lauter empfunden als im gesunden Ohr.

Die Hörprüfung nach Weber zeigt bei knöcherner Fixation der rechten Steigbügelfußplatte einen ähnlichen Ausfall wie bei Verschluß des rechten äußeren Gehörgangs.

17.3. Stimme und Sprache

17.3.1 Phonationsorgane
s. Anatomie 5.4.1

17.3.2 Phonation und Artikulation
Mechanismen der Stimmbildung; Funktion des Ansatzrohres. Frequenzbereich. Grundton und Obertöne (Formanten). Bedeutung der Interaktion von Hör- und Sprach-Organ.

17.3.3 Pathophysiologie
Grundzüge der Störungen: Rekurrenslähmung; Ersatzstimmbildung (Ösophagusstimme). Motorische Aphasie.

Die Grundfrequenz der **Sprechstimme** ist abhängig

- vom subglottischen Druck
- von der Spannung der Stimmbänder
- *nicht:* von der Resonanzfrequenz im Ansatzrohr (Nase, Rachen und Mundhöhle)

Die Vokale sind als a, e, i, o oder u durch die Formanten bestimmt.

18. Geruch und Geschmack

18.1. Geruchssinn

Lokalisation und Feinbau des Geruchsorgans (s.a. Anatomie 5.5.1). Leistungen und biologische Bedeutung des Geruchssinns. Reiz und Rezeptorfunktion (u.a. Transduktions- und Transformationsprozeß, Absolut-, Erkennungs- und Unterschiedsschwellen. Adaptation). Riechbahn und zentrale Reizverarbeitung (u.a. Transmitter, emotionale Komponente der Wahrnehmung, Reflexe). Beteiligung anderer Hirnnerven-Afferenzen (z.B. Trigeminus). Grundzüge der Funktionsstörungen.

Über den **Geruchssinn** trifft zu:

- Von einigen Substanzen können Konzentrationen von weniger als 1 μg/l Luft wahrgenommen werden
- Geruchsrezeptoren können schon bei Einwirkung weniger Moleküle eines Geruchsstoffes reagieren
- Es gibt mehr als 1000 Qualitäten der Geruchswahrnehmung
- Der Geruchssinn des Menschen ermöglicht, mehr als tausend verschiedene Duftstoffe zu unterscheiden
- Die Verknüpfung der Riechbahn mit dem limbischen System erklärt die starke emotionale Färbung der Geruchswahrnehmung
- Verbindungen vom Bulbus olfactorius zum Hypothalamus und zum limbischen System sind die Basis für vegetative und emotionale Begleitreaktionen bei Geruchsempfindungen
- Verbindungen der Riechbahn zu vegetativen hypothalamischen Kernen erklären die vegetativen Effekte kräftiger Gerüche
- Verschiedene Substanzen lösen in verschiedenen Populationen von Geruchsrezeptoren Rezeptorpotentiale aus
- An der Geruchsrezeption sind neben den Fasern des N. olfactorius auch die anderer Hirnnerven beteiligt
- Bei partiellen Anosmien sind die Schwellen für Klassen verwandter Duftstoffe erhöht

Riechzellen

- sind primäre Sinneszellen
- besitzen Axone, die im Bulbus olfactorius enden
- adaptieren

18.2. Geschmackssinn

Lokalisation und Feinbau des Geschmacksorgans; Mauserung (s.a. Anatomie 5.4.5). Leistungen des Geschmackssinns. Reiz und Rezeptorfunktion (u.a. Transduktions- und Transformationsprozeß, Absolut-, Erkennungs- und Unterschiedsschwellen. Konzentrationsabhängigkeit der Geschmacksqualitäten). Geschmacksbahn und zentrale Reizverarbeitung (u.a. Geschmacks-Geruchs-Interaktion, Reflexe). Grundzüge von Funktionsstörungen.

Über den **Geschmackssinn** trifft zu:

- Im Vergleich zu den meisten anderen Sinnesorganen bestehen große Unterschiedsschwellen
- Reaktion auf gelöste Stoffe
- ausgeprägte Adaptation
- Auslösung von vegetativen Reflexen im Magen-Darm-Kanal
- Die Geschmackssinneszellen haben eine mittlere Lebensdauer von weniger als zwei Wochen
- Der VII. Hirnnerv ist an der Leitung der Afferenzen beteiligt
- Die Medulla oblongata ist die erste Umschaltstation der afferenten Nervenfaser
- Die Umschaltung der Geschmacksafferenzen auf das zweite Neuron erfolgt im Bereich des Nucleus solitarius (Nucleus tractus solitarii)
- Die primären corticalen Geschmacksfelder liegen im Bereich von Operculum und unterem Teil des Gyrus postcentralis
- Die zentrale Projektion der Geschmacksinformation erfolgt von den Nn. VII und IX über Nucleus solitarius ⇒ Thalamus ⇒ Gyrus postcentralis

Im Areal **A** der Zungenoberfläche kann die Empfindung "**süß**" mit geringster Reizstärke ausgelöst werden.

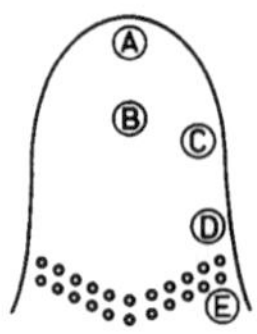

Die Geschmacksqualität "süß" hat für Saccharose eine niedrigere Schwelle als für Glucose.

Die in der Zeichnung angegebene Lokalisation (schraffierte Flächen) paßt am ehesten zu der Geschmacksempfindung "**sauer**".

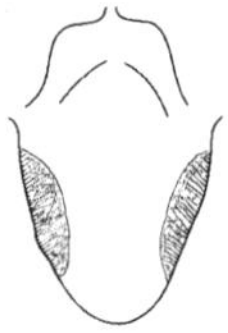

Die schraffierte Fläche der Zeichnung paßt am ehesten zur Lokalisation der maximalen Empfindlichkeit auf der Zungenoberfläche für **bitter**.

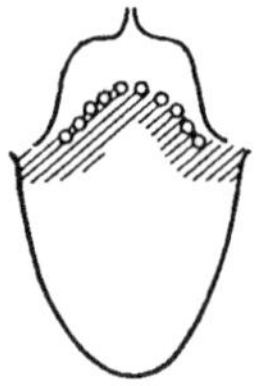

19. Integrative Leistungen des Zentralnervensystems

19.1. Funktionelle Organisation des Cortex cerebri (Neocortex)

19.1.1 Morphologische und funktionelle Gliederung
Oberflächeneinteilung nach dem Feinbau der Hirnrinde (Hirnkarten, s.a. Anatomie 9.7.3), lokalisatorische holistische Konzepte kortikaler Funktion. Sensorische, motorische und assoziative Hirnareale: Funktionelle Definition und Bedeutung.

19.1.2 Bauelemente kortikaler Schaltkreise
Typen kortikaler Neurone. Schichtaufbau. Funktionelle kortikale Säulen (Module). Grundtypen der Kortexstruktur und deren funktionelle Bedeutung.

19.1.3 Eingänge und Ausgänge des Kortex
Spezifische und unspezifische thalamocorticale Afferenzen, Projektions-Assoziations- und Kommissurenfasern, Projektionsgebiete des Kortex.

Über die **Hemisphären des Gehirns** eines erwachsenen Rechtshänders trifft zu:

- Das Zentrum für das Sprachvermögen (Broca) ist vorwiegend in der linken Großhirnhemisphäre lokalisiert
- Bei Durchtrennung des Balkens verarbeiten fast unabhängig voneinander die rechte und die linke Großhirnhemisphäre Informationen aus der linken bzw. rechten Körperperipherie
- Motorische Bahnen gehen von beiden Hirnhemisphären aus
- Für eine Verknüpfung der Prozesse der Wahrnehmung eines Gegenstandes, seiner Manipulation und der Benennung seiner Eigenschaften sind intakte Verbindungen über den Balken wesentlich

Beim **split-brain-Patienten** sind die Kommissurenfasern durchtrennt.

Zur **Informationsübertragung im lemniskalen System** trifft zu:

- Die neuronale Verschaltung wird durch efferente Systeme kontrolliert
- Die zentralen Projektionsareale sind somatotopisch organisiert
- Die Entladungsfrequenz der Projektionsneurone steigt mit der Intensität des peripheren Reizes
- Das lemniskale System gibt Kollateralen in das aszendierende retikuläre aktivierende System ab

19.2. Informationsverarbeitung im Cortex

19.2.1 Elementarprozesse
Eigenschaften kortikaler Neurone. Erregende und hemmende synaptische Potentiale und ihre Transmittersubstanzen (s.a. 12.2.3).

19.2.2 Elektrophysiologische Korrelate
Typen, Entstehung, Ableitung und Bedeutung von Feldpotentialen (z.B. evozierte Potentiale, EEG, Bereitschaftspotential). Klassifizierung der EEG-Wellen. Zuordnung von EEG-Frequenzspektren zu Aktivations- und Schlafstadien. Grundzüge der EEG-Diagnostik. Über Sinneskanäle evozierte Potentiale (z.B. akustisch evozierte Potentiale, visuell evozierte Potentiale). kortikale Gleichspannungspotentiale

Über das **Elektroencephalogramm/EEG** trifft zu:

- Die α- und β-Wellen des EEG spiegeln im wesentlichen die postsynaptischen Potentiale (EPSPs/IPSPs) in den Pyramidenzellen wieder
- Im entspannten Zustand und bei geschlossenen Augen findet man die größte Amplitude der α-Wellen des EEG in den okzipitalen Ableitungen
- Die β-Wellen des EEG haben Frequenzen von 14 - 30 Hz
- δ-Wellen des EEG liegen im Frequenzbereich 0,3 - 3,5 Hz

- Langsame δ-Wellen mit großer Amplitude sind ein EEG-Charakteristikum für das Tiefschlafstadium
- Im EEG bezeichnet man als Desynchronisation den Übergang von niederfrequenten zu höherfrequenten Potentialwellen
- Ein desynchronisiertes EEG findet man bei gespannter Aufmerksamkeit
- Die kleinsten Amplituden der Potentialwellen im EEG treten bei gespannter Aufmerksamkeit auf

Das dargestellte Elektroencephalogramm (EEG) ist am ehesten typisch für

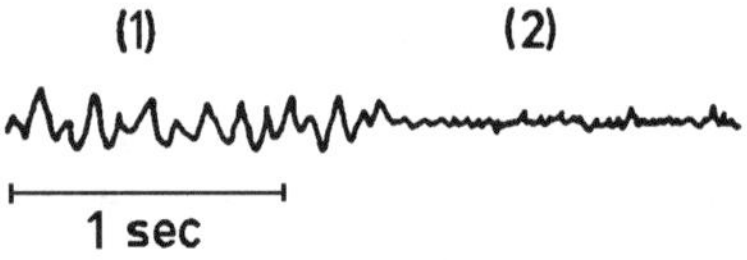

- ein normales Ruhe-EEG bei geöffneten Augen (1) mit Veränderungen beim Belichten der Augen (2)

Corticale evozierte Potentiale

- entstehen als Antwort der Hirnrinde auf einen sensorischen Reiz
- können bei intakter Sinnesprojektion auch in Narkose und bei Bewußtlosigkeit abgeleitet werden
- geben die synaptische Aktivität corticaler Zellen wieder

Sensorisch evozierte Hirnpotentiale

- können durch Schallreize ausgelöst werden
- können durch elektrische Reizung eines sensiblen Hautnerven ausgelöst werden
- können mit unipolaren Elektroden von der Cortexoberfläche abgeleitet werden
- können auch von der Oberfläche der Kopfhaut abgeleitet werden

19.3. Hirnstoffwechsel und Hirndurchblutung

Beziehungen zwischen Struktur, Aktivität, Stoffwechsel und Durchblutung der Hirnareale. Meßmethoden und Darstellungsverfahren.

19.4. Lernen, Gedächtnis, Plastizität

Formen und Mechanismen der Engrammbildung. Habituation und Sensitivierung. Verhaltensgedächtnis, Konditionierung. Wissensgedächtnis (kognitives Lernen).
Assoziatives und nicht-assoziatives Lernen. Prägung. Sensorisches, primäres, sekundäres und tertiäres Gedächtnis. Kurzzeit- und Langzeitgedächtnis.
Mechanismen des Erinnerns und Vergessens. Formen der Gedächtnisstörungen.

Über die **cerebrale Informationsspeicherung** trifft zu:

- Die Informationsspeicherung ist nicht auf eine spezifische Gehirnregion beschränkt
- Nach einer vorübergehenden Gehirnschädigung können sich Lücken im Kurzzeitgedächtnis ergeben
- Das Kurzzeitgedächtnis beruht wahrscheinlich auf spezifischen Erregungszuständen von Neuronengruppen
- Am Langzeitgedächtnis sind von der Proteinsynthese abhängige Prozesse beteiligt

☞ Siehe auch unter **Medizinische Psychologie und Soziologie**: 4. Lernen

19.5. Wachen, Schlafen, Bewußtsein, Sprache

19.5.1 Wachen und Schlafen
Zirkadiane Periodik. Schlaf-Wach-Verhalten. Schlafstadien (REM, Non-REM). Schlaf und Traum. Schlaftheorien. Schlafstörungen.

19.5.2 Bewußtsein
Bedeutung der verschiedenen Hirnareale (insbesondere der Seitendifferenzen).

19.5.3 Sprache
Beteiligte Hirnareale, deren Leistungen und Verbindungen (z.B. Lateralisation, Sprachregionen, Sprachverarbeitung). Grundzüge von Sprachstörungen und von Störungen des Umgangs mit Sprachsymbolen. Beziehungen zu Agnosie und Apraxie.

Das **Brocasche Sprachzentrum** ist im Gyrus frontalis inferior lokalisiert.

Beim Rechtshänder deutet eine **motorische Aphasie** auf eine linksseitige Großhirnrindenschädigung hin.

Eine motorische Aphasie beruht meist auf einer Schädigung der Broca-Region.

Ein Patient, der seine Gedanken zwar schriftlich darlegen, sie aber nicht mit Worten ausdrücken kann, leidet an einer motorischen Aphasie.

Die **sensorische Aphasie** ist eine Störung des Sprachverständnisses.

☞ Siehe auch unter **Medizinische Psychologie und Soziologie**: 2.2 Aktivations- und Bewußtseinszustände

19.6. Zentralnervöse Korrelate angeborenen Verhaltens und von Motivation und Emotion

19.6.1 Hunger und Durst
Hypothesen der Entstehung und Stillung von Hunger und Durst.
Kurzzeit- und Langzeitregulation des Körpergewichts und der Nahrungsaufnahme.

19.6.2 Limbisches System
Funktionelle Anteile, afferente und efferente Verbindungen zu anderen Hirnregionen; Funktionen, insbesondere artspezifische und emotionale Verhaltensweisen.

19.6.3 Hypothalamische Verhaltensprogramme
Rolle des Hypothalamus für komplexe Verhaltensweisen (z.B. Abwehrverhalten, nutritives, sexuelles thermoregulatorisches Verhalten).

19.6.4 Monoaminerge Systeme
Zentrale Organisation

Die glucostatische **Theorie der Hungerentstehung** besagt, daß Hunger bei verminderter Glucoseverfügbarkeit in spezifischen Rezeptorzellen auftritt.

Chemie für Mediziner und Biochemie

1. Ausgewählte anorganische Verbindungen

Kenntnis von Formel und Namen der folgenden Verbindungen; bei Salzen, Säuren und Basen Dissoziationsverhalten in wäßriger Lösung, Reaktionen soweit unter den Gegenständen der nachfolgenden Kapiteln aufgeführt (Gleichungen - außer Henderson-Hasselbalch- und Michaelis-Menten-Gleichung werden vorgegeben).

1.1. Sauerstoff, Wasserstoff

H_2O, O_2, O_3, H_2, H_2O_2

1.2. Alkaliverbindungen

NaOH, $NaHCO_3$, KOH, Na_2CO_3, K_2CO_3, KCN

1.3. Erdalkaliverbindungen

$MgSO_4$, $CaSO_4$, $BaSO_4$, $CaCO_3$, Calciumoxalat

1.4. Kohlenstoffverbindungen

CO_2, CO, H_2CO_3

1.5. Stickstoffverbindungen

NH_3, NH_4Cl, HNO_3, KNO_3, $NaNO_3$, $AgNO_3$, $NaNO_2$, N_2

1.6. Phosphorverbindungen

H_3PO_4, Natrium- und Kaliumphosphate, $Ca_3(PO_4)_2$, Pyrophosphat

1.7. Schwefelverbindungen

H_2S, H_2SO_4, Na_2SO_4, SO_2

1.8. Halogene, Halogenverbindungen

Cl_2, Br_2, HCl, Natrium- und Kaliumhalogenide, CaF_2, $CaCl_2$

1.9. Schwermetallverbindungen

$FeCl_3$, $FeSO_4$, $ZnSO_4$, $CoCl_2$, $CuSO_4$

2. Ausgewählte organische Verbindungen

Auswahl des Namens einer der folgenden Verbindungen bei vorgegebener Strukturformel, Auswahl der Strukturformel bei Vorgabe des Namens einer Verbindung, Eigenschaften der Verbindungen anhand der Strukturformel oder des Namens (Gleichungen außer Henderson-Hasselbalch- und Michaelis-Menten-Gleichung - werden vorgegeben).

2.1. Alkane

Methan, Ethan, Propan, Butane, Pentane, Hexane, Cyclopropan, Cyclobutan, Cyclopentan, Cyclohexan, Steran

2.2. Alkene

Ethen, Propen, Butadien, Isopren, 2-Buten

2.3. Aromaten

Benzol, Toluol, Naphthalin, Benzo(a)pyren

2.4. Halogenide

Methylenchlorid, Chloroform, Tetrachlorkohlenstoff, Methyliodid

2.5. Alkohole, Phenole

Methanol, Ethanol, Propanole, Butanole, Glykol, Glycerol (Glycerin), 1,3-Dihydroxyaceton, Phenol, Hydrochinon, Cholesterol (Cholesterin)

2.6. Thiole

Ethanthiol, Cysteamin

2.7. Ether

Diethylether, Tetrahydrofuran, Tetrahydropyran

2.8. Amine

Methylamin, Dimethylamin, Trimethylamin, Anilin, Ethanolamin, Cholin, Acetylcholin

2.9. Sulfonsäuren

Benzolsulfonsäure, Sulfonsäureamide

2.10. Aldehyde, Ketone

Formaldehyd, Acetaldehyd, Benzaldehyd, Aceton

2.11. Chinone

p-Benzochinon, Naphthochinon-(1,4)

2.12. Carbonsäuren und ihre Anionen

Ameisensäure, Essigsäure, Propionsäure, Buttersäure, Palmitinsäure, Stearinsäure, Ölsäure, Linolsäure, Linolensäure, Arachidonsäure, Benzoesäure, p-Aminobenzoesäure, Jodessigsäure

2.13. Carbonsäureester

Essigsäureethylester, Acetessigsäureethylester, Acetylsalicylsäure, Tristearin (Tristearoylglycerol), S-Acetylcysteamin

2.14. Säureanhydride

Acetanhydrid, Acetylphosphat, Carbamoylphosphat

2.15. Säurechloride

Acetylchlorid, Phosgen

2.16. Säureamide

Harnstoff, Guanidin, Barbitursäure, Nikotinsäureamid

2.17. Dicarbonsäuren und ihre Anionen

Oxalsäure, Malonsäure, Bernsteinsäure, Glutarsäure, Fumarsäure, Maleinsäure

2.18. Hydroxy- und Ketocarbonsäuren und ihre Anionen

Milchsäure, Glycerinsäure, Äpfelsäure, Weinsäure, 3-Hydroxybuttersäure, Citronensäure, Brenztraubensäure, Oxalessigsäure, α-Ketoglutarsäure, Acetessigsäure

2.19. Aminosäuren

Die 20 proteinogenen Aminosäuren, Ornithin, Citrullin, y-Aminobuttersäure, ß-Alanin

2.20. Kohlenhydrate

D- und L-Glycerinaldehyd, D-Galaktose, D-Mannose, D-Ribose, 2-Desoxy-D-ribose, D-Glucose, D-Fructose, Saccharose, Lactose, Maltose, Isomaltose, D-Glucosamin, N-Acetylglucosamin, D-Glucuronsäure, D-Gluconsäure, D-Gluconolacton, Mannitol, Sorbitol, myo-Inositol

2.21. Heterocyclen

Pyrrol, Imidazol, Pyridin, Pyrimidin, Indol, Purin, Thiazol, Tetrahydrofuran, Tetrahydropyran

Allgemeine Chemie

3. Aufbau der Materie

3.1. Atome, Elemente

(s.a. Physik für Mediziner 3.1)

3.1.1 Aufbau des Atoms
Zusammenhang zwischen den Begriffen Ordnungszahl, Kernladungszahl und Nukleonenzahl (Massenzahl) einerseits und Zahl der Protonen und Neutronen im Kern sowie der Elektronen in der Hülle andererseits

3.1.2 Ordnungszahl, Kernladungszahl, Massenzahl
Identifizierung von Ordnungszahl, Kernladungszahl und Nukleonenzahl an entsprechend gekennzeichneten Elementsymbolen

3.1.3 Isotope
Definition, Unterscheidung von stabilen Isotopen und Radioisotopen (^{1}H, ^{2}H, ^{3}H, ^{12}C, ^{13}C, ^{14}C), Kenntnis medizinisch wichtiger Radioisotope wie z.B. ^{32}P, ^{60}Co, ^{125}I, ^{131}I, ^{226}Ra, ^{3}H, ^{14}C und ihrer Anwendungsbereiche

3.1.4 Avogadro-Konstante
Definition

3.1.5 Relative Atommasse
Definition (reine Zahl)

3.1.6 Elemente
Definition; Erklärung, warum die rechnerische Atommasse natürlicher Elemente keine ganze Zahl ist

3.1.7 Orbital
Orbital als Raum der Aufenthaltswahrscheinlichkeit von Elektronen (Elektronendichteverteilung), räumliche Anordnung und Symmetrie von s- und p-Orbitalen

Die chemischen Eigenschaften eines Elementes werden vor allem durch die Zahl der **Valenzelektronen** bestimmt.

Für die wichtigsten Isotope des Elements **Kohlenstoff** ($^{12}_{6}C$, $^{13}_{6}C$, $^{14}_{6}C$) trifft zu:

- Die Atome der C-Isotope stimmen in der Elektronenkonfiguration überein
- Mit $^{14}_{6}C$ angereicherte Verbindungen dienen in der Biochemie als Tracer-Verbindungen
- Das Isotop $^{12}_{6}C$ hat die Atommasse 12,000
- Alle Kohlenstoffisotope haben 6 Protonen im Kern
- Alle Kohlenstoffisotope haben die Elektronenkonfiguration $1s^2\ 2s^2\ 2p^2$
- Die Kohlenstoffisotope unterscheiden sich in der Neutronenzahl

Folgende Isotope sind **radioaktiv**:

- $^{3}_{1}H$
- $^{14}_{6}C$
- $^{32}_{15}P$
- $^{131}_{53}J$

Über die **Avogadro-Zahl (= Loschmidt-Zahl)** trifft zu:

- Sie gibt an, wieviel Moleküle in einem Mol vorhanden sind
- Ihr Zahlenwert ist $6{,}02 \cdot 10^{23}$
- Sie muß aus Versuchen bestimmt und berechnet werden

- Sie ist eine Naturkonstante
- *nicht:* Ihr Wert hängt von der Temperatur ab

1 Liter einer gesättigten Bariumsulfatlösung enthält 10^{-5} mol/l Ba^{2+}-Ionen.

- Ein Liter der Lösung enthält ungefähr 10^{18} Ba^{2+}-Ionen

Eine 10^{-3} molare Lösung von KCl in reinem Wasser

- enthält $1{,}2 \cdot 10^{21}$ Ionen/l
- hat einen pH-Wert von 7
- ergibt auf Zusatz von $AgNO_3$ eine Fällung von AgCl
- enthält infolge der Dissoziation praktisch nur K^+- und Cl^--Ionen
- ist in bezug auf menschliches Blut hypoton

Die Feststellung, daß das Natriumisotop $^{23}_{11}Na$ die relative **Atommasse** 23 hat, besagt, daß das Natriumisotop das 23fache des zwölften Teils der Masse des Kohlenstoffisotops 12 hat.

Unter einem **Orbital** versteht man den Raum eines Atoms, in dem sich Elektronen mit hoher Wahrscheinlichkeit aufhalten.

Für die Beschreibung eines Orbitals spielen folgende Begriffe eine Rolle:

- negative Ladungswolke
- räumliche Symmetrie einer Ladungswolke
- Symmetrie der räumlichen Anordnung
- Elektronendichte/Elektronendichteverteilung
- Aufenthaltswahrscheinlichkeit für Elektronen

3.2. Periodensystem

3.2.1 Ordnungsprinzip
Anordnung der Elemente nach steigender Kernladungszahl und Zusammenfassung chemisch verwandter Elemente in Gruppen

3.2.2 Elektronenkonfiguration
Aufbau der Elektronenhülle bei Elementen bis zur Ordnungszahl 10 (s- und p-Elektronen), Angabe der Elektronenkonfiguration in abgekürzter Schreibweise, maximale Besetzung der ersten drei Elektronenschalen

3.2.3 Hauptgruppenelemente
Auffüllung äußerer Schalen beim Durchlaufen einer Periode von links nach rechts, Zahl der Valenzelektronen, Erkennen der Hauptgruppe eines Elementes anhand der vorgegebenen Elektronenkonfiguration (nur bei biochemisch wichtigen Elementen), Zuordnung von Name und Symbol bzw. einer vorgegebenen Hauptgruppe biochemisch wichtiger Hauptgruppenelemente: H, Na, K, Mg, Ca, C, N, P, O, S, F, Cl, I; Erkennen der Position bei vorgegebenem Periodensystem

3.2.4 Gesetzmäßigkeiten in Perioden und Hauptgruppen
Änderung von Eigenschaften der Elemente beim Durchlaufen einer Periode bzw. Gruppe des Periodensystems: Atomradius, Ionenradius, Elektronegativität, metallischer oder nichtmetallischer Charakter

3.2.5 Nebengruppenelemente
Auffüllung innerer Elektronenschalen bei Nebengruppenelementen, Metallcharakter, Zuordnung von Name und Symbol biochemisch wichtiger Nebengruppenelemente: Zn, Fe, Co, Cu, Cr, Mo, Mn; Begriff und Bedeutung der Spurenelemente

3.2.6 Andere medizinisch bedeutsame Elemente
Zuordnung von Name und Symbol von: As, Hg, Cd, Tc, Br

Zum **Periodensystem** trifft zu:

- Die Elemente sind ohne Ausnahme nach steigender Kernladungszahl geordnet
- In den Hauptgruppen sind chemisch verwandte Elemente zusammengefaßt
- Bei den Nebengruppenelementen werden innere Elektronenschalen aufgeführt
- Im Periodensystem enthalten aufeinanderfolgende Elemente jeweils ein Proton mehr im Kern
- Die Elemente einer Periode unterscheiden sich in ihrer Elektronegativität

Das Element X mit der Elektronenkonfiguration $1s^2\ 2s^2\ 2p^3$ hat die Ordnungszahl 7.

Vergleich des Elements X mit der Elektronenkonfiguration $1s^2\ 2s^2\ 2p^3$ mit dem Element Y mit $1s^2\ 2s^2\ 2p^5$:

- X steht in der 5. Hauptgruppe des Periodensystems
- X und Y sind Nichtmetalle
- Y ist elektronegativer als X
- Mit Wasserstoff bilden sich die Verbindungen XH_3 und HY
- Bei Y handelt es sich um Fluor

Zum Element X mit der Elektronenkonfiguration $1s^2\ 2s^2\ 2p^5$ trifft zu:

- X hat die Ordnungszahl 9
- X steht in der 2. Periode des Periodensystems
- X steht in der 7. Hauptgruppe des Periodensystems
- X bildet leicht Anionen
- X hat eine hohe Elektronenaffinität

Die Elemente der **Hauptgruppe** des Periodensystems

- haben ähnliche chemische Eigenschaften
- stimmen in der Zahl der Valenzelektronen überein
- unterscheiden sich im Atomradius
- unterscheiden sich in der Elektronenkonfiguration
- *nicht:* stimmen in der Ordnungszahl überein

Der **Stickstoff** findet sich in der 5. Hauptgruppe.

Der **Sauerstoff** findet sich in der 6. Hauptgruppe.

Die Elemente **F, Cl, Br und J**

- werden als Halogene bezeichnet
- sind chemisch eng miteinander verwandt
- sind durch große Elektronegativität gekennzeichnet
- sind Bestandteile biologischen Materials in ionaler oder kovalenter Bindung

Zum **Magnesiumatom** und dem daraus gebildeten Kation trifft zu:

- Aus dem Magnesiumatom bildet sich bevorzugt ein zweiwertiges Kation
- Der Radius des Magnesiumatoms ist größer als der seines Kations
- Magnesiumatom und -ion stimmen in der Kernladungszahl überein
- Magnesiumionen sind an Reaktionen von ATP beteiligt

Für das Element **Calcium** gilt:

- Sein Symbol ist Ca
- Es gehört mit Barium in eine Gruppe des Periodensystems
- Es hat 2 Valenzelektronen
- Es ist ein Hauptgruppenelement

Beim Durchlaufen einer Hauptgruppe des Periodensystems von kleiner zu großer Ordnungszahl

- nehmen die Atommassen zu
- nehmen die Atomdurchmesser zu
- nehmen die Ionenradien zu
- nehmen die Elektronegativitäten ab
- nimmt der metallische Charakter der Elemente zu

Beim Durchlaufen einer Periode des Periodensystems von Elementen mit kleiner zu Elementen mit großer relativer Atommasse (Atomgewicht) wird in den

- Hauptgruppen die äußere Schale mit Elektronen aufgefüllt
- Nebengruppen eine innere Schale mit Elektronen aufgefüllt

Vergleiche der Radien von Atomen bzw. Ionen verschiedener Elemente:

- $Na < K$
- $Na > Na^+$
- $Cl^- > Cl$
- $J > Cl$
- $Cl^- > Na^+$

Über **Nebengruppenelemente** trifft zu:

- Den Nebengruppenelementen ist gemeinsam, daß sie alle Metalle sind
- Sie unterscheiden sich in ihrer Elektronenkonfiguration

Über **Spurenelemente** trifft zu:

- Metallionen, die bei der Aktivierung von Enzymen mitwirken, sind häufig Spurenelemente
- Kationen von Spurenelementen sind häufig Teil von Chelatkomplexen
- Spurenelemente werden mit der Nahrung aufgenommen
- Molybdän und Mangan sind Spurenelemente, die für den Menschen essentiell sind

Über **Br_2** trifft zu:

- Elementares Brom kommt bei Zimmertemperatur ausschließlich als Br_2 vor
- Br_2 ist ein Oxidationsmittel für J^-
- Br_2 kann an olefinische Doppelbindungen addiert werden
- Die Elektronegativität von Brom ist größer als die von Jod

3.3. Chemische Bindung

3.3.1 Moleküle, Molekülmasse

Definition, Berechnung der relativen Molekülmasse aus der Summenformel bei Vorgabe der relativen Atommassen

3.3.2 Biochemisch wichtige Bindungen

Einfache Erklärung (keine MO-Theorie!) für das Zustandekommen von: Ionenbindung, Atombindung (kovalente Bindung), polarer Atombindung, koordinativer Bindung, Wasserstoffbrückenbindung, van der Waals-Bindung, hydrophober Wechselwirkung; Größenordnung der Bindungsenergie

3.3.3 Bindigkeit
Angabe der Bindigkeit von C, N, O, S, Cl und H in vorgegebenen Verbindungen

3.3.4 Oxidationszahl
Biochemisch bedeutsame Oxidationszahlen der unter 3.2.3 genannten Hauptgruppenelemente, sowie von Fe, Co, Zn, Cu

3.3.5 Ionen
Unterschiede und Gemeinsamkeiten von Atom und Ion eines Hauptgruppenelementes (Kernladung, Ladung, Masse, Radius, Elektronenkonfiguration), Oktettregel

3.3.6 Ionenbindung
Ausbildung zwischen Atomen stark unterschiedlicher Elektronegativität (1./2. und 6./7. Hauptgruppe), elektrostatische Natur, nicht gerichtet, Bildung von Ionengittern

3.3.7 Atombindung
Ausbildung zwischen Atomen ähnlicher Elektronegativität, gemeinsames Elektronenpaar, gerichtet, Größenordnung der Bindungslänge

3.3.8 Gewinkelte Moleküle
Alkohole, Ether, Ammoniak, Amine

3.3.9 Freie Elektronenpaare
Kennzeichnung der Atome (O, N, S, Cl) in vorgegebenen Molekülen, die Träger freier Elektronenpaare sind; Angabe der Zahl der freien Elektronenpaare

3.3.10 Dipolmoleküle
Erkennen von Dipolmolekülen bei vorgegebenen Strukturformel einfacher Verbindungen, polarisierte Atombindung als Merkmal eines Dipolmoleküls, Richtung der Polarisierung bei O-H, N-H, C-O, C-CL, C-N, Einfluß der Elektronegativität auf die Polarisierung

3.3.11 Wasserstoffbrückenbindungen
Erkennen von Donator/Akzeptor in Verbindungen, die N oder O enthalten; biochemisch wichtige Beispiele (H_2O, Proteine, DNA), Auswirkungen (qualitativ) auf die physikalischen Eigenschaften: Siedepunkt, Schmelzpunkt, Löslichkeit, scheinbare Molmasse; Auswirkungen auf die Struktur (beispielhaft)

3.3.12 Hydratation
Hydratation von Kationen, Anionen, organischen Verbindungen wie Alkohole, Carbonsäuren, Zucker, Proteine; Einfluß von Größe und Ladung bei Ionen, Einfluß der Temperatur (qualitativ), Beschreibung als Ion/Dipol- oder Dipol/Dipol-Wechselwirkung

3.3.13 Metallkomplexe
Definitionen: Zentralion, Liganden, Koordinationszahl, Gesamtladung; Auswahl von Ionen oder Molekülen, die als Liganden in Frage kommen, Kenntnis von Zentralionen und deren Koordinationszahl in biochemisch wichtigen Verbindungen (Fe, Mg, Zn, Cu, Co)

3.3.14 Koordinative Bindung
Herkunft des bindenden Elektronenpaares, unterschiedliche Festigkeit der Bindung bei verschiedenen Metallkomplexen

3.3.15 Chelat-Komplexe und Chelatoren
Erkennen in vorgegebenen Verbindungen, Auswahl von Chelatoren aus vorgegebenen Verbindungen, Kennzeichnung der koordinierenden Atome; Zähnigkeit, bevorzugte Bildung von 5- oder 6-Ringstrukturen, Bedeutung von EDTA in der Medizin, Beispiele für biochemisch wichtige Chelat-Komplexe: Hämoglobin, Cytochrome, Cobalamin

Zur **hydrophoben Wechselwirkung** trifft zu:

- Sie wird in polarer Umgebung zwischen hydrophoben Gruppen wirksam - etwa in Proteinen zwischen apolaren Resten der Aminosäuren
- Sie bildet sich zwischen unpolaren Molekülen aus, die in Mizellen in einem polaren Lösungsmittel zusammengelagert sind
- Sie ist in Seifen die Ursache für die Ausbildung mizellarer Strukturen
- Sie ist an der Ausbildung der Tertiärstruktur der Proteine beteiligt
- Sie kann mit Hilfe der Gleichung $\Delta G = \Delta H - T \cdot \Delta S$ quantitativ erfaßt werden
- Hydrophobe Wechselwirkungen sind u. a. für die Ausbildung der Proteinkonformation ursächlich verantwortlich
- Die Wechselwirkungsenergie beträgt größenordnungsmäßig 4 kJ/mol (1 kcal/mol)
- Die Wechselwirkungsenergie der hydrophoben Wechselwirkung beträgt größenordnungsmäßig nur etwa 1 % der Energie der kovalenten Bindung
- Hydrophobe Wechselwirkungen sind sehr viel schwächer als kovalente Bindungen
- Die Bildung geht mit einer Entropie-Abnahme einher, da der Ordnungszustand des Gesamtsystems infolge der Ausbildung hydrophober Wechselwirkungen zunimmt

Folgende **Vorgänge** können durch Ausbildung hydrophober Wechselwirkung erklärt werden:

- Ausbildung von Proteinkonformationen bei Proteinen mit apolaren Aminosäureresten
- Ausbildung von Protein-Lipid-Protein-Strukturen in der Einheits-Zellmembran
- Anordnung von Emulgatormolekülen an der Phasengrenzfläche polar/unpolar
- Bindung eines Substrats mit unpolaren Molekülabschnitten an den unpolaren Teil der Bindungsstelle des aktiven Zentrums des Enzyms

Zum **Natriumion (Na^+)** trifft zu:

- Es entsteht durch Oxidation aus Natrium
- Es besitzt die Elektronenkonfiguration $1s^2\ 2s^2\ 2p^6$
- Es liegt in wäßriger Lösung hydratisiert vor
- Der Radius des nicht hydratisierten Ions ist kleiner als der des Natriumatoms
- Ein Natriumatom (Na) und ein Natriumion (Na^+) haben beide dieselbe Kernladung
- Seine Konzentration ist im intrazellulären Raum niedriger als im extrazellulären Raum

Einfluß auf die **Solvation eines Kations** haben:

- der Ionenradius
- die Ladung des Kations
- die Polarität des Solvens
- die Temperatur des Solvens
- *nicht:* der Abstand des Anions

Die **Ionenbindung**

- ist nicht gerichtet/ungerichtet
- ist elektrostatischer Natur
- ist zwischen gegensinnig geladenen Ionen wirksam
- ist für Salze charakteristisch
- Verbindungen mit Ionenbindung bilden sich aus Elementen, die sich in ihrer Elektronegativität stark unterscheiden
- ist stärker als eine van-der-Waals-Bindung

Für die **Atombindung** trifft zu:

- Für die Atombindung (kovalente Bindung) ist charakteristisch, daß sie zwischen Atomen gleicher oder sehr ähnlicher Elektronegativität ausgebildet wird
- Die Größenordnung des Abstandes der Atommitten der Bindungspartner bei Atombindungen beträgt etwa 10^{-10} m
- Die Atombindung ist gerichtet, weil die Atombindung durch Überlappung zweier Atomorbitale zustande kommt

Über die **Raumstruktur** einiger kleiner Moleküle trifft zu:

- Die Bindungen im Wassermolekül bilden einen Winkel
- Die Bindungen im Ammoniakmolekül bilden einen Winkel
- Das Sauerstoffmolekül zeigt einen gestreckten Bau

Ammoniakmoleküle

- sind gewinkelt gebaut
- können als Liganden bei Metallkomplexen auftreten
- reagieren mit Ketonen als Nucleophil
- bilden untereinander Wasserstoffbrückenbindungen aus
- enthalten dreibindigen Stickstoff

Vergleich zwischen dem Wasser- und dem Ammoniak-Molekül:

- Beide sind Dipol-Moleküle
- Beide können als Nucleophile reagieren
- Wasser hat einen höheren Siedepunkt als Ammoniak
- Das Wasser-Molekül besitzt zwei, das Ammoniak-Molekül ein freies Elektronenpaar

Freie Elektronenpaare besitzen:

- Diäthyläther
- Ammoniak
- Wasser
- Schwefelwasserstoff
- *nicht:* Methan

Über **Wasserstoffbrückenbindungen** trifft zu:

- Wasserstoffbrückenbindungen werden zwischen Donor und Akzeptor gebildet
- Als Donor können OH-, NH-, SH-Gruppen fungieren
- Als Akzeptor fungieren kovalent gebundene Sauerstoff- oder Stickstoffatome, die noch ein freies Elektronenpaar tragen
- Die Hydratation von Alkali-Ionen in wäßriger Lösung erfolgt durch Wasserstoffbrückenbindungen

- Sie sind bei Zimmertemperatur zwischen Wassermolekülen ausgebildet
- Sie sind größenordnungsmäßig nur etwa ein Zehntel so stark wie Ionenbindungen
- Sie beruhen auf Dipol-Dipol-Wechselwirkungskräften
- Eine Wasserstoffbrückenbindung tritt auf, wenn eine OH-Gruppe oder eine NH-Gruppe als Donor mit kovalent gebundenem O-Atom oder N-Atom als Akzeptor in Wechselwirkung tritt
- Wasserstoffbrückenbindungen werden durch die Ionenstärke und den pH-Wert der Lösung beeinflußt
- Wasserstoffbrückenbindungen führen zu einer intramolekularen Stabilisierung in der α-Helix von Proteinen
- In der Faltblattstruktur von Proteinen bilden sich zwischen den Peptidketten intermolekular Wasserstoffbrückenbindungen aus
- Die Basenpaarung in der DNA beruht auf Wasserstoffbrückenbindungen

Zum **Siedepunkt** einer Substanz trifft zu:

- Der Siedepunkt entspricht der Temperatur, bei welcher der Dampfdruck der Substanz und der Atmosphärendruck gleich groß sind
- Eine Flüssigkeit kann schon unterhalb ihres Siedepunktes langsam verdampfen
- Druckerhöhung führt zu einer Erhöhung des Siedepunktes
- Durch Anlegen von Vakuum wird der Siedepunkt herabgesetzt

Zum **Wasser** trifft zu:

- Das Wassermolekül ist gewinkelt gebaut
- Bei Zimmertemperatur sind mehrere Wassermoleküle über Wasserstoffbrücken assoziiert
- Als Folge der Assoziation ist der Siedepunkt des Wassers - etwa im Vergleich zum Siedepunkt des H_2S - anomal hoch
- Ein Wassermolekül vermag ein Proton anzulagern

Zu H_2O und CH_3OH trifft zu:

- Beide Moleküle enthalten 2 freie Elektronenpaare
- Beide Moleküle sind assoziiert - allerdings unterschiedlich stark
- Der Siedepunkt des Methanols ist niedriger, obwohl dessen Molmasse größer ist

Zu **Metallkomplexen** trifft zu:

- Unter der Koordinationszahl versteht man die Zahl der Bindungen zwischen Zentralion und Liganden
- Die Formel des Komplexes wird durch die Koordinationszahl beeinflußt
- Ein Ligand, der mit mehr als einem Atom an das Zentralion bindet, ist ein Chelator
- Bildung und Zerfall von Metallkomplexen lassen sich mit Hilfe des Massenwirkungsgesetzes beschreiben
- Metallkomplexe können unter Ligandenaustausch reagieren
- In Metallkomplexen stammen die für die Komplexbindung verantwortlichen Elektronen ausschließlich von den Liganden
- Ein Elektronendonator liefert das bindende Elektronenpaar
- Atome, wie O, N oder S, die freie Elektronenpaare in Verbindungen tragen können, fungieren als Lieferanten der bindenden Elektronen
- Zentralteilchen mit Elektronenlücke treten in Wechselwirkung mit den Elektronendonatoren

Zur Reaktion
$Cu^{2+} + 4\ NH_3 \Leftrightarrow [Cu(NH_3)_4]^{2+}$
trifft zu:

- Von links nach rechts gelesen beschreibt sie eine Komplexbindungsreaktion
- In wäßriger Lösung stellt sich ein Gleichgewicht ein, das durch das Massenwirkungsgesetz beschrieben wird

- Die Ammoniakmoleküle sind die Liganden
- Die Koordinationszahl des Kupfers im Komplex ist 4

Zu folgenden Reaktionen trifft zu:

(1) $[Co(H_2O)_6]^{2+} + 6\ NH_3 \rightarrow [Co(NH_3)_6]^{2+} + 6\ H_2O$
(2) $[Co(NH_3)_6]^{2+} \rightarrow [Co(NH_3)_6]^{3+} + e^-$

- Reaktion (1) ist eine Komplexreaktion
- In Reaktion (1) ist das Zentralion zweifach positiv geladen
- Reaktion (2) ist eine Oxidation
- Die Koordinationszahl von Co^{2+} und Co^{3+} beträgt sechs

Zu der Reaktionen und der Stabilität der abgebildeten Komplexe trifft zu:

(1) $[Zn(H_2O)_4]^{2+} + 4\ NH_3 \Leftrightarrow [Zn(NH_3)_4]^{2+} + 4\ H_2O$ Bildungskonstante $K_k = 10^{10}$
(2) $[Zn(H_2O)_4]^{2+} + 4\ CN^- \Leftrightarrow [Zn(CN)_4]^{2-} + 4\ H_2O$ Bildungskonstante $K_k = 10^{17}$

- Beide Reaktionen verlaufen unter Ligandenaustausch
- Der Komplex $[Zn(CN)_4]^{2-}$ ist stabiler als $[Zn(NH_3)_4]^{2+}$
- Die koordinative Bindung von CN^- an Zn^{2+} ist fester als die von NH_3
- In allen beteiligten Metallkomplexen ist Zn^{2+} das Zentralion

Eisen(III)-chlorid bildet mit Natriumcyanid ein Komplexsalz, in dem das Eisen die Koordinationszahl 6 hat. - Dabei gilt folgende Reaktionsgleichung:

- $FeCl_3 + 6\ NaCN \rightarrow [Fe(CN)_6]^{3-} + 3\ Na^+ + 3\ NaCl$

Folgende Reaktion trifft zu:

- $[Cu(H_2O)_4]^{2+}\ SO_4^{2-} + 4\ NH_3 \rightarrow [Cu(NH_3)_4]^{2+}\ SO_4^{2-} + 4\ H_2O$

Über **Chelatkomplexe** trifft zu:

- Ionen von Nebengruppenelementen sind häufig Zentralteilchen in Chelatkomplexen
- Chelatkomplexe haben immer Ringstrukturen
- Chelatringe haben mit 5 und 6 Ringgliedern aufgrund der Spannungslehre in der Regel die größere Stabilität
- Das Zentralteilchen ist Bestandteil des Chelatringsystems

Folgende Substanzen können als Chelator wirksam werden:

- A
- B
- C
- D

(A) $H_2N-CH_2-CH_2-CH_2-NH_2$
(B) $HO-CH_2-CH_2-CH_2-SH$
(C) $CH_2(NH_2)-COOH$
(D) $HS-CH_2-CH_2-COOH$

Folgende Verbindungen kommen als Liganden für einen Chelatkomplex in Frage:

- 1
- 2

(1) $H_2N-CH_2-CH_2-NH_2$
(2) $CH_2(NH_2)-COO^-$

Zu nebenstehender Reaktion trifft zu:

- Es entsteht ein Chelat-Komplex
- Cu^{2+} hat die Koordinationszahl 4
- Bei der Reaktion wird Wasser als Ligand des Cu^{2+}-Ions verdrängt
- Bei der Reaktion stellt sich ein Gleichgewicht ein

$2\ H_2N-CH_2-CH_2-NH_2 + [Cu(H_2O)_4]^{2+}$

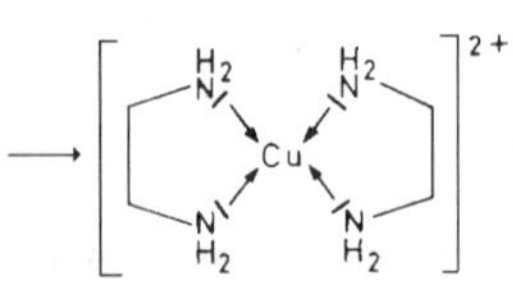

$+ 4\ H_2O$

(Ethylendiamin)

Zur nebenstehenden Verbindung trifft zu:

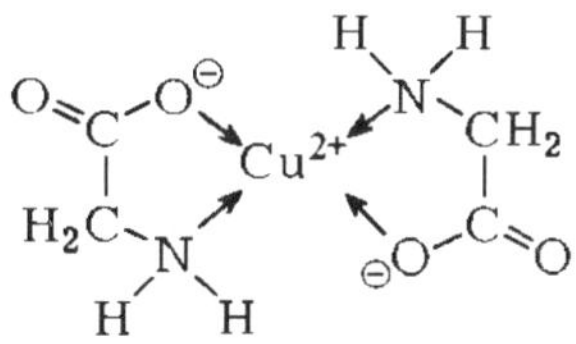

- Es handelt sich um einen Chelatkomplex
- Das Zentralion besitzt die Koordinationszahl 4
- Die Ligandenmoleküle sind das Anion des Glycins
- Auf die Dissoziation des Komplexes läßt sich das Massenwirkungsgesetz anwenden

Zu nebenstehendem Metallkomplex trifft zu:

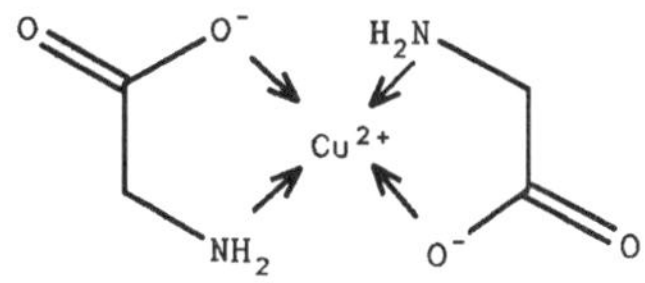

- Die Gesamtladung des Metallkomplexes beträgt 0
- Es handelt sich um ein Chelatsalz
- Anionen der Aminosäure Glycin bilden die Liganden
- Der Metallkomplex unterscheidet sich in Farbe und Löslichkeit vom freien Cu^{2+}

Das Anion des Glycins kann mit geeigneten Metallionen einen Chelatkomplex bilden, weil im Anion des Glycins zwei Ligandenatome mit einem freien Elektronenpaar in für die Bildung eines Chelatkomplexes günstiger räumlicher Entfernung zur Verfügung stehen.

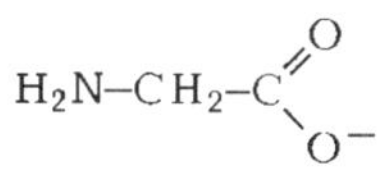

Zur folgenden Reaktion trifft zu:
x Glycin + $CuCO_3$
$\rightarrow$ [Cu(Glycin-Anion)$_2$] + Y + H_2O
(Cu^{2+} hat die Koordinationszahl 4)

Glycin-Anion =

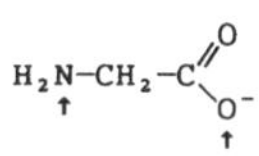

(Ligandenatome durch Pfeil markiert)

- Das Glycin-Anion ist ein Chelator
- Die Gesamtladung des Komplexes ist gleich Null
- x hat den Zahlenwert 2
- Y ist CO_2

4. Reaktionen der Stoffe

4.1. Massenwirkungsgesetz

4.1.1 Konzentrationsmaße
Definition von Molarität, Volumenanteil (Volumenprozent), Gewichtsanteil (Gewichtsprozent); Umrechnung dieser Größenwerte ineinander

4.1.2 Chemisches Gleichgewicht
Charakteristika; Zusammenhang zwischen Konzentration der Reaktionspartner und Gleichgewichtskonstante (Massenwirkungsgesetz) für vorgegebene Beispiele: Säure/Basen-Dissoziation, Esterbildung, Bildung und Zerfall von Metallkomplexen

4.1.3 Gekoppelte Reaktionen
Überprüfen der Gesamtreaktionsgleichung aus vorgegebenen, miteinander gekoppelten Reaktionen, Berechnung des Massenwirkungsgesetzes der Gesamtreaktion aus den Massenwirkungsgesetzen der Einzelreaktionen

4.1.4 Gleichgewichtslage
Einfluß von Reaktionsparametern, wie z.B. Konzentration, Partialdruck auf die Gleichgewichtslage bei konstanter Temperatur

Bei der Reaktion von Aceton mit Hydroxylamin entsteht Aceton-Oxim:

- Wenn 5,8 g Aceton eingesetzt und 4,38 g des Oxims erhalten werden, beträgt die Ausbeute an Oxim 60 %. (Atommassen: H = 1, C = 12, N = 14, O = 16)

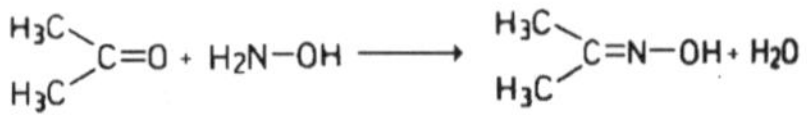

Es sollen 45 g Oxalsäure vollständig in Oxalat umgewandelt werden (Atommassen: H = 1, C = 12, O = 16, Na = 23). - Man braucht dazu:

- 40 g NaOH
- 1 l einer 1 molaren NaOH-Lösung
- 0,5 l einer 2 molaren NaOH-Lösung

98 g H_2SO_4 werden mit NaOH neutralisiert (Atommassen: H = 1, O = 16, Na = 23, S = 32).

- Dazu sind 80 g Gramm NaOH nötig

Zur folgenden Reaktion trifft zu:

$HCl + H_2O \Leftrightarrow H_3O^+ + Cl^-$ (rel. Atommasse: H = 1, Cl = 35,5)

- Löst man 36,5 g HCl zu einem Liter Lösung mit Wasser auf, dann erhält man eine 1-molare Lösung
- In 25 ml einer 1-molaren HCl sind 0,025 mol HCl enthalten
- Die Reaktion ist eine Protonenübertragungsreaktion
- H_2O ist Protonenakzeptor

Über das eingestellte **chemische Gleichgewicht** (geschlossenes System) trifft zu:

- Die Hinreaktion läuft mit einer bestimmten Geschwindigkeit ab
- Die Rückreaktion läuft mit einer bestimmten Geschwindigkeit ab
- Hin- und Rückreaktion sind gleich schnell
- Die Gesamtreaktionsgeschwindigkeit ist Null
- *nicht:* Die Konzentration der Reaktionspartner ändert sich ständig

Folgende Bedingungen sind Voraussetzung für die Gültigkeit des **Massenwirkungsgesetzes**:

- isotherme Reaktionsführung
- geschlossenes System
- eingestelltes Gleichgewicht
- Verwendung von Aktivitäten an Stelle von Konzentrationen in konzentrierten Lösungen
- *nicht:* Anwesenheit eines Katalysators

Die Gültigkeit des Massenwirkungsgesetzes ist auf eingestellte Gleichgewichte beschränkt.

Die Massenwirkungskonstante ist von Druck und Temperatur abhängig.

Die **Gleichgewichtskonstante** K der nebenstehenden Reaktion läßt sich folgendermaßen angeben:

$$A + B \underset{k_{-1}}{\overset{k_{+1}}{\rightleftharpoons}} C + D$$

- $K = \frac{(k_{+1})}{(k_{-1})}$
- $K = \frac{[C] \cdot [D]}{[A] \cdot [B]}$

Nachdem sich das Gleichgewicht der Reaktion eingestellt hat, wird die H_2-Konzentration erhöht.

$$H_2 + CH_3\text{-}\underset{\underset{O}{\|}}{C}\text{-}\underset{\underset{O}{\|}}{C}\text{-}OH \rightleftharpoons CH_3\text{-}CH_2\text{-}OH + CO_2$$

- Als Folge davon gilt, daß die Gleichgewichtskonstante unverändert bleibt, die Konzentrationen von A, C und D zunehmen und die Konzentration von B abnimmt

Die Gleichgewichtskonstante K der Reaktion Glucose-1-phosphat (G-1-P) ⇔ Glucose-6-phosphat (G-6-P) beträgt K = 19. In einem geschlossenen System liegt nach Erreichen des Gleichgewichtszustandes mehr G-6-P als G-1-P vor.

Eine Substanz A steht mit einer zweiten Substanz B im chemischen Gleichgewicht.
Die Gleichung lautet A ⇔ B.
Die Gleichgewichtskonzentrationen betragen: [A] = 1 molar, [B] = 0,01 molar.

- Die Umwandlung von A in B erfolgt endergonisch
- Die Konzentration von A im Gleichgewicht kann verschoben werden, wenn A - etwa durch Ausfällung - ständig aus dem Gleichgewicht entfernt wird
- Aus den obigen Daten allein kann man nicht sicher entscheiden, ob die Umwandlung von B in A exotherm verläuft
- Der Wert von K beträgt 0,01

Zu folgender Gleichung trifft zu: $K = \frac{[Ester]\,[H_2O]}{[Säure]\,[Alkohol]}$

- Der Ausdruck beschreibt das Massenwirkungsgesetz für die Reaktion der Esterbildung
- Zur Erhöhung der Ausbeute an Ester ist es nützlich, das gebildete Wasser zu entfernen
- Zur Erhöhung der Ausbeute ist es nützlich, die Säurekonzentration oder die Alkoholkonzentration zu erhöhen
- Man kann die freie Reaktionsenthalpie aus dem Wert der Gleichgewichtskonstanten K berechnen
- Einem großen Wert von K entspricht eine stark exergone Reaktion

4.2. Salze

4.2.1 Elektrolyte
Definition starker und schwacher Elektrolyte, Salze als starke Elektrolyte, Leitfähigkeit wäßriger Lösungen

4.2.2 Löslichkeit
Löslichkeitsprodukt, medizinische Bedeutung von
$BaSO_4$, PbS, Calciumphosphat, Magnesiumammoniumphosphat; Bedeutung für die Skelett- und Konkrementbildung

Über Elektrolyte trifft zu:

- Starke Elektrolyte sind in wäßriger Lösung praktisch vollständig dissoziiert
- Schwache Elektrolyte sind in wäßriger Lösung wenig dissoziiert
- Salze sind immer starke Elektrolyte
- Auch schwerlösliche Salze, z. B. $BaSO_4$, sind starke Elektrolyte
- Das Chloridion ist eine schwache Brönsted-Base
- Alkalihalogenide sind starke Elektrolyte
- Salzsäure ist die einzige starke Säure, die im menschlichen Körper in größerer Konzentration vorkommt

Zum **Kaliumchlorid** trifft zu:

- KCl dissoziiert vollständig beim Auflösen in Wasser
- In wäßriger KCl-Lösung wandern bei der Elektrolyse K^+-Ionen zur Kathode und Cl^--Ionen zur Anode

- Ein Kationenaustauscher in der H^+-Form tauscht im Kontakt mit einer wäßrigen KCl-Lösung K^+ gegen H^+ aus

Zu **KOH** trifft zu:

- KOH dissoziiert in wäßriger Lösung vollständig nach: $KOH \rightarrow K^+ + OH^-$
- Die wäßrige Lösung einer 0,1 molaren KOH hat einen pH-Wert von 13
- 3 mol KOH reagieren mit 1 mol Tristearylglycerin (Tristearin) unter Bildung von 1 mol Glycerin und 3 mol Kaliumstearat
- KOH reagiert mit CO_2 nach: $2\ KOH + CO_2 \rightarrow K_2CO_3 + H_2O$

Zu **NaCl** trifft zu:

- NaCl dissoziiert in verdünnter wäßriger Lösung vollständig
- Beim Lösen von NaCl in Wasser werden die Bindungen zwischen den Kristallbausteinen getrennt
- Wegen der Dissoziation in wäßriger Lösung kommt undissoziiertes NaCl im Organismus praktisch nicht vor
- Die wäßrige Lösung von NaCl reagiert neutral
- Im NaCl-Kristall sind typische Ionenbindungen wirksam
- Die in wäßriger Lösung vorliegenden Ionen sind hydratisiert
- Die Oxidationszahl des Na^+ ist +1
- Na^+ und Cl^- sind für den Menschen essentiell

Zum **NaCN** trifft zu:

- Die Substanz heißt Natriumcyanid
- NaCN reagiert mit Wasser nach: $NaCN + H_2O \Leftrightarrow Na^+ + OH^- + HCN$ (Gleichung 1)
- Eine wäßrige Lösung von NaCN reagiert basisch
- Beim Ansäuern einer NaCN-Lösung wird das Gleichgewicht aus Gleichung 1 so verschoben, daß praktisch alles Cyanid als undissoziiertes HCN vorliegt
- *nicht:* NaCN ist ein Methämoglobinbildner

Zu **K_2CO_3** trifft zu:

- Es handelt sich um ein Salz
- Es löst sich in Wasser, wobei in der Lösung K^+ und CO_3^{2-} nachweisbar sind
- CO_3^{2-} reagiert zum großen Teil mit H^+ des Wassers unter Bildung von Hydrogencarbonat
- Die wäßrige Lösung von K_2CO_3 enthält überschüssige OH-Ionen, so daß der pH > 7 ist

Zu **$NaHCO_3$** trifft zu:

- In Wasser bilden sich die Ionen Na^+ und HCO_3^-
- In wäßriger Lösung ist der pH = 7
- Beim Übergießen mit HCl bildet sich CO_2
- Zusammen mit CO_2 entsteht ein Puffersystem

Zu **$CuSO_4$** trifft zu:

- $CuSO_4$ löst sich in Wasser unter Dissoziation nach: $CuSO_4 \rightarrow Cu^{2+} + SO_4^{2-}$
- In wäßriger Lösung sind die Cu-Ionen einer $CuSO_4$-Lösung hydratisiert
- Das Normalpotential des Cu/Cu^{2+}-Systems kann gemessen werden, wenn man ein Cu-Blech in eine 1 molare $CuSO_4$-Lösung eintaucht und gegen die Normalwasserstoffelektrode mißt
- Durch Zugabe von Chelatoren, wie EDTA, D-Penicillamin oder Cysteamin zu $CuSO_4$-Lösungen wird die Konzentration an freiem Cu^{2+} gesenkt

Zum **Calciumoxalat** trifft zu:

- Seine Formel ist $Ca(COO)_2$
- Es ist in Wasser schlecht löslich
- Es kann Bestandteil von Nierensteinen sein
- Es ist in starken Mineralsäuren gut löslich

Das **Löslichkeitsprodukt** von $BaSO_4$ ist definiert als Produkt der Konzentrationen der gelösten Ionen.

Das Löslichkeitsprodukt von $BaSO_4$ in Wasser bei 25 °C beträgt 10^{-10} mol^2/l^2.
(Formelmasse $BaSO_4$: 233)

- 1 l einer gesättigten wäßrigen Lösung enthält 2,33 mg $BaSO_4$

4.3. Säuren und Basen

4.3.1 Elektrolytnatur

Klassifizierung von Säuren und Basen als starke oder schwache Elektrolyte (bei vorgegebener Dissoziationskonstante)

4.3.2 Dissoziation
z.B. von Phosphorsäure, Schwefelsäure, Kohlensäure, Citronensäure mit Wasser als Lösungsmittel

4.3.3 Brönsted-Säure, Brönsted-Base
Definition des Begriffes Brönsted-Säure bzw. -Base, Kennzeichnung von Brönsted-Säuren bzw. -Basen in vorgegebenen Reaktionsgleichungen, Erkennen konjugierter Säure/Base-Paare, Definition und Erkennen von Ampholyten

4.3.4 pH, pK
Definition der Begriffe

4.3.5 pH-Berechnung bei starken Säuren und Basen

Berechnung des pH-Wertes verdünnter wäßriger Lösungen starker Säuren und Basen bei Vorgabe der Konzentration und umgekehrt

4.3.6 pH-Berechnung bei schwachen Säuren und Basen
Berechnung des pH-Wertes verdünnter wäßriger Lösungen schwacher Säuren oder Basen bei Vorgabe der Konzentration und der Dissoziationskonstanten oder Berechnung der Dissoziationskonstanten oder der Konzentration aus dem pH-Wert bei Vorgabe der Gleichung

4.3.7 Titrationskurven
Kennzeichnung von pK-Wert, Äquivalenzpunkt, Neutralpunkt, Pufferbereich in Titrationskurven

4.3.8 Puffer
Definition, Kenntnis der Henderson-Hasselbach-Gleichung, aus vorgegebenen Elektrolytgemischen solche mit Pufferwirkung erkennen, Pufferkapazität, Hydrogencarbonat/Kohlensäure-Puffer als Beispiel eines "offenen" Puffers

4.3.9 pH-Wert von Puffern
Berechnung des pH-Wertes von Pufferlösungen aus vorgegebener Konzentration von schwacher Säure, korrespondierender Base und pK-Wert

4.3.10 Methoden zur Messung von pH-Werten
Prinzip der pH-Messung (Potentialmessung mit Hilfe einer Glaselektrode oder einer ph-abhängigen Redoxelektrode, näherungsweise auch mit Hilfe von Indikatoren)

4.3.11 Farbindikatoren
Wirkungsweise

Folgende Reaktionen sind **Säure-Basen-Reaktionen**:

- $HCl + NaOH \rightarrow NaCl + H_2O$
- $H_3O^+ + HCO_3^- \rightarrow H_2O + H_2CO_3$
- $H_3O^+ + OH^- \rightarrow 2\ H_2O$
- $H_3C\text{-}COOH + OH^- \rightarrow H_3C\text{-}COO^- + H_2O$
- $H_3O^+ + HPO_4^{2-} \rightarrow H_2PO_4^- + H_2O$
- $H_3PO_4 + OH^- \rightarrow H_2PO_4^- + H_2O$
- $NH_4^+ + H_2O \rightarrow NH_3 + H_3O^+$
- $RCOOH + H_2O \rightarrow RCOO^- + H_3O^+$

Zur folgenden Reaktion trifft zu:

$CH_3COOH + H_2O \Leftrightarrow H_3O^+ + CH_3COO^-$ $K_S = 10^{-5}$

(rel. Atommasse H = 1, C = 12, O = 16)

- Die Reaktionsgleichung beschreibt die Dissoziation von Essigsäure in wäßriger Lösung
- Eine Lösung von 6 g Essigsäure in einem Liter Wasser enthält etwa 0,019 g H_3O^+
- Essigsäure ist eine schwache Säure
- Eine 0,1 molare wäßrige Essigsäure hat einen pH-Wert von etwa 3

Zur folgenden Reaktion trifft zu:

$NaOH + HCl \Leftrightarrow Na^+ + Cl^- + H_2O$ (rel. Atommasse H = 1, Cl = 35,5)

- Die Gleichung ist richtig bilanziert
- Zur Umsetzung mit 1 mol NaOH werden 36,5 g HCl benötigt
- Zur Umsetzung von 0,33 mol HCl werden 0,33 mol NaOH benötigt
- Es handelt sich um eine Protonenübertragungsreaktion (Neutralisation)

Zu einer 0,01 molaren wäßrigen Lösung von Essigsäure gibt man einige Tropfen konz. Schwefelsäure.

- Sofern die Temperatur konstant gehalten wird, nimmt die Konzentration an undissoziierter Essigsäure zu

In der Reaktion $H_2CO_3 + H_2O \Leftrightarrow H_3O^+ + HCO_3^-$

- ist H_2CO_3 eine Brönsted-Säure
- ist H_2O eine Brönsted-Base
- bilden H_2CO_3 und HCO_3^- ein korrespondierendes Säure-Basen-Paar
- wird die Gleichgewichtslage durch Zusatz von OH^- auf die rechte Seite verschoben

In der Reaktion $H_2PO_4^- + H_2O \rightarrow HPO_4^{2-} + H_3O^+$

- ist $H_2PO_4^-$ die Säure
- ist H_2O die Base
- bilden $H_2PO_4^-$ und HPO_4^{2-} ein korrespondierendes Säure-Basen-Paar
- stellt sich ein Gleichgewicht ein

Vergleich der Verbindungen NH_3 und H_3O^+:
(Relative Atommassen: H = 1, N = 14, O = 16)

- Nach Brönsted ist NH_3 eine Base, H_3O^+ eine Säure
- Stickstoff bzw. Sauerstoff sind jeweils dreibindig
- Beide besitzen ein freies Elektronenpaar
- Sowohl in NH_3 als auch in H_3O^+ sind polare Atombindungen wirksam

In der Reaktion $H_3C\text{-}NH_3^+ + H_2O \rightarrow H_3C\text{-}NH_2 + H_3O^+$
ist $H_3C\text{-}NH_3^+$

- eine Säure
- konjugiert mit $H_3C\text{-}NH_2$

Über **H_3O^+** trifft zu:

- Der Sauerstoff ist dreibindig, der Wasserstoff einbindig
- H_3O^+ kann als Brönsted-Säure fungieren
- Die zu H_3O^+ korrespondierende Brönsted-Base ist das Wasser
- Das Proton liegt in wäßriger Lösung in Form dieser Koordinationsverbindung vor, die noch zusätzlich hydratisiert sein kann

Folgende Verbindungen können in der dargestellten Form als **Ampholyt** reagieren:

- HCO_3^-
- HPO_4^{2-}
- HOOC—COO^-
- H_2O
- *nicht:* ^+H_3N—CH_2—COOH

Für die Verbindungen H_2O (1) und HCl (2) trifft zu:

- Beide sind Dipolmoleküle
- Nach Brönsted ist (1) amphoter, (2) eine Säure
- Das Chloratom in (2) besitzt drei freie Elektronenpaare
- Wenn man (1) und (2) zusammenbringt, entstehen H_3O^+ und Cl^-
- *nicht:* Beide sind gewinkelt gebaut

Der **pK-Wert** = ist definiert als negativer dekadischer Logarithmus der Dissoziationskonstanten.

Der pK_S-Wert von NH_4^+ beträgt 9,24, der für CH_3-NH_3^+ beträgt 10,64.

- CH_3-NH_3^+ ist eine schwächere Säure als NH_4^+
- CH_3-NH_2 ist eine stärkere Base als NH_3

Der **pH-Wert** einer 0,001 molaren Essigsäure beträgt etwa 4.
(pK_a der Essigsäure: 5,0)

Der pH-Wert einer 0,1 N H_2SO_4 beträgt 1.

Der pH-Wert einer 10^{-9} molaren wäßrigen HCl beträgt 7.

Der pH-Wert der Lösung einer volldissoziierten einprotonigen Säure in der Konzentration 0,1 x 10^{-3} N beträgt 4.

Durch Verdünnen soll aus einer H_2SO_4-Lösung mit dem pH-Wert 1 eine Lösung mit dem pH-Wert 4 hergestellt werden.

- Die Lösung muß 1000fach verdünnt werden

Durch Verdünnen soll aus einer NaOH-Lösung mit dem pH-Wert 13 eine Lösung mit dem pH-Wert 9 hergestellt werden.

- Die Lösung muß 10^4fach verdünnt werden

Wenn man eine 0,1 molare Essigsäure-Acetat-Pufferlösung mit dem pH-Wert 4,8 um den Faktor 10 verdünnt, hat die Lösung einen pH-Wert von 4,8.

Eine 1 molare Lösung einer schwachen Säure hat einen pH-Wert von 3.

- Die Dissoziationskonstante K_S dieser Säure ist 10^{-6}

In der **Titrationskurve** ist der pH-Wert aufgetragen, der bei Zusatz von 1 N NaOH zu 100 ml einer 1 N Lösung einer schwachen Säure gemessen wurde.

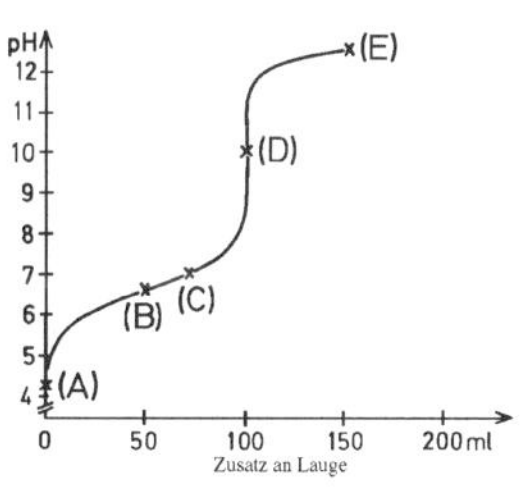

- Markierung mit **A**: Beginn der Titration
- Markierung mit **B**: pK_S-Wert der Säure
- Markierung mit **C**: Neutralpunkt
- Markierung mit **D**: Äquivalenzpunkt
- Markierung mit **E**: Auch bei weiterem Laugenzusatz tritt praktisch keine pH-Änderung mehr auf

Aus der nebenstehenden Titrationskurve läßt sich die Dissoziationskonstante der schwachen Säure entnehmen.

- Sie beträgt etwa 10^{-6}

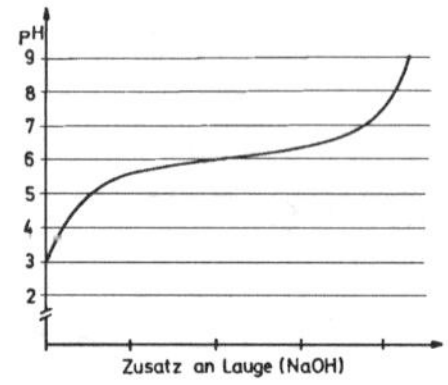

Jeweils 1 mmol der unbekannten Säuren (1) und (2) werden mit 0,1 M NaOH titriert.

- Aus den abgebildeten Titrationskurven ergibt sich, daß sich (1) und (2) im pK_a-Wert unterscheiden

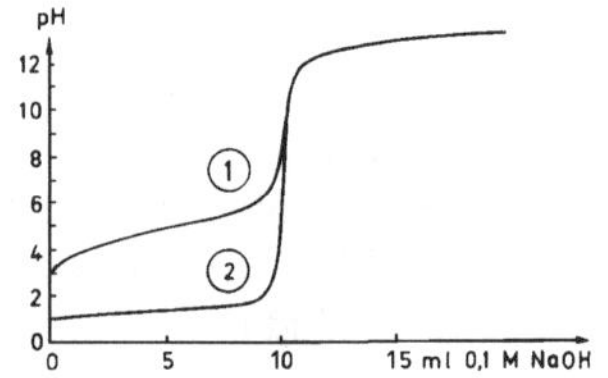

Nebenstehende Abbildung zeigt die Titrationskurve von Phosphorsäure.

- Bei pH = 7 hat die Lösung Puffereigenschaften
- Bei pH = 7 liegen die Ionen $H_2PO_4^-$ und HPO_4^{2-} in etwa gleicher Konzentration vor
- Bei pH = 9,5 liegt der Äquivalenzpunkt der 2. Stufe
- Phosphorsäure hat drei pK_S-Werte

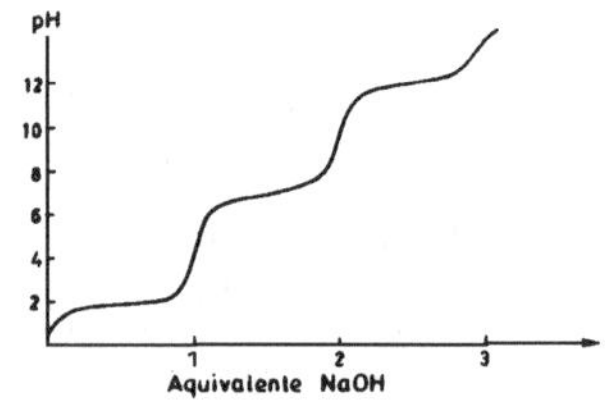

Gegeben sind:
(1) 10 ml wäßrige 0,1 molare HCl und
(2) 10 ml wäßrige 0,1 molare Essigsäure ($pK_S = 4,8$)

- Bei der Titration beider Säuren mit 0,1 molarer NaOH erhält man unterschiedliche Titrationskurven
- In Lösung (1) ist der pH = 1
- Lösung (1) kann man mit 10 ml 0,1 molarer NaOH neutralisieren
- Am Äquivalenzpunkt der Titration mit 0,1 molarer NaOH ist der pH-Wert bei (1) kleiner als bei (2)
- In Lösung (2) ist die Essigsäure nur zu einem kleinen Teil dissoziiert
- Bei Zugabe von 10 ml 0,1 molarer Natriumacetatlösung erhält man mit Lösung (2) eine Pufferlösung

Gegeben sind:
(1) 20 ml wäßrige 0,1 molare Ammoniaklösung ($pK_b = 5$)
(2) 10 ml wäßrige 0,1 molare NaOH

- Lösung (1) verbraucht bei der Titration mit 0,1 molarer HCl bis zum Äquivalenzpunkt doppelt soviel Säure wie Lösung (2)
- In Lösung (1) ist Ammoniak ein Protonenakzeptor
- Lösung (1) hat einen niedrigeren pH-Wert als Lösung (2)
- Lösung (2) hat den pH-Wert 13
- Am Äquivalenzpunkt der Titration mit 0,1 molarer HCl ist der pH-Wert der 0,1 molaren Ammoniaklösung kleiner als bei 0,1 molarer NaOH

Gegeben sind:
(1) 10 ml wäßrige 0,1 molare Ameisensäure ($pK_a = 3,8$)
(2) 10 ml wäßrige 0,1 molare Essigsäure ($pK_a = 4,8$)

- Die Säure in Lösung (1) ist stärker dissoziiert als die in Lösung (2)
- In Lösung (1) ist der pH = 2,4
- Lösung (2) hat bessere Puffereigenschaften als Lösung (1)
- Bis zum Äquivalenzpunkt verbrauchen beide Lösungen gleichviel 0,1 molare NaOH

Gegeben sind:
(1) 10 ml wäßrige 0,1 molare Essigsäure ($pK_S = 4{,}8$)
(2) 10 ml wäßrige 0,1 molare Oxalsäure ($pK_{S1} = 1{,}2$; $pK_{S2} = 4{,}2$)

- In Lösung (1) ist der pH-Wert größer als in Lösung (2)
- Lösung (1) gibt eine einstufige, Lösung (2) eine zweistufige Titrationskurve
- Bis zur vollständigen Neutralisation verbraucht Lösung (2) doppelt soviel 0,1 molare NaOH wie Lösung (1)
- Lösung (1) hat nach Zugabe von 5 ml 0,1 molarer NaOH Puffereigenschaften
- *nicht:* Lösung (2) hat Puffereigenschaft

1 mol HCl verbraucht bis zum Äquivalenzpunkt 0,5 mol einer unbekannten Base. - Zu der Reaktion trifft zu:

- 1 mol HCl liefert 1 mol H^+-Ionen
- 0,5 mol der Base liefern 1 mol OH^--Ionen
- Es entsteht 1 mol Wasser
- Es entsteht die Lösung eines Salzes
- *nicht:* Die Base könnte NaOH sein

Bei der Titration einer wäßrigen Schwefelsäurelösung mit 0,1 molarer NaOH werden bis zum Äquivalenzpunkt 40 ml Lauge verbraucht.

- In der Lösung befanden sich $2 \cdot 10^{-3}$ mol Schwefelsäure

6 g Essigsäure werden mit NaOH titriert.

- Bis zum Äquivalenzpunkt werden 4 g NaOH verbraucht

1 mol einer unbekannten Säure verbraucht bis zum Äquivalenzpunkt 2 mol NaOH. - Zu der Reaktion trifft zu:

- Es entstehen 2 mol Wasser
- 1 mol der Säure liefert 2 mol H^+-Ionen
- 2 mol NaOH liefern 2 mol OH^--Ionen
- Die Säure könnte Schwefelsäure sein
- Der Äquivalenzpunkt einer starken Säure mit einer starken Base liegt in der Nähe des Neutralpunktes bei pH = 7

Folgende Lösungen haben gute **Puffereigenschaften:**

- eine schwache Säure und ihr Salz (Essigsäure/Na-Acetat)
- eine schwache Base und ihr Salz (NH3/Ammoniumchlorid)

Aus den folgenden **Substanzpaaren** lassen sich Pufferlösungen herstellen:

- Essigsäure/Natriumacetat
- Glycin/Glycin-Natriumsalz
- Na_2HPO_4/NaH_2PO_4
- K_2HPO_4/KH_2PO_4
- Kohlensäure/Natriumhydrogencarbonat
- *nicht:* Natronlauge/Natriumchlorid

Zur **Phosphorsäure** und ihrer **Dissoziation** in Wasser trifft zu:

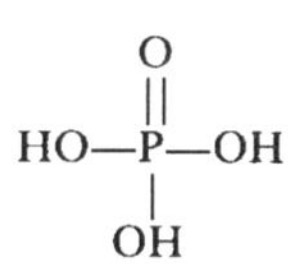

- Phosphorsäure hat nebenstehende Strukturformel
- Phosphorsäure ist dreiprotonig
- Für die pK_S-Werte der Phosphorsäure gilt: $pK_{S1} < pK_{S2} < pK_{S3}$
- $H_3PO_4/H_2PO_4^-$ sind ein konjugiertes Säure/Basen-Paar

Das Massenwirkungsgesetz für die 1. Dissoziationsstufe der Phosphorsäure lautet

$$K = \frac{[H_2PO_4^-]\,[H^+]}{[H_3PO_4]}$$

Über **$H_2PO_4^-$ und HPO_4^{2-}** trifft zu:

- Beide Substanzen bilden ein wichtiges zelluläres Puffersystem
- Ein Gemisch der wäßrigen Lösungen von $H_2PO_4^-$ und HPO_4^{2-} hat Puffereigenschaften
- Es handelt sich um ein gekoppeltes Brönsted-Säure-Basen-Paar
- HPO_4^{2-} ist die konjugierte Base der Brönsted-Säure $H_2PO_4^-$
- Beide Substanzen sind Anionen der Phosphorsäure
- Durch Aufnahme von Protonen entsteht aus beiden Phosphorsäure
- Beide Substanzen sind Ampholyte
- *nicht:* Beide Substanzen besitzen den gleichen pK_S-Wert

Vergleich von 10 ml eines 0,1 M mit 0,01 M Phosphatpuffers, der aus gleichen Teilen KH_2PO_4 und K_2HPO_4 besteht. - Die Pufferlösungen

- unterscheiden sich in der Pufferkapazität
- unterscheiden sich in der Konzentration der Elektrolyte
- können unterschiedliche Mengen H_3O^+-Ionen abpuffern
- können unterschiedliche Mengen OH^--Ionen abpuffern
- unterscheiden sich *nicht* im pH-Wert

Für die 2. Dissoziationsstufe der Phosphorsäure gilt $pK_S = 7{,}2$.

- Um aus der Phosphorsäure bzw. ihren Salzen eine Pufferlösung mit pH = 7,2 zu erhalten, muß die Bedingung $[H_2PO_4^-] = [HPO_4^{2-}]$ erfüllt sein

Nebenstehende Abbildung zeigt die Titrationskurve von Phosphorsäure.

- Beim physiologischen pH-Wert des Blutes hat die Lösung Puffereigenschaft

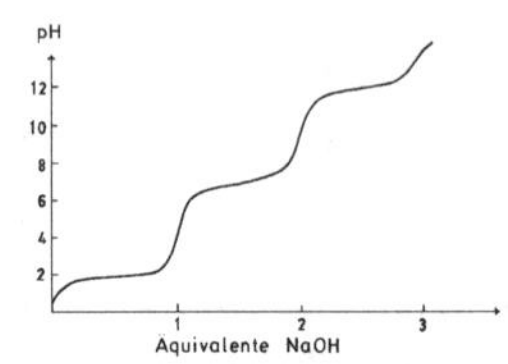

Der pK_S-Wert einer schwachen Säure HA beträgt 4,8. In einer Pufferlösung beträgt $[A^-] : [HA] = 1 : 10$

- Die Lösung hat einen pH-Wert von 3,8

100 ml 0,1 molarer Essigsäure ($pK_S = 4{,}8$) werden mit 5 ml 1 molarer NaOH versetzt, dann wird der pH-Wert gemessen.

- Wenn die Lösung auf 1 Liter verdünnt wird, ändert sich der pH-Wert um weniger als 0,2 Einheiten

Es stehen 10 ml einer 0,1 M Phosphorsäurelösung und eine unbegrenzte Menge 0,1 N NaOH zur Verfügung.

- Um eine Pufferlösung mit pH = 7,2 zu erhalten (Phosphorsäure: $pK_{S1} = 2{,}1$; $pK_{S2} = 7{,}2$; $pK_{S3} = 12{,}3$), müssen 15 ml 0,1 N NaOH zur Phosphorsäurelösung gegeben werden

In einem Puffersystem von pK = 6,1 liegt die konjugierte Base in einer Konzentration von 30 mM, die Säure in einer Konzentration von 1,5 mM vor.

- Das System hat einen pH-Wert von 7,4 (log 20 = 1,3)

Für die **Bestimmung des pH-Wertes** mit Hilfe der Wasserstoffelektrode gilt:

- Bei der Messung muß eine Bezugselektrode verwendet werden
- Als Bezugselektrode kann auch eine Normalwasserstoffelektrode dienen, deren Potential gleich 0,0 V gesetzt ist
- Aus den Meßwerten lassen sich mit Hilfe der Nernst-Gleichung die pH-Werte berechnen

- Bei der Normalwasserstoffelektrode wird ein von Wasserstoffgas umspültes Platinblech unter Standardbedingungen in Säure mit einer H^+-Konzentration von 1 mol/l getaucht

Mit einer Chinhydronelektrode (E_0 = + 0,7 Volt) soll der pH-Wert einer Lösung bei 25 °C bestimmt werden. Gemessen wird gegen eine Bezugselektrode mit konstantem Potential. Man erhält umgerechnet E = + 0,52 Volt.

Nernstsche Gleichung: $E = E_0 + \frac{0{,}06}{n} \log \frac{[Ox]}{[Red]}$

- Der pH-Wert der Lösung beträgt 3

Bei der **pH-Messung mit Farbindikatoren** hängt der Umschlagbereich eines Indikators von seinem pK_a-Wert ab.

4.4. Oxidation und Reduktion

4.4.1 Begriffe
Oxidation als Elektronenabgabe, Reduktion als Elektronenaufnahme, Oxidationsmittel, Reduktionsmittel, oxidiertes und reduziertes Produkt

4.4.2 Einfache Reaktionsgleichungen
Ergänzung unvollständiger Gleichungen einfacher Redoxreaktionen unter Berücksichtigung von Massen- und Ladungsbilanz, Kennzeichnung von Oxidationsmittel und Reduktionsmittel bzw. von oxidiertem und reduziertem Produkt in der Gleichung

4.4.3 Nernstsche Gleichung
Berechnungen mit Hilfe der Nernstschen Gleichung (vorgegeben) an Metallelektroden und Redoxsystemen (auch organischen)

4.4.4 Wasserstoffelektrode
Aufbau der Normalwasserstoffelektrode und ihre Bedeutung als Bezugssystem, Abhängigkeit des Potentials vom pH-Wert der Lösung

4.4.5 Normalpotential
Definition des Normalpotentials von Redoxsystemen, Kenntnis, daß Redoxsysteme aufgrund ihres Normalpotentials in der Spannungsreihe aufgereiht werden, Bedeutung der Spannungsreihe für die Vorhersage von spontan ablaufenden Redoxreaktionen

4.4.6 Redoxelektroden
Definition des Normalpotentials einer inerten Elektrode in einer Lösung, die äquimolare Konzentrationen der Redoxpartner enthält (z.B. Chinon-Hydrochinon-System)

Zu den Begriffen Oxidation und Reduktion trifft zu:

- Wenn bei einer chemischen Reaktion eine Verbindung oxidiert wird, muß gleichzeitig eine Verbindung reduziert werden
- Oxidationsmittel sind Stoffe, die Elektronen aufnehmen
- Die Entladung von Kationen an der Kathode ist eine Reduktion
- Aufnahme von Wasserstoff bedeutet eine Reduktion des aufnehmenden Stoffes
- Bei der Dehydrierung einer organischen Verbindung wird oxidiert

Starke **Reduktionsmittel** sind Stoffe, die

- leicht Elektronen abgeben
- ein hohes negatives Normalpotential haben

Starke **Oxidationsmittel** sind Stoffe, die

- leicht Elektronen aufnehmen
- anderen Verbindungen Elektronen entziehen

Die folgenden (unvollständig formulierten) Reaktionen sind **Oxidationen**:

- Hämoglobin → Methämoglobin
- Glycerinaldehyd → Glycerinsäure
- CH_3-OH → HCHO
- NADH + H^+ → NAD^+

- Milchsäure → Brenztraubensäure
- Cystein → Cystin
- Ubihydrochinon → Ubichinon
- *nicht:* α-, β-ungesättigte Fettsäure → β-OH-Fettsäure

Bei nebenstehender Reaktionsgleichung handelt es sich um eine Oxidation.

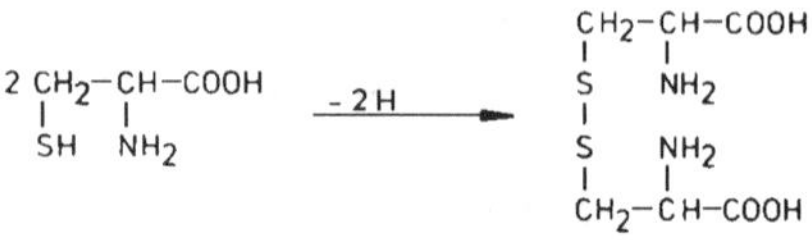

Zur folgenden Gleichung trifft zu:

a Fe^{3+} + b H_2S → c S + d Fe^{2+} + 2 H^+

- Die Oxidationszahl des S im H_2S ist -2
- Die Oxidationszahl des H bleibt unverändert
- Fe^{3+} ist Oxidationsmittel, H_2S ist Reduktionsmittel
- a = 2; b = 1; c = 1; d = 2

Die Bildung von $CuCl_2$ aus Cu muß ein Oxidationsvorgang sein, weil sich bei der Bildung von $CuCl_2$ die Oxidationszahl des Cu von Null auf 2 ändert.

Bei der Reaktion 2 Na + Cl_2 → 2 NaCl ist Cl_2 das Oxidationsmittel, weil Cl_2 dem Natrium Elektronen entzieht.

Die Bildung des Disulfids aus Mercaptan ist eine Oxidation.

Die Reaktionsgleichung 2 H_3C-SH → H_3C-S-S-CH_3 + $2e^-$ + $2H^+$ ist richtig, weil bei der Oxidation eines Mercaptans zum Disulfid zwei Elektronen und zwei Protonen abgegeben werden.

Zu **Fe^{2+} bzw. $FeSO_4$** trifft zu:

- Die Oxidation von Fe^0 zu Fe^{2+} ist ein 2-Elektronenübergang (n = 2), wobei pro mol oxidiertes Eisen 2 mol Elektronen abgegeben werden
- Das Fe/Fe^{2+}-Normalpotential wird erhalten, wenn man ein Eisenblech in eine 1molare Fe^{2+}-Lösung eintaucht und gegen die Normalwasserstoffelektrode mißt
- Durch Zugabe eines Oxidationsmittels zu einer wäßrigen $FeSO_4$-Lösung entsteht Fe^{3+}
- Mit Chelatoren, wie EDTA, Weinsäure oder Citronensäure, entstehen Chelatkomplexe, wodurch die Konzentration des freien Fe^{2+} gesenkt wird
- $FeSO_4$ löst sich gut in Wasser unter teilweiser Hydrolyse nach:
  $FeSO_4 + 2\,H_2O \Leftrightarrow Fe(OH)_2 + H_2SO_4$

Über nebenstehende Verbindungen trifft zu:

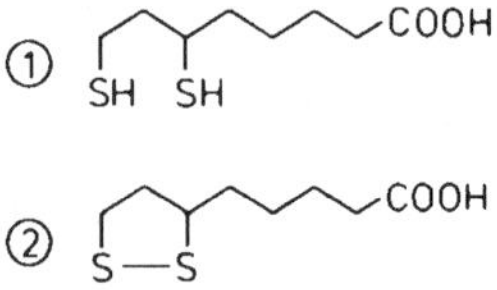

- Die Umwandlung von (2) in (1) ist eine **Reduktion**
- Die Umwandlung von (1) in (2) ist eine Dehydrierung
- (2) enthält einen Heterocyclus
- (1) und (2) sind Bestandteile eines biochemischen Redoxsystems

Folgende Größen haben Einfluß auf das Potential einer **Wasserstoffelektrode**:

- H_2-Druck an der Elektrode
- Material an der Elektrode
- pH-Wert der Lösung in der Elektrodenkammer
- Temperatur
- *nicht:* Volumen der Lösung in der Elektrodenkammer

Drei Redoxsysteme reihen sich wie folgt in der Spannungsreihe:

$Zn \Leftrightarrow Zn^{2+} + 2\,e^-$ - 0,76 V
$Cu \Leftrightarrow Cu^{2+} + 2e^-$ + 0,35 V
$Ag \Leftrightarrow Ag^+ + e^-$ + 0,81 V

- Elektronen fließen freiwillig von Zn zum Cu^{2+}
- Cu ist in der Lage, Ag^+ zu reduzieren
- Die Reaktion $Cu + 2\,Ag^+ \rightarrow Cu^{2+} + 2\,Ag$ läuft freiwillig ab
- Die angegebenen Normalpotentiale können unter Standardbedingungen durch Messung gegen eine Normalwasserstoffelektrode bestimmt werden

Gegeben ist folgende Gleichung:

$x\,Cu^{2+} + y\,Zn \Leftrightarrow z\,Cu + t\,Zn^{2+}$

Die **Normalpotentiale** lauten:
$Cu^{2+} + 2\,e^- \Leftrightarrow Cu$:   + 0,35 V
$Zn^{2+} + 2\,e^- \Leftrightarrow Zn$:   - 0,76 V

- $x = 1; t = 1; y = 1$
- Der Vorgang verläuft freiwillig, so daß metallisches Zink aus einer wäßrigen Cu^{2+}-Lösung metallisches Kupfer ausscheidet
- Die Potentialdifferenz zwischen einer Cu^{2+}/Cu-Normalelektrode und einer Zn^{2+}/Zn-Normalelektrode, die durch einen Stromschlüssel verbunden sind, beträgt 1,11 V
- Im Cu^{2+}/Zn-System ist Zn das Reduktionsmittel

Das Redoxpotential des Systems Chinon/Hydrochinon ist durch die Gleichung

$$E = E_0 + \frac{0{,}06}{n} \cdot lg \frac{[Chinon][H^+]^2}{[Hydrochinon]}$$

gegeben. - Für den Fall, daß [Chinon] = [Hydrochinon], gibt folgende Gleichung das Redoxpotential E richtig wieder:

- $E = E_0 - 0{,}06\,pH$

Für das Redoxpaar Hydrochinon $\Leftrightarrow$ Chinon + 2 H^+ + 2 e^- beträgt das Normalpotential $E_0 = + 0{,}70$ Volt. Die Nernstsche Gleichung lautet:

$$E = E_0 + \frac{0{,}06}{n} \cdot \log \frac{[ox]}{[red]}$$

- Das System hat bei pH = 7 ein Redoxpotential von + 0,28 V, sofern die Konzentration von Chinon und Hydrochinon gleich ist

4.5. Reaktionen von Metallkomplexen

4.5.1 Stabilität
Zerfallskonstante als Maß für die Komplexstabilität (Kehrwert: Bildungskonstante)

4.5.2 Gleichungen
Überprüfung vorgegebener Bildungsgleichungen
(Massen- und Ladungsbilanz)

4.5.3 Austausch von Liganden
Definition, Erkennen von Komplexreaktionen, die unter Ligandenaustausch ablaufen (an Hydraten, Chelat-Komplexen, z.B. am Hämoglobin)

5. Heterogene Gleichgewichte

5.1. Grundbegriffe

5.1.1 Homogen, heterogen

Definition der Begriffe; Angabe von Beispielen für homogene und heterogene Mischungen (Gasmischungen, Lösungen, Suspensionen, Emulsionen, Aerosole)

5.1.2 Homogene und heterogene Gleichgewichte
Definition der Begriffe

5.1.3 Nernstscher Verteilungssatz

Berechnungen von Konzentrationen, Konzentrationsverhältnissen oder des Verteilungskoeffizienten bei Vorgabe der erforderlichen Daten

5.1.4 Adsorption
Beeinflussung der Adsorption an festen Oberflächen durch Temperatur, Art, Konzentration der adsorbierten Substanz, Art und Oberfläche des Adsorbens, Art des Lösungsmittels

5.1.5 Konzentration eines Gases in einer Flüssigkeit
Abhängigkeit der Konzentration von Gasen in Flüssigkeiten vom Partialdruck und der Temperatur (Henry-Daltonsches Gesetz)

5.1.6 Osmose, Donnan-Gleichgewicht, Dialyse
Prinzip

Zu **homogenen Systemen** trifft zu:

- Ein homogenes System ist von einer Phasengrenze umgeben
- Gasmischungen sind immer homogen
- Echte Lösungen sind, obwohl sie mindestens aus zwei Komponenten (Lösungsmittel, gelöster Stoff) bestehen, homogen
- Ein Kochsalzkristall ist homogen

Zum **Verteilungsverhalten** von Stearinsäure trifft zu:

- Aus saurer wäßriger Lösung kann sie mit Diethylether ausgeschüttelt werden
- Der Verteilungskoeffizient Diethylether/wäßrige Phase ist für alkalische Lösungen kleiner als für saure Lösungen
- Das Verteilungsgleichgewicht der Stearinsäure zwischen wäßriger Phase und Ether hängt vom pH-Wert ab
- Der Verteilungskoeffizient ist temperaturabhängig

Eine Substanz möge sich beim Durchschütteln von 100 ml Wasser mit 10 ml Benzol mit einem Verteilungskoeffizient von 1 verteilen.

- Etwa 90 % Prozent der Substanz liegen dann in der wäßrigen Phase vor

Bei pH = 1 beträgt der Verteilungskoeffizient k einer organischen Säure (pK_a = 5,4) zwischen Diethylether (Oberphase) und Wasser (Unterphase) k = 10^3.

- Bei pH = 1 kann man die organische Säure aus der wäßrigen Phase mit Ether ausschütteln

Eine Substanz A wird aus 100 ml Wasser mit 100 ml Hexan ausgeschüttelt. Das Verteilungsgleichgewicht hängt nicht vom pH-Wert ab. Nach Einstellung des Verteilungsgleichgewichts ist die Konzentration A im Hexan 10mal höher als im Wasser.

- Der Verteilungskoeffizient ist etwa 10
- A ist eher lipophil als hydrophil
- A ist keine Säure
- A ist keine Base

Eine Substanz A wird zwischen gleichen Volumen nicht miteinander mischbarer Lösungsmittel durch Schütteln verteilt. Der Verteilungskoeffizient ist 1.

- In der Unterphase finden sich dann nach Einstellung des Verteilungsgleichgewichts von der Substanz A 50 %

Das Ausmaß der **Adsorption** eines Stoffes aus einer Lösung an eine Oberfläche eines Festkörpers kann beeinflußt werden durch die

- Temperatur
- Konzentration der zu adsorbierenden Substanz
- Art des Lösungsmittels
- Art und Größe der Oberfläche des Adsorbens

Zur Adsorption von Glucose trifft zu:

- Glucose wird aus wäßriger Lösung weder an einen Anionenaustauscher noch an einen Kationenaustauscher adsorbiert
- Glucose kann durch Dünnschichtchromatographie von anderen Zuckern getrennt werden
- Das Adsorptionsverhalten ist temperaturabhängig
- Glucose kann von Proteinen durch Gelchromatographie getrennt werden, wobei bei der Säulenmethode die Proteine zuerst eluiert werden

CO_2 verteilt sich mit einem bestimmten Verteilungskoeffizienten zwischen Gasphase und wäßriger Phase. - Die Konzentration des Gases im Wasser nimmt ab, wenn die Temperatur erhöht wird.

Zum **Halothan** das in der Inhalationsnarkose verwendet wird, trifft zu:

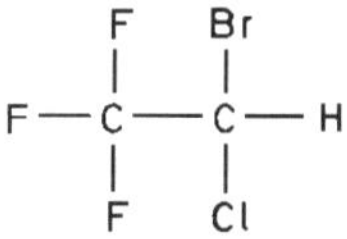

- Durch Erhöhung des Partialdrucks von Halothan über Wasser (geschlossenes System) nimmt die im Wasser gelöste Menge von Halothan zu
- Durch Durchleiten von N_2 oder O_2 durch eine mit Halothan gesättigte wäßrige Lösung (offenes System) kann Halothan aufgrund des Henry-Dalton-Gesetzes vollständig entfernt werden
- Vom Halothan gibt es Enantiomere

Über **Osmose, Dialyse und Donnan-Verteilung** trifft zu:

- Alle Prozesse sind die Folge von Transportvorgängen durch Membranen
- Bei allen Prozessen ist mindestens eine Komponente gar nicht oder nur beschränkt diffusionsfähig
- Die Dialyse dient zur Abtrennung niedermolekularer Anteile von makromolekularen
- Der osmotische Druck läßt sich mit einer Gleichung beschreiben, die der allgemeinen Gasgleichung sehr ähnlich ist

5.2. Anwendungen auf Trennverfahren

5.2.1 "Klassische" Trennverfahren
Ausnutzung von Dampfdruckunterschieden bei Trennungen mit Hilfe von Destillation, Gefriertrocknung, Ausnutzung von Löslichkeitsunterschieden bei Kristallisation, Ausnutzung von unterschiedlichen Verteilungskoeffizienten bei Extraktion

5.2.2 Chromatographische Trennverfahren
Adsorptions- und Verteilungsgleichgewichte als Grundlagen (Dünnschicht-, Ionenaustausch-, Gas-und Gelchromatographie), allgemeine Kenntnisse der Durchführung von Säulen- und Dünnschichtchromatographie (analytisch/präparativ, stationäre/mobile Phase, Laufmittel, Eluat, Detektion, R_F-Wert/Retentionszeit)

5.2.3 Dialyse
Stofftrennung durch Dialyse

5.2.4 Reinheitskriterien von Substanzen
Schmelzpunkt, Siedepunkt, chromatographische Daten, Spektren (UV, IR), Prinzip der Anwendung zur Unterscheidung reiner Stoffe von Gemischen

Zur **Stofftrennung** geeignete Verfahren sind:

- Extraktion (oder "Ausschütteln")
- Chromatographie (an Kieselgel)
- Säulenchromatographie
- Dünnschichtchromatographie
- Kristallisation
- Elektrophorese
- Destillation
- *nicht:* Titration

Folgende Trennverfahren sind für die Trennung eines Gemisches von Glutaminsäure, Alanin und Lysin geeignet:

- Dünnschichtchromatographie
- Ionenaustauschchromatographie an einem Kationenaustauscher
- Elektrophorese
- Papierchromatographie
- *nicht:* Destillation

Zur Stofftrennung können genutzt werden:

- Dampfdruckunterschiede
- Löslichkeitsunterschiede
- Adsorptionsgleichgewichte
- Verteilungsgleichgewicht
- *nicht:* Druckdifferenzen bei der Osmose

Unter **Chromatographie** versteht man

- ein Trennverfahren, das u. a. auf dem Adsorptionsgleichgewicht beruht
- ein Verfahren, das u. a. auf Verteilungsgleichgewichten beruhen kann
- ein Trennverfahren, das bei geeigneter Auswahl der Festphase und der Temperatur auch Gase trennt
- ein Verfahren, das bei flächenförmiger Anwendung des Absorbens in Form der Dünnschichtchromatographie benutzt wird

Für die **gaschromatographische Trennung** von Stoffgemischen gelten die folgenden Bedingungen:

- Flüchtigkeit der zu chromatographierenden Stoffe
- Verteilung zwischen stationärer Phase - in der Regel aus einem Träger mit flüssigem Überzug bestehend - und Gasphase
- Temperaturabhängigkeit des Verteilungsverhaltens

- Häufige Einstellung des Verteilungsgleichgewichtes in einer Gaschromatographie-Säule (Vielfachverteilung)
- *nicht:* Unabhängigkeit der Wanderungsgeschwindigkeit der Stoffe von der Trägergasgeschwindigkeit

Mit der **Säulenchromatographie** an Kieselgel stehen in Zusammenhang:

- die stationäre Phase
- die mobile Phase
- das Eluat
- die Adsorptionsgleichgewichte
- *nicht:* die Löslichkeitsunterschiede

Siede- und Schmelztemperatur einer Substanz sind **Reinheitskriterien**, weil Verunreinigungen mit einem anderen Stoff die Siede- und Schmelztemperatur einer Substanz verändern.

Zur **Siedetemperatur** der Essigsäure trifft zu:

- Bei der Siedetemperatur ist der Dampfdruck der Essigsäure gleich dem Luftdruck über der Flüssigkeit
- Essigsäure verdampft in geringem Umfang auch unterhalb der Siedetemperatur
- Die Siedetemperatur ist ein Reinheitskriterium für eine Essigsäureprobe
- Essigsäure siedet bei einer höheren Temperatur als ihr Methylester
- Im Vakuum erniedrigt sich die Siedetemperatur

Von einer unbekannten, klaren Flüssigkeit destilliert bei Normaldruck ein Teil bei 60 °C, der Rest bei 150 °C über. Die beiden Destillate unterscheiden sich im Brechungsindex.

- Die unbekannte Flüssigkeit ist ein Stoffgemisch
- Bei Destillation im Vakuum sind die Siedetemperaturen niedriger
- Der Brechungsindex der unbekannten Flüssigkeit unterscheidet sich von dem der Destillate
- Das hier angewandte Trennverfahren beruht auf Dampfdruckunterschieden

6. Energetik und Kinetik

6.1. Grundbegriffe der Energetik

6.1.1 Endergon/exergon, endotherm/exotherm
Definition der Begriffe

6.1.2 Gibbs' freie Energie (freie Reaktionsenthalpie)
ΔG: maximal geleistete Arbeit bei reversibel isotherm und isobar geführten Prozessen in geschlossenen Systemen

6.1.3 Reaktionsenthalpie
ΔH: Reaktionswärme einer isotherm und isobar geführten Reaktion

6.1.4 Reaktionsentropie
ΔS: Maß für die Änderung des Ordnungszustandes eines Systems im Verlauf einer Reaktion

6.1.5 Gibbs-Helmholtz-Gleichung
Kenntnis, daß in geschlossenen Systemen (isotherm, isobar) $\Delta G = \Delta H \cdot T\Delta S$ gilt, Bedeutung der Gleichung

6.1.6 Änderung von Gibbs' freier Energie bei Konzentrationsänderungen
Bedeutung der Gleichung $\Delta G = \Delta G^0 + RT \cdot \ln K$, Berechnungen an biochemisch wichtigen Beispielen, Unterschied zwischen Gibbs' freier Energie (ΔAG) und Gibbs' freier Standardenergie (ΔG^0 und $\Delta G^{0\prime}$)

6.1.7 Gibbs' freie Energie und EMK
Bedeutung der Gleichung $\Delta G = - z \cdot F \cdot \Delta E$; Berechnungen an biochemisch wichtigen Beispielen (s.a. 6.3)

Zur **freien Enthalpie ΔG** trifft zu:

- Die freie Enthalpie ΔG eines geschlossenen Systems nimmt bei spontanem Reaktionsablauf ab

- Die Triebkraft ΔG einer exergonen Reaktion im geschlossenen, isobaren und isothermen System nimmt im Verlauf der Reaktion ab
- Die freie Enthalpie ΔG eines geschlossenen Systems ist im Gleichgewichtszustand gleich Null
- Die Änderung der freien Enthalpie ist in einem eingestellten Gleichgewicht gleich Null
- Der Wert der freien Enthalpie einer Reaktion ist temperaturabhängig
- Man kann sie aus der Gleichgewichtskonstanten bestimmen, wenn ΔG^0 bekannt ist
- Reaktionen in geschlossenen Systemen, die unter Abnahme der freien Reaktionsenthalpie verlaufen, werden exergon genannt
- Den Wert der freien Reaktionsenthalpie kann man bei Redoxreaktionen auch aus der EMK (elektromotorischen Kraft) berechnen

Die Triebkraft einer chemischen Reaktion unter Standardbedingungen (ΔG^0) läßt sich auf folgende Wege bestimmen bzw. berechnen:

- mit Hilfe der Gleichgewichtskonstanten K
- mit Hilfe der Potentialdifferenzen ΔE^0
- mit Hilfe der Gibbs-Helmholtz-Gleichung

Über das eingestellte chemische Gleichgewicht in einem **geschlossenen System** trifft zu:

- $\Delta G = 0$
- Die Gesamtreaktionsgeschwindigkeit ist Null

Zur nebenstehenden Reaktion trifft zu:

($\Delta G^0 = -3{,}7$ kJ/mol (für die Hinreaktion))

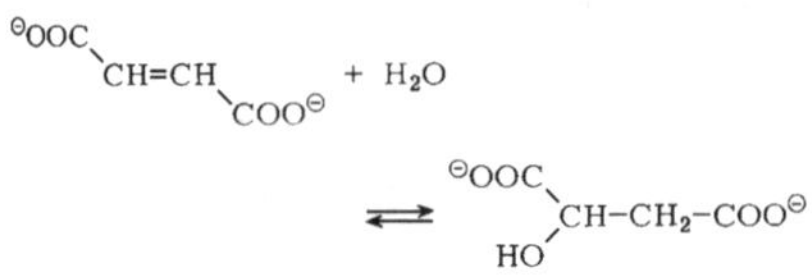

- ΔG^0 kann bestimmt werden, wenn die Konzentration der Reaktionspartner im Gleichgewicht bekannt ist
- Die Rückreaktion ist eine Eliminierungsreaktion
- Die Rückreaktion ist - über die Gleichgewichtskonzentrationen hinaus - nur durch Kopplung mit anderen exergonen Reaktionen möglich
- Im Gleichgewichtszustand ist $\Delta G = 0$

Eine Reaktion wird exergonisch, wenn $\Delta H - T \cdot \Delta S$ negativ wird.

Gegeben sind:
$C + O_2 \Leftrightarrow CO_2$ $\Delta H = -403$ kJ/mol
$CO + 1/2\ O_2 \Leftrightarrow CO_2$ $\Delta H = -285$ kJ/mol

- Die Bildungswärme von CO bei der Reaktion $C + 1/2\ O_2 \Leftrightarrow CO$ beträgt $\Delta H = -118$ kJ/mol

Bei der Bildung von Biopolymeren aus Monomeren (z. B. von DNA aus Nucleotideinheiten) nimmt die **Entropie** ab, weil der Ordnungszustand bei Polymeren größer ist als bei Monomeren.

Die Verbrennungsreaktion von Glucose wird durch die folgenden Daten beschrieben:

$C_6H_{12}O_6 + 6\ O_2 \Leftrightarrow 6\ CO_2 + 6\ H_2O$

$\Delta G^0 = -2880$ kJ mol^{-1}
$\Delta H^0 = -2830$ kJ mol^{-1}
(Gibbs-Helmholtz-Gleichung $\Delta G^0 = \Delta H^0 - T\Delta S^0$)

- Bei Zimmertemperatur ist ΔS^0 positiv, weil bei der Glucose-Verbrennung der Ordnungszustand abnimmt

Die **Gibbs-Helmholtz-Gleichung** lautet $\Delta G = \Delta H - T\Delta S$.

- Sie gilt nur für isotherme Systeme
- Sie gilt nur für geschlossene Systeme und Reaktionen, bei denen keine Druckänderungen auftreten
- Das Glied $T\Delta S$ ist das "Entropieglied"
- Bei spontanem Ablauf einer Reaktion muß die freie Enthalpie ΔG abnehmen

Für die **freie Energie ΔG^0** gilt:
($\Delta G^0 = - 2{,}3\ RT \cdot \lg K$)

- Für die Dissoziation einer Säure gilt dann $\Delta G^0 = 2{,}3\ RT \cdot pK$
- Die Dissoziation einer starken Säure verläuft exergon
- Das Dissoziationsgleichgewicht einer schwachen Säure liegt auf der Seite der undissoziierten Moleküle
- Die Dissoziation einer schwachen Säure kann durch Kopplung mit einem exergonen Vorgang erhöht werden

Eine Reaktion A → B hat eine Standard-freie Enthalpie $\Delta G^{0'} = 5{,}0$ kJ/mol.
($\Delta G' = \Delta G^{0'} + R \cdot T \cdot \ln \frac{[B]}{[A]} = \Delta G^{0'} + R \cdot T \cdot 2{,}303 \log \frac{[B]}{[A]}$
$R \cdot T \cdot 2{,}303 = 5{,}77$ kJ/mol)

- Bei einem Konzentrationsverhältnis B/A von 10^{-1} läuft die Reaktion bei 25 °C gerade spontan in Richtung A → B

6.2. Grundbegriffe der Kinetik

6.2.1 Reaktionsgeschwindigkeit
Zeitliche Änderung der Konzentration (dc/dt) als Maß für die Reaktionsgeschwindigkeit für eine gegebene Reaktion, Bedeutung des Vorzeichens

6.2.2 Reaktionsordnung
Definition des Begriffs Reaktionsordnung, Benennung von Kriterien, an denen die Reaktionsordnung (0., 1., 2. sowie pseudonullte und -erste Ordnung) erkannt wird

6.2.3 Geschwindigkeitsbestimmender Teilschritt
Erkennen des geschwindigkeitsbestimmenden Teilschritts in einer aus mehreren Teilreaktionen bestehenden Reaktionskette (bei Angabe entsprechender Größen)

6.2.4 Energieprofil
Kennzeichnung von "Übergangszustand" (aktivierter Komplex), "Zwischenstufe", "Aktivierungsenergie" (ΔG^*) und "Reaktionsenergie" (ΔG) anhand einer Skizze des Energieprofils einer Reaktion, Angabe der Ordinatenbezeichnung

6.2.5 Parallelreaktionen
Erkennen der bevorzugt ablaufenden Reaktion in einem System mit mehreren Reaktionswegen mit unterschiedlicher Aktivierungsenergie

6.2.6 Katalyse
Wirkungsweise eines Katalysators: Einfluß des Katalysators auf Reaktionsgeschwindigkeit, Aktivierungsenergie, Gleichgewichtslage

Zur **Reaktionsgeschwindigkeit** trifft zu:

- $\frac{dc}{dt}$ wird mit positivem Vorzeichen gerechnet, wenn die Geschwindigkeit der Zunahme eines Stoffes gemessen werden soll
- Bei einer Reaktion 1. Ordnung ist die Geschwindigkeitskonstante unabhängig von der Konzentration
- Für eine Reaktion 1. Ordnung gilt, daß $-\frac{dc}{dt} = kc$

- Bei einem eingestellten chemischen Gleichgewicht im geschlossenen System sind die Geschwindigkeiten von Hin- und Rückreaktionen gleich
- Die Reaktionsgeschwindigkeit bei gekoppelten Systemen wird durch die Reaktion bestimmt, bei der die Geschwindigkeit am kleinsten ist

Im Gleichgewicht ist die Gesamtreaktionsgeschwindigkeit einer Reaktion gleich Null, weil im Gleichgewicht Hin- und Rückreaktion gleich schnell sind.

Die Reaktionsgeschwindigkeit für die Reaktion A + B ⇔ C + D wird beschrieben:

- $-\frac{dc_A}{dt} = k \cdot [A] \cdot [B]$

Eine **Reaktion 0. Ordnung** liegt am ehesten im Bereich **e** der dargestellten Enzymkinetik.

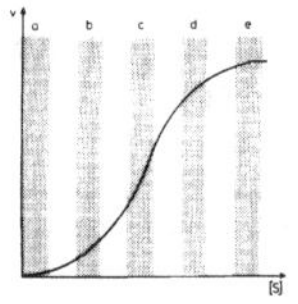

Über eine **Reaktion 1. Ordnung** trifft zu:

- Die Halbwertszeit ist konstant
- Im Verlauf der Halbwertszeit hat die Hälfte einer chemischen Verbindung A reagiert, wenn ihre Umwandlung in einen Stoff B nach der Reaktion 1. Ordnung verläuft
- Die Geschwindigkeit der Umwandlung von A in B wird durch die Gleichung beschrieben: $-\frac{dc_A}{dt} = k \cdot c_A$
- Der Zerfall eines radioaktiven Präparates ist eine Reaktion 1. Ordnung

Die Gleichung v = k [E] [S] = k' [S] beschreibt eine Reaktion **pseudoerster Ordnung**.

Abschnitte eines **Reaktionswegdiagramms**:

- Markierung mit **A**: Übergangszustand
- Markierung mit **C**: Aktivierungsenthalpie
- Markierung mit **D**: Reaktionsenthalpie

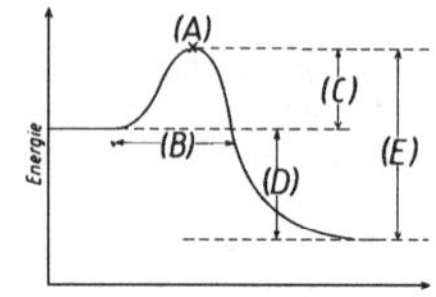

Zu nebenstehendem Diagramm trifft zu:

- Die Reaktion verläuft exergon
- Aus dem Diagramm läßt sich die Aktivierungsenergie entnehmen
- Die dargestellte Reaktion verläuft einstufig ohne Zwischenprodukte
- Zugabe eines Katalysators ist ohne Einfluß auf den Wert von ΔG

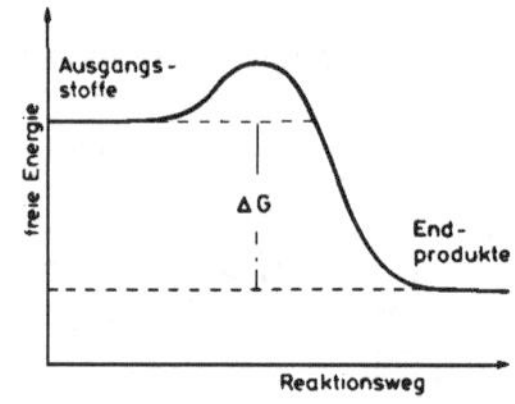

Zwei Gleichgewichtsreaktionen werden durch die beiden folgenden Reaktionswegdiagramme beschrieben.

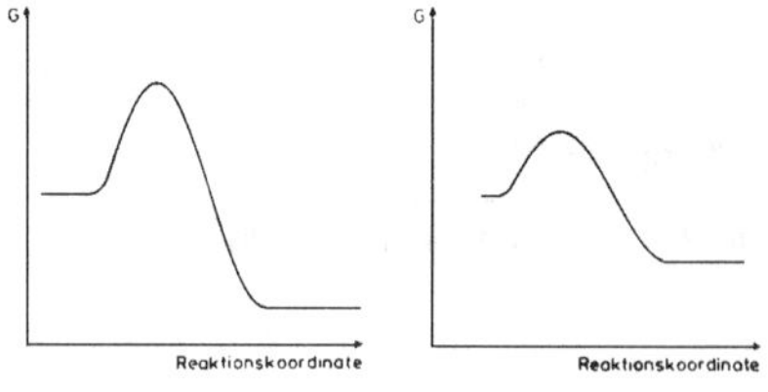

- Die Reaktionen unterscheiden sich in ihren ΔG-Werten
- Die Gleichgewichtskonstante ist bei Reaktion (1) größer als bei Reaktion (2)
- Die Aktivierungsenthalpie ist bei Reaktion (2) kleiner als bei Reaktion (1)
- Beide Reaktionen laufen gleich schnell ab
- Beide Reaktionen verlaufen exergon

Vergleich der nebenstehenden Energieprofile der Gleichgewichtsreaktion (1) A ⇔ B und (2) C ⇔ D (jeweils bei 20 °C):

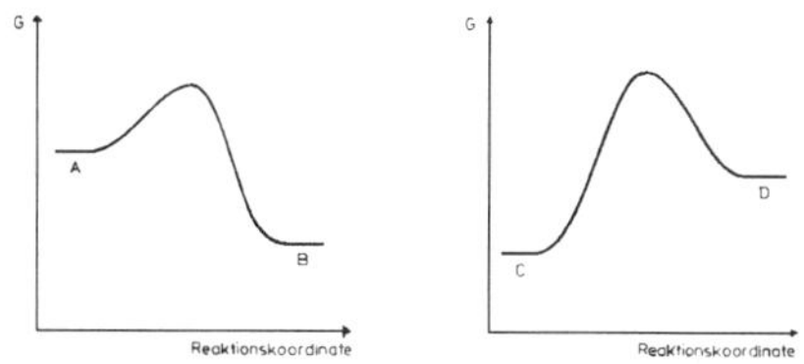

- Reaktion (1) ist exergon, Reaktion (2) endergon
- Die freien Aktivierungsenthalpien (ΔG*) der Reaktionen sind unterschiedlich
- Reaktion (2) hat eine höhere Aktivierungsenthalpie als Reaktion (1)
- Beide Reaktionen durchlaufen einen Übergangszustand
- Im Gleichgewicht überwiegt bei Reaktion (1) das Endprodukt, bei Reaktion (2) das Ausgangsprodukt
- Im Gleichgewicht gilt für Reaktion (2): [C] > [D]
- *nicht:* Beide Reaktionen verlaufen über ein Zwischenprodukt, die Geschwindigkeit der Gleichgewichtseinstellung ist von der Temperatur unabhängig

Vergleich der nebenstehenden Energieprofile der Gleichgewichtsreaktionen (1) A ⇔ B und (2) C ⇔ D (jeweils bei 20 °C):

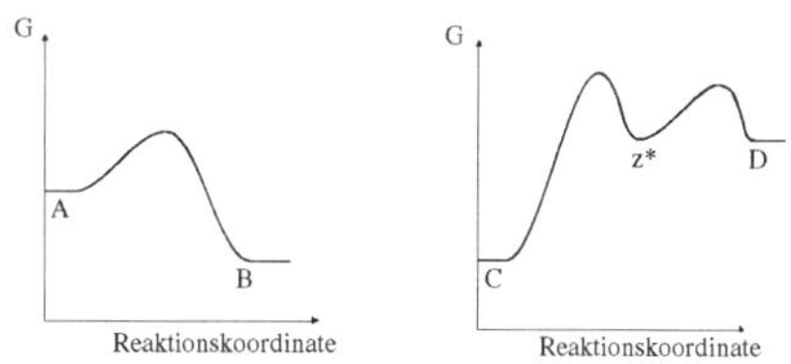

- Reaktion (1) ist exergon
- Reaktion (2) ist endergon
- Reaktion (2) läuft über eine Zwischenstufe Z*
- Im Gleichgewicht von Reaktion (1) überwiegt das Endprodukt

Zwei Gleichgewichtsreaktionen werden durch die beiden nebenstehenden Reaktionswegdiagramme beschreiben. - Dabei trifft zu:

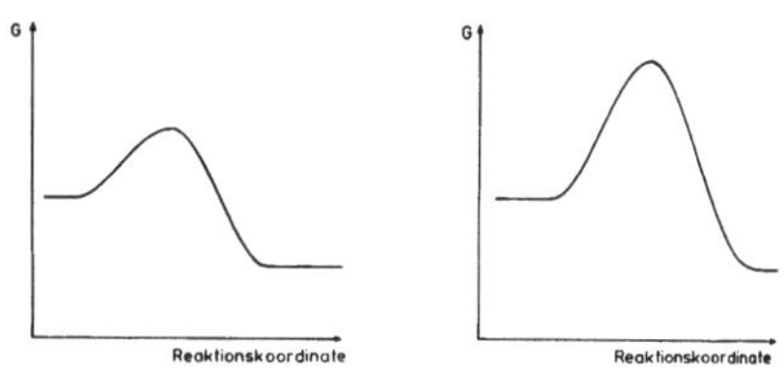

- Reaktion (1) läuft schneller ab als Reaktion (2)
- Beide Reaktionen haben die gleiche Reaktionsenthalpie
- Bei beiden Reaktionen wird ein Übergangszustand durchlaufen
- Beide Reaktionen haben die gleiche Gleichgewichtskonstante

Zu den beiden folgenden Reaktionen trifft zu:

1. Glc-1-P + H_2O ⇔ Glc + Phosphat ΔG^0 = - 20,9 kJ/mol
2. Glc-6-P + H_2O ⇔ Glc + Phosphat ΔG^0 = - 13,8 kJ/mol

- Bei beiden Reaktionen werden P-Ester-Bindungen hydrolytisch gespalten
- Reaktion 2 ist schwächer exergon als Reaktion 1
- Durch Erhöhung der Konzentration der Glucosephosphate wird der Betrag von ΔG erhöht
- Zur Bildung von 1 mol Glc-1-P aus 1 mol Glucose und 1 mol Phosphat müssen 20,9 kJ investiert werden

Ein **Katalysator** beeinflußt

- die Geschwindigkeit, mit der sich das Gleichgewicht einstellt
- die Geschwindigkeit der Hinreaktion
- die Geschwindigkeit der Rückreaktion
- die Aktivierungsenergie
- *nicht:* die Gleichgewichtslage

Katalysatoren senken die Aktivierungsenergie einer Reaktion.

Über **Enzyme** trifft zu:

- Enzyme beschleunigen die Gleichgewichtseinstellung einer Reaktion
- Enzyme zeigen eine hohe Reaktionsspezifität
- Das Maß der Enzymaktivität ist der Substratumsatz pro Zeiteinheit
- Die Maximalgeschwindigkeit einer enzymatischen Reaktion ist proportional der Enzymmenge

Die Geschwindigkeit einer enzymkatalysierten Reaktion ist am größten bei Substratsättigung des Enzyms.

Eine Verdoppelung der Geschwindigkeit einer bei Substratsättigung ablaufenden enzymatischen Reaktion wird durch eine Verdoppelung der Enzymkonzentration erreicht.

Die Geschwindigkeit von Reaktionen, die durch Enzyme tierischen Ursprungs katalysiert werden, durchläuft in der Regel mit steigender Temperatur zwischen 30 °C und 55 °C ein Maximum.

Kurve **D** gibt die Abhängigkeit der Reaktionsgeschwindigkeit von der Enzymkonzentration richtig wieder.

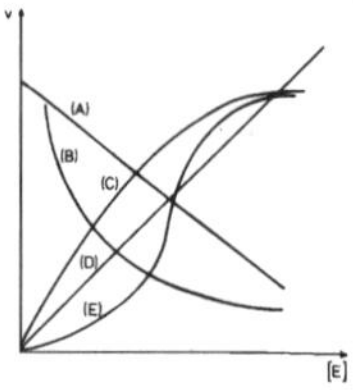

6.3. Biochemische Anwendung

6.3.1 Reversible Reaktionen
Beurteilung der Reaktionsrichtung reversibler biochemischer Reaktionen bei Kenntnis der Gleichgewichtskonstanten, der Konzentration der Ausgangsstoffe und der freien Energie

6.3.2 Fließgleichgewicht
(dynamisches Gleichgewicht, Steady state), Bedeutung in offenen Systemen

6.3.3 Gekoppelte Reaktionen
Ablauf einer endergonen Reaktion durch energetische Kopplung mit einer exergonen Reaktion

6.3.4 "Energiereiche" Verbindungen, Gruppenübertragungspotential
Größenordnung (kJ/mol) der freien Energie der Hydrolyse "energiereicher" Verbindungen (z.B. ATP, GTP, Kreatinphosphat, Acetyl-CoA, PEP), Unterschied zwischen Phosphorsäureester- bzw. Phosphorsäureanhydrid-Bindung

6.3.5 Biokatalyse
Enzyme als Biokatalysatoren, Proteinnatur von Enzymen, Definition der Begriffe: Substratspezifität, Stereoselektivität - Stereospezifität, "aktives Zentrum" und "prosthetische Gruppe", Bedeutung von Coenzymen (Cosubstrate, Cofaktoren)

6.3.6 Enzymkinetik
Michaelis-Menten-Beziehung, kinetische Größen zur Kennzeichnung eines Enzyms (Definition, graphische Darstellung einer Enzymkinetik): Substratsättigung, Enzymaktivität, Enzymmenge, Halbsättigungskonzentration, Unit (mol/min), Unit/Bezugsgröße (Serum: Volumen, Protein: Masse, Enzym: Molmenge)

6.3.7 Hemmung von Enzymen
Definition der Begriffe "kompetitive" und "nichtkompetitive Hemmung", Beispiele, Erkennen des Hemmtyps in graphischer Darstellung
6.3.8 Enzymaktivität
Einfluß des Milieus (Temperatur, pH-Wert, Ionen, Substrate, Produkte, Effektoren)

6.3.9 Photometrische Methoden
Absorptionsspektrometrie zur Bestimmung kinetischer Größen, Lambert-Beersches Gesetz (Berechnungen bei Vorgabe der Gleichung), Wellenlängenabhängigkeit der Extinktion (s.a. Physik für Mediziner 7.3)
Prinzipien der enzymatischen Substratkonzentrationsbestimmung und der Enzymaktivitätsbestimmung

6.3.10 Energiegewinnung in der Atmungskette
Analogie zwischen Knallgasreaktion und biologischer Energiegewinnung in der Atmungskette, Berechnung der freien Energie aus den Normalpotentialen der beteiligten Redoxpartner (H, NADH, Coenzym Q, Cytochrom c, O_2), Unterschied zwischen chemischen und biochemischen Standardbedingungen

Über das **Fließgleichgewicht** trifft zu:

- Eine Reaktion im Fließgleichgewicht innerhalb eines Stoffwechselweges ist durch eine konstante Konzentration von Substraten und Produkten gekennzeichnet
- Die Aufrechterhaltung des Fließgleichgewichts erfordert eine ständige Zufuhr von Substraten und Energie
- Im Fließgleichgewicht sind exergone und endergone Reaktionen miteinander gekoppelt

Für **biologische Fließgleichgewichtssysteme** enzymatisch katalysierter Reaktionsketten gilt:

- Der Fluß ist unidirektional
- Gleichmäßige Zufuhr des Substrates und Entfernung des Produktes ist erforderlich
- Fließgleichgewichte führen zur Ausbildung weitgehend stationärer Konzentrationen der Zwischenprodukte
- Die Flußrate ist im allgemeinen abhängig vom Aktivitätszustand von Schrittmacherenzymen

Über ein "**offenes System**" und eine in ihm ablaufende chemische Reaktion trifft zu:

- In einem offenen System herrscht ein Fließgleichgewicht, das durch Masseneinfuhr und -ausfuhr aus dem System gekennzeichnet ist
- In einem offenen System findet ein Austausch von Energie und Materie mit der Umgebung statt
- Die Gesamtreaktionsgeschwindigkeit ist von Null verschieden
- Die Gesamtreaktionsgeschwindigkeit ist konstant

Ein Stoff A wird von der Zelle aufgenommen und in den Stoff B umgewandelt. Stoff B geht in den Stoff C über, der aus der Zelle ausgeschleust wird. Die Umwandlungen A → B und B → C verlaufen mit gleicher Geschwindigkeit. - Zu dem dargestellten System trifft zu:

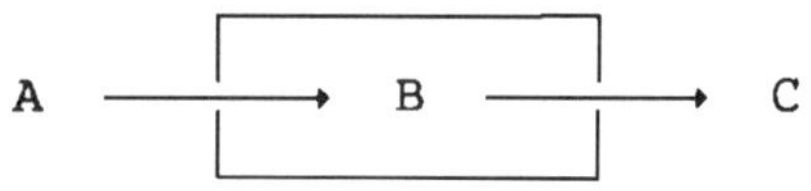

- Es handelt sich um ein offenes System
- Das System vermag Arbeit zu leisten
- [B] = konstant
- Das System ist regulierbar

Zu folgenden Reaktionen trifft zu:

(1) A ⇔ B + C $\Delta G^{0'}$ = + 20 kJ/mol (Hinreaktion)
(2) B ⇔ D $\Delta G^{0'}$ = - 32 kJ/mol (Hinreaktion)

- Die Hinreaktion (1) ist endergon
- Die Hinreaktion (2) ist exergon
- Sind Reaktion (1) und (2) gekoppelt, ist die Gesamtreaktion exergon
- Die Gleichgewichtskonstante für Reaktion (2) ist größer als die für Reaktion (1)

- Die Reaktion (1) und (2) sind über das Zwischenprodukt B gekoppelt
- Sind Reaktion (1) und (2) gekoppelt, lautet die Reaktionsgleichung für die Gesamtreaktion $A \Leftrightarrow C + D$

Zwei Reaktionen $A \rightarrow B$ und $B \rightarrow C$ sind miteinander **gekoppelt**.

- Das Massenwirkungsgesetz lautet für die Gesamtreaktion $K = \frac{[C]}{[A]}$
- Die Reaktionsenthalpie der Reaktion $A \rightarrow B$ läßt sich berechnen aus der Gesamtreaktionsenthalpie, abzüglich der Enthalpie der Reaktion $B \rightarrow C$
- Wenn $A \rightarrow B$ endergon verläuft, dann kann die Gesamtreaktion trotzdem spontan ablaufen, wenn die freie Enthalpie der 2. Reaktion einen größeren, negativen Wert aufweist als die der 1. Reaktion
- Es gilt, daß $K = k_1 \cdot k_2$ ist (k_1 und k_2 sind Gleichgewichtskonstanten der Einzelreaktionen)
- *nicht:* Geschwindigkeitsbestimmender Schritt ist in einer gekoppelten Reaktion immer die erste Reaktion

Eine Reaktion besteht aus folgenden Teilreaktionen:

$XY \rightarrow X + Y$
$X + Z \rightarrow XZ$

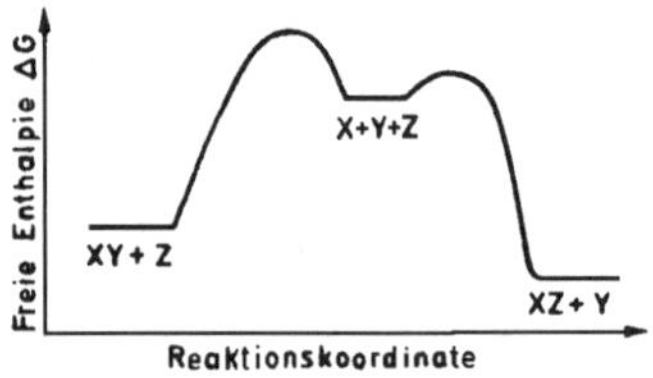

Dazu gehört das nebenstehende Energiediagramm:

- Die Gesamtreaktion ist exergon
- Teilreaktion (1) führt zu einer Zwischenstufe
- Teilreaktion (1) ist der geschwindigkeitsbestimmende Schritt der Gesamtreaktion
- Beide Teilreaktionen durchlaufen einen Übergangszustand

Eine vollständige enzymatische Umwandlung von Substrat zu Produkt läßt sich bei einer Reaktion, deren ΔG^0 positiv ist, durch Entfernen des Produktes durch eine zusätzliche Hilfsreaktion erreichen.

Zur Reaktion

$ATP + H_2O \rightarrow ADP + H_3PO_4$

trifft zu:

- Die Geschwindigkeit der Reaktion von ATP mit H_2O hängt vom pH-Wert ab
- ATP wird hydrolytisch gespalten
- Die Gleichgewichtseinstellung wird durch Temperaturerhöhung beschleunigt
- Die Gleichgewichtslage ist temperaturabhängig

Zu folgenden Reaktionen trifft zu:

(1) $ATP + H_2O \rightarrow ADP + P_i$ $\Delta G^{0'} = - 30{,}5$ kJ
(2) Glucose-6-phosphat + $H_2O \rightarrow$ Glucose + P_i $\Delta G^{0'} = - 13{,}8$ kJ

- Bei beiden Reaktionen handelt es sich um eine Hydrolyse
- Beide Reaktionen sind exergon
- Vom Energiegehalt her kann ATP Glucose in Glucose-6-phosphat überführen
- ATP besitzt ein größeres Energiepotential zur Übertragung von Phosphatgruppen als Glucose-6-phosphat

Zu nebenstehender Reaktion trifft zu:

(ΔG^0 = - 30,7 kJ/mol für die Hinreaktion)

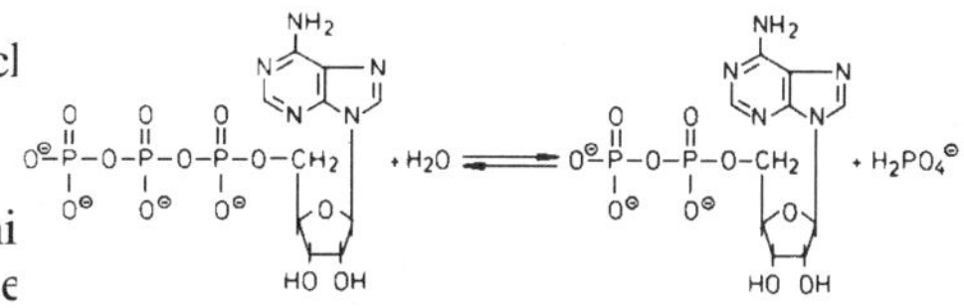

- $\Delta G^{0'}$ kann bei Kenntnis der Gleichgewicl konstanten K berechnet werden
- Die Hydrolyse von ATP ist unter Standardbedingungen bei pH = 7 exergoni
- Bei der Reaktion ATP → ADP wird e Phosphorsäureanhydrid-Bindung gespalten
- Die freie Enthalpie der Hydrolyse von ATP kann durch Kopplung mit einer endergonen Reaktion genutzt werden

Das Phosphatgruppen-Übertragungsvermögen von Phosphoenolpyruvat ist größer als das von ATP, weil die freie Energie der Hydrolyse des Phosphoenolpyruvats unter Standardbedingungen größer ist als die der Hydrolyse des ATP zu ADP.

Aus der **Michaelis-Menten-Gleichung** $v = \frac{V_{max} \cdot [S]}{K_M + [S]}$ ergibt sich, daß

- zwei Drittel der Maximalgeschwindigkeit erreicht werden, wenn die Substratkonzentration das Doppelte der K_M beträgt
- die Maximalgeschwindigkeit erst bei unendlich hoher Substratkonzentration erreichbar ist
- K_M die Dimension einer Konzentration hat
- eine z.B. durch Enzymmodifikation bedingte Erhöhung der K_M eine verringerte Umsatzgeschwindigkeit zur Folge hat
- die Geschwindigkeit bei jeder Substratkonzentration der Enzymkonzentration direkt proportional ist
- sich bei Halbierung der Enzymkonzentration die V_{max} halbiert

Es gilt die Gleichung $v = \frac{V_{max} \cdot [S]}{K_M + [S]}$

- Wenn K_M = [S] ist, wird $v = V_{max}/2$
- Wenn [S] sehr viel größer als K_M ist, wird $v = V_{max}$
- Wenn [S] sehr viel kleiner als K_M ist, ist v direkt proportional zu [S]
- Wenn [S] sehr viel kleiner als K_M ist, wird $v = k' \cdot [S]$
- Die Michaelis-Menten-Gleichung stellt im v/[S]-Diagramm eine Hyperbel dar

Die Michaelis-Gleichung $\frac{V_o}{V_{max}} = \frac{[S]}{K_M + [S]}$ erlaubt die Berechnung des Anteils der Anfangsgeschwindigkeit v_0 einer Enzymreaktion an der Maximalgeschwindigkeit V_{max}.

- Ein Quotient $\frac{V_o}{V_{max}}$ = 0,99 wird erreicht bei [S] = 100 K_m

Die **Michaelis-Menten-Konstante** eines Enzyms

- bleibt bei nicht-kompetitiver Hemmung der enzymatischen Reaktion gleich
- gibt eine Substratkonzentration an
- hat die Dimension mol/l
- entspricht der Substratkonzentration, bei der die halbmaximale Geschwindigkeit einer enzymatischen Reaktion erreicht wird
- ist von der Enzymkonzentration unabhängig
- zeigt die Affinität eines Enzyms für sein Substrat an
- kann durch Messung der Reaktionsgeschwindigkeit bei verschiedenen bekannten Substratkonzentrationen ermittelt werden
- Isoenzyme haben in der Regel unterschiedliche Michaelis-Konstanten

Die Michaelis-Menten-Gleichung zeigt, daß die Geschwindigkeit einer enzymkatalysierten Reaktion linear abhängig ist von der

- Enzymkonzentration
- Enzymaktivität

Bei einer enzymkatalysierten Reaktion, die der Michaelis-Menten-Kinetik gehorcht, nimmt bei Verdopplung der eingesetzten Enzymmenge unter sonst gleichen Bedingungen

- die Konzentration des Enzym-Substrat-Komplexes um den Faktor 2 zu
- die Maximalgeschwindigkeit um den Faktor 2 zu

Zwei Enzyme konkurrieren um ein Substrat.

- Der Hauptteil des Substrats wird vom Enzym mit der höheren Aktivität und dem niedrigeren K_M-Wert umgesetzt

An einem Verzweigungspunkt im Stoffwechsel wird mehr Substrat über Enzym 1 als über Enzym 2 umgesetzt. Beide Enzyme weisen die gleiche Kapazität (V_{max}) auf, und die Substratkonzentration liegt unterhalb von K_M.

- Die Ursache dafür ist, daß K_M (Enzym 1) kleiner als K_M (Enzym 2) ist

Zur linearen Darstellung enzymkinetischer Daten nach **Lineweaver-Burk** trifft zu:

- Der Schnittpunkt der Geraden mit der Ordinaten ergibt $1/V_{max}$
- Der Schnittpunkt der Geraden mit der Abszisse erlaubt die Berechnung der Michaelis-Konstanten K_m
- Für die Genauigkeit der Bestimmung der K_m sind die Meßpunkte bei niedrigen Substratkonzentrationen besonders wichtig
- V_{max} oder K_m können aus der Steigung der Geraden errechnet werden, wenn eine der beiden Größen bekannt ist

Wenn eine enzymatische Reaktion mit Maximalgeschwindigkeit abläuft,

- liegt die Substratkonzentration im Sättigungsbereich
- ist der Umsatz direkt proportional der Enzymkonzentration
- liegt das Enzym praktisch vollständig als Enzymsubstratkomplex vor
- ist die Konzentration des freien Enzyms nahe Null
- *nicht:* ist die Umsatzgeschwindigkeit der Substratkonzentration proportional

Bei der **kompetitiven Hemmung** einer enzymatisch katalysierten Reaktion

- bleibt die Maximalgeschwindigkeit im Vergleich zur ungehemmten Reaktion unverändert
- hängt das relative Ausmaß der Hemmung vom Konzentrationsverhältnis zwischen Substrat und Inhibitor ab
- bindet der Inhibitor in der Regel unmittelbar an die Substratbindungsstelle am Enzym

Die kompetitive Hemmung einer Enzymreaktion ist durch Änderung von K_M bei gleichbleibendem V_{max} gekennzeichnet.

5 µg eines reinen Enzyms, das eine molare Masse von $5 \cdot 10^4 g \cdot mol^{-1}$ hat, ergeben einen maximalen Substratumsatz von $10\ \mu mol \cdot min^{-1}$.

- Die molare Aktivität des Enzyms beträgt $1 \cdot 10^5\ min^{-1}$

Organische Chemie

7. Struktur und Reaktion einfacher organischer Verbindungen

7.1. Grundkörper Aliphaten, Aromaten, Heterocyclen

7.1.1 Einfach- und Doppelbindungen
Erkennen von sp^3- und sp^2-hybridisierten C-Atomen, Kenntnis der normalen Bindungswinkel (109^0, 120^0), Erkennen von Einfach- und Doppelbindungen in Strukturformeln

7.1.2 σ-Bindung
σ-Bindung als rotationssymmetrische Atombindung zwischen 2 Bindungspartnern

7.1.3 π-Bindung
Rotationseinschränkung durch außerhalb der Bindungsachse und der Bindungsebene liegende Überlappungszonen der p-Orbitale zu π-Orbitalen

7.1.4 Aliphatische Reste
Erkennen in vorgegebenen Strukturformeln (bis C-Atom 6 mit Namen)

7.1.5 C-Atome
Erkennen primärer, sekundärer, tertiärer und quartärer C-Atome in Strukturformeln

7.1.6 n- und iso-Alkane
Erkennen von n- und iso-Alkanen sowie von Alkylresten

7.1.7 Cycloalkane
Erkennen in Strukturformeln, Cycloalkylreste

7.1.8 Homologe Reibe
Homologe Reihe (bis zu 6 C-Atomen) bei Alkanen und Cycloalkanen

7.1.9 Steran
Struktur, Ringverknüpfung, Bezifferung der C-Atome

7.1.10 Alkene
Nomenklaturregeln zur Beschreibung der Lage der Doppelbindung in der Kette

7.1.11 Homologe Reihe der Alkene
Homologe Reihe der Alkene (bis zu 6 C-Atomen)

7.1.12 Konjugierte π-Systeme
Erkennen in vorgegebenen Strukturformeln, Energie konjugierter Systeme im Vergleich zu nicht-konjugierten

7.1.13 Aromaten
Erkennen von Aromaten (auch mehrkernigen) und von Arylresten (Phenyl, Naphthyl)

7.1.14 Disubstituierte Benzolderivate
Erkennen von o-, m- und p-ständigen Substituenten (Strukturformeln vorgegeben)

7.1.15 Bindungsverhältnisse beim Benzol
Zyklische Konjugation (Orbitalmodelle), ebener Bau, gleiche C-C-Bindungslänge, Mesomerieenergie (Vergleich mit Hexatrien)

7.1.16 Klassifizierung von Heterocyclen
Bei vorgegebenen Verbindungen kennzeichnen: aliphatisch/aromatisch, N-, O- oder S-Heterocyclen

7.1.17 Erkennen von Heterocyclen
Überprüfung biochemisch wichtiger Verbindungen auf die Strukturmerkmale von Pyrrol, Imidazol, Pyridin, Pyrimidin, Indol, Purin, Thiazol, Tetrahydrofuran, Tetrahydropyran

7.1.18 Reaktive Teilchen
Klassifizierung vorgegebener Teilchen als Radikale, Kationen, Anionen, Nucleophile und Elektrophile

7.1.19 Additionsreaktionen
Anlagerung von H_2 oder H_2O an die C=C-Doppelbindung (Hydrierung, Hydratisierung), Überprüfung und Vervollständigung vorgegebener Reaktionsgleichungen, Substanzklasse der Reaktionsprodukte; zweistufiger Ablauf der Reaktion: Angriff elektrophil, dann nucleophil

7.1.20 Eliminierungsreaktionen
Abspaltung von H_2 und H_2O (Dehydrierung, Dehydratisierung), Überprüfung und Vervollständigung vorgegebener Reaktionsgleichungen, Substanzklasse der Reaktionsprodukte

7.1.21 Substitutionsreaktionen
Erkennen von Substitutionsreaktionen bei aliphatischen und aromatischen Verbindungen anhand vorgegebener Reaktionsgleichungen

Zu nebenstehender Verbindung trifft zu:

- Das Molekül besitzt ausschließlich **sp^2-hybridisierte** C-Atome
- Es handelt sich um ein Trien mit konjugierten Doppelbindungen
- Die Winkel zwischen den C-C-Bindungen der Kette betragen jeweils ca. 120°

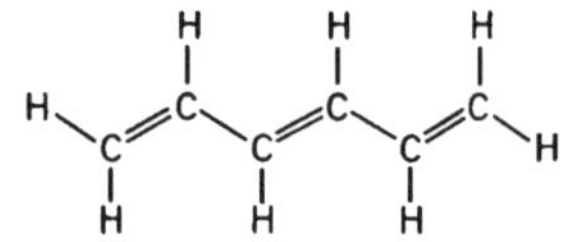

In nebenstehender Verbindung sind C-Atome unterschiedlicher Hybridisierung enthalten.

$H_3C - CH = CH - CH_3$

Zu **CO_2** trifft zu:

- Das C-Atom ist sp^2-hybridisiert
- Das Molekül hat linearen Bau
- Es kann bei der Oxidation von CO entstehen
- Natürliches CO_2 enthält geringe Mengen $^{13}CO_2$
- Die Bindungen zwischen C und O sind Doppelbindungen

Zu den numerierten Atomen in nebenstehender Verbindung trifft zu:

- N-Atom 1 besitzt ein freies Elektronenpaar
- Die von C-Atom 4 ausgehenden Bindungen weisen in die Ecke eines Tetraeders
- C-Atom 6 ist sp^2-hybridisiert
- C-Atom 6 ist an einer π-Bindung beteiligt

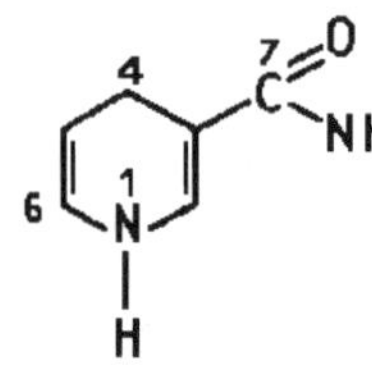

Nebenstehende Verbindung enthält nur **σ-Bindungen** und keine π-Bindungen.

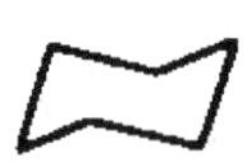

Über die numerierten Atome in nebenstehender Verbindung trifft zu:

- Von C-Atom 1 gehen nur σ-Bindungen aus
- C-Atom 2 ist ein elektrophiles Zentrum
- C-Atom 2 ist sp^2-hybridisiert
- O-Atom 4 ist an einer π-Bindung beteiligt
- *nicht:* C-Atom 3 ist ein nucleophiles Zentrum

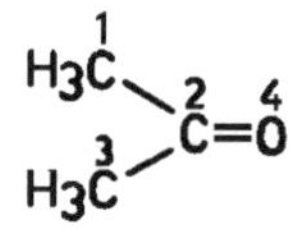

Zum **Methanmolekül** trifft zu:

- Die H-Atome bilden die Ecken eines Tetraeders
- Die H-Atome sind tetraedrisch um das C-Atom angeordnet
- Der Bindungswinkel zwischen zwei CH-Bindungen beträgt 109°
- Die CH-Bindungslänge beträgt ungefähr 0,1 nm
- Methan ist bei Raumtemperatur ein Gas

Ethan entsteht durch Hydrierung von Ethen.

Cyclohexan entsteht bei der Hydrierung von Cyclohexen.

Cyclopropan zeigt eine Ringspannung, weil die Winkel im Ring des Cyclopropans nicht mit den Bindungswinkeln des sp^2-hybridisierten C-Atoms übereinstimmen.

Zu folgender Reaktion trifft zu:

(1) $H_3C\text{-}CH{=}CH\text{-}CH_3 + H_2 \rightarrow H_3C\text{-}CH_2\text{-}CH_2\text{-}CH_3$ (2) $\Delta H = -116$ kJ/mol

- (1) ist **Buten-2**, (2) ist **n-Butan**
- Die Reaktion ist eine Hydrierung
- Die Reaktion ist exotherm; eine Aussage, ob sie auch exergon ist, ist mit den obigen Angaben allein nicht zu treffen
- Von (1) gilt es cis-trans-Isomere

Nebenstehende Verbindung ist ein **Cycloalken**.

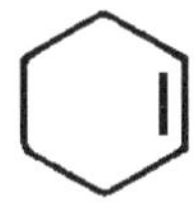

Zum **Benzolmolekül** trifft zu:

- C- und H-Atome liegen in einer Ebene
- Es läßt sich durch mesomere Grenzstrukturformeln beschreiben
- Die Abstände zwischen den C-Atomen des Sechsrings sind gleich
- Es hat einen geringeren Energiegehalt als das Hexatrienmolekül

Zur nebenstehenden Reaktionsgleichung und den daran beteiligten Verbindungen trifft zu:

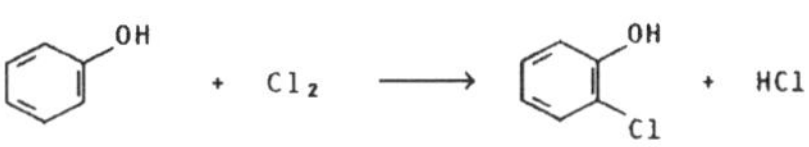

- Die Reaktion ist eine Substitutionsreaktion
- Ausgangsstoff ist Phenol
- Es entsteht ein 2-Chlorphenol (o-Chlorphenol)
- Wegen des elektronegativen Charakters ist Chlorphenol eine stärkere Säure als das unsubstituierte Phenol

Die Moleküle von Cyclohexan und Benzol haben die C-Atome in einem Sechsring gemeinsam.

Zum **Pyrrol** (pK_b in wäßriger Lösung = 13,6) trifft zu:

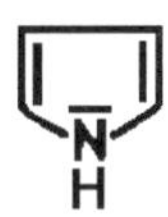

- Es ist Baustein des Porphyrinringsystems
- Es weist nur eine sehr geringe Basizität auf
- Im Häm sind 4 Pyrrolringe so verbunden, daß ein Chelatkomplex mit Fe^{2+} entstehen kann

Zur nebenstehenden Substanz trifft zu:

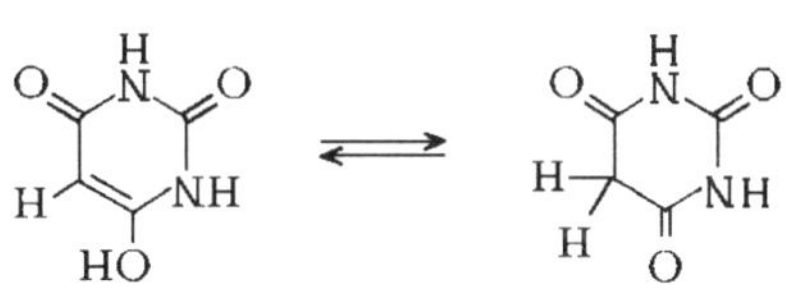

- Die Formeln zeigen **Barbitursäure**
- Die Formeln spiegeln ein Keto-Enol-Gleichgewicht wider
- Bei Entfernung einer Molekülform stellt sich das Keto-Enol-Gleichgewicht erneut ein
- Ein äquimolares Gemisch der Substanz (pK_a = 4) und ihres Natriumsalzes ist ein Puffersystem
- *nicht:* Sie enthält ein Pyridinringsystem

Zur nebenstehenden Substanz trifft zu:

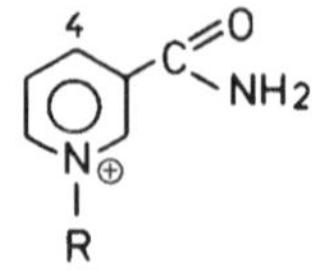

- Sie ist ein Pyridinderivat mit quartärem N-Atom
- Durch Anlagerung eines Hydridions in Position 4 des Ringes ändert sich die Hybridisierung des C-Atoms 4
- Nach Reduktion in Position 4 ist der Sechsring nicht mehr aromatisch
- Als Folge der Reduktion in Position 4 ändert sich das UV-Spektrum der Substanz
- *nicht:* Die Substanz ist Coenzym von Aminotransferasen

Bei nebenstehender Reaktion handelt es sich um eine **Addition**.

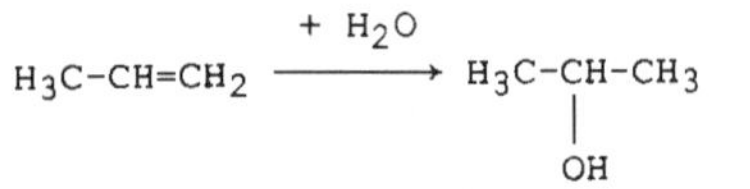

Zur nebenstehenden Reaktion trifft zu:

$$H_2C{=}CH{-}CH_3 + H_2 \rightarrow CH_3{-}CH_2{-}CH_3$$

- Die Gleichung ist richtig bilanziert
- Die ungesättigte Verbindung heißt Propen
- Es handelt sich um eine Additionsreaktion
- Beide Kohlenwasserstoffe sind lipophil

Nebenstehende Reaktion ist eine **Eliminierung**.

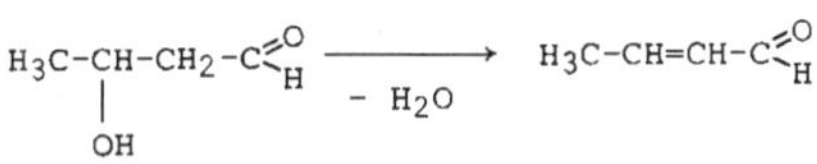

Zur nebenstehenden Reaktion und den daran beteiligten Verbindungen trifft zu:

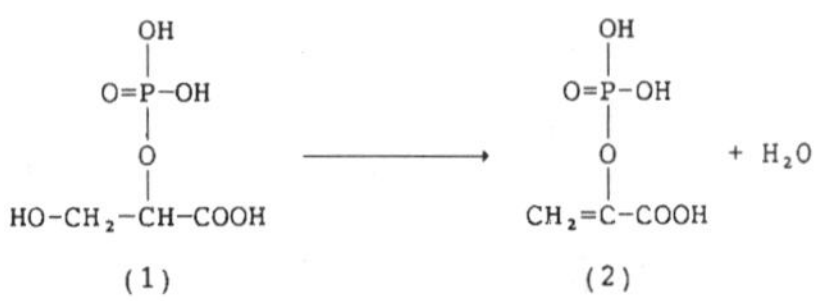

- Die Reaktion (1) - (2) ist eine Eliminierung
- Bei der Reaktion (1) - (2) geht ein Chiralitätszentrum verloren
- Die Reaktion (1) - (2) ist ein Schritt in der Glykolyse
- (2) besitzt ein hohes Phosphatgruppen-Übertragungspotential

Zur nebenstehenden Verbindungen trifft zu:

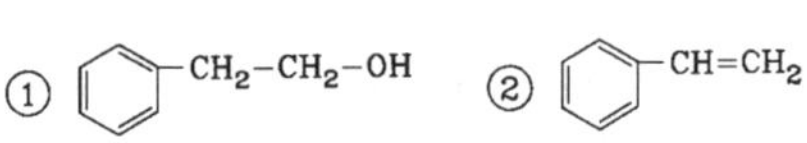

- Die Reaktion (1) → (2) ist eine Eliminierung
- Die Reaktion (2) → (1) ist eine Hydratisierung
- (1) kann durch Reduktion eines Aldehyds entstanden sein
- (2) enthält nur sp^2-hybridisierte C-Atome

Zu nebenstehenden Verbindungen trifft zu:

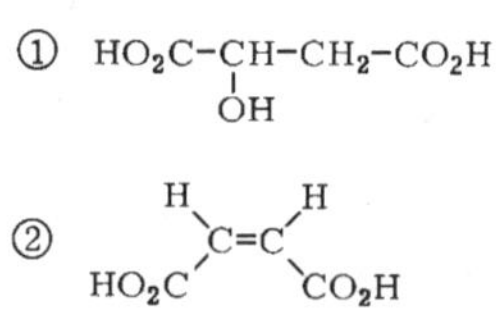

- Die Reaktion (1) - (2) ist eine Eliminierung
- Die Reaktion (2) - (1) ist eine Hydratisierung
- (1) besitzt ein Chiralitätszentrum
- Von (2) ist ein trans-Isomeres denkbar

Zu nebenstehenden Reaktionen trifft zu:

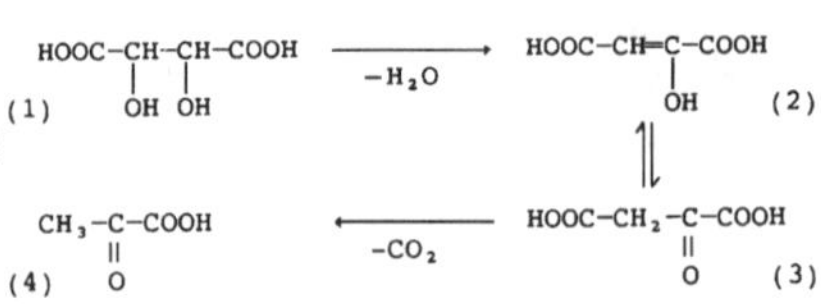

- Die Reaktion (1) - (2) ist eine Eliminierung
- Die Reaktion (3) - (4) ist eine Decarboxylierung
- (3) ist die Ketoform von (2)
- (4) heißt Brenztraubensäure

Bei der **Dehydratisierung** einer organischen Verbindung

- findet eine Eliminierung von Wasser statt
- kann ein Olefin entstehen

Bei nebenstehender Reaktion handelt es sich um eine **Substitution**.

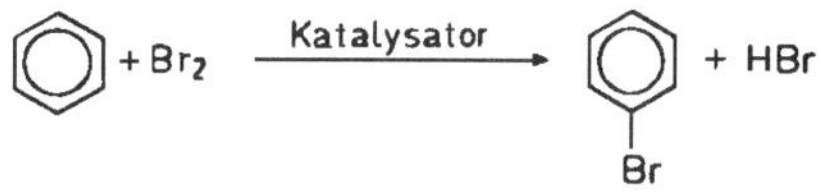

Substituiert man bei CH_4 ein H-Atom durch eine OH-Gruppe, erhält man Methanol

7.2. Verbindungen mit einfach gebundenen Heteroatomen

7.2.1 Alkohole
Klassifizierung von primären, sekundären, tertiären, einwertigen und mehrwertigen Alkoholen (Strukturformeln vorgegeben)

7.2.2 Unterschiede Alkane/Alkohole
Eigenschaften, in denen sich Alkane und Alkohole unterscheiden (Siedepunkt, Assoziationsvermögen, Wasserstoffbrückenbindung, Löslichkeit in lipophilen und hydrophilen Lösungsmitteln)

7.2.3 Redoxreaktionen bei Alkoholen und Thiolen
Überprüfung vorgegebener Reaktionsgleichungen für die Oxidation primärer Alkohole (zu Aldehyden/Carbonsäuren), sekundärer Alkohole (zu Ketonen) und Thioalkohole (zu Disulfiden), Kennzeichnung des Oxidationsvorgangs durch Abgabe von Protonen und Elektronen oder als Dehydrierung, Erkennen von Verbindungen (Strukturformeln vorgegeben), die durch Oxidation/Reduktion ineinander umgewandelt werden

7.2.4 Unterschiede Alkohole/Thiole
Eigenschaften, in denen sich primäre Alkohole und Thiole gleicher C-Atomzahl unterscheiden (Azidität, Oxidierbarkeit)

7.2.5 Ether
Strukturmerkmale symmetrischer und unsymmetrischer Ether, Eigenschaften, in denen sich Alkohole und Ether gleicher C-Atomzahl unterscheiden (Siedepunkt, Oxidierbarkeit, Basizität)

7.2.6 Thioether
Strukturprinzip, Erkennen in vorgegebenen Formeln

7.2.7 Phenole
Klassifikation von einwertigen und mehrwertigen Phenolen (Strukturformeln vorgegeben), charakteristische Eigenschaften von Phenolen (Azidität, Oxidierbarkeit, erleichterte Substitution am Kern verglichen mit Benzol)

7.2.8 Amine
Klassifikation von primären, sekundären und tertiären Aminen, deren Salzen, sowie von quartären Ammoniumsalzen (Strukturformeln vorgegeben)

7.2.9 Basizität von Aminen und Amiden Kenntnis des Einflusses von Substituenten (aromatisch/aliphatisch, Acyl- und Sulfonyl-Reste)

Nebenstehende Verbindung ist ein **primärer Alkohol**.

$$H_3C-CH_2-CH_2-CH_2-OH$$

Nebenstehende Verbindung ist ein **sekundärer Alkohol**.

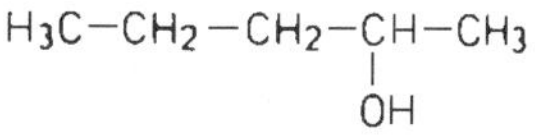

Bei der Hydratisierung der nebenstehenden Verbindung entsteht ein sekundärer Alkohol.

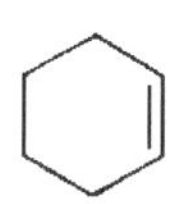

Nebenstehende Verbindung

- ist ein **tertiärer Alkohol**
- ist ein **einwertiger Alkohol**.

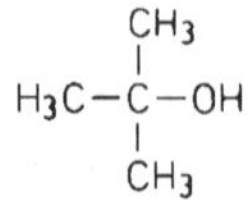

Zu nebenstehender Verbindung trifft zu:

- Die gezeigte Substanz ist ein einwertiger Alkohol
- Sie ist ein sekundärer Alkohol
- Sie ist chiral
- Durch Wasserabspaltung entsteht Buten

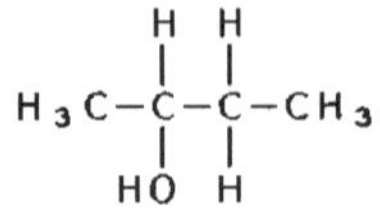

Nebenstehende Verbindung ist ein **zweiwertiger Alkohol**.

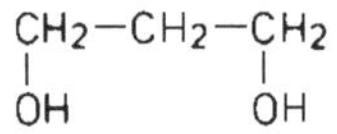

Nebenstehende Verbindung ist ein **dreiwertiger Alkohol**.

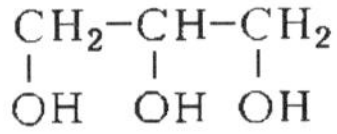

Ethanolmoleküle assoziieren durch Bildung von Wasserstoffbrückenbindungen.

Eine Verbindung X mit der Summenformel C_3H_8O gibt bei der milden Oxidation ein Produkt mit der Summenformel C_3H_6O, das mit Fehlingscher Lösung reagiert und mit Hydroxylamin ein Oxim bildet.

- Die Verbindung X ist ein primärer Alkohol

Zur nebenstehenden Reaktion trifft zu:
(rel. Atommasse H = 1, C = 12, O = 16)

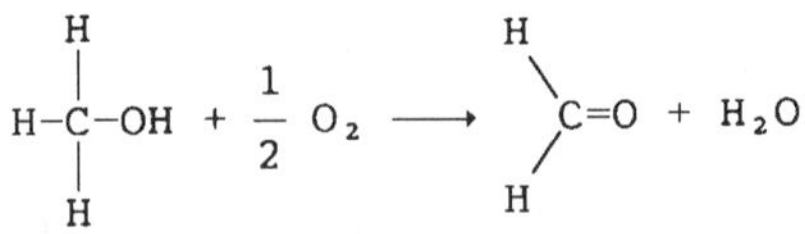

- Es handelt sich um die Oxidation von Methanol
- Reaktionsprodukt ist Formaldehyd
- Sie ist richtig bilanziert
- Aus 32 g Methanol entstehen bei vollständigem Umsatz nur 30 g Formaldehyd

Über die Verbindungen 1 und 2 trifft zu:

(1) $H_3C\text{-}CH_2\text{-}OH$
(2) $H_3C\text{-}O\text{-}CH_3$

- (1) und (2) sind Strukturisomere
- (1) heißt Äthanol, (2) ist ein Äther
- (1) hat einen höheren Siedepunkt als (2)
- (1) läßt sich leichter oxidieren als (2)

Zur nebenstehenden Substanz trifft zu:

$$CH_3—CH_2—\underline{\bar{O}}—CH_2—CH_3$$

- Es handelt sich um Diethylether
- Sie ist strukturisomer mit Butanol
- Sie kann Protonen an die Elektronenpaare am Sauerstoff anlagern und ist daher eine schwache Base
- Durch Protonenanlagerung entsteht eine Verbindung mit dreibindigem Sauerstoff

Zu **Phenolen** trifft zu:

- Phenole enthalten stets ein aromatisches Ringsystem
- Phenole enthalten mindestens eine OH-Gruppe
- Phenole sind schwache Säuren
- Phenole sind Säuren, weil Phenole in wäßriger Lösung Protonen abgeben

Zur dargestellten Substanz trifft zu:

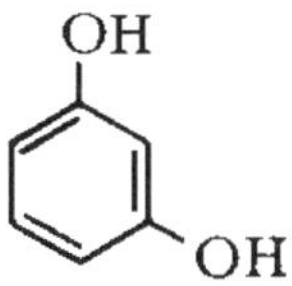

- Es handelt sich um ein zweiwertiges Phenol
- Die Substituenten stehen in meta-Stellung zueinander
- Es handelt sich um eine zweiprotonige, schwache Säure
- Die Substanz hat einen ebenen Molekülbau

Zu der in der nebenstehenden Formel abgebildeten Substanz trifft zu:

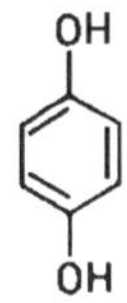

- Es handelt sich um zweiwertiges Phenol
- Die Substanz ist eine zweiprotonige schwache Säure
- Die funktionellen Gruppen stehen in para-Stellung zueinander
- Durch Oxidation entsteht aus der Substanz ein Chinon

Zu nebenstehenden Verbindungen trifft zu:

(1) 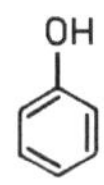 (2) 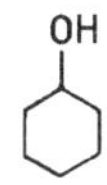

- (1) und (2) lassen sich an der OH-Gruppe verestern

o-Chlorphenol ist eine stärkere Säure als Phenol, weil im o-Chlorphenol durch die Nachbarschaft des elektronegativen Chlors die Dissoziationsfähigkeit der phenolischen OH-Gruppe erhöht wird.

Amine können als Basen fungieren, weil Amine mit freiem Elektronenpaar am Stickstoffatom Protonen anlagern können.

Zur nebenstehenden Verbindung trifft zu:

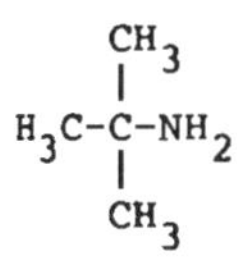

- Es handelt sich um ein **primäres Amin**
- Das N-Atom besitzt ein freies Elektronenpaar
- Bei Zugabe von HCl entsteht ein Salz
- Die NH_2-Gruppe reagiert mit Aldehyden oder Ketonen zur Schiff-Base (= Azomethin)
- *nicht:* Die Verbindung enthält ein Chiralitätszentrum

Für nebenstehende Verbindungen trifft zu:

(1) 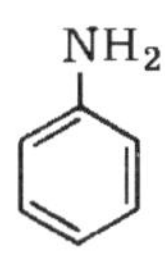 (2) 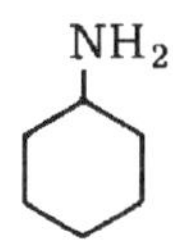

- (1) und (2) sind primäre Amine
- Aus (1) und (2) entstehen mit Acetylchlorid Säureamide
- Beide reagieren mit geeigneten Reagenzien als Nucleophil
- Die Summenformeln von (1) und (2) unterscheiden sich um sechs H-Atome
- (1) ist eine schwächere Base als (2)

Die Verbindung $H_3C\text{-}NH_2$

- heißt **Methylamin**
- entsteht durch Decarboxylierung von Glycin
- kann sich als Nucleophil an das elektrophile Zentrum (C-Atom) einer Carbonyl-Gruppe anlagern
- ist eine stärkere Base als Ammoniak

Zur nebenstehenden Verbindung trifft zu:

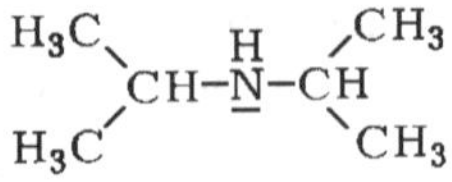

- Es handelt sich um ein **sekundäres Amin**
- Das N-Atom trägt ein freies Elektronenpaar
- Bei Zugabe von HCl entsteht ein Salz
- Die Verbindung reagiert mit einem Carbonsäurechlorid als Nucleophil

Zur nebenstehenden Verbindung trifft zu:

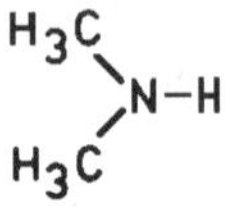

- Es handelt sich um sekundäres Amin
- Das N-Atom trägt ein freies Elektronenpaar
- Bei Zugabe von HCl entsteht ein Salz
- Wäßrige Lösungen dieser Verbindung, gemischt mit ihrem Hydrochlorid, besitzen Puffereigenschaften

Zur nebenstehenden Verbindung trifft zu:

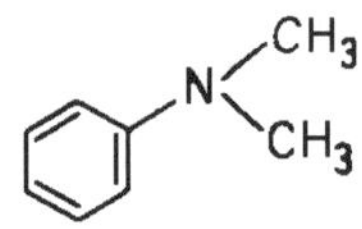

- Es handelt sich um ein **tertiäres Amin**
- Bei Zugabe einer starken Säure entsteht ein Salz

Quartäre Ammoniumsalze reagieren nicht als Nucleophile, weil das N-Atom der quartären Ammoniumsalze positiv geladen ist und kein freies Elektronenpaar mehr besitzt.

Die **Basizität** der NH-Gruppierung einer Säureamidgruppe ist im Vergleich zur NH_2-Gruppe eines Amins stark herabgesetzt, weil der Sauerstoff der benachbarten Carbonylgruppe Elektronen anzieht und dadurch das freie Elektronenpaar am Stickstoff der Amidgruppe weggezogen wird.

7.3. Carbonylverbindungen

7.3.1 C=O-Doppelbindung
Richtung der Polarisation, Bindungszustand, Bindungswinkel, freie Elektronenpaare

7.3.2 Reaktivität der CO-Gruppe
Kennzeichnung der elektrophilen und nucleophilen Zentren (Strukturformeln vorgegeben)

7.3.3 Aldehyde und Ketone
Klassifizierung, Umsetzung mit Nucleophilen (Wasser, Alkoholen, primären Aminen), Reaktionsablauf: Addition eines Nucleophils an die CO-Gruppe mit nachfolgender Dehydratisierung, Erklärung der Säurekatalyse, Ergänzung von vorgegebenen Reaktionsgleichungen, Kenntnis der Verbindungsklasse der Reaktionsprodukte, Zuordnung von Reaktionspartnern und Produkten (Strukturformeln vorgegeben)

7.3.4 Unterschiede Aldehyde/Ketone
Reaktionen, in denen sich Aldehyde und Ketone unterscheiden (Oxidierbarkeit) bzw. gleichen (Reaktionen mit Nucleophilen)

7.3.5 α-ständige H-Atome in Carbonylverbindungen
Erkennen in vorgegebenen Strukturformeln; Abspaltbarkeit als Proton unter Bildung eines Carbanions (mesomeriestabilisiert), Azidität in Abhängigkeit von der Zahl der benachbarten Carbonylgruppen

7.3.6 Aldol-Addition bzw. -Kondensation
Reaktionsablauf (am Beispiel $R\text{-}CH_2\text{-}CHO$): Nucleophiler Angriff des Carbanions am Carbonyl-C-Atom, Verlängerung der C-Kette, Dehydratisierung; Bedeutung des alkalischen Milieus, Zuordnung von Reaktionspartnern und Produkten (Strukturformeln vorgegeben)

7.3.7 Chinone
Erkennen der 1,4-Chinonstruktur in vorgegebenen Verbindungen

7.3.8 Hydrochinon/Chinon-System
Erkennen als Redox-System, Überprüfung vorgegebener Reaktionsgleichungen auf Richtigkeit (Strukturformeln, Abgabe/Aufnahme von Elektronen und Protonen)

Zur **Carbonylgruppe** eines Aldehyds oder Ketons trifft zu:

- Das Carbonyl-C-Atom ist sp^2-hybridisiert
- Das Carbonyl-C-Atom trägt eine positive Partialladung
- In der Carbonylgruppe sind zwischen C- und O-Atom eine σ- und eine π-Bindung wirksam.
- Am Sauerstoffatom befinden sich zwei freie Elektronenpaare

Zu **Aldehyden** trifft zu:

- Sie entstehen durch Oxidation primärer Alkohole
- Sie reagieren mit primären Aminen
- Die niederen aliphatischen Aldehyde sind wasserlöslich
- Sie lassen sich zu Carbonsäuren oxidieren
- Sie reagieren mit Alkoholen zu Acetalen

Zur angegebenen Newman-Projektion des Glycerinaldehyds trifft zu:

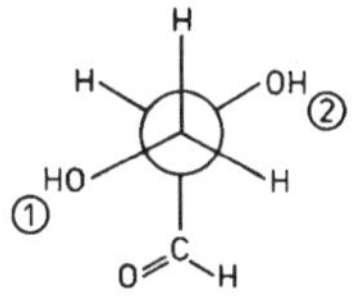

- Dargestellt ist R-Glycerinaldehyd
- Achse der Projektion ist die Bindung C-2/C-3
- Der Formel lassen sich Aussagen zur Konformation und Konfiguration des Glycerinaldehyds entnehmen
- Durch Oxidation der Aldehydgruppe entsteht Glycerinsäure

Zur abgebildeten Reaktion und den daran beteiligten Verbindungen trifft zu:

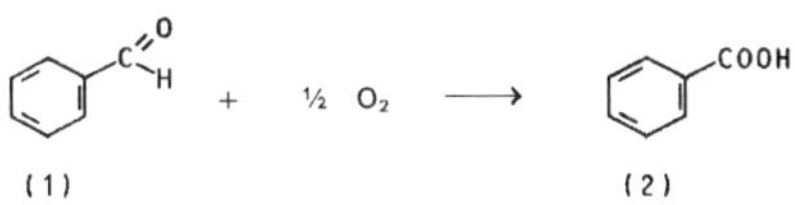

- (1) ist **Benzaldehyd**
- Bei der abgebildeten Reaktion entsteht Benzoesäure
- (1) kann zu einem primären Alkohol reduziert werden
- (1) kann mit primären Aminen reagieren
- (1) reagiert mit Alkoholen unter Bildung von Halbacetalen bzw. Acetalen
- (1) enthält ausschließlich sp^2-hybridisierte C-Atome

Zu nebenstehenden Verbindungen trifft zu:

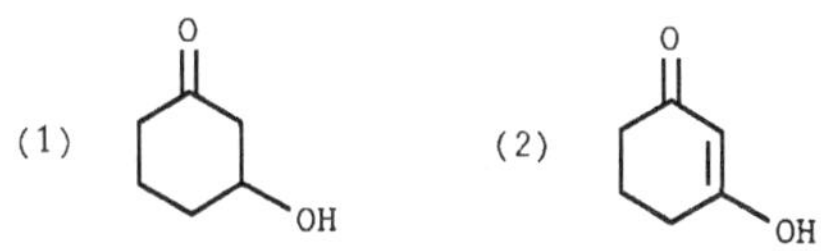

- (1) und (2) sind **Ketone**
- (2) entsteht aus (1) durch Dehydrierung
- (1) ist ein sekundärer Alkohol
- (1) und (2) enthalten azide α-ständige H-Atome

Ein Aldehyd läßt sich von einem Keton durch Umsetzung mit einem milden Oxidationsmittel unterscheiden.

Mit folgenden Reagenzien kann man wasserlösliche Aldehyde und Ketone unterscheiden:

- Alkohol (in Gegenwart von Säuren)
- Cu^{2+}/OH^-/Weinsäure (Fehling-Lösung)

Bei Aldehyden und Ketonen ist das Carbonyl-C-Atom ein elektrophiles Zentrum.

Das Carbonyl-O-Atom in Aldehyden und Ketonen wird leicht von Elektrophilen angegriffen.

Die Carbonylgruppe des Ketons addiert bei der Reduktion zwei H-Atome.

Vorgegeben ist nebenstehende Verbindung: Aus folgenden Komponenten setzt sich die Verbindung zusammen, wenn man weiß, daß eine **Aldoladdition** stattgefunden hat:

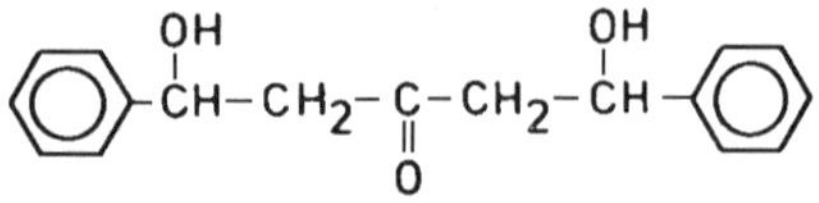

- Benzaldehyd
- Aceton

Zur nebenstehenden Verbindung trifft zu:

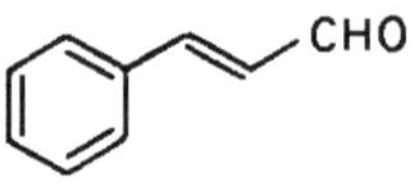

- Die Verbindung kann aus Benzaldehyd und Acetaldehyd bei einer **Aldolkondensation** entstanden sein
- Alle C-Atome sind sp^2-hybridisiert
- Mit geeigneten Oxidationsmitteln entsteht eine Carbonsäure
- Von dieser Verbindung existiert ein cis-Isomer
- Mit primären Aminen bildet sich eine Schiff-Base

Zum **Naphthochinon** trifft zu:

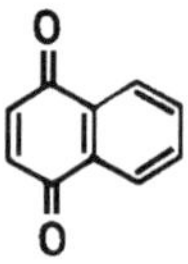

- Naphthochinon-(1,4) kann zu Naphthohydrochinon reduziert werden
- Naphthochinon kann unter H_2-Aufnahme reduziert werden
- Das Redoxpotential des Naphthochinons ist pH-abhängig
- Die Reduktionsreaktion ist pH-abhängig
- Die Reduktion geht mit einer Änderung des UV-Adsorptionsspektrums einher
- Vitamin K enthält ein Naphthochinonsystem

Zum **Chinonsystem** trifft zu:

- Es entsteht durch Oxidation aus einem Hydrochinonsystem
- Im Vitamin K liegt ein Chinonsystem vor
- Ein äquimolares Gemisch aus Chinon und Hydrochinon ist die Basis für eine Redoxelektrode
- Chinone sind am Elektronentransport in der Atmungskette beteiligt

Zur nebenstehenden Verbindung trifft zu:

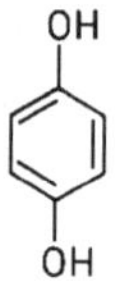

- Die abgebildete Substanz ist **Hydrochinon**
- Es handelt sich um ein zweiwertiges Phenol
- Die Substanz ist zu p-Benzochinon oxidierbar
- Die OH-Gruppen stehen in para-Stellung zueinander
- Die Substanz findet sich in Ubichinon wieder
- Die Substanz ist eine schwache, zweiprotonige Säure
- Die Substanz ist besser wasserlöslich als Benzol

Das Redoxpotential des Chinon/Hydrochinon-Systems ist vom pH-Wert der Lösung abhängig.

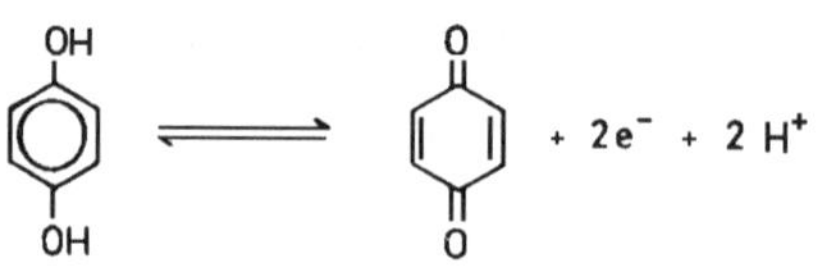

7.4. Carbonsäuren und Carbonsäurederivate

7.4.1 Azidität
Ursache der unterschiedlichen Azidität von Carbonsäuren und Alkoholen, qualitativer Einfluß von Substituenten (NH_3^+, OH, Cl, jeweils in α- und ß-Stellung) auf den pK-Wert einer Carbonsäure

7.4.2 Klassifizierung
Klassifizierung als Mono-, Di- oder Tricarbonsäuren (Strukturformeln vorgegeben)

7.4.3 Oberflächenaktive Stoffe
Molekülaufbau am Beispiel der Anion-Seifen, Beschreibung der Wirkung (regelmäßige Anordnung der Moleküle an der Phasengrenze, Mizellenbildung, Senkung der Oberflächenspannung des Wassers, Emulgiervermögen)

7.4.4 Lipophile/hydrophile Gruppen
Kennzeichnung in vorgegebenen Verbindungen

7.4.5 Carbonsäurederivate
Klassifizierung von Verbindungen (Strukturformeln vorgegeben) als Carbonsäurechloride, -anhydride, -amide, -ester und -thioester

7.4.6 Umsetzung mit Nucleophilen
Einordnung der Carbonsäurederivate nach ihrer Reaktivität gegenüber Nucleophilen (H_2O, NH_3, Alkoholen, Aminen), Überprüfung vorgegebener Reaktionsgleichungen auf Richtigkeit, Bedeutung der Säurekatalyse (ohne Einzelmechanismus)

7.4.7 Säurekatalysierte Veresterung
Überprüfung vorgegebener Reaktionsgleichungen auf Richtigkeit, Einfluß von Katalysator und Temperatur auf die Einstellungsgeschwindigkeit des Gleichgewichts

7.4.8 Alkalische Esterhydrolyse und Carbonsäureamidhydrolyse
Überprüfung vorgegebener Reaktionsgleichungen auf Richtigkeit, Unterschiede zur säurekatalysierten Esterhydrolyse: Vollständigkeit des Reaktionsablaufs, irreversible/reversible Reaktion, Verbrauch von OH-

7.4.9 Lactone
Erkennen der Esterbindung in Lactonen (Strukturformeln vorgegeben)

Das Chlorid einer **Carbonsäure** reagiert mit Wasser schneller als das Amid der gleichen Säure.

Die negative Ladung ist beim Carboxylat-Anion besser stabilisiert als beim Alkoholat-Anion.

Über die nebenstehenden Verbindungen trifft zu:

- (1) und (2) sind **Monocarbonsäuren**
- Die Rotation um die C-C-Bindungsachse der Doppelbindung ist eingeschränkt
- (1) und (2) sind cis-trans-Isomere
- (2) ist Ölsäure

①
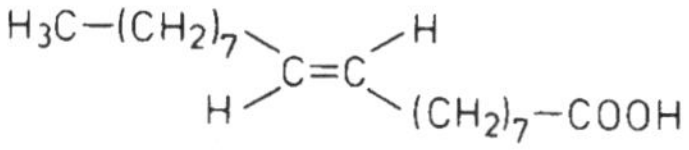

②
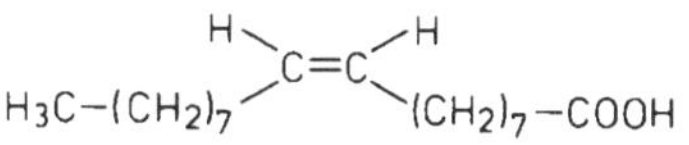

Zu nebenstehender Reaktion und den daran beteiligten Verbindungen trifft zu:

- (1) und (2) sind **Tricarbonsäuren**
- (1) heißt Citronensäure
- Die Reaktion (1) - (2) ist eine Eliminierung
- Die Reaktion (1) - (2) ist eine Dehydratisierung
- Die Reaktion (1) - (2) ist ein Schritt im Citratcyclus
- Von (2) gibt es cis/trans-Isomere

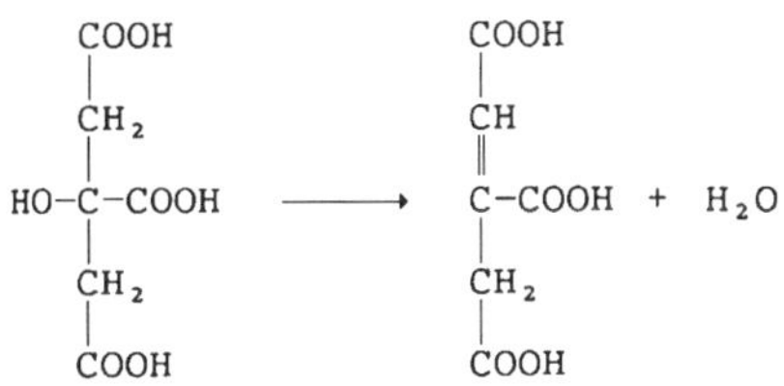

(1) (2)

Zu den nebenstehenden Verbindungen trifft zu:

- (1) und (2) sind Tricarbonsäuren
- (1) und (2) sind Strukturisomere
- (1) enthält eine tertiäre, (2) eine sekundäre Alkoholgruppe
- (1) und (2) können unter Bildung einer Doppelbindung dehydratisiert werden

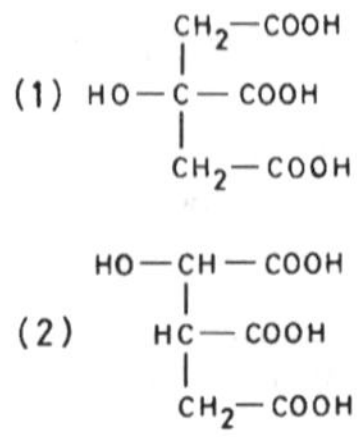

Nebenstehende Verbindungen dissoziieren mehrstufig:

- (1) Kohlensäure
- (2) Oxalsäure
- (3) Alanin
- (4) Bernsteinsäure
- (5) Citronensäure

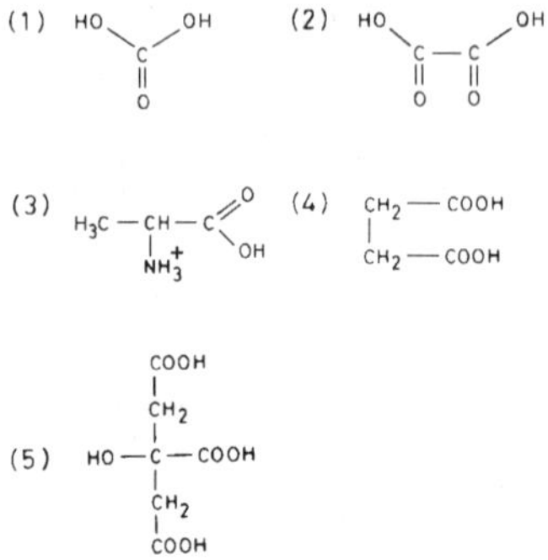

Zu nebenstehender Gleichung trifft zu:

- (1) heißt Äpfelsäure
- (1) besitzt ein Chiralitätszentrum
- (2) heißt Fumarsäure
- Es handelt sich um eine Dehydratisierung
- Es handelt sich um eine Eliminierungsreaktion

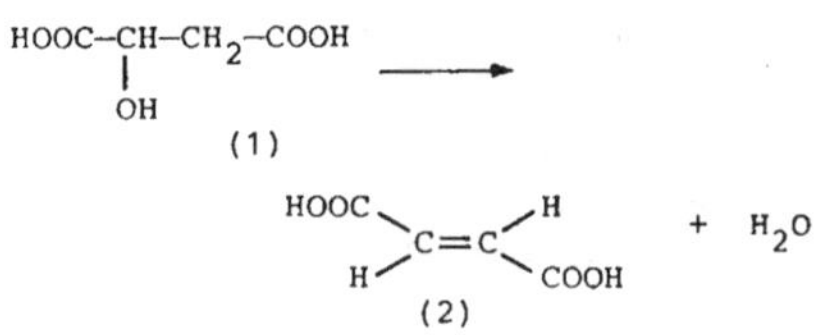

Zu nebenstehenden Verbindungen trifft zu:

- (1) und (2) sind oberflächenaktive Stoffe
- (2) ist eine Invertseife
- In Öl-Wasser-Gemischen zeigen die Moleküle der Verbindungen eine regelmäßige Anordnung an der Phasengrenzfläche
- Beide Verbindungen senken die Oberflächenspannung des Wassers

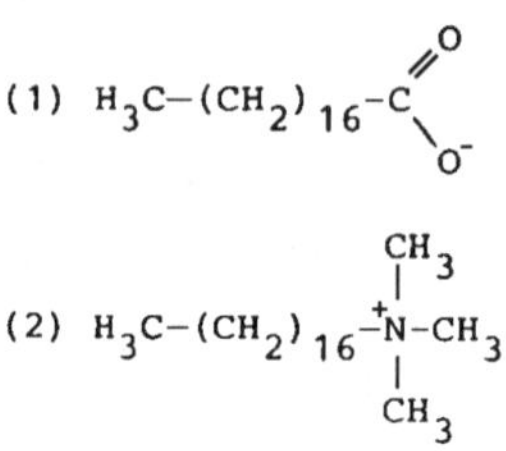

Die abgebildete Verbindung

- heißt **Acetanhydrid**
- entsteht formal aus Essigsäure unter Wasserabspaltung
- reagiert mit Alkohol unter Bildung von Estern
- reagiert mit Wasser unter Bildung von 2 Molekülen Essigsäure

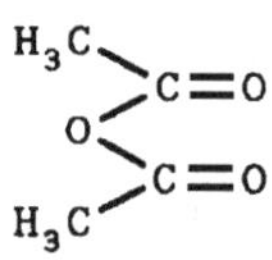

Acetylchlorid

- ist ein Derivat der Essigsäure
- enthält Chlor in kovalenter Bindung
- reagiert mit Wasser zu Essigsäure und HCl
- wird von einem Nucleophil am Carbonyl-C-Atom angegriffen
- bildet in fester Form Ionengitter
- Bei der Umsetzung von Acetylchlorid mit Wasser entstehen Cl^--Ionen

Zu nebenstehender Reaktion trifft zu:

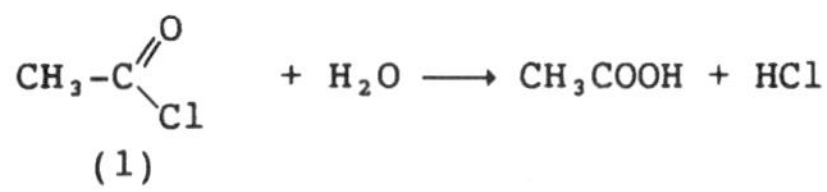

- Die Reaktion beschreibt eine Hydrolyse
- (1) ist Acetylchlorid
- (1) ist ein sehr reaktives Carbonsäurederivat
- Die C-Cl-Bindung ist so polarisiert, daß die positive Ladung des Dipols beim C liegt

Nebenstehende Verbindung ist eine α-**Aminocarbonsäure**.

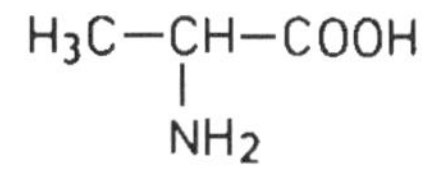

Acetylchlorid und Essigsäuremethylester unterscheiden sich in ihrer Reaktivität gegenüber **Nucleophilen**, weil kovalent gebundenes Chlor das benachbarte C-Atom stärker positiv polarisiert als ein OCH_3-Rest.

Zu nebenstehenden Reaktionen trifft zu:

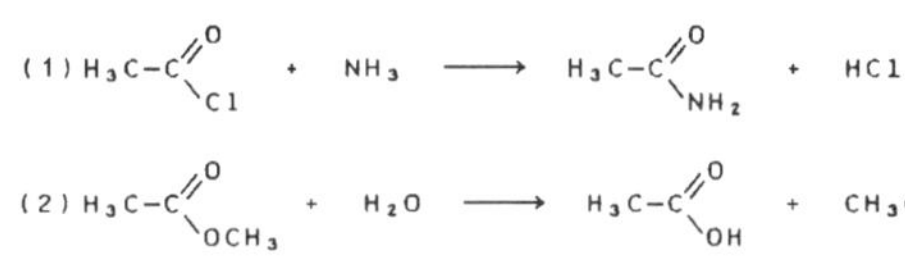

- Bei Raumtemperatur läuft Reaktion (1) rascher ab als Reaktion (2)
- Ammoniak bzw. Wasser reagieren als Nucleophil
- Bei Reaktion (1) entsteht ein Säureamid
- Reaktion (2) ist eine Esterhydrolyse

Um bei einer **säurekatalysierten Veresterung** eine möglichst hohe Ausbeute an Ester (bezogen auf die eingesetzte Menge Säure) zu erhalten, muß man

- das bei der Reaktion gebildete Wasser entfernen
- die Konzentration des eingesetzten Alkohols erhöhen

Für die **alkalische Esterverseifung** (I) und die **säurekatalysierte Esterhydrolyse** (II) in wäßriger Lösung trifft zu:

- Bei I entsteht das Carboxylatanion der Carbonsäure, bei II die Carbonsäure selbst
- OH^- wird bei I verbraucht, H^+ bei II nicht
- I verläuft vollständig, sofern pro Estergruppe ein Moläquivalent OH^- zugesetzt wird
- Bei II stellt sich ein Gleichgewicht ein

Über die **Esterspaltung (= Verseifung)** trifft zu:

- Sie kann durch starke Säuren katalysiert werden
- Sie läßt sich durch Erwärmen der Reaktionslösung beschleunigen
- Sie wird im sauren Milieu durch H^+-Ionen katalysiert
- Die Geschwindigkeit der Verseifung in alkalischem Milieu hängt von der Konzentration der OH^--Ionen ab
- In wäßrigem Natriumhydroxid entsteht das Natriumsalz der Carbonsäure
- Die Spaltung von Acetylcholin ist eine Esterspaltung
- Bei einer alkalischen Verseifung von Neutralfetten entstehen Glycerin und die Anionen fettsaurer Salze
- Die Verseifung verläuft im sauren Milieu reversibel
- Die Verseifung verläuft im alkalischen Milieu irreversibel
- Der Betrag der freien Energie der Reaktion ist bei Ablauf im alkalischen Milieu größer als bei der säurekatalysierten Hydrolyse
- Die Gleichgewichtskonstante ist im sauren und alkalischen Milieu unterschiedlich

Die Reaktionsgleichung für die alkalische Verseifung lautet:

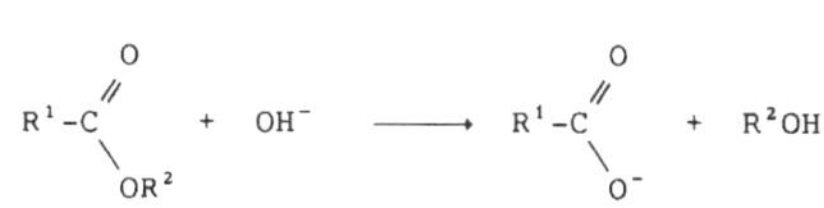

Die Reaktionsgleichung bei saurer Verseifung lautet:

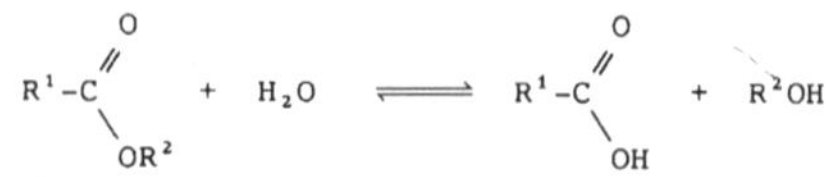

Über die **alkalische Esterhydrolyse** trifft zu:

- Die Hydrolyse verläuft irreversibel
- Pro Estergruppe wird ein OH^--Ion verbraucht
- Die Geschwindigkeit der Hydrolyse hängt von der OH^--Ionen-Konzentration ab
- Die Geschwindigkeit der Hydrolyse hängt von der Temperatur ab

Zur nebenstehenden Reaktion trifft zu:

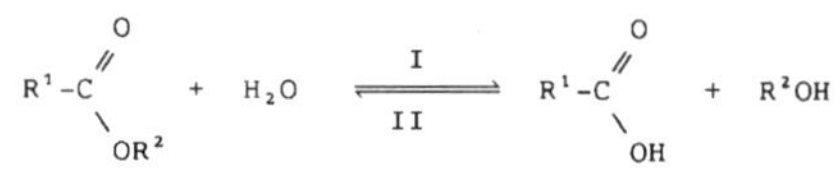

- Reaktionsrichtung I ist eine Esterhydrolyse
- H^+-Ionen wirken katalytisch
- Die Reaktion I verläuft bei niedriger Esterkonzentration als Reaktion erster bzw. pseudoerster Reaktionsordnung
- Die Reaktionsprodukte von I sind freie Säure/Carbonsäure und Alkohol
- Durch Wasserentzug wird bei Reaktion II die Ausbeute an Ester erhöht

Zu nebenstehender Reaktion trifft zu:

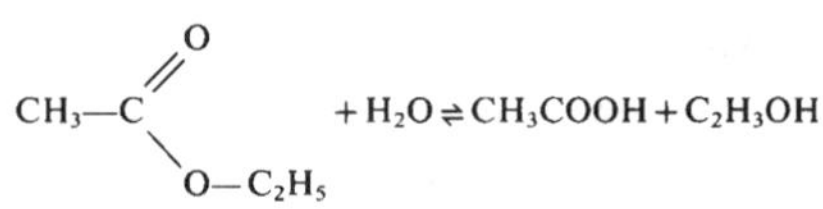

- Links steht ein Essigsäureethylester
- Die Reaktion ist - von links nach rechts gelesen - eine Hydrolyse
- Die Einstellung des Gleichgewichts wird durch H^+-Ionen katalysiert
- Durch Temperaturerhöhung wird die Geschwindigkeit der Gleichgewichtseinstellung erhöht

Nebenstehende Reaktion trifft zu:

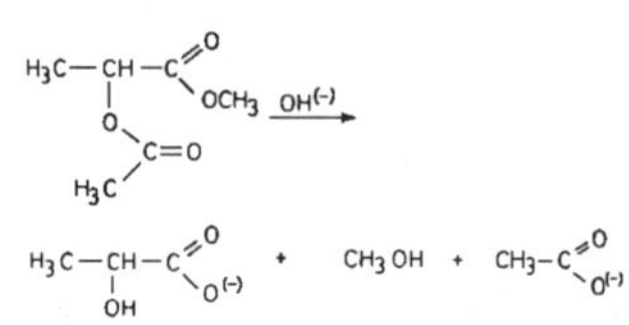

Für folgende Reaktionen trifft zu:

(1) $CH_3COOH + NaOH \Leftrightarrow CH_3COO^-Na^+ + H_2O$
(2) $CH_3COOCH_3 + NaOH \Leftrightarrow CH_3COO^-Na^+ + CH_3OH$

- Für die quantitative Umsetzung wird bei beiden ein Mol-Äquivalent NaOH benötigt
- Reaktion (1) läuft schneller ab als Reaktion (2)
- Bei Reaktion (2) wird eine kovalente Bindung gespalten
- Bei beiden Reaktionen entsteht ein Salz

Nebenstehende Verbindung ist ein **Lacton**.

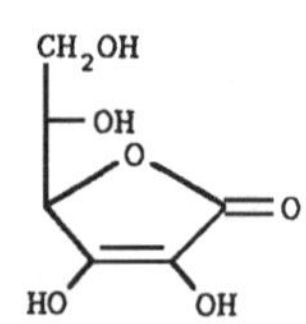

7.5. Hydroxy- und Ketocarbonsäuren

7.5.1 Klassifizierung
Klassifizierung von Verbindungen als a- und ß-Hydroxy- bzw. Ketocarbonsäuren (Strukturformeln vorgegeben)

7.5.2 Redox-Reaktionen
Überprüfung von Redox-Gleichungen auf Richtigkeit, Erkennen von Verbindungen, die sich durch Redox-Reaktionen ineinander umwandeln lassen

7.5.3 Keto-Enol-Tautomerie
Erkennen von Verbindungen (Formeln vorgegeben), die zur Keto-Enol-Tautomerie befähigt sind, Erkennen von Keto- und Enol-Form einer Verbindung

7.5.4 Decarboxylierung
Zuordnung von Ausgangs- und Endprodukt bei der Decarboxylierung von Ketosäuren und (α-Aminosäuren (Strukturformeln vorgegeben)

Für nebenstehende Verbindungen trifft zu:

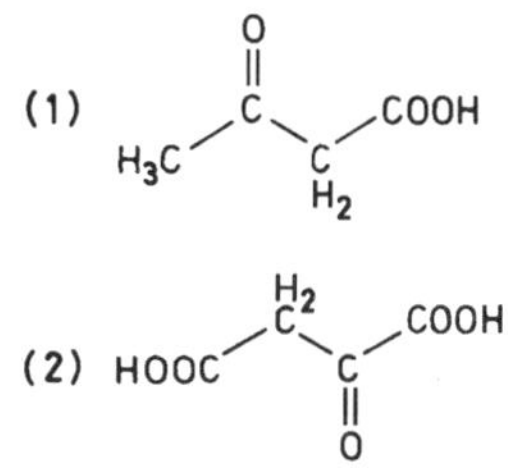

- (1) und (2) sind **Ketocarbonsäuren**
- (1) heißt Acetoacetat/Acetessigsäure
- (2) ist eine Dicarbonsäure
- (2) heißt Oxalacetat/2-Keto-succinat
- Bei der Decarboxylierung von (1) entsteht Aceton
- (1) kann zu 3-Hydroxybuttersäure reduziert werden

Zu nebenstehenden Verbindungen trifft zu:

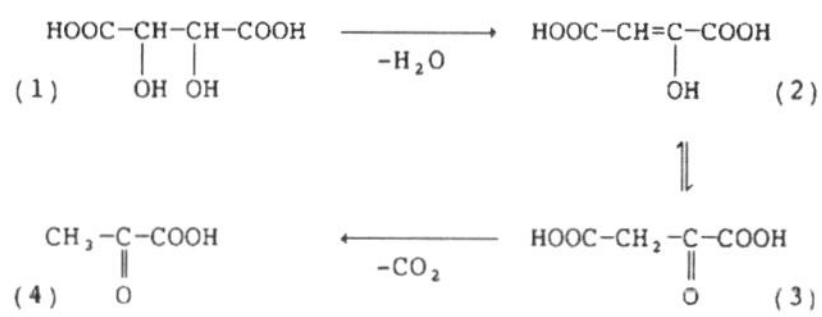

- (3) und (4) sind α-Ketocarbonsäuren
- Die Reaktion (1) - (2) ist eine Dehydratisierung
- Die Reaktion (3) - (4) ist eine Decarboxylierung
- (2) und (3) sind ein Beispiel für die Keto-Enol-Tautomerie

Die nebenstehende Verbindung geht eine **Keto-Enol-Tautomerie** ein.

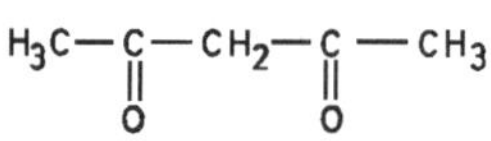

- Die Enolform lautet:

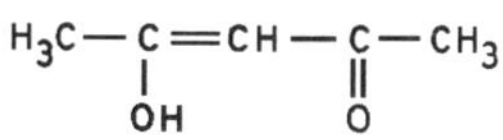

- Entfernt man die Enolform aus dem Gleichgewicht, dann wandelt sich die Ketoform weiter in die Enolform um
- Die Enolform kann als Chelator wirken
- Die Enolform kann ein mesomeriestabilisiertes Anion liefern
- Die Bildung des Anions der Enolform läuft bevorzugt bei hohem pH-Wert ab

Zu nebenstehender Reaktion trifft zu:

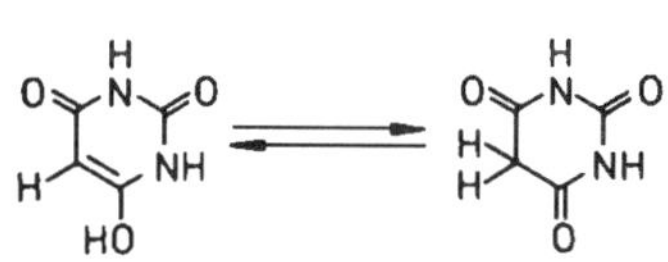

- Die Formeln zeigen Barbitursäure
- Die Formeln spiegeln ein Keto-Enol-Gleichgewicht wieder
- Ein äquimolares Gemisch aus Barbitursäure und ihrem Natriumsalz ist ein Puffersystem
- Der Heterocyclus der Barbitursäure entspricht dem des Thymins

Von den nebenstehenden Carbonylverbindungen läßt sich eine Enol-Form formulieren.

(1) (2) (3)

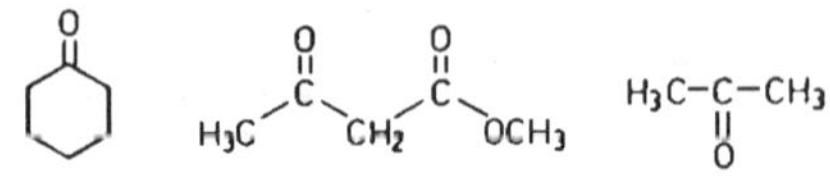

Vom Uracil existieren die nebenstehenden Formen, weil Uracil eine tautomere Umlagerung zeigt.

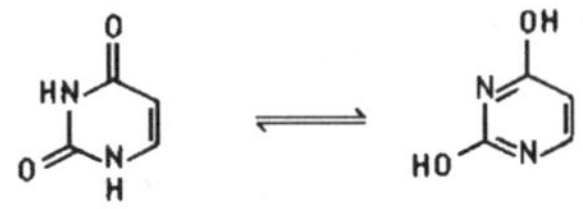

Die nebenstehende Verbindung entsteht bei der **Decarboxylierung** von Brenztraubensäure.

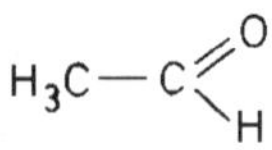

Die abgebildete Substanz

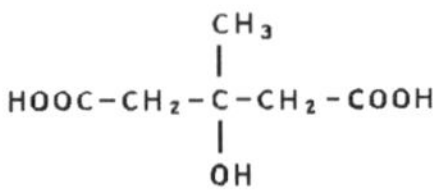

- ist eine Dicarbonsäure
- ist ein tertiärer Alkohol
- kann durch Decarboxylierung in eine β-Hydroxycarbonsäure umgewandelt werden
- kann als CoA-Verbindung aus Acetoacetyl-CoA und Acetyl-CoA entstehen

Zu den nebenstehenden Verbindungen und den (unvollständigen) Reaktionsgleichungen trifft zu:

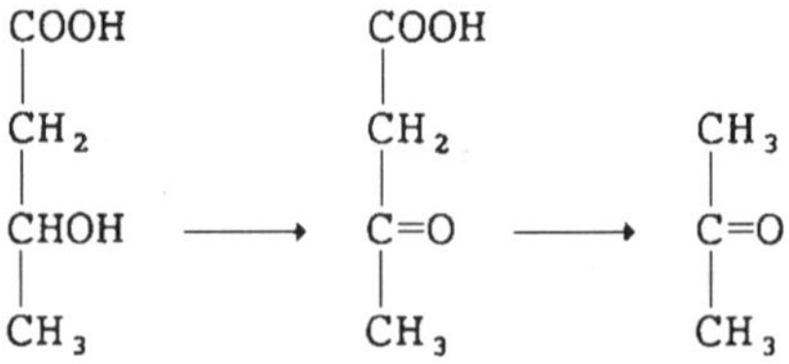

(1) (2) (3)

- (1) ist β-Hydroxybuttersäure, (2) ist Acetessigsäure, (3) ist Aceton
- Die Reaktion von (1) zu (2) ist eine Oxidation, von (2) zu (3) eine Decarboxylierung
- Bei unbehandeltem Diabetes mellitus können alle drei Substanzen im Harn nachgewiesen werden
- (2) ist als CoA-Verbindung ein Zwischenprodukt der Cholesterol-Biosynthese

7.6. Organische Derivate der Phosphor-, Schwefel- und Kohlensäure

7.6.1 Phosphorsäure
Erkennen von Mono- und Diestern mit Alkoholen (Formeln vorgegeben), Kennzeichnung von Phosphorsäureestern oder -anhydriden (Formeln vorgegeben), z.B. AMP, ATP, CAMP, 1,3-Bisphosphoglycerat, Acylphosphat

7.6.2 Schwefelsäure
Erkennen von Mono- und Diestern mit Alkoholen, Anhydriden mit Phosphorsäure (z.B. PAPS), Sulfonsäuren, Sulfonamiden

7.6.3 Kohlensäure
Struktur und Eigenschaften von Harnstoff und Guanidin, Erkennen von N-substituierten Harnstoff- und Guanidin-Derivaten (auch zyklischen) bei vorgegebenen Formeln; Carbamoylphosphat

Zur **Phosphorsäure** trifft zu:

- Die relative Molmasse ist 98 (Atommassen H = 1, O = 16, P = 31)
- Die Oxidationszahl des P ist + 5
- Sie ist dreiprotonig
- Die Calciumverbindung ist in Wasser schlecht, in starken wäßrigen Mineralsäuren gut löslich

Nebenstehende Verbindungen sind **Phosphorsäureester**.

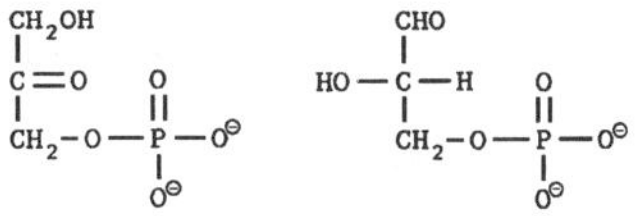

Bei nebenstehender Verbindung handelt es sich um ein **Sulfonamid**.

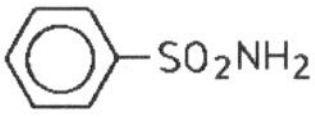

Zum **Harnstoff** trifft zu:

- Er ist das Diamid der Kohlensäure
- Bei der Hydrolyse von 1 mol Harnstoff werden 2 mol Ammoniak und 1 mol CO_2 gebildet
- Bei der Hydrolyse von Harnstoff entsteht neben Ammoniak Kohlensäure
- Die Biosynthese des Harnstoffs verläuft unter ATP-Verbrauch
- Er entsteht durch enzymatische Spaltung von Arginin

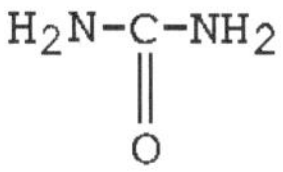

Zu den nebenstehenden Verbindungen trifft zu:

- Beide Verbindungen sind Derivate der Kohlensäure
- Beide Verbindungen sind wasserlöslich
- Bei (1) handelt es sich um Harnstoff
- (2) ist ein Baustein des Arginins

(1)

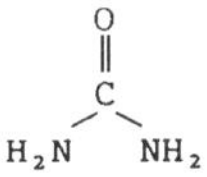

(2)

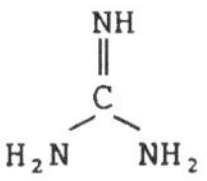

8. Isomerie organischer Verbindungen

8.1. Konstitution, Konformation, Konfiguration

Definition, Erkennen, welche Angabe vorgegebenen Formeln entnommen werden kann

Die nebenstehende Formel der β-D-Glucose zeigt

- die Konstitution
- die Konfiguration
- die Konformation
- daß die OH-Gruppe an C_1 zur OH-Gruppe an C_2 trans-ständig ist
- daß dieser Zucker an C_6 eine primäre Alkoholgruppe trägt

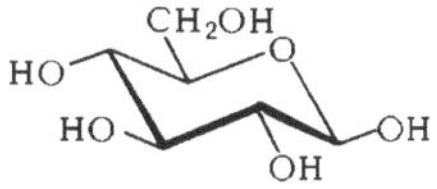

8.2. Konstitutionsisomere

Definition, Erkennen unter vorgegebenen Verbindungen (Strukturformel) wie z.B. Alkane bis C_6 , Dimethylether/Ethanol, Citronensäure/Isocitronensäure

Zu den nebenstehenden Substanzen trifft zu:

- Substanz (1) ist Citronensäure, (2) ist Isocitronensäure
- Beide Substanzen sind Strukturisomere
- (1) enthält eine tertiäre Alkoholgruppe
- (2) entsteht aus (1) durch Wasserabspaltung und erneute Wasseranlagerung

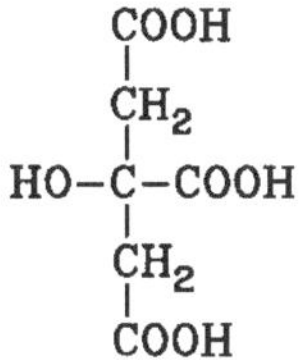

(1)

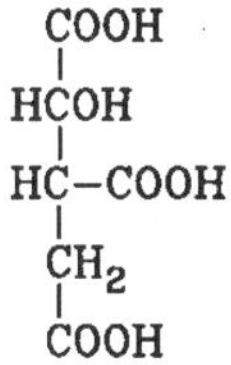

(2)

8.3. Stereoisomere

Definition: Konfigurationsisomere, Konformere; Raumformel als Unterscheidungsmerkmal, cis-trans-Isomere, Verbindungen mit chiralen Zentren

8.4. Konformere

Reihung der Konformeren des Ethans und nButans nach Energieinhalt (Newman-Projektion), Zick-Zack-Konformation langer aliphatischer Ketten (z.B. bei Fettsäuren), Zuordnung von Sessel- und Wannen-Form (Formel vorgegeben) des Cyclohexans, Reihung von Konformeren bei mono- und disubstituierten Cyclohexanderivaten nach Energieinhalt

Zur **Sesselform** trifft zu:

- Sie beschreibt eine mögliche Konformation des Cyclohexans
- Sie spielt eine Rolle bei Pyranoseformen von Zuckern
- Man unterscheidet an einem Ringsystem in der Sesselform verschiedene Positionen der Substituenten (axial/äquatorial)
- Im Cholesterin liegen die Ringe A und C in der Sesselform vor

Beim **Cyclohexan** ist die Sesselform energieärmer als die Wannenform.

Zur nebenstehenden Reaktion trifft zu:

- Sowohl (1) als auch (2) ist Cyclohexan
- Die Reaktion beschreibt eine Konformationsumwandlung
- (1) hat einen geringeren Energiegehalt als (2)
- Beide Substanzen stehen bei Zimmertemperatur im Gleichgewicht miteinander

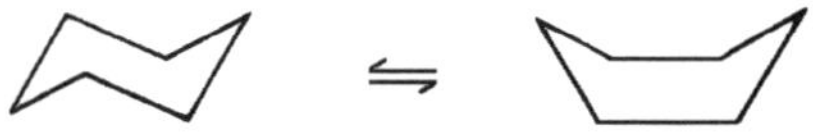

(1) (2)

Zu den zwei **Newman-Projektionen** trifft zu:

- Bei (1) und (2) handelt es sich um n-Butan
- (1) und (2) sind Konformere ein und derselben Verbindung
- (1) und (2) haben übereinstimmende Konstitution
- (1) ist energieärmer als (2)

(1) (2)

Bei dem nebenstehenden Verbindungspaar handelt es sich um Konformere.

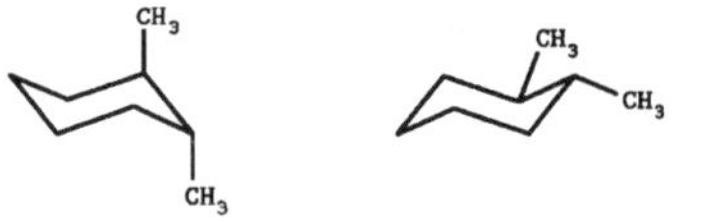

8.5. Konfigurationsisomere

8.5.1 Cis-trans-Isomere
Erkennen anhand vorgegebener Strukturformeln (z.B. 2-Buten, Maleinsäure/Fumarsäure, Ölsäure/Elaidinsäure)

8.5.2 Cis-trans-Isomere am Cyclohexan Erkennen bei disubstituierten Cyclohexanderivaten, Kennzeichnung axialer und equatorialer Substituenten

8.5.3 Verbindungen mit chiralen Zentren Definition des Chiralitätszentrums, Kennzeichnung von Chiralitätszentren in vorgegebenen Strukturformeln

8.5.4 Enantiomere
Definition, Zuordnung bei vorgegebenen Verbindungen mit einem Chiralitätszentrum (Projektionsschreibweise nach Fischer oder perspektivisch gezeichnet)

8.5.5 Eigenschaften von Enantiomeren Unterschiede: Drehsinn der Drehung des linear polarisierten Lichtes, Reaktivität gegenüber chiralen Reagentien
Keine Unterschiede: Siede- und Schmelztemperatur, Löslichkeit, spektroskopische Daten und Reaktivität gegenüber achiralen Reagentien

8.5.6 **D/L-Nomenklatur**
Erkennen von D/L-Isomeren (z.B. -Aminosäuren, Glycerolaldehyd)

8.5.7 Diastereomere
Definition, Unterschiede in Siede- und Schmelztemperatur, Löslichkeit, Drehwert

8.5.8 Unterscheidung von Enantiomeren und Diastereomeren
Erkennen bei Vorgabe biochemisch relevanter Moleküle mit 2 bis 4 Chiralitätszentren in Fischer-Projektion

Bei nebenstehenden Verbindungspaaren handelt es sich um **Konfigurationsisomere**:

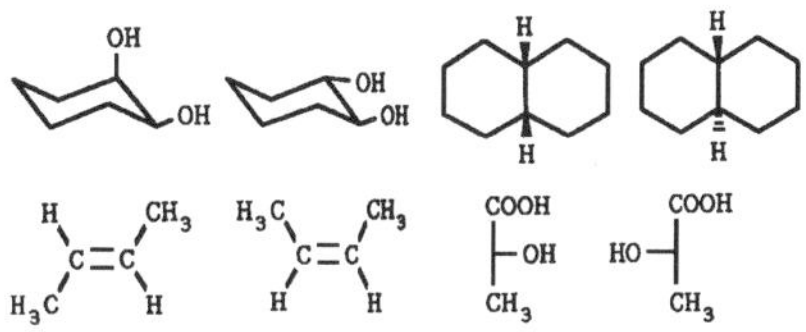

Von folgenden Verbindungen sind **cis-trans-Isomere** denkbar:

- B
- C
- D
- E

(B) 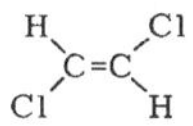

(C) 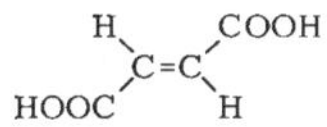

(D) $H_3C-CH_2-CH=CH-CH_3$

(E) $H_3C-(CH_2)_7-CH=CH-(CH_2)_7-COOH$

Zur dargestellten Substanz trifft zu:

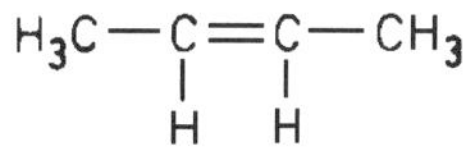

- Man kennt von ihr cis- und trans-Isomere
- Sie heißt 2-Buten
- Durch Hydrierung entsteht n-Butan
- Buten ist unpolarer als 2-Butanol

Zur dargestellten Reaktion trifft zu:

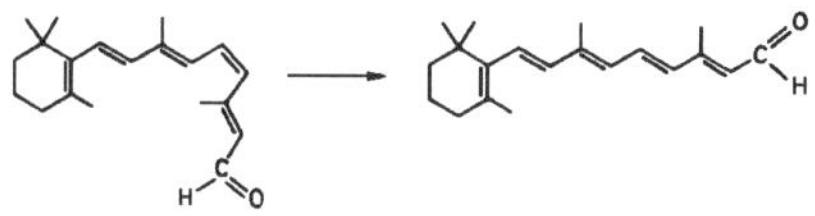

- Es handelt sich um eine cis-trans-Umwandlung
- Die Reaktion ist Grundlage des Sehvorganges
- Die Reaktion verläuft exergon
- Das Reaktionsprodukt ist stabiler als die Ausgangsverbindung

Zur nebenstehenden Verbindung trifft zu:

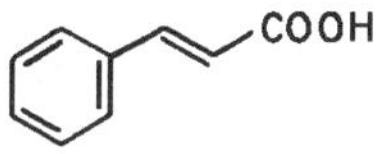

- Von der Verbindung existiert ein cis-Isomeres
- An die olefinische Doppelbindung kann sich Wasserstoff addieren

Zur abgebildeten Shikimisäure trifft zu:

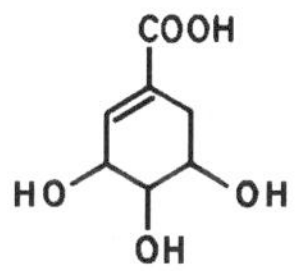

- Shikimisäure besitzt 3 **Chiralitätszentren**
- Bei der Addition von Wasserstoff entsteht ein Cyclohexanderivat
- Shikimisäure reagiert mit Bromlösung
- Shikimisäure geht durch zweimalige Dehydratisierung in eine Phenolcarbonsäure über

Über die **Enantiomeren** eines Moleküls mit einem Chiralitätszentrum trifft zu:

- Bei der Reaktion mit einem Enantiomeren eines chiralen Reagens entstehen Diastereomere
- Beide Enantiomere haben den gleichen Schmelzpunkt

- Sie drehen die Ebene des linear polarisierten Lichts um den gleichen Betrag, aber in verschiedener Richtung
- Ein Racemat enthält gleiche Mengen der Enantiomeren

Nebenstehende Verbindung kann in Form von Enantiomeren auftreten.

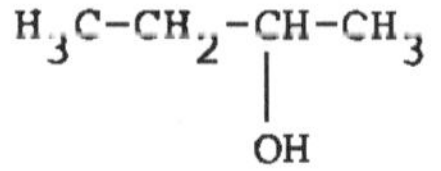

Zu nebenstehenden Verbindungen trifft zu:

- Von allen drei Verbindungen sind Enantiomere denkbar
- Verbindung (2) ist eine Darstellung der S-Milchsäure
- Aus Formel (3) läßt sich die Konstitution, Konfiguration und Konformation entnehmen
- Verbindung 3 ist ein Halbacetal

(1)

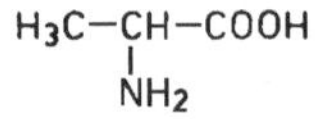

(2)

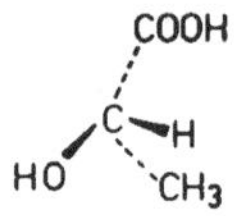

(3)

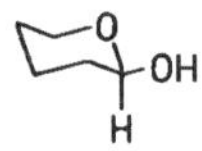

Über die nebenstehenden Verbindungen trifft zu:

- (1) ist L-Alanin, (2) ist D-Alanin
- Bei (1) und (2) handelt es sich um α–Aminopropionsäure
- (1) und (2) sind Enantiomere
- (1) und (2) drehen die Ebene des polarisierten Lichtes

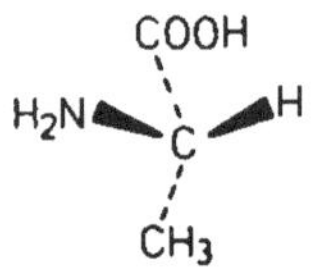

①

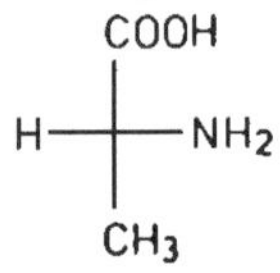

②

Die Enantiomeren der Milchsäure unterscheiden sich im Vorzeichen der spezifischen Drehung.

Diastereomere sind Stereoisomere, die keine Enantiomere sind.

Vom Glycerinaldehyd gibt es keine Diastereomeren, weil das Glycerinaldehydmolekül nur ein Chiralitätszentrum enthält.

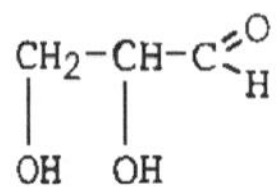

Vom Tripeptid Glycyl-Glycyl-Glycin gibt es keine Diastereomeren, weil Glycin kein Chiralitätszentrum hat.

Die nebenstehenden Formeln stellen 2 molekulare Varianten eines Pharmakons dar.

- Die beiden Verbindungen sind diastereomer zueinander
- Der Heterocyclus liegt in beiden Verbindungen in der Sesselkonformation vor
- In Verbindung (1) steht die Methylgruppe in trans-Stellung zum Phenylring
- Beide Verbindungen sind tertiäre Amine

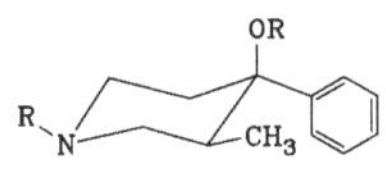

(1)

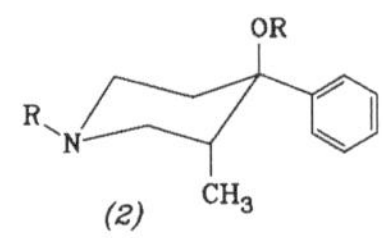

(2)

Die abgebildeten Verbindungen unterscheiden sich in folgenden Eigenschaften:

- Schmelztemperatur
- Löslichkeit in Wasser
- spezifische Drehung
- chromatographische Daten

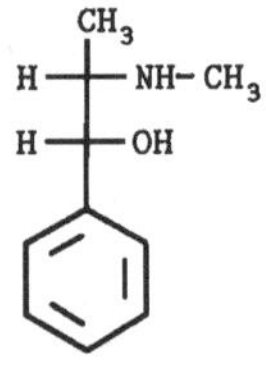

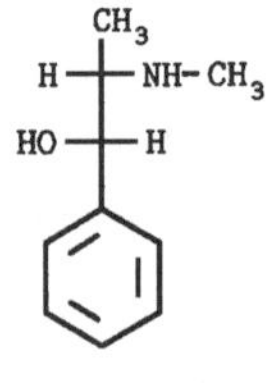

9. Funktionelle Gruppen und Stereochemie von Natur und Arzneistoffen

Funktionelle Gruppen und Stereochemie von Natur- und Arzneistoffen
Überprüfung vorgegebener Strukturformeln, auch in komplizierten biochemisch oder medizinisch wichtigen Verbindungen (Abschnitt "Chemie wichtiger Naturstoffe"), auf die in Kap. 7 und 8 genannten funktionellen Gruppen und Strukturmerkmale

Zur Struktur bzw. den funktionellen Gruppen nebenstehender Verbindung trifft zu:

- Carbonsäureamid
- Carbonsäure
- heterocyclische Verbindungen
- monosubstituierter Aromat
- *nicht:* Thioalkohol

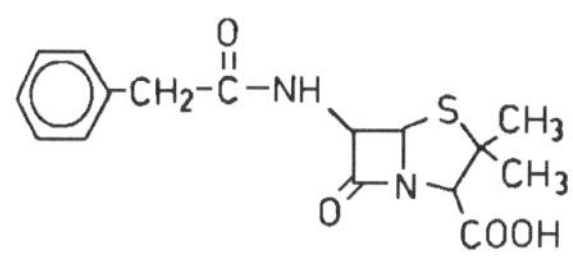

(Penicillin G)

Zu den funktionellen Gruppen nebenstehender Verbindung trifft zu:

- Carbonsäureamid
- tertiäres Amin
- tertiärer Alkohol
- phenolisches OH
- *nicht:* sekundärer Alkohol

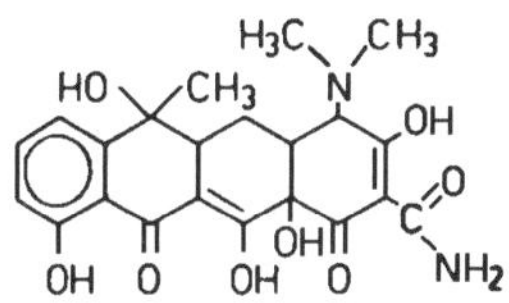

(Tetracyclin)

Zu den Strukturelementen der abgebildeten Verbindung trifft zu:

- primärer Alkohol
- sekundärer Alkohol
- tertiärer Alkohol
- Phenol
- primäres Amin
- Ether
- Glykosidbindung
- Keton
- Chinon
- *nicht:* Aldehyd, Ester, sekundäres Amin

(Adriamycin)

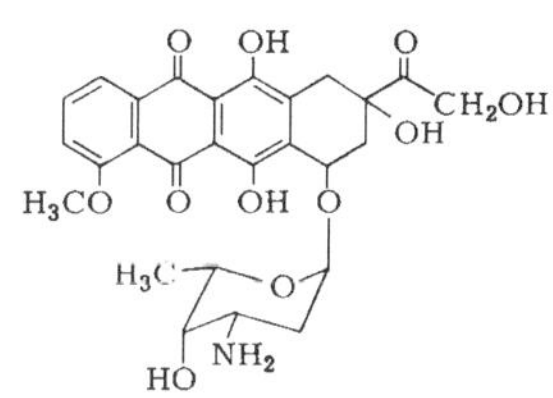

Zu den Strukturelementen der abgebildeten Verbindung trifft zu:

- sekundärer Alkohol
- sekundäres Amin
- Keton
- Heterocyclus
- *nicht:* Lacton

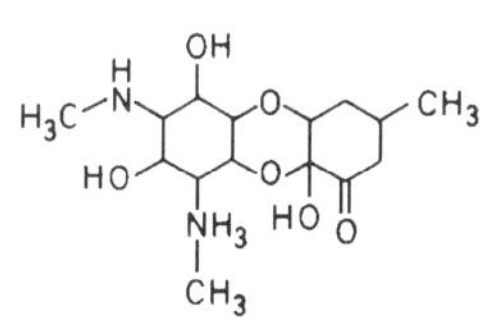

Spectinomycin

Zu den Strukturelementen der abgebildeten Verbindung trifft zu:

- Keton
- Sulfonamid
- Carbonsäureamid
- ortho-substituierter Benzolring
- *nicht:* primäres Amin

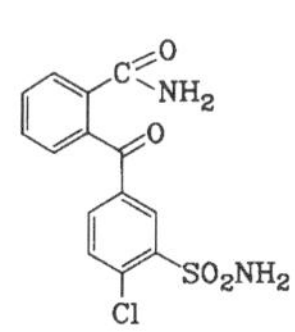

(Chlortalidon)

Zur Struktur und den funktionellen Gruppen der abgebildeten Verbindung trifft zu:

- Ester

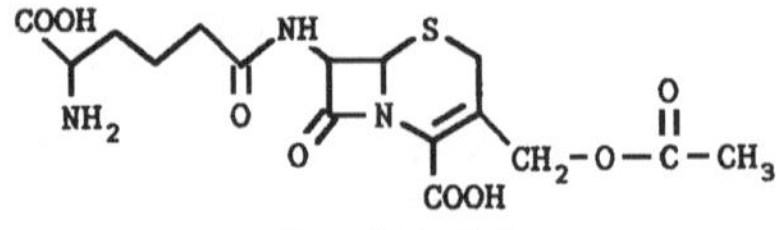

(Cephalosporin C)

Zur **Acetylsalicylsäure** trifft zu:

- Bei der alkalischen Hydrolyse entstehen Salicylat und Acetat
- Die Verbindung bildet ein Natriumsalz
- Die Substituenten am Ring sind ortho-ständig
- Die Verbindung enthält eine Esterbindung
- Die Verbindung enthält eine Carbonsäure

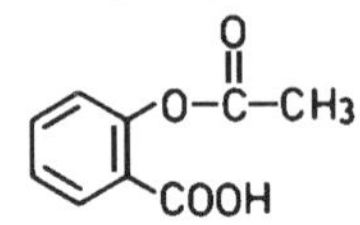

Zum abgebildeten Analgetikum **Paracetamol** trifft zu:

- Carbonsäureamid
- para-substituiertes Benzol
- Phenol
- liefert bei der sauren Hydrolyse Essigsäure und nebenstehende Verbindung
- *nicht:* sekundäres Amin

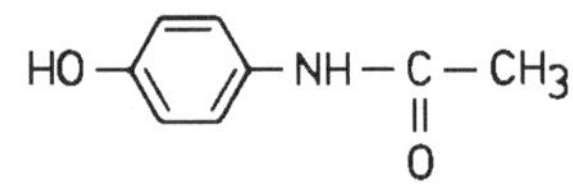

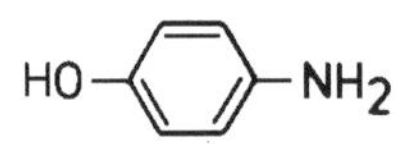

Folgende Strukturelemente sind in nebenstehender Verbindung (**Chinin**) enthalten:

- sekundärer Alkohol
- tertiäres Amin
- Pyridinring
- Äther
- Doppelbindung mit aliphatischer Seitenkette
- *nicht:* Indol

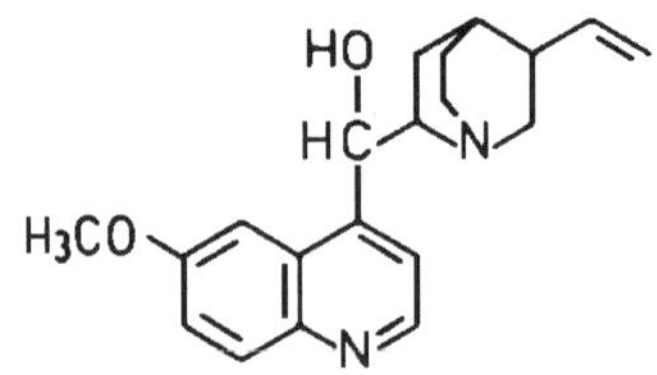

Das aus Vanilleschoten extrahierbare **Vanillin** besitzt folgende Strukturelemente:

- glykosidische Bindung
- primärer Alkohol
- Aldehyd
- Methyläther
- *nicht:* tertiärer Alkohol

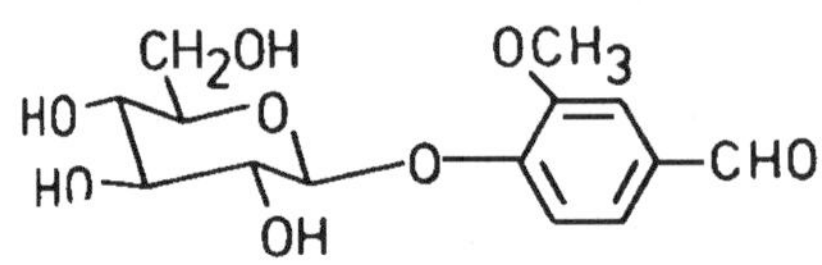

Die nebenstehende Verbindung enthält folgende Strukturelemente:

- meta-ständige Methoxygruppen
- Keton
- Heterocyclus
- *nicht:* Chinon, Halbacetal

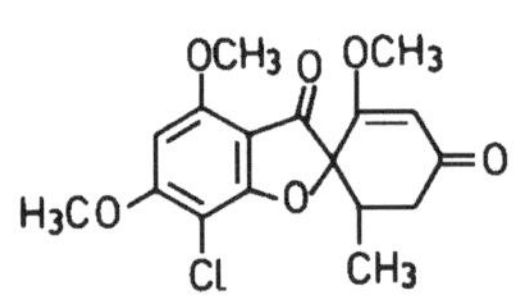

Griseofulvin

Zur Struktur und den funktionellen Gruppen der abgebildeten Verbindung trifft zu:

- Estergruppe
- amidisch gebundene Aminosäure
- Carboxylgruppe
- primäre Aminogruppe
- *nicht:* Thiazolring

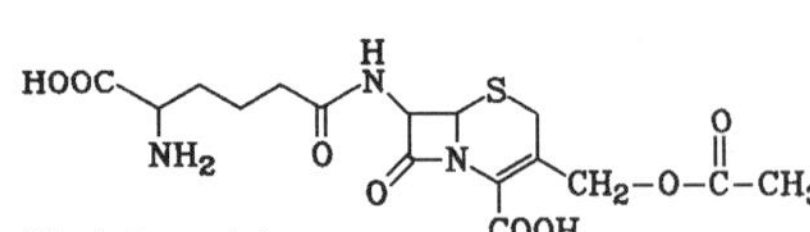

(Cephalosporin)

Die abgebildete Substanz, das Pharmakon "**Captopril**",

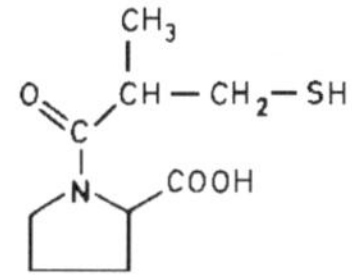

- enthält eine Säureamidgruppe
- ist an der Thioalkoholgruppe oxidierbar
- bildet mit NaOH ein Salz

Zum **Cholesterol** trifft zu:

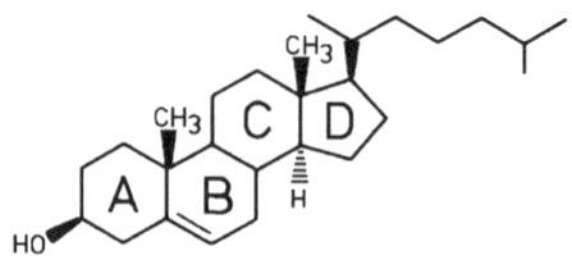

- Das Molekül enthält mehrere Chiralitätszentren
- Die OH-Gruppe ist β-ständig
- Ring B und C sind trans verknüpft
- Das Molekül hat überwiegend hydrophoben Charakter

Zu den abgebildeten Substanzen trifft zu:

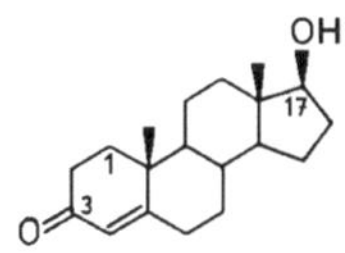

Testosteron

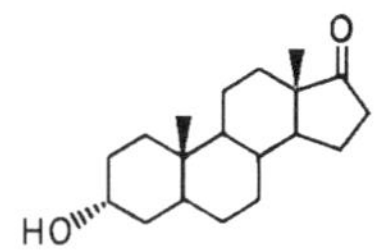

Androsteron

- Beim Übergang von **Testosteron** zu **Androsteron** wird die OH-Gruppe an C-17 oxidiert, die Ketogruppe an C-3 reduziert und die 4,5-Doppelbindung hydriert
- Die OH-Gruppen sind bei beiden Molekülen an chirale C-Atome gebunden
- Testosteron wird als 17-Ketosteroid ausgeschieden
- Bei der Biosynthese dieser Verbindungen sind Cholesterin und Progesteron die Vorstufen

Die abgebildete Verbindung

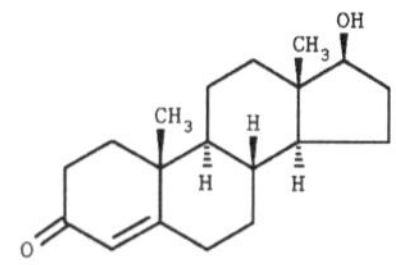

- hießt Testosteron
- ist ein Keton
- ist ein sekundärer Alkohol
- besitzt mehrere Chiralitätszentren

Chemie ausgewählter Naturstoffe

10. Kohlenhydrate

10.1. Monosaccharide

10.1.1 Klassifizierung
Triosen, Tetrosen, Pentosen, Hexosen, Aldosen, 2-Desoxyaldosen, Ketosen, Furanosen, Pyranosen, Aminozucker (Verbindungen vorgegeben)

10.1.2 Schreibweisen
Erkennen von vorgegebenen Verbindungen (s. 2.20) in der Fischer-Projektion, in der Haworth-Formel und Sesselform-Schreibweise

10.1.3 Stereochemie
D- und L-Reihe, α- und ß-Anomere, $^4C_1$-Konformation bei Pyranosen der D-Reihe

10.1.4 Struktur
s. 2.20

10.1.5 Reaktionen
Prinzip der Umsetzung mit alkoholischen OH-Gruppen (Halbacetale und Acetale), Aminen, Oxidationsmitteln (-onsäuren, -uronsäuren), Reduktionsmitteln (Zuckeralkohole)

10.1.6 Funktion
Energielieferanten, Bausteine für die Synthese von Disacchariden, Polysacchariden, Glykoproteinen, Glykolipiden, Glykosaminoglykanen

Monosacharide		
Typ	Aldosen	Ketosen
Triosen (3)	**D-Glycerinaldehyd**	**Dihydroxyaceton**
Tetrosen (4)	D-Erythrose	D-Erythrulose
Pentosen (5)	D-Ribose D-Desoxyribose D-Xylose	D-Ribulose D-Xylulose
Hexosen (6)	**D-Glucose** **D-Galaktose** **D-Mannose** **D-Glucosamin** **N-Acetyl-D-glucosamin** D-Galaktosamin N-Acetyl-D-galaktosamin D-Glucuronsäure **D-Gluconsäure**	**D-Fruktose**
Heptosen (7)		Sedoheptulose
Nonosen (9)		**D-N-Acetylneuraminsäure**

Zur **Zuckerchemie** trifft zu:

- Eine Pyranose enthält folgendes Strukturelement:

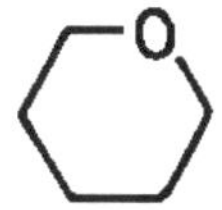

- Eine Tetrose ist ein Zucker mit 4 C-Atomen in der Kette
- Eine Aldose enthält eine Aldehydgruppe
- Biochemisch wichtige Ketosen enthalten die Carbonylgruppe am C-Atom 2

Zum **1,3-Dihydroxyaceton** trifft zu:

- Es ist isomer mit L-Glycerinaldehyd
- Dihydroxyaceton und Glycerinaldehyd sind Strukturisomere
- Es ist die einfachste Ketose
- Es ist eine Triose
- Dihydroxyacetonphosphat ist im Fettgewebe Ausgangssubstanz für die Synthese von Glycerinphosphat
- Es ist achiral
- Es wird zu Glycerin reduziert
- Es ist in wäßriger Lösung solvatisiert

Glycerinaldehyd

- ist die einfachste Aldose
- ist chiral
- läßt sich zu Glycerin reduzieren
- ist in wäßriger Lösung solvatisiert

Über die Verbindungen trifft zu:

- Es handelt sich um **Tetrosen**
- Die Verbindungen enthalten je zwei Chiralitätszentren
- (1) und (2) sind Diasteromere
- (1) und (2) unterscheiden sich in ihren physikalischen Eigenschaften wie Schmelzpunkt und Löslichkeit

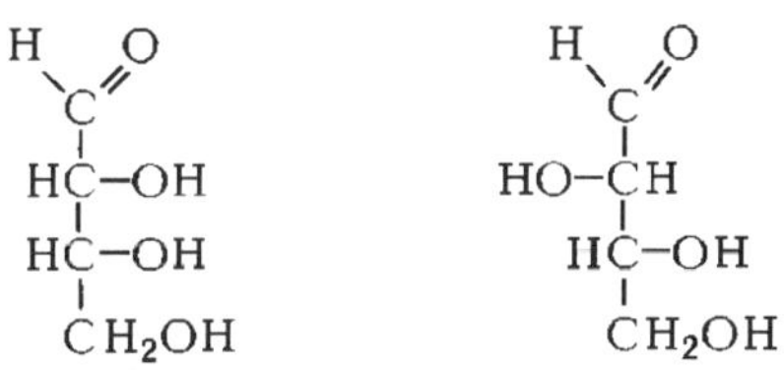

① ②

Über die nebenstehenden Monosacchariden trifft zu:

- Alle Verbindungen sind **Pentosen**
- Alle Verbindungen gehören der D-Reihe an
- (1), (2) und (4) sind Aldosen
- (4) heißt 2-Desoxyribose

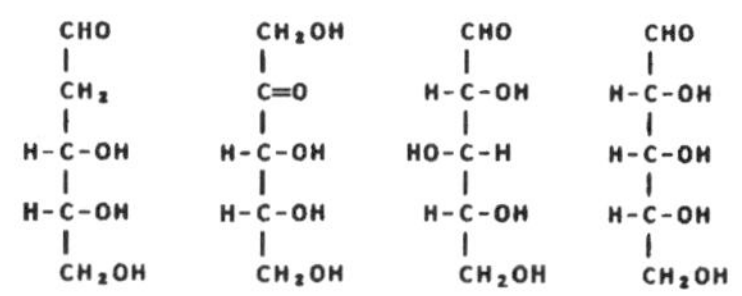

(4) (3) (2) (1)

Über die nebenstehenden Verbindungen trifft zu:

- (1) ist eine Pentose, (2) eine Hexose
- (2) ist eine Ketose
- (1) gehört der L-, (2) der D-Reihe an
- (1) und (2) enthalten jeweils drei Chiralitätszentren

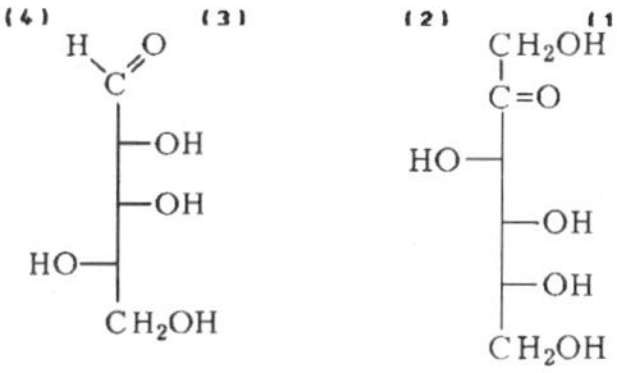

(1) (2)

Galaktose

- unterscheidet sich von der Glucose in der Konfiguration am C-Atom 4
- ist im Milchzucker β-glykosidisch mit Glucose verknüpft
- ist eine Zuckerkomponente von Gangliosiden
- ist eine Strukturkomponente der Blutgruppensubstanzen des AB0-Systems

Zu den nebenstehenden Monosacchariden trifft zu:

- Alle drei Verbindungen liegen als **Furanosen** vor
- (1) und (2) liegen als Halbacetal vor
- (2) ist ein 2-Desoxyzucker
- (3) liegt eine Ketose zugrunde

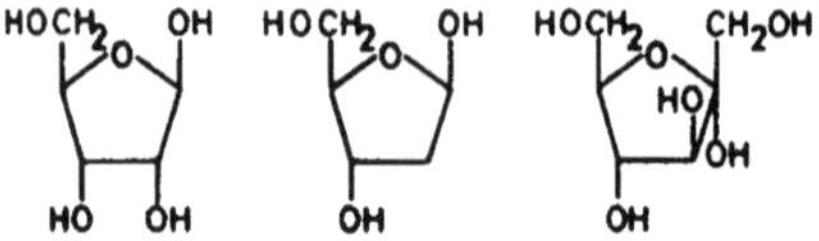

(1) (2) (3)

Zu den nebenstehenden Verbindungen trifft zu:

- Sie sind Pentosen
- Sie liegen als Furanosen vor
- (1) ist Baustein der RNA
- (2) ist Baustein der DNA

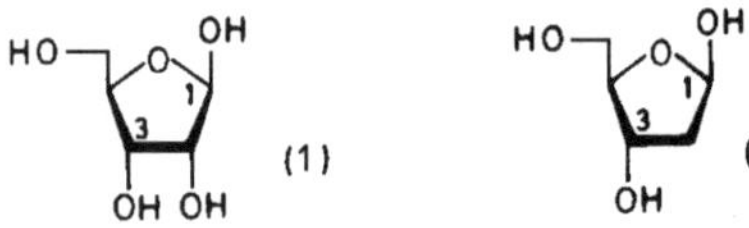

(1) (2)

Die in der Formel abgebildete Substanz

- ist **Fructose**
- ist eine Ketohexose in Halbacetalform
- wird in der Glykolyse als 1,6-Bisphosphat metabolisiert
- hat die gleiche relative Molekülmasse wie Glucose

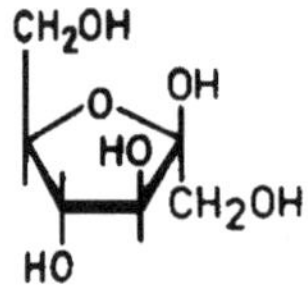

Nebenstehende Verbindung (Fischer-Projektion) ist

- ein Monosaccharid mit drei Chiralitätszentren
- ein Strukturisomeres der Glucose
- D-Fructose
- eine Hexose der D-Reihe

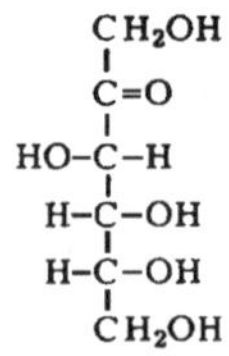

Zur **α-Glucose** trifft zu:

- Sie ist isomer zur α-D-Galaktose
- Das β-Isomere ist kein Enantiomeres der α-Glucose
- Sie ist wegen der vielen OH-Gruppen gut wasserlöslich
- C-Atom 5 ist D-konfiguriert
- Sie ist leicht zu Gluconsäure oxidierbar
- Sie ist ein Baustein der Stärke

Zur **Glucose** trifft zu:
Die abgebildete Formel zeigt

- eine Pyranose
- eine $^4C_1$-Konformation
- die Konfiguration der Chiralitätszentren
- eine zyklische Halbacetalform
- die axiale Stellung der OH-Gruppe am C-1
- drei äquatorial stehende OH-Gruppen

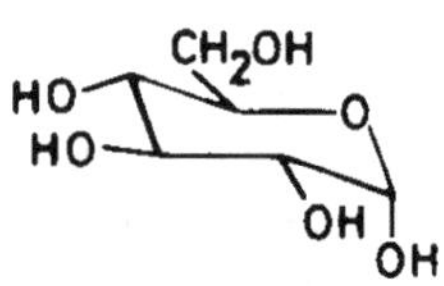

Die Formel der **β-D-Glucose** zeigt

- die Konstitution
- die Konfiguration
- die Konformation
- daß die OH-Gruppe an C_1 zur OH-Gruppe an C_2 transständig ist

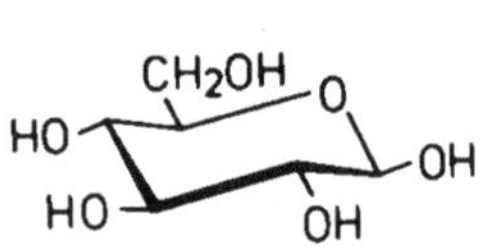

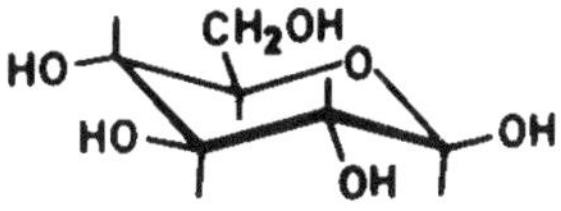

Die abgebildete Substanz

- ist D-Glucose
- liefert bei vollständiger Verbrennung pro mol 6 mol CO_2
- liegt hier als Halbacetal vor
- unterscheidet sich von Galaktose durch die Stellung der OH-Gruppe an C-4

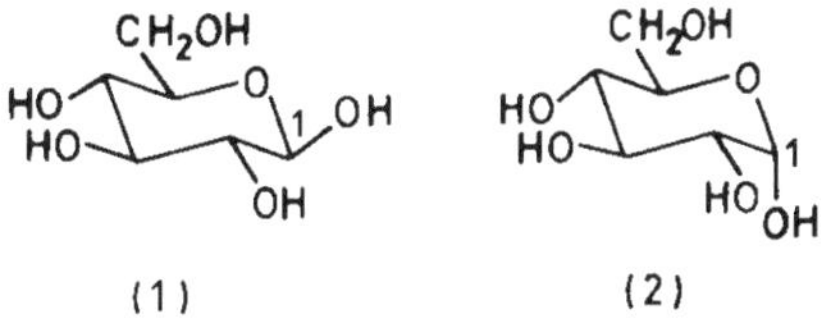

Zu den nebenstehenden Verbindungen trifft zu:

- (1) ist β-D-Glucose, (2) ist α-D-Glucose
- (1) und (2) sind Diastereomere
- (1) und (2) sind Pyranosen
- (1) und (2) sind zyklische Halbacetale
- (1) und (2) sind Anomere der D-Glucose
- In (1) stehen alle Substituenten am Pyranosering äquatorial
- In (2) steht die OH-Gruppe an C-1 axial
- Beide Verbindungen sind wasserlöslich
- *nicht:* (1) und (2) sind Konformere, Enantiomere

β-D-Glucosamin (2-Amino-2-desoxy-β-D-glucopyranose)

- enthält eine primäre Aminogruppe
- läßt sich in salzsaurer Lösung mit Hilfe eines Kationenaustauschers von Glucose abtrennen
- ist wegen seiner vielen polaren Gruppen in wäßriger Lösung solvatisiert
- bildet mit D-Glucosamin-HCl ein Puffersystem

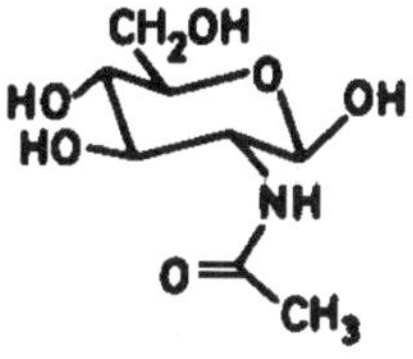

Zur abgebildeten Verbindung trifft zu:

- **N-Acetyl-D-glucosamin**
- Pyranosering
- Aldose
- β-Anomer
- Säureamidbindung
- *nicht:* Ketose

Zur **Gluconsäure** trifft zu:

- Sie kann einen inneren Ester bilden
- Sie vermag Gluconsäurelacton zu bilden
- Weil Lactone mit 6 Ringgliedern wegen des Fehlens von Ringspannung besonders stabil sind, wird das 1,5-Gluconsäurelacton bevorzugt gebildet
- Gluconsäurelacton ist in phosphorylierter Form ein Zwischenprodukt des Pentosephosphatwegs

N-Acetylneuraminsäure (NANA)

- ist Bestandteil vieler Glykoproteine
- ist die endständige Kohlenhydratkomponente der Oligosaccharid-Kette vieler Glykoproteine
- schützt im Blutplasma Glykoproteine vor Endozytose und Abbau
- wird durch Neuraminidasen von Glykoproteinen abgespalten
- wird unter Beteiligung von Phosphoenolpyruvat synthetisiert
- ist typischer Bestandteil von Gangliosiden
- wird mit CTP zu CMP-N-Acetylneuraminsäure aktiviert

Die abgebildete Substanz

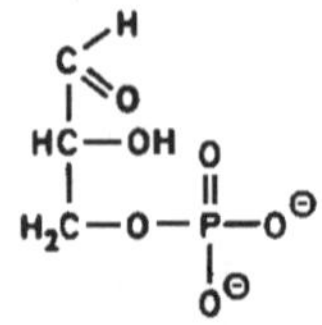

- ist **Glycerinaldehydphosphat**
- ist ein Phosphorsäureester
- enthält ein asymmetrisches C-Atom
- steht in der Glykolyse im Gleichgewicht mit Dihydroxyacetonphosphat

Zur **Glycerinsäure** trifft zu:

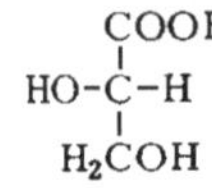

- Die Fischerprojektionsformel zeigt L-Glycerinsäure
- Sie enthält eine sekundäre und eine primäre alkoholische OH-Gruppe
- Phosphoglycerinsäuren sind Zwischenstufen bei der Glykolyse
- Sie enthält am C-Atom 2 ein Asymmetriezentrum
- Durch Veresterung mit Phosphorsäure erhält man 3-Phosphoglycerinsäure
- Sie entsteht in vitro durch Oxidation von Glycerinaldehyd
- Bei Reaktion mit 2 Molekülen Phosphorsäure können Verbindungen mit unterschiedlichem Energiegehalt entstehen

Aus der nebenstehend abgebildeten D-Glucose entsteht durch

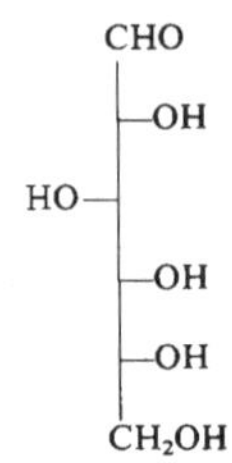

- Oxidation an C-1 Gluconsäure
- Oxidation an C-6 Glucuronsäure
- Reduktion an C-1 ein Zuckeralkohol
- intramolekulare Addition der OH-Gruppe von C-5 an die Aldehydgruppe ein zyklisches Halbacetal

Zur nebenstehenden Reaktion trifft zu:

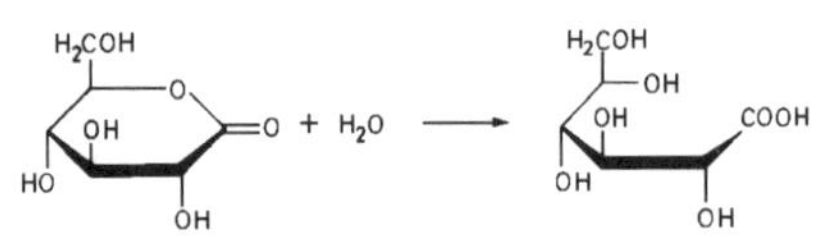

- Es handelt sich um die Hydrolyse von Gluconsäurelacton
- Bei der Reaktion wird eine Esterbindung gespalten
- Die Reaktion kann durch folgende Gleichung beschrieben werden: $k = \frac{[Gluconsäure]}{[Lacton]\,[H_2O]}$
- Bei der Reaktion bleibt die Zahl der Chiralitätszentren unverändert

Die **D-Glucopyranose**

- hat reduzierende Eigenschaften
- steht in wäßriger Lösung im Gleichgewicht mit der α- und β-Form
- ist am C-4 gleich konfiguriert wie Glucosamin
- in der β-D-Glucopyranose in $^4C_1$-Konformation stehen alle OH-Gruppen äquatorial

Bei der abgebildeten Verbindung handelt es sich um β-**Methylglykosid**.

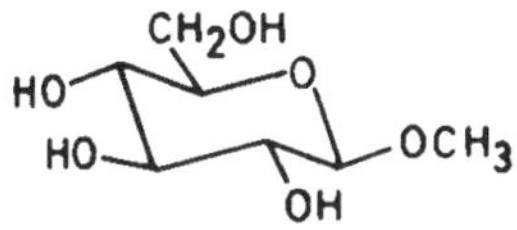

Zur abgebildeten Verbindung trifft zu:

- Die dargestellte Substanz ist **N-Acetyl-glucosamin-6-phosphat**
- Sie wird durch Übertragung von einem Acetylrest auf Glucosamin-6-phosphat gebildet
- Die dargestellte Substanz ist ein Amid
- Die dargestellte Substanz ist Zwischenstufe der Biosynthese von Heparin und Hyaluronsäure

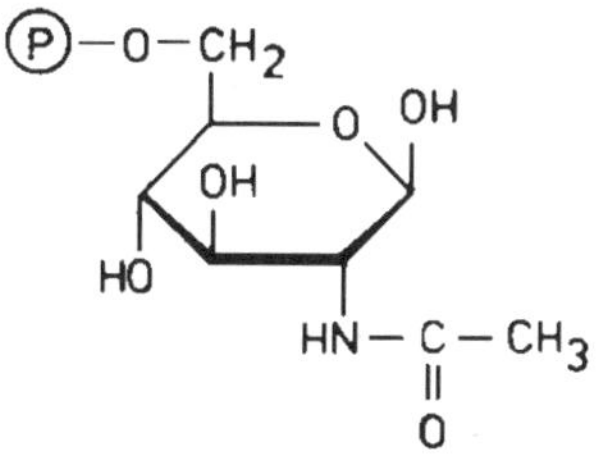

Die nebenstehend abgebildete Substanz (**Sorbit**)

- entsteht im Organismus durch Reduktion von Glucose
- entsteht durch Reduktion von Fructose
- zeigt wegen der vielen OH-Gruppen Assoziation über Wasserstoffbrücken
- ist polar und hydrophil
- hat 2 primäre OH-Gruppen
- hat 4 sekundäre OH-Gruppen
- hat 4 asymmetrisch substituierte C-Atome
- hat mehrere Chiralitätszentren

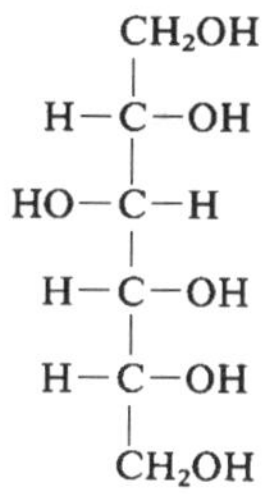

10.2. Disaccharide

10.2.1 Klassifizierung, Aufbau
1,4-, 1,6-Verknüpfung, α- und ß-glykosidische Bindung (Haworth- oder Sesselform-Schreibweise), Erkennen der enthaltenen Monosaccharide

10.2.2 Struktur
s. 2.20

10.2.3 Reaktionen
Bildung durch Kondensation, säure- oder enzymkatalysierte Hydrolyse zu Monosacchariden

10.2.4 Funktion
s. 10.1.6

Zur nebenstehenden Verbindung trifft zu:

- Es handelt sich um **Lactose**
- Die Verbindung hat reduzierende Eigenschaften
- Es handelt sich um ein Disaccharid
- Bei der Hydrolyse entstehen zwei Hexosen
- Die Bindung zwischen C-1 und C-4' wird als Glykosid-Bindung bezeichnet
- Sie enthält eine 1-4-glykosidische Bindung

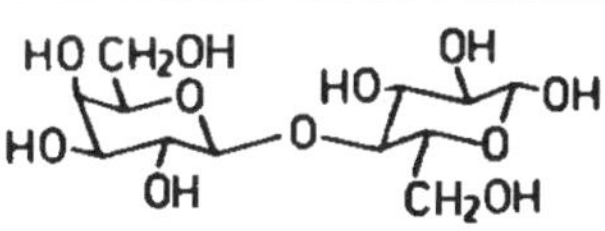

In Rohrzucker (**Saccharose**) liegt

- eine 1-2-Verknüpfung vor
- Glucose in der α-Form vor
- Fructose in der β-Form vor

Bei der nebenstehenden Verbindung handelt es sich um

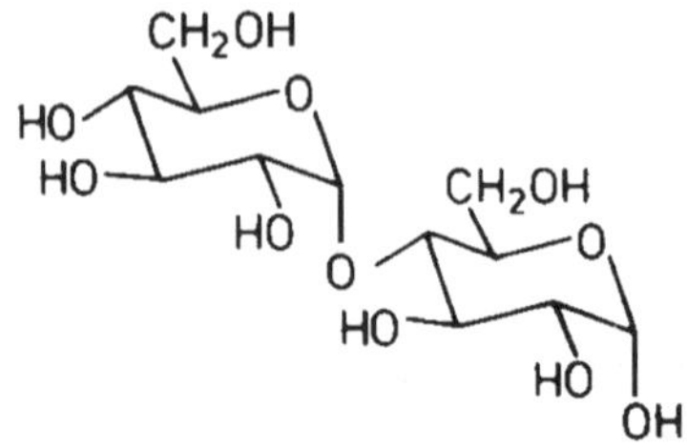

- **Maltose**
- einen Baustein der Stärke
- ein Disaccharid
- 2 Moleküle D-Glucose in α-1,4-Verknüpfung
- ein Strukturisomer der Saccharose
- *nicht:* ein Stereoisomer der Saccharose

10.3. Oligo- und Polysaccharide

10.3.1 Klassifizierung, Aufbau
Homoglykane, Heteroglykane; Erkennen der enthaltenen Monosaccharide, a- und ß-glykosidische Bindung, Kennzeichnung von Haupt- und Nebenketten, linearer oder helikaler Aufbau der Hauptkette

10.3.2 Struktur
Strukturprinzip von Glykogen, Stärke, Zellulose, Dextran, Glykosaminoglykanen (Ausschnitt der Polysaccharidketten vorgegeben)

10.3.3 Reaktionen
Bildung durch Polykondensation, säure- oder enzymkatalysierte Hydrolyse zu Mono- bzw. Disacchariden

10.3.4 Funktion
Energiespeicher, Komponenten von Membranen, der Interzellularsubstanz bzw. pflanzlicher Zellwände, biologische Erkennung

Zum abgebildeten **Trisaccharid** trifft zu:

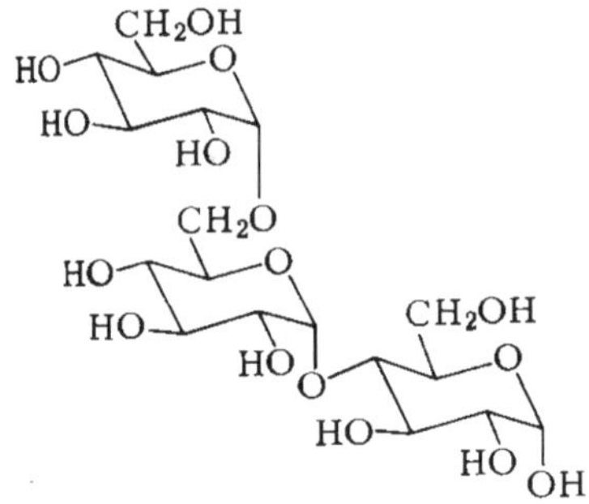

- Bei der sauren Hydrolyse entstehen 3 Moleküle D-Glucose
- Es enthält eine 1,4- und eine 1,6-Glykosid-Bindung
- Bausteine dieser Struktur sind in der Stärke enthalten
- Bausteine dieser Struktur sind im Glykogen enthalten
- Für seine enzymatische Hydrolyse werden α-Glucosidasen benötigt

Zellulose und Glykogen/Stärke

- sind Biopolymere
- sind Polysaccharide
- sind Homoglykane
- besitzen D-Glucose als Baustein
- besitzen eine 1,4-Verknüpfung der Hauptkette
- *Nur* Glykogen/Stärke enthält Verzweigungen durch 1,6-Verknüpfungen
- *Nur* Zellulose besitzt β-glykosidische Bindungen

Für die **Zellulose** trifft zu:

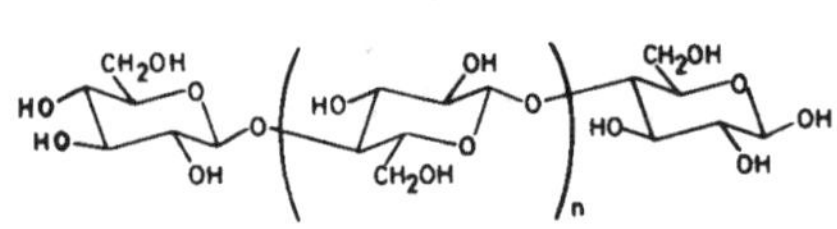

- Zellulose kann nicht durch die Amylase gespalten werden, weil die Glucosereste in Zellulose β-1,4-glykosidisch verknüpft sind
- Für die enzymatische Hydrolyse der Zellulose benötigt man β-Glucosidasen

Für die **Amylose** trifft zu:

- Die Bausteine sind 1,4-verknüpft
- Die Bausteine liegen als Pyranosen vor.

- Beim Erwärmen mit wäßriger Säure entsteht als einziges Monosaccharid D-Glucose
- Lange Ketten dieses Moleküls zeigen eine helikale Form

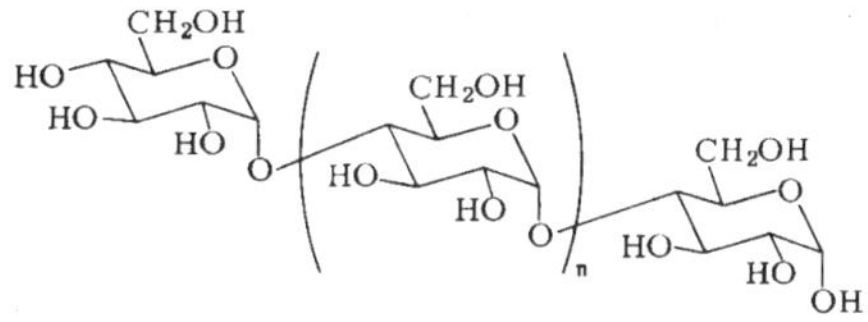

Zur **Hyaluronsäure** trifft zu:

- Hyaluronsäure ist für die Viskosität der Synovialflüssigkeit verantwortlich
- Im Knorpelgewebe ist Hyaluronsäure enthalten
- Aufgrund der Fähigkeit zur Wasserbindung sind Hyaluronsäure und Proteoglykane für die plastischen Eigenschaften von Bindegeweben mitverantwortlich
- Hyaluronsäuremangel begünstigt die Erythrozytenaggregation

Proteoglykane

- sind Bausteine der extrazellulären Matrix
- sind polyanionische Makromoleküle, die aus mehreren Polysaccharidketten und einer zentralen Proteinkette bestehen
- erhalten in ihrer Glykosaminoglykankomponente sulfatierte Aminozucker und Uronsäuren
- sind wesentlich für die Hydratation von Bindegeweben verantwortlich
- können aufgrund ihrer hohen Wasserbindungsfähigkeit Druckbelastungen auffangen
- binden einen großen Teil des im Interzellulärraum befindlichen Wassers
- haben die Fähigkeit zur Calciumbindung
- treten mit Bestandteilen der extrazellulären Matrix (z. B. mit Kollagen) in spezifische Wechselwirkungen
- werden in den Lysosomen zu monomeren Bestandteilen abgebaut

Glykosaminoglykane (saure Mucopolysaccharide)

- sind aus Disaccharideinheiten aufgebaute Linearpolymere/bestehen aus repetitiven Disaccharidsequenzen
- können kovalent mit einem zentralen Protein verknüpft sein
- haben aufgrund ihres hohen Gehalts an Uronsäuren und Sulfatestergruppen anionischen Charakter
- enthalten Glucosamin- oder Galaktosamin-Reste

11. Aminosäuren, Peptide und Proteine

11.1. Aminosäuren

11.1.1 Klassifizierung
L-Reihe (Fischer-Projektion, Stereoformel), α-Aminogruppe, proteinogen - nicht proteinogen, hydrophobe - hydrophile Reste

11.1.2 Eigenschaften
Struktur in Abhängigkeit vom pH-Wert (neutrale Aminosäuren), isoelektrischer Punkt: Definition; saure, neutrale, basische Aminosäuren, Wanderungsrichtung im elektrischen Feld bei vorgegebenem pH-Wert, Puffereigenschaften, Redoxverhalten (Cystein - Cystin)

11.1.3 Struktur
s. 2.19

11.1.4 Reaktionen
Aminogruppe: Bildung von Azomethinen, Amiden; Carboxylgruppe: Bildung von Estern, Amiden (nach Aktivierung), Bildung von Disulfidbrücken, Phosphorsäureestern, N- und O-Glykosiden; Decarboxylierung

11.1.5 Funktion
Energielieferanten, Bausteine für die Synthese von Peptiden, Proteinen, Neurotransmittern, Hormonen, biogenen Aminen, Donator von Methylgruppen und anderen C_1-Einheiten, S-Donator für die Sulfatbildung, N-Donator für die Synthese von Aminozuckern und für die Purin- und Pyrimidinsynthese

Zu **Aminosäuren** trifft zu:

- In Proteinen kommen auch Aminosäuren mit zwei Chiralitätszentren vor
- Glutamin ist Substrat der Gluconeogenese in der Niere
- Glutamin liefert die Aminogruppe bei der Synthese von Aminozuckern
- Tryptophan liefert den Kohlenstoff für die Nikotinsäurebiosynthese
- Aspartat liefert den Stickstoff für die Biosynthese von AMP aus IMP
- Alanin ist eine glucoplastische Aminosäure
- Alanin hat eine große Bedeutung für den Transport von Stickstoff und Kohlenstoff/Aminogruppen vom Muskel zur Leber
- Phenylalanin ist sowohl eine ketoplastische wie eine glucoplastische Aminosäure
- Tyrosin ist Ausgangssubstanz der Melaninsynthese
- Histidin ist primär für die Pufferwirkung der Proteine im physiologischen pH-Bereich verantwortlich
- Cystein kann durch Decarboxylierung und Oxidation in Taurin umgewandelt werden

Über **essentielle Aminosäuren** trifft zu:

- Die biologische Wertigkeit eines Proteins wird durch seinen Gehalt an essentiellen Aminosäuren bestimmt
- Aminosäuren mit einer verzweigten Kohlenstoffkette sind essentiell

Zu den Substanzen (1) und (2) trifft zu:

(1) 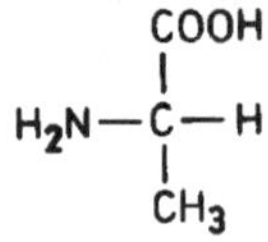

(2) 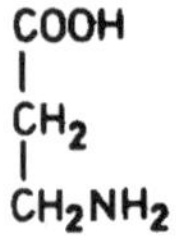

- (1) ist α-**Alanin**, (2) ist β-Alanin
- Die NH_2-Gruppe ist in (2) stärker basisch als in (1)
- Beide sind physiologische Körperbestandteile
- β-Alanin ist Bestandteil von Coenzym A
- *nicht:* Beide sind optisch aktiv

Lysin

- ist eine α-Aminocarbonsäure
- ist eine essentielle Aminosäure
- besitzt eine Seitenkette, die unter physiologischen Bedingungen zur positiven Ladung eines Proteins beitragen kann
- ist eine der Aminosäuren, die für die Basizität von Proteinen verantwortlich sind
- kann in proteingebundener/peptidgebundener Form hydroxyliert werden
- wird durch Decarboxylierung zu einem biogenen Amin abgebaut
- kann über die Carboxylgruppe und die α-Aminogruppe als Chelator wirken
- wird in Carboxylasen für die Verknüpfung mit Biotin benötigt
- dient im Kollagen nach Oxidation der ε-Aminogruppe zur kovalenten Verknüpfung benachbarter Polypeptidketten
- hat bei pH 7,4 nebenstehende Formel

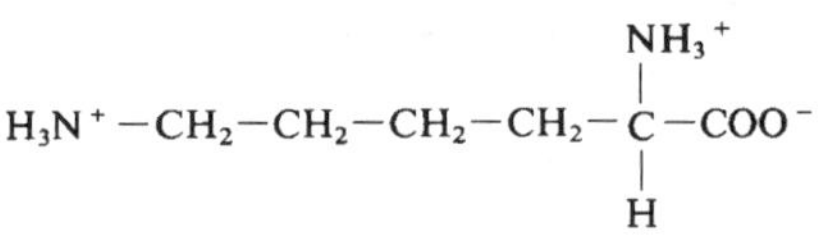

Methionin

- ist ein Thioether
- ist eine essentielle Aminosäure
- liefert den Schwefel für die Biosynthese des Cysteins
- findet sich bei Eukaryonten während der ribosomalen Proteinsynthese am N-terminalen Ende des Proteins
- kann mit ATP zu S-Adenosylmethionin aktiviert werden
- ist als S-Adenosylmethionin Cosubstrat von Methyltransferasen
- dient dem Stoffwechsel als Methylgruppendonator
- liefert Methylgruppen für die Biosynthese von Phosphatidylcholin

Die Aminosäure **Cystein**

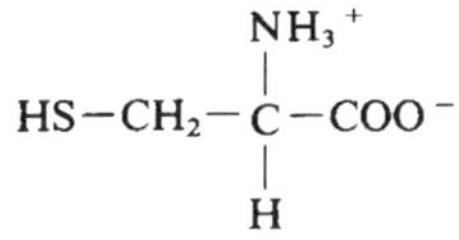

- kann aus Serin synthetisiert werden
- ist als Baustein des Tripeptids Glutathion Bestandteil eines Redoxsystems
- trägt als Proteinbaustein bei pH 7,4 zur Ladung von Proteinen bei
- läßt sich zu Cystin oxidieren
- bildet mit seinem Disulfid ein biologisch wichtiges Redoxsystem
- Die Bildung des Cysteins erfolgt aus Cystathionin

Glutamin

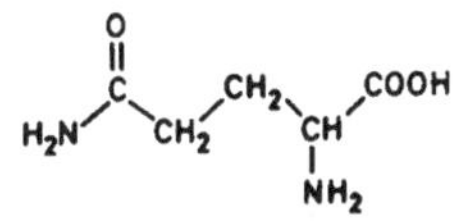

- besitzt einen isoelektrischen Punkt
- läßt sich zu Glutaminsäure hydrolysieren
- besitzt ein Chiralitätszentrum

Über das **Glutamin** trifft zu:

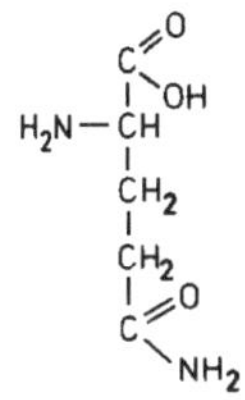

- Die Formel beschreibt eine L-Aminosäure
- Sie ist Proteinbaustein
- Sie spielt eine Rolle als NH3-Donator im Nierentubulus
- Sie wird bei der Synthese von Aminozuckern als Donator von Aminogruppen benötigt

Zu den nebenstehenden Verbindungen trifft zu:

(1) 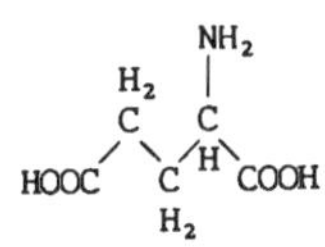 (2) 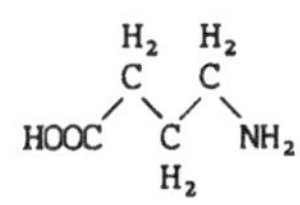

- (1) ist die **Glutaminsäure**, (2) ist GABA
- (1) ist eine saure Aminosäure
- (1) ist ein Proteinbaustein
- Die Umwandlung von (1) in (2) ist eine Decarboxylierung
- (1) und (2) besitzen einen isoelektrischen Punkt

Zur Glutaminsäure trifft zu:

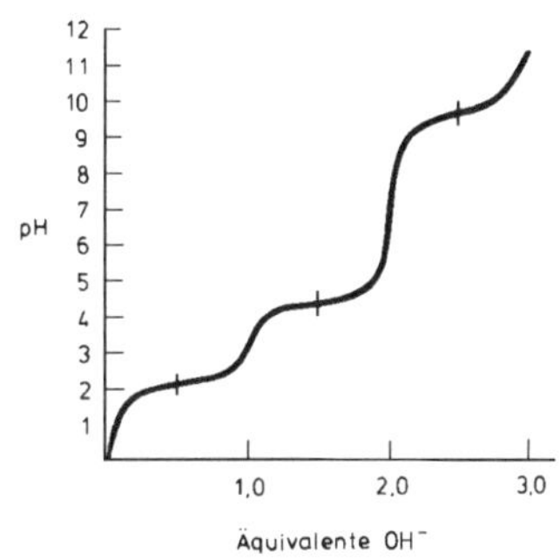

- Die pK-Werte der beiden Carboxylgruppen sind - gemäß der angegebenen Titrationskurve der Glutaminsäure - etwa 2 und 4
- Bei pH = 3 ist eine Säuregruppe ionisiert, die andere nicht ionisiert
- Durch Decarboxylierung von Glutaminsäure entsteht γ-Aminobuttersäure (GABA)
- Durch direkte Reaktion von Ammoniak mit α-Ketoglutarsäure entsteht - unter Mitwirkung von Glutamatdehydrogenase in Gegenwart von NADH - Glutaminsäure

Zum **Histidin** trifft zu:

- Es kann Chelatkomplexe mit Schwermetallionen geeigneter Größe bilden
- Histidin spielt eine Rolle in den aktiven Zentren mancher Enzyme
- Histidin kommt in den Proteinen des menschlichen Körpers nur in der L-Form vor
- Histidin gehört zur Gruppe der glucoplastischen Aminosäuren

Zum Histidin und seiner dargestellten **Titrationskurve** trifft zu:

- Histidin besitzt 3 pK-Werte
- Histidin puffert im pH-Bereich um pH 7

- Histidin kann Chelatkomplexe bilden, deren Stabilität pH-abhängig ist
- Durch Decarboxylierung von Histidin entsteht Histamin

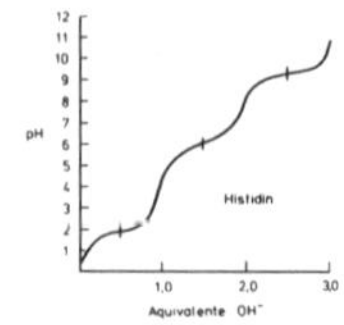

Zum **Tryptophan** trifft zu:

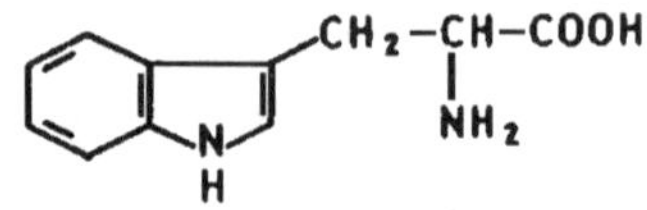

- Im Tryptophan liegt ein Indolringsystem vor
- Durch Decarboxylierung entsteht ein biogenes Amin
- 5-Hydroxytryptophan ist Vorstufe des Serotonins im Stoffwechsel
- Tryptophan ist eine essentielle Aminosäure

Serotonin

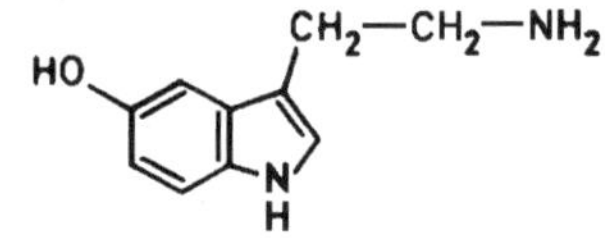

- entsteht durch Decarboxylierung einer Aminosäure
- ist das Decarboxylierungsprodukt von 5-Hydroxytryptophan
- ist ein primäres Amin
- wird in den Thrombozyten gespeichert
- wirkt auf die glatte Muskulatur
- kann dosisabhängig vasokonstriktorisch oder -dilatatorisch wirken
- ist als Neurotransmitter wirksam

Serin

- dient in Proteoglykanen der Anheftung von Kohlenhydratketten an die Proteinkomponente
- kann in Peptid-gebundener Form durch Proteinkinasen phosphoryliert werden
- ist Bestandteil von Glycerinphosphatiden
- wird für die Synthese von Sphingosin benötigt

Glycin

- ist an der Hämbiosynthese beteiligt
- wird zur Biosynthese des Purinringsystems und des Kreatins benötigt

```
      COOH
       |
H2N—C—H
       |
       H
```

Über **Glycin** trifft zu:

- Bei der vollständigen Oxidation von 1 mol Glycin entstehen 88 g CO_2 (Atommasse C = 12, O = 16)
- Es kann im menschlichen Organismus synthetisiert werden
- Es ist - zusammen mit Prolin, Hydroxyprolin, Lysin, Hydroxylysin u.a. - am Kollagenaufbau beteiligt
- Es ist in der Leber an Entgiftungsreaktionen beteiligt
- Bei der Decarboxylierung entsteht Methylamin

Über **Tyrosin** trifft zu:

- Die Biosynthese des Tyrosins aus Phenylalanin erfordert molekularen Sauerstoff
- Die Biosynthese des Noradrenalins erfolgt aus Tyrosin
- Tyrosin kann unter pathologischen Bedingungen eine essentielle Aminosäure sein
- Beim Abbau des Tyrosins entsteht Acetoacetat

Folgende Angaben über den **Ladungszustand bzw. den Charakter der Seitengruppen** von proteingebundenen Aminosäuren treffen bei physiologischem pH-Wert zu:

- Leucin: unpolar, hydrophob
- Phenylalanin: unpolar, hydrophob
- Threonin: polar, hydrophil
- Asparagin: polar, hydrophil

Zum **isoelektrischen Punkt** einer Aminosäure trifft zu:

- Der isoelektrische Punkt entspricht beim Alanin dem Mittelwert der pK-Werte von Carboxyl- und Aminogruppe
- Beim pH-Wert des isoelektrischen Punkts wandert die Aminosäure nicht im elektrischen Feld

Der isoelektrische Punkt einer Aminosäure liegt bei pH = 6,2. - Diese Aminosäure

- kann eine Monoamino-monocarbonsäure sein
- ist bei pH = 8,4 überwiegend negativ geladen
- besitzt bei pH = 6,2 ein starkes Dipolmoment
- wandert bei pH = 5,0 im elektrischen Feld zur Kathode

Zur **Elektrophorese** von Aminosäuren und Proteinen trifft zu:

- Es können sowohl Aminosäuren als auch Proteine getrennt werden
- Globuline lassen sich elektrophoretisch trennen
- Lysin wandert bei pH = 6 zur Kathode
- Bei einem pH-Wert, der dem isoelektrischen Punkt entspricht, zeigt ein Protein keine Wanderung

Folgende **Trennverfahren** sind für die Trennung eines Gemisches von Glutaminsäure, Alanin und Lysin geeignet:

- Dünnschichtchromatographie
- Papierchromatographie
- Ionenaustauschchromatographie an einem Kationenaustauscher
- Elektrophorese
- *nicht:* Destillation

Folgende Aminosäuren kommen in integralen **Membranproteinen** besonders in den Domänen vor, die durch die Membran hindurchreichen:

- Leucin
- Isoleucin
- Valin

11.2. Peptide

11.2.1 Klassifizierung, Aufbau
Di-, Tri-, Oligo- und Polypeptide; Erkennen der C- und N-terminalen Aminosäure, Sequenz (Definition, Sequenzisomerien), Erkennen der enthaltenen Aminosäure bei vorgegebenener Strukturformel

11.2.2 Peptidbindung
Kennzeichnung in vorgegebenen Verbindungen, Stereochemie, Ladungsverteilung, herabgesetzte Basizität des N-Atoms

11.2.3 Strukturprinzip
von z.B. Glutathion, Releasing Hormonen (Liberinen), Adiuretin, Glukagon, Insulin

11.2.4 Reaktionen
Hydrolyse unter dem Einfluß starker Säuren oder Basen, Bildung durch Kondensation (Aktivierung der Carboxylgruppe)

11.2.5 Funktion
Hormone, Neurotransmitter, Redoxsysteme, Toxine, Antibiotika

Glutathion

- wird extraribosomal gebildet
- enthält eine oxidierbare SH-Gruppe
- schützt die SH-Gruppe verschiedener Proteine vor Oxidation

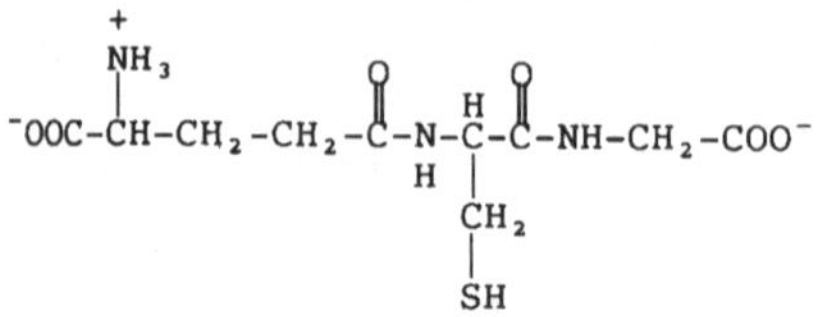

- gehört zu den biologischen Redoxsystemen/ist ein Teil eines intrazellulären Redoxsystems
- enthält die Aminosäuren Glutamat, Cystein, Glycin
- enthält eine Peptidbindung in atypischer Position
- ist ein Thiol
- enthält eine Thiolgruppe, die oxidiert werden kann
- bildet einfache und gemischte Disulfide
- ist für die Bildung von Mercaptursäuren erforderlich
- ist Bestandteil eines Leukotriens
- ist Cofaktor bei Biotransformationsreaktionen
- ist an der Biotransformation von Fremdstoffen beteiligt
- ist in reifen Erythrozyten enthalten/ist für den Erythrozyten essentiell
- Die Biosynthese findet in den Erythrozyten statt
- Zu seiner Biosynthese wird ATP benötigt
- Mangel an reduziertem Glutathion führt zur Hämolyse
- Für die Reduktion von oxidiertem Glutathion ist NADPH erforderlich
- Die Reduktion des Glutathiondisulfids erfolgt mit Hilfe von NADPH als Wasserstoffdonator

Für nebenstehende Verbindungen trifft zu:

(1) H-Ala-Gly-Cys-OH
(2) H-Cys-Gly-Ala-OH

- Beide Verbindungen besitzen einen isoelektrischen Punkt
- (1) und (2) unterscheiden sich in der Sequenz
- Beide Verbindungen enthalten zwei Peptidbindungen
- Beide Verbindungen enthalten Schwefel

Zum nebenstehenden Peptid trifft zu:

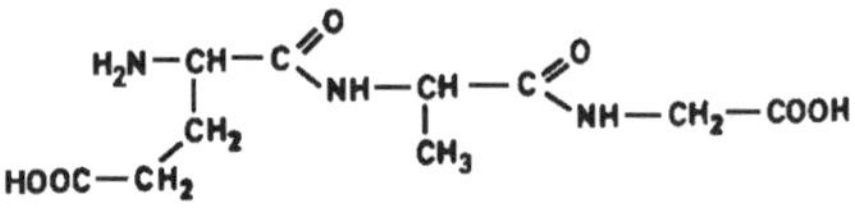

- Von dieser Verbindung sind Sequenz-Isomere denkbar
- Die Verbindung hat einen isoelektrischen Punkt
- Bei der vollständigen Hydrolyse werden zwei Moleküle Wasser verbraucht
- Bei der Hydrolyse entsteht u. a. Alanin

Das nebenstehende Peptid hat folgende Sequenz: Glu - Cys - Gly

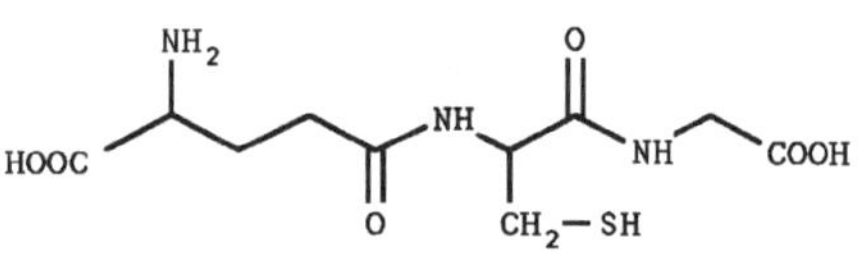

Bei der **Hydrolyse** eines Dipeptids entstehen unter Aufnahme von einem Molekül Wasser die Aminosäuren Glycin und Alanin in gleichen molaren Mengen:

- Alle denkbaren Dipeptide haben eine freie Carboxylgruppe
- Alle denkbaren Dipeptide besitzen einen isoelektrischen Punkt
- Das Dipeptid läßt sich im sauren oder basischen Milieu hydrolysieren
- Im Dipeptid ist das N-Atom der Peptidbindung schwächer basisch als das der endständigen Aminogruppe

Bei der Hydrolyse eines Tripeptids entstehen unter Aufnahme von zwei Molekülen Wasser die Aminosäuren Glycin, Phenylalanin und Cystein in gleichen molaren Mengen:

- Alle denkbaren Tripeptide besitzen einen isoelektrischen Punkt

11.3. Proteine

11.3.1 Klassifizierung, Aufbau
Einfache und zusammengesetzte Proteine, Glykoproteine, Metalloproteine, Proteine mit prosthetischen Gruppen, Lipoproteine, globuläre und fibrilläre Proteine
Primärstruktur (Sequenz), Sekundärstruktur (α-Helix, Faltblattstruktur), Tertiär- und Quartärstruktur (Definition, Bindungsarten zur Stabilisierung der Proteinstruktur), native und denaturierte Proteine

11.3.2 Eigenschaften
Ampholyte, Puffer, hydrophile/hydrophobe Proteine; Beeinflussung der Löslichkeit (Temperatur, Salze, organische Lösungsmittel, pH-Wert), Denaturierung, Wanderung im elektrischen Feld
Trennung z.B. durch Elektrophorese, Löslichkeits-, Ladungs- oder Teilchengrößenunterschiede

11.3.3 Reaktionen
Hydrolyse, Bildung durch Polykondensation (s.a. 11.2.4)

11.3.4 Funktion
Katalyse (z.B. Enzyme, Translokatoren), Struktur (z.B. Membranen, Zytoskelett, Kollagenfasern, Chromatin), Transport (z.B. Albumin), Kommunikation (z.B. Hormone, Rezeptoren), Bewegung (z.B. kontraktile und motile Proteine), Abwehr (z.B. Antikörper, Komplement, Gerinnung), Puffer, Wasserbindung, Energiespeicher

11.3.5 Serumproteine
Trennungsverfahren, ungefährer prozentualer Anteil der bei der Elektrophorese auftretenden Fraktionen

Über **Proteine** trifft zu:

- Die Peptidbindung besitzt partiellen Doppelbindungscharakter
- Für die Ausbildung von α-Helices sind H-Brücken zwischen zwei Peptidbindungen von entscheidender Bedeutung
- Die α-Helix wird durch Wasserstoffbrücken zwischen NH- und CO-Gruppen der gleichen Polypeptidketten stabilisiert
- Faltblattstrukturen können durch Wasserstoffbrücken zwischen parallel oder antiparallel laufenden Polypeptidketten gebildet werden
- Zufallsknäuel entstehen, wenn die Aminosäurensequenz weder die Ausbildung von helikalen noch von Faltblattstrukturen erlaubt
- Mit zunehmender Denaturierung nimmt der α-Helix-Gehalt ab
- Die Proteinkonformation wird durch Glykosylierung und Phosphorylierung beeinflußt
- Durch Zugabe von Ammoniumsulfat können gelöste Proteine denaturiert werden
- Manche Proteine können in 2 verschiedenen, reversibel ineinander überführbaren Konformationen vorliegen
- Für die Sekundärstruktur eines Proteins ist der partielle Doppelbindungscharakter der Peptidbindung von Bedeutung
- Die Tertiärstruktur ist durch die Primärstruktur vorgegeben
- Die Tripelhelix des Kollagens wird durch Wechselwirkungen zwischen benachbarten Polypeptidketten stabilisiert
- Die Ausbildung der Tripelhelix im Kollagen ist möglich, weil jede dritte Aminosäure Glycin ist
- Bei globulären Proteinen sind Aminosäuren mit hydrophoben Seitenketten vorwiegend im Inneren des Moleküls angeordnet

Zur **hydrophoben Wechselwirkung** trifft zu:

- Sie bildet sich aus zwischen unpolaren Molekülen, die in Mizellen in einem polaren Lösungsmittel zusammengelagert sind
- Sie wird in polarer Umgebung zwischen hydrophoben Gruppen wirksam - etwa in Proteinen zwischen apolaren Resten der Aminosäuren
- Die Bildung geht mit einer Entropie-Abnahme einher, da der Ordnungszustand des Gesamtsystems infolge der Ausbildung hydrophober Wechselwirkungen zunimmt
- Hydrophobe Wechselwirkungen sind sehr viel schwächer als kovalente Bindungen
- Hydrophobe Wechselwirkungen sind u. a. für die Ausbildung der Proteinkonformation ursächlich verantwortlich

- Sie ist an der Ausbildung der Tertiärstruktur der Proteine beteiligt
- Sie ist in Seifen die Ursache für die Ausbildung mizellarer Strukturen
- Die Wechselwirkungsenergie beträgt größenordnungsmäßig 4 kJ/mol (1 kcal/mol)
- Die Wechselwirkungsenergie der hydrophoben Wechselwirkung beträgt größenordnungsmäßig nur etwa 1 % der Energie der kovalenten Bindung

Folgende **Vorgänge** können durch Ausbildung hydrophober Wechselwirkungen erklärt werden:

- Ausbildung von Proteinkonformationen bei Proteinen mit apolaren Aminosäureresten
- Ausbildung von Protein-Lipid-Strukturen in der Einheits-Zellmembran
- Anordnung von Emulgatormolekülen an der Phasengrenzfläche polar/unpolar
- Bindung eines Substrats mit unpolaren Molekülabschnitten an den unpolaren Teil der Bindungsstelle des aktiven Zentrums des Enzyms

Glykoproteine

- können Oligosaccharide in N-glykosidischer Bindung enthalten
- können Oligosaccharide in O-glykosidischer Bindung enthalten
- können Rezeptorfunktion besitzen
- fehlen in der inneren Mitochondrienmembran

Zahlreiche Glykoproteine des Blutplasmas werden erst nach Entfernung terminaler Neuraminsäurereste von Hepatozyten aufgenommen.

Folgende **Trennverfahren** sind geeignet, Albumin aus einem Gemisch von NaCl und Albumin abzutrennen:

- Dialyse
- Gelchromatographie
- Ionenaustauschchromatographie
- Elektrophorese
- *nicht:* Destillation

Basische Proteine wandern in der Elektrophorese bei pH = 6 zur Kathode, weil basische Proteine bei pH = 6 positiv geladen sind.

12. Chemie der Fettsäuren und Lipide

12.1. Fettsäuren

12.1.1 Klassifizierung
geradzahlig - ungeradzahlig, gesättigt - ungesättigt

12.1.2 Strukturprinzip
s. 2.12

12.1.3 Eigenschaften
Löslichkeit, Anionen als oberflächenaktive Stoffe (Bildung von Phasengrenzflächen und Mizellen in Wasser)

12.1.4 Reaktionen
Bildung von Estern und Amiden, Reduktion zu Aldehyden und Alkoholen, Reaktivität der ungesättigten Fettsäuren an den Doppelbindungen

12.1.5 Funktion
Energielieferanten, Bausteine für die Synthese von Lipiden, Glykolipiden, Phospholipiden, Prostaglandinen, essentielle Fettsäuren

Der Durchmesser einer aus freien Fettsäuren und Monoglyceriden durch Gallensalze gebildeten **Mizelle** liegt bei 1 - 10 nm.

Zu den **essentiellen Fettsäuren** trifft zu:

- Linol- und Linolensäure gehören zu den essentiellen Fettsäuren

- Phospholipide der Membranen enthalten essentielle Fettsäuren
- Voraussetzung für die Prostaglandinsynthese ist die Aufnahme essentieller Fettsäuren
- Pflanzliche Öle sind reich an essentiellen Fettsäuren
- Essentielle Fettsäuren sind Vorstufen für die Prostaglandin-Biosynthese

Zu den **ungesättigten Fettsäuren** trifft zu:

- Ölsäure kann im menschlichen Organismus aus Stearinsäure gebildet werden
- Die in Linolensäure vorkommenden Doppelbindungen sind isoliert und liegen in cis-Konfiguration vor
- Die Membranfluidität wird durch Kettenlänge sowie Zahl und Konfiguration der Doppelbindungen der am Membranaufbau beteiligten Fettsäuren beeinflußt
- Mehrfach ungesättigte Fettsäuren können auch in vivo einer Autooxidation unterliegen

Zur **Stearinsäure** trifft zu:

- Das Verteilungsgleichgewicht der Stearinsäure zwischen wäßriger Phase und Ether hängt vom pH-Wert ab
- Aus wäßriger Lösung kann Stearinsäure nicht mit Glycerin ausgeschüttelt werden, weil Glycerin mit Wasser mischbar ist

Zur **Arachidonsäure** trifft zu:

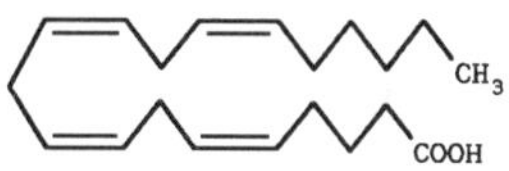

- Arachidonsäure kann aus Linolsäure synthetisiert werden
- Sie entsteht im Stoffwechsel aus Linolsäure durch Kettenverlängerung mit Hilfe von Acetyl-CoA
- Sie ist Ausgangsstoff für die Bildung von Thromboxanen
- Sie ist Ausgangsstoff für die Bildung von Leukotrienen
- Sie ist Vorläufersubstanz für die Prostaglandine
- Sie ist cis-konfiguriert

Folgende Strukturangaben zum abgebildeten **Prostaglandin** E_2 treffen zu:

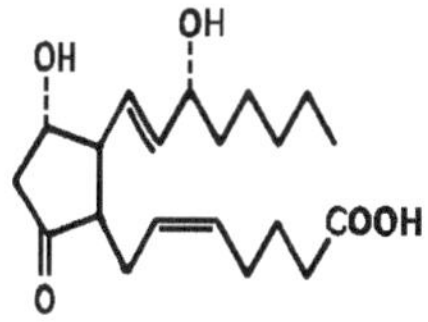

- Keton
- sekundärer Alkohol
- zweiwertiger Alkohol
- Carbonsäure
- *nicht:* konjugierte Doppelbindungen

12.2. Lipide

12.2.1 Klassifizierung
Neutral - polar, Triacylglycerole, Glycerolphosphatide, Sphingolipide, Steroide, Carotinoide

12.2.2 Eigenschaften
Löslichkeit, Bildung von Phasengrenzflächen und Mizellen in Wasser

12.2.3 Struktur
Prinzip der Struktur von Acylglycerolen, Phospholipiden, Glykolipiden, Cholesterol, Steroidhormonen, Gallensäuren

12.2.4 Reaktionen
Alkalische Hydrolyse von Triacylglycerolen und Phospholipiden (Reaktionsgleichung, Benennung der Produkte), Bildung aus den Bausteinen durch Kondensation, Polymerisation von "aktivem Isopren"

12.2.5 Funktion
Energiespeicher, Wärmeisolation, Membrankomponenten, Signalübertragung, mechanische Schutzfunktion

Lipide				
Gruppe	Name	Alkohol	Stickstoff-base	sonstige Bauteile
Einfache Lipide	**Fette**	Glycerin	–	Fettsäuren
Komplexe Lipide	**Glycerinphosphatide/ Phospholipide**			
	– Phosphatidsäuren	Glycerin	–	FS, Phosphorsäure
	– Cardiolipin	Glycerin	–	FS, Phosphorsäure
	– **Lecithin**	Glycerin	**Cholin**	FS, Phosphorsäure
	– **Kephaline**	Glycerin	Ethanolamin bzw. Serin	FS, Phosphorsäure
	– **Inositolphosphatide**	Glycerin	–	FS, Phosphors., Inositol
	– **Plasmalogene**	Glycerin	**Cholin** Ethanolamin	FS, Fettsäurealdehyde, Phosphorsäure
	Sphingolipide			
	– **Sphingomyelin**	**Sphingosin**	Cholin	Phosphorsäure
	– Glykolipide			
	— Cerebroside	**Sphingosin**	–	FS, Glucose, Galaktose
	— Sulfatide	**Sphingosin**	–	FS, Sulfo-Galaktose
	— **Ganglioside**	**Sphingosin**	–	FS, Glucose, Galaktose, Aminozucker, **Neuraminsäure**
Isopren-derivate	Carotine, Carotinoide, Sterin, Steroide, **Cholesterin**			

Triglyceride/Triacylglycerine/Neutralfette

- mit hohem Gehalt an ungesättigten Fettsäuren haben einen niedrigeren Schmelzpunkt als solche mit geringerem Gehalt
- sind weniger polar als Glycerinphosphatide
- sind Hauptbestandteil der intestinalen Mizellen
- können in Enterozyten aus Monoacylglycerin und Acyl-CoA synthetisiert werden
- werden nach Resynthese aus Nahrungsfettsäuren vorzugsweise mit Chylomikronen transportiert
- sind Hauptbestandteil der Chylomikronen
- sind die Hauptkomponente der Lipoproteine sehr niedriger Dichte (VLDL/very low density lipoproteins, prä-β-Lipoproteine)
- werden in Form von VLDL (prä-β-Lipoproteinen) von der Leber ins Fettdepot und in die Muskulatur transportiert
- liefern bei einer Verbrennung im Kalorimeter pro Gramm mehr Energie als Kohlenhydrate oder Proteine
- Beim vollständigen Abbau zu CO_2 + H_2O liefern 1 g Triacylglycerine mehr Energie als 1 g Protein und 1 g Kohlenhydrate zusammen
- sind durch Lipasen spaltbar
- werden in Darmmucosa und Leber gebildet
- sind die wichtigste Energiereserve des Menschen
- werden beim Gallengangsverschluß unvollständig verdaut

Die abgebildete Substanz (Triglycerid)

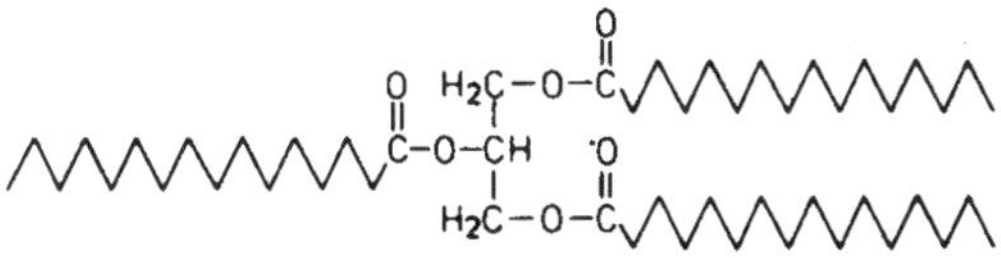

- enthält 3 Acylreste
- kann durch die Pankreaslipase zu β-Monoacylglycerin und 2 freien Fettsäuren abgebaut werden
- ist Bestandteil der Chylomikronen
- ist Bestandteil der Lipide des Fettgewebes

Über **komplexe Lipide** trifft zu:

- Sphingolipide sind Bestandteile von Myelinscheiden
- Glykolipide enthalten kein Phosphat
- Plasmalogene enthalten einen ungesättigten Fettsäurerest pro Molekül
- Ganglioside enthalten Neuraminsäure
- Inositolphosphatide enthalten einen zyklischen sechswertigen Alkohol

In **Phospholipiden** kann die Phosphorsäure mit folgenden Verbindungen verestert sein:

- Ethanolamin
- Cholin
- Glycerin
- Serin
- *nicht:* Threonin

Zur **Struktur und Funktion** von Phospholipiden trifft zu:

- Sie sind Bestandteil von Zellmembranen
- Ihre Fettsäuren sind mit Glycerol verestert
- Phospholipase A_2 kann die mit dem C^2 des Glycerols verknüpfte Arachidonsäure abspalten
- Phospholipase C kann aus bestimmten Phospholipiden Inositoltriphosphat (IP_3) und Diacylglycerol abspalten

Die abgebildete Substanz (**Lecithin**)

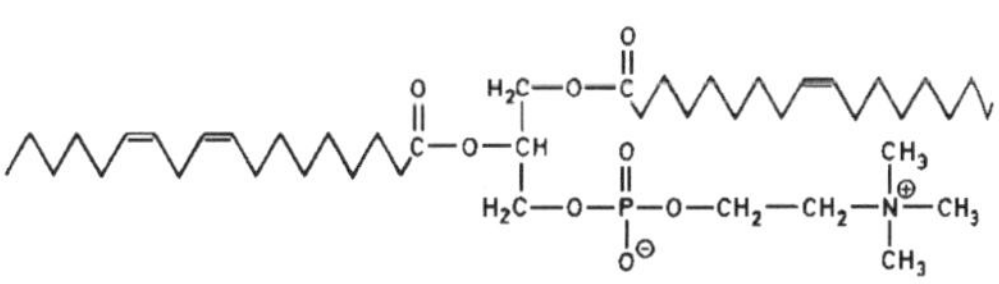

- enthält ein quartäres N-Atom
- enthält am C-Atom 2 des Glycerinanteils ein Asymmetriezentrum
- ist ein Glycerinester
- ist ein Zwitterion

Bei der **Biosynthese** des Lecithins treten folgende Zwischenprodukte auf:

- Diacylglycerin (Diglycerid)
- Phosphatidsäure
- Phosphorylcholin
- Cytidindiphosphatcholin
- *nicht:* Lysolecithin

Zu nebenstehender Formel trifft zu:

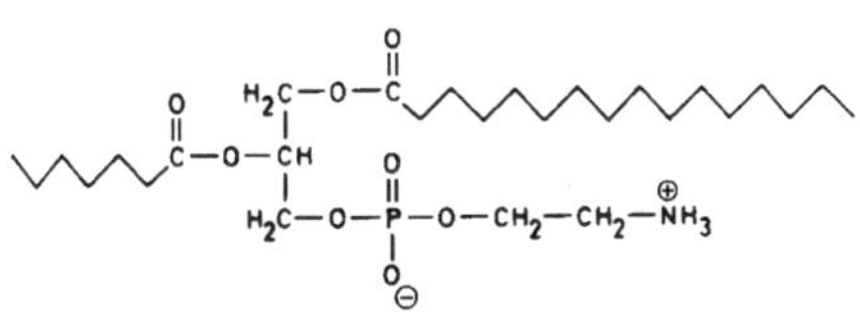

- Es handelt sich um ein Glycerinphosphatid (**Kephalin**)
- Die Verbindung enthält zwei Phosphorsäure-Esterbindungen
- Die Verbindung enthält zwei Carbonsäure-Esterbindungen
- Bei der alkalischen Hydrolyse entsteht Ethanolamin

Zum **PAF (platelet activating factor)**, der bei der Blutgerinnung eine wichtige Rolle spielt, trifft zu:

- PAF enthält zwei Phosphorsäureester-Bindungen
- Essigsäure ist als Ester gebunden

- Ein C_{16}-Alkylrest ist als Ether gebunden
- PAF enthält Glycerol als Baustein

Cholin

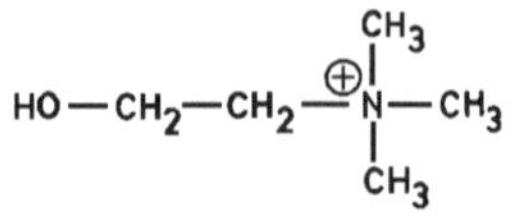

- entsteht im Stoffwechsel durch Methylierung mit S-Adenosylmethionin
- ist eine quartäre Ammoniumverbindung mit Kationennatur
- enthält vierbindigen Stickstoff
- enthält eine primäre Alkoholgruppe
- entsteht unter Einfluß einer Esterase in der motorischen Endplatte aus einer acetylierten Form
- wird unter dem Einfluß von Esterasen aus Acetylcholin freigesetzt
- reagiert mit Acetyl-CoA zu Acetylcholin
- entsteht bei der Hydrolyse von Lecithin
- wird aus neutraler wäßriger Lösung an einen Kationenaustauscher adsorbiert, weil Cholin in neutraler wäßriger Lösung eine positiv geladene quartäre Ammoniumgruppe enthält

Folgende Lipide sind typische Bestandteile von **Plasmamembranen**:

- Phosphatidyl-Inositol
- Phosphatidyl-Ethanolamin

Über die oberflächenaktiven Substanzen (**Surfactants**) der Lungen trifft zu:

- Ohne Surfactants ist die Dehnbarkeit der Lunge wesentlich vermindert
- Surfactants vermindern die Gefahr des Kollapses von Alveolen
- Ohne Surfactants ist die Atemarbeit erhöht
- Unausgereifte Surfactant-Bildung führt zum Atemnotsyndrom der Neugeborenen

Zu den **Sphingolipiden** trifft zu:

- Sie kommen im Nervengewebe vor
- Sie enthalten einen Fettsäurerest säureamidartig gebunden
- Wichtige Vertreter sind Sphingomyelin und Sphingoglykolipide
- Sie können bei Lipidosen intrazellulär vermehrt gespeichert werden

Bestandteile von Sphingolipiden können sein:

- Galaktose
- Neuraminsäure
- Glucose
- Sulfat
- *nicht:* Glycerol

Sphingomyeline

- sind Bestandteile der Plasmamembran
- gehören zu den Phospholipiden
- enthalten Sphingosin
- verschiedener Typen unterscheiden sich durch den Fettsäureanteil

Die abgebildete Substanz (Sphingomyelin)

- enthält eine Amidbindung
- enthält eine trans-konfigurierte Doppelbindung
- ist ein Zwitterion
- kann bei bestimmten Speicherkrankheiten im ZNS vermehrt vorkommen

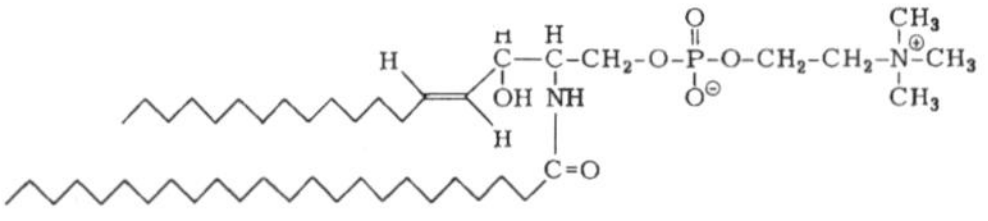

Ganglioside

- sind N-Acetylneuraminsäure-haltige Glykolipide
- sind Bestandteile der Membranen von Nervenzellen
- enthalten einen säureamidartig gebundenen Fettsäurerest
- werden in Lysosomen abgebaut

Die abgebildete Substanz (**N-Acetylneuraminsäure**)

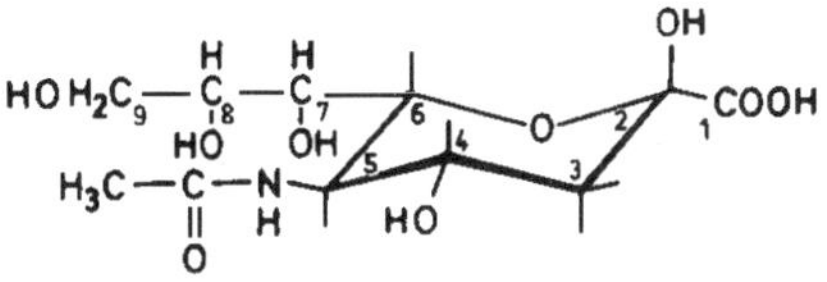

- ist eine Monocarbonsäure
- ist ein cyclisches Halbacetal
- ist ein Amid
- enthält die OH-Gruppe an C-2 in axialer Position
- enthält 1 primäre OH-Gruppe
- ist ein Baustein der Ganglioside
- stellt die terminale Kohlenhydratkomponente vieler Glykoproteine dar

Cholesterin

- setzt sich aus Isopren-Einheiten zusammen
- wird im Blut hauptsächlich von LDL und HDL transportiert
- kann im Blut durch die Lecithin-Cholesterin-Acyltransferase in Cholesterinester umgewandelt werden
- ist Baustein der Plasmamembranen
- ist Vorstufe der D-Hormone

13. Nucleotide, Nucleinsäuren, Chromatin

13.1. Nucleotide

13.1.1 Struktur
s. 2.20 und 2.21
Nukleoside sowie ihre Mono-, Di- und Triphosphate, zyklische Nukleosidmonophosphate, Kennzeichnung der N-glykosidischen Bindung, der Phosphorsäureester- und -anhydridbindung, der 3'- und 5'-Position

13.1.2 Reaktionen
Bildung durch Kondensation, Abbau durch Hydrolyse

13.1.3 Funktion
Cosubstrate (Coenzyme), Bausubstrate für Nukleinsäuren, Signalsubstanzen (zweite Boten)

13.1.4 Allgemeine Beteiligung am Stoffwechsel
Z.B. von ATP am Energiestoffwechsel, UTP am Glykogenstoffwechsel, CTP am Phospolipidstoffwechsel, GTP an der Proteinbiosynthese

Folgende Substanzen gehören zu den **Nucleosiden**:

- Adenosin
- Guanosin
- Uridin
- Thymidin
- *nicht:* Cytosin

Vom **Uracil** existieren die nebenstehenden Formen, weil Uracil eine tautomere Umlagerung zeigt.

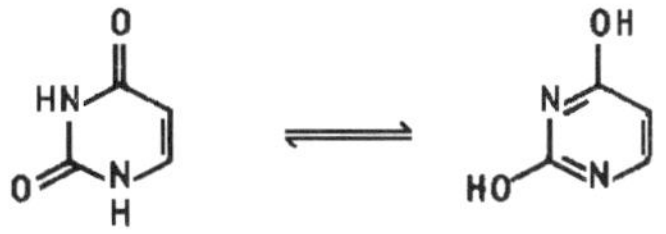

Die abgebildete Substanz

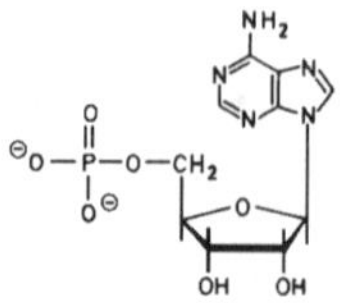

- ist **AMP**
- ist "energieärmer" als Kreatinphosphat
- enthält ein Purinringsystem
- enthält eine N-ribosidische Bindung

Die abgebildete Substanz

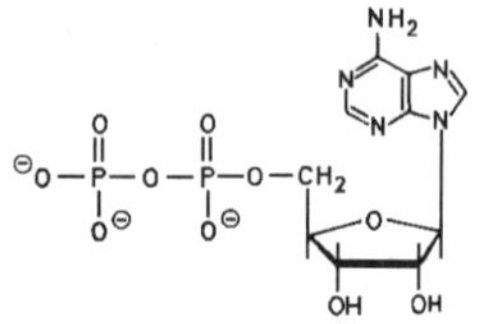

- ist **ADP**
- entsteht in exergoner Reaktion aus ATP
- enthält eine Säureanhydridbindung
- liegt intrazellulär als Anion vor

Der Natrium-Kalium-Transport durch die Erythrozytenmembran bezieht seine Energie direkt aus **ATP**.

Zu nebenstehender Reaktion trifft zu:
($\Delta G'_0 = - 30{,}7$ kJ/mol (- 7,3 kcal/mol)
für die Hinreaktion)

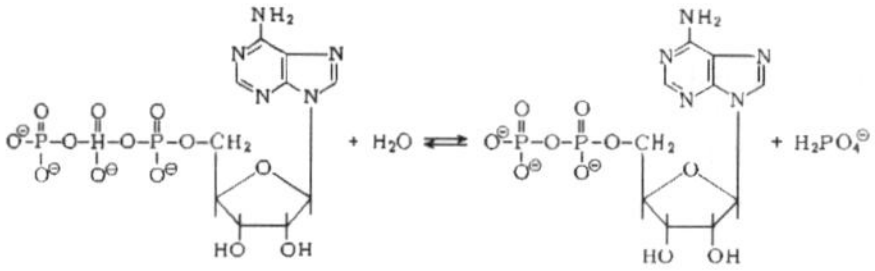

- $\Delta G'_0$ kann bei Kenntnis der Gleichgewichtskonstanten K berechnet werden
- Die Hydrolyse von ATP ist unter Standardbedingungen bei pH = 7 exergonisch
- Bei der Reaktion ATP $\rightarrow$ ADP wird eine Phosphorsäureanhydrid-Bindung gespalten
- Die freie Enthalpie der Hydrolyse von ATP kann durch Kopplung mit einer endergonen Reaktion genutzt werden

13.2. Nucleinsäuren

13.2.1 Klassifizierung
DNA, RNA (mRNA, tRNA, rRNA)

13.2.2 Struktur
Prinzip des Aufbaus eines DNA- bzw. RNA-Stranges, der DNA-Doppelhelix, 5'- und 3'-Ende, Phosphodiesterbindung, Gesetzmäßigkeiten der Basenpaarung, Beschreibung und Bedeutung der H-Brücken

13.2.3 Reaktionen
Abbau durch Hydrolyse, Bildung durch Polykondensation von Nukleotiden, Denaturierung, Hybridisierung

13.2.4 Funktion
Speicherung und Expression der genetischen Information, Replikation, Transkription, Translation, Reparatur

Zur **Struktur** der **DNA** trifft zu:

- Die Desoxyribonucleotide sind in linearer Kette als Phosphodiester miteinander verbunden/Die Desoxyribosen eines Stranges sind über Phosphorsäurediesterbrücken miteinander verbunden
- Die Basenpaare sind in der DNA-Doppelhelix nach innen gerichtet
- Komplementäre Basenpaare enthalten immer ein Purin und ein Pyrimidin/Purinbasen paaren mit Pyrimidinbasen
- In der DNA sind Guanin : Cytosin sowie Adenin : Thymin jeweils komplementär zueinander
- Bei der Ausbildung von Wasserstoffbrücken zwischen Guanin und Cytosin liegt Guanin in der Keto-Form vor
- Die DNA einer Säugetierzelle enthält etwa 20 Molprozent Guanin. Der Gehalt an Adenin beträgt dann etwa 30 Molprozent
- Adenin und Uracil sind bei der Transkription komplementäre Basen

- In der Doppelhelix sind beide Stränge der DNA mit antiparalleler Polarität umeinander gewunden
- Die Ebene der Basenpaarungen liegt senkrecht zur gedachten Achse der Doppelhelix
- Die negativen Ladungen der Phosphorsäurediesterbrücken befinden sich an der Außenseite der Doppelhelix

Folgende **Bindungsarten** kommen in Nucleinsäuren vor:

- Phosphorsäurediester-Bindung
- N-glykosidische Bindung
- Wasserstoffbrückenbindung
- kovalente Bindung
- *nicht:* Säureanhydrid-Bindung

13.3. Chromatin

13.3.1 Struktur
Aufbau aus DNA, basischen Histon- und nichtbasischen Nicht-Histon-Proteinen, Strukturprinzip der Nukleosomen und der Superhelix

13.3.2 Funktion
Speicherung und Expression der genetischen Information

Über **Zellkernproteine** trifft zu:

- Histone sind mit DNA in stöchiometrischen Mengen assoziiert
- Histone sind basische Proteine
- Histone können u.a. methyliert und phosphoryliert werden
- Steroidhormon-Rezeptor-Komplexe lassen sich im Zellkern nachweisen

Histone verdanken ihre **basischen Eigenschaften** dem gehäuften Vorkommen von

- Lysin
- Arginin
- *nicht:* Histidin, Hydroxy-Lysin, Asparagin

14. Vitamine und Coenzyme

Vitamine und Coenzyme					
Vit.	Name	wirksame Form/Coenzym	biochemische Funktion	Mangel-krankheit	Vorkommen
Fettlösliche Vitamine					
A	**Retinol**	Retinal	**Sehvorgang**	Nachtblindh. Xerophthalmie	Obst, Gemüse, Salat, Milch, Fleisch, Fett
D	**Calciferol**	1,25-Dihydroxy-cholecalciferol	Calciumstoff-wechsel	Rachitis	Fette, Eier, Fische, Milch
E	**Tocopherol**	Tocopherol-Hydrochinon	Redox-System	Sterilität Muskelaffekt.	Fette, Nüsse, Getreide

K	**Phyllochinon**	Dihydro-Vit. K	**Biosynthese v. Blutgerinnungsf., Carboxylierung**	Blutgerinnungsstörungen	**Früchte, Gemüse**
Wasserlösliche Vitamine					
C	**Ascorbinsäure**	Ascorbat	**Hydroxylierung**	Skorbut	Obst, Gemüse, Salat, Fleisch
B_1	**Thiamin**	**Thiamindiphosphat**	**Decarboxylierung**	Beri-Beri	Pilze, Getreide, Fleisch
B_2	**Riboflavin**	**FAD, FMN**	**H-Übertragung**		Fleisch, Milch, Pilze
B_3	**Niacinamid**	**NAD, NADP**	H-Übertragung	Pellagra	Pilze, Nüsse, Fleisch
B_6	Pyridoxin	**Pyridoxal-Phosphat**	**Transaminierung**	Anämie	Pilze, Fisch, Nüsse, Obst
	Pantothensäure	**Coenzym A**	Acyl-**Übertragung**		Fleisch, Pilze, Getreide, Eier
	Folsäure	**Tetrahydrofolsäure**	**C_1-Transfer**	Anämie	Getreide, Fleisch, Gemüse
(H)	**Biotin**	Bicytin	**Carboxylierung**	Hautsymptome Haarausfall	Fleisch, Eier, Nüsse
B_{12}	**Cobalamin**	B_{12}-Coenzyme	Kohlenstoffketten-isomerisierung	**perniziöse Anämie**	Eier, Fleisch

14.1. Allgemeines

14.1.1 Definition und Klassifikation
Vitaminbegriff, Zuordnung von Namen und Buchstabenkurzform, Einteilung in wasser- und lipidlöslich

14.1.2 Herkunft, Stabilität
Vorkommen der in 14.2 genannten Vitamine in wichtigen Nahrungsmitteln, Stabilität bei der Zubereitung von Nahrungsmitteln (Erhitzen, Licht- und Sauerstoffeinwirkung; s.a. 16.2.5)

14.2. Struktur

Erkennen bei vorgegebener Struktur, bei zusammengesetzten Molekülen
Benennung der Bausteine:
Cholecalciferol (D_3) und sein 1,25-Dihydroxyderivat
Thiamin und Thiaminpyrophosphat
Riboflavin, FMN, FAD
Nicotinsäureamid, NAD^+, NADH, $NADP^+$, NADPH
Pyridoxin und Pyridoxalphosphat
Biotin
Ascorbinsäure
Folsäure

Über **prosthetische Gruppen** trifft zu:

- Prosthetische Gruppen leiten sich häufig von Vitaminen ab

- Prosthetische Gruppen können kovalent mit dem Enzymprotein verknüpft sein
- Transferasen enthalten in der Regel prosthetische Gruppen
- Pyridoxalphosphat ist die prosthetische Gruppe von Aminosäuredecarboxylasen

Retinol (Vitamin A)

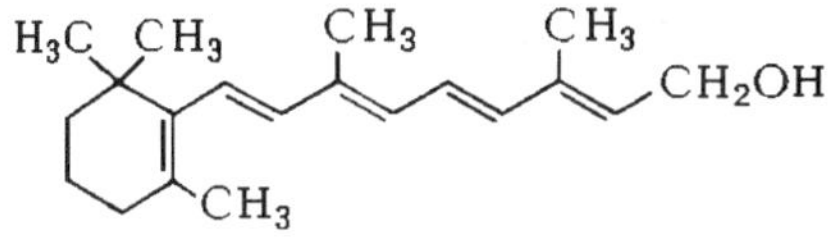

- enthält eine primäre Alkoholgruppe
- enthält konjugierte Doppelbindungen
- ist lipidlöslich

Über Vitamin A trifft zu:

- Vitamin A wird unter Mitwirkung von Gallensäuren resorbiert
- Provitamine des Vitamin A kommen in Pflanzen vor und können in der Leber zu Vitamin A umgewandelt werden
- Provitamin-wirksame Carotinoide werden ausschließlich von Pflanzen synthetisiert
- Als 11-cis-Retinal wird es für den Sehvorgang benötigt
- Das im Rhodopsin enthaltene Vitamin-A-Derivat wird durch Licht isomerisiert
- Mangelerscheinungen werden zunächst als Störung beim Dämmerungssehen erkannt
- Eine Vitamin-A-Überdosierung kann sich in Störungen des Knochenstoffwechsels und in Haut- und Schleimhautaffektionen äußern

Calciferol (Vitamin D)

- kann vom Menschen unter Beteiligung einer photochemischen Reaktion ausgehend von Cholesterin gebildet werden
- beeinflußt als 1,25-Dihydroxycholecalciferol die Bildung eines Calcium-bindenden Proteins in der Darmmucosa
- kann bei Überdosierung zu Calciumphosphatablagerungen in den Nierentubuli und in der Intima der Gefäße führen

Vitamin D_3

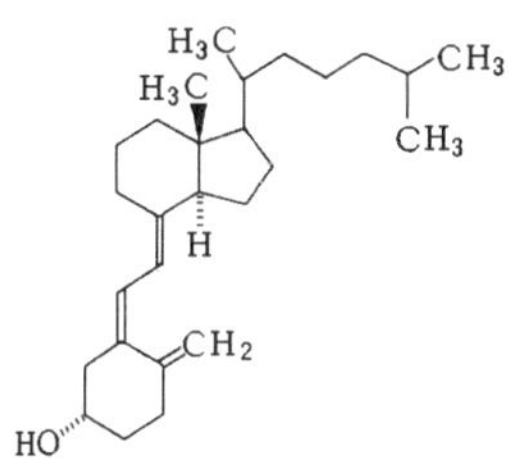

- enthält ein konjugiertes Trien-System
- wird in der Leber und der Niere hydroxyliert
- wird in der Leber in die 25-Hydroxy-Verbindung umgewandelt
- ist lipidlöslich
- wird auch als Cholecalciferol bezeichnet

Zum **Vitamin D-Stoffwechsel** trifft zu:

- Cholecalciferol wird aus Acetyl-CoA synthetisiert
- 7-Dehydrocholesterol (Provitamin D_3) wird in der Leber synthetisiert
- Aus 7-Dehydrocholesterol entsteht Cholecalciferol durch Spaltung eines Kohlenwasserstoff-Ringes
- Die Ringspaltung beim 7-Dehydrocholesterol erfolgt spontan (nicht-enzymatisch) unter der Einwirkung von ultraviolettem Licht
- 7-Dehydrocholesterol wird in der Haut durch UV-Licht chemisch so verändert, daß (über eine Zwischenstufe) Cholecalciferol entsteht
- 25-Hydroxycholecalciferol muß zur Erlangung der vollen biologischen Aktivität an C-1 hydroxyliert werden
- Das renale Enzym, das 25-Hydroxy- in 1,25-Dihydroxycholecalciferol umwandelt, wird durch Calcium- und Phosphat-Ionen gehemmt
- 1,25-Dihydroxycholecalciferol induziert im Dünndarm die Biosynthese eines Ca^{2+}-bindenden Proteins

Phyllochinon (Vitamin K)

- ist ein fettlösliches Vitamin
- wird von Darmbakterien synthetisiert
- ist essentiell für die Bildung von Gerinnungsfaktoren

- wird für die Synthese von Prothrombin benötigt
- führt Ca^{2+}-abhängig Prothrombin in aktives Thrombin über
- ist in der Leber außer für die Bildung von Prothrombin auch für die Bildung weiterer Gerinnungsfaktoren notwendig
- ist Cofaktor bei der γ-Carboxylierung von Glutaminsäureresten des Prothrombins in der Leber
- wird als Coenzym für die Umwandlung peptidgebundener Glutaminsäure in γ-Carboxyglutamin benötigt
- Bei Mangel an Vitamin K ist die Prothrombinsynthese erniedrigt
- kommt in Früchten und Gemüse vor
- wird bei Störungen der Fettresorption vermindert resorbiert
- Cumarin-Derivate hemmen durch Vitamin K-Antagonismus die Blutgerinnung in vivo
- wird rasch metabolisiert, so daß Mangelerscheinungen innerhalb weniger Tage auftreten können
- kann nur in Anwesenheit eines physiologischen Emulgators (z. B. Gallensäuren) aus dem Darm resorbiert werden

Zum **Naphthochinon** trifft zu:

- Naphthochinon-(1,4) kann zu Naphthohydrochinon reduziert werden
- Das Redoxpotential des Naphthochinons ist pH-abhängig
- Vitamin K enthält ein Naphthochinonsystem

Ascorbinsäure (Vitamin C)

- ist empfindlich gegen Oxidation und Erhitzen/ist eine thermolabile Verbindung
- Der tägliche Bedarf des Erwachsenen beträgt etwa 1 mg/kg Körpergewicht
- wirkt bei der Hydroxylierung von Prolin- und Lysinresten des Prokollagens mit
- kann Methämoglobin zu Hämoglobin reduzieren
- kommt in hoher Konzentration in den Nebennieren vor

Zur Ascorbinsäure bzw. Dehydroascorbinsäure trifft zu:

(1) 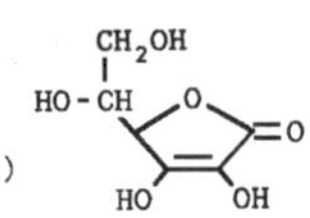

(2) 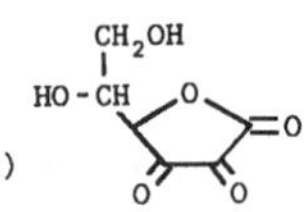

- (1) ist die Ascorbinsäure
- (2) ist die Dehydroascorbinsäure
- Die Reaktion von (1) zu (2) ist eine Oxidation
- Beide Verbindungen sind Lactone
- Beide Verbindungen stimmen in der Stereochemie überein
- Beide Verbindungen haben eine primäre Alkoholgruppe

Zur abgebildeten Substanz (**Dehydroascorbinsäure**) trifft zu:

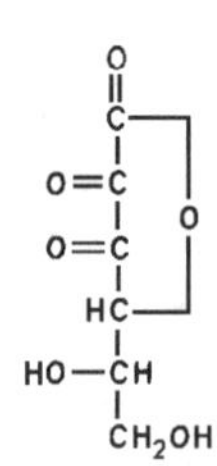

- Sie enthält 2 Ketogruppen
- Sie ist ein Lacton
- Der Ring kann unter Wasseranlagerung geöffnet werden
- Sie kann leicht reduziert werden

Thiamin (Vitamin B1) enthält folgende Heterocyclen:

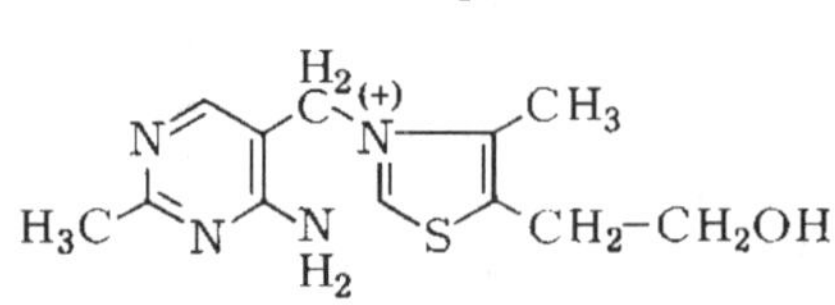

- Thiazol
- Pyrimidin
- *nicht:* Pyridin, Purin, Imidazol

Zum abgebildeten **Thiaminpyrophosphat** (TPP) trifft zu:

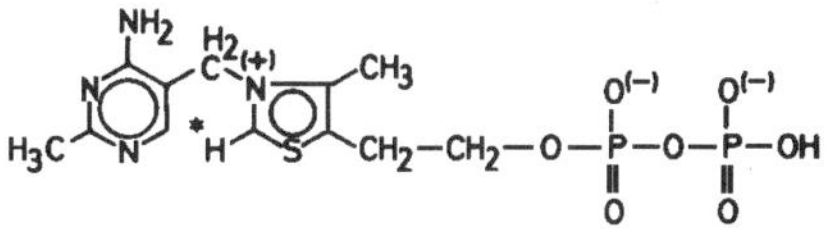

- Der fünfgliedrige Heterocyclus ist ein Thiazolderivat
- Der sechsgliedrige Heterocyclus ist ein substituiertes Pyrimidin
- TPP enthält ein Thiazol- und ein Pyrimidin-Ringsystem
- Der Stickstoff im Thiazolring ist quartär
- Die Verbindung ist Coenzym bei der Decarboxylierung von Ketosäuren
- Das durch Stern (*) gekennzeichnete H-Atom ist azid wegen des Elektronenzugs der benachbarten Heteroatome
- Wegen der leichten Abspaltbarkeit des (durch Stern markierten) H-Atoms kann die Verbindung Additionsreaktionen eingehen - etwa mit Brenztraubensäure als Addend
- Durch Dissoziation des H^+ entsteht ein Carbanion, das eine Ketocarbonsäure anlagern kann
- Die Ketocarbonsäure wird dann decarboxyliert, wodurch ein "aktivierter Aldehyd" entsteht

Riboflavin (Vitamin B_2)

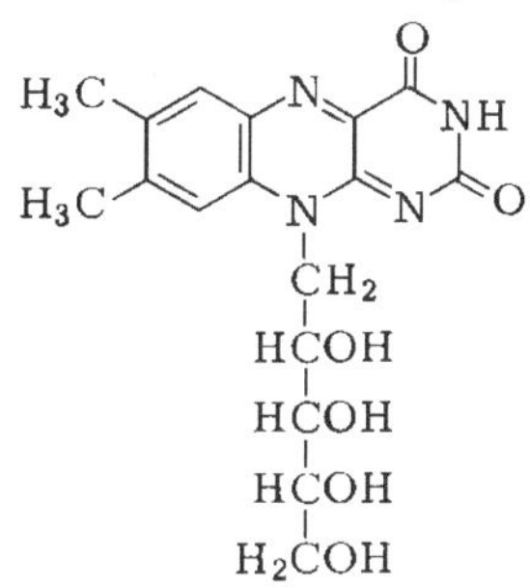

- ist ein primärer Alkohol
- ist ein tertiäres Amin
- enthält einen Pyrimidin-Ring
- nimmt als Bestandteil von FAD Wasserstoff auf
- ist in FAD und FMN enthalten
- enthält einen Ribitylrest im Molekül
- ist als Coenzym phosphoryliert
- wird in der Darmmucosa phosphoryliert
- *nicht:* ist Coenzym von Decarboxylasen

Zum **Niacinamid** (Vitamin B_3) trifft zu:

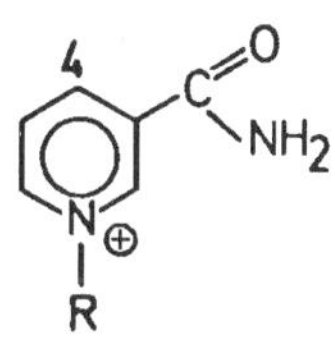

- Es ist ein Pyridinderivat mit quartärem N-Atom
- Das N-Atom im Pyridinring ist quartär
- Durch Anlagerung eines Hydridions in Position 4 des Ringes ändert sich die Hybridisierung des C-Atoms 4
- Nach der Reduktion ist der Sechsring nicht mehr aromatisch
- Als Folge der Reduktion ändert sich das UV-Spektrum der Substanz
- Am Heterocyclus befindet sich eine Säureamidgruppe
- Die Substanz ist Coenzym von Redoxsystemen

Nikotinsäure

- ist ein Pyridinderivat
- kann im Organismus aus Tryptophan synthetisiert werden

Das **Pyridoxalphosphat**

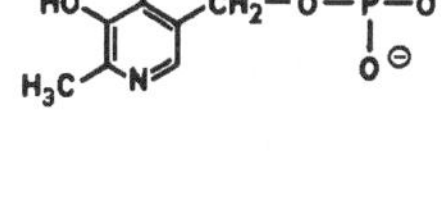

- enthält einen Pyridin-Ring
- enthält eine Phosphorsäureesterbindung

- reagiert im Stoffwechsel mit Aminosäuren
- ist Coenzym von Transaminasen

Pantothensäure

- ist in den meisten tierischen und pflanzlichen Geweben vorhanden
- enthält die Aminosäure β-Alanin
- ist Bestandteil von Coenzym A

Über **Folsäure** trifft zu:

- Durch enzymatische Reduktion von Folsäure kann Tetrahydrofolsäure gebildet werden
- Folsäure wird von Pflanzen und Mikroorganismen synthetisiert
- Folsäure enthält als Baustein p-Aminobenzoesäure
- Folsäuremangel führt zur Störung der Synthese von Purinbasen und Thymin

Zur **Struktur** der abgebildeten Folsäure trifft zu:

- primäres Amin
- sekundäres Amin
- amidisch gebundene Glutaminsäure
- p-Aminobenzoesäure als Baustein
- *nicht:* Purin-Gerüst

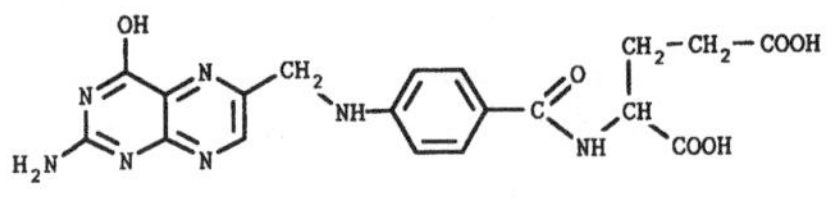

Tetrahydrofolsäure

- enthält p-Aminobenzoesäure als Baustein
- kann Einkohlenstoffeinheiten in verschiedenem Oxidationszustand binden
- ist als Coenzym bei der Umwandlung von Homocystein in Methionin beteiligt

Folsäure bzw. ihre Derivate

- sind Coenzyme von Transferasen
- sind für die Synthese von Thymidinmonophosphat erforderlich
- sind bei der Erythropoese notwendige Cofaktoren

Folgende Verbindungen benötigen für ihre de-novo-Biosynthese Derivate der Folsäure:

- Adenin
- Thymin
- Guanin
- *nicht:* Homocystein, Uracil

Zur **p-Aminobenzoesäure** trifft zu:

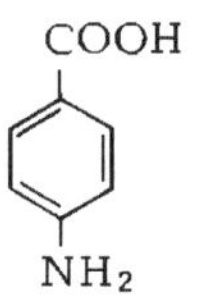

- Sie wird bei der Biosynthese der Folsäure benötigt
- Viele Sulfonamide sind Antagonisten der p-Aminobenzoesäure bei der Folsäuresynthese der Mikroorganismen
- Sie ist ein Ampholyt
- Sie besitzt einen isoelektrischen Punkt
- Der isoelektrische Punkt der p-Aminobenzoesäure läßt sich bei Kenntnis der pK-Werte der beiden funktionellen Gruppen berechnen
- p-Aminobenzolsulfonsäureamid ist in Mikroorganismen ein Antagonist der p-Aminobenzoesäure bei der Folsäuresynthese
- Bei pH = 1 wandert p-Aminobenzoesäure bei der Elektrophorese zur Kathode

Über **Cobalamin** (Vitamin B_{12}) trifft zu:

- Desoxyadenosylcobalamin wird für die Umwandlung von Methylmalonyl-CoA in Succinyl-CoA benötigt
- Methylcobalamin wird für die Umwandlung von Homocystein in Methionin benötigt

- Cobalaminmangel beruht auf einer unzureichenden Resorption des Vitamins
- Das Ileum ist der typische Resorptionsort für Vitamin B_{12} (Cobalamin)
- Aus den Cobalaminspeichern des Organismus kann der Bedarf für mehrere Monate gedeckt werden

Biotin (Vitamin H)

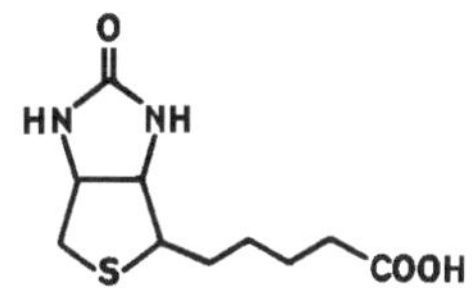

- ist ein Amid
- ist ein wasserlösliches Vitamin
- kann als Derivat des Harnstoffs angesehen werden
- ist kovalent gebunden Bestandteil von Carboxylasen
- muß beim Menschen mit der Nahrung zugeführt werden
- wird von der Darmflora in ausreichender Menge für die Versorgung des Menschen synthetisiert
- ist als Coenzym säureamidartig mit einem Lysin-Rest des Enzymproteins verknüpft
- bindet als prosthetische Gruppe eines Enzyms Bicarbonat in einer ATP-verbrauchenden Reaktion, wobei Carboxy-Biotin entsteht
- Der Stoffwechselprozeß Pyruvat - Glucose ist Biotin-abhängig

Das im Hühnereiweiß vorkommende Glykoprotein **Avidin** hemmt spezifisch Biotin-abhängige Enzyme. - Folgende Reaktionswege werden nach Zugabe von Avidin zu einem Zellhomogenat blockiert:

- Pyruvat - Phosphoenolpyruvat
- Pyruvat - Glucose
- Pyruvat - Palmitoyl-CoA

14.3. Biochemische Wirkung

Zusammenhang zwischen "inaktivem" Vitamin und "aktivem" Coenzym, Kennzeichnung der funktionellen Gruppe, Beteiligung an Enzymreaktionen, Benennung der spezifischen Funktion

Vitamine und Stoffwechselvorgänge

- Thiaminpyrophosphat – Energiestoffwechsel
- Pyridoxalphosphat – Bildung von biogenen Aminen
- Ascorbinsäure – Kollagen-Synthese
- Cobalamin – Bildung von Succinyl-CoA

Zuordnung von **Coenzym** bzw. prosthetischer Gruppe und Enzym:

- NAD^+ – Lactatdehydrogenase
- FAD – Succinatdehydrogenase
- CoA – Pyruvatdehydrogenase
- FMN – NADH-Dehydrogenase

In folgenden Coenzymen ist ein **Nucleotid** enthalten:

- Coenzym A
- FAD
- NAD^+
- *nicht:* Thiaminpyrophosphat (TPP), Tetrahydrofolat

Folgende Cofaktoren sind Bestandteil von **decarboxylierenden Reaktionen bzw. von decarboxylierenden Enzymkomplexen**:

- Thiaminpyrophosphat

- Coenzym A
- Pyridoxalphosphat
- Liponsäure
- *nicht:* Biotin

NADH

- wird durch Abgabe eines Hydrid-Ions zu NAD^+ oxidiert
- kann in Gegenwart von NAD^+ photometrisch bestimmt werden
- kann unter Verwendung von Tryptophan-Abbauprodukten synthetisiert werden
- ist Wasserstoffüberträger in der Atmungskette

NADPH

- ist Produkt der Glucose-6-phosphat-Dehydrogenase-Reaktion
- kommt in den Erythrozyten vor
- ist Wasserstoffüberträger bei der Cholesterinbiosynthese

Über **$NADP^+$ bzw. NADPH** trifft zu:

- Nikotinsäureamid ist Bestandteil des $NADP^+$
- NADPH wird in den meisten Zellen durch den Glucose-6-phosphat-Dehydrogenase-Stoffwechsel bereitgestellt
- Das Standard-Redoxpotential (Normalpotential) des $NADP^+$/NADPH-Systems liegt in derselben Höhe wie dasjenige des NAD^+/NADH-Systems
- Wie beim NAD^+ wird bei der Reduktion von $NADP^+$ der Wasserstoff als Hydrid-Ion angelagert

Substratwasserstoff wird durch die folgenden, in den Mitochondrien ablaufenden Reaktionen auf **NAD^+** übertragen:

- Isocitrat — α-Ketoglutarat
- α-Ketoglutarat + CoA — Succinyl-CoA + CO_2
- Glutamat — α-Ketoglutarat + Ammoniak
- β-Hydroxyacyl-CoA — β-Ketoacyl-CoA
- Malat — Oxalacetat
- Pyruvat — Acetyl-CoA + CO_2

An folgenden **Reaktionen** ist **Pantothensäure** beteiligt:

- Fettsäurebiosynthese (Fettsäuresynthese)
- oxidative Decarboxylierung von Pyruvat (Pyruvatdehydrogenase)
- Biosynthese von Acetoacetat
- Biosynthese von Cholesterol
- *nicht:* Bildung von Cholesterolestern in den HDL (high density lipoprotein)

Über **Coenzym A** und seine Derivate trifft zu:

- Zur Bildung von Coenzym A wird das Vitamin Pantothensäure benötigt
- Die α-Methylgruppe des Acetyl-CoA kann Additionsreaktionen eingehen
- Aus Acyl-CoA-Verbindungen kann der Acylrest auf Hydroxyl- oder Aminogruppen übertragen werden
- Acyl-CoA-Verbindungen können bei decarboxylierenden Dehydrogenasereaktionen ohne ATP-Verbrauch entstehen

Folgende Synthesen benötigen **Pyridoxalphosphat** als Coenzym:

- Glutamat — γ-Aminobuttersäure
- Glycin — Serin
- Glycin + Succinyl-CoA — δ-Aminolävulinsäure
- Noradrenalin — Adrenalin
- Porphyrine
- Histamin

- Adrenalin

Zur dargestellten Reaktion trifft zu:

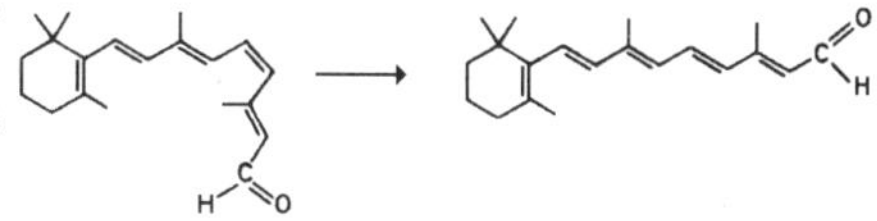

- Es handelt sich um eine cis-trans-Umwandlung (von **Retinol**)
- Die Reaktion ist Grundlage des Sehvorganges
- Die Reaktion verläuft exergon
- Das Reaktionsprodukt ist stabiler als die Ausgangsverbindung

14.4. Wichtige biologische Mangelerscheinungen

Wirkungen der unter 14.2 genannten Vitamine sowie von Cobalamin, Phyllochinon und Retinol Definition der Begriffe: Avitaminose, Hypo- und Hypervitaminose Mangelerscheinungen

Folgen von Vitamin-Mangel:

- Thiaminmangel — herabgesetzte Aktivität der Transketolase in Erythrozyten
- Pyridoxinmangel — Hemmung der δ-Aminolävulinsäuresynthese
- Folsäuremangel — vermehrte Ausscheidung von Formiminoglutaminsäure im Harn nach Histidinbelastung
- Cobalaminmangel — perniziöse Anämie

Folgende **Stoffwechselwege** sind bei **Thiaminmangel** beeinträchtigt:

- Abbau von Acetyl-CoA im Citratcyclus
- Reaktion Pyruvat — Acetyl-CoA
- Reaktion α-Ketoglutarat — Succinat/Succinyl-CoA
- Xylulose-5-phosphat + Ribose-5-phosphat — Sedoheptulose-7-phosphat + Glycerinaldehyd-3-phosphat
- *nicht:* glykolytischer Abbau von Glucose-6-phosphat zu Lactat

Die Reaktion von Pyruvat zu Acetyl-CoA ist eine thiaminabhängige Decarboxylierung.

Bei Thiaminmangel werden vom Nervengewebe vermehrt freie Fettsäuren zur Energiegewinnung herangezogen.

Eine **Cobalamin (Vitamin B12)-Mangel-Erkrankung** kann nicht verursacht sein durch

- operative Entfernung des Magens
- operative Entfernung des Ileums
- Transcobalamin-Mangel
- verminderte Sekretion des Intrinsic factors
- *nicht:* unzureichende Ernährung mit frischem Obst und Gemüse

Ein tatsächlicher oder funktioneller **Mangel an Vitamin K** kann auftreten bei einer

- Thrombose-Prophylaxe mit Cumarin-Derivaten
- lang dauernden oralen Behandlung mit Breitspektrum-Antibiotika
- Störung der Lipidresorption
- *nicht:* vollständig fleischfreien Ernährung

Bei einer **Calciferol-Hypervitaminose**

- kommt es zur vermehrten Ausscheidung von Calcium und Phosphat im Harn
- kommt es zur Erhöhung des Calciumspiegels im Blut
- kommt es zur Erhöhung des Phosphatspiegels im Blut
- kann mobilisiertes Calcium in der Niere und in den Blutgefäßen als Calciumphosphat abgelagert werden

Funktionelle Biochemie

15. Prinzipien der Stoffwechselregulation

Über **Mechanismen der Stoffwechselregulation** trifft zu:

- Enzymaktivitäten können durch chemische Modifikation oder limitierte Proteolyse reguliert werden
- Ein allosterisch reguliertes Enzym eines Stoffwechsels weist in der Regel eine geringere Maximalgeschwindigkeit auf als andere am Stoffwechselweg beteiligte Enzyme
- Um Substrate allosterisch regulierter Enzyme konkurrieren häufig Enzyme anderer Stoffwechselwege
- Voraussetzung einer allosterischen Regulation ist die Quartärstruktur allosterischer Enzyme und die Kooperativität bei Konformationsänderungen der Untereinheiten

Folgende Regulationstypen sind **kurzfristig** wirksam:

- Selbstregulation durch die Substratkonzentration
- allosterische Regulation
- enzymgesteuerte chemische Modifikation
- *nicht:* Induktion (kontrollierte Proteinsynthese)

Langzeitregulation der Geschwindigkeit eines Stoffwechselprozesses kann durch Enzyminduktion erfolgen.

Über die **Beeinflussung von Enzymaktivitäten** trifft zu:

- Glucose-6-phosphat-Dehydrogenase und NADPH: kompetitive Produkthemmung
- NADPH ist ein kompetitiver Inhibitor der Glucose-6-phosphat-Dehydrogenase
- Glucose-6-phosphat ist ein kompetitiver Inhibitor der Hexokinase
- Glucokinase und Insulin: Induktion
- Phosphofructokinase und Citrat: allosterische Hemmung
- Glykogen-Synthese und cAMP: Enzym-gesteuerte chemische Enzyminaktivierung
- Acetyl-CoA ist ein allosterischer Aktivator der Pyruvatcarboxylase

15.1. Regulation der Enzymaktivität durch die Substratkontrolle

Enzyme mit hyperboler und sigmoider v/S-Kinetik, Begriff der Kooperativität Beispiel: Regulation von Glucokinase und Hexokinase; Pyruvatkinase

Kurve **3** gibt die Abhängigkeit der Reaktionsgeschwindigkeit v von der Substratkonzentration S bei einem Enzym mit Substrat-Kooperativität richtig wieder.

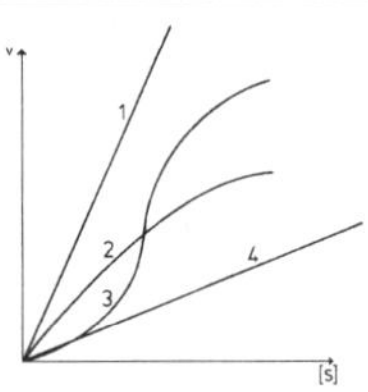

15.2. Kompetitive Produkthemmung

Begriff der kompetitiven Hemmung Beispiel: Regulation der Glucose-6-phosphat-Dehydrogenase

15.3. Allosterische Regulation

Begriff der Allosterie, Unterscheidung der allosterischen Regulation vom K-Typ (z.B. Isocitrat-Dehydrogenase und Phosphofructokinase) und vom V-Typ (z.B. Pyruvat-Carboxylase)

Zu **allosterischen Enzymen** trifft zu:

- Phosphofructokinase und Isocitrat-Dehydrogenase gehören zu den allosterischen Enzymen
- Allosterische Enzyme zeigen in der Regel eine sigmoidale v/S-Kurve
- Die K_m-Kurven allosterischer Enzyme vom K-Typ hängen u. a. von der Konzentration der Effektoren ab
- Allosterische Enzyme vom K-Typ zeigen in der Regel keine hyperbole Michaelis-Menten-Kinetik
- Allosterische Enzyme sind aus Untereinheiten aufgebaut
- Die allosterische Regulierung beruht nicht auf einer chemischen Modifizierung der Enzyme

Die Funktion von Proteinen kann durch nichtkovalente Bindung eines niedermolekularen Effektors außerhalb des Aktivitätszentrums modifiziert werden. - Bei folgenden Zuordnungen von Protein und Effektor handelt es sich um eine allosterische Beziehung:

- Hämoglobin/2,3-Bisphosphoglycerat
- Phosphofructokinase/ATP
- Pyruvatkinase/Fructose-1,6-bisphosphat
- Pyruvatcarboxylase/Acetyl-CoA
- *nicht:* Glucose-6-phosphat-Dehydrogenase/NADPH

Regulationstyp:
Allosterische Stimulierung, K-Typ

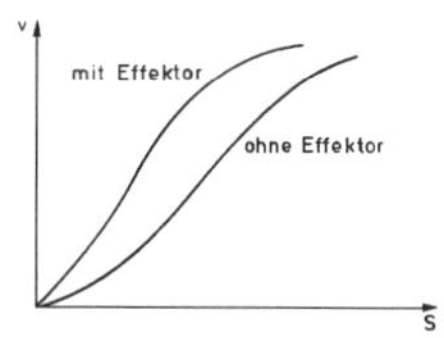

15.4. Enzymgesteuerte chemische Modifikation von Enzymen

> Chemische Modifikation, Beeinflussung von Enzymaffinität und/oder -Aktivität, z.B. durch Phosphorylierung
> Bedeutung interkonvertierender Enzyme bzw. von Enzymkaskaden, Erhöhung der Zahl der Signaleingabestellen, Hysteresis, Amplifikation
> Beispiele: Glykogen-Synthase und -Phosphorylase, Hormon-sensitive Triacylglycerol-Lipase, Pyruvat-Kinase, Pyruvat-Dehydrogenase

Zur **Interkonversion** von Enzymen trifft zu:

- Sie dient der schnellen Regulation der Enzymaktivität
- Durch kovalente Modifikation von Enzymen, z. B. durch Phosphorylierung und Dephosphorylierung, kann deren Aktivität "an- oder abgeschaltet" werden
- Die Geschwindigkeit der Pyruvatoxidation kann durch Phosphorylierung und Dephosphorylierung der Pyruvatdehydrogenase reguliert werden
- Glykogen-Phosphorylase und -Synthase sind interkonvertierbare Enzyme
- Die Glykogen-Phosphorylase wird durch Phosphorylierung mit Hilfe von ATP aktiv
- Die Glykogensynthase wird durch Abspaltung eines kovalent gebundenen Phosphatrestes in die aktive Form überführt

Die folgenden Enzyme werden durch Interkonversion (reversible chemische Modifikation) reguliert:

- Pyruvatdehydrogenase
- Fettgewebslipase
- Glykogenphosphorylase
- *nicht:* Trypsin

Durch **enzymatische Phosphorylierung** werden reguliert:

- Acetyl-CoA-Carboxylase
- Glykogensynthase
- Pyruvatdehydrogenase

- Fructose-1,6-bisphosphatase
- *nicht:* Hexokinase

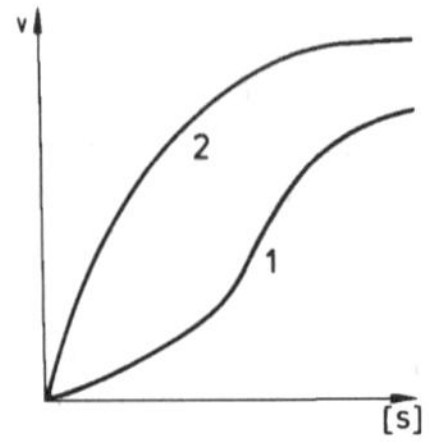

Ein chemisch, z. B. durch Phosphorylierung/ Dephosphorylierung modifizierbares Enzym zeigt vor der Modifikation die Kinetik der Kurve 1 und nach der Modifikation die Kinetik der Kurve 2. - Durch die Modifikation wird die

- Enzymaffinität gesteigert
- Enzymaktivität gesteigert
- Substrat-Kooperativität aufgehoben

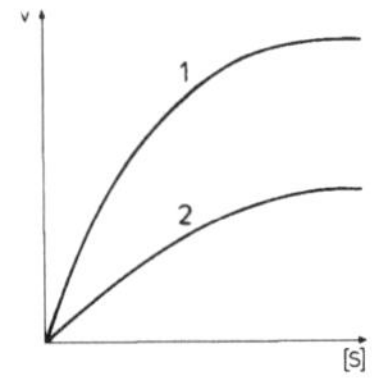

Ein chemisch, z. B. durch Phosphorylierung/Dephosphorylierung, modifizierbares Enzym zeigt vor der Modifikation die Kinetik der Kurve 1 und nach der Modifikation die Kinetik der Kurve 2. - Durch die Modifikation ist

- die Enzymaktivität vermindert

15.5. Induktion und Repression der Enzymsynthese, kontrollierte Proteolyse

Veränderung der Enzymkonzentration durch Steigerung/Drosselung der Enzymsynthese auf der Transkriptions- und Translationsebene (s. 22.2.4 und 22.2.5) und/oder des Enzymabbaus; Begriff des Protein-Turnovers
Beispiel: Adaptation der hepatischen Arginasespiegel an unterschiedliche Ernährungssituationen

Folgende Wirkstoffe sind durch **Proteolyse** aus einer inaktiven Vorstufe entstanden:

- Plasmin
- Angiotensin
- Chymotrypsin
- Insulin

15.6. Limitierte Proteolyse

Bildung aktiver Proteine aus inaktiven Vorstufen (Proenzyme, Prohormone, Präprohormone)
Beispiele: Verdauungsproteasen, Präproinsulin, Gerinnungsfaktoren

16. Substrataufnahme und Produktausscheidung

(s.a. Physiolgie Kap. 7 und 8)

16.1. Grundlagen der Ernährung

16.1.1 Wert der Nahrung
Bedeutung: Energiesubstrate, essentielle Bausubstrate, Vitamine, Spurenelemente, Elektrolyte, Ballaststoffe
Brennwerte, ungefährer Anteil und Wert der Hauptnahrungsstoffe (Kohlenhydrate, Lipide, Proteine)

16.1.2 Essentielle Nahrungsbestandteile
Essentielle Aminosäuren, essentielle Fettsäuren, Vitamine, Mineralien, Spurenelemente; täglicher Bedarf an Protein und Fett, biologische Wenigkeit von Proteinen

16.1.3 Bilanz
Stoffbilanz, Energiebilanz, Definition der Begriffe positive und negative Stickstoffbilanz, endogenes Minimum, Grund- und Tätigkeitsumsatz

16.1.4 Parenterale Ernährung
Substitution wichtiger Nahrungsbestandteile (Kohlenhydrate, Aminosäuren, Lipide)

Zur **Ernährung** trifft zu:

- Der physiologische Brennwert von Proteinen entspricht dem von Kohlenhydraten
- Kohlenhydrate sollten bei normaler Ernährung Hauptbestandteil der Nahrung sein
- Der Bedarf an essentiellen Fettsäuren pro Tag liegt im Grammbereich
- Ein Mischungsverhältnis von 65 % Kohlenhydraten, 20 % Fett und 15 % Eiweiß ist für die Ernährung eines gesunden Erwachsenen bei leichter Arbeit als normal zu fordern
- 90 g Eiweiß entsprechen äquikalorisch 90 g Stärke
- 90 g Fett entsprechen äquikalorisch 200 g Eiweiß

Folgende Stoffe sind beim Menschen **essentielle Nahrungsbestandteile**:

- Tryptophan
- L-Valin
- Leucin
- Vitamin C
- Folsäure
- Linolsäure
- Kochsalz
- Zink
- *nicht:* Ölsäure, L-Alanin

Kohlenhydrate

- sind normalerweise kalorischer Hauptbestandteil der Nahrung
- können im menschlichen Organismus zur Lipogenese verwendet werden
- sind determinante Komponenten der Blutgruppenantigene
- wirken der Ketonkörperbildung entgegen

Bei **kohlenhydratfreier** Ernährung

- sinkt die Insulinfreisetzung aus den B-Zellen der Langerhansschen Inseln
- wird Energie bevorzugt aus dem Fettsäurenabbau gewonnen
- ist die Ketonkörpersynthese gesteigert
- kommt es zu einer metabolischen Azidose

Über die ernährungsphysiologische Rolle von **Proteinen** trifft zu:

- Das absolute Eiweißminimum des Menschen ist definiert als die Eiweißmenge, die bei eiweißfreier, kalorisch ausreichender Ernährung pro Tag abgebaut wird
- Im Gegensatz zu Kohlenhydraten haben Proteine bei Verwertung im Stoffwechsel einen deutlich geringeren Brennwert als bei einer Verbrennung im Kalorimeter
- Die tägliche Eiweißzufuhr sollte beim erwachsenen Menschen etwa 1 g/kg Körpergewicht betragen
- Die meisten pflanzlichen Proteine haben eine geringere biologische Wertigkeit als tierische Proteine
- Bei Deckung des Proteinbedarfs durch pflanzliche Proteine ist zumeist eine höhere Zufuhr als bei Deckung durch tierische Proteine erforderlich
- Proteine sollen etwa 15 % der mit der Nahrung zugeführten Kalorienmenge ausmachen

Über **essentielle Aminosäuren** trifft zu:

- Den ernährungsphysiologischen Wert eines Proteins bestimmt in erster Linie der Gehalt an essentiellen Aminosäuren
- Essentielle Aminosäuren gehören alle zu den α-Aminosäuren
- Aminosäuren mit verzweigter Kohlenstoffkette sind essentiell
- Der Bedarf an essentiellen Aminosäuren in g/kg Körpergewicht sinkt während des Lebens
- Der Bedarf an einigen essentiellen Aminosäuren könnte auch durch die Aufnahme der entsprechenden α-Ketosäure gedeckt werden
- Ein Tryptophan-freies Protein (z. B. Gelatine) ist als alleinige Proteinquelle ungeeignet

Für **Nahrungsfette** gilt:

- Ihre vollständige Oxidation liefert pro mol verbrauchtes O_2 ca. 0,7 mol CO_2
- In den westlichen Industrieländern liefern sie im Mittel 20 - 50 % an Energie in der Nahrung

Triacylglycerine eignen sich besonders zur Speicherung von metabolisch verwertbarer Energie, weil Triacylglycerine beim Abbau zu CO_2 und H_2O pro Gewichtseinheit mehr Energie liefern als Glykogen und Proteine.

Bei einer **Überernährung** durch Lipide kann es kommen zu

- einer Abnahme des respiratorischen Quotienten
- einem Anstieg der Ketonkörperkonzentration im Plasma
- einer vermehrten Chylomikronenbildung

Von einer **negativen N-(Stickstoff-)Bilanz** spricht man bei größerer Ausscheidung von Harnstoff-Stickstoff als Aufnahme von Eiweißstickstoff.

Bei guter und gleichmäßiger Ernährung findet sich eine **positive Stickstoffbilanz**

- beim Wachstum
- während einer Schwangerschaft
- bei intensivem sportlichem Training mit wachsender Muskelkraft

Über **parenterale Ernährung** trifft zu:

- Glucose ist zur parenteralen Ernährung geeignet
- Zur Deckung des Kohlenhydratbedarfs können auch Polyole wie Sorbitol oder Xylitol infundiert werden
- Der Proteinbedarf soll nur durch Infusion von einem Aminosäuregemisch gedeckt werden
- Bei Gabe von Fettemulsionen können große Energiemengen in einem kleinen Volumen zugeführt werden
- Nach Operationen oder bei Mangelzuständen steigt der Bedarf an essentiellen Aminosäuren

16.2. Verdauung und Resorption

16.2.1 Verdauungssekrete
Bildungsorte, Zusammensetzung, Menge und Enzymgehalt von Speichel, Magensaft, Pankreassekret, Dünndarmsekret und Gallenflüssigkeit
nervale und hormonelle Regulation der Sekretbildung, Aktivierung von Verdauungsenzymen durch limitierte Proteolyse (s.a. Physiologie 7.3)

16.2.2 Kohlenhydrate
Verdauung von Stärke, Glykogen, Saccharose und
Lactose, Resorption von Glucose

16.2.3 Proteine
Verdauung von Proteinen, Resorption von Aminosäuren

16.2.4 Lipide
Verdauung von Triacylglycerolen, Phospholipiden und Cholesterolestern
Bedeutung der Gallensäuren, Resorption von Lipiden, Synthese von Lipoproteinen in der Darmmukosa

16.2.5 Vitamine
Resorption von wasser- und fettlöslichen Vitaminen, Bedeutung der Darmbakterien

16.2.6 Wasser, Elektrolyte
Flüssigkeits- und Elektrolytbilanz der Verdauung, Resorption von Wasser, Na^+, K^+, Cl^-, Phosphat, Calcium, Eisen und CO_2

Über die **Verdauung** trifft zu:

- Die Aufenthaltsdauer der Nahrung im Magen beträgt normalerweise etwa 1 bis 3 Stunden; sie ist insbesondere bei fettreicher Kost länger
- Proteine werden zum überwiegenden Teil erst nach Spaltung zu Aminosäuren mit Hilfe aktiver Transportmechanismen resorbiert

Die meisten der von den Dünndarm-Epithelzellen durch die basolaterale Membran abgegebenen Stoffe werden im **Pfortaderblut** abtransportiert. - Dies gilt für

- neutrale L-Aminosäuren
- D-Glucose
- kurzkettige freie Fettsäuren
- Eisen
- *nicht:* Triglyceride

Folgende Stoffe werden durch **Na^+-Cotransport** aus dem Darmlumen resorbiert:

- D-Glucose
- L-Glutamat
- Vitamin C
- L-Phenylalanin
- *nicht:* Monoglyceride

Folgende **Enzyme** sind an der gastro-intestinalen Verdauung beteiligt:

- Maltase
- Pepsin
- Aminopeptidase
- Lipase
- *nicht:* Kollagenase

Über die **Zusammensetzung** des Mundspeichels trifft zu:

- Der Primärspeichel, der in den Acini gebildet wird, ist blutisoton
- Durch aktive Na^+-Resorption in den Ausführungsgängen bei relativer Wasserundurchlässigkeit wird der Speichel hypoton im Vergleich zum Plasma
- Der Speichel enthält Kalium stets in einer höheren Konzentration als im Plasma
- Die Sekretionsmenge beträgt mengenmäßig durchschnittlich etwa 1 - 1,5 l pro Tag
- Der Speichel enthält eine α-Amylase
- Die Dichte des Speichels liegt bei 1 kg/l

Zur **Speichelsekretion** im Mundbereich trifft zu:

- Die Hauptmenge des täglich sezernierten Speichels wird durch die Glandulae submandibulares gebildet
- Bei Aktivierung der sympathischen Innervation der Speicheldrüse wird die Sekretion gehemmt (Xerostomie)
- Sie kann durch parasympathische Nerven gefördert werden
- Die Osmolalität des Mundspeichels liegt immer unter der des Blutplasmas
- Mit steigender Sekretionsrate steigt die Na^+-Konzentration des Speichels
- Seröser Mundspeichel hat bei geringem Speichelfluß einen niedrigeren Na^+-Gehalt als bei hohem Speichelfluß
- Die Speichelsekretion kann durch chemische Reize in der Mundhöhle gesteigert werden

Über den **Magensaft/Magensaftsekretion** trifft zu:

- Das durchschnittliche tägliche Sekretvolumen beträgt 2 - 3 l
- Bei der Salzsäurebildung und -sekretion im Magen wird ATP benötigt
- Ein pH-Wert unter 5 wird für die Dissoziation von Pepsin und inhibitorisch wirkenden Peptiden benötigt
- Das inaktive Pepsinogen wird durch das saure Milieu des Magens in Pepsin umgewandelt
- Pepsin ist im pH-Bereich um pH = 2 aktiv
- Bei einem pH-Bereich um pH = 2 werden die Ketten der Nahrungsproteine durch Denaturierung entfaltet
- Für die HCl-Produktion wird die Carbonat-Dehydratase (Carboanhydrase) benötigt
- Bei erhöhter Salzsäureproduktion steigt die HCO_3^--Konzentration im Blut an
- Cl^--Ionen werden im Austausch mit HCO_3^--Ionen aus dem Plasma extrahiert

- Die Belegzellen des Magens sezernieren Salzsäure
- Die Belegzellen sezernieren außer HCl auch den intrinsic factor
- Die Belegzellen produzieren eine Substanz, die Vitamin B_{12} resorbierbar macht
- Pepsinogen wird von den Hauptzellen und Schleim von den Nebenzellen sezerniert
- Sekretin ist ein Gastrinantagonist
- Glykoproteine der luminalen Plasmamembran der Mucosazellen bilden eine Diffusionsbarriere für proteolytische Enzyme
- Nach Durchschneidung der Nn. vagi fällt die durch Schmecken der Speisen ausgelöste Magensaftsekretion völlig aus
- Beim Eintreffen der Speise im Magen wird die Sekretion vor allem durch Eiweiß und seine Spaltprodukte angeregt

An der luminalen Membran der säureproduzierenden Zellen der Magenmucosa (**Belegzellen**) wird

- K^+ ins Lumen transportiert
- K^+ in die Zelle transportiert
- H^+ ins Lumen transportiert
- Cl^- ins Lumen transportiert

Die Belegzellen des Magens erzeugen über ihre luminale Membran einen H^+-Ionen-Gradienten; dabei beträgt das H^+-Konzentrationsverhältnis (intrazellulär : luminal) maximal etwa 1 : größer als 10^5.

Über **Gastrin** trifft zu:

- Gastrin ist ein Peptidhormon
- Gastrin steigert die Protonensekretion von Belegzellen
- Gastrin wird bei einem Anstieg des pH-Werts im Antrum vermehrt ausgeschüttet
- Gastrin stimuliert in den Hauptzellen des Magens die Freisetzung von Pepsinogen
- Gastrin stimuliert die HCl-Produktion
- Die Gastrinbildung wird durch Eiweiß-Abbauprodukte angeregt
- Die Gastrinbildung wird durch Vagusreiz gefördert
- Die Gastrinbildung wird durch starke Säuerung des Mageninhalts gehemmt
- Gastrin wird in Magen und Duodenum gebildet
- Im Antrum und Duodenum liegende G-Zellen produzieren Gastrin
- Gastrin wird in der gastralen Phase besonders auf den Reiz von Eiweiß und seinen Abbauprodukten abgegeben

Gesteigert wird die Magensaftsekretion durch:

- Histamin
- Acetylcholin

Zur **Verminderung der HCl-Sekretion** im Magen kann es kommen durch:

- Atropin
- Sekretin
- Vagotomie
- Histamin-Rezeptor-Antagonisten
- niedrigen pH-Wert im Magen
- Hemmung der Carboanhydrase

Über **Verdauungsenzyme des Pankreas** trifft zu:

- Sie werden zum Teil als Proenzyme gebildet
- Unter ihnen gibt es Metalloenzyme
- Ihre Freisetzung wird hormonell reguliert

Vom Pankreas gebildete und sezernierte Verdauungsenzyme (bzw. deren Vorstufen) sind:

- Carboxypeptidasen/Carboxypeptidase A

- Cholesterinesterase
- Ribonuclease
- Phospholipase
- Lipase
- α-Amylase
- Trypsinogen
- Trypsin
- Chymotrypsinogen
- Chymotrypsin
- *nicht:* Pepsin

Die **Pankreas-Lipase**

- gehört in die Gruppe der Hydrolasen
- hat eine optimale Wirkung bei etwa pH 8
- wird durch Salze der Gallensäuren aktiviert
- spaltet Triacylglycerine
- hat physiologisch weder eine Wirkung auf den Magen noch auf den Pankreas

Zur **Pankreas-Carboxypeptidase** trifft zu:

- Carboxypeptidase benötigt für ihre biologische Wirkung kein Coenzym
- Die inaktive Vorstufe des Enzyms wird durch Proteolyse aktiviert
- Das pH-Optimum des Enzyms liegt bei ca. pH = 8
- Das Enzym ist eine Exopeptidase

Trypsin

- wird im Lumen des Duodenums aus einer inaktiven Vorstufe gebildet
- entsteht im Dünndarm nach Abspaltung eines Oligopeptids aus Trypsinogen
- ist eine Protease, die bevorzugt Peptidbindungen spaltet, an denen Lysin oder Arginin beteiligt sind
- aktiviert sowohl Chymotrypsinogen als auch Procarboxypeptidasen
- Chymotrypsinogen wird durch Proteolyse mit Hilfe von Trypsin aktiviert
- entsteht, wenn Enteropeptidase ("Enterokinase") auf den Pankreassaft einwirkt
- hat sein pH-Optimum bei etwa pH 8

Die **Pankreas-Amylase** ist physiologischerweise auch im Blutserum vorhanden.

Die **Freisetzung von Enzymen** aus dem exokrinen Pankreas wird gefördert durch:

- Cholezystokinin
- Stimulation des Parasympathikus
- *nicht:* Insulin, Glukagon

Cholezystokinin - Pankreozymin

- wird im Duodenum gebildet
- bewirkt die Kontraktion der Gallenblase
- stimuliert die Enzymsekretion des Pankreas
- bewirkt eine Erhöhung des Enzymgehaltes des Pankreassaftes
- Die Freisetzung wird durch Fettsäuren und Peptide stimuliert

Sekretin stimuliert die Wasser- und Bicarbonat-Sekretion des Pankreas.

Die Stimulierung der Wasser- und Hydrogencarbonatsekretion in den Pankreasgängen ist cAMP-abhängig.

Nach Stimulation der Bauchspeicheldrüse durch Sekretin ändern sich Zusammensetzung bzw. Zeitvolumen des Pankreassaftes folgendermaßen:

- Die HCO_3^--Konzentration steigt auf Werte über 60 mmol/l
- Die Cl^--Konzentration sinkt unter die HCO_3^--Konzentration

- Die H^+-Konzentration sinkt
- Das Zeitvolumen steigt

Bei steigender Bauchspeichel-Sekretionsrate sinkt die Cl^--Konzentration des Pankreassaftes weit unter die des Blutplasmas.

Zur **Gallenflüssigkeit** trifft zu:

- Die Gallenflüssigkeit ist an der Bildung der Mizellarphase bei der Fettverdauung beteiligt
- Die Gallenflüssigkeit enthält Glyko- und Taurocholsäure
- Cholesterin ist normaler Bestandteil der Gallenflüssigkeit
- Bilirubindiglucuronid ist der wichtigste Gallenfarbstoff
- Die Sekretion der Lebergalle nimmt während der Verdauung zu
- Auch außerhalb der Verdauungsphasen sezerniert die Leber Galle
- Die täglich von der Leber sezernierte Gallenmenge entspricht etwa der täglichen Speichelsekretion
- Die Konzentrierung der Galle in der Gallenblase beruht auf der Fähigkeit des Gallenblasenepithels zu aktivem Natriumchloridtransport
- Die Galle enthält keine Verdauungsenzyme
- Die Entleerung der Gallenblase wird durch Enterohormon gesteuert

Bestandteile der Galle sind:

- Cholesterin
- Cholsäure
- Chenodesoxycholsäure
- Lecithin (Phosphatidylcholin)
- *nicht:* Cholezystokinin

Gallensäuren

- sind amphipathe (amphiphile) Stoffe
- stimulieren die Gallesekretion
- unterliegen einem enterohepatischen Kreislauf
- Im enterohepatischen Kreislauf der Gallensäuren wird ein Gallensäurepool von einigen Gramm etwa 5 - 10mal pro Tag umgeschlagen
- werden im Darm aktiv rückresorbiert
- können im Ileum aktiv resorbiert werden
- werden nach Ausscheidung mit der Galle vom Darm weitgehend rückresorbiert
- Etwa 90 % der sezernierten Gallensäuren werden im Dünndarm aktiv rückresorbiert
- werden aus Cholesterin gebildet
- Cholesterol wird vorwiegend in Form von Gallensäuren ausgeschieden
- Im enterohepatischen Kreislauf rückresorbiert Gallensäuren hemmen die Cholesterinbiosynthese
- Sie regulieren in der Leber die Geschwindigkeit der Cholesterol-Biosynthese
- Bei verminderter Gallensäureabgabe der Leber können in der Galle Cholesterinsteine entstehen, weil Cholesterin durch Gallensäuren in Lösung gehalten wird
- können mit Fettsäuren oder Cholesterin in Wasser mizellare Lösungen bilden
- können mit Fettsäure-Anionen Mizellen bilden
- verhindern zusammen mit Phospholipiden das Ausfallen von Cholesterin in der Gallenblase
- ermöglichen durch Mizellen-Bildung die Resorption der Fette
- bilden mit Monoacylglycerolen gemischte Mizellen
- ermöglichen die Resorption hydrophober Aminosäuren
- In der Leber werden aus Cholesterol Cholsäure und Chenodesoxycholsäure synthetisiert
- Cholsäure wird nach Konjugation mit Glycin zu Glykocholsäure in den Darm ausgeschieden
- Cholsäure wird als Glucuronid von Hepatozyten ausgeschüttet
- Cholsäure bildet mizellare Lösungen mit β-Monoglyceriden

- Die Ausschüttung von Gallensäuren in das Duodenum wird durch Cholecystokinin stimuliert
- Die intestinale Absorption von Desoxycholsäure wird bei Ausschaltung des Ileums reduziert

Über Gallensalze trifft zu:

- Die pro Tag in die Galle sezernierte Gallensalz-Menge übersteigt den Gallensalz-Bestand des Körpers um ein Mehrfaches
- Die pro Tag von der Leber sezernierte Gallensalz-Menge ist mehrfach größer als die täglich neu synthetisierte Menge an Gallensalzen
- Von der in die Galle sezernierten Gallensalz-Menge wird weniger als 10 % im Stuhl ausgeschieden
- Je mehr Gallensalze die Leberzellen aus dem Blut aufnehmen, desto mehr Lebergalle wird gebildet

Über die **Flüssigkeiten im Darmtrakt** trifft zu:

- Im Darm werden pro Tag ins Duodenum ca. 1 - 2 l Pankreassaft und Gallenflüssigkeit abgegeben
- Pro Tag gelangen mit Nahrung und Sekreten etwa 7 - 10 l Wasser in den Verdauungstrakt
- Im Darm kann Wasser auch ins Lumen abgegeben werden
- Bis zum Ende des Dünndarms werden mehr als 80 % des in den Verdauungstrakt gelangten Wassers resorbiert
- Das Colon besitzt ein für Wasser dichteres Epithel als die übrigen Darmepithelien
- Durchschnittlich wird pro Tag ein Flüssigkeits-Volumen von 6,0 - 12,0 l durch die Wand des Dünn- und Dickdarms netto resorbiert
- Nur 1 - 2 % der ins Lumen des Magen-Darmtraktes eintretenden Flüssigkeit erscheint im Stuhl
- Die Resorption von Wasser aus dem Darmlumen erfolgt überwiegend passiv aufgrund osmotischer Gradienten
- Im Darm ist die primär treibende Kraft für die Wasserresorption die basolaterale Natrium-Kalium-ATPase
- Die Na^+-Konzentration im Lumen von Ileum und Kolon fällt auf Werte unter 130 mmol/l infolge eines aktiven Transports ins Interstitium ab

Zu **Kohlenhydraten** trifft zu:

- Disaccharidasen sind in der Zellwand der Darmmucosazellen lokalisiert
- Die Unverträglichkeit von Milch bei der Lactoseintoleranz beruht auf einem Mangel an Milchzucker-spaltendem Enzym (Lactase)
- Das Enzym Lactase katalysiert die Hydrolyse einer Glykosidbindung
- Bei der Lactose-Intoleranz, einem Mangel an β-Galaktosidase, kann Milchgenuß Verdauungsstörungen bewirken
- Lactose wird im Dickdarm bakteriell - u.a. zu Milchsäure und Essigsäure - abgebaut
- Die Resorption von Glucose erfolgt über ein Natrium-abhängiges Transportsystem
- Der Transport von Glucose aus der Mucosazelle ins Blut ist vom Natriumtransport unabhängig

Lactase

- ist in der Bürstensaum-Membran der Enterozyten (Mucosazellen) lokalisiert
- ist eine β-Galaktosidase
- katalysiert eine Hydrolyse
- ist beim Neugeborenen das wichtigste Enzym der Kohlenhydrat-Verdauung

Bei einem Lactase-Mangel der enteralen Mucosazellen führt eine orale Lactosebelastung nur zu einem geringen Anstieg der Blutglucosekonzentration.

Zur **Verdauung und Resorption** der Kohlenhydrate trifft zu:

- α-Amylase wird vom Pankreas sezerniert
- Sowohl Stärke als auch Glykogen werden durch α-Amylase und 1,6-Glucosidase abgebaut
- Beim Abbau von Stärke durch α-Amylase entstehen Maltose, Isomaltose und etwas Glucose
- Da Kohlenhydrate praktisch nur als Monosaccharide resorbiert werden, müssen Oligosaccharide durch Oligosaccharidasen in der Bürstensaummembran vor ihrer Resorption gespalten werden

Folgende Enzyme sind an der **Verdauung von Stärke** im tierischen Organismus beteiligt:

- α-Amylase
- Oligo-1,6-Glucosidase (Isomaltase)

Folgende Verbindungen werden durch **α-Amylase** gespalten:

- Amylose
- Amylopektin
- Glykogen
- Stärke
- *nicht:* Maltose

Über die **Glucose** trifft zu:

- Glucose wird durch sekundär-aktiven Transport in die Darmmucosazelle aufgenommen
- Endprodukt des anaeroben Glucoseabbaus ist Lactat
- Endprodukt des aeroben Glucoseabbaus ist CO_2 und H_2O
- Glucose ist Substrat des anabolen Fettstoffwechsels

An der **Verdauung und Resorption von Saccharose bzw. Glucose** im Darm sind beteiligt:

- Abbau durch Saccharase
- Aufbau einer Natrium-motorischen Kraft durch die Na^+/K^+-ATPase der Enterozyten

Folgende Schritte sind an der **Verdauung und Resorption von Glucose aus Nahrungsglykogen** im Darm beteiligt:

- Aufbau eines Natrium- und Kalium-Konzentrationsgradienten durch die Na^+/K^+- ATPase der Enterozyten
- Abbau des Glykogens durch α-Amylase, Amylo-1,6-glucosidase und Maltase

Der **Natrium-abhängige Symport** von Zuckern über die Bürstensaum-Membran der Enterozyten

- hat eine besonders hohe Affinität zu Hexosen in der Pyranose-Form
- transportiert ein Glucosemolekül zusammen mit einem Natrium-Ion
- ist indirekt ATP-abhängig
- ist abhängig von der Funktion der Na^+/K^+-ATPase
- *nicht:* ist Insulin-abhängig

In folgenden Organen bzw. Zellen wird Glucose im Symport mit Natriumionen "aktiv" transportiert:

- Darmmucosa
- Nieren
- *nicht:* Erythrozyten, Leber, Skelettmuskel

Folgende Enzyme sind in der Leber an der **Elimination** von Galaktose bzw. Fructose aus dem Blut beteiligt:

- Ketohexokinase (Fructokinase)
- Galaktokinase
- UDP-Glucose-4-Epimerase
- *nicht:* 6-Phosphofructokinase

Über die **Proteinverdauung** trifft zu:

- Die Aktivierung von Trypsinogen erfolgt durch limitierte Proteolyse
- Die Proteinasen des Pankreas werden als inaktive Proenzyme in den Magen-Darm-Trakt ausgeschieden

Bei einem Patienten mit einem angeborenen Defekt eines Aminosäuren-Carriers ist die Absorption von Arginin aus dem Dünndarm-Lumen vermindert.

- Die Aminosäure Lysin wird wahrscheinlich ebenfalls vermindert absorbiert

Über die **Fettverdauung und -resorption** trifft zu:

- Durch die Pankreaslipasen werden Fettsäuren abgespalten, so daß ein 2-Monoglycerid überbleibt
- Langkettige Fettsäuren und 2-Monoglyceride werden in der Darmepithelzelle zu Triglyceriden resynthetisiert
- Etwa 95 % der Triglyceride werden im Duodenum und proximalen Jejunum resorbiert
- Freie Fettsäuren werden in den Zellen der Darmmucosa zu Triacylglycerolen verestert
- Die Darmmucosa gibt die resorbierten Lipide als Lipoprotein-Komplexe über die Lymphbahn in das Blut ab

Zur Verdauung der **Triacylglycerine** trifft zu:

- Für die Verdauung der Triacylglycerine im Dünndarm sind Gallensäuren erforderlich
- Die Hydrolyse der Triacylglycerine wird durch Triacylglycerin-Lipasen eingeleitet
- Der Hauptteil der Triacylglycerine der Nahrung wird in Form der 2-Monoacylglycerine resorbiert
- Triacylglycerine können vom Darmepithel erst nach Spaltung in Fettsäuren und β-Monoacylglycerin bzw. Glycerin resorbiert werden
- In der Darmmucosa erfolgt Resynthese von Triacylglycerinen
- Um aus der Darmepithelzelle in die Lymphe zu gelangen, müssen Triglyceride mit einer Eiweißhülle umgeben werden
- Die für den Abbau verantwortliche Triacylglycerol-Lipase des Fettgewebes ist in der phosphorylierten Form aktiv

Folgende **Vitamine** können nur in Anwesenheit eines physiologischen Emulgators (z. B. Gallensäuren) aus dem Darm resorbiert werden:

- Retinol
- Cholecalciferol
- Tocopherol
- Phyllochinon
- *nicht:* Riboflavin

Über die menschliche **Darmflora** trifft zu:

- Die Darmflora ist an der Vitaminversorgung beteiligt
- Die Darmflora setzt Bilirubin und Bilirubindiglucuronid weiter um

Die Bakterienflora des Intestinaltraktes leistet einen wesentlichen Beitrag zur Versorgung des Menschen mit Phyllochinon.

16.3. Sauerstoffaufnahme und Sauerstoffversorgung

s. Physiologie Kap. 5
Kopplung des O_2- und des CO_2-Transports, kooperative Bindung von O_2 an Hämoglobin, Veränderung der Sauerstoff-Hämoglobin-Bindungskurve durch Temperatur, pH-Wert und 2,3-Bisphosphoglycerat, Hemmung des O_2-Transports durch CO

☞ Siehe unter **Physiologie**: 5.4 Atemgastransport im Blut

16.4. Ausscheidung

16.4.1 Renale Ausscheidung
Rückresorption von Glucose, Aminosäuren, Natrium, Chlorid, Bicarbonat, Harnstoff und Wasser: s. Physiologie 9.2.4

16.4.2 CO_2-Transport, pulmonale Ausscheidung
Intra- und extrazellulärer Transport von CO_2/Bicarbonat im Blut, Rolle der Carboanhydrase und des Chlorid/Bicarbonat-Austausches der Erythrozyten, Kopplung des CO_2- an den O_2-Transport: s. Physiologie 5.8.2 und 5.9.2

16.4.3 Intestinale Ausscheidung
Nicht-abbaubare und/oder nicht-resorbierte Nahrungsbestandteile, Elektrolyte, Wasser
Inhaltsstoffe der Gallenflüssigkeit (s.a. Physiologie 7.3.5 und 7.3.6)

☞ Siehe unter **Physiologie**: 5.4 Atemgastransport im Blut, 9.2 Niere

16.5. Pathobiochemie

Grundlagen von Maldigestion und Malabsorption
Hämoglobinopathien am Beispiel der Sichelzellanämie

17. Biologische Oxidation und Energiegewinnung

17.1. Allgemeine Grundlage

Säureanhydride, Thioester, Enolphosphat- und Phosphoamid-Verbindungen als "energiereiche" Verbindungen
Substratkettenphosphorylierung, Elektronentransportphosphorylierung
Adenylatkinase und "anorganische" Pyrophosphatase

17.2. Kohlenhydratabbau

Aufnahme von Glucose in die Zelle, Abbau von Glucose, Fructose, Galaktose zu Acetyl-Coenzym A bzw. zu Lactat, Zwischenprodukte, Cofaktoren
Intrazelluläre Lokalisation, Organbeteiligung

Über die **Glykolyse** trifft zu:

- Die Energieausbeute beträgt 2 mol ATP pro mol abgebauter Glucose
- Der Erythrozyt bezieht ATP ausschließlich aus der Glykolyse
- In den Erythrozyten kann die ATP-Ausbeute der Glykolyse unter 2 mol pro mol Glucose absinken
- Endprodukt des glykolytischen Glucoseabbaus im Erythrozyten ist Lactat
- Das geschwindigkeitsregulierende Enzym/Schrittmacherenzym der Glykolyse ist die Phosphofructokinase
- Die Geschwindigkeit der Glykolyse wird u. a. auf der Stufe der Phosphofructokinasereaktion reguliert
- Der glykolytische Glucoseabbau ist nicht ausreichend für die Energieversorgung des Gehirns
- Die Glykolyse spielt vor allem bei der Energieversorgung weißer Muskelfasern eine wichtige Rolle
- Die Glykolyserate steigt unter hypoxischen Bedingungen an
- Hexokinase wird durch Glucose-6-phosphat gehemmt
- Fructose-2,6-bisphosphat ist ein allosterischer Aktivator der hepatischen Phosphofructokinase
- Glukagon führt zu einer Erniedrigung des Fructose-2,6-bisphosphatspiegels der Leber
- Der Substratfluß durch die Glykolyse wird durch Fructose-2,6-bisphosphat stimuliert

- Fructose-2,6-bisphosphat entsteht durch ATP-abhängige Phosphorylierung von Fructose-6-phosphat
- Von ihr zweigt die Synthese der Aminozucker ab
- Die Phosphoglyceratkinase katalysiert die Synthese von ATP
- Im Verlauf der durch Glycerolaldehyd-3-phosphat-Dehydrogenase katalysierten Reaktion wird intermediär eine Thioesterbindung gebildet
- Fructose-1,6-bisphosphat ist ein allosterischer Aktivator der Pyruvatkinase
- Die Bildung von Fructose-1,6-bisphosphat wird durch Fructose-2,6-bisphosphat stimuliert
- ATP ist Substrat und allosterischer Inhibitor der Phosphofructokinase
- ATP und Citrat sind allosterische Inhibitoren der Phosphofructokinase
- Durch Dehydrierung von Glycerinaldehyd-3-phosphat wird die Voraussetzung zum ATP-Gewinn geschaffen
- Aus Gylcerinaldehyd-3-phosphat entsteht ein gemischtes Säureanhydrid

Die **anaerobe Glykolyse** erfordert die ständige Zufuhr von ADP und anorganischem Phosphat.

Der anaerobe Abbau von 1 mol Glucose im Organismus ergibt weniger als 10 % der ATP-Menge, die beim aeroben Abbau von 1 mol Glucose entsteht.

Im Erythrozyten werden beim Abbau von einem Mol Glucose zu 2 Mol Lactat weniger als die theoretisch möglichen 2 Mol ATP gewonnen, weil

- im Erythrozyten die Phosphoglyceratkinase-Reaktion z.T. umgangen wird für die Aufrechterhaltung der 2,3-Bisphosphoglycerat-Konzentration
- zur Reduktion des Glutathions ständig ein Teil des Substratflusses unter Umgehung der Hexosephosphatisomerase-Reaktion durch den Pentosephosphat-Weg geht

Im Erythrozyten dient die Glykolyse der **Bereitstellung** von:

- ATP für die Synthese von Glutathion
- NADH für die Reduktion des Methämoglobins

Folgende **Enzyme** sind an der Glykolyse beteiligt:

- Enolase
- Pyruvat-Kinase
- *nicht:* Pyruvat-Carboxylase, Glucose-6-phosphatase

Folgende Enzyme sind für den Abbau von Glucose zu Pyruvat charakteristisch und nicht an der Gluconeogenese beteiligt:

- Phosphofructokinase
- Pyruvat-Kinase
- *nicht:* Phosphoglycerat-Kinase, Glycerinaldehydphosphat-Dehydrogenase

Folgende Enzyme katalysieren Reaktionen, in deren Verlauf zellulär ATP gebildet wird:

- Pyruvatkinase
- 3-Phosphoglyceratkinase
- *nicht:* Hexokinase, Phosphofructokinase

Von folgenden Verbindungen kann in der Zelle Phosphat auf ADP übertragen werden/folgende Substanzen sind "energiereiche Verbindungen" (d.h. Gruppenübertragungspotential mindestens - 30 kJ/mol):

- 1,3-Bisphosphoglycerat (3-Phosphoglyceroylphosphat)
- Phosphoenolpyruvat

Glucokinase

- besitzt eine geringere Affinität für Glucose als Hexokinase
- wird unter dem Einfluß von Insulin vermehrt synthetisiert
- kommt praktisch nur in der Leber vor
- kommt *nicht* im Skelettmuskel vor

- wird für die Glucoseverwertung nach kohlenhydratreicher Mahlzeit benötigt
- wird im Gegensatz zur Hexokinase durch Glucose-6-phosphat nicht gehemmt

Die abgebildete Substanz

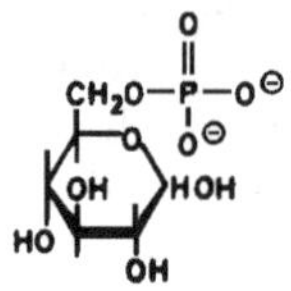

- heißt **Glucose-6-phosphat**
- ist ein Phosphorsäureester
- ist eine Pyranose
- kann im Stoffwechsel in Glucose-1-phosphat umgewandelt werden
- ist eine Vorstufe der Glykogensynthese

Bei folgenden enzymatischen Reaktionen ist Glucose-6-phosphat das Substrat:

- Oxidation zu 6-Phosphogluconsäurelacton
- Umwandlung zu Glucose-1-phosphat
- Isomerisierung zu Fructose-6-phosphat
- Abspaltung der Phosphatgruppe
- *nicht:* Oxidation zu Glucuronsäure

Die in der Zelle durch **Phosphofructokinase** katalysierte Reaktion

- ist eine ATP-abhängige Reaktion
- ist eine exergone Reaktion
- führt zur Bildung einer Phosphorsäureesterbindung
- *nicht:* ist im Fließgleichgewicht reversibel

Phosphofructokinase

- katalysiert die Phosphorylierung von Fructose-6-phosphat zu Fructose-1,6-bisphosphat
- wird allosterisch aktiviert durch Fructose-2,6-bisphosphat und AMP
- wird allosterisch gehemmt durch ATP
- ist ein "Schrittmacher"-Enzym der Glykolyse

Die abgebildete Substanz

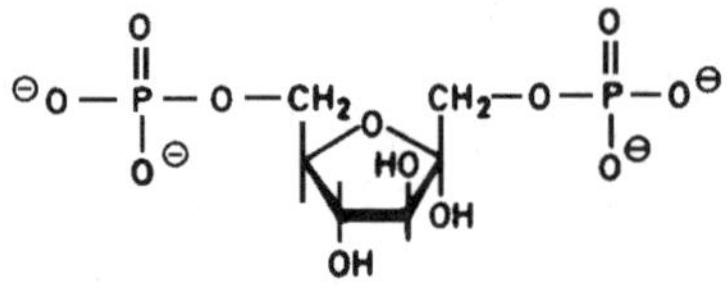

- ist **Fructose-1,6-bisphosphat**
- liegt in der Furanoseform vor
- wird in der Glykolyse in Dihydroxyaceton-phosphat und Glycerinaldehydphosphat gespalten
- entsteht aus Fructose-6-phosphat und ATP unter Mitwirkung von Phosphofructokinase
- kann unter dem Einfluß von Fructose-1,6-bis-phosphatase in Fructose-6-phosphat umgewandelt werden
- Diese Verbindung ist Zwischenprodukt beim Abbau der Glucose in der Zelle
- In Gegenwart des Enzyms Aldolase steht es im Gleichgewicht mit Dihydroxyaceton-phosphat und D-Glycerinaldehyd-3-phosphat

Bei der Reaktion **Glycerinaldehyd-3-phosphat — 1,3-Bisphosphoglycerat** findet die zur Neusynthese von ATP aus ADP und P_a führende Substrat-Oxidation statt.

Über nebenstehende Verbindung trifft zu:

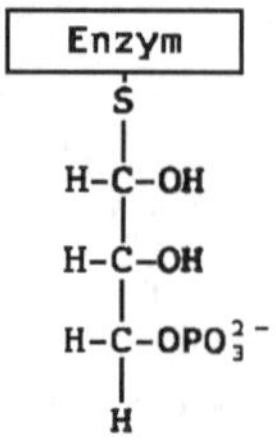

- Die dargestellte Verbindung ist ein Zwischenprodukt der **Glycerolaldehydphosphat-Dehydrogenase-Reaktion**
- Bei der dargestellten Verbindung handelt es sich um ein Thiohalbacetal
- Die dargestellte Verbindung kann zu einem Thioester oxidiert werden

Über **2,3-Bisphosphoglycerat** (BPG) des Erythrozyten trifft zu:

- Es entsteht aus einem Zwischenprodukt der Glykolyse
- Die Konzentration an BPG ist bei Alkalose erhöht
- Bei längerdauernder Erniedrigung des O_2-Partialdrucks in der Atemluft steigt die Konzentration an BPG an

Zur nebenstehenden Reaktion und den daran beteiligten Verbindungen trifft zu:

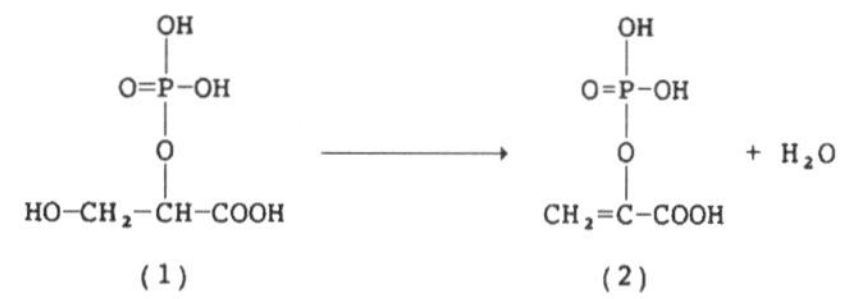

- Die Reaktion (1) - (2) ist ein Schritt in der Glykolyse (Umwandlung von **2-Phosphoglycerat in Phosphoenolpyruvat**)
- Die Reaktion (1) - (2) ist eine Eliminierung
- Bei der Reaktion (1) - (2) geht ein Chiralitätszentrum verloren
- (2) besitzt ein hohes Phosphatgruppen-Übertragungspotential

Die von der **Pyruvatkinase** katalysierte Reaktion ist praktisch irreversibel, weil Phosphoenolpyruvat ein höheres Phosphoryl-Gruppenübertragungspotential besitzt als ATP.

Pyruvat dient als Wasserstoffakzeptor bei der anaeroben Glykolyse.

Über **Lactat und den Lactat-Stoffwechsel** trifft zu:

- Die Reaktion Pyruvat - Lactat dient der Rückbildung des für die Glycerinaldehyd-3-phosphat-Dehydrogenase-Reaktion benötigten NAD^+
- Lactat kann im Herzmuskel nach Oxidation zu Pyruvat unter Energiegewinn zu CO_2 und Wasser metabolisiert werden
- Der Glucosestoffwechsel der Muskulatur und der Leber stehen über das Blutlactat miteinander in Verbindung
- Vermehrte Lactatbildung führt bei anaerober Glykolyse zur Azidose

Zu der Substanz mit der abgebildeten Formel trifft zu:

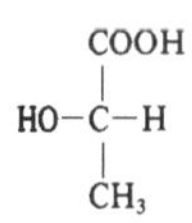

- Es handelt sich um die **Milchsäure**
- Die Verbindung liegt in der L-Form vor
- Sie ist Endprodukt der anaeroben Glykolyse
- D-Lactat bildet mit ihr ein Puffergemisch
- Sie ist eine α-Hydroxycarbonsäure
- Sie kann zur Ketocarbonsäure oxidiert werden
- Sie ist zu Brenztraubensäure oxidierbar
- Sie ist in der Fischer-Projektion dargestellt

Die Enantiomeren der Milchsäure unterscheiden sich im Vorzeichen der spezifischen Drehung.

Bei der enzymatischen Reduktion der Brenztraubensäure im Muskel entsteht nur L-Milchsäure.

Zum **Pentosephosphatweg** trifft zu:

- Das Schlüsselenzym des Pentosephosphatwegs ist Glucose-6-phosphat-Dehydrogenase
- Die wichtigste Funktion des Pentosephosphatwegs im Fettgewebe ist die Bereitstellung von NADPH
- Er führt zur unmittelbaren Bildung von NADPH im Zytoplasma
- In der laktierenden Brustdrüse wird ein großer Teil der Glucose über den Pentosephosphatweg umgesetzt
- Die Aktivität des Pentosephosphatwegs wird u.a. durch das $NADP^+$/NADPH-Verhältnis reguliert
- Gewebe mit geringem Bedarf an NADPH bilden Ribose-5-phosphat vor allem mit Hilfe von Transketolase und Transaldolase

- Die Aktivität der Glucose-6-phosphat-Dehydrogenase wird durch das Verhältnis $NADP^+$/NADPH reguliert
- Das in der Nebennierenrinde gebildete NADPH wird für Hydroxylierung bei der Steroidhormonsynthese benötigt
- Das in Erythrozyten gebildete NADPH wird für die Reduktion von Glutathion benötigt
- Die Glucose-6-phosphat-Dehydrogenase-Reaktion kann zum spezifischen Nachweis von Glucose herangezogen werden

In folgenden Geweben spielt der **Pentosephosphatcyclus** für den Abbau von Glucose eine Rolle:

- Erythrozyten
- Nebennierenrinde
- Fettgewebe
- laktierende Brustdrüse
- *untergeordnete Rolle:* Muskel

Der Pentosephosphatweg liefert **NADPH** für die

- Synthese von Fettsäuren aus Acetyl-CoA
- Hydroxylierung von Arzneimitteln
- Reduktion des Glutathionsystems
- Synthese von Cholesterol
- *nicht:* Reduktion von Methämoglobin

Hohe Aktivität an Glucose-6-phosphat-Dehydrogenase enthalten:

- Leber
- Erythrozyten
- Fettgewebe
- *nicht:* Muskel

NADPH entsteht im Pentosephosphatweg durch Dehydrierung von

- Glucose-6-phosphat
- Gluconsäure-6-phosphat (6-Phosphogluconat)
- *nicht:* Gluconsäurelacton-6-phosphat, Ribose-5-phosphat

17.3. Fettsäurenabbau

Aufnahme von Fettsäuren in die Zelle und in die Mitochondrien, Abbau von Fettsäuren (ß-Oxidation), Zwischenprodukte und Cofaktoren Intrazelluläre Lokalisation, Organbeteiligung

Zur **β-Oxidation** der Fettsäuren trifft zu:

- Voraussetzung ist eine Aktivierung der Fettsäuren zu Acyl-CoA
- Der oxidative Abbau freier Fettsäuren wird eingeleitet durch Reaktion mit freiem CoA und ATP
- Bei der Aktivierung der Fettsäuren wird intermediär ein gemischtes Säureanhydrid gebildet
- Produkt der Aktivierung der Fettsäuren ist ein Thioester
- Die β-Oxidation der Fettsäuren benötigt ATP
- Die Aktivierung der freien Fettsäuren erfolgt im Cytosol
- Bei einem einmaligen Umlauf der β-Oxidation entstehen 2 Reduktionsäquivalente und 1 Acetyl-CoA
- Die β-Oxidation der Fettsäuren liefert pro Molekül Acetyl-CoA 1 $FADH_2$ und 1 NADH
- Die dehydrierenden Teilschritte der β-Oxidation liefern reduziertes FAD und NAD^+
- Die bei der β-Oxidation der Fettsäuren entstehenden Reduktionsäquivalente werden sowohl auf NAD^+ als auch auf FAD übertragen
- Die Kohlenstoffkette der Fettsäuren wird thiolytisch gespalten
- Die reduzierten Coenzyme aus dem Fettsäurenabbau werden über die Atmungskette reoxidiert

- Beim Abbau ungeradzahliger Fettsäuren entsteht neben Acetyl-CoA auch Propionyl-CoA
- Beim Abbau ungesättiger Fettsäuren müssen die in cis-Konfiguration vorliegenden Doppelbindungen in trans-Konfiguration überführt werden
- Die β-Oxidation der Ölsäure erfordert zunächst eine Isomerisierung der Doppelbindung von cis nach trans
- Bei der β-Oxidation gesättigter Fettsäuren wird intermediär eine ungesättigte Fettsäure (als Thioester) gebildet
- Der Acylrest von cytosolischen Acyl-CoA-Verbindungen wird von Carnitin zum Transport in Mitochondrien übernommen
- Die β-Oxidation der Acyl-CoA-Verbindungen findet in den Mitochondrien statt
- Die β-Oxidation der aktivierten Fettsäuren ist vollständig in den Mitochondrien lokalisiert
- Die an der β-Oxidation von Fettsäuren beteiligten Enzyme sind Bestandteile der Mitochondrienmatrix
- Der Abbau von Fettsäuren durch β-Oxidation hat den Carnitin-vermittelten Transport von Acyl-CoA in die Mitochondrien zur Voraussetzung
- Acyl-Carnitin dient dem Transport von Acyl-Resten vom Cytosol in die Mitochondrien
- Der enzymkatalysierte Acyl-Transfer von Acyl-Carnitin auf CoA-SH zur Bildung von Acyl-CoA benötigt kein ATP
- Der Transport von Fettsäuren ins Serum erfolgt an Albumin gebunden
- Durch die Acyl-CoA-Dehydrogenase ist die β-Oxidation über ein Flavoprotein direkt mit der Atmungskette gekoppelt
- Die β-Oxidation der Fettsäuren läuft nur unter aeroben Bedingungen

Beim Abbau von Fettsäuren ($n \leq 14$) in den Mitochondrien wird die Fettsäure durch Coenzym A aktiviert und dann durch enzymatische Prozesse in nebenstehender Weise verändert. - Klassifizierung der Reaktionen:

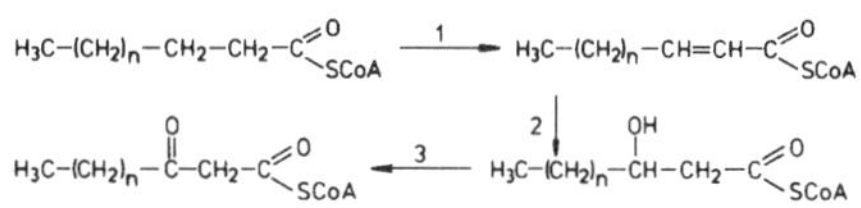

- 1 = Oxidation
- 2 = Addition
- 3 = Oxidation, Dehydrierung

Folgende Aussagen erklären den stimulierenden Effekt des **L-Carnitins** bei der β-Oxidation der Palmitinsäure. - L-Carnitin

- kann mit freien Fettsäuren unter Verbrauch von ATP zu Acyl-Carnitin umgesetzt werden
- aktiviert die Fettsäure-Thiokinase
- führt zur Bildung von Acyl-Carnitin, das direkt in die Reaktionsfolge der β-Oxidation einschleust wird
- stimuliert die Reveresterung von Palmitinsäure zu Triacylglycerinen

Zu nebenstehender Verbindung trifft zu:

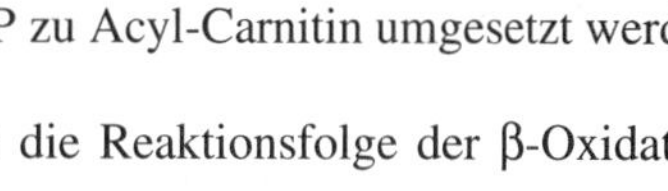

- Dargestellt ist das **Carnitin**
- Die Verbindung enthält eine quartäre Ammoniumgruppe
- Mit Acetyl-CoA entsteht Acetyl-Carnitin
- Die Verbindung spielt beim Transfer von Fettsäuren in die Mitochondrien eine Rolle
- Bei pH = 7 liegt die Verbindung überwiegend als Zwitter-Ion vor

Die dargestellte Verbindung

- ist das Carnitin, verestert mit Palmitinsäure
- enthält eine Esterbindung
- ist ein Zwischenprodukt beim mitochondrialen Fettsäuretransport

Bei einem **Carnitin-Mangel** ist als biochemische Konsequenz eine verminderte β-Oxidation von Fettsäuren zu erwarten.

17.4. Aminosäurenabbau

17.4.1 Trennung von Stickstoff und Kohlenstoff
Aufnahme von Aminosäuren in die Zelle, Transaminierung und Desaminierung; Substrate, Cofaktoren z.B. der Glutamat-Pyruvat(Oxalacetat)-Transaminase, der Glutamat-Dehydrogenase und der Serin-Desaminase

17.4.2 Wege des Kohlenstoffs
Zuordnung der proteinogenen Aminosäuren zu den Abbaufamilien: α-Ketoglutarat, Succinyl-CoA, Oxalacetat, Pyruvat und AcetylCoA
Glucogene und ketogene Aminosäuren
Organbeteiligung (Rolle von Leber, Muskel und Niere)

17.4.3 Wege des Stickstoffs
Harnstoff- und Glutaminbildung: Bereitstellung von NH_3 und Aspartat zur Einschleusung des Stickstoffs in den Harnstoffzyklus, Zwischenprodukte des Harnstoffzyklus; Ammoniakbildung
Organbeteiligung

Die **Aminosäuren** Ornithin, Arginin, Prolin, Glutaminsäure gehören zu einer Abbaufamilie.

Über **Transaminierungsreaktionen** trifft zu:

- Transaminierungsreaktionen sind Teilprozesse des anabolen und katabolen Aminosäurenstoffwechsels
- Cofaktor bei Transaminierungsreaktionen ist Pyridoxalphosphat
- Transaminierungsreaktionen führen zur Übertragung von Aminogruppen auf Ketosäuren
- Bei der Transaminierung wird eine Aminosäure in eine Ketosäure übergeführt
- Transaminierung von Aminosäuren führt zu α-Ketosäuren
- Die Transaminierung verläuft ohne Zufuhr von Energie
- Glutamat ist besonders häufig an Transaminierungsreaktionen beteiligt

Transaminasen sind beteiligt

- an der Bildung und am Abbau der meisten L-α-Aminosäuren
- an der Bildung von Glutamin aus Glutamat

Zum dargestellten Zwischenprodukt einer enzymkatalysierten Reaktion trifft zu:

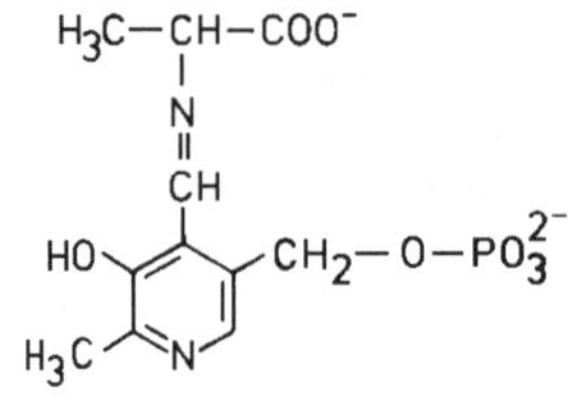

- Dargestellt ist die Verbindung aus dem Coenzym Pyridoxalphosphat und der Aminosäure Alanin
- Es ist ein Zwischenprodukt der Glutamat-Pyruvat-Transaminase-(Alanin-Aminotransfer ase)Reaktion
- Aus ihm kann Pyruvat abgespalten werden
- Aus ihm kann Alanin abgespalten werden
- Reduktion der Doppelbindung führt zur Inaktivierung des beteiligten Enzyms

Zum **Stoffwechsel der L-α-Aminosäuren** trifft zu:

- Einige Aminosäuren sind sowohl glucogen als auch ketogen
- Aminosäuren sind glucogen, wenn sie zu Oxalacetat abgebaut werden können
- Aminosäuren können durch Decarboxylierung in biogene Amine überführt werden

Zum **Stickstoff-Stoffwechsel** trifft zu:

- Aus dem Muskel wird Protein-Stickstoff überwiegend durch Abgabe von Alanin und Glutamin entfernt
- In der Leber sind Ammoniak und Aspartat die Einschleusungsformen des Stickstoffs in die Harnstoffsynthese

- In der Leber sind Transaminasen an der Zuführung des Stickstoffs aus Aminosäuren zum Harnstoffcyclus beteiligt

Zum **Harnstoff** trifft zu:

- Er ist das Diamid der Kohlensäure
- Bei der Hydrolyse von 1 mol Harnstoff werden 2 mol Ammoniak und 1 mol CO_2 gebildet
- Bei der Hydrolyse von Harnstoff entsteht neben Ammoniak Kohlensäure
- Die Biosynthese des Harnstoffs verläuft unter ATP-Verbrauch
- Er entsteht durch enzymatische Spaltung von Arginin

Zum **Harnstoffcyclus** trifft zu:

- Im Harnstoffcyclus wird Ornithin regeneriert
- Asparaginsäure und Ammoniak sind die unmittelbaren Stickstoffdonatoren der Harnstoffsynthese
- Die NH_3-abhängige Carbamoylphosphat-Synthese wird durch N-Acetylglutamat aktiviert
- Die Bildung von Carbamoylphosphat findet im Mitochondrium statt
- Die Argininosuccinase ist am Harnstoffcyclus beteiligt
- Der Harnstoff wird in der Arginase-Reaktion gebildet
- Durch die hydrolytische Spaltung der Guanidinogruppe von Arginin entstehen Harnstoff und Ornithin
- Das in der Arginase-Reaktion gebildete Ornithin tritt wieder in das Mitochondrium über
- Ornithin und Citrullin müssen durch die Mitochondrienmembranen transportiert werden
- Die Harnstoffbiosynthese in der Niere ist von der Citrullinzufuhr durch das Blut abhängig
- Defekte von Enzymen des Harnstoffcyclus führen in der Regel zu einem Anstieg der freien Ammoniakkonzentration im Blut
- Defekte von Enzymen des Harnstoffcyclus gehen in der Regel mit einer erhöhten NH_4^+-Konzentration im Blut einher

Folgende am Harnstoffcyclus beteiligte Aminosäuren sind **proteinogen**:

- Arginin
- Aspartat
- *nicht:* Ornithin, Citrullin

Folgende Enzyme der Harnstoffbiosynthese sind in den **Mitochondrien** lokalisiert:

- Ornithin-Carbamoylphosphat-Transferase
- Carbamoylphosphat-Synthetase

Folgende Enzyme des hepatischen Harnstoffcyclus befinden sich im **cytosolischen Kompartiment**:

- Argininosuccinat-Synthase
- Argininosuccinat-Lyase (Argininosuccinase)
- Arginase

Zur Neutralisierung von Säuren im Harn produziert die Niere **Ammoniak** aus Glutamin.

Möglichkeiten zur **Eliminierung** von freiem Ammoniak im Organismus sind:

- Glutamatbildung aus α-Ketoglutarat/Glutamat-Dehydrogenase-Reaktion
- Glutaminbildung aus Glutamat/Glutamin-Synthetase-Reaktion
- Bildung von Carbamoylphosphat/Carbamoylphosphat-Synthetase-Reaktion
- Ausscheidung von Ammoniumionen durch die Niere

Die Aminosäure Glutamin ist für die Bildung und Ausscheidung von Ammoniumionen in der Niere quantitativ am wichtigsten.

Über den **Schwefel** des Cysteins bzw. Methionins trifft zu:

- Der Schwefel des Cysteins und Methionins kann beim Abbau dieser Aminosäuren zu Schwefelsäure oxidiert werden

- Der Schwefel des Methionins ist Bestandteil einer Thioethergruppe
- Im S-Adenosylmethionin ist der Schwefel dreibindig
- Der Schwefel des Cysteins liegt bei physiologischem pH-Wert z. T. als Thiolat-Ion vor

17.5. Ketonkörper-Abbau

Aufnahme von Ketonkörpern in die Zelle, Abbau von ß-Hydroxybutyrat und Acetoacetat zu Acetyl-Coenzym A Organbeteiligung

Über die **Oxidation der Ketonkörper** (Acetoacetat, β-Hydroxybutyrat) trifft zu:

- Acetoacetat kann mit Succinyl-CoA zu Acetoacetyl-CoA und Succinat reagieren
- Acetoacetat kann im Organismus verwertet werden, weil Acetoacetat mit Succinyl-CoA zu Acetoacetyl-CoA und Succinat reagieren kann
- Der größte Teil des Acetoacetats wird nach Reaktion mit CoA-SH zu Acetyl-CoA gespalten
- Die Ketonkörper können durch eine Phosphorylierung mit ATP aktiviert und zu Acetylphosphat gespalten werden
- β-Hydroxybutyrat wird mit CoA-SH zu Hydroxybutyryl-CoA umgesetzt
- β-Hydroxybutyrat kann bereits im Blut zu Acetoacetat oxidiert werden
- Acetoacetat kann durch die NAD^+-abhängige β-Hydroxybutyrat-Dehydrogenase reduziert werden
- ZNS, Herz und Muskulatur können Ketonkörper unter Energiegewinn abbauen

17.6. Endoxidation (Citratcyclus)

Abbau von Acetyl-Coenzym A zu CO2, Zwischenprodukte und Cofaktoren Intrazelluläre Lokalisation, Organbeteiligung Funktion des Zyklus, Entnahme und Einschleusung von Zwischenprodukten

Zum **Citratcyclus** trifft zu:

- Cofaktoren der enzymatischen Prozesse des Citratcyclus sind u. a. NAD^+, FAD, GDP und CoA
- Produkte des Citratcyclus sind CO_2, NADH und $FADH_2$
- Die vollständige Oxidation von Acetyl-CoA im Citratcyclus erzeugt CO_2, NADH, $FADH_2$ und GTP
- Oxalacetat hemmt die Succinatdehydrogenase
- Nur Acetyl-CoA kann im Citratcyclus vollständig oxidiert werden
- Acetyl-CoA häuft sich an, wenn Oxalacetat nicht in stöchiometrischen Mengen regeneriert wird
- CO_2 entsteht im Citratcyclus durch Decarboxylierungsreaktionen
- Die Aktivität des Citratcyclus wird durch eine hohe intramitochondriale Konzentration von NADH gehemmt
- Die Verknüpfung zwischen Glykolyse und Citratcyclus erfolgt durch oxidative (dehydrierende) Decarboxylierung von Pyruvat
- Die Succinat-Dehydrogenase überträgt Reduktionsäquivalente auf die mitochondriale Atmungskette
- α-Ketoglutarat ist ein Zwischenprodukt des Citratcyclus
- Die α-Ketoglutarat-Dehydrogenase benötigt die gleichen Cosubstrate wie die Pyruvat-Dehydrogenase
- Die α-Ketoglutarat-Dehydrogenase benötigt Coenzym A und NAD^+ als Cosubstrate
- Die Reaktion α-Ketoglutarat - Succinat geht mit einer Substratkettenphosphorylierung (Substratstufenphosphorylierung) einher
- Ein Produkt der Succinat-Thiokinase ist GTP
- Bei der Reaktion α-Ketoglutarat - Succinat wird GTP aus GDP gebildet
- ATP ist in der Leber ein allosterischer Inhibitor der Citrat-Synthase
- Der Citratcyclus kann anabole und katabole Funktionen erfüllen

- Die Citrat-Synthase ist an der Ausschleusung von Acetyl-CoA aus den Mitochondrien beteiligt

Über den Citratcyclus trifft zu:
Bei Durchsatz einer Acetylgruppe

- wird auf drei NAD^+ jeweils ein Hydridion übertragen
- werden Reduktionsäquivalente auf FAD übertragen
- wird intermediär ein Molekül Liponsäureamid reduziert
- entsteht bei der Oxidation eines Moleküls α-Ketoglutarat ein energiereicher Thioester

Funktionen des Citratcyclus im menschlichen Organismus können sein:

- Bildung von Citrat für die Cholesterinsynthese
- Bereitstellung des Kohlenstoffgerüstes für die Glutaminsäuresynthese
- Bildung von Succinyl-CoA für die Porphyrinsynthese
- Bereitstellung des Kohlenstoffgerüstes für die Asparaginsäuresynthese

Der **Umsatz** im Citratcyclus wird beeinflußt durch

- die Oxalacetatkonzentration
- die Konzentration an NADH
- das Konzentrationsverhältnis von ATP und ADP
- *nicht:* die Konzentration an Acetylcarnitin

Acetyl-CoA kann

- im Citratcyclus zu CO_2 abgebaut werden
- zur Biosynthese von Cholesterin verwendet werden
- mit Acetoacetyl-CoA β-Hydroxy-β-methyl-glutaryl-CoA bilden
- aus ketoplastischen Aminosäuren stammen

Die **Einschleusung von Pyruvat** in den Citratcyclus durch oxidative (dehydrierende) Decarboxylierung benötigt folgende Coenzyme:

- Thiaminpyrophosphat
- Liponsäure
- NAD+
- FAD
- Coenzym A

Über die **Pyruvatdehydrogenase** trifft zu:

- Thiaminpyrophosphat ist eines der benötigten Coenzyme
- NAD^+ ist ein Cosubstrat
- Das Enzym liegt im Fettgewebe bei hohem Glucoseangebot vorwiegend im aktiven Zustand vor
- Eine Phosphatase bewirkt durch eine Dephosphorylierung die Aktivierung des Enzyms

Die abgebildete Verbindung

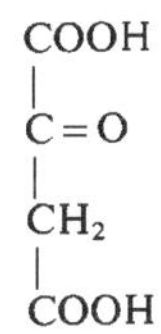

- heißt **Oxalessigsäure**
- wird zu Äpfelsäure hydriert
- reagiert im Citratcyclus mit Acetyl-CoA zu Citronensäure
- kann durch enzymatische Carboxylierung aus Brenztraubensäure synthetisiert werden

Zur Aufrechterhaltung einer optimalen Citratcyclus-Geschwindigkeit muß der ständige Abfluß von Zwischenprodukten für Biosynthesen durch zusätzliche Bildung von Oxalacetat ausgeglichen werden. - Folgende Enzyme katalysieren diese sog. anaplerotischen Reaktionen:

- Aspartat-Aminotransferase
- Pyruvat-Carboxylase

Folgende **Substanzen** können direkt aus Oxalacetat entstehen:

- Phosphoenolpyruvat
- Pyruvat
- Malat
- Aspartat
- *nicht:* Acetoacetat

Citrat

- ist ein allosterischer Aktivator der Acetyl-CoA-Carboxylase
- stellt die Transportform von Acetylgruppen aus den Mitochondrien dar
- ist an der Regulation der Aktivität von Phosphofructokinase beteiligt
- wird aus Oxalacetat und Acetyl-CoA gebildet

Zu den nebenstehenden Verbindungen trifft zu:

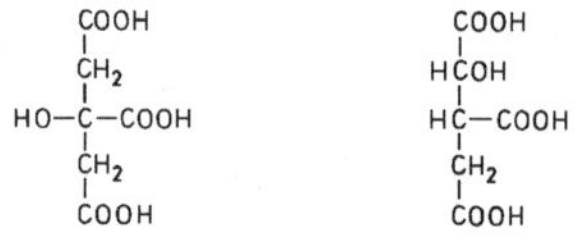

(1) (2)

- (1) ist die **Citronensäure**
- (2) ist die **Isocitronensäure**
- (1) und (2) sind Strukturisomere
- (1) und (2) sind (Hydroxy-)Tricarbonsäuren
- (1) enthält eine tertiäre, (2) eine sekundäre Alkoholgruppe
- (1) und (2) können unter Bildung einer Doppelbindung dehydratisiert werden
- (2) entsteht aus (1) durch Wasserabspaltung und erneute Wasseranlagerung
- bei der Umwandlung von (1) in (2) entsteht eine chirale Verbindung
- Die Umwandlung läuft im Citratcyclus ab

Obwohl das Gleichgewicht der Reaktion Citrat - Isocitrat weitgehend auf der Seite des Citrats liegt, verläuft der Citratcyclus trotzdem in Richtung auf Isocitrat, weil die auf die Reaktion Citrat - Isocitrat nachfolgende Isocitrat-Dehydrogenase-Reaktion exergon ist.

Zu nebenstehender Reaktion und den daran beteiligten Verbindungen trifft zu:

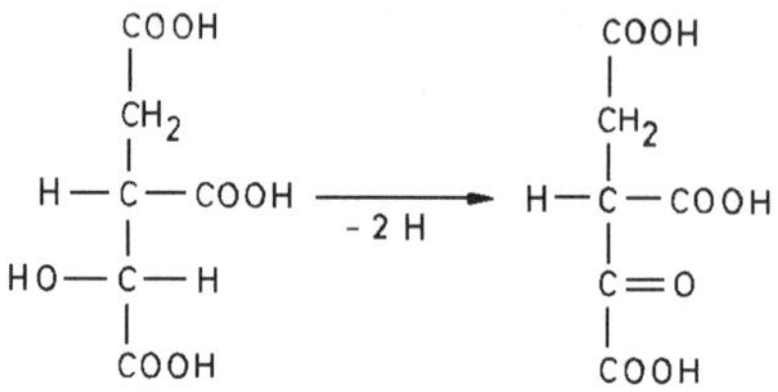

(1) (2)

- Die Reaktion (1) - (2) ist eine Oxidation
- Bei der Reaktion (1) - (2) geht ein Chiralitätszentrum verloren
- (1) heißt Isocitronensäure
- (2) ist eine α-Ketosäure
- (1) und (2) sind Zwischenprodukte im Tricarbonsäurecyclus

Zu nebenstehenden Reaktionen und den daran beteiligten Verbindungen trifft zu:

(1) (2)

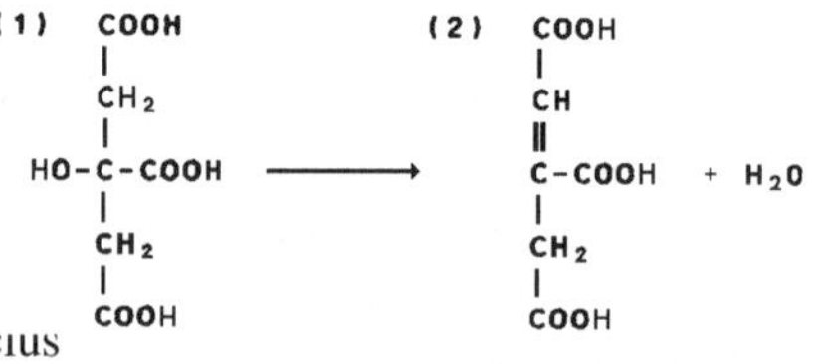

- (1) ist die Citronensäure
- (2) ist die Aconitsäure
- (1) und (2) sind Tricarbonsäuren
- Die Reaktion (1) - (2) ist eine Dehydratisierung
- Die Reaktion (1) - (2) ist eine Eliminierung
- Die Reaktion (1) - (2) ist ein Schritt im Citratcyclus
- Von (2) gibt es cis/trans-Isomere

Die mitochondriale **Isocitrat-Dehydrogenase** wird durch

- ADP stimuliert
- ATP gehemmt

Succinyl-CoA wird für die Hämsynthese dem Citratcyclus entzogen. Der Abbau folgender Verbindungen kann zum Ersatz des entzogenen Succinyl-CoA dienen:

- Valin
- Prolin

- Phenylalanin
- ungeradzahlige Fettsäuren
- *nicht:* Porphyrin

Zur **Bernsteinsäure** trifft zu:

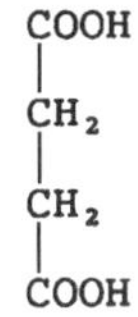

- Ihre Salze heißen Succinate
- Sie wird im Citratcyclus in der Succinatdehydrogenase-Reaktion zu Fumarsäure oxidiert
- Sie kann durch Hydrierung von Fumarsäure entstehen
- Sie kann in ein zyklisches Anhydrid überführt werden
- Sie ist Glied der homologen Reihe: Oxalsäure-Malonsäure-Bernsteinsäure-Glutarsäure
- Sie ist eine zweiprotonige Säure
- Sie liegt in der Leberzelle überwiegend als Anion vor

Fumarat

- entsteht in einer Dehydrierungsreaktion aus Succinat
- wird bei der Harnstoffsynthese aus dem in den Harnstoffcyclus eingeschleusten Aspartat gebildet
- ist ein Abbauprodukt des Tyrosins

Über **Fumarsäure-Maleinsäure** trifft zu:

- Fumarsäure ist das trans-Isomere der Maleinsäure
- Fumarsäure und Maleinsäure sind Dicarbonsäuren
- Eine Lösung aus Fumarsäure und Fumarat-Ion stellt ein Puffersystem dar

Folgende **Aminosäuren** können unmittelbar aus einem Zwischenprodukt des Citratcyclus synthetisiert werden:

- Asparaginsäure
- Glutaminsäure
- *nicht:* Alanin, Serin, Valin

Folgende Aminosäuren werden durch Transaminasereaktionen in **Intermediate des Citratcyclus** umgewandelt:

- Glutaminsäure
- Asparaginsäure
- *nicht:* Alanin, Valin

17.7. Atmungskette

17.7.1 Aufbau
Komplexe I-V: Strukturprinzip der Häm-Eisen-, Schwefel-Eisen- und Flavo-Proteine sowie des Ubichinons
Einschleusung von Reduktionsäquivalenten auf der Pyridinnucleotid- und Flavoproteinstufe, Transport von Reduktionsäquivalenten durch die Mitochondrienmembran

17.7.2 Arbeitsweise
Kopplung zwischen Elektronentransport und Phosphorylierung, ATP-Bildung durch Aufbau und Ausnutzung des elektrochemischen Gradienten, ATP-Transport, Atmungskontrolle durch ADP
Möglichkeiten und Folgen der Entkopplung bzw. der Hemmung des Elektronentransports sowie der Hemmung der Phosphorylierung und des ATP-Transports

Bei der **Übertragung von Reduktions-Äquivalenten** vom cytosolischen auf das mitochondriale NAD^+/NADH-System über den sogenannten Malat-Cyclus

- wird Malat im Austausch gegen α-Ketoglutarat in die Mitochondrien transportiert
- wird Glutamat im Austausch gegen Aspartat in die Mitochondrien transportiert

- sind cytosolische und mitochondriale Aspartat-Aminotransferase (GOT) beteiligt
- muß eine Potentialdifferenz überwunden werden

Über die **Atmungskette und oxidative Phosphorylierung** trifft zu:

- Der Citratcyclus wird mit der Atmungskette verknüpft durch die durch Substratwasserstoff reduzierten Coenzyme
- Bei der Oxidation von einem Molekül NADH werden zwei Elektronen auf ein Atmungskettenenzym übertragen
- Eine oxidative Phosphorylierung ist nur an intakten Membranvesikeln möglich
- Die Enzyme der oxidativen Phosphorylierung sind vektoriell orientiert
- Durch Protonentransport entsteht an der inneren Mitochondrienmembran ein pH-Gradient
- An der inneren Mitochondrienmembran besteht ein Potentialgefälle
- Mit dem Elektronentransport in der Atmungskette ist die Entstehung eines Protonengradienten an der inneren Mitochondrienmembran gekoppelt
- Die Oxidation von NADH in der Atmungskette führt zu einem Protonengradienten über der mitochondrialen Innenmembran
- Nach den Modellvorstellungen der chemiosmotischen Kopplung wird beim Elektronentransport ein Protonengradient aufgebaut
- Das Elektronen-transportierende System besteht aus mehreren wasserunlöslichen Komplexen, aus Ubichinon und Cytochrom c
- Eisen-Schwefelproteine sind in der Atmungskette am Elektronentransport beteiligt
- Die Cytochrom-Oxidase kann Elektronen auf Sauerstoff übertragen
- Der Elektronenfluß in der Atmungskette wird vor allem durch den ADP-Spiegel reguliert
- Dinitrophenol bewirkt eine Entkopplung von Atmungskette und oxidativer Phosphorylierung
- Thermogenese (z. B. im braunen Fettgewebe) ist durch Entkopplung von Atmungskette und oxidativer Phosphorylierung möglich
- Eine Entkopplung der oxidativen Phosphorylierung der Atmungskette verringert die Bildung von ATP aus ADP und organischem Phosphat
- Unter der Wirkung von Entkopplern der Atmungskette sinkt der P/O-Quotient ($P/O < 3$)
- Der P/O-Quotient hat einen Wert von 2, wenn FAD der primäre Wasserstoffakzeptor ist
- Entkoppler der oxidativen Phosphorylierung steigern die Protonenpermeabilität der inneren Mitochondrienmembran
- Die Oxidation von NADH kann durch Entkoppler beschleunigt werden
- Hemmung der ATP-Translokase bewirkt eine Hemmung der NADH-Oxidation

Zur **mitochondrialen Energiekonservierung** trifft zu:

- Der Cytochrom-c-Oxidasekomplex ist eine Elektronentransport-getriebene Protonenpumpe
- Die freie Energie der elektronentransportierenden Redoxreaktionen der inneren Mitochondrienmembran wird primär als elektrochemische Potentialdifferenz über der Membran konserviert
- Die F_1/F_o-ATPase der inneren Mitochondrienmembran benützt einen Protonengradienten als treibende Kraft für die Bildung von ATP aus ADP und anorganischem Phosphat
- Die Geschwindigkeit des Elektronentransports in der Atmungskette wird durch die ADP-Konzentration kontrolliert

Am **Wasserstoff- bzw. Elektronentransport** in der Atmungskette sind beteiligt:

- FAD
- FMN
- Cytochrom b
- Ubichinon
- *nicht:* Cytochrom P_{450}

Redoxreaktionen der mitochondrialen Atmungskette

- laufen vorwiegend in der inneren Membran der Mitochondrien ab
- benötigen Coenzym Q als Cofaktor
- erzeugen ein Membranpotential
- werden durch Cyanide gehemmt

Über die **Redoxpotentiale** von Enzymen bzw. Coenzymen der Atmungskette trifft zu:

- Das Potential eines Redoxpaares hängt u. a. vom Konzentrationsverhältnis des oxidierten zum reduzierten Reaktionspartner ab
- Zwischen dem elektrischen Potential und der Arbeitsfähigkeit eines Redoxpaares (Δ^0) besteht eine direkte Beziehung
- Ein Redoxpaar kann gegenüber einem anderen Redoxpaar als Oxidations- oder Reduktionsmittel wirken
- Die bei den Redoxvorgängen freiwerdende Energie wird in der Atmungskette z.T. in chemische Energie (ATP) umgewandelt

Folgende **Multienzymkomplexe** der mitochondrialen Atmungskette enthalten in ihrer biologisch aktiven Form Porphyrin-Ringe mit Fe^{3+} (Hämin) als prosthetische Gruppen:

- Ubichinon-Cytochrom-c-Reduktase
- Cytochrom-c-Oxidase

Ubichinon (Coenzym Q)

- ist funktionell zwischen den Atmungsketten-Komplexen I (bzw. II) und III angeordnet
- kann in NADH-abhängiger Reaktion reduziert werden
- hat ein negativeres Standard-Redoxpotential als Cytochrom c
- ist aufgrund seiner Polyisoprenseitenketten lipidlöslich

Zu nebenstehenden Redoxpaaren trifft zu:

- Die Reaktion Ubihydrochinon - Ubichinon ist eine Oxidation
- Bei der Verschiebung von Elektronen von NADH zum Ubichinon wird Energie frei
- Die Änderung der freien Enthalpie (ΔG) von Redoxreaktionen läßt sich aus der Differenz der Redoxpotentiale der Teilreaktionen berechnen
- Bei beiden Redoxpaaren ist das Redoxpotential pH-abhängig

$NADH + H^+ \rightleftharpoons NAD^+ + 2\,H^+ + 2\,e^- \quad E_0 = -0.32\ V$

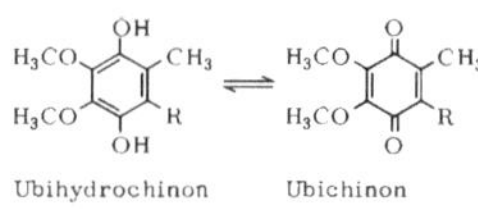

$+ 2\,H^+ + 2\,e^- \quad E_0 = +0.10\ V$

Ein Inhibitor (z.B. Antimycin), der in der Atmungskette den Elektronentransport von **Cytochrom b** auf **Cytochrom c** unterbricht, bewirkt eine

- vermehrte Reduktion aller Redoxpaare der Atmungskette vor dem Block
- Reduktion von Ubichinon
- Verminderung des Umsatzes von Acetyl-CoA im Citratcyclus
- vermehrte Oxidation von Cytochrom a/a3
- Hemmung der oxidativen Phosphorylierung
- Senkung des Sauerstoffverbrauchs
- Steigerung der Glykolyserate

Zuordnung von **Inhibitor** und Wirkung:

- Cyanid — Hemmung der Cytochromoxidase
- Kohlenmonoxid — Hemmung der Cytochromoxidase
- 2,4-Dinitrophenol — Entkopplung der Atmungskette
- Atractylosid — Hemmung der ATP/ADP-Translokation

Die akute Giftwirkung von Blausäure ist auf die Hemmung der Cytochrom-Oxidase (Cytochrom a/a_3) zurückzuführen.

Folgende Stoffwechselprozesse werden nach Gabe von **Entkopplern der oxidativen Phosphorylierung** gesteigert:

- Bildung von CO_2
- Verbrauch von Sauerstoff
- Wärmebildung
- *nicht:* Fettsäuresynthese

17.8. Pathobiochemie

Grundzüge
- enzymopathischer hämolytischer Anämien am Beispiel des Pyruvat-Kinase-Mangels
- der Phenylketonurie
- erworbener Störungen der Ammoniakentgiftung

Genetische Störungen des Aminosäurenstoffwechsels können verursachen:

- Inaktivität eines Enzyms des Aminosäurenabbaus
- Defekte von Aminosäure-Transportproteinen
- *nicht:* gesteigerte Proteolyse

Albinismus kann auf einem Mangel an Phenol-Oxidase (Tyrosinase) in den Melanozyten beruhen, weil bei einem Mangel an Phenol-Oxidase (Tyrosinase) die Synthese von Melanin aus Tyrosin nicht möglich ist.

Citrullin wird bei einem genetischen **Defekt der Argininosuccinat-Synthetase** in erhöhter Konzentration im Serum nachgewiesen.

Folgende Stoffe treten bei einem **Mangel an Argininosuccinatlyase** in erhöhter Konzentration im Serum auf bzw. werden verstärkt mit dem Urin ausgeschieden:

- Ammoniak
- Argininosuccinat

18. Bildung und Verwertung von Energiespeichern

18.1. Kohlenhydrate

18.1.1 Verwertung von Glucose
Fluß und Verwertung von Glucose nach Nahrungsaufnahme und bei Nahrungskarenz

18.1.2 Glykogensynthese
Bildung von Glykogen aus Glucose-6-phosphat, Zwischenprodukte, Cofaktoren
Organbeteiligung

18.1.3 Glykogenabbau
Bildung von Glucose bzw. Glucose-6-phosphat aus Glykogen, Zwischenprodukte, Cofaktoren Organbeteiligung

18.1.4 Gluconeogenese
Bildung von Glucose aus Lactat, aus glucogenen Aminosäuren sowie aus Glycerol (Leber, Niere), Zwischenprodukte zwischen Pyruvat und Glucose, Cofaktoren
Intrazelluläre Lokalisation, Organbeteiligung

Zur **Glykogensynthese** trifft zu:

- Die Leber eines normal ernährten Menschen enthält weniger Glykogen als die gesamte Muskulatur
- Hexokinase phosphoryliert Glucose am C-Atom 6
- Die Glykogensynthese aus Glucose verläuft über Glucose-1-phosphat

- Die Glykogensynthese der Muskulatur wird u. a. durch den Glucosetransport in die Zelle limitiert
- Fructose und Galaktose können in der Leber zum Aufbau von Glykogen beitragen
- Zur Synthese des Glykogens ist Glucose in einer aktivierten Form erforderlich
- Glykogen benötigt für seine Biosynthese als Substrat UDP-Glucose
- Die Aktivität der Glykogenphosphorylase wird durch Phosphorylierung und Dephosphorylierung reguliert
- Glucose muß zum Einbau in Glykogen zunächst zu UDP-Glucose aktiviert werden
- Substrat der Glykogensynthase ist UDP-Glucose
- Die Glykogensynthese aus UDP-Glucose erfordert ein Glykogen-Startermolekül
- Die Kettenverlängerung bei der Glykogensynthese erfolgt durch 1,4-glykosidische Verknüpfung
- Die Glykogensynthese benötigt außer der Glykogensynthase auch ein besonderes Verzweigungsenzym
- Neben der Glykogensynthase wird zur Glykogensynthese auch eine Amylo-1,4- 1,6-Transglykosidase benötigt
- Die Glykogensynthese benötigt außer der Glykogensynthase auch das Enzym Amylo-1,4-1,6-Transglykosylase ("branching enzyme")

Über die **Glykogensynthese der Leber** trifft zu:

- Sie wird stimuliert durch den Anstieg der Glucosekonzentration nach einer kohlenhydratreichen Nahrung
- Sie wird aktiviert durch ein hohes Insulin/Glukagon-Verhältnis
- Sie wird vor allem über die Aktivität der Glucokinase und der Glykogen-Synthase gesteuert

Folgende **Reaktionen** sind an der Glykogen-Synthese aus Glucose beteiligt:
(PP_a = anorganisches Pyrophosphat)

- Glucose-1-phosphat + UTP — UDP-Glucose + PP_a
- $(Glc)_n$(= Glykogen-Starter) + UDP-Glucose — $(Glc)_{n+1}$ + UDP
- Glucose-6-phosphat — Glucose-1-phosphat
- UDP + ATP — UTP + ADP

Enzyme der Glykogensynthese (in der funktionell richtigen Reihenfolge):

- Glucokinase
- Phosphoglucomutase
- UDP-Glucose-Pyrophosphorylase
- Glykogen-Synthase
- 1,4-1,6-Transglucosidase

Zum **Glykogenabbau** trifft zu:

- Phosphorylase spaltet α-1,4-glykosidische Bindungen im Glykogen
- Phosphorylase kommt in einer inaktiven β- und einer aktiven α-Form vor
- Die Spaltung des Glykogens erfolgt hauptsächlich durch "Phosphorolyse"
- Glykogen wird überwiegend phosphorolytisch unter Entstehung von Glucose-1-phosphat abgebaut
- Unmittelbares Produkt der Glykogenphosphorylase-Reaktion ist Glucose-1-phosphat
- Glucose-1-phosphat entsteht beim Glykogenabbau als primäres Produkt
- Der Glykogenabbau umfaßt sowohl phosphorolytische als auch hydrolytische Reaktionsschritte
- Ein Mangel an Glucose-6-Phosphatase in der Leber führt zu vermehrter Glykogenspeicherung
- Glykogen kann sich bei einem Mangel an Glucose-6-phosphatase vor allem in der Leber anhäufen
- Glucagon stimuliert den Abbau des Muskelglykogens

- Die Aktivität der Glykogenphosphorylase in der Leber kann durch Adrenalin gesteigert werden, weil unter dem Einfluß von Adrenalin gebildetes cAMP Proteinkinasen aktiviert, die wiederum die Glykogenphosphorylase aktivieren
- Der Glykogenabbau in der Muskelzelle wird durch Katecholamine stimuliert
- Der Glykogenabbau in der Muskelzelle wird durch Calcium-Calmodulin stimuliert
- Der Glykogen-Abbau im Muskel kann durch Erhöhung der Ca^{2+}-Konzentration gesteigert werden, weil Ca^{2+} die Phosphorylase-Kinase direkt stimuliert
- Der Glykogen-Abbau im Muskel läuft über Glucose-l-phosphat als Zwischenprodukt

Als **Cori-Cyclus** wird die Lactatproduktion aus Glucose in peripheren Geweben und die Resynthese von Glucose aus Lactat in der Leber bezeichnet.

Über die **Gluconeogenese** trifft zu:

- Sie läuft hauptsächlich in der Leber ab
- Sie verwertet vor allem Lactat und Alanin als Substrate
- Sie ist über Mitochondrien, Cytosol und endoplasmatisches Retikulum verteilt
- Sie verläuft unter Beteiligung mitochondrialer, cytosolischer und endoplasmatischer Enzyme
- Sie ist bei Insulinmangel erhöht
- Die Umsetzung von Fructose-1,6-bisphosphat zu Fructose-6-phosphat ist aus energetischen Gründen in der Zelle praktisch irreversibel
- *nicht:* wird von Cortisol gehemmt

Folgende **Zellkompartimente** sind an der Gluconeogenese beteiligt:

- Cytosol
- endoplasmatisches Retikulum
- Mitochondrien
- *nicht:* Lysosomen

Folgende **Enzyme** sind an der Gluconeogenese beteiligt:

- Fructose-1,6-bisphosphatase
- Glucose-6-phosphatase
- *nicht:* Phosphofructokinase, Glucose-6-phosphat-Dehydrogenase

Folgende an der Gluconeogenese beteiligte Enzyme sind im **Cytosol** lokalisiert:

- Fructose-1,6-bisphosphatase
- Phosphoenolpyruvat-Carboxykinase
- *nicht:* Pyruvat-Carboxylase, Glucose-6-phosphatase

Pyruvat-Carboxylase

- enthält als prosthetische Gruppe Biotin
- ist durch Glucocorticoide induzierbar
- wird durch Acetyl-CoA allosterisch aktiviert

Alanin kann im Stoffwechsel in Glucose-6-phosphat umgewandelt werden. - Dieser Prozeß

- kennzeichnet Alanin als glucoplastische Aminosäure
- wird als Gluconeogenese bezeichnet
- führt im ersten Schritt zur Bildung von Pyruvat

Serin kann im Stoffwechsel in Glucose-6-phosphat umgewandelt werden. - Dieser Prozeß

- setzt die Umwandlung von Serin in Pyruvat voraus
- benötigt ATP und GTP
- wird u. a. durch die Aktivität der Fructose-1,6-Bisphosphatase reguliert

Bei Ketoazidose kommt es zu einer Steigerung der Gluconeogenese aus Glutamin in der Niere, weil die Glutamin-abhängige Gluconeogenese der Niere zur Neutralisation auszuscheidender Ketonkörper NH_3 bereitstellt.

Folgende **Organe** können Glucose synthetisieren und ans Blut abgeben:

- Leber
- Niere
- *nicht:* Zentralnervensystem, Erythrozyten

Folgende Organe sind im Fasten auf die Gluconeogenese der Leber angewiesen:

- Gehirn
- Erythrozyten
- *nicht:* Muskeln, Fettgewebe

Zum **Fructose- bzw. Galaktosestoffwechsel** trifft zu:

- Die Biosynthese der Fructose aus Glucose verläuft über den Polyalkohol Sorbitol
- Die in der Samenflüssigkeit enthaltene Fructose wird über Sorbit aus Glucose gebildet
- Die Bildung von Galaktose aus Glucose kann auf der Stufe der UDP-Derivate direkt durch Epimerisierung am C-Atom 4 erfolgen
- Durch die UDP-Glucose-4-Epimerase wird in der Leber das Galaktosemolekül in das Glucosemolekül umgelagert
- Die Bildung von UDP-Galaktose erfolgt mit UDP-Glucose als Cosubstrat
- UDP-Galaktose ist Substrat für die Biosynthese von Glykoproteinen

Die Biosynthese der **UDP-Glucuronsäure** erfolgt durch Dehydrierung von UDP-Glucose.

UDP-Glucuronsäure kann durch Oxidation von UDP-Glucose entstehen, wobei 2 Moleküle NAD^+ pro gebildetem Molekül UDP-Glucuronsäure reduziert werden.

Freie **N-Acetylneuraminsäure** kann mit CTP zu CMP-N-Acetylneuraminsäure aktiviert werden.

Bei der **Biosynthese von Glykoproteinen** spielen folgende Nucleotid-aktivierte Monosaccharide eine Rolle:

- CMP-N-Acetylneuraminsäure
- UDP-N-Acetylglucosamin
- GDP-Mannose
- UDP-N-Acetylgalaktosamin
- *nicht:* UDP-Ribose

Die Synthese von Aminozucker geht von Fructose-6-phosphat aus.

18.2. Lipide

18.2.1 Verwertung von Lipoproteinen und Fettsäuren
Bildung, Fluß und Verwertung der Lipoproteine sowie Fluß und Verwertung von Fettsäuren nach Nahrungsaufnahme und bei Nahrungskarenz

18.2.2 Triacylglycerolsynthese
Bildung von Triacylglycerolen aus Glycerol und Fettsäuren, Zwischenprodukte, Cofaktoren
Intrazelluläre Lokalisation, Organbeteiligung

18.2.3 Fettsäurensynthese
Liponeogenese aus Acetyl-CoA, Beteiligung von Malonyl-CoA, NADPH (Pentosephosphatweg) und eines Multienzymkomplexes
Intrazelluläre Lokalisation

18.2.4 Triacylglycerolabbau
Bildung von Fettsäuren und Glycerol aus Triacylglycerolen, Zwischenprodukte
Intrazelluläre Lokalisation, Organbeteiligung

18.2.5 Ketonkörper
Synthese von Acetoacetat, ß-Hydroxybutyrat und Aceton, Ketonkörperbildung bei langfristiger Nahrungskarenz und Diabetes mellitus
Organbeteiligung

An der **Bildung von Depotfett** bei reiner Kohlenhydratüberernährung sind beteiligt:

- Glycerinphosphat-Dehydrogenase
- ATP-Citrat-Lyase
- Acetyl-CoA-Carboxylase
- Glucose-6-phosphat-Dehydrogenase
- *nicht:* Acyl-CoA-Carnitin-Transferase

Zu **Lipoproteinen** trifft zu:

- VLDL (prä-β-Lipoproteine) transportieren den Hauptanteil der endogenen Triacylglycerine
- Triglyceridreiche VLDL werden in der Leber aufgebaut
- Serum-Lipoproteine lassen sich durch Flotation in der Ultrazentrifuge von anderen Serumproteinen abtrennen
- Apolipoprotein II ist ein Aktivator der Lipoproteinlipase
- Lipoproteinlipase wird durch ein Apolipoprotein des VLDL-Komplexes aktiviert
- Freies Cholesterin ist regelmäßiger Bestandteil aller Lipoproteine

Chylomikronen

- kommen im Nüchternblut praktisch nicht vor
- verursachen die Trübung des Serums nach fettreichen Mahlzeiten
- transportieren exogen zugeführte Triacylglycerine
- werden durch die intestinalen Mucosazellen synthetisiert und sind besonders reich an Triacylglycerolen
- Triacylglycerine sind die Hauptkomponente der Chylomikronen
- werden durch die Lipoproteinlipase abgebaut/gespalten
- werden an den Membranen der Fettgewebszellen in VLDL umgewandelt
- werden durch Exozytose aus den Mucosazellen des Darmes in die intestinalen Lymphgänge abgegeben
- bestehen zu mehr als 80 % aus Trigylceriden
- werden durch eine Lipoproteinlipase abgebaut
- werden nach Abbau durch die Lipoproteinlipase als "Remnants" von der Leber aufgenommen
- werden von der Lipoproteinlipase nach intravenöser Heparininjektion verstärkt abgebaut

Über die **LDL-Fraktion** trifft zu:

- LDL entstehen beim Abbau von VLDL (very low density lipoproteins, prä-β-Lipoproteine)
- LDL führen im Schwerefeld der Ultrazentrifuge unter geeigneten Bedingungen eine zentripetale Bewegung (Flotation) aus
- LDL (β-Lipoproteine) transportieren den Hauptanteil des Cholesterins im Blut
- LDL haben unter den verschiedenen Lipoproteinen den höchsten Cholesterinanteil
- LDL (low density lipoproteins, β-Lipoproteine) werden durch einen Rezeptor-vermittelten Mechanismus in Zellen aufgenommen
- LDL werden nach Bindung an spezifische Rezeptoren abgebaut
- LDL (β-Lipoproteine) werden über Apolipoprotein-Rezeptoren von peripheren Zellen erkannt und aufgenommen
- Apolipoprotein B ist die Hauptproteinkomponente der LDL
- Apolipoprotein B_{100} ist der Ligand für den LDL-Rezeptor
- Der LDL-Rezeptor ist ein integrales Membranprotein
- Die Freisetzung von Cholesterin aus der LDL-Fraktion erfolgt in den Zellen durch lysosomale Hydrolyse
- Cholesterin aus der LDL-Fraktion kann die Aktivität der HMG-CoA-Reduktase hemmen

Über die **HDL-Fraktion** trifft zu:

- Lipoproteine hoher Dichte (HDL, α-Lipoproteine) besitzen den höchsten Proteingehalt unter den Lipoproteinen
- HDL (α-Lipoproteine) werden (in einer Vorläuferform) von der Leber gebildet
- HDL (α-Lipoproteine) sind am Cholesterolaustausch in peripheren Geweben beteiligt
- HDL (α-Lipoproteine) können aus den Zellen Cholesterin aufnehmen
- HDL (α-Lipoproteine) enthalten Cholesterin vorwiegend in veresterter Form

Über die **Fettsäuresynthese** trifft zu:

- Die Fettsäure-Biosynthese ist im Cytosol lokalisiert
- Acetyl-CoA wird zunächst durch Kondensation mit CO_2 zu Malonyl-CoA umgesetzt
- Bei der Fettsäuresynthese wird unter Mithilfe des Coenzyms Biotin CO_2 kovalent an Acetyl-CoA gebunden
- Die wachsende Kohlenstoffkette der Fettsäure ist ständig kovalent an die Fettsäure-Synthase gebunden
- Endprodukt der Katalyse durch die Fettsäure-Synthase ist vornehmlich Palmitinsäure
- Am Fettsäure-Synthase-Komplex werden fast ausschließlich Palmityl- und Stearyl-CoA gebildet
- Zur Synthese von 1 Molekül Palmitinsäure werden 1 Acetyl-CoA und 7 Malonyl-CoA benötigt
- Das für die Fettsäuresynthese benötigte NADPH kann unter anderem aus der Umwandlung von Malat in Pyruvat und CO_2 stammen
- Die Acetyl-CoA-Carboxylase wird durch Acyl-CoA-Verbindungen und durch Citrat gegensinnig reguliert
- In den Mitochondrien kann die Kohlenwasserstoffkette von Acyl-CoA-Verbindungen mit Acetyl-CoA verlängert werden

Grundlegende **Reaktionen** bei der Fettsäuresynthese am Fettsäuresynthase-Komplex sind:

- Kondensation eines Acetyl- und Malonylrestes zu einem Acetoacetylrest am Fettsäuresynthase-Komplex
- Hydrierung des β-Ketoacyl-Zwischenproduktes
- Wasserabspaltung vom β-Hydroxyacyl-Zwischenprodukt
- Hydrierung des α,β-ungesättigten Acyl-Zwischenproduktes

In Säugetieren ist die Umwandlung von Glucose in Fettsäuren ein irreversibler Prozeß, weil die oxidative Decarboxylierung von Pyruvat zu Acetyl-CoA (katalysiert durch Pyruvatdehydrogenase) irreversibel ist und nicht durch andere Reaktionen umgangen werden kann.

Bei der **Biosynthese** von Triacylglycerinen

- müssen freie Fettsäuren in einer ATP- und CoA-abhängigen Reaktion in Acyl-CoA-Derivate überführt werden
- ist die Bereitstellung von 3 Acyl-CoA-Resten notwendig
- können Nahrungsfettsäuren verwendet werden
- wird intermediär Phosphatidsäure gebildet
- wird intermediär ein α,β-Diacylglycerin gebildet

Folgende **Reaktionen** sind an der Triacylglycerin-Synthese im Fettgewebe beteiligt:

- Fettsäure + ATP + CoA — Fettsäure-CoA + AMP + PP_a
- Glycerinphosphat + 2 Fettsäure-CoA — Diacylglycerinphosphat + 2 CoA
- Diacylglycerinphosphat + H_2O — Diacylglycerin + Phosphat
- Diacylglycerin + Fettsäure-CoA — Triacylglycerin + CoA

Glycerin-3-phosphat

- kann aus Glycerin mit Hilfe der Glycerokinase gebildet werden
- entsteht aus Dihydroxyacetonphosphat mit Hilfe der α-Glycerophosphat-Dehydrogenase
- ist eine Transportsubstanz für Wasserstoff in die Mitochondrien der Muskel
- ist ein Ausgangsstoff für die Synthese der Phosphatidsäure

Die Reveresterung der Nahrungsfettsäuren in den Fettzellen benötigt Glucose, weil in Fettzellen Glycerol-3-phosphat im wesentlichen nur durch partiellen Abbau von Glucose bereitgestellt werden kann.

Folgende Organe bzw. Gewebe enthalten das Enzym **Glycerokinase** in hoher Aktivität:

- Leber
- Niere
- Dünndarmmucosa
- *nicht:* Fettgewebe, Muskel

Beim **Abbau von ungesättigten Fettsäuren** werden Δ^3-cis-Acyl-CoA-Verbindungen durch Isomerisierung in Δ^2-trans-Acyl-CoA-Verbindungen umgelagert.

Über **Ketonkörper** trifft zu:

- Die Biosynthese der Ketonkörper findet in der Leber statt
- Die Ketogenese ist in den Mitochondrien lokalisiert
- Die Ketogenese ist bei gesteigerter Oxidation des Acetyl-CoA im Citratcyclus vermindert
- Acetoacetat bzw. β-Hydroxybutyrat werden gebildet durch Hydroxylierung von Butyrat aus dem bei der β-Oxidation der Fettsäuren entstehenden Acetyl-CoA
- Ketonkörper sind normale Zwischenprodukte des Stoffwechsels
- Vermehrter Anfall von Ketonkörpern kann Ursache einer metabolischen Azidose sein
- Ketonkörper werden von der Niere filtriert und rückresorbiert
- Im Hungerzustand kann das Gehirn Ketonkörper als Energiesubstrate verwerten
- Im Hungerzustand ist die Ketonkörperbildung erhöht, weil im Hungerzustand vermehrt Fettsäuren zu Acetyl-CoA abgebaut werden, das vom Citratcyclus nicht ausreichend verwertet werden kann
- An β-Hydroxybutyrat im Harn kann man erkennen, ob ein Patient eine Nulldiät wirklich einhält

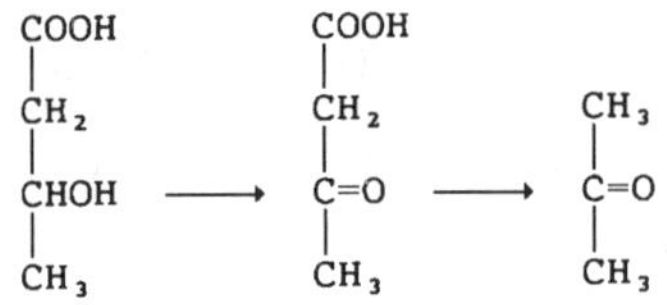

(1) (2) (3)

Zu den abgebildeten Verbindungen und den (unvollständigen) Reaktionsgleichungen trifft zu:

- (1) ist β-Hydroxybuttersäure, (2) ist Acetessigsäure, (3) ist Aceton
- Die Reaktion von (1) zu (2) ist eine Oxidation, von (2) zu (3) eine Decarboxylierung
- Bei unbehandeltem Diabetes mellitus können alle drei Substanzen im Harn nachgewiesen werden
- (2) ist als CoA-Verbindung ein Zwischenprodukt der Cholesterol-Biosynthese

Die **Synthese von Hydroxy-methyl-glutaryl-CoA**

- ist Teil der Ketogenese
- ist Teil der Cholesterol-Synthese aus Acetyl-CoA

18.3. Aminosäuren

18.3.1 Verwertung
Fluß und Verwertung nach Nahrungsaufnahme und bei Nahrungskarenz

18.3.2 Proteinsynthese
Proteinsynthese als Prozeß der Bildung von Energiespeichern (Mechanismus der Proteinsynthese s. 22.2.5)

18.3.3 Proteinabbau
Proteolyse als Prozeß des Abbaus von Energiespeichern

Zum **Aminosäurenstoffwechsel** trifft zu:

- Methionin liefert Methylgruppen für die Biosynthese von Phosphatidylcholin
- Aktiviertes Methionin liefert die Methylgruppe von Adrenalin
- Glutamin liefert die Aminogruppe bei der Synthese von Aminozuckern
- Glutamin liefert die NH_2-Gruppe von CTP und GMP
- Tryptophan liefert den Kohlenstoff für die Nikotinsäurebiosynthese
- Aspartat liefert den Stickstoff/die NH_2-Gruppe für die Biosynthese von AMP aus IMP

Aminosäuren dienen als Vorstufen zur Biosynthese folgender **Hormone**:

- Glukagon
- Serotonin
- Thyroxin
- *nicht:* Prostaglandine

Folgende **Neurotransmitter** entstehen direkt durch Decarboxylierung einer Aminosäure bzw. einer Hydroxyaminosäure:

- Serotonin
- γ-Aminobuttersäure (GABA)
- Dopamin
- *nicht:* Noradrenalin

Zuordnung von Aminosäuren und deren **Bedeutung im Stoffwechsel**:

- Serin — Baustein von Glycerinphospatiden
- Serin — Bildung von Methylentetrahydrofolsäure
- Aspartat — Einschleusung von Protein-Stickstoff zur Harnstoffsynthese
- Glutamat — anaplerotische Reaktion zur Aufrechterhaltung des Citratcyclus

Zuordnung von Aminosäure und Stoffwechselprodukt:

- Tyrosin — Melanin
- Tryptophan — NAD^+
- Glycin — Serin
- Histidin — Formiminotetrahydrofolsäure

S-Adenosylmethionin dient als Methylgruppendonator bei folgenden Reaktionen:

- Guanidinoacetat — Kreatin
- Ethanolamin — Cholin
- Noradrenalin — Adrenalin

Folgende Verbindungen können aus **Phenylalanin** gebildet werden:

- Thyroxin
- Adrenalin
- Melanin
- Acetessigsäure
- *nicht:* Serotonin

Über **biogene Amine** trifft zu:

- Biogene Amine entstehen durch Decarboxylierung von Aminosäuren
- Einige Neurotransmitter gehören zu den biogenen Aminen
- Aus Serin entsteht ein biogenes Amin, das Bestandteil von Phospholipiden ist
- Der Abbau der biogenen Amine erfolgt u. a. durch oxidative Desaminierung

18.4. Regulation der Energiespeicherbildung und -verwertung

18.4.1 Speicherbildung
Kurzfristige und langfristige Wirkung von Insulin (s.a. 24.2.1), Regulation der Glykogensynthase sowie der Acetyl-CoA-Carboxylase

18.4.2 Speicherverwertung
Kurzfristige und langfristige Wirkung von Glukagon, Katecholaminen und Glucocorticoiden (s.a. 24.2.2, 24.2.3 und 24.2.4); Steuerung durch Motoneurone
Regulation der Glykogenphosphorylase, der Hormon-sensitiven Lipase, der Fructosebisphosphatase, der Phosphoenolpyruvat-Carboxykinase

18.4.3 Energiegewinnung
Regulation von Teilschritten des Glucoseabbaus und des Citratzyklus (z.B. der Gluco- und Hexokinase-, der Phosphofructokinase-, der Pyruvatkinase-, der Pyruvatdehydrogenase- sowie der Isocitratdehydrogenasereaktion)

Zuordnung von Organ und **Energiespeicher**:

- Muskel: Protein
- Leber: Glykogen
- Fettgewebe: Triacylglycerine
- Erythrozyten: kein Energiespeicher

18.5. Pathobiochemie

Stoffwechselveränderungen bei Diabetes mellitus Typ I und II sowie bei Glykogenose Typ I

19. Homöostase des Säure-, Basen-, Wasser- und Elektrolythaushalts

19.1. Säure-Basen-Haushalt

(s.a. Physiologie 5.9)

19.1.1 Protonenbilanz
Protonen-bildende und -verbrauchende Prozesse

19.1.2 pH-Regulation
Henderson-Hasselbalch-Gleichung, Puffersysteme des Blutes, Bedeutung von Lunge, Leber und Nieren für die pH-Regulation, Pufferkapazität im geschlossenen und offenen System am Beispiel des CO_2/Bicarbonat-Puffers

☞ Siehe unter **Physiologie:** 5.4 Atemgastransport im Blut, 5.5 Säure-Basen-Gleichgewicht und Pufferung

19.2. Wasserhaushalt

s. Physiologie Kap. 9

☞ Siehe unter **Physiologie:** 9.1 Wasser- und Elektrolythaushalt

19.3. Elektrolyt- und Mineralhaushalt

(s.a. Physiologie 9.1)

19.3.1 Elektrolytstoffwechsel
s. Physiologie 9.1
Resorption, Transport, Speicherung und Ausscheidung von Calcium, Eisen

19.3.2 Elektrolyträume
Ungefähre Größe der intrazellulären und intravasalen Konzentration an Natrium, Kalium, Calcium, Magnesium, Chlorid, Phosphat, Bicarbonat

19.3.3 Funktionen der Elektrolyte einschließlich der Spurenelemente
Bedeutung wichtiger Elektrolyte für Osmoregulation, Membranpotential und Erregungsleitung, Enzymkatalyse, Enzymregulation, transmembranären Transport, intrazelluläre Signalgebung, Elektroneutralität (Gegenionen), Stoffwechsel und Biosynthesen (Metabolite, Nukleinsäuren, Phospholipide, Apatit)

19.3.4 Regulation
Regulation des Natrium/Kalium-, des Calcium- und des Phosphathaushalts s. 24.4

Über **Metallionen** im Organismus trifft zu:

- Mg^{2+} ist das wichtigste Gegenion für ATP
- Ca^{2+} ist Signalsubstanz für die Glykogenolyse im Muskel
- Fe^{2+} ist essentiell für den Sauerstofftransport im Blut
- Cu^{2+} ist ein essentieller Bestandteil von Komplex IV der Atmungskette (Cytochrom-Oxidase)

Zuordnung zwischen Spurenelement und **biologischer Funktion/Proteinen**:

- Kobalt — Bestandteil des Vitamin B_{12}
- Kupfer — Bestandteil des Cytochrom a/a_3
- Kupfer — Bestandteil der Superoxid-Dismutase
- Magnesium — Bildung von Mg-ATP-Komplexen
- Molybdän — Bestandteil der Xanthinoxidase
- Selen — Bestandteil der Glutathion-Peroxidase
- Zink — Bestandteil der Carbonat-Dehydratase (Carboanhydrase)

Über den **Eisenstoffwechsel** trifft zu:

- Von dem insgesamt im Körper vorhandenen Eisen liegt die Hauptmenge im Hämoglobin vor
- Mehr als die Hälfte des Körpereisens befindet sich im Hämoglobin
- Ein erhöhtes Eisenangebot in der Nahrung führt normalerweise nicht zur Vergrößerung der Ferritinspeicher
- Der Eisenbestand des erwachsenen Menschen beträgt 3 - 5 g
- Eisen wird in dreiwertiger Form gespeichert
- Plasmaeisen muß vor der Verwendung für die Hämsynthese von der 3-wertigen Form reduziert werden
- Für die Eisenfreisetzung aus Ferritin muß Fe^{3+} zu Fe^{2+} reduziert werden
- Caeruloplasmin ist ein kupferhaltiges Enzym, das zweiwertiges Plasmaeisen oxidiert
- Caeruloplasmin oxidiert zweiwertiges zu dreiwertigem Eisen
- Der Organismus verliert Eisen hauptsächlich durch abgeschilferte Zellen und Mikroblutungen
- Eisenmangel kann zu einer hypochromen Anämie führen
- Der Eisentransport im Blut wird durch die latente Eisenbindungskapazität des Serums limitiert
- Die totale Eisenbindungskapazität ist die Summe des Plasmaeisens und des nichteisengesättigten Transferrins
- Transportprotein für ein eisenhaltiges Protein im Blutplasma ist das Haptoglobin

- Durch intravasale Hämolyse freigewordenes Hämoglobin wird im Plasma vorwiegend an Haptoglobin gebunden transportiert
- In der Atmungskette kommt Eisen auch als nichthämgebundenes Eisen vor
- Fe^{2+}-Ionen werden in einer von der Ferrochelatase katalysierten Reaktion in das Protoporphyrin eingebaut
- Hämosiderin und Ferritin dienen zur Speicherung des Eisens

Zur **Fe-Resorption** trifft zu:

- Die Resorption von Eisen wird durch Vitamin C gefördert
- Die Eisenresorption kann u.a. durch Oxalat gehemmt werden
- Die enterale Eisenresorption wird durch Phosphat gehemmt
- Der durchschnittliche tägliche Eisengehalt der Nahrung liegt in Deutschland bei 10 - 20 mg
- Eisen wird sowohl in zweiwertiger als auch in dreiwertiger Form resorbiert
- Im Darm wird Eisen vorzugsweise in der zweiwertigen Form resorbiert
- Aufnahme und Abgabe von dreiwertigem Eisen in die bzw. aus der Dünndarmepithelzelle sind aktive Transportvorgänge
- Aus der täglichen Nahrung werden ca. 10 % des Eisens resorbiert
- Die intestinale Absorption von Eisen beträgt mengenmäßig nur etwa 5 - 30 % des Eisens, das in der aufgenommenen Nahrung enthalten ist
- Mit der Nahrung zugeführtes Eisen wird beim Gesunden bei durchschnittlicher Menge (ca. 20 mg/Tag) zu über 80 % mit dem Stuhl wieder ausgeschieden

Transferrin (Siderophilin)

- ist ein Glykoprotein
- gehört zur β-Globulinfraktion
- ist im Interstitialraum nachweisbar
- ist ein eisenbindendes Protein des Blutplasmas
- Beim Transport im Blut ist Eisen an Transferrin gebunden
- Die Eisenaufnahme aus dem Blut erfolgt über spezifische Transferrinrezeptoren
- Im Transferrin ist Eisen als Fe^{3+} gebunden
- Das in Transferrin gebundene Eisen wird überwiegend für die Hämoglobin-Biosynthese verwendet

Über **Spurenelemente** des menschlichen Organismus trifft zu:

- Viele Metall-Ionen, die bei der Aktivierung von Enzymen mitwirken, sind Spurenelemente
- Kationen von Spurenelementen sind häufig Teil von Chelat-Komplexen
- Spurenelemente werden mit der Nahrung aufgenommen

Kupfer

- ist im Serum hauptsächlich an Caeruloplasmin gebunden
- ist im Körper in geringerer Menge als Eisen vorhanden
- wird bei Mangel an kupferbindendem Protein des Serums in Leber und im Striatum gespeichert
- Cu^{2+} kann in vitro durch Glucose zu Cu^{+} reduziert werden
- Metallothionein bindet Kupfer

Superoxiddismutase ist ein kupferhaltiges Enzym zur Inaktivierung von Superoxidradikalen.

Zn^{2+}

- ist als Cofaktor eines Enzyms an der Resorption und Rückresorption von Bicarbonat beteiligt
- ist Bestandteil der Carbonat-Dehydratase (Carboanhydrase) der Erythrozyten und der Pankreas-Carboxypeptidase
- kann durch die Ausbildung koordinativer Bindungen die Tertiärstruktur von Proteinen stabilisieren

☞ Siehe auch unter **Physiologie:** 9.1 Wasser- und Elektrolythaushalt

19.4. Pathobiochemie

Grundzüge von Hypo- und Hyperaldosteronismus
Ursachen und Kompensationsmechanismen von metabolischen und respiratorischen Azidosen und Alkalosen (s.a. Physiologie 5.9.4)

20. Zellstrukturen und interzelluläre Matrix

20.1. Zellstrukturen (Topochemie der Zelle)

20.1.1 Allgemeine Grundbegriffe
Aufbau eukaryonter Zellen, subzelluläre Kompartimentierung von Stoffwechselprozessen, Stoffwechselregulation durch Kompartimentierung, molekularer und vesikulärer Transport
Prinzip der Trennung subzellulärer Partikel, Leitenzyme subzellulärer Partikel; Mikrosomen

20.1.2 Zelluläre Strukturelemente
s. gemeinsames Kapitel Anatomie-Biologie-Biochemie (ABB) 1.4

☞ Siehe unter **Gemeinsamer Teil Anatomie-Biochemie-Biologie**: 1.4 Zelluläre Strukturen

20.2. Membranen

20.2.1 Membranaufbau
s. ABB 1.4.1, 1.4.2 und 1.4.9

20.2.2 Membrankomponenten
Bausteine und Strukturprinzip von Glycerolphosphatiden (Phosphatidylcholin, Phosphatidylethanolamin, Phosphatidylserin, Phosphatidylinositol), Sphingophosphatiden (Sphingomyelin), Sphingoglykolipiden (Cerebroside) und Cholesterol
N-Acetylneuraminsäure als Baustein von Gangliosiden, Bausteine und Strukturprinzip von Glykoproteinen (N- und O-glykosidische Verknüpfung)

20.2.3 Bildung und Abbau von Membranen
Membranbildung (Vesikelfusion, Einbau von Einzelkomponenten), Membranfluß (Exozytose, Endozytose), Membranabbau und -umbau (Phospholipasen, Lipidaustausch, lysosomale Hydrolasen)

20.2.4 Funktion
Transport: Molekularer und vesikulärer Transport, Rezeptor-vermittelte Endozytose, nichtionische Diffusion
Katalysierter Transport: passiver Transport (z.B. Glucoseaufnahme in Erythrozyten, Hepatozyten)
Primärer aktiver Transport (z.B. Na^+/K^+-ATPase als Antiport, Ca^{2+}-ATPase als Uniport)
Sekundärer aktiver Transport (Antiport für ATP/ADP-Translokation in Mitochondrien, Symport von Na^+ und Glucose in Enterozyten)
Signalerkennung und Informationsaustausch: Hormon- und Neurotransmitterrezeptoren
Zell-Zell-Kontakte
Zellidentität: Immunologische Spezifität (Histokompatibilitäts- und Blutgruppenantigene)

Über **Biomembranen** trifft zu:

- Glycerinphosphatide sind Bestandteile aller intrazellulären Membranen
- Glycerinphosphatide der Plasmamembran sind Synthesevorstufen von Prostaglandinen
- Glykolipide sind Bestandteile der Plasmamembran
- Langkettige Fettsäurereste in den Lipiden erniedrigen die Fluidität der Membran
- Ungesättigte Fettsäuren werden durch Tocopherol (Vitamin E) vor Oxidation geschützt
- Integrale Membranproteine können in der Membran nicht transversal, sondern nur lateral diffundieren
- Die Lipide und Proteine der Innen- und Außenschicht sind nicht identisch (Asymmetrie der Membran)
- Membranen sind asymmetrisch (innen - außen)
- Proteine sind in der Membran immer asymmetrisch angeordnet
- Die Membrankomponenten werden durch nichtkovalente Bindungen zusammengehalten

- Die Kohlenhydratanteile der Glykolipide und Glykoproteine sind immer nach außen gerichtet
- Der Cholesteringehalt beeinflußt die Fluidität der Membran

Über die **Zellmembran/Plasmamembran** trifft zu:

- Die äußere Phospholipidschicht unterscheidet sich qualitativ von der inneren
- Der cytosolische Teil von Transmembranproteinen kann Tyrosinkinase-Aktivität besitzen
- Sie enthält mehr Cholesterol als andere Membranen
- Aktinfilamente beeinflussen die Mobilität von Membranproteinen
- Die Kohlenhydratkomponente von Glykoproteinen ist nach außen gerichtet

Folgende **Aminosäuren** treten in integralen Membranproteinen besonders in den transmembranären Domänen auf:

- Leucin
- Valin
- *nicht:* Glutaminsäure, Serin

Folgende **Rezeptoren bzw. Enzyme** sind in der Plasmamembran lokalisiert:

- Insulin-Rezeptor
- Adenylat-Cyclase
- *nicht:* Glucose-6-phosphatase, Glucocorticoid-Rezeptor

Über die **Transport-Funktion** von Membranen trifft zu:

- Aktiver Transport verläuft gegen einen Konzentrationsgradienten
- Katalysierte Transportprozesse sind hemmbar und genetisch determiniert
- Katalysierte Transportprozesse verlaufen bei Sättigung als Reaktionen 0. Ordnung
- Nicht-katalysierte Transportprozesse sind Reaktionen 1. Ordnung
- Ein nicht-katalysierter Transport erfolgt unidirektional in Richtung des absteigenden Konzentrationsgradienten
- Passiver Transport kann bidirektional verlaufen

Zuordnung zwischen transportiertem Stoff und **Transportmechanismus**:

- Glucoseaufnahme in Hepatozyten — Uniport, passiv, Carrier-vermittelt
- H_2O — passiv, entsprechend osmotischem Gradienten
- Rückresorption von Aminosäuren in Nierentubuli — Symport unter Nutzung der Natrium-motorischen Kraft
- Ca^{2+}-Aufnahme von Muskelzellen — Uniport in direkter Kopplung mit ATP-Spaltung

Für den **aktiven Stofftransport** trifft zu:

- Er ist abhängig von der Zufuhr freier Energie (z. B. von ATP)
- Die Transportrate erreicht einen Maximalwert
- Der Stofftransport erfolgt auch gegen einen Konzentrationsgradienten
- Spezifische Carriermoleküle der Membran sind notwendig

Folgende Charakteristika haben **aktiver Transport und sog. erleichterte Diffusion** gemeinsam:

- kompetitive Hemmbarkeit
- Beteiligung eines Carriers
- Sättigungskinetik
- Spezifität für eine begrenzte Gruppe von Substraten
- *nicht:* Transport gegen einen elektrochemischen Gradienten

Folgende Transportprozesse werden durch **elektrochemische Gradienten** getrieben:

- Alanin-Natrium-Symport in Enterozyten
- ADP-ATP-Antiport in Mitochondrien
- *nicht:* Sauerstoff-Aufnahme in Erythrozyten, Glucose-Aufnahme in Hepatozyten

Beim **Natrium-Cotransport** durch die Zellmembran

- wird Natrium entsprechend der elektrochemischen Potentialdifferenz transportiert
- wird der Natrium-Konzentrationsgradient durch die Na^+/K^+-ATPase aufrechterhalten
- kann die cotransportierte Substanz auch gegen einen Konzentrationsgradienten transportiert werden
- kann der Transport elektroneutral erfolgen

Für den **sekundär-aktiven Transport** trifft zu:

- Er kann entgegen einem elektrochemischen Gradienten erfolgen
- Er zeigt Sättigungscharakteristik
- Er ist spezifisch für eine Substanz oder Substanzgruppe

Das **Wasserstoff-Elektronentransportsystem** im endoplasmatischen Retikulum

- überträgt Elektronen auf molekularen Sauerstoff
- katalysiert die Hydroxylierung von Substanzen
- enthält Cytochrom P450
- benötigt einen Wasserstoffdonator, z.B. NADPH

Folgende Vorgänge beinhalten eine **Exo- oder Endozytose**:

- Protein-Sekretion in den Primär-Speichel der Acini
- Sekretion von Immunoglobulin A
- Resorption von Cobalaminen im Darm
- cholinerge Erregungsübertragung

Folgende Stoffe verlassen die intakte Zelle gewöhnlich per Exozytose:

- Trypsinogen
- Immunglobulin
- Adiuretin
- Thyreoglobulin
- *nicht:* Glucose

Die **innere Mitochondrienmembran** verfügt über Transportsysteme für

- ATP/ADP
- Malat/Phosphat
- Citrat/Malat
- Phosphat/OH^-
- Pyruvat
- *nicht:* NAD^+/NADH

Zum **Austausch von NADH und ATP** zwischen Cytosol und Mitochondrien trifft zu:

- NADH kann die Mitochondrien-Membran nicht passieren
- Der ATP-ADP-Austausch erfolgt durch die Adeninnucleotid-Translokase der Mitochondrien-Membran
- Die Wasserstoff-Translokation kann über den Malat-Aspartat-Weg erfolgen

Zur **intrazellulären Kompartimentierung** der genannte Stoffwechselwege trifft zu:

- Gluconeogenese: Enzyme verteilt in Mitochondrien, Cytosol und endoplasmatischem Retikulum
- Harnstoffcyclus: Enzyme verteilt in Mitochondrien und Cytosol
- Glykolyse: Enzyme im Cytosol

Zuordnung von **Enzymen zum Zellkompartiment**

- Mitochondrien: RNA-Polymerase, Cytochrom-Oxidase, Pyruvat-Carboxylase, Isocitrat-Dehydrogenase, DNA-Polymerase, Succinat-Dehydrogenase
- endoplasmatisches Retikulum: Cytochrom P450, Glucose-6-phosphatase
- Golgi-Apparat: Galaktosyl-Transferase

- Plasmamembran: Adenylat-Cyclase
- Peroxisomen: D-Aminosäure-Oxidasen
- Cytosol: Hexokinase, Glucose-6-phosphat-Isomerase, Glucose-6-phosphat-Dehydrogenase, Phosphogucomutase

☞ Siehe auch unter **Biologie**: 1.4 Zelluläre Strukturen

20.3. Interzellularsubstanz

20.3.1 Strukturprinzip und Vorkommen
Kollagen, Elastin, Proteoglykane, Hyaluronat
Existenz verschiedener Kollagentypen

20.3.2 Biosynthese und Abbau
Grundzüge der Biosynthese von Kollagen, posttranslationale Modifikation, extrazelluläre Vernetzung
Grundzüge der Synthese und extrazellulären Vernetzung von Elastin
Grundzüge des Abbaus der Interzellularsubstanz durch extrazellulär wirkende Proteasen und lysosomale Hydrolasen

20.3.3 Funktion
Funktion von Kollagen, Elastin, Proteoglykanen und Fibronektin

20.4. Pathobiochemie

Rezeptordefekte: Defekt des Apolipoprotein-B/E-Rezeptors
Transportdefekte: Cystinurie

21. Bewegung

21.1. Kontraktile Systeme

(s.a. Physiologie Kap. 13)

21.1.1 Aufbau von Actomyosin-Systemen
Skelett- und Herzmuskel: Myosin, Actin, Tropomyosin und Troponin, Untereinheiten des Troponins, Quartärstruktur der dicken und dünnen Filamente, Aufbau des Sarkomers
Glatte Muskulatur: Myosin, Actin, Tropomyosin, Calmodulin, Proteinkinasen

21.1.2 Kontraktion, Relaxation
Filament-Gleitmechanismus, Wechselwirkung zwischen dem globulären Anteil des Myosins und dem Actin in den verschiedenen Phasen der Kontraktion und Relaxation, Bedeutung von ATP und der zytosolischen Ca^{2+}-Konzentration, Rolle des sarkoplasmatischen Retikulums bzw. extrazellulären Ca^{2+}

21.1.3 Energiebereitstellung
s. 27.6.1

☞ Siehe unter **Physiologie**: 13. Muskelphysiologie

21.2. Motile Systeme

21.2.1 Aufbau von Mikrotubuli-Systemen
Mitotischer Spindelapparat, Zilien, Flagellen, axonaler Transportapparat: Tubulin; Wirkung von Colchicin und Vinblastin

21.2.2 Bewegung
Gleitmodell

21.3. Pathobiochemie

Myasthenia gravis als Rezeptordefekt; Carnitinmangel-Myopathien

22. Speicherung, Übertragung und Expression genetischer Information

(s.a. Biologie 2.1-2.3)

22.1. Nucleotide

22.1.1 Synthese
Vorstufen der Purin- und der Pyrimidinsynthese (Glycin, Asparaginsäure, Glutamin, Carbamoylphosphat), Bereitstellung von Pentosen (Pentosephosphatweg), Beteiligung von Folsäure, Wiederverwertung von Purin- und Pyrimidinbasen

22.1.2 Abbau
Endprodukte des Abbaus von Purin- und Pyrimidinnukleotiden
Hyperurikämie: Störung des Purinstoffwechsels oder der Purinausscheidung

22.1.3 Funktion
Nukleosidtriphosphate als Coenzyme (Cofaktoren) und Bausubstrate für Nukleinsäuren, Signalsubstanzen (zweite Boten), Nukleotidaktivierung der Monosaccharide

Zu **Nucleinsäurebausteinen** trifft zu:

- Die Biosynthese der Purinnucleotide geht von Ribose-5-phosphat aus
- Phosphoribosyldiphosphat ist Substrat der Purinbiosynthese
- Die Biosynthese der Purinbasen erfordert Formyltetrahydrofolsäure
- Gemeinsame Vorstufe für AMP und GMP ist IMP
- Glutamin liefert den Stickstoff für die Synthese von GMP aus IMP
- Guanin und Adenin sind die Purinbasen der DNA und RNA
- Guanin enthält ein Sauerstoffatom, das eine negative Partialladung hat
- Das Sauerstoffatom des Guanins ist Protonenakzeptor bei der Basenpaarung mit Cytosin
- Guanin enthält 2 Gruppen, die als Protonendonatoren für Wasserstoffbrücken fungieren
- Durch Erhöhung der stationären AMP-Konzentration wird die Amido-phosphoribosyl-Transferase allosterisch gehemmt
- Für die Biosynthese von UMP wird Carbamoylphosphat benötigt
- Glutamin und Aspartat liefern die N-Atome des Pyrimidinrings
- Bei der Synthese von Pyrimidinbasen entsteht intermediär Orotat
- Die Biosynthese der Pyrimidinbasen erfolgt über Orotsäure. Das erste aus dieser Verbindung entstehende Nucleotid ist Uridylat (UMP)
- Aus Desoxyuridylsäure (dUMP) wird dTMP synthetisiert
- Die beim Abbau von Nucleinsäuren freiwerdenden Purinbasen werden zum großen Teil vom Organismus erneut für Synthesen verwendet (salvage pathway)
- Die beim Abbau der Nucleinsäuren freigesetzten Purine können für die Synthese von Nucleinsäuren reutilisiert werden
- Die beim Abbau von Nucleinsäuren entstehenden Pyrimidin- und Purinbasen können im Organismus wiederverwendet werden

Folgende **Substrate oder Coenzyme** sind an der de-novo-Synthese von **Purinen** beteiligt:

- Phosphoribosyldiphosphat
- Glycin
- Tetrahydrofolsäure
- Aspartat
- Glutamin
- *nicht:* Glutaminsäure, Biotin

Die folgenden Verbindungen sind **Substrate bzw. Zwischenprodukte** bei der **Pyrimidinsynthese** (UMP):

- Carbamoylphosphat
- Asparaginsäure
- Dihydroorotsäure
- Orotsäure
- *nicht:* β-Alanin

Carbamoylphosphat

- entsteht aus CO_2 und NH_3 in einer ATP-abhängigen Reaktion
- ist ein Zwischenprodukt der Pyrimidinbiosynthese
- kann in allen kernhaltigen Zellen synthetisiert werden
- wird in einer ATP-abhängigen Reaktion synthetisiert
- ist ein gemischtes Anhydrid
- reagiert mit Aspartat zum Carbamoylaspartat

Inosin bzw. Inosinmonophosphat

- ist Zwischenprodukt bei der Purinbiosynthese
- ist Zwischenprodukt beim Abbau von Adenosin
- kann bei der hydrolytischen Spaltung von tRNA freigesetzt werden

Der **Abbau** der Purinnucleotide erfordert die Beteiligung von:

- Nucleotidasen
- Nucleosidasen
- Xanthin-Oxidase
- *nicht:* Cytosin-Desaminase

Substrate der Xanthinoxidase beim Abbau von Purinbasen sind:

- Xanthin
- Hypoxanthin
- *nicht:* Allantoin, Inosin

Purine werden beim Menschen zu Harnsäure abgebaut.

22.2. Nucleinsäuren

22.2.1 Grundbegriffe
Gen: Einheit der Information; Intron, Exon
Genom: Träger der Bau- und Funktionspläne für Wachstum, Differenzierung und Erhaltung der Zelle
Fluß der genetischen Information, Transposons, repetitive Sequenzen

22.2.2 DNA-Replikation
Substrate und Grundzüge des Mechanismus, Komponenten des DNA-Replikations-Systems, Hemmstoffe der Replikation, z.B. Cytosinarabinosid, Mitomycin, Folsäureantagonisten

22.2.3 DNA-Schädigung und -Reparatur
DNA-verändernde chemische und physikalische Faktoren, Grundzüge des Reparaturmechanismus, DNA-Reparaturdefekte (Mutagenese, Carcinogenese)

22.2.4 Transkription
Definition der Transkription, Substrate und Grundzüge des Mechanismus der RNA-Synthese, RNA-Polymerasen (I, II und III) für die verschiedenen RNA-Typen, Funktionen, primäre Transkriptionsprodukte (Prä-mRNA, -rRNA und -tRNA), posttranskriptionales RNA-"processing"
Hemmstoffe der Transkription: z.B. Actinomycin, α-Amanitin, Rifampicin

22.2.5 Translation
Definition, Grundzüge der Proteinsynthese: Aminosäureaktivierung (Aminoacyl-tRNA-Synthetase), Knüpfung der Peptidbindung (Peptidyltransferase), Grundzüge der Ribosomenstruktur, Polysomen
Prinzip und Degeneration des genetischen Codes
Hemmstoffe der Proteinsynthese und ihre Angriffspunkte: z.B. Puromycin, Cycloheximid

22.2.6 Regulation der Genexpression
Induktion (Repression) z.B. durch Hormone (Insulin, Glukagon, Steroidhormone) oder Arzneistoffe (z.B. Barbiturate)

22.2.7 DNA- und RNA-Viren
Grundzüge der Struktur von DNA- und RNA-Viren, Tumorviren, virale und zelluläre Onkogene, Grundzüge der Virusvermehrung

22.2.8 DNA-Transfer
Prinzipien der Übertragung von Genen: Transformation, Konjugation, Transduktion

22.2.9 In-vitro-DNA-Rekombination
Restriktionsendonukleasen und reverse Transkriptase, komplementäre DNA (cDNA), Plasmide und Antibiotikaresistenz, Prinzip der Expression fremder Gene in Bakterien (s.a. Biologie 2.3)

22.2.10 Abbau
Enzyme und Endprodukte des DNA- und RNA-Abbaus

Das **Prinzip der Basenpaarung** ist Voraussetzung für die folgenden Prozesse:

- Translation
- Transkription
- DNA-Replikation
- DNA-Reparatur

Zur **Replikation der DNA** trifft zu:

- Die DNA-Synthese erfolgt in der S-Phase des Teilungscyclus
- Die Replikation der DNA wird bei Prokaryonten durch Bildung eines RNA-DNA-Hybrids eingeleitet
- Die Replikation der DNA beginnt bei Eukaryonten innerhalb einer Doppelhelix separat an mehreren verschiedenen Stellen
- Die Replikation der DNA verläuft unter ständiger Fehlerkorrektur durch die DNA-Polymerase
- Die DNA-Replikation verläuft nach einem "semikonservativen" Mechanismus
- Das DNA-Replikase-System enthält u. a. eine RNA- und DNA-Polymerase sowie eine Ligase
- Die DNA-Replikation verläuft in 5'-3'-Richtung
- Die DNA-Replikation beginnt immer mit der Synthese kurzer, als "Primer" bezeichneter RNA-Stücke
- Bei der Replikation der DNA während der S-Phase des Zellteilungscyclus treten vorübergehend RNA-DNA-Hybride auf, weil bei der Replikation der DNA vorübergehend ein RNA-Primer gebildet wird
- Die für die Replikation notwendigen DNA-Ligasen benötigen ATP (oder NAD^+)
- Gleichzeitig mit der DNA-Replikation erfolgt die Histonbiosynthese
- Die Synthese der DNA erfolgt in Teilstücken, die durch eine Ligase verknüpft werden
- Cytosin-Arabinosid ist ein therapeutisch verwendeter Hemmstoff der DNA-Polymerase

Enzyme der DNA-Replikation (in der Reihenfolge ihrer Beteiligung):

- RNA-Polymerase — DNA-Polymerase — Ribonuclease — DNA-Ligase

Topoisomerasen

- sind Bestandteile des Säugetierzellkerns
- führen zur Spaltung eines oder beider DNA-Stränge in einem überspiralisierten DNA-Molekül

Der **Spleißvorgang** bei eukaryonten Zellen

- beinhaltet das posttranskriptionelle Herausschneiden von Intron- und Verknüpfen von Exonsequenzen
- kann durch alternative Spleißstellen zur Bildung verschiedener Proteine von der gleichen DNA-Sequenz führen

Bei Eukaryonten wird die **Translation** immer mit der Methionyl-tRNA initiiert.

Die membrangebundene **Proteinsynthese**

- ist für alle sekretorischen Proteine der obligate Syntheseweg
- wird unter Bildung einer Signalsequenz initiiert
- findet bei Eukaryonten ausschließlich am rauhen endoplasmatischen Retikulum statt
- führt zum cotranslationalen Transfer von Proteinen in bzw. durch die Membran

Zellen, die in hohem Ausmaß Glykoproteine sezernieren, besitzen ein ausgeprägtes endoplasmatisches Retikulum, weil die Proteinkomponente von sezernierten Glykoproteinen an den Membranen des endoplasmatischen Retikulums synthetisiert wird.

Transfer-Ribonucleinsäuren (tRNA)

- werden als höhermolekulare Vorstufe bei der Transkription gebildet
- besitzen mehrere Abschnitte mit Basenpaarung
- bilden Aminosäureester mit der 3'-OH-Gruppe eines terminalen Riboserestes
- transportieren Aminosäuren zu den Ribosomen

In tRNAs können folgende **Basen** gefunden werden:

- Adenin
- Thymin
- Dihydrouracil
- *nicht:* Pseudouracil

Aminoacyl-tRNA-Synthetasen

- knüpfen eine Esterbindung
- knüpfen intermediär eine Säureanhydridbindung
- sind für die zugehörige tRNA spezifisch
- sind für die jeweilige Aminosäure spezifisch

Bei der **Beladung** von tRNA mit Aminosäuren

- wird die Aminosäure am 3'-Ende der tRNA esterartig gebunden
- wird die Aminosäure-tRNA-Bindung unter ATP-Verbrauch geknüpft
- werden spezifische Aminoacyl-tRNA-Synthetasen benötigt

Proteine können **posttranslational** verändert werden durch

- limitierte Proteolyse, z. B. Proinsulin
- chemische Modifikation, z. B. Prothrombin
- kovalente Quervernetzung, z. B. Kollagen
- kovalente Verbindung mit Cofaktoren, z. B. Succinat-Dehydrogenase

Folgende Proteine bzw. Polypeptide werden zunächst als Vorstufe synthetisiert, aus der durch partielle **Proteolyse** das native Protein entsteht:

- Albumin
- Carboxypeptidase
- Glukagon
- Immunglobulin G
- *nicht:* Hexokinase

Zuordnung von **Hemmstoffen der Nucleinsäure- und Proteinsynthese** zu deren Wirkungsmechanismus:

- Aminopterin — Hemmung der Purinsynthese
- Rifampicin: — Hemmung der bakteriellen RNA-Polymerase
- Cycloheximid — Hemmung der Translokase
- Streptomycin — Bindung an 30 S-Untereinheit der Ribosomen

- Chloramphenicol — Hemmung der Peptidyltransferase der 70 S-Ribosomen von Prokaryonten; Hemmung der Peptidyl-Transferase der ribosomalen 50 S-Untereinheit
- Puromycin — Einbau in Peptidkette mit nachfolgendem Kettenabbruch

Teilschritte der Nucleinsäure- bzw. Proteinbiosynthese können gehemmt werden durch:

- Chloramphenicol
- Rifampicin
- Streptomycin
- Tetracyclin
- *nicht:* Penicillin

Tetracycline sind Hemmstoffe der bakteriellen Translation, weil Tetracycline die Anlagerung von Aminoacyl-t-RNA an das Ribosom hemmen.

Hemmstoffe der Transkription

- α-Amanitin: RNA-Polymerase II
- Rifamycin, Rifampicin: RNA-Polymerase (prokaryontisch)

α-Amanitin führt in der Leberzelle zu einer Verminderung der Proteinbiosynthese, weil α-Amanitin die Transkription von mRNA hemmt.

Zelluläre Onkogene (Protoonkogene) können für die folgenden Proteine codieren:

- DNA-bindende Proteine
- Wachstumsfaktoren
- GTP-bindende Proteine
- Tyrosin-spezifische Proteinkinasen

Zelluläre Onkogene sind normale zelluläre Gene.

☞ Siehe auch unter **Biologie**: 2.1 Organisation und Funktion von Genen, 2.3 Zellgenetik und Gentechnologie, 3.1 Bakterienzelle, 3.2 Bakteriengenetik und Plasmide, 3.6 Viren

23. Regulation durch das Nervensystem

(s. a. Physiologie 1.5 und 1.6)

23.1.1 Elektrische Signale
Biochemische Aspekte der Signalübertragung durch passive Potentialänderungen und Aktionspotentiale: Ionenverschiebungen, Na^+/K^+-ATPase

23.1.2 Chemische Signale
Definition, Strukturmerkmale, Syntheseprinzip, Speicherung und Grundzüge des Abbaus von Neurotransmittern, z.B. von Acetylcholin, Dopamin, Noradrenalin, Serotonin, y-Aminobutyrat, Glycin, Endorphinen

23.1.3 Synaptische Signalübertragung
Molekulare Aspekte (s.a. Physiologie 12.2.3)
Inaktivierung der Neurotransmitter: Abbau, Wiederaufnahme, Überlauf
Beeinflussung der Übertragung: Hemmung der Synthese, der Freisetzung, des Abbaus, der Speicherung, der Wiederaufnahme
Rezeptorblocker

☞ Siehe unter **Physiologie**: 1.5 Elektrische Phänomene an Zellen, 11. Vegetatives Nervensystem, 12. Allgemeine Neuro- und Sinnesphysiologie

24. Regulation durch das Hormonsystem

(s.a. Physiologie Kap. 10)

24.1. Grundlagen

24.1.1 Aufbau des Hormonsystems und Grundlagen der hormonalen Kommunikation
Hormonproduzierende Gewebe, Prinzip der neurohormonalen Kopplung
Hormonelle Regelkreise, Transport, Rezeptoren, Inaktivierung

24.1.2 Hormone
Definition, Klassifikation nach Bildungsort (glanduläre-, Gewebshormone), nach Angriffsort (intrazellulär, ektozellulär), nach chemischer Struktur (Peptide, Proteine, Steroide, Aminosäure- und Fettsäurederivate), Syntheseprinzip, vesikuläre Speicherung oder bedarfsgesteuerte Neusynthese, Grundzüge des Abbaus

24.1.3 Signalübertragung
Molekulare Aspekte: Rolle des Ca^{2+} bei der Freisetzung von Hormonen, ektozelluläre und intrazelluläre Hormonrezeptoren, Prinzip der zweiten Botenstoffe ("second messenger"): cAMP, Calcium-Calmodulin, Inositoltrisphosphate, Diacylglycerol (s.a. 23.1.3)
Inaktivierung der Hormone: chemische Veränderung, Abbau, Ausscheidung

24.1.4 Neurohormonale Kopplung
Neurosekretion, Umsetzung neuronaler Information über neurosekretorische Zellen in hormonelle Information, Releasing Hormone (Liberine) und Freisetzung-hemmende Hormone (Statine)
Sympathische und parasympathische Einflüsse auf die Insulinsekretion, Sympathikus-Reizung und Adrenalin/Noradrenalin-Sekretion

Über **Hormone** trifft zu:

- Einige Hormone erhöhen die Ca^{2+}-Konzentration in der Zielzelle
- Für ein Hormon kann es mehrere Rezeptortypen (mit unterschiedlicher Zellantwort) geben
- Im hormonellen Regelkreis kann die extrazelluläre Konzentration des Endhormons die geregelte Größe sein
- Im hormonellen Regelkreis kann die Konzentration von Stoffen, die keine Hormone sind, die geregelte Größe sein

Bei der **Übermittlung der Signale von Proteohormonen** können von Bedeutung sein:

- Plasmamembranproteine als Hormonrezeptoren
- GTP-bindende Proteine als Signalmodulat
- Calcium-Calmodulin als second messenger
- Phosphodiesterase zum Abbau von second messenger

Über die **Signalübermittlung durch Peptidhormone** trifft zu:

- Hormonrezeptoren sind in der Regel integrale Plasmamembranproteine
- Die Bildung eines Hormon-Rezeptor-Komplexes kann die Aktivität GTP-bindender Proteine beeinflussen
- Die Bildung eines Hormon-Rezeptor-Komplexes kann die Freisetzung von Inositoltrisphosphat zur Folge haben
- Als Folge der Bildung von Hormon-Rezeptor-Komplexen entstehendes Diacylglycerol aktiviert eine Proteinkinase

cyclisches Adenosinmonophosphat (cAMP):

- wird aus ATP (Adenosin-5'-triphosphat) durch die Adenylat-Cyclase gebildet
- wird hydrolytisch durch eine spezifische Phosphodiesterase zu AMP gespalten
- wird durch Phosphodiesterase zu 5'-AMP abgebaut
- stimuliert Proteinkinasen
- ist intrazellulärer Bote für Glukagon
- wird u. a. in der Leberzelle unter Einwirkung von Glukagon gebildet
- kann bei einer Zelle der gemeinsame intrazelluläre Bote sowohl von Glukagon als auch von Adrenalin sein

Folgende **Prozesse** werden durch cAMP stimuliert:

- Cortisolsynthese unter dem Einfluß von Corticotropin (ACTH)
- Mobilisation von Ca^{2+} im Knochen
- Hemmung der Diurese durch Adiuretin
- Relaxierung glatter Muskulatur durch Prostaglandin E_2
- *nicht:* Glykogensynthese

Bei folgenden **Hormonen** erfolgt die Informationsübertragung in die Zellen des Zielorgans nicht über cAMP als "second messenger":

- Corticotropin (ACTH)
- Lutropin (LH)
- Thyreotropin (TSH)
- Glukagon
- *nicht:* Thyroxin

Inositol-1,4,5-trisphosphat

- ist polare Komponente von Lipiden der Plasmamembran
- hat die Funktion eines Signalstoffes, der zur Freisetzung von Ca^{2+} aus dem endoplasmatischen Retikulum führt
- wird durch eine Phospholipase aus Phosphatidylinositol-4,5-bisphosphat freigesetzt
- entsteht gemeinsam mit einem Diacylglycerol
- Bei der Spaltung von Phosphatidylinositol-bisphosphat (PIP_2) durch Phospholipase C entstehen Diacylglycerol und Inositoltrisphosphat (IP_3)
- IP_3 ist ein "second messenger" zur intrazellulären Calciummobilisierung
- Diacylglycerol aktiviert zusammen mit Calcium die Proteinkinase C
- IP_3 wird durch Dephosphorylierung inaktiviert

Zu **Hormonrezeptoren** trifft zu:

- Der Insulin-Rezeptor ist ein tetrameres, integrales Membranprotein
- Die Adenylatcyclase wird durch G-Proteine reguliert
- Der Glucocorticoid-Rezeptorkomplex bindet an DNA
- Der Thyreotropin-Rezeptor stimuliert die Adenylatcyclase der Follikelepithelzellen der Schilddrüse

In die Plasmamembran integriert sind Rezeptoren für:

- Glukagon

- Insulin
- Low Density Lipoproteine (LDL)
- Adrenalin

Die **Inaktivierung** von Hormonen kann u.a. erfolgen durch:

- Methylierung mit S-Adenosylmethionin
- Sulfatierung
- oxidative Desaminierung durch Diaminoxidase
- proteolytischen Abbau

Über **Releasinghormone** trifft zu:

- Releasing (Freisetzungs)-Hormone (auch als Releasing-Faktoren bezeichnet) sind für alle vier glandotropen Hormone der Adenohypophyse bekannt
- Releasinghormone stimulieren spezifisch Ausschüttung und Synthese der abhängigen Hypophysenvorderlappenhormone
- Releasinghormone sind meist niedermolekulare Polypeptide
- Vom Hypophysenstiel gelangen die Releasing-Hormone hauptsächlich über einen venösen Shunt in den Hypophysenvorderlappen

Für folgende **Hormone** sind Releasing-Faktoren bekannt:

- ACTH
- TSH
- FSH
- LH (ICSH)

24.2. Energieversorgung

24.2.1 Insulin
Bildungsort, Prinzip der Biosynthese, Speicherung, Regulation der Sekretion
Prinzip der Inaktivierung, organspezifische Wirkung auf die zelluläre Substrataufnahme, Wirkung auf die Glucose-, Aminosäuren- und Fettsäurenkonzentration des Blutes
Regulation von Enzymaktivitäten der Glykolyse und der Synthese von Glykogen, Triacylglycerolen und Proteinen

24.2.2 Glukagon
Bildungsort, Syntheseprinzip, Prinzip der Inaktivierung, Speicherung und Regulation der Sekretion
organspezifische Wirkung des Glukagons auf den Glykogenstoffwechsel, die Gluconeogenese, den Lipid- und Proteinstoffwechsel, Mechanismus der Glukagonwirkung

24.2.3 Adrenalin und Noradrenalin
Struktur, Bildungsorte, Grundzüge der Synthese, Speicherung, Sekretion durch neurale Reize (neurohormonale Kopplung), Überlauf aus Synapsen, Prinzipien des Abbaus, Hauptausscheidungsprodukt
Organspezifische Wirkungen auf den Kohlenhydrat-, Triacylglycerol- und Proteinstoffwechsel

24.2.4 Glucocorticoide
Grundzüge der Biosynthese aus Cholesterol über Progesteron, Regulation der Neusynthese und Sekretion, Transport im Blut, Inaktivierung in der Leber, Ausscheidungsformen
Wirkungsprinzip der Glucocorticoide:
Steuerung der Transkription, permissive Wirkung
Organspezifische Effekte auf Glucose-, Aminosäuren-, Protein- und Fettstoffwechsel

24.2.5 Corticotropin (Adrenocorticotropes Hormon, ACTH)
Bildungsort, Syntheseprinzip, Speicherung, Erfolgsorgan
Regelkreis Corticoliberin - Corticotropin - Glucocorticoid

24.2.6 Schilddrüsenhormone
Grundstruktur, Transport im Blut, Konversion T_4 zu T_3, Regulation der Thyroxinsekretion, Abbau der Schilddrüsenhormone durch Deiodierung und Konjugation
Wirkungen auf Grundumsatz und Lipolyse
Stoffliche Natur, Bildungsort und Wirkungsweise von Thyroliberin (Thyreotropinreleasing Hormon, TRH) und Thyrotropin (TSH)

24.2.7 Erythropoetin
Stoffliche Natur, Bildungsort, Funktion

Die Höhe des **Blutzuckerspiegels** wird beeinflußt durch:

- Glukagon
- Somatotropin
- Adrenalin
- Cortisol
- Insulin
- *nicht:* Parathormon, Aldosteron

Über **Insulin** trifft zu:

- Es erhöht die K^+-Aufnahme in die Zellen
- Das C-Peptid des Proinsulins ist beim Stoffwechselgesunden im Plasma nachweisbar
- Die Konzentration des C-Peptids im Serum kann ein Maß für die Insulinsekretion sein
- Die Insulinsekretion wird durch die Plasmakonzentration an Aminosäuren beeinflußt
- Insulin löst in Muskelzellen zum Teil andere Effekte als in Hepatozyten aus
- Bei defekten Insulinrezeptoren besteht trotz Hyperinsulinismus eine diabetische Stoffwechsellage
- Insulin wird durch Spaltung der Disulfidbrücken und lysosomale Proteolyse abgebaut

Insulin **bewirkt** eine

- Erniedrigung des zellulären cAMP-Spiegels
- Inaktivierung der Glykogenphosphorylase in Leber und Muskel
- Förderung der Glykogensynthese in der Muskulatur
- Stimulierung der Glucoseaufnahme in die Muskelzellen durch Permeabilitätserhöhung
- Steigerung des Glucosetransportes in die Muskulatur und das Fettgewebe
- Steigerung des Glucoseabbaus in der Fettzelle
- *nicht:* Induktion der Fructose-1,6-Bisphosphatase

Folgende biochemische Reaktionen löst Insulin in der **Leber** aus:

- Induktion der Glucokinase
- Aktivierung der Glykogen-Synthase
- Induktion von Enzymen der Glykolyse
- Induktion der Biosynthese der Phosphofructokinase in der Leber
- Hemmung der Gluconeogenese in den Leberzellen

Folgende Wirkungen hat Insulin auf die **Fettgewebszellen**:

- Erhöhung der Glucosepermeabilität
- Steigerung des Pentosephosphatweges
- Stimulierung der Fettsäuresynthese der Fettsäuren im Fettgewebe
- Inaktivierung der hormonsensitiven Lipase des Fettgewebes
- Hemmung der Lipolyse in den Fettzellen

In den Zellen folgender Organe ist die Glucoseaufnahme insulinabhängig:

- Muskelzellen
- Fettgewebszellen
- *nicht:* Hepatozyten, Erythrozyten

Die **Insulin-Sekretion** wird ausgelöst durch eine Erhöhung der extrazellulären Konzentration von Glucose sowie von

- Leucin
- β-Hydroxybutyrat
- kurzkettigen Fettsäuren
- Glukagon
- gastroinhibitorischem Peptid (GIP)

Zu der durch absoluten **Insulinmangel** hervorgerufenen Stoffwechselstörung trifft zu:

- Wegen des Fehlens der antilipolytischen Insulinwirkung kommt es zum Anstieg der Fettsäurenkonzentration im Serum
- Der Fettsäurespiegel des Blutes kann bei Insulinmangel erhöht sein, weil bei Insulinmangel die Hemmung der Lipolyse herabgesetzt ist
- Insulinmangel führt zu einer Erhöhung der freien Fettsäuren im Plasma
- Bei Insulinmangel ist der Abbau von Fettsäuren in der Leber gesteigert
- Bei Insulinmangel kann eine Fettleber entstehen
- Die gesteigerte hepatische β-Oxidation der Fettsäuren führt zur Ketonkörperproduktion mit metabolischer Azidose
- Die hepatische Gluconeogenese ist gesteigert
- Die Hyperglykämie führt zu osmotischer Diurese mit Wasser- und Elektrolytverlust
- Insulinmangel führt zur verstärkten Ketogenese
- Insulinmangel führt zu Glykogenolyse
- Insulinmangel führt *nicht* zu einer Steigerung der Proteinbiosynthese

Bei einer **Erhöhung der Glucosekonzentration** im Blut (z. B. beim Diabetes mellitus) sind folgende **Befunde** zu erwarten:

- Glucosurie
- Sättigung der tubulären Glucoseresorption
- osmotische Diurese
- vermehrter Durst
- *nicht:* tubuläre Netto-Sekretion von Glucose (fraktionelle Ausscheidung > 1)

Glukagon

- ist ein Peptidhormon, das aus einer höhermolekularen Vorstufe entsteht
- wird in den A-Zellen der Langerhans-Inseln des Pankreas gebildet
- wird nach Abfall der Blutglucose-Konzentration freigesetzt
- wird nach einer proteinreichen Mahlzeit vermehrt freigesetzt
- aktiviert die Lipolyse im Fettgewebe
- Durch Glukagon wird der Glykogengehalt der Leber vermindert
- *nicht:* stimuliert die hepatische Glykolyse

Nach **intravenöser Injektion** von Glukagon kommt es zu einem raschen Anstieg des Blutzuckers. - Dieser Effekt

- ist das Ergebnis einer Aktivierung der Leberphosphorylase
- ist begleitet von einem Anstieg der freien Fettsäuren im Blut

Nach intravenöser Injektion von Glukagon steigt die Konzentration von Glucose und freien Fettsäuren im Blut an, weil Leber-Phosphorylase und Fettgewebs-Lipase als Folge des Anstiegs von cAMP aktiviert werden.

Direkte und indirekte **Folgen** einer durch Glukagon ausgelösten **Erhöhung von cAMP** sind:

- allosterische Aktivierung von Proteinkinasen in der Leber
- Aktivierung der Triacylglycerin-Lipase des Fettgewebes
- erhöhte Gluconeogenese in der Leber
- Steigerung der Proteolyse in der Leber
- *nicht:* Induktion der Glykogen-Synthase der Leber

Adrenalin bewirkt:

- Aktivierung der Adenylatcyclase
- Steigerung der Lipolyse
- Erhöhung der Fettsäurenkonzentration im Blut
- Fettabbau in der Leber
- Gluconeogenese in der Leber
- Glykogenabbau in Leber und Muskel

- Aktivierung der Leberphosphorylase
- Glucoseaufnahme in die Muskelzellen
- Glykolyse im Muskel
- Erschlaffung der Bronchialmuskulatur
- Umverteilung des Herzzeitvolumens zugunsten der Skelettmuskulatur
- *nicht:* Senkung der Blutglucosekonzentration, Stimulierung der Lipogenese, Zunahme der Darmperistaltik

In Streßsituationen kann es zu einer Adrenalinausschüttung aus dem Nebennierenmark kommen.

Bei der Umstellungen des Blutkreislaufs während einer "Alarm-Reaktion" spielt Adrenalin die wichtigste Rolle.

Nach intravenöser Injektion von Adrenalin steigt die Konzentration von freien Fettsäuren im Blut an, weil Adrenalin die Spaltung der Triacylglycerine durch eine hormonsensitive Lipase stimuliert.

Die **diagnostische Methode** bei Überproduktion von Adrenalin ist die Bestimmung von 3-Methoxy-4-hydroxymandelsäure im Harn.

Noradrenalin hemmt über Alpharezeptoren seine eigene Freisetzung.

Wichtigster physiologischer Mechanismus für die Beendigung der Wirkung von Noradrenalin ist die Wiederaufnahme in präsynaptische Nervenendigungen.

Noradrenalin kann durch eine Monoaminooxidase (MAO) oxidativ desaminiert werden.

Am **Abbau** von Katecholaminen sind folgende Enzyme beteiligt:

- Monoaminooxidase
- O-Methyltransferase

Folgende Hormone werden in der **Nebennierenrinde** gebildet:

- Cortisol
- Corticosteron
- Aldosteron
- Progesteron
- *nicht:* Corticotropin

Für ein **Steroid-Hormon** trifft zu:

- Protein-Bindung im Plasma
- Induktion der Synthese von Proteinen in den Zielzellen
- Ausgangssubstanz für die Synthese ist Cholesterin
- Lipophilität

Glucocorticoide

- wirken katabol auf den Proteinstoffwechsel in der Muskulatur
- haben bei Überproduktion eine katabole Wirkung
- können sowohl eine Protein-katabole als auch eine Protein-anabole Wirkung haben
- werden aus Progesteron gebildet
- werden aus Progesteron durch Hydroxylierung gebildet
- entfalten ihre Wirkung nach Bindung an einen cytosolischen Rezeptor
- wirken bei der Blutglucoseregulierung antagonistisch zum Insulin

Die Glucocorticoide der Nebennierenrinde haben folgende **Stoffwechselwirkungen**:

- Induktion von Enzymen der Gluconeogenese in der Leber
- Vermehrung des Leberglykogens
- Erhöhung der Glucosekonzentration im Blut
- Stimulierung der Proteolyse im Muskel
- Erhöhung der Konzentration freier Aminosäuren

- Steigerung der Harnstoffsynthese
- Steigerung der Lipolyse im Fettgewebe
- Hemmung der Antikörperbildung
- *nicht:* Steigerung der Proteinbiosynthese im extrahepatischen Gewebe

Die **Gabe von Glucocorticoiden** führt zu einer

- Hemmung der ACTH-Freisetzung
- Zunahme des Eiweißabbaus
- Eosinopenie
- Erhöhung der Blut-Glucosekonzentration
- *nicht:* Lymphozytose

Über **Cortisol** trifft zu:

- Bei der Cortisolbiosynthese aus Cholesterol finden mehrere Hydroxylierungen statt, die durch Cytochrom-P450-Enzyme katalysiert werden
- Cortisol wird im Plasma überwiegend an Transcortin gebunden transportiert
- Es wird in der Leber an einen spezifischen cytosolischen Rezeptor gebunden
- Cortisol bindet an ein zytoplasmatisches Rezeptorprotein, das anschließend im Zellkern die Transkription spezifischer Gene beeinflußt
- Cortisol wird in der Leber durch Hydrierung inaktiviert und kann nach Kopplung an Glucuronsäure als Glucuronid ausgeschieden werden

Cortisol führt zur

- Hemmung der Prostaglandinbiosynthese infolge Hemmung der Phospholipase A_2
- Stimulierung der Proteolyse in der Muskelzelle
- Verstärkung der Natrium- und Wasserrückresorption in der Niere
- Steigerung der hepatischen Gluconeogenese
- Glucoseneubildung in der Leber
- Induktion der Neusynthese der Enzyme Tyrosin-Aminotransferase und Tryptophan-Dioxygenase in der Leber
- Induktion der Phosphoenolpyruvat-Carboxykinase in der Leber
- Hemmung der Interleukinproduktion in Makrophagen
- Hemmung der Aktivierung von Makrophagen durch T-Lymphozyten
- Hemmung der Sekretion von adrenocorticotropem Hormon im Hypophysenvorderlappen
- Es bewirkt einen Anstieg der freien Fettsäuren im Blut

Bei einem **Cushing-Syndrom** (Hyperglucocorticoidismus) sind zu erwarten:

- Hyperglykämie
- erhöhte Harnstoffkonzentration im Blut
- vermehrter Kollagenabbau im Knochen
- *nicht:* vermehrter Umsatz im Pentosephosphatweg

Beim Bestehen eines stark Glucocorticoid-produzierenden Nebennierenrinden-Tumors (Adenom) ist eine vermehrte Kochsalz- und Wasserretention (Ödeme) zu erwarten.

Einem durch hypophysäre Schädigung bedingten **Cortisolmangel** im Blut liegt ein ACTH (adrenocorticotropes Hormon)-Mangel zugrunde.

Nach Hypophysektomie fällt die Cortisolproduktion der Nebennierenrinde fast völlig aus, weil nach Hypophysektomie kein ACTH mehr abgegeben wird.

Nach Verabreichung von Metopiron®, einem Hemmstoff der 11-β-Hydroxylase, ist die **Biosynthese** von folgenden Steroidhormonen gehemmt:

- Corticosteron
- Cortisol

Über **Corticotropin (ACTH)** trifft zu:

- Es entsteht durch Proteolyse aus einer höhermolekularen Vorstufe
- Seine Ausschüttung wird durch im Zwischenhirn gebildetes Corticoliberin stimuliert
- In Streßsituationen ist seine Ausschüttung erhöht
- ACTH stimuliert hauptsächlich die Freisetzung von Glucocorticoiden
- ACTH stimuliert die Adenylatcyclase der Nebennierenrinde und steigert damit die Cortisol-Biosynthese
- Es bewirkt in der Nebennierenrinde eine vermehrte NADPH-Bildung

Corticotropin (ACTH) führt in der Nebennierenrinde zur

- Aktivierung der Adenylatcyclase
- erhöhten Freisetzung von Cholesterin aus Cholesterinestern
- vermehrten Bildung von NADPH für Steroid-Hydroxylierungen

Eine **übermäßige** ACTH-Freisetzung kann verantwortlich sein für eine Erhöhung

- des arteriellen Systemdruckes
- der Blutglucosekonzentration
- des Wasser- und Kochsalzbestandes

Folgende **Hormone des Hypophysenvorderlappens** können aus einer gemeinsamen Vorstufe (Proopiomelanocortin) durch proteolytische Spaltung gebildet werden:

- Corticotropin (ACTH)
- Melanotropin (MSH)
- melanozytenstimulierendes Hormon (α-MSH)
- β-Lipotropin
- β-Endorphin
- Methionin-Enkephalin
- *nicht:* Somatostatin, antidiuretisches Hormon (ADH)

Folgende **Substanzen** stammen aus der **Schilddrüse**:

- Trijodthyronin (T_3)
- Thyroxin (T_4)
- Calcitonin
- Monojodtyrosin
- *nicht:* Parathyrin (PTH)

Über **Schilddrüsenhormone** trifft zu:

- Im Plasma ist die T_4-Konzentration höher als die T_3-Konzentration
- Trijodthyronin (T_3) ist stärker wirksam als Thyroxin
- Die biologische Aktivität des T_3 überwiegt diejenige des T_4
- Angeborener Thyroxinmangel kann zu Schwachsinn führen
- In physiologischen Dosen führt Thyroxin zu einer anabolen Stoffwechsellage
- Bei einer Hyperthyreose ist der Glucoseumsatz gesteigert
- Schilddrüsenhormone besitzen eine wachstumsfördernde Wirkung

Über die **Biosynthese** der Schilddrüsenhormone trifft zu:

- Jodid (J^-) wird aktiv in die Schilddrüsenzellen aufgenommen
- Sie verläuft über die Bildung von jodierten Tyrosinresten des Thyreoglobulins
- Sie erfordert die Anreicherung von Jodid in der Schilddrüse gegenüber dem Plasma durch einen aktiven Transportmechanismus
- Sie kann indirekt durch Veränderung der Konzentration an Thyroxin-bindendem Globulin (TBG) im Plasma beeinflußt werden
- Vor ihrer Ausschüttung ins Blut werden T_3 und T_4 vom Thyreoglobulin abgespalten

- Bei der Biosynthese von Schilddrüsenhormonen wird Thyroxin durch proteolytischen Abbau von Thyreoglobulin freigesetzt
- Bei der Monodejodierung von Thyroxin wird Trijodthyronin gebildet

Schritte der Synthese von Schilddrüsenhormonen (T_3, T_4) sind:

- 1. Jodidaufnahme in die Follikelzelle
- 2. Jodid-Oxidierung
- 3. Jodierung von Tyrosyl-Resten
- 4. Bildung von Thyroxyl- bzw. Trijodthyronin-Resten
- 5. Endozytose von Thyreoglobulin
- 6. lysosomale Thyreoglobulin-Spaltung

Trijodthyronin (T_3)

- hat im Kindesalter wachstumsfördernde Wirkung
- wird in der Leber aus T_4 gebildet
- Die Zellen der Schilddrüse sezernieren weniger T_3 als T_4
- wird in der Schilddrüse aus Thyreoglobulin gebildet
- ist im Schilddrüsenkolloid an Thyreoglobulin gebunden
- hemmt im Hypothalamus die Freisetzung des Thyreotropin-releasing-Faktors
- bewirkt schnellere und stärkere Stoffwechselsteigerung als Thyroxin
- bewirkt eine Induktion der Na^+/K^+-ATPase in Muskelzellen
- ist für die Reifung des Gehirns erforderlich
- fördert den Energieumsatz der meisten Körperzellen
- fördert den energieumsatzsteigernden Effekt anderer Hormone (z.B. Adrenalin, Insulin)

Die abgebildete Verbindung

- ist **Thyroxin**
- ist eine Aminosäure
- ist ein Ether
- wird im Blut an Protein gebunden transportiert
- ist Bestandteil des Thyreoglobulins
- *nicht:* ist ein zweiwertiges Phenol

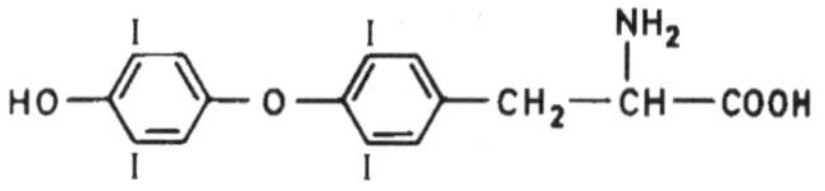

Zur **Bildung und Sekretion** von Thyroxin trifft zu:

- Das für die Synthese benötigte Jodid wird durch aktiven Transport in die Zelle aufgenommen
- Die Biosynthese wird über den Hypophysen-Vorderlappen gesteuert

Thyroxin kann in der Leber dejodiert und nach Kopplung an Glucuronsäure als Glucuronid ausgeschieden werden.

Ein typisches **Symptom** einer **Schilddrüsenüberfunktion** ist die Tachykardie.

Bei einem hyperthyreoten Patienten kann der Energieumsatz unter Grundumsatzbedingungen über dem von gesunden Kontrollpersonen liegen.

Bei einer durch einen **Schilddrüsentumor (Adenom)** bedingten Überfunktion der Schilddrüse sind folgende **Symptome/Befunde** zu erwarten:

- eine gesteigerte Jodidaufnahme durch die Schilddrüse
- ein erniedrigter TSH-Spiegel
- eine verminderte Freisetzung von thyreotropem Hormon
- eine erhöhte Empfindlichkeit für die Wirkung von Catecholaminen
- eine erhöhte Herzfrequenz
- ein gesteigerter Grundumsatz
- eine gesteigerte Lipolyse
- *nicht:* eine blasse, trockene Haut; positive Stickstoffbilanz

Thyreoliberin (TRH)/Thyreotropin-Releasing-Hormone

- ist ein Tripeptid, das im Hypothalamus gebildet wird
- entsteht durch posttranslationale Prozessierung eines höhermolekularen Prohormons
- wird im Hypothalamus sezerniert
- bindet an spezifische Membranrezeptoren der basophilen Hypophysenzellen und stimuliert die TSH-Sekretion
- wirkt im Hypophysenvorderlappen als Antagonist zum Somatostatin
- enthält eine Pyroglutamylstruktur
- reguliert die Thyreotropinproduktion
- *nicht:* wird bei erhöhter Plasmathyroxin-Konzentration vermehrt ausgeschüttet

Zum **Thyreotropin (TSH)** trifft zu:

- TSH wird in den basophilen Zellen des Hypophysenvorderlappens gebildet
- Die Ausschüttung von TSH wird durch im Hypothalamus gebildete Peptide reguliert
- TSH ist bei oraler Zufuhr wirkungslos
- TSH bewirkt eine Stimulierung der Adenylatcyclase der Schilddrüsenzellen
- TSH fördert die Aufnahme von Jodid in die Schilddrüsenzelle
- TSH fördert die Synthese von Tri- und Tetrajodthyronin in den Schilddrüsenfollikeln
- Trijodthyronin hemmt die Sekretion von TSH
- *nicht:* TSH hemmt die Freisetzung von Thyroxin aus Thyreoglobulin

Das Hormon **Erythropoetin**

- ist ein Glykoprotein
- wird bei ungenügender Sauerstoffversorgung vermehrt gebildet
- Postnataler Hauptbildungsort des Erythropoetins ist die Niere

24.3. Sekretion von Verdauungsenzymen

(s.a. Physiologie 7.3)

24.3.1 Gastrin, Sekretin, Cholezystokinin (CCK)
Stoffliche Natur und Bildungsort, Regulation der Sekretion, Inaktivierung
Wirkung: Regulation der Sekretion der Verdauungssekrete von Magen, Galle, Dünndarm, Pankreas, von Insulin und Glukagon

24.4. Elektrolyt- und Wasserhaushalt

(s.a. Physiologie Kap. 9 und 10.2)

24.4.1 Aldosteron
Prinzip der Biosynthese, Bildungsort, Regulation der Sekretion durch das Renin-Angiotensin-System, Inaktivierung und Ausscheidung
Wirkung von Aldosteron auf die Na^+-, K^+- und Protonen-Ausscheidung durch die Niere

24.4.2 Renin-Angiotensin
Bildungsort des Renins, Angiotensinogens, Angiotensins I und II; enzymatische Umwandlung von Angiotensin I und II, Angiotensin-Converting-Enzyme, Regulation der Synthese und Freisetzung, Abbau
Wirkung auf Wasser- und Elektrolythaushalt sowie den Blutdruck im Zusammenwirken mit Aldosteron

24.4.3 Adiuretin (ADH, Vasopressin)
Biosynthese, Bildungs- und Speicherungsort, Regulation der Sekretion, Abbau
Wirkung auf die Wasserausscheidung durch die Niere

24.4.4 Atriales natriuretisches Hormon (Atrio-peptin)
Prinzip der Biosynthese, Regulation der Sekretion, Bildungsort
Wirkung auf die Sekretion von Aldosteron, auf die Rückresorption von Na^+, auf die glatte Muskulatur

24.4.5 Calcitonin und Parathormon
Regulation der Sekretion von Calcitonin und Parathormon, Inaktivierung
Wirkung des Parathormons auf Calcium- und Phosphathaushalt, den Tubulusapparat der Niere, den Stoffwechsel des Knochens und die Calciumresorption im Intestinaltrakt; Rolle bei der Hydroxylierung von Calciferol
Wirkung des Calcitonins auf den Blutcalciumspiegel und die Mineralisation des Knochens

24.4.6 Calciferole
Strukturprinzip, Grundzüge der Biosynthese, Rolle des UV-Lichtes bei der Bildung von Calciferolen, stoffwechselwirksame Formen
Wirkungen und Erfolgsorgane des 1,25-Dihydroxycalciferols (Calcitriol)

Aldosteron

- wird in der Zona glomerulosa der Nebennierenrinde gebildet
- entsteht aus Progesteron
- ist im Plasma überwiegend an Eiweiß gebunden
- wird überwiegend in der Leber metabolisiert
- erniedrigt den Natrium-Kalium-Quotienten des Schweißes
- fördert die K^+-Ausscheidung mit dem Harn
- Die Aldosteron-Freisetzung aus der Nebennierenrinde wird durch das atriale natriuretische Hormon gehemmt
- Der aktivierte Aldosteron-Rezeptorprotein-Komplex bewirkt in den Tubulusepithelien eine vermehrte Synthese der Proteine einer Na^+/K^+- ATPase
- Die Aldosteron-Sekretion wird durch das Renin-Angiotensin-System reguliert

Die Zona glomerulosa der Nebennierenrinde bildet Mineralocorticoide.

Stimuli der Aldosteronproduktion sind:

- ACTH
- Kaliumzufuhr
- Natriumentzug
- Angiotensin II
- *nicht:* Dopamin

Auch nach Hypophysektomie bleibt eine basale Aldosteronsekretion erhalten, weil Corticotropin (ACTH) eine relativ geringe Bedeutung für die Aldosteronausschüttung hat.

Bei **Aldosteronmangel** entwickelt sich eine metabolische Azidose, weil bei Aldosteronmangel der H^+/Na^+-Austausch im distalen Tubulus vermindert ist.

Als Folge eines akuten Aldosteron-Mangels beobachtet man einen Verlust an Körperwasser.

Folgende **Befunde** sind bei einer **Nebennierenunterfunktion (Morbus Addison)** zu erwarten:

- Hyponatriämie
- Exsikkose durch vermehrte Salzausscheidung
- Hyperkaliämie
- metabolische Azidose
- Adynamie durch Kaliumretention
- Überproduktion von ACTH und seines Releasing-Hormons
- Hypoglykämie
- Erniedrigung der 17-Hydroxy- und 17-Ketosteroid-Konzentration im Urin
- *nicht:* hypertone Hydratation

Akuter Ausfall der Nebennieren bewirkt:

- verzögerte Wasserausscheidung bei Wasserbelastung
- Verringerung des Kochsalzbestandes des Organismus
- Verringerung des Wasserbestandes des Organismus
- Verringerung der glomerulären Filtrationsrate
- Ausfall der Adrenalin- und Noradrenalin-Ausschüttung mit Störungen der Blutdruckregulation

Renin

- wird bei starkem Absinken des Blutdrucks vermehrt freigesetzt
- bewirkt über Angiotensin eine Steigerung der Aldosteron-Biosynthese

Renin wird aus den juxtaglomerulären Zellen der Niere **freigesetzt** durch:

- Hyponatriämie
- Hypovolämie
- starken Blutverlust
- Minderdurchblutung der Niere
- hochgradige Stenose einer Nierenarterie
- hochgradige Stenose der Aorta (Aortenisthmusstenose)
- β-adrenerge Stimulation
- Eine gesteigerte Reninfreisetzung erfolgt bei Stimulierung renaler β-Adrenozeptoren
- *nicht:* Angiotensin II, Hypokaliämie

Die Reninfreisetzung aus den juxtaglomerulären Zellen der Niere wird **gehemmt** durch:

- Drucksteigerung in den Vasa afferentia der Niere
- vermehrte Bildung von Angiotensin II

Die **Umwandlung von Angiotensin I** in das biologisch wirkende Angiotensin II erfolgt

- durch Peptidspaltung
- im Plasma

Angiotensin II

- ist ein Oktapeptid
- hat eine in der Leber gebildete Vorstufe
- wirkt vasokonstriktorisch
- erhöht den peripheren Widerstand des Blutkreislaufs
- wird zu einem erheblichen Anteil im Intravasalraum der Lunge gebildet
- erhöht die Aldosteronausschüttung der Nebennierenrinde
- stimuliert in der Nebennierenrinde die Biosynthese und Sekretion des Aldosterons
- erhöht die Aldosteron-Freisetzung
- löst Durst aus
- hemmt die Renin-Freisetzung

Angiotensin II wirkt **blutdrucksteigernd** u. a. über folgende Mechanismen:

- direkter konstriktorischer Effekt an den arteriellen Widerstandsgefäßen
- Steigerung der Aldosteronsekretion aus der Nebennierenrinde
- Aktivierung zentraler Strukturen des sympathischen Systems

Folgende Hormone stammen aus dem **Hypothalamus**:

- Ocytocin (Oxytocin)
- Adiuretin (ADH)
- Gonadoliberin (GNRH)
- Corticoliberin (CRH)
- *nicht:* Prolaktin (PRL)

Über den **Hypophysenhinterlappen (HHL)** und seine Hormone trifft zu:

- Er enthält die Hormone Adiuretin und Ocytocin
- Seine Hormone (bzw. die Vorstufen) werden in den magnozellulären Kerngebieten des Hypothalamus gebildet
- Adiuretin und Ocytocin werden in neurosekretorischen Neuronen des Hypothalamus synthetisiert
- Nach axonalem Transport werden die Hormone in der Axonendigung gespeichert

- Die Transmitterfreisetzung an der Axonendigung geschieht als Folge eines Aktionspotentials
- Adiuretin und Ocytocin stellen cyclische Peptide dar, die durch Proteolyse aus Proteinen höheren Molekulargewichts entstehen

Antidiuretisches Hormon/Adiuretin (ADH)

- wird in hypothalamischen Kerngebieten gebildet
- wird in Neuronen des Hypothalamus gebildet
- gelangt auf neuronalem Wege in die Hypophyse
- wird in gebundener Form in Nervenfasern zur Hypophyse transportiert
- bewirkt eine Kontraktion der glatten Muskulatur von Blutgefäßen
- steigert die Wasserpermeabilität der Nierenepithelien der Sammelrohre
- beeinflußt die Harnstoffclearance
- ist in die Rückkopplungsschleife eines Regelkreises eingeschaltet, dessen Regelgröße durch die Plasmaosmolalität gegeben wird
- Die Freisetzung des ADH erfolgt durch neuronale Erregung
- Die Freisetzung des ADH wird bei Steigerung des osmotischen Druckes bzw. der Natriumkonzentration des Blutes erhöht

Ursache für eine **verminderte Ausschüttung** von Adiuretin (ADH) kann sein:

- ein erhöhter Druck in den Herzvorhöfen
- das Trinken von 1 l Wasser
- eine verminderte Plasmaosmolalität

Calcitonin erhöht die renale Calcium-Ausscheidung.

Parathormon

- vermindert die renale Calcium-Ausscheidung
- steigert den Calciumspiegel im Blut
- hemmt die tubuläre Resorption von anorganischem Phosphat
- fördert die renale Phosphatausscheidung
- stimuliert die Bildung des D-Hormons [1,25-$(OH)_2$-Cholecalciferol]
- Für die Parathormon-Funktion ist kein Releasinghormon bekannt

Parathormon führt zu einer Zunahme der Calcium- und einer Abnahme der Phosphatkonzentration des Serums durch

- Mobilisierung von Calcium aus dem Knochen
- Steigerung der Calciumresorption im Darm
- Verminderung der renalen Calciumausscheidung
- Hemmung der renalen Phosphatreabsorption
- *nicht:* Mobilisierung der mitochondrialen Calciumspeicher der Leber

Bei **Überfunktion der Nebenschilddrüse (Hyperparathyreoidismus)** wird die Bilanz des Knochenstoffwechsels negativ (Demineralisation).

Bei einer primären Überfunktion der Nebenschilddrüsen kann es zu einer vermehrten Ablagerung von Calcium in den Nieren kommen, weil Parathormon den Calciumspiegel im Blut und die Calciumausscheidung im Urin steigern kann.

Folgende **Symptome** unterstützen bei einem Patienten den Verdacht auf eine Überfunktion der Nebenschilddrüse:

- beidseitige Nierensteine
- erhöhte Phosphatausscheidung im Harn

24.5. Wachstum

24.5.1 Somatotropin (STH)
Bildungsort, Speicherung, Regulation der Sekretion durch Somatoliberin und Somatostatin, Inaktivierung Wirkung auf Proteinbiosynthese, Lipidstoffwechsel und Glucoseutilisation, Bedeutung der Somatomedine

24.5.2 Gonadale Steroidhormone
s. 24.6.1

Folgende (Pro-)Hormone werden im **Hypophysenvorderlappen** gebildet:

- Proopiomelanocortin (POMC)
- Corticotropin (ACTH)
- Thyreotropin (TSH)
- Follikel-stimulierendes Hormon (FSH)
- Lutropin (LH)
- Somatotropin (STH)
- Prolaktin
- *nicht:* Somatomedin, Corticoliberin (CRH)

Zum **Wachstumshormon/Somatotropin (STH)**/somatotropen Hormon trifft zu:

- Es ist artspezifisch
- Es fördert die Zellteilung in den Epiphysenfugen während des Wachstums
- Bei Fehlen von Wachstumshormon im Kindesalter kommt es zu hypophysärem Zwergwuchs
- Bei verminderter Produktion über längere Zeit besteht Hypoglykämieneigung
- Somatotropin besitzt eine anabole Stoffwechselwirkung
- Die Somatotropin-Freisetzung wird durch ein im Hypothalamus gebildetes Peptid stimuliert
- Releasing-Faktoren (Releasing-Hormone) bewirken direkt die Freisetzung von Wachstumshormon
- Somatotropin kann durch ein hypothalamisches Hormon in seiner Sekretion gehemmt werden
- Die Ausschüttung von Somatostatin und STH-Releasing-Hormon wird durch den Blutzuckerspiegel beeinflußt

Über **Somatomedine** trifft zu:

- Einzelne Wirkungen von Somatotropin werden über Somatomedine vermittelt
- Somatotropin stimuliert in der Leber die Bildung und Sekretion von Somatomedinen
- Somatomedine werden vor allem in der Leber gebildet
- Somatotropin bewirkt in den Chondrozyten über Somatomedine (IGF) eine verstärkte Synthese von Proteoglykanen

Somatostatin (SIH)

- ist ein Tetradekapeptid
- wird im Hypothalamus gebildet
- wird auch in den D-Zellen der Pankreasinseln produziert
- wird u. a. von Zellen der Langerhansschen Inseln des Pankreas gebildet
- hemmt parakrin die Insulinfreisetzung
- hemmt die Gastrinfreisetzung
- hemmt die Glukagonsekretion
- hemmt die Magenmotilität
- hemmt die Freisetzung von Somatotropin aus dem Hypophysenvorderlappen
- hemmt neben der STH-Freisetzung auch die Sekretion anderer Hormone

24.6. Fortpflanzung

(s.a. Physiologie 10.4)

24.6.1 Androgene, Estrogene, Gestagene
Bildungsort, Grundzüge der Biosynthese, Regulation der Neusynthese und Freisetzung durch Gonadotropine, Zyklus- und Graviditäts-abhängige Konzentrationsverläufe, Inaktivierung in der Leber und Ausscheidung durch die Niere, Transport im Blut
Wirkungen
- des Testosterons bzw. Dihydrotestosterons auf den Stoffwechsel des Skeletts und die Stickstoffbilanz
- des Estradiol und Progesterons auf Ovulation, Uterusschleimhaut und Brustdrüse

24.6.2 Gonadotropine der Hypophyse
Chemische Natur, Regulation der Sekretion und Wirkungen des Follitropins (Follikel-stimulierendes Hormon, FSH) und des Lutropins (Luteinisierungshormon, LH)

24.6.3 Gonadotropine der Plazenta
Chemische Natur und Wirkung des Human-Choriongonadotropins (HCG), Bedeutung für die Schwangerschafts-diagnose

24.6.4 Gonadoliberine des Hypothalamus
Chemische Natur, Regulation der Sekretion über nervale Reize und Geschlechtshormone

24.6.5 Ocytocin
Chemische Natur, Biosynthese, Bildungs- und Speicherungsort, Freisetzung nach neuralem Reiz, Wirkungen

24.6.6 Prolactin
Chemische Natur, Bildungsort, Regulation der Sekretion, Wirkung

Zu **Androgenen** trifft zu:

- Androgene können aus Progesteron gebildet werden
- Ein Testosteron-Vorläufer in der Biosynthese ist Progesteron
- Die zelluläre Wirkform des Testosterons ist 5-Dihydrotestosteron
- Dihydrotestosteron ist der intrazellulär wirksame Metabolit des Testosteron
- Androgene werden in der Leber durch Konjugation mit Glucuronsäure inaktiviert
- Testosteron, ein 17-Hydroxysteroid, kann zu einer Reihe von 17-Ketosteroiden umgewandelt werden
- Androgene werden als 17-Ketosteroide mit dem Harn ausgeschieden
- Falls in der frühen Embryonalentwicklung die Keimdrüsen nicht ausreichend Testosteron bilden, so bildet sich bei männlichen Feten ein weibliches Genitale
- Im Kindesalter ruht die Produktion von Testosteron durch den männlichen Organismus
- In der Pubertät der Knaben löst ein hoher Androgenspiegel die Ausbildung der sekundären Geschlechtsmerkmale aus
- In der Pubertät der Mädchen lösen Androgene die Ausbildung der Schambehaarung aus
- Testosteron beim Mann beeinflußt (nach intrazellulärer Umwandlung) die Funktion der Prostata
- Testosteron kann die Gonadotropinausschüttung hemmen
- Androgene werden auch in der Nebennierenrinde, im Hoden und im Ovar gebildet
- Die Testosteronkonzentration im Plasma des jungen erwachsenen Mannes wird bis auf geringe tagescyclische Schwankungen weitgehend konstant gehalten
- Unter Androgenwirkung wird die Fructosekonzentration der Samenflüssigkeit erhöht
- Testosteron beeinflußt die Zusammensetzung des Spermaplasmas
- Testosteron besitzt anabole Stoffwechselwirkung
- Die Testosteron-Freisetzung wird durch das luteinisierende Hormon veranlaßt

Zu nebenstehenden Abbildungen trifft zu:

- (1) ist das **Testosteron**
- (2) ist das **Androsteron**
- Beide Verbindungen sind Androgene
- (1) ist ein Keton

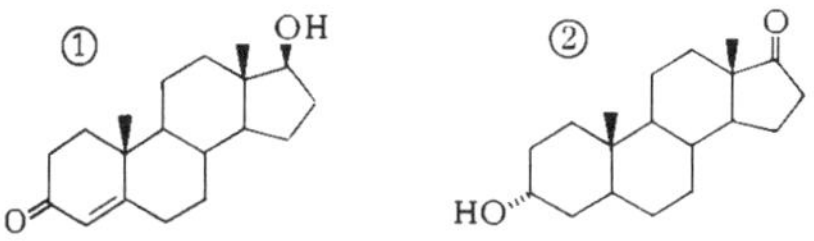

- (1) ist ein sekundärer Alkohol
- (1) besitzt mehrere Chiralitätszentren
- (2) enthält ein Chiralitätszentrum mehr als (1)
- (1) wird als 17-Ketosteroid ausgeschieden
- Die OH-Gruppen sind bei beiden Molekülen an chirale C-Atome gebunden
- Beim Übergang von (1) zu (2) wird die OH-Gruppe an C-17 oxidiert, die Ketogruppe an C-3 reduziert und die 4,5-Doppelbindung hydriert
- Bei der Biosynthese dieser Verbindungen sind Cholesterin und Progesteron Vorstufen

Zu den **Rezeptoren** für Testosteron (bzw. Dihydrotestosteron) trifft zu:

- Durch Bindung von Antiandrogenen an die Rezeptoren kann die Bindung des Testosterons kompetitiv gehemmt werden
- Sie enthalten Domänen zur Bindung an bestimmte DNA-Sequenzen

Das Steroidhormon **Progesteron**

- wird in Zellen des Corpus luteum unter dem Einfluß des luteinisierenden Hormons gebildet
- entsteht im Hoden als Zwischenprodukt der Testosteronsynthese
- entsteht bei der Synthese von Androgenen und Östrogenen
- wird als Glucuronid des Pregnandiols im Harn ausgeschieden
- bewirkt die Umwandlung des Proliferationsstadiums in das Sekretionsstadium der Uterusschleimhaut
- Eine hohe Plasmakonzentration von Progesteron während der frühen Gelbkörperphase fördert die Nidation (= Ei-Einnistung)

Bildungsorte von Progesteron sind:

- Gelbkörper
- Nebennierenrinde
- Plazenta

Zu den **Östrogenen** trifft zu:

- Östrogene werden in der Schwangerschaft stark vermehrt gebildet
- Östrogen kann im Organismus aus Testosteron/Androgenen gebildet werden
- Östrogene sind im Blut zu einem großen Teil an Proteine gebunden
- Östrogene haben einen aromatischen Ring
- Östrogene werden in Granulosazellen des Ovars gebildet
- Die Plazenta bildet erhebliche Östrogenmengen
- Zur Inaktivierung der Östrogene kann die Konjugation mit Glucuronsäure oder Sulfat beitragen
- Östrogene werden in der Leber durch Sulfatierung und Glucuronidierung inaktiviert
- Allein auf Östrogenwirkung ist im Menstruationscyclus die Proliferationsphase des Endometriums zurückzuführen
- Östrogene finden sich im auch Plasma des Mannes
- Östrogen kann auf die LH-Ausschüttung im Sinne einer positiven Rückkopplung wirken

Das Sexualhormon **Östradiol**

- wirkt in der präovulatorischen Phase anregend auf die LH-Sekretion
- ist wesentlich stärker Östrogen-wirksam als Östriol

Zur nebenstehenden Verbindung trifft zu:

- Die Verbindung ist das Östradiol
- Bei der Biosynthese sind Cholesterin und Progesteron Vorstufen

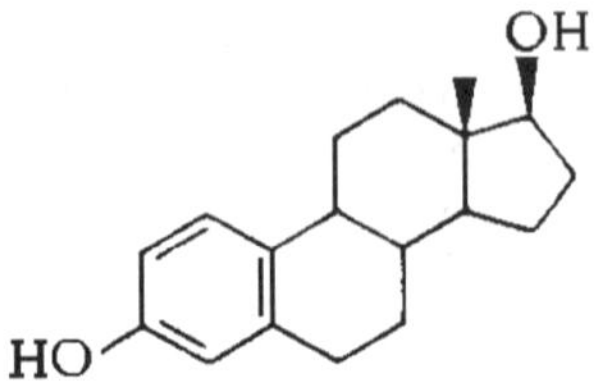

- Durch Oxidation der OH-Gruppe an C-17 entsteht ein 17-Ketosteroid
- Die Verbindung wird in der Leber glucuronidiert
- Im Vergleich zu den Androgenen ist Ring A aromatisiert, und es fehlt die Methylgruppe am C-10

Im Verlauf eines normalen Menstruationscyclus erreichen folgende Hormone in der Zeit um den Eisprung (2 Tage) das Maximum der Plasmakonzentration:

- Lutropin (LH)
- Östradiol
- *nicht:* Progesteron

Gestagene

- werden hauptsächlich als Glucuronide ausgeschieden
- sind Bestandteile oraler Kontrazeptiva
- werden auch von der Plazenta gebildet
- sind Zwischenprodukte bei der Glucocorticoidbiosynthese
- Die Plasmakonzentration von Gestagenen bei der Frau fällt nach der Entbindung stark ab

Über die gonadotropen Hormone **FSH und LH** (Follitropin und Lutropin) trifft zu:

- Beide sind Glykoproteine
- Sie sind in einer ihrer Untereinheiten identisch mit TSH (Thyreotropin)
- Sie werden in der Adenohypophyse synthetisiert
- Ihre Sekretion wird durch einen hypothalamischen Faktor reguliert
- Follikelstimulierendes Hormon (FSH) bindet im Hoden hauptsächlich an Rezeptoren der Sertoli-Zellen
- FSH und LH steigen vor der Ovulation an
- Die Spermatogenese wird durch FSH aktiviert
- LH setzt die Corpus luteum-Bildung in Gang
- Das LH wirkt auf die Leydigschen Zwischenzellen
- Das Zwischenzell-stimulierende Hormon ist mit dem luteinisierenden Hormon identisch
- *nicht:* Sie sind geschlechtsspezifisch

Nebenstehende Kurve entspricht am ehesten dem Verlauf des LH (luteinisierendes Hormon = ICSH)-Spiegels.

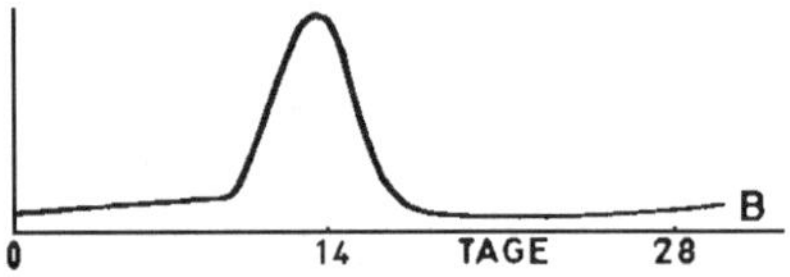

Choriongonadotropin stimuliert die Östrogen- und Progesteronsynthese.

In der Schwangerschaft gebildetes menschliches Choriongonadotropin (HCG) ist funktionell dem LH (luteinisierenden Hormon) am ähnlichsten.

Über **Ocytocin** trifft zu:

- Bei Freisetzung von Ocytocin erfolgt die Milchejektion bei der laktierenden Mamma
- Ocytocin fördert die Milchejektion, aber nicht die Milchproduktion
- Ocytocin bewirkt die Milchejektion bei einem Saugreiz an der Brustwarze der laktierenden Mamma

Die **Prolaktin**-Ausschüttung wird durch Dopamin gehemmt.

24.7. Sonstige Funktionen

24.7.1 Histamin
Bildungsorte, Biosynthese, Speicherung, Freisetzung bei Entzündungen, allergischen Reaktionen; Abbau
Wirkung auf die glatte Muskulatur, die Kapillarpermeabilität sowie die Salzsäuresekretion des Magens

24.7.2 Serotonin
Bildungs- und Speicherort, Inaktivierung, Ausscheidungsform
Wirkung auf die glatte Muskulatur

24.7.3 Plasma-Kinine (Bradykinin, Kallidin)
Bildungsort, Syntheseprinzip, Rolle der α_2-Globuline, des Prokallikreins und Kallikreins; Lebensdauer, Abbau
Wirkung auf die glatte Muskulatur, Chemotaxis und Prostaglandinsynthese

24.7.4 Prostaglandine, Prostacycline, Thromboxane
Bildungsort, Syntheseprinzip, Lebensdauer, Abbau
Wirkung auf die glatte Muskulatur, Rolle bei Entzündungsprozessen, Schmerz und Fieber

24.7.5 Leukotriene
Strukturprinzip, Vorkommen, Wirkungen

Histamin bewirkt eine

- Kontraktion der glatten Muskulatur des Respirationstraktes und des Intestinaltrakts
- Relaxierung der Gefäßmuskulatur
- Erhöhung der Kapillarpermeabilität
- Erhöhung des cAMP-Spiegels in den Belegzellen des Magens
- Stimulierung der Herzfrequenz
- Histamin wird über Rezeptoren an Erfolgsorgane gebunden
- Die Inaktivierung bzw. Eliminierung von Histamin kann durch oxidativen Abbau zu Imidazolylacetat erfolgen
- *nicht:* Blutdrucksteigerung

Zum **Serotonin** trifft zu:

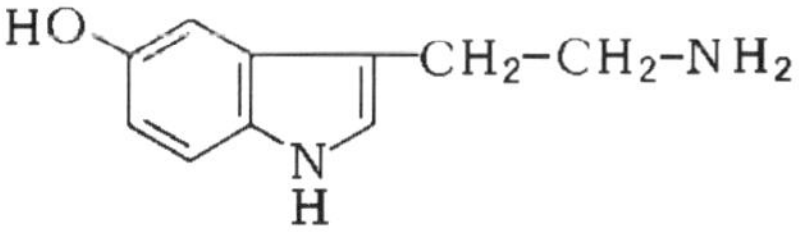

- Es entsteht durch Decarboxylierung von 5-Hydroxy-L-tryptophan
- Serotonin ist Neurotransmitter im ZNS
- Serotonin enthält ein Indolringsystem
- Serotonin kann durch Monoamin-Oxidase abgebaut werden
- Serotonin ist vornehmlich in Thrombozyten enthalten

Prostaglandine

- werden aus Arachidonat gebildet
- werden aus ungesättigten Fettsäuren, vor allem aus Arachidonsäure, synthetisiert
- Die Prostaglandinsynthese wird durch die Einwirkung von Phospholipasen auf Membranlipide initiiert
- Acetylsalicylsäure hemmt die Prostaglandinsynthese
- enthalten einen Cyclopentanring und eine unterschiedliche Anzahl von Hydroxylgruppen
- können die Adenylatcyclase, aber auch die Guanylatcyclase modulieren
- können das Adenylatcyclase- oder das Guanylatcyclase-System modulieren
- Verschiedene Prostaglandine können gegensinnige Effekte aufweisen
- Typ-E-Prostaglandine wirken häufig gegensätzlich zu Typ-F-Prostaglandinen
- Eine Hemmung der Prostaglandinsynthese in den Thrombozyten (z. B. durch Acetylsalicylsäure) verringert die Aggregationsneigung der Thrombozyten

Die abgebildete Substanz (**Prostaglandin E_2**)

- ist ein zweiwertiger Alkohol
- ist ein sekundärer Alkohol

- enthält sekundäre alkoholische OH-Gruppen
  enthält eine Carbonsäure
- ist ein cyclisches Keton
- trägt die OH-Gruppe am Ring in trans-Stellung zur benachbarten aliphatischen Kette
- enthält eine cis-konfigurierte Doppelbindung in der Kette mit der Säurefunktion

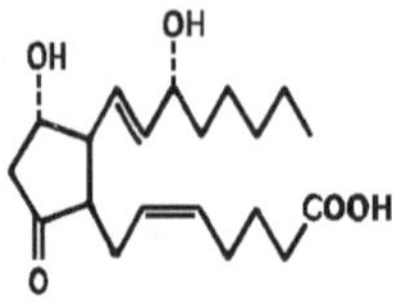

Prostaglandine, Thromboxane und Prostacycline können aus Arachidonsäure synthetisiert werden.

Prostacycline und Thromboxane haben gegensätzliche Wirkungen.

Prostacyclin beeinflußt die Thrombozytenaggregation.

Die Thromboxan-Synthese findet in den Blutplättchen statt.

Zu **Leukotrienen** trifft zu:

- Sie entstehen unter Mitwirkung der Phospholipase A_2
- Sie werden aus Arachidonsäure synthetisiert
- Sie sind Entzündungsmediatoren
- Sie erhöhen die Kapillarpermeabilität
- Sie haben einen chemotaktischen Effekt auf Leukozyten
- Sie führen zur Kontraktion der Bronchialmuskulatur/Sie gehören zu den stärksten Konstriktoren der Bronchialmuskulatur
- Ihre Synthese wird durch Cortisol gehemmt
- Sie können mit Aminosäuren verknüpft werden
- Sie können mit Glutathion konjugiert sein
- Sie sind an den durch Immunglobulin E vermittelten Überempfindlichkeitsreaktionen mit Asthmaanfällen beteiligt
- *nicht:* Ihre Synthese wird durch Acetylsalicylsäure gehemmt

Über das Leukotrien C_4 trifft zu:

- Die Ausgangssubstanz für seine Biosynthese wird durch die Phospholipase A_2 aus Phospholipiden freigesetzt
- Es wirkt wesentlich stärker bronchokonstriktorisch als Histamin
- Es ist mit einem Peptid verknüpft
- Es wirkt als Entzündungsmediator

24.8. Pathobiochemie

Grundzüge der Störungen infolge von Hormonmangel (z.B. Insulinmangel: s. 18.5, Hypothyreose, Hypoaldosteronismus)
Hormonüberschuß (z.B. Hyperthyreose, Hyperaldosteronismus, Morbus Cushing)

☞ Siehe unter den entsprechenden Hormonen

25. Biotransformation

25.1.1 Prinzip und Bedeutung
Mechanismen der Umwandlung lipophiler Fremdstoffe (z.B. Arzneistoffe) in der Leber zu wasserlöslichen ausscheidbaren Metaboliten, Eliminationswege, Entgiftung und Giftung

25.1.2 Phase-I-Reaktionstypen
Einführung funktioneller Wirkgruppen durch Oxidation (z.B. Phenobarbital), Reduktion (z.B. Chloramphenicol) und Hydrolyse (z.B. Organophosphate), Cytochrom-P_{450}-abhängige Hydroxylierung

25.1.3 Phase-II-(Konjugations)-Reaktionen
Konjugation körperfremder und endogener Wirkstoffe z.B. Glucuronidierung von Bilirubin, Sulfatierung von Phenolen, Methylierung biogener Amine

25.1.4 Ethanolabbau
Abbau von Ethanol in der Leber (Alkohol-Dehydrogenase, Monooxygenase)

25.1.5 Induktion der Biotransformation
Toleranzentwicklung durch Induktion der Biotransformations-Enzyme, z.B. mit Phenobarbital, Funktionszustand bei Neugeborenen

Über **Biotransformationsreaktionen** trifft zu:

- Die Biotransformation spielt sich überwiegend im glatten endoplasmatischen Retikulum der Leber ab
- Für die Hydroxylierung von Arzneimitteln werden Cytochrom P_{450} und eine NADPH-Cytochrom P_{450}-Reduktase benötigt
- Barbiturate blockieren die Cytochrom P_{450}-abhängige Hydroxylierungsreaktion durch Alkylierung des Enzymkomplexes
- Aus primär nicht kanzerogenen Substanzen können sich durch das Cytochrom P_{450}-System kanzerogene Metabolite bilden
- Ein wenig toxisches Pharmakon kann nach mikrosomaler Oxidation in einen toxischen Metaboliten umgewandelt werden
- Chronische Zufuhr von Pharmaka (z. B. von Barbituraten) stimuliert die Aktivität des Cytochrom P_{450}-Systems
- Bei Leberzirrhose kann der Abbau endogener Wirkstoffe (z. B. von Hormonen) infolge Verminderung der Aktivität des Hydroxylase-Systems verzögert sein
- Durch mikrosomale Monooxygenasen können tertiäre Amine zu sekundären Aminen dealkyliert werden
- Beim Neugeborenen ist die Entgiftungsfähigkeit infolge des nicht voll ausgereiften Konjugationssystems eingeschränkt
- Die Aktivität der mikrosomalen Monooxygenasen steigt nach der Geburt an

Durch Biotransformation können

- Arzneimittel unwirksam gemacht werden
- toxische Substanzen entgiftet werden
- schwerlösliche Verbindungen wasserlöslich gemacht werden
- biologisch inaktive oder weniger aktive Substanzen in toxische Verbindungen umgewandelt werden

Über den **Abbau von Äthanol** im menschlichen Organismus trifft zu:

- enzymatischer Abbau durch die Alkohol-Dehydrogenase der Leber
- Entstehung von Acetaldehyd als Zwischenprodukt
- Abbau zu Acetyl-CoA
- Oxidation zu CO_2 und Wasser
- *nicht:* Ausscheidung mit dem Urin, Umwandlung in Aceton

Über den Stoffwechsel von Äthanol in der Leber trifft zu:

- Äthanol wird vorwiegend unter NAD^+ -Verbrauch oxidiert
- Durch Äthanoloxidation entstandener Acetaldehyd wird unter NAD^+-Verbrauch zu Acetat oxidiert
- Die Äthanoloxidation erhöht das Lactat/Pyruvat- und das Glycerol-3-phosphat/ Dihydroxyacetonphosphat-Verhältnis
- Äthanol kann in einer Cytochrom-P_{450}-abhängigen Reaktion unter NADPH-Verbrauch oxidiert werden

Zu **Monooxygenasen** trifft zu:

- Die Einführung der Hydroxylgruppe in Pharmaka durch Monooxygenasen ermöglicht deren Kopplung an Glucuronsäure
- Cytochrom P450 ist ein Redoxsystem für Monooxygenasen
- Monooxygenasen sind für die Einführung der für Steroidhormone typischen Hydroxylgruppen in das Steranskelett verantwortlich
- Monooxygenasen katalysieren die Übertragung eines Elektronenpaares aus $NADPH/H^+$ auf Sauerstoff, wobei H_2O entsteht

Durch **Konjugation mit Glucuronsäure** wird die Ausscheidung folgender Verbindungen ermöglicht oder erleichtert:

- Bilirubin
- Steroide

26. Immunabwehr

26.1.1 Organe des Immunsystems
Komponenten und Funktion des retikulo-endothelialen Systems (RES), Rolle von primären und sekundären Lymphoidorganen, Lymphozyten-Zirkulation, kongenitale Defekte (s.a. Physiologie 2.5 und Anatomie 10.2.4.3 und 10.2.4.4)

26.1.2 Zellen des Immunsystems
Stammbaum immunologisch wichtiger Zellen, Unterschiede des Entwicklungsweges von B- und T-Lymphozyten Suppressor-, Helfer- und Killerzellen, Oberflächenmarker für B- und T-Zellen

26.1.3 Immunglobuline
Aufbau und Typen von Immunglobulinen, Funktion der variablen und konstanten Region, Zustandekommen der Antikörpervielfalt, Erkennung spezifischer Antigene durch B-Zellen, Zell-Hybridisierung und monoklonale Antikörper

26.1.4 Histokompatibilitätsantigene
Klasse-I- und Klasse-II-Antigene

26.1.5 Lymphozyten aktivierende Substanzen
Bildungsort und Zielzellen von Interleukin I und II und y-Interferon

26.1.6 Antigen-Antikörper-Interaktionen
Struktur und Funktionsmerkmale von Antigenen, Immunogenen, Haptenen, Definition von Affinität, Spezifität, Kreuzreaktivität

26.1.7 Komplement
Definition und Nomenklatur, klassischer und alternativer Aktivierungsweg, Funktion

26.1.8 Zelluläre und humorale Immunreaktionen
Dichotomie des Immunsystems, Rolle der Makrophagen bei der Antigenpräsentation für T-Zellen; IgM-, IgG-, IgA- und IgE-dominierte Immunantworten, Regulation der B-Zell-Antwort, Regulation T-Zell-vermittelter Antworten

Zum **Immunsystem** trifft zu:

- Bei Allergien (Typ-I-Reaktion) treten vermehrt Immunglobuline der Klasse IgE auf
- Humorale Infektabwehr wird durch Plasmazellen gewährleistet
- Humorale Antikörper werden von Zellen des lymphatischen Systems gebildet
- Bei der kongenitalen Agammaglobulinämie fehlen Immunglobuline aller Immunglobulinklassen praktisch völlig
- An der Abstoßung von Organtransplantaten sind T-Lymphozyten beteiligt
- Die Vorläufer der B- und T-Lymphozyten werden von lymphatischen Stammzellen des Knochenmarks gebildet
- Im Thymus werden aus ungeprägten Lymphozyten T-Lymphozyten gebildet
- Im "Bursa-Prozeß" werden aus ungeprägten Lymphozyten B-Lymphozyten gebildet
- Nach Antigenkontakt können sich aus B- und T-Lymphozyten Gedächtniszellen bilden

Die **Phagozytose** gehört zu den unspezifischen Abwehrmechanismen des Organismus.

Makrophagen

- phagozytieren Krankheitserreger
- greifen Tumorzellen an
- werden durch T-Lymphozyten aktiviert
- sind an der spezifischen Immunabwehr beteiligt, weil Makrophagen den T-Helferzellen Antigene präsentieren

Die Beteiligung von Makrophagen bei der Abwehr körperfremder Substanzen zeigt sich in der

- Produktion von Interleukin I
- Fähigkeit, den T-Helferzellen Antigene zu präsentieren
- Fähigkeit, opsonierte Bakterien zu phagozytieren
- *nicht:* Aktivierung des Komplementsystems

Bei der **Abwehr von Bakterien** greifen direkt an Bakterien an:

- Lysozym
- neutrophile Granulozyten
- Makrophagen
- Gammaglobuline
- *nicht:* B-Lymphozyten

An der **Abtötung und Auflösung von körperfremden Zellen** im menschlichen Organismus sind beteiligt:

- Lysozym
- Komplementsystem
- T-Killer-Effektorzellen
- Gewebsmakrophagen
- humorale Immunglobuline
- *nicht:* Interferon, T-Suppressor-Effektorzellen

Die Komponenten des **Komplementsystems**

- werden in der Leber synthetisiert
- sind Glykoproteine
- können bei der Abwehr von Fremdzellen durch limitierte Proteolyse aktiviert werden
- können teilweise Vorstufen von Mediatoren der Entzündung sein
- *nicht:* sind an der Agglutination von Toxinen beteiligt

Bei der **passiven Immunisierung** wird eine Injektion von Immunglobulinen, die zuvor in einem anderen Organismus gebildet worden sind, vorgenommen.

T-Lymphozyten

- können von Makrophagen stimuliert werden
- erkennen als Helferzellen Antigene nur zusammen mit Histokompatibilitätsantigenen
- können als Helferzellen B-Lymphozyten stimulieren
- können als Killerzellen zytotoxisch wirken
- Zu den Funktionen von T-Lymphozyten gehört die Lymphokinbildung
- *nicht:* sind für Überempfindlichkeitsreaktionen vom Soforttyp verantwortlich

Die **humorale Immunantwort**

- ist eine Funktion der B-Lymphozyten
- hat eine Antigen-Antikörper-Reaktion zur Folge
- erfolgt unter Mitwirkung von Makrophagen und T-Lymphozyten mit Helferfunktion
- führt zu einer "Sofortwirkung" nach einem zweiten Antigenreiz gleicher Spezifität

B-Lymphozyten

- benötigen zur Differenzierung in Antikörper-produzierende Plasmazellen Lymphokine aus T-Helferzellen
- tragen an ihrer Oberfläche membrangebundene Antikörper
- können sich zu Antikörper-bildenden Zellen differenzieren
- können durch T-Suppressor-Zellen daran gehindert werden, sich zu Plasmazellen zu differenzieren

Über **Antikörper** trifft zu:

- Antikörper sind Bestandteil der spezifischen humoralen Abwehr
- Der Hauptteil der Antikörper des Blutes entfällt auf Immunglobulin G (IgG)
- Antikörper werden von Plasmazellen gebildet
- Antikörper können aufgrund ihrer spezifischen Bindung an das Antigen nachgewiesen werden
- Antikörper bilden mit dem korrespondierenden Antigen den Antigen-Antikörperkomplex
- Die Bindung des Antigens an die Antigenbindungsstelle folgt dem Massenwirkungsgesetz
- Die Antikörpervielfalt entsteht u.a. durch somatische Rekombinationen von Keimbahngenen
- Antikörper sind Bestandteile der γ-Globulinfraktion des Serums
- Polyvalente Antiseren enthalten Antikörper gegen verschiedene Epitope
- In der konstanten Region des Antikörpermoleküls befindet sich die Komplementbindungsstelle
- Antigen-Antikörperkomplexe können von Makrophagen durch Phagozytose eliminiert werden
- Ein Hapten allein ist nicht in der Lage, eine Antikörperbildung auszulösen
- Monoklonale Antikörper sind Produkte klonierter Hybridomzellen

Der **F_c-Teil** von Antikörpern

- dient der Komplementfixierung
- trägt den Oligosaccharidanteil
- variiert je nach Antikörpertyp
- kann an Rezeptoren von Endothelzellen binden

Folgende Krankheitsbilder bzw. -zustände können als Folge von **Antigen-Antikörper-Reaktionen** entstehen:

- anaphylaktischer Schock
- Heuschnupfen
- Serumkrankheit
- Rh-Erythroblastose der Neugeborenen
- Transfusionszwischenfälle aufgrund von AB0-Inkompatibilität

Über **Immunglobuline** trifft zu:

- Sie dienen der spezifischen Abwehr körperfremder Substanzen
- Die im menschlichen Organismus nachgewiesenen Immunglobuline gehören den Klassen IgA, IgD, IgE, IgG und IgM an
- Antikörper bestehen aus H- und L-Ketten
- Sie spielen bei der Entstehung des anaphylaktischen Schocks eine entscheidende Rolle
- Die Antigenbindungsstelle von Immunglobulinen wird durch die variablen Regionen der leichten und schweren Ketten gebildet
- Die Antikörpervielfalt kommt u. a. durch Rekombination unterschiedlicher Genabschnitte für die leichte und die schwere Kette zustande
- Der N-terminale Teil der Immunglobulin-Polypeptidketten hat eine variable Aminosäurensequenz

- Die von einem B-Lymphozyten-Klon zunächst gebildeten IgM besitzen in ihren variablen Kettenabschnitten die gleiche Aminosäurensequenz wie die später gebildeten IgG
- Die von einem B-Lymphozyten-Klon in der Früh- und Spätphase gebildeten IgM bzw. IgG erkennen die gleiche antigene Determinante, weil die von einem Klon synthetisierten IgM und IgG in den schweren und den leichten Ketten jeweils N-terminal die gleiche Aminosäurensequenz haben
- Die von einem Klon synthetisierten L-Ketten der IgM und IgG gehören entweder alle zum κ- oder alle zum λ-Typ
- Leichte Ketten vom κ- oder λ-Typ kommen in allen 5 Immunglobulin-Klassen vor
- Immunglobuline gehören zu den globulären Proteinen
- Immunglobuline werden in den Plasmazellen synthetisiert

Über **Immunglobuline der Klasse G** trifft zu:

- Die IgG-Antigenkomplexe können das Komplement-System aktivieren
- IgG besitzen eine Komplementbindungsregion
- Immunglobuline vom Typ IgG können Komplement fixieren
- Immunglobuline der Klasse G (IgG) enthalten 2 identische schwere und 2 identische leichte Polypeptidketten
- Die Peptidketten enthalten variable und konstante Teile
- Ihre Antigenbindungsstellen befinden sich in den N-terminalen Bereichen der leichten und schweren Ketten
- Auf dem F_c-Teil ist die Bindungsstelle für den Komplementfaktor C_1 lokalisiert
- Das IgG ist unter den Immunglobulinen am besten plazentagängig
- Ihre Translation beginnt mit der Synthese eines Signalpeptids
- Sie werden als Antwort auf einen Antigenreiz gebildet

Über **Immunglobuline der Klasse E** trifft zu:

- IgE können sich an Mastzellen anlagern
- IgE bindet sich vorwiegend an Mastzellen und basophile Granulozyten
- Immunglobuline des Typs E werden an Mastzellen gebunden und sind für die antigenvermittelte Histaminfreisetzung verantwortlich

Immunglobuline der Klasse A (IgA)

- können als Dimere vorliegen
- sind das wichtigste Immunglobulin für immunologischen Schutz von Schleimhautoberflächen (z. B. Magen-Darm, Bronchien, Bindehaut)
- finden sich in besonders hoher Konzentration in Sekreten
- werden transepithelial sezerniert und benötigen hierzu ein spezifisches Protein
- können durch radiale Immundiffusion quantitativ bestimmt werden
- enthalten L-Ketten, die zum κ- oder λ-Typ gehören

Über **Histokompatibilitätsantigene** trifft zu:

- Sie sind individualspezifische (autologe) Glykoproteine, die auf der Zelloberfläche lokalisiert sind
- Sie spielen bei Organtransplantationen eine Rolle

Immunsuppressiv wirksam sind:

- Glucocorticoide
- ionisierende Strahlung
- Antilymphozytenserum
- *nicht:* γ-Globuline

27. Biochemie von Organen und Geweben

27.1. Blut

27.1.1 Erythrozyten
Energiestoffwechsel, Synthese und Bedeutung von Glutathion, Bildung und Entfernung von Methämoglobin, Superoxidradikalanionen und H_2O_2
Struktur fetaler und adulter Hämoglobine, Funktion des Hämoglobinsystems s. 16.3, Enzymdefekte in Erythrozyten (z.B. Glucose-6-phosphat-Dehydrogenase und Pyruvatkinase-Mangel)
Hämoglobinopathien (z.B. Sichelzellanämie)
δ-Aminolävulinsäure und Porphobilinogen als Zwischenstufen der Hämsynthese, Biliverdin, Bilirubin und Bilirubindiglucuronid als Zwischen- und Endprodukte des Hämabbaus, Organe des Hämabbaus
Bedeutung glykosylierter Hämoglobine (z.B. HbA_{1c})

27.1.2 Granulozyten, Makrophagen
Rolle neutrophiler Granulozyten als Phagozyten, lysosomale Hydrolyse von Phagozytoseprodukten
Bedeutung von Superoxidradikalanionen, H_2O_2, Hydroxylradikalen und reaktiven Aldehyden

27.1.3 Thrombozyten, Blutgerinnung, Fibrinolyse
Substanzen, die die Thrombozytenadhäsion und -aggregation fördern bzw. hemmen, Rolle von Thromboxan und Prostacyclin (s.a 24.7.4)
Komponenten und Prinzip der Aktivierung des intrinsischen und extrinsischen Gerinnungssystems
Bildungsort und chemische Eigenschaften von Prothrombin und Fibrinogen
Mechanismus der Bildung von löslichem und unlöslichem Fibrin
Zusammenhang zwischen der Aktivierung des intrinsischen Gerinnungssystems, der Fibrinolyse und dem Kininsystem
Hämophilien (Faktor-VIII-Mangel)
Prinzip der Wirkungsweise von gerinnungshemmenden Substanzen und von Thrombozytenaggregationshemmern (z.B. Calcium-Fänger, Heparin, Antithrombin III, Vitamin-K-Antagonisten, Cyclooxigenasehemmer)
Komponenten und Prinzip der Fibrinolyse, Möglichkeiten der Beeinflussung durch Streptokinase und Proteinasehemmer

27.1.4 Lymphozyten
s. 26.1.2

27.1.5 Plasma
Hauptklassen der Plasmaproteine: Albumin, (α-, ß- und y-Globuline (s.a. 11.3.5), Bildungsorte und Funktion von Albumin, Prothrombin, Profibrinolysin (Plasminogen), Haptoglobin, Transferrin, Fibrinogen, Komplementfaktoren, Immunglobulinen
Zusammensetzung, Bildungsorte, Funktion und Stoffwechsel von Lipoproteinen (Chylomikronen, VLDL, LDL, HDL) (s.a. 18.2.1)

Für **Erythrozyten** im Blut trifft zu:

- Konzentration: $5 \cdot 10^6$ pro Mikroliter
- Durchmesser: 7,5 µm
- mittlere Lebensdauer: 120 Tage
- Hämoglobinmasse im einzelnen Erythrozyten (MCH): 30 pg
- Erythrozyten besitzen keinen Zellkern
- Gibt man Erythrozyten in eine 0,2 %ige/0,5 %ige Kochsalzlösung, so kommt es zur Hämolyse/schwellen die Erythrozyten an
- Gibt man Erythrozyten in eine isotone Harnstofflösung, so kommt es zur Hämolyse, weil die Diffusion von Harnstoff in die Zellen zu einem Anstieg des intrazellulären osmotischen Drucks und damit zum Wassereinstrom führt
- Erythrozyten schrumpfen in einer hypertonen NaCl-Lösung
- Die Aufnahme von CO_2 in das Blut als HCO_3^- ist mit einer Erhöhung des mittleren Erythrozytenvolumens verbunden
- Bei niedriger Fließgeschwindigkeit in der Zirkulation neigen die Erythrozyten zur Aggregation
- Erythrozyten haben durchschnittlich eine längere Lebensdauer als Granulozyten
- Die Erythrozytenmembran besitzt eine höhere Leitfähigkeit für Cl^--Ionen als für Na^+-Ionen

Über den **Stoffwechsel** der Erythrozyten trifft zu:

- Erythrozyten können Glucose über den Pentosephosphatweg verstoffwechseln

- Im Erythrozyten wird Glucose auch in nennenswertem Umfang über den Pentosephosphatweg abgebaut
- Das Glutathion der Erythrozyten befindet sich überwiegend in reduziertem Zustand
- Das im Pentosephosphatweg gebildete NADPH kann für die Reduktion von Glutathiondisulfid verwendet werden
- Die Aufnahme von Glucose ist Insulin-unabhängig
- Ein Teil des in der Glykolyse gebildeten 1,3-Bisphosphoglycerats wird in 2,3-Bisphosphoglycerat umgewandelt
- Das in der Glycerolaldehyd-3-phosphat-Dehydrogenase-Reaktion gebildete NADH kann zur Reduktion von Methämoglobin verwendet werden
- Erythrozyten können Glucose nicht aerob zu CO_2 und H_2O abbauen, weil die Enzyme des Citratcyclus in Erythrozyten nicht vorhanden sind
- Der Erythrozyt kann ATP nur aus der Glykolyse gewinnen
- Die ATP-Ausbeute der Erythrozytenglykolyse kann unter 2 mol pro mol Glucose absinken
- Ein großer Teil des erythrozytären ATP wird für den aktiven Kationentransport verwendet
- Die Erythrozyten sind der Hauptbildungsort von Lactat in Ruhe
- Die Superoxiddismutase setzt das bei der Autooxidation von Hämoglobin entstehende Superoxidradikal zu H_2O_2 um

Im reifen Erythrozyten befinden sich die **Enzyme**

- der Glykolyse
- des Pentosephosphatweges
- Glucose-Oxidase
- *nicht:* Pyruvat-Dehydrogenase, Citratcyclus, Atmungskettenphosphorylierung

Folgende Enzyme sind am **Schutz der Erythrozyten vor Oxidation** beteiligt:

- Superoxid-Dismutase
- Katalase
- Glutathion-Reduktase
- Methämoglobin-Reduktase
- *nicht:* Cytochrom-Oxidase

Zum **Hämoglobin (Hb)** trifft zu:

- Jedes Hämoglobin-Molekül enthält 4 Hämgruppen
- Die Sauerstoffaffinität des menschlichen Hämoglobins wird u.a. durch 2,3-Bisphosphoglycerat reguliert
- Hämoglobin zeigt eine kooperative Sauerstoffbindung
- Hämoglobin kann CO_2 kovalent als Carbaminogruppe binden
- Die Affinität des Hb zu CO ist über 100mal höher als zu O_2
- Hämoglobin wirkt im Blut als pH-Puffer mit veränderlicher Pufferkapazität, weil bei der Desoxygenierung des Hämoglobins die pK-Werte bestimmter Histidinreste des Hämoglobins verändert werden
- Hämoglobin liegt zu einem Teil in glucosylierter Form vor, weil die terminale α-Aminogruppe der β-Globinkette in einer nicht-enzymatischen Reaktion mit Glucose reagieren kann
- Von dem insgesamt im Körper vorhandenen Eisen liegt die Hauptmenge im Hämoglobin vor
- Bei der Pufferung des Blutes leistet Hämoglobin einen größeren Beitrag als die Plasmaproteine
- Hämoglobin kann durch Oxidationsmittel inaktiviert werden

Zum Hb bzw. HbO_2 trifft zu:
Für Hb gilt eine Säuredissoziationskonstante von 6×10^{-9}, für HbO_2 eine von 2×10^{-7} ($\lg 6 = 0{,}8$; $\lg 2 = 0{,}3$).

- Die pK-Werte sind 8,2 für Hb und 6,7 für HbO_2

- Oxygeniertes Hb ist eine stärkere Säure als Hb
- Nach der Abgabe von O_2 kann das gebildete Hb besser Protonen binden als HbO_2
- Durch Erhöhung der Azidität der Lösung wird die O_2-Abgabe gefördert
- Die Anlagerung von O_2 an Hb führt zu einer Konformationsänderung des Hb-Moleküls

Bei einem Patienten sind 50 % des Hämoglobins mit Kohlenmonoxid beladen.

- Der gemischt-venöse P_{O_2} ist erniedrigt

Bei einem Mann sind bekannt:
- Hämoglobinkonzentration des Blutes in g/l: [Hb]
- Hämatokrit: Hkt
- Erythrozytenzahl pro Liter Blut: Z_E

- Bei diesen Parametern läßt sich der Färbekoeffizient (= MCH) berechnen nach: MCH = $[Hb]/Z_E$

Zum **Myoglobin** trifft zu:

- Myoglobin ist ein monomeres Protein
- Myoglobin weist keine Quartärstruktur auf, die beim Hämoglobin die Voraussetzung für die kooperative Sauerstoffbindung ist
- Myoglobin hat eine viermal geringere Molmasse als Hämoglobin
- Myoglobin enthält 1 Fe^{2+}/Molekül
- Myoglobin besitzt die gleiche prosthetische Gruppe wie Hämoglobin
- Myoglobin und Hämoglobin enthalten das gleiche Porphyrinsystem
- Myoglobin hat die Fähigkeit zur reversiblen Sauerstoffbindung
- Die Sauerstoffsättigungskurve des Myoglobins ist hyperbolisch
- Myoglobin besitzt eine höhere Affinität zu Sauerstoff als Hämoglobin
- Die Sauerstoffaffinität des Myoglobins ist temperaturabhängig

Methämoglobin

- entsteht bei Vergiftungen mit Oxidationsmitteln
- enthält dreiwertiges Eisen
- kann durch Methämoglobinreduktase zu Hämoglobin reduziert werden
- kann durch Reduktionsmittel in Hb umgewandelt werden
- hat die Fähigkeit zur reversiblen Sauerstoffbindung verloren
- kommt auch unter physiologischen Bedingungen in den Erythrozyten vor
- In den Erythrozyten liegen immer geringe Mengen Methämoglobin vor, weil im Hämoglobin ständig Eisen nicht-enzymatisch oxidiert wird
- Die Bildung von Methämoglobin wird durch Nitrit gesteigert
- Ursache der familiären Methämoglobinämie ist ein Methämoglobinreduktasemangel
- *nicht:* Oxidiertes Glutathion schützt gegen Methämoglobinbildung

Bei der **Sichelzellanämie**

- ist die Aminosäurensequenz der β-Kette des Hämoglobins verändert
- ist die Löslichkeit des Sauerstoff-freien Hämoglobins herabgesetzt

Sichelzellhämoglobin (HbS) wandert bei der Elektrophorese langsamer zur Anode als adultes Hämoglobin (HbA), weil im HbS ein polarer Glutamatrest des HbA gegen einen apolaren Valinrest ausgetauscht ist.

Bei **Eisenmangelanämie** ist der Hämoglobingehalt der Erythrozyten erniedrigt, weil Eisenmangel zur Verminderung der Hämoglobinsynthese führt.

Bei einer Eisenmangelanämie findet man eine **Herabsetzung**

- der O_2-Kapazität des Blutes
- des arteriellen Sauerstoffgehaltes
- des Hämatokrits

- der Viskosität des Blutes
- *nicht:* des arteriellen O_2-Partialdrucks

Eine **Anämie aufgrund eines akuten Blutverlustes** führt innerhalb weniger Tage zu einer gesteigerten Erythropoese mit Retikulozytose.

Folgende Veränderungen des Blutes findet man bei Vitamin B_{12}-Mangel:

- **hyperchrome Anämie**
- Anisozytose

Bei einem Erwachsenen werden folgende Werte im Blut gemessen:
- Hämoglobinkonzentration: 100 g/l
- Erythrozytenkonzentration: $2{,}4 \times 10^{12}$/l
- Leukozytenkonzentration: 6×10^{9}/l

- Es besteht eine hyperchrome Anämie

Eine **makrozytäre Anämie**

- kann durch Vitaminmangel (B_{12}) bedingt sein
- ist in der Regel mit erniedrigter Blutviskosität verbunden
- ist durch die immer vorhandene Erhöhung des mittleren Erythrozytenvolumens (MCV) gekennzeichnet
- kann Ursache eines gesteigerten Herzzeitvolumens sein

Zur **Hämbiosynthese** trifft zu:

- Die Hämbiosynthese erfolgt zum Teil in den Mitochondrien
- Die Synthese der δ-Aminolävulinsäure ist Vitamin B_6-abhängig

Folgende Verbindungen sind an der **Porphyrin-Biosynthese** beteiligt:

- δ-Aminolävulinsäure
- Succinyl-CoA
- Pyridoxalphosphat
- Glycin
- nicht: Glutamin

Zum **Pyrrol** (pK_b in wäßriger Lösung = 13,6) trifft zu:

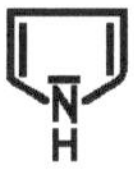

- Es ist Baustein des Porphyrinringsystems
- Es weist nur eine sehr geringe Basizität auf
- Im Häm sind 4 Pyrrolringe so verbunden, daß ein Chelat-Komplex mit Fe^{2+} entstehen kann

Zum **Hämoglobinabbau** trifft zu:

- Das Hämoglobin intravasal lysierter Erythrozyten wird an Haptoglobin gebunden
- Der Hämoglobin-Haptoglobin-Komplex wird von Makrophagen endozytiert
- Der Abbau des Hämoglobins findet vor allem in Milz und Knochenmark statt
- "Gealterte" Erythrozyten werden von Makrophagen der Milz phagozytiert
- In den Makrophagen wird das Häm des Hämoglobins zu Bilirubin abgebaut
- Der Abbau von Häm zu Biliverdin findet am endoplasmatischen Retikulum statt
- Bei der Umwandlung von Hämoglobin in Biliverdin werden außer Globin auch Eisenionen und CO freigesetzt
- Die Ringöffnung des Häms verläuft unter Abspaltung von CO

Zum **Bilirubin** trifft zu:

- Bilirubin ist ein Abbauprodukt des Häms
- Es ist auch Abbauprodukt der Cytochrome
- Biliverdin wird in Bilirubin umgewandelt
- Bilirubin entsteht aus Biliverdin durch enzymatische Reduktion
- Es entsteht durch enzymatische Hydrierung aus Biliverdin

- Extrahepatisch gebildetes Bilirubin wird im Blut an Serumalbumin gebunden
- Bilirubin wird an Albumin gebunden transportiert
- Bilirubin wird durch einen Carrier-vermittelten Transport in die Leberzelle aufgenommen
- Bilirubin wird in der Leber an Glucuronsäure gekoppelt
- Bilirubin wird ausschließlich in der Leber in Bilirubindiglucuronid umgewandelt
- Es wird in der Leber durch Konjugation mit UDP-Glucuronsäure in Bilirubindiglucuronid umgewandelt
- Bilirubinglucuronid wird von der Leber in die Galle ausgeschieden
- Die Ausscheidung des Bilirubins als Bilirubindiglucuronid in die Gallenkanälchen erfordert einen aktiven Transport
- Im Darm kann freies Bilirubin durch die Wirkung bakterieller β-Glucuronidase entstehen
- Im Intestinaltrakt kann das Bilirubindiglucuronid durch β-Glucuronidase abgespalten werden
- Die Umwandlung von Bilirubin zu Sterkobilinogen erfolgt im Darm
- Die Umwandlung des Bilirubins im Darm wird durch Hydrierung eingeleitet
- In den Darm ausgeschiedenes Bilirubindiglucuronid kann reabsorbiert oder in Urobilinogen und Sterkobilinogen umgewandelt werden
- Es kann bei vermehrtem Hämoglobinabbau im Blutserum in erhöhter Konzentration vorhanden sein
- Es kann unter pathologischen Bedingungen im Blutserum in erhöhter Konzentration vorhanden sein
- Beim Neugeborenen kommt es zu einem Anstieg des Serumbilirubins, weil in der Leber des Neugeborenen nur eine geringe Aktivität der UDP-Glucuronyl-Transferase vorliegt

Folgende Charakteristika sind für **neutrophile Granulozyten** typisch:

- Phagozytosefähigkeit
- Besitz lysosomaler Enzyme
- Bindungsstellen für opsonierte Erreger
- Produktion oxydierender O_2-Radikale
- Der größte Teil hält sich im extravasalen, interstitiellen Raum auf
- Sie besitzen die Fähigkeit zur Diapedese
- Sie zeigen Chemotaxis
- *nicht:* Immunglobulinproduktion

Zu **eosinophilen Granulozyten** im peripheren Blut trifft zu:

- Ihr relativer Anteil an den Leukozyten beträgt 1 - 4 %
- Ein Anstieg des Corticoidspiegels im Blut kann zu einem Absinken der Zahl der eosinophilen Granulozyten im Blut führen
- Eine Eosinophilie findet sich z.B. bei Wurminfektionen

Bei einem Erwachsenen werden folgende Werte gemessen:
- Hämoglobinkonzentration: 150 g/l
- Erythrozytenkonzentration: $5{,}0 \times 10^{12}$/l
- Leukozytenkonzentration: $2{,}0 \times 10^{9}$/l

- Es besteht eine **Leukopenie**

Über die **Thrombozyten** trifft zu:

- Die durchschnittliche Lebensdauer der Thrombozyten beträgt 1 - 2 Wochen
- Die Anwesenheit von Thrombozyten im Blut ist Voraussetzung für die normale Blutgerinnung
- Zerfallende Thrombozyten setzen vasokonstriktorische Stoffe frei und fördern so die Blutstillung
- Die aus zerfallenden Thrombozyten freigesetzten Inhaltsstoffe sind für die normale Blutgerinnung erforderlich

- Zerfallende Thrombozyten setzen eine Faktor frei, der die Blutgerinnung fördert
- Bei einer kleinen Gefäßverletzung lagern sich Thrombozyten an den verletzten Stellen ab und fördern so die Blutstillung
- Die normale Konzentration im Blut beträgt etwa $3 \times 10^5/\mu l$
- Liegt die Thrombozytenkonzentration bei $10^4/mm^3$, so ist mit Blutungsneigung zu rechnen
- Liegt eine Thrombozytenkonzentration von 10000/µl vor, so besteht eine Thrombozytopenie

Zur **Blutgerinnung** trifft zu:

- Der Gerinnungsfaktor XIII dient der Vernetzung von Fibrinmonomeren
- Ca^{2+}-Ionen sind ein wichtiger Faktor der Blutgerinnung, weil Ca^{2+}-Ionen u. a. an der Aktivierung von Prothrombin zu Thrombin beteiligt sind
- Ca^{2+} wird bei der intravasalen Blutgerinnung benötigt, weil bestimmte Vitamin-K-abhängige Gerinnungsfaktoren ohne Ca^{2+} nicht mit Phospholipiden komplexieren können
- Die Blutgerinnung kann durch Ca^{2+}-bindende Komplexbildner gehemmt werden
- Ein Mangel an Blutgerinnungsaktivität des antihämophilen Globulins A (Faktor VIII) bewirkt eine Störung im Intrinsic-System der Blutgerinnung

Zum **intravaskulären (intrinsischen) System** der Blutgerinnung gehören folgende Vorgänge:

- Kontaktaktivierung des Hageman-Faktors (Faktor XII)
- proteolytische Aktivierung des PTA-Faktors (Faktor XI)
- proteolytische Aktivierung des Christmas-Faktors (antihämophiler Faktor B oder Faktor IX)
- proteolytische Aktivierung des antihämophilen Faktors A (Faktor VIII)

Zum **extravaskulären (extrinsischen) System** der Blutgerinnung trifft zu:

- Freisetzung von Thromboplastin (Faktor III) aus dem endoplasmatischen Retikulum
- proteolytische Aktivierung des Proconvertins (Faktor VII)
- Aktivierung des Stuart-Prower-Faktors (Faktor X) durch den Komplex aus Faktor VIIa, Phospholipiden und Calcium
- Hemmung der Bildung von Faktor VII durch Dicumarole

Thrombin hat bei der Blutgerinnung folgende Funktionen:

- Aktivierung des fibrinstabilisierenden Faktors (Faktor XIII)
- Umwandlung von Fibrinogen zu Fibrinomonomer und zwei Fibrinopeptiden
- Die Überführung von Faktor I (Fibrinogen) in Fibrin wird durch Thrombin katalysiert
- Substrat der Proteinase Thrombin ist Fibrinogen
- Aktivierung der Thrombozytenaggregation

Prothrombin

- ist ein Glykoprotein
- wird posttranslational modifiziert durch Carboxylierung der γ-Glutamylseitenketten
- ist die inaktive Form eines Sekretenzyms der Leber
- wird durch limitierte Proteolyse in Gegenwart von Calcium-Ionen aktiviert
- katalysiert die Carboxylierung von Glutaminsäureresten in Fibrinogen
- kann durch Calciumionen an die Phospholipide der Thrombozytenmembran gebunden werden
- Phyllochinone sind Coenzyme bei der Einführung von γ-Carboxyglutamylgruppen bei der Prothrombinsynthese
- Vitamin K ist als Cofaktor an einer posttranslationalen Carboxylierung von Prothrombin beteiligt
- Die Einführung von Carboxylgruppen in Glutaminsäurereste des Prothrombins ist Vitamin-K-abhängig
- Die Umwandlung von Prothrombin in Thrombin ist Ca^{2+}- und Phospholipid-abhängig

- Die Aktivierung von Prothrombin zum Thrombin geschieht durch begrenzte Proteolyse
- Die Umwandlung von Prothrombin in Thrombin ist ein proteolytischer Vorgang
- Zur Thrombinbildung wird aktivierter Faktor X (Stuart-Prower-Faktor) benötigt

Zu **Fibrinogen und Fibrin** trifft zu:

- Das Fibrinogen-Molekül ist ein Dimer aus jeweils 3 Peptidketten, das durch Disulfidbrücken zusammengehalten wird
- Durch Abspalten von 4 Peptiden werden im Fibrinogen-Molekül Bezirke freigesetzt, die eine Zusammenlagerung zu Polymeren erlauben
- Im "löslichen Fibrin" sind die Fibrinmonomere durch nicht-kovalente Bindungen verbunden
- Durch Knüpfen kovalenter Bindungen zwischen Lysyl- und Glutaminyl-Resten an den terminalen Domänen verschiedener Fibrinmonomere entsteht das "unlösliche Fibrin"
- Lösliches Fibrin wird unter Bildung von Peptidbindungen polymerisiert
- Unlösliches Fibrin entsteht durch Knüpfung kovalenter Bindungen zwischen Lysyl- und Glutamylresten benachbarter Fibrinmonomere

Folgende Gerinnungsfaktoren sind die **inaktive Form von Proteasen**:

- Faktor II (Prothrombin)
- Faktor VII (Proconvertin)
- Faktor IX (antihämophiler Faktor B)
- Faktor X (Stuart-Prower-Faktor)
- *nicht:* Faktor I (Fibrinogen)

Wenn bei einem Patienten eine **Blutungszeit** von 3 min (nach Duke) gemessen wird, ist dies als Normalbefund zu werten.

Folgende Erkrankungen können ursächlich für **Störungen der Blutstillung** verantwortlich sein:

- Thrombozytopenie
- Lebererkrankungen
- Störungen der Fettresorption
- *nicht:* Vitamin-A-Mangel

Die Gerinnungsfähigkeit des Blutes wird **vermindert** durch:

- Plasmin
- Lysokinasen
- *nicht:* ε-Aminocapronsäure, Antiplasmin

Die folgenden Verbindungen werden in der genannten Anwendungsweise zur **Hemmung der Blutgerinnung** eingesetzt:

- Cumarinderivate/Vitamin K-Antagonisten (in vivo)
- Heparin (in vivo und in vitro)
- Na-Oxalat (in vitro)
- EDTA (in vitro)
- *nicht:* Ca-Citrat (in vitro)

Cumarin-Derivate hemmen die Carboxylierung von Glutaminsäureresten des Prothrombins.

Heparin

- ist vornehmlich in basophilen Granulozyten enthalten
- bewirkt eine Hemmung der Prothrombinaktivierung
- Die gerinnungshemmende Wirkung von Heparinen beruht darauf, daß sie die Bindung von Antithrombin III an Thrombin beschleunigen
- Blut wurde durch Heparinzusatz ungerinnbar gemacht. - Dabei liefert der Quick-Test wesentlich veränderte Werte

Über die **Fibrinolyse** trifft zu:

- Die Fibrinolyse beruht auf der hydrolytischen Spaltung von Fibrin durch die Protease Plasmin
- Plasmin bewirkt eine proteolytische Spaltung von Fibrin
- Gesteigerte Plasminaktivität führt zur Spaltung von Fibrinogen und anderen Gerinnungsfaktoren
- Die fibrinolytische Wirkung des Gewebsplasminogenaktivators beruht auf der limitierten Proteolyse von Plasminogen in Anwesenheit von Fibrinogen
- Die Fibrinolyse wird durch ε-Aminocapronsäure gehemmt

Folgende Enzyme fördern die **Umwandlung** von Plasminogen in Plasmin:

- Urokinase
- Streptokinase
- *nicht:* Pyruvatkinase, Hexokinase

Plasminogen-aktivierende Enzyme können, intravenös verabreicht, zur Auflösung von Blutgerinnseln eingesetzt werden.

Streptokinase bewirkt eine Förderung der Plasminogenaktivierung.

Im **Blutplasma** des Gesunden kommen die folgenden Nichtelektrolyte in nennenswerter Konzentration vor:

- Kreatinin
- Harnstoff
- *nicht:* Inulin

Zur **Osmolalität** des Plasmas trifft zu:

- Die Osmolalität setzt sich aus den osmotisch aktiven Einzelkomponenten des Plasmas zusammen
- Eine gebräuchliche Methode zur Messung der Osmolalität des Plasmas beruht auf dem Prinzip der Gefrierpunktserniedrigung
- Hyperglykämie kann zu einer Hyperosmolalität des Plasmas führen

Die mittlere **osmotische Konzentration** im Plasma beträgt etwa 300 mosm/l.

Der **kolloidosmotische Druck** des Blutes

- beträgt weniger als 1 % des osmotischen Drucks des Plasmas
- ist höher als der mittlere Lungenkapillardruck
- beträgt ca. 3,3 kPa (25 mm Hg)

Für **Plasmaproteine** gilt:

- Sie erzeugen den kolloidosmotischen Druck
- Sie dienen dem Transport (Vehikelfunktion)
- Sie sind an der Säure-Base-Pufferung beteiligt
- Sie sind Träger der humoralen Immunität
- Zu den α-Globulinen gehören Proteasehemmer
- Albumin wandert bei alkalischem pH-Wert schneller als Globuline zur Anode
- Albumin bindet freie Fettsäuren und Bilirubin
- Unter den Plasmaproteinen spielt Albumin die wichtigste Rolle für die Aufrechterhaltung des onkotischen Druckes
- Im Zusammenhang mit dem Blutkreislauf ist die primäre Funktion der Albumine des Blutplasmas die Aufrechterhaltung des Plasmavolumens
- Eine Abnahme der Albuminkonzentration im Plasma auf die Hälfte führt zu einer Abnahme des intravasalen Flüssigkeitsvolumens
- Eine Abnahme der Albuminkonzentration kann zu einem interstitiellen Ödem führen
- Die Globuline haben eine größere mittlere relative Molekülmasse als Albumin

Die Plasmaproteine erfüllen unter anderem die folgenden **Funktionen**:

- Transport fettlöslicher Substanzen
- Pufferung
- Immunabwehr
- Schutz vor interstitiellem Ödem

Albumin dient als Transportprotein für

- Calcium
- freie Fettsäuren
- Bilirubin

27.2. Leber

27.2.1 Energiestoffwechsel
Abbau von Aminosäuren und Glucose in der Resorptionsphase, von Fettsäuren in der Postresorptionsphase

27.2.2 Serviceleistungen
Blutglucosehomöostase (Glykogensynthese, Glykogenolyse, Gluconeogenese: s. 18.1), Triacylglycerolsynthese, Lipoproteinstoffwechsel, Ketogenese: s. 18.2.5; Plasmaproteinsynthese: s. 27.1.5; Kreatinsynthese

27.2.3 Cholesterol
Name, Struktur und Reihenfolge der Zwischenprodukte der Cholesterolsynthese und der Cofaktoren bis zur Mevalonsäure
Subzelluläre Lokalisation, Regulation der Synthese, Transport in Lipoproteinen (s.a. 16.2.4 und 18.2.1), enterohepatischer Kreislauf, Funktion

27.2.4 Gallensäuren
Strukturprinzip, Bildung und Funktion, enterohepatischer Kreislauf (primäre und sekundäre Gallensäuren)

27.2.5 Gallenflüssigkeit
Prinzip der Bildung, Bestandteile, Funktionen (s.a. 16.2.1 und 16.2.4)

27.2.6 Biotransformation
s. Kap. 25; Hyperbilirubinämie (z.B. Neugeborenenikterus)

27.2.7 Endokrine Funktionen
Bildung von Somatomedinen, Angiotensinogen; Inaktivierung bzw. Abbau von Hormonen (s.a. 24.1.2)

Zum **Stoffwechsel der Leber** trifft zu:

- VLDL (prä-β-Lipoproteine) werden in der Leber synthetisiert
- Cholesterin wird in der Leber u. a. in Chenodesoxycholsäure umgewandelt
- Der vollständige Harnstoff-Cyclus kann nur in der Leber ablaufen
- Glucokinase ist ein typisches Leberenzym
- Die Leber ist der Hauptabbauort der Aminosäuren
- Glucocorticoide stimulieren die Proteinsynthese der Leber
- Eine Hemmung der Proteinsynthese in der Leber kann zur Leberverfettung führen, weil durch eine Einschränkung der Proteinsynthese in der Leber der Abtransport der Lipide gestört sein kann

Folgende **Stoffwechselvorgänge** finden hauptsächlich oder ausschließlich in der Leber statt:

- Albuminsynthese
- Prothrombinsynthese
- Kreatinsynthese
- Harnstoffbildung
- Bilirubinausscheidung
- Cobalaminspeicherung
- Glucuronidierung von Fremdstoffen
- Umwandlung der Nahrungsfructose in Fructose-1-phosphat
- Bildung von im Plasma vorkommenden Protease-Inhibitoren
- Umwandlung von Östradiol in Östronsulfat

- Umwandlung von Cholesterin in Cholsäure
- Synthese von Gallensäuren
- Umwandlung von Cholecalciferol in 25-Hydroxycholecalciferol
- Synthese von Citrullin aus Carbamoylphosphat und Ornithin
- Synthese von Transferrin
- Synthese von Plasminogen
- Synthese von VLDL (prä-β-Lipoprotein)
- Gluconeogenese
- *nicht:* Kreatininbildung, Cholesterinsynthese, Synthese von Erythropoetin, Oxidation von Ketonkörpern, Thrombozytenbildung, Synthese von Enteropeptidase (Enterokinase)

Folgende Stoffwechselprozesse laufen ausschließlich in den **Hepatozyten** ab:

- Harnstoffsynthese
- Prothrombinsynthese
- Albuminsynthese
- *nicht:* Gluconeogenese

Synthese- und Sekretionsprodukte der Leber sind:

- Albumin
- Haptoglobin
- Very Low Density Lipoproteine (VLDL, prä-β-Lipoproteine)
- HDL (α-Lipoproteine)
- Lecithin-Cholesterin-Acyl-Transferase (LCAT)
- Gallensäuren
- Gerinnungsenzyme
- Prothrombin
- Fibrinogen
- Plasminogen
- Pseudocholinesterase
- *nicht:* Glutamat-Oxalacetat-Transaminase (GOT), γ-Globulin, Chylomikronen, Renin, Cholezystokinin, Sterkobilinogen

Für folgende Stoffe ist die Leber der **wichtigste** Syntheseort:

- Albumin
- Prothrombin
- Cholsäure
- Bilirubinglucuronid
- *nicht:* Erythropoetin

Folgende **Serumproteine** werden in der Leber gebildet:

- Präalbumin
- Albumin
- Prothrombin
- Haptoglobin
- Transferrin

Über den **Glykogenabbau** der Leber trifft zu:

- Er findet bei normalem Eßrhythmus (3 Mahlzeiten/d) in den Phasen vor der nächsten Nahrungsaufnahme statt
- Er wird deutlich gesteigert bei größerer motorischer Aktivität
- Er wird vor allem über die Aktivität der Glykogen-Phosphorylase gesteuert
- Die Glykogen-Phosphorylase ist in der phosphorylierten Form aktiv
- Der Glykogen*gehalt* wird durch Adrenalin vermindert
- Der Glykogen*gehalt* wird durch Glukagon vermindert
- Der Glykogen*gehalt* wird durch Glucocorticoide gesteigert

Nach einer kohlenhydratreichen Mahlzeit synthetisiert die Leber **Triacylglycerine aus Glucose**. - Folgende Schritte sind an der Synthese beteiligt:

- Abbau von Pyruvat durch die Pyruvatdehydrogenase
- Spaltung von Citrat durch die Citrat-Lyase
- Bildung von NADPH durch das Malatenzym
- Bildung von Glycerin-3-phosphat aus Dihydroxyaceton-phosphat
- *nicht:* Transport von Acetyl-Carnitin aus dem Mitochondrium ins Cytosol

Die **Kreatinbiosynthese** der Leber

- dient der Versorgung der Muskulatur mit Kreatin
- benötigt Glycin als Ausgangsstoff
- verläuft über Guanidinoacetat
- ist abhängig von einer Bereitstellung von Methylgruppen
- Kreatin entsteht durch eine Transmethylierungs-Reaktion aus Guanidinoacetat

Folgende Verbindungen sind Substrate der Kreatinbiosynthese:

- Arginin
- Glycin
- S-Adenosylmethionin
- *nicht:* Alanin

An der **Biotransformation** in der Leber sind folgende Reaktionstypen beteiligt:

- Hydrolysen
- Oxidationen
- Reduktionen
- Acetylierungen

Folgende Mechanismen haben für den **Fremdstoffwechsel** in der Leberzelle Bedeutung:

- Glycinkonjugation
- Bildung von Glucuroniden
- Bildung von Schwefelsäureestern
- Acetylierungsreaktion
- *nicht:* Konjugation mit Gallensäuren

Zum **endoplasmatischen Retikulum** von Hepatozyten trifft zu:

- Es enthält Cytochrom-P450-Monooxygenasen
- Es enthält Enzyme für die Konjugation von Bilirubin mit Glucuronat
- Es enthält Glykosyltransferasen für die Synthese von Glykoproteinen
- Es steht in funktioneller Beziehung zu Golgi-Apparat, Plasmamembran und Lysosomen

☞ Siehe auch unter 16.2 Verdauung und Resorption

27.3. Magen-Darm-Trakt

(s.a. Physiologie Kap. 7)

27.3.1 Energiestoffwechsel
Abbau von Glucose und Aminosäuren

27.3.2 Verdauung, Resorption
s. 16.2

27.3.3 Ausscheidung
s. 16.4.3

27.3.4 Endokrine Funktionen
s. 24.3

☞ Siehe unter 16. Substrataufnahme und Produktausscheidung

27.4. Fettgewebe

27.4.1 Energiestoffwechsel
Deckung des Energiebedarfs durch Abbau von Glucose und Fettsäuren

27.4.2 Serviceleistungen
Energiespeicherung in der Resorptionsphase durch Synthese von Triacylglycerolen aus Lipiden der Lipoproteine und aus Glucose, hormonelle Kontrolle
Bildung von Fettsäuren und Glycerol aus Triacylglycerolen in der Postresorptionsphase, Struktur der Zwischenprodukte, hormonelle Kontrolle

Über den Stoffwechsel des **Fettgewebes** trifft zu:

- Insulin führt zu erhöhter Verfügbarkeit von Glycerol-3-phosphat für die Triacylglycerolsynthese
- Das für die Synthese von Triacylglycerinen benötigte Glycerin-3-phosphat wird im Fettgewebe fast ausschließlich aus Dihydroxyacetonphosphat gebildet
- Die Reveresterung der Nahrungsfettsäuren in den Fettzellen benötigt Glucose, weil in Fettzellen Glycerol-3-phosphat im wesentlichen nur durch partiellen Abbau von Glucose bereitgestellt werden kann
- Das zur Triacylglycerinsynthese erforderliche Glycerinphosphat entstammt dem Abbau der Glucose im Fettgewebe
- Die Triacylglycerole werden im Cytosol gespeichert
- Die Triacylglycerol-Lipase wird unter dem Einfluß von Katecholaminen aktiviert
- Unter dem Einfluß von Glucocorticoiden ist die Lipolyse gesteigert
- Das Fettgewebe enthält vorwiegend Triacylglycerine (Triglyceride)
- Der Glucosestoffwechsel der Fettzellen ist insulinabhängig
- Die Aufnahme von Glucose in die Fettzellen ist insulinabhängig
- Die Hydrolyse der Triacylglycerine des Fettgewebes erfolgt durch eine hormonsensitive Triglyceridlipase
- An der Lipolyse im Fettgewebe sind die hormonsensitive Triacylglycerin-Lipase und die Diacylglycerin-Lipase beteiligt
- Die Lipolyse kann durch Glukagon und Adrenalin stimuliert werden
- Die Synthese von Triacylglycerinen wird durch Insulin gefördert
- Eine Neusynthese von Fettsäuren aus Kohlenhydraten ist möglich
- Die Verstoffwechselung der Glucose in der Fettzelle erfolgt über die Glykolyse und den Pentosephosphatweg
- Im Fettgewebe ist der Umsatz im Pentosephosphatweg relativ hoch
- Insulin führt zu einer Steigerung des Pentosephosphatweges in der Leber
- Die Fettzelle enthält nur eine geringe Glycerokinaseaktivität
- Das für die Fettsäuresynthese im Fettgewebe benötigte Acetyl-CoA stammt fast ausschließlich aus dem Pyruvat der Glykolyse
- Insulin bewirkt im Fettgewebe eine Induktion von Schrittmacherenzymen der Fettsäuresynthese
- Der Fettsäurespiegel des Blutes kann bei Insulinmangel erhöht sein, weil bei Insulinmangel die Hemmung der Lipolyse herabgesetzt ist
- Im Fettgewebe werden Chylomikronen-Triacylglycerine zu Glycerin und drei Fettsäuren hydrolysiert
- Im Fettgewebe werden Fettsäuren vor der Triacylglycerin-Resynthese zu Fettsäuren-CoA aktiviert
- Das Fettgewebe ist das größte Speicherorgan des Organismus
- Ein Nahrungsüberschuß von 420 kJ (100 kcal) führt zur Ablagerung von etwa 10 g Depotfett
- Im Hungerzustand gibt das Fettgewebe vermehrt Glycerin an den Kreislauf ab, das zur Gluconeogenese verwertet werden kann

Zur **Lipidmobilisation** im Fettgewebe trifft zu:

- Kohlenhydratüberernährung führt zu gesteigerter Triacylglycerinsynthese in Leber und Fettgewebe
- Die Abgabe von Glycerin an den Kreislauf ist im Hungerzustand erhöht
- Die im Fettgewebe abgegebenen freien Fettsäuren werden im Blut an Serumalbumin gebunden
- Die Fettgewebslipase kann durch ACTH aktiviert werden

☞ Siehe auch unter 16.2 Verdauung und Resorption, 18.2 Lipide

27.5. Niere

(s.a. Physiologie 9.2)

27.5.1 Energiestoffwechsel
Deckung des Energiebedarfs durch Abbau von Fettsäuren und Ketonkörpern (proximaler Tubulus) und durch Glykolyse (Nierenmark)

27.5.2 Serviceleistungen
Gluconeogenese

27.5.3 Endokrine Funktionen
Bildung von Erythropoetin, Calcitriol; Renin-Angiotensin-System

27.5.4 Grundlagen der Harnbildung
Filtration, Sekretion und Rückresorption, renale Retention und Ausscheidung s. Physiologie 9.2

27.5.5 Rückresorption
Mechanismen des primär aktiven, sekundär aktiven, passiven (Carrier-vermittelt, durch Diffusion) und parazellulären Transports, Endozytose

27.5.6 Ausscheidung von Säuren und Ammoniak
Ausscheidung von Schwefelsäure, Phosphorsäure u.a. als Ammoniumsalze, Bildung und Ausscheidung von NH_3, Zusammenhang mit metabolischer Azidose

27.5.7 Harnsteine
Zusammensetzung der wichtigsten Harnsteine

Zur Funktion der **Niere** trifft zu:

- Die Niere ist zur Gluconeogenese aus Lactat befähigt
- Bildung und Freisetzung von Renin erfolgen in der Niere
- Parathormon fördert die Phosphatdiurese
- In der Niere wird das Glykoprotein Erythropoetin gebildet
- *nicht:* In der Niere läuft die komplette Harnstoffsynthese ab

Über die **Gluconeogenese** der Niere trifft zu:

- Sie läuft im proximalen Tubulus ab
- Glutamin ist das Hauptsubstrat
- Sie wird durch Azidose stimuliert
- *nicht:* Sie wird durch Glukagon stimuliert

Bei Ketoacidose kommt es zu einer Steigerung der Gluconeogenese der Niere, weil bei Ketoacidose vermehrt Glutamin zur NH_3-Gewinnung desaminiert wird und sein Kohlenstoffgerüst zur Glucosesynthese verwendet wird.

Aus Glutamin stammt überwiegend der in den Epithelzellen der Nierentubuli gebildete und in den Urin sezernierte **Ammoniak**.

Mit Harnstoff scheidet die Niere (bei normaler Mischkost) die größte Menge Stickstoff pro Zeiteinheit aus.

Bei normaler Ernährung werden täglich etwa 60 mmol Säuren als **Ammoniumsalze** ausgeschieden. - Aus folgenden Nahrungsbestandteilen werden die Säuren im Stoffwechsel gebildet:

- Methionin
- Cystein
- *nicht:* Palmitinsäure, Glutaminsäure

27.6. Muskulatur

(s.a. Physiologie Kap. 13)

27.6.1 Energiestoffwechsel
Skelettmuskel: Deckung des Energiebedarfs durch Abbau von Glucose, Glykogen, Fettsäuren und Ketonkörpern in Abhängigkeit von Stoffwechsellage und Leistung,
Proteinsynthese und -abbau als Prozesse der Energiespeicherung
Unterschiede zwischen roten und weißen Fasern: Gehalt an Mitochondrien, Myoglobin, Glykogenphosphorylase, Myosin
Bedeutung von Myoglobin, Kreatinphosphat
Herzmuskel: Deckung des Energiebedarfs durch Abbau von Glucose, Glykogen, Lactat und Fettsäuren in Abhängigkeit von Stoffwechsellage und Leistung
Glatte Muskulatur: Deckung des Energiebedarfs durch Abbau von Glucose und Fettsäuren

27.6.2 Kontraktion
s. 21.1

27.6.3 Endokrine Funktionen
Herzmuskel: atriales natriuretisches Hormon (s.a. 24.4.4)

27.6.4 Enzyme des Herz- und Skelettmuskels
Isoenzyme der Lactatdehydrogenase und der Kreatinkinase, Bedeutung für die Diagnostik

Zum **Stoffwechsel** des Muskels trifft zu:

- Bei anaerober Muskelarbeit können Fettsäuren und Ketonkörper oxidiert werden
- Myosin besitzt ATPase-Aktivität
- Troponin ist ein Calcium-bindendes, regulatorisch wirksames Protein des quergestreiften Muskels
- Der Herzmuskel kann Energie aus dem Abbau von Fettsäuren, Acetoacetat und Lactat gewinnen
- Ruhende Muskel enthalten mehr Kreatinphosphat als ATP
- Bei einer Muskelkontraktion nimmt zunächst der Kreatinphosphatspiegel bei annähernder Konstanz des ATP-Spiegels ab
- Adenylatkinase katalysiert die Reaktion ATP + AMP = 2 ADP
- Der Muskel ist zur Synthese von Glykogen befähigt
- Der Muskel kann Fettsäuren zur Energiegewinnung oxidieren
- Im Muskel erfolgt die ATP-Synthese über Atmungskettenphosphorylierung und Glykolyse
- Im Muskel erfolgt die nichtenzymatische Bildung von Kreatinin aus Kreatinphosphat
- Aus dem Muskel werden vor allem Alanin und Glutamin in das Blut abgegeben
- In der Muskelzelle kann keine Nettosynthese von Glucose aus freien Fettsäuren erfolgen
- Skelettmuskelzellen bauen auch bei Sauerstoffzufuhr kein Glykogen aus Lactat auf
- Der Muskel kann Glykogen nicht in nennenswertem Umfang zu freier Glucose abbauen, weil der Muskel praktisch keine Glucose-6-Phosphatase hat

Vergleich von roten mit weißen Muskelfasern:

Rote Muskelfasern

- sind reicher an Mitochondrien und Enzymen der Atmungskette
- weisen höhere Pyruvatdehydrogenase-Aktivität auf
- haben einen höheren Myoglobingehalt
- haben größere Sauerstoffreserven als weiße Muskelfasern
- haben vorwiegend aeroben Stoffwechsel
- *nicht:* sind reicher an Glykogenphosphorylase und glykolytischen Enzymen

Über **Muskelproteine** trifft zu:

- Myosinfilamente besitzen an beiden Seiten des M-Streifens entgegengesetzte Polarität
- Die ATPase-Aktivität von Myosin wird durch F-Actin erhöht
- Unter der ATPase-Wirkung des Myosinkopfes ändert sich der Bindungswinkel zwischen Myosinkopf und Actin
- Bei der Muskelrelaxation wird Ca^{2+} unter ATP-Verbrauch in das sarkoplasmatische Retikulum transportiert

Ein unter **O_2-Mangel** arbeitender Skelettmuskel

- baut das gespeicherte Glykogen zu Lactat ab
- nimmt Glucose aus dem Blut auf und baut sie durch Glykolyse ab
- nutzt Kreatinphosphat für die Resynthese von ATP

Der arbeitende Skelettmuskel bildet **Lactat**; bei intensiver Belastung (z. B. 1000-m-Lauf) wird dieses Lactat

- teilweise an das Blut abgegeben
- den pH-Wert im Blut senken
- teilweise von der Leber als Substrat der Gluconeogenese aufgenommen
- teilweise vom Herzmuskel aufgenommen und zu CO_2 und H_2O oxidiert

Die Muskelzelle bildet bei Sauerstoffmangel aus Glucose vermehrt Lactat, weil das bei Entstehung von 1,3-Bisphosphoglycerat gebildete NADH unter Sauerstoffmangel vorzugsweise durch die Lactatdehydrogenase-Reaktion reoxidiert wird.

Zur Umwandlung **Kreatin** in Kreatinin trifft zu:

- Bildung eines cyclischen Carbonsäureamids
- Wasserabspaltung
- Bildung eines Heterocyclus

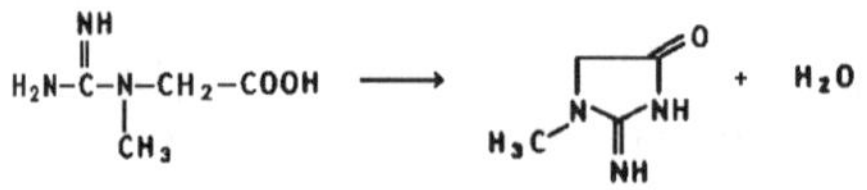

27.7. Stützgewebe

27.7.1 Aufbau von Knorpel, Knochen, Zahnhartsubstanz
Organische und mineralische Hauptbestandteile

27.7.2 Mineralisierung und Entmineralisierung
Prinzip der Biomineralisation, Bedeutung von Matrixvesikeln
Hormonelle Kontrolle des Calcium- und Phosphatstoffwechsels s. 24.4.5 und 24.4.6
Ursachen für die Entstehung einer Osteoporose, Bedeutung organischer Säuren für die Kariesentstehung

Über **Eigenschaften und Funktion** von Bausteinen der **Interzellularsubstanz** trifft zu:

- Typ 1-Kollagen: Widerstand gegen Zugbelastung
- Elastin: Elastizität von Blutgefäßen
- Knorpel-Proteoglykane: Durch Wasserbindung Widerstand gegen Druckbelastung
- Fibronektin: Zelladhäsion

Über das **Bindegewebe und Stützgewebe** trifft zu:

- Hyaluronsäure ist Bestandteil des Bindegewebes
- Chondroitinsulfat ist Bestandteil des Knorpels
- Kollagen und Elastin sind Faserproteine des Bindegewebes
- Wichtige Bestandteile des Bindegewebes sind Proteoglykane und Faserproteine
- Proteoglykane bestehen zum überwiegenden Teil aus einem Kohlenhydrat- und einem kleineren Proteinanteil
- Der Abbau der Proteoglykane erfolgt unter Beteiligung lysosomaler Enzyme
- Die Grundstruktur von Glykosaminoglykanen bilden Ketten von Disacchariden aus Aminozuckern und Uronsäuren
- Die Synthese der Aminozucker geht von Fructose-6-phosphat aus

- Die Sulfatierung von Aminozuckern benötigt Phosphoadenosylphosphosulfat (PAPS)
- Für die Biosynthese der Saccharidkette des Chondroitinsulfats werden UDP-aktivierte Zucker benötigt

Zum **Kollagen** trifft zu:

- Kollagen ist typischer Baubestandteil des Bindegewebes
- Kollagen Typ II ist Bestandteil des Knorpels
- Kollagen ist Bestandteil der Knochenmatrix
- Kollagen (Typ I und Typ III) stellt den größten Anteil der organischen Knochenbestandteile dar
- Kollagen enthält Kohlenhydrate
- Kollagen enthält glykosidisch gebundene Galaktose- und Glucosereste
- Kollagen ist in Wasser unlöslich
- Kollagen macht mengenmäßig den größten Anteil am Gesamtprotein im menschlichen Körper aus
- Drei helikale Polypeptidketten des Kollagens bilden eine Tripel-Helix
- Die Grundstruktur der Kollagen-Haupttypen ist eine Tripelhelix
- Die Kollagentripelhelix kann sich nur ausbilden, weil jede dritte Aminosäure im Kollagenmolekül aus Glycin besteht
- Etwa jede dritte Aminosäure im Kollagenmolekül ist Glycin
- Kollagen enthält die Peptidsequenz Glycin-Prolin-Hydroxyprolin besonders häufig
- Fibrilläre Kollagene bestehen aus einer Tripelhelix, deren Einzelstränge die Aminosäurensequenz $(Gly\text{-}X\text{-}Y)_n$ aufweisen
- Nach Sekretion von Kollagen in den Extrazellulärraum erfolgt eine oxidative Desaminierung von Lysylresten mit Hilfe einer kupferabhängigen Lysyloxidase
- In der extrazellulären Matrix ist Kollagen mit Proteoglykanen vergesellschaftet
- Die extrazelluläre Fibrillenbildung erfolgt durch Kopf-an-Schwanz- und Seit-zu-Seit-Anlagerung der Kollagenmoleküle
- Der Abbau von Kollagen wird durch extrazelluläre Proteolyse eingeleitet
- Beim Kollagenabbau freigesetztes Hydroxyprolin wird mit dem Urin ausgeschieden

Folgende Aminosäuren sind typische **Bestandteile** des Kollagens:

- Glycin
- Prolin
- Hydroxylysin
- *nicht:* Hydroxytryptophan

Über die **Biosynthese** von Kollagen trifft zu:

- Die Synthese des Prokollagens erfolgt intrazellulär
- Die Synthese des Hydroxyprolins ist Vitamin-C-abhängig
- Bei Ascorbinsäuremangel ist die Kollagenbiosynthese gestört
- An der Hydroxylierung von Prolin und Lysin ist Ascorbinsäure beteiligt
- Hydroxylierung von Lysin und Prolin erfolgt in der Peptidkette
- Kohlenhydratreste werden kovalent mit der Peptidkette verknüpft
- Die Moleküle werden extrazellulär quervernetzt
- Die Desaminierung von Lysin findet extrazellulär statt
- Die oxidative Desaminierung der ε-Aminogruppe von Lysinresten ist für die kovalente Verknüpfung von Kollagenfibrillen erforderlich

Folgende **posttranslationale Modifikationen** laufen bei der Biosynthese von Kollagen ab:

- Hydroxylierung von Prolin und Lysin
- Glykosylierung durch Galaktose und Glucose
- limitierte Proteolyse zur Überführung von Prokollagen in Kollagen
- kovalente Quervernetzung von Kollagenmolekülen

Folgende posttranslationale Modifikationen des primären Translationsproduktes bei der Kollagen-Synthese finden intrazellulär statt:

- Tripelhelixbildung
- Signalpeptid-Abspaltung
- Hydroxylierung von Prolinresten
- *nicht:* Quervernetzung von Mikrofibrillen

Zum **Elastin** trifft zu:

- Die Peptidketten des Elastins sind durch Desmosin- und Isodesmosin-Reste miteinander verknüpft
- Elastin wird wie Kollagen als lösliche Vorstufe synthetisiert
- Eine Quervernetzung des Elastins ist erst nach Einwirkung einer Lysyloxidase möglich
- *nicht:* Tripelhelix

Über die **Biomineralisation** trifft zu:

- Die Biomineralisation ist von der Bildung einer spezifischen extrazellulären Matrix abhängig
- Matrixvesikel von Osteozyten enthalten u.a. Ca^{2+} und Phosphate in hoher Konzentration
- Apatitkristalle können sich entlang kollagener Fasern bilden
- In der Mineralisationszone findet sich eine hohe Aktivität der alkalischen Phosphatase
- Calcitonin stimuliert die Apatitablagerung im Knochen

Zum **Knochenstoffwechsel** trifft zu:

- Die anorganische Substanz des Knochens besteht u.a. aus Hydroxylapatit, Fluorapatit und Erdalkalicarbonaten
- Das Schwermetall Blei kann in Apatit eingelagert werden
- Die Knochenbildung ist von einer ausreichenden Versorgung mit 1,25-Dihydroxycholecalciferol abhängig
- Die Synthese von Kollagen ist eine Voraussetzung für die Knochenbildung
- Eine erhöhte Osteoblastentätigkeit ist an einer Aktivitätserhöhung der alkalischen Phosphatase erkennbar

27.8. Nervensystem

27.8.1 Energiestoffwechsel
Deckung des Energiebedarfs durch Abbau von Glucose und Ketonkörpern

27.8.2 Extra- und intrazellulärer Stofftransport
Verteilung subzellulärer Strukturen in Neuronen, Bedeutung des Zytoskeletts für ortho- und retrograden axonalen Transport, Bedeutung der Blut-Hirn-Schranke

27.8.3 Signalübertragung
s. Kap. 23 und 24.1, Physiologie 10.1.3 und 10.1.4

Nervenzellen des erwachsenen Menschen

- können nicht regeneriert werden
- sind zur Proteinsynthese fähig
- können im Hunger Ketonkörper verstoffwechseln
- sind für die Erhaltung ihres Stoffwechsels auf die ständige Sauerstoffzufuhr angewiesen
- *nicht:* enthalten vorwiegend apolare Lipide (Triglyceride)

Zum **Stoffwechsel** des Nervengewebes trifft zu:

- Physiologisches Substrat des Energiestoffwechsels der Nervenzelle ist Glucose
- Der respiratorische Quotient des Nervengewebes ist 1
- Der spezifische Sauerstoffverbrauch des Nervengewebes ist größer als derjenige des ruhenden Skelettmuskels

- Vorübergehende Unterbrechung der Glucoseversorgung des Gehirns führt zu Krämpfen und Bewußtlosigkeit
- Der Stoffwechselweg der Glutaminsäure (Glu): Glu → γ-Aminobutyrat + CO_2 findet sich im menschlichen Organismus typischerweise im Gehirn
- Der Glykogengehalt der Ganglienzellen ist geringer als der von Hepatozyten und Muskelzellen
- Im längerdauernden Hunger oxidiert das ZNS verstärkt Ketonkörper
- Ketonkörper sind quantitativ wichtige Substrate des Energiestoffwechsels des Zentralnervensystems

Im Hungerzustand kann Glucose zur **Deckung des Energiebedarfs** von Nervenzellen aus folgenden Vorstufen synthetisiert werden:

- Lactat
- Glycerol
- Alanin
- Glutamin
- *nicht:* Leucin

Neurotransmitter und deren Synthesevorstufen:

- Noradrenalin: Tyrosin
- GABA/γ-Aminobutyrat: Glutaminsäure
- Serotonin: Tryptophan
- Endorphine: β-Lipotropin

Folgende Aminosäuren fungieren als Transmitter im Nervensystem:

- Glycin
- γ-Aminobuttersäure
- Glutaminsäure/Glutamat
- Tryptophan
- *nicht:* Leucin

Im Harn auftretende **Abbauprodukte** von Neurotransmittern:

- Serotonin → 5-Hydroxyindolessigsäure
- Noradrenalin → Vanillinmandelsäure

γ-Aminobutyrat (GABA)

- entsteht in Pyridoxalphosphat-abhängiger Reaktion
- ist Transmittersubstanz des Nervengewebes
- wird durch Transaminierung abgebaut
- wird aus Glutamat gebildet

Über **Endorphine** trifft zu:

- Endorphine sind Peptide
- Das endorphinerge System ist an der Unterdrückung der Schmerzempfindung beteiligt
- Endorphine werden im Gehirn gebildet

27.9. Auge

Prinzipieller Aufbau von Rhodopsin und Iodopsinen als Sehpigmente, photochemische Umwandlung und Regeneration von 11-cis-Retinal (s.a. Physiologie 16.2)

Gemeinsamer Teil
Anatomie - Biochemie - Biologie

1. Allgemeine Cytologie (Struktur und Funktion von Zellen und Zellorganellen; Topochemie)

1.1. Zellbegriff

Zellen als selbständige Funktionseinheiten

1.2. Prokaryontische Zellen

am Beispiel der Bakterien, s.a. 3.1

Bei **Prokaryonten** können folgende Zellstrukturen vorkommen:
- Polysomen/Ribosomen
- Plasmalemma
- Zellwand
- Geißeln
- Zellmembran
- Chromosomen
- *nicht:* Mitochondrien, Kernhülle

1.3. Eukaryontische Zellen

am Beispiel der Säugerzelle (Prototyp: Leberzelle); Größenverhältnis und Form von Zellen des Menschen: Erythrozyt, Eizelle, mehrkernige quergestreifte Muskelzelle, motorische Vorderhornzelle

Folgende Lebewesen sind **Eukaryonten**:
- Schimmelpilze
- Bierhefe
- *nicht:* Blaualgen, Tuberkulosebakterien, Colibakterien

Protozoen unterscheiden sich von Bakterien durch
- das Vorhandensein eines echten Zellkernes
- das Vorhandensein von Mitochondrien
- den unterschiedlichen Aufbau der Ribosomen

1.4. Zelluläre Strukturelemente

1.4.1 Plasmamembran und Glykokalix
Plasmamembran: Grenzfläche zwischen intra- und extrazellulärem Raum, Aufbau (s.a. 1.4.5; 1.4.6)
Bausteine: Glycerolphosphatide, Sphingomyelin, Glykosphingolipide, Cholesterol, Membranproteine, integrierte Membranproteine (Transmembranproteine), innere und äußere periphere Membranproteine; Membranenzyme
Anordnung der Lipide im bimolekularen Film, Bewegungsfähigkeit der Moleküle: Fluid-Mosaic-Modell; Membranasymmetrie
Glykokalix: Glykosphingolipide und Glykoproteine, Membransynthese im Endoplasmatischen Retikulum, Modifikation im Golgi-Feld
Beteiligung bei Zell-Zell-Kontakten, Kontakthemmung, Erkennung der Zelloberflächen, aktivem Transport (s.a. Biochemie 20.2.4)
Membranrezeptoren für von der Zelle benötigte Wirkstoffe
Beispiele: Mastzellen-IgE-Rezeptor (Fc-R), für Apolipoprotein B, für Asialoglykoproteine
Wirkung nach dem second-messenger-Modell am Beispiel des Adrenalins
Ionenkanäle und Ionenpumpen der Zellmembran (z.B.: Na^+-K^+-ATPase, Ca^{2+} Kanäle), Beteiligung an der Entstehung von Membranpotentialen
Endozytosen: Pinozytose und Mikropinozytose, absorptive Pinozytose als rezeptorabhängige Pinozytose: Endosomen und coated vesicles
Exozytose, Membranrezirkulation
Phagozytose, Phagosomen, Funktion von Lysosomen
Transzytose (Zytopempsis), z.B. bei Gefäßwandzellen
Zellidentität am Beispiel der antigenen Eigenschaften der AB0-Blutgruppen, Lokalisation von Histokompatibilitätsantigenen
Bindung von Bakterien-Toxinen und Viren

1.4.2 Zytoplasmatische Membransysteme
Funktion: geschlossene Stoffwechselräume zur Kompartimentierung für Stoffwechselprozesse

1.4.3 Zytoplasma, Zytosol und Zytomatrix
Definitionen
Lokalisation von Stoffwechselwegen, z.B. der Enzyme für Glykolyse und Fettsäuresynthese, Proteinsynthese an freien Ribosomen

1.4.4 Zytoskelett
Aufbau: Mikrotubuli, Aufbau aus Tubulinen, Mikrofilamente: Aktine und Myosine
Existenz Zelltyp-spezifischer intermediärer 10nm-Filamente
Funktionen: Bedeutung für Zellbewegung, Zellteilung, Zellform und Zellstabilität (s.a. 1.4.15)

1.4.5 Endoplasmatisches Retikulum (= ER)
Zytoplasmatische Membran, in Form von Kanälen und Zisternen, intrazellulärer Transport
"Rauhes" ER (granuläres ER): Anlagerung von Ribosomen, "glattes" ER (agranuläres ER): ohne Ribosomen
Funktion des rauhen ER: Synthese exportabler Proteine, z.B. von Kollagen, Peptidhormonen, Enzymen in Sekreten und von Membranproteinen
Ergastoplasma z.B. in Drüsenzellen, Nissl-Schollen in Nervenzellen
Funktion des glatten ER: Ort der Enzyme für Synthese von Membranphospholipiden, Steroidhormonen, Glykosylierung, Biotransformation (mischfunktionelle Oxygenasen), Gluconeogenese (Glucose-6-phosphatase), Speicherung von Ionen (vor allem Ca^{2+})

1.4.6 Golgi-Feld (Golgi-Apparat)
(s.a. 1.4.1)
Aufbau: Dictyosomen: funktionelle Untereinheit zusammengehöriger Membrankomplexe, Zusammenhang mit ER, polarer Aufbau (cis- und trans-Seite)
Funktion: Modifikation und Transport von Membran- und Sekretproteinen, Glykosylierung, Bildung verschiedener funktionell unterschiedlicher Membranvesikel: Sekretgranula für Exozytose, Lysosomen und Membranregeneration, Endosomen (Rezeptosomen)

1.4.7 Lysosomen
Aufbau: membranumgrenzte Vakuolen mit freien und an Membranen gebundenen Enzymen (vorwiegend saure Hydrolasen);
ATP-abhängige Protonenpumpe
Funktion: Beteiligung beim Abbau von phagozytiertem Material, Granula der neutrophilen Granulozyten als Beispiele für Anhäufung von Lysosomen
Beteiligung beim Abbau von zelleigenem Material, vor allem Zellorganellen (Ribosomen, Mitochondrien, Membranen des ER, Hormonvesikel)
Beteiligung beim Abbau und bei der Umbildung von Gewebe
Genetisch bedingte Defekte lysosomaler Enzyme, Speicherkrankheiten, z.B. Mucopolysaccharidosen

1.4.8 Peroxisomen
Aufbau: membranumgrenzte Vakuolen (microbodies); Ausstattung mit Peroxidase, Superoxid-Dismutase, Katalasen und Enzymen des Fettsäureabbaus

1.4.9 Mitochondrien
Aufbau: Äußere Membran, innere Membranen mit Enzymen, Translokatoren und Kanälen; Oberflächenvergrößerung der inneren Membran in Form von Cristae oder Tubuli; mtDNA mit mitochondrialem Genom, Reduplikation der mtDNA unabhängig vom Zellzyklus, Teilungsfähigkeit der Mitochondrien zur Anpassung der Mitochondrienzahl in den Zellen, z.B. in Muskelzellen, Nierentubuluszellen; mtRibosomen, Matrix mit Enzymen (z.B. Citratcyclus, β-Oxidation der Fettsäuren)
Funktion: Ort der zellulären Energieproduktion: Citratcyclus, β-Oxidation der Fettsäuren, Atmungskette, zur Herstellung von ATP
Einschleusung von Enzymen aus dem Zytosol

1.4.10 Ribosomen
Aufbau: 40 S- und 60 S-Untereinheiten; Prinzip des Aufbau aus ribosomalen Proteinen und rRNA, Zusammenschluß zu 80 S-Ribosomen bei der Proteinsynthese, Ribosomen als einziger Ort der Proteinsynthese
Polysomen an Membranen des ER zur Synthese exportabler Proteine; im Zytoplasma: Synthese von Proteinen zum intrazellulären Verbleib, Basophilie des Ergastoplasmas und von Nissl-Schollen
Hemmung bzw. Störung der Proteinsynthese durch Antibiotika (s.a. Biochemie 22.2.5)

1.4.11 Zellkern
Aufbau: Kernhülle in Form einer Doppelhülle mit Kernporen
Chromosomen: Komplexe aus DNA und Histonen (Nucleosomen) (s. 2.1.1), Zahl und Form der Chromosomen des Menschen
Nucleolus: Entstehung an nucleolus-organizer-Zonen bestimmter Nucleolen-Chromosomen; Nucleolen-Chromosomen beim Menschen: s. 13, 14, 15, 21, 22
Funktion: rRNA-Synthese, Bildung von Ribosomenuntereinheiten (s. 2.1.5)

1.4.12 Zentriolen
Aufbau und Vermehrung; Funktion als Kinetosomen (Basalkörper) bei der Entstehung der Zilien
Bildung von Zentren bei der Organisation der Mitosespindel

1.4.13 Zellkontakte
Gap junction mit Tunnelproteinen zur elektrischen Koppelung von Zellen und zum Stoffaustausch
Zonula adhaerens, Desmosom und Halbdesmosom, Bedeutung für den mechanischen Zellzusammenhalt, Verankerung des Zytoskeletts
Tight junction, dichte und durchlässige Formen, Bedeutung des Interzellularraumes für den extrazellulären Transport

1.4.14 Mikrovilli
Aufbau: Vorstülpungen der Zellmembran, zentrale Filamente, Enzyme in der Zellmembran
Funktion: effektivere Resorption durch Vergrößerung der Zelloberfläche am Beispiel der Enterozyten
Möglichkeit zur Herstellung einer ungestörten Flüssigkeitsschicht an der Oberfläche, spezialisierte Mikrovilli in Sinnesorganen

1.4.15 Zilien
Aufbau; Formen der Zilienbewegung, Bewegungsfolgen beim Flimmerepithel
Funktion: Zilienbewegung z.B. bei Spermien; Unterstützung von Transport, z.B. durch Flimmerepithel der Bronchien
modifizierte Zilien in Sinnesorganen (Retinazellen, Innenohr, Riechschleimhaut)
genetisches Syndrom bewegungsloser Spermien

Über die **Zellmembran** trifft zu:

- In ihre Struktur sind Proteine eingebaut
- Sie besteht zum großen Teil aus einer doppelten Lipidschicht
- Sie enthält an Proteine gebundene Polysaccharide
- Membranbestandteile können Wirkstoffe spezifisch binden

Die Zellmembran hat die folgenden **Funktionen**:

- Herstellung des Kontaktes zu anderen Zellen
- aktiver Transport von Molekülen
- passiver Transport von Molekülen
- spezifische Bindung von Wirkstoffen durch Rezeptoren
- *nicht:* Mitwirkung bei der Protein-Biosynthese

Das **Plasmalemma** ist die Grenzfläche der Zelle.

Eine cytoplasmatische Biomembran findet sich u.a. bei folgenden **Zellstrukturen**:

- Lysosomen
- Peroxisomen
- Dictyosomen
- *nicht:* Nucleolen, Zentriolen

Für das **"Fluid mosaic-Modell"** der Zellmembran trifft zu:

- Aufgrund ihrer hydrophilen und hydrophoben Gruppen haben die Phospholipide in wäßriger Phase das Bestreben, einen bimolekularen Film zu bilden
- In den Lipidfilm eingebettet schwimmen globuläre Proteine
- Die Polysaccharide der Glykokalix sind an die Lipide und Proteine der Zellmembran geknüpft
- Die in der Zellmembran vorhandenen Proteine können als Tunnelproteine für den Stofftransport durch die Zellmembran von Bedeutung sein

Die **Glykokalix**

- ist Träger von Antigenen
- ist bei der Determinierung der Antigeneigenschaften beteiligt
- enthält als Antigene wirksame Moleküle (z. B. Blutgruppensubstanzen)
- der Erythrozyten trägt die Blutgruppensubstanzen
- ist bei der kodominanten Ausprägung der Blutgruppen A und B beteiligt
- besteht u. a. aus Glykolipiden und Glykoproteinen
- wird beim Aufbau von Zellkontakten benötigt/dient der Kontaktaufnahme zwischen Zellen
- wird durch spezifische Polysaccharide charakterisiert

Die Glykokalix ist beteiligt

- bei der Determinierung der Antigeneigenschaften
- bei Phagozytoseprozessen
- bei der Kontaktaufnahme von Zellen
- am mechanischen Schutz der Zellen

Glykoproteine und Glykolipide der Zellmembran

- sind integrierte und wesentliche Bestandteile aller tierischen Zellmembranen
- sind in ihrer Spezifität vor allem durch die Struktur der Polysaccharide gekennzeichnet
- sind z. B. Determinanten für das ABO-Blutgruppensystem
- können als Rezeptoren für Peptidhormone funktionieren

Der molekulare Aufbau (**Phospholipide und Proteine**) der Zellmembran ist funktionell wichtig bei:

- rezeptorabhängiger Pinocytose
- Ausprägung antigener Eigenschaften
- Transport von coated vesicles und Endosomen
- Bindung von Peptidhormonen
- Präsentation von Rezeptoren zur Aufnahme von Stoffen aus Blutplasma in die Zellen

Die **Proteine** der Zellmembran können

- Glykoproteine sein
- den Transport von Ionen ermöglichen
- Rezeptoren für Hormone sein
- sich in der Membran bewegen
- mit Filamenten des Cytoplasmas in Verbindung stehen

Integrierte Membranproteine können bei Säugerzellen folgende **Funktionen** haben:

- Ionentransport
- Auslösung eines Second-messenger-Prozesses
- Bindung von Peptidhormonen

- Aufbau von gap junctions zur Koppelung von benachbarten Zellen
- Einleiten einer adsorptiven Pinocytose

Mit dem Begriff **"second messenger"** sind folgende Erscheinungen verbunden:

- Reaktionen der Zelle nach Anheftung von Peptidhormonen
- Synthese von cyclischem Adenosinmonophosphat (cAMP)
- Signalübertragung vom Plasmalemma ins Zellinnere
- Genaktivierung (Auslösung der Transkription)

In der Zelle findet **Membranfluß** statt, wenn

- Vesikel des Golgi-Feldes und Kanäle des endoplasmatischen Retikulums verschmelzen
- Vesikel des Golgi-Feldes mit der Zellmembran verschmelzen
- durch Cytopempsis geschlossene Vakuolen durch die Zelle transportiert werden
- Sekretgranula aus dem Golgi-Feld an die Zelloberfläche transportiert werden

Folgende **Strukturen und Organellen** sind am Membranfluß beteiligt:

- Lysosomen
- Dictyosomen
- glattes endoplasmatisches Retikulum
- Plasmalemma
- Phagosomen
- *nicht:* Mitochondrien

Eine lebende Zelle kann aus dem umgebenden Medium Ionen oder Moleküle aufnehmen durch:

- Diffusion
- Phagozytose
- Pinocytose
- aktiven Transmembrantransport
- *nicht:* Exocytose

Am **zellulären aktiven Stofftransport** können beteiligt sein:

- Carrier
- Pinocytose
- Na^+/K^+-ATPase
- Exocytose
- Phagozytose
- Endocytose
- *nicht:* Tunnelproteine, Osmose

Endocytosen sind Membranflußvorgänge zur Aufnahme von Stoffen in Zellen.

Cytopempsis

- dient der Durchschleusung von in Membranvesikeln eingeschlossenen Flüssigkeiten durch die Zelle/dient der unveränderten Durchschleusung von Flüssigkeiten durch eine Zelle
- beruht auf Endocytose und Exocytose
- ist ein Vorgang, der durch Membranfluß zustande kommt
- ist ein Stofftransport, für den die Zelle Energie aufwenden muß
- tritt häufig bei Zellen auf, die Körperhöhlen oder sonstige Hohlräume (Darm, Gefäße) abgrenzen

Die funktionelle Bedeutung der Cytopempsis liegt im Transport durch eine Schicht von Zellen (z. B. Endothel).

Bei der **Phagozytose** handelt es sich um die Aufnahme geformter Bestandteile durch Membraneinstülpung in die Zelle.

Die Funktion eines Phagosoms besteht in der Verdauung.

Bei der **Pinocytose** handelt es sich um die Aufnahme von Flüssigkeiten durch Membraneinstülpung in die Zelle.

Für die freie **Diffusion** von Stoffen trifft zu:

- Die Diffusionsgeschwindigkeit eines Stoffes ist abhängig von seinem Konzentrationsgradienten
- Der Diffusionskoeffizient D ist abhängig von der Molekülform
- Sie führt zum Konzentrationsausgleich
- Sie führt zu einer Erhöhung der molekularen Unordnung

Durch eine Membran soll 50 % mehr diffundieren.

- Hypothetisch könnte dies durch eine Vergrößerung der Membranfläche auf das 1½-fache erreicht werden

Beim **Cytoplasma** handelt es sich um das Grundplasma einschließlich der Zellorganellen und Membransysteme ohne Zellkern.

Zellorganellen sind

- die Kinetosomen
- der Golgiapparat
- die Mitochondrien
- die Zentriolen
- *nicht:* die Pigmentgranula

Die folgenden Zellbestandteile liegen **außerhalb** des Zellkerns im Cytoplasma:

- Lysosomen
- Dictyosomen
- Ribosomen
- Mitochondrien
- *nicht:* Nucleolen

Zuordnung von Zellkompartimenten zu Enzymen/zu Prozessen, die ausschließlich oder überwiegend dort ablaufen/zur Funktion:

- endoplasmatisches Retikulum: Hydroxylierung von Arzneimitteln, Zellkompartimentierung
- Cytoplasma: Synthese von Glucose aus Phosphoenolpyruvat, Aminoacyl-tRNA-Synthetase
- Membran: Adenylatcyclase, Zellatmung
- Mitochondrien: Cytochromoxidase
- Lysosomen: Hydrolasen, Abbau von Zellorganellen
- Dictyosomen: Bildung von Membranvesikeln zur Regeneration der Zellmembran

Die intermediären Filamente des **Cytoskeletts** können zur Charakterisierung von Zell- bzw. Gewebetypen dienen, weil die intermediären Filamente des Cytoskeletts unterschiedliche zell- bzw. gewebespezifische Proteinbestandteile besitzen.

Mikrotubuli

- können im Cytoplasma reversibel zusammengebaut (polymerisiert) werden/sind reversible Strukturen, die rasch auf- und abgebaut werden können
- können bei Anwesenheit von Colchicin nicht zusammengebaut (polymerisiert) werden
- tragen zur Stabilisierung der Zellform bei Einzellern bei
- setzen sich vorwiegend aus den Proteinen α-Tubulin und β-Tubulin zusammen
- sind Bestandteile der Zilien
- bilden die Zellteilungsspindel
- kommen in Zellausläufern von Nervenfasern vor
- *nicht:* vergrößern die Zelloberfläche

Mikrotubuli finden sich (notwendig für Funktionsfähigkeit):

- in der Kernteilungsspindel/Mitose-Spindel
- in Zilien
- als Bestandteile des Cytoskeletts
- in Zentriolen
- in Basalkörpern
- *nicht:* in Bakterien-Geißeln, Desmosomen

Über das **endoplasmatische Retikulum (ER)** trifft zu:

- Das ER grenzt Stoffwechselräume gegen das Grundplasma ab
- Agranuläres ER ist frei von Ribosomen
- Das ER ist an der Bildung der Dictyosomen beteiligt
- Plasmazellen enthalten viel granuläres ER

Granuläres (= rauhes) endoplasmatisches Retikulum hat vorwiegend eine Funktion bei der Synthese von exportablen Eiweißen.

In einer Drüsenzelle ist das rauhe endoplasmatische Retikulum

- eine Zellregion mit extrem dicht zusammengelagerten Membranen
- eine Synthesezone von exportablen Proteinen
- eine Zellzone mit Anreicherung an rRNA und Ribosomen

Glattes endoplasmatisches Retikulum (ER)

- ist an der Fettsynthese beteiligt
- dient u.a. der Ca^{++}-Speicherung in Skelett-Muskelfasern
- kann durch Anlagerung von Ribosomen in rauhes ER umgewandelt werden
- dient dem intrazellulären Transport von Stoffen
- *nicht:* synthetisiert Peptidhormone

Der Golgi-Apparat

- modifiziert Stoffe aus dem rauhen endoplasmatischen Retikulum
- hat morphologische und funktionelle Beziehungen zum endoplasmatischen Retikulum
- kompensiert endocytotisch bedingte Verluste der Zellmembran
- liefert Moleküle der Glykokalix
- *nicht:* synthetisiert Steroidhormone

Dictyosomen

- bilden Membranvesikel zur Regeneration der Zellmembran
- bilden Sekretvesikel in Drüsenzellen
- bilden Lysosomen
- sind polar aufgebaut und weisen eine Bildungs- und eine Abgabeseite auf
- *nicht:* vereinigen sich mit Phagosomen beim Abbau von phagozytiertem Material

Die von den Dictyosomen abgeschnürten Golgi-Vesikel können folgende **Inhalte** haben:

- intrazellulär wirkende Hydrolasen
- exokrine Sekrete
- Hormone
- Glykoproteine und -lipide
- *nicht:* Stoffwechsel-Endprodukte

Der funktionelle **Zusammenhang** von Dictyosomen und Membranfluß läßt sich durch folgende Aussagen belegen:

- Dictyosomen werden an ihrer cis-Seite durch Membranen des endoplasmatischen Retikulums ergänzt
- Die trans-Seite der Dictyosomen liefert lysosomale Membran
- Bei Exocytosen von Sekretgranula wird Granulamembran in die Zellmembran eingebaut
- Endozytierte Zellmembran kann in Dictyosomen übergehen

Über **Lysosomen** trifft zu:

- Sie gehen aus Dictyosomen hervor
- Sie sind durch hydrolytische Enzyme charakterisiert
- Sie enthalten verschiedene Hydrolasen
- Sie sind membranbegrenzte, Hydrolasen enthaltende Zellorganellen
- Sie sind am Abbau phagozytierten Materials beteiligt
- Sie dienen dem Abbau körperfremder Moleküle
- Sie dienen dem Abbau körpereigener Moleküle
- Sie dienen dem Abbau zelleigener hochmolekularer Verbindungen und Organellen

Lysosomale Enzyme zerstören normalerweise nicht die Bestandteile der Zelle, in der sie enthalten sind, denn die Enzyme sind durch Membranen vom Cytoplasma abgeschlossen.

Bei folgenden **Vorgängen** sind Lysosomen beteiligt:

- Verdauung von phagozytiertem Material
- Abbau von zelleigenem Material

Heterolysosomen (sekundäre Lysosomen) entstehen in einer Zelle, wenn Phagosomen und primäre Lysosomen verschmelzen/wenn phagozytiertes Material mit primären Lysosomen zusammengebracht wird.

Die Anhäufung von **endogenem Pigment** in einer Zelle kann

- auf den Abbau des Hämoglobins zurückzuführen sein
- durch nachlassende Enzymaktivitäten (z. B. in Lysosomen) entstehen
- das Ergebnis einer spezifischen Syntheseleistung sein
- nach verstärkten Endocytoseprozessen auftreten

Eine Anreicherung von **Lipofuszin** in der Zelle kommt durch nachlassende Aktivität von lysosomalen Enzymen zustande.

Mitochondrien

- besitzen RNA und DNA
- enthalten mindestens einen DNA-Ring, der genetisch aktiv ist
- enthalten ADP und anorganisches Phosphat
- enthalten eigene Ribosomen und können eine eigene Proteinsynthese durchführen
- enthalten die Enzyme der Atmungskette (Multienzymkomplex)
- können unabhängig vom Zellzyklus vermehrt werden
- enthalten verschiedene Kompartimente
- besitzen eine äußere und eine innere Membran
- haben eine Doppelmembran, an deren Innenseite die Enzyme der Atmungskette lokalisiert sind
- sind besonders zahlreich in stoffwechselaktiven Zellen
- haben Tubulusstruktur in steroidproduzierenden Zellen
- werden nur von der Mutter auf die Kinder vererbt
- Die Oberfläche der Innenmembran wird durch Cristae, Tubuli oder ähnliche Vorstülpungen vergrößert
- Ihre Anzahl pro Zelle ist abhängig vom Zelltyp

Mitochondrien können sich unabhängig von den Phasen des Intermitose-Zyklus der Zelle teilen, weil sie auf einer ringförmigen mitochondrialen DNA eigene Gene enthalten.

Die **DNA** der Mitochondrien

- ist doppelsträngig
- ist ringförmig

- enthält Gene für tRNA
- kann unabhängig vom Zellzyklus repliziert werden

Ein genetischer Defekt in der mitochondrialen DNA wird nur von der Mutter auf alle Kinder übertragen.

In den Mitochondrien laufen folgende **Stoffwechselprozesse** ganz oder teilweise ab:

- oxidative Phosphorylierung
- Citratcyclus
- Harnstoffbiosynthese
- β-Oxidation der Fettsäuren
- *nicht:* Glykogenbiosynthese

Mitochondrien enthalten

- Adenosintriphosphat (ATP)
- Enzyme für den Citronensäurecyclus
- Enzyme der Atmungskette
- DNA
- *nicht:* Enzyme für den Abbau von Mucopolysacchariden

Über die **Ribosomen** trifft zu:

- Sie finden sich im Cytoplasma
- Sie finden sich an Membranen des endoplasmatischen Retikulums
- Sie bestehen/entstehen aus RNA und Proteinen
- Sie werden im Nucleolus gebildet
- Sie kommen auch in Mitochondrien vor
- Sie sind bei der Translation notwendig
- Sie setzen sich aus Untereinheiten mit unterschiedlicher Sedimentations-Konstanten zusammen
- **Funktion:** Proteinsynthese

Die zum Aufbau der Chromosomen benötigten Proteine (Histone und Nichthiston-Proteine) werden an den Ribosomen außerhalb des Zellkerns gebildet.

Unter **Polysomen** versteht man die mit mRNA (messenger-RNA) bei der Translation zusammengefaßten Ribosomen.

An einem Polysom an der Membran des rauhen endoplasmatischen Retikulums liefern alle Ribosomen ein gleiches Polypeptid.

Folgende **Zellbestandteile** befinden sich innerhalb des **Zellkerns**:

- Peroxisomen
- Mitochondrien
- Lysosomen
- Polysomen

Die **Kernhülle**

- besteht aus zwei cytoplasmatischen Membranen
- hat zahlreiche Poren
- wird aus dem endoplasmatischen Retikulum aufgebaut

Die Doppelmembranen der Kernhülle ermöglichen den

- Transport von tRNA in das Cytoplasma
- Transport von mRNA in das Cytoplasma
- Transport von 40 S- bzw. 60 S-Ribosomen-Untereinheiten ins Cytoplasma
- Transport von Ionen in den Kern

Die **Nucleolen** im Zellkern

- sind im Interphase-Kern stets vorhanden
- sind für eine Proteinsynthese notwendig
- enthalten als wesentlichen Inhalt sich bildende Ribosomen und ribosomale RNA
- sind Bildungsorte der Ribosomen-Vorstufen
- enthalten redundante Gene für ribosomale RNA
- sind an bestimmte Chromosomenabschnitte gebunden
- werden an bestimmten Chromosomen gebildet/werden nur an bestimmten Regionen einzelner Chromosomen gebildet
- werden in der Mitose aufgelöst
- werden nach jeder Kernteilung neu gebildet
- treten in unterschiedlicher Zahl pro Kern auf
- *nicht:* sind membranumhüllte Organellen

Bestandteile des Nucleolus sind:

- redundante Gene
- Proteine
- ribosomale RNA
- Ribosomen
- *nicht:* transfer-RNA

Die **Kern-Plasma-Relation** bezeichnet das für einen Zelltyp vorherrschende Verhältnis von Kernvolumen zur Menge des Cytoplasmas.

Zentriolen

- sind in jeder tierischen Soma-Zelle vorhanden
- sind für die Polarität der Mitosespindel zuständig
- setzen sich aus 9 Tripletts von Mikrotubuli zusammen
- liefern die Kinetosomen bei Zilien bzw. Geißeln
- bestimmen die Richtung der Spindelorientierung und damit die Teilungsebene
- *nicht:* sind membranumhüllte Organellen

Durch **Zellkontakte** (Kontaktzonen zwischen den Zellen, Kontaktstellen)

- können die Interzellularräume in Form von tight junctions in ihrer Durchlässigkeit eingeschränkt sein
- können interzelluläre Spalträume abgedichtet werden
- werden Zellen dauerhaft im Gewebe mechanisch gebunden
- ist eine elektrische Kopplung zwischen Nachbarzellen möglich
- wird ein interzellulärer Stoffaustausch ermöglicht/können Moleküle transportiert/ausgetauscht werden
- können Zellbewegungen unterbunden werden
- kann eine Festlegung von Zellen im Gewebeverband erreicht werden
- können amöboide Zellbewegungen ausgelöst werden

Zur Abdichtung eines Epithels dient eine **tight junction**.

Der parazelluläre Transport durch ein Epithel wird durch tight junctions (Zonulae occludentes) erheblich behindert.

Die wesentliche Aufgabe von **gap junctions** ist die funktionelle Kopplung von Zellen (Zellkommunikation aufgrund von Zellkontakten).

Kontaktinhibition ist die Einstellung der amöboiden Bewegung und des Wachstums bei der Berührung von Zellen gleichen Typs.

Bei Zellen bösartiger Tumoren fehlt die Kontaktinhibition.

Als Oberflächendifferenzierung von Zellen sind **Mikrovilli**

- von Zellmembranen mit integrierten Enzymmolekülen überzogen
- von zentralen Filamenten gestützt
- für eine intensive Resorptionsfunktion notwendig
- im Lichtmikroskop als "Bürstensaum" erkennbar

Biologie

2. Genetik

2.1. Organisation und Funktion von Genen

(s.a. Biochemie Kap. 13)

2.1.1 Bedeutung und Funktion der Gene
Organisation von DNA und von Genorten für die Proteinsynthese, Reparaturmöglichkeit für die DNA (s. 5.2)

2.1.2 Gen und Genort
Transkribierter Strang; lineare Anordnung der Gene im Chromosom: Kopplungsgruppe, Syntenie, Aufbau eines Chromosoms

2.1.3 Genetischer Code
bei Genen für die Proteinsynthese, Gliederung der Nucleotidmuster in Tripletts = Codons; Organisation des Genortes in Exons und Introns, Promotorregion und Terminationsregion

2.1.4 Repetitive DNA
(s. a. 5.3.1)

2.1.5 Redundante Gene beim Menschen
z.B. rRNA-Gene in den Nucleolusorganisator-Regionen (s. 5.3.2)

2.1.6 Aktive und inaktive Genorte
Transkription: Synthese von RNA durch RNA-Polymerasen; Typen der RNA (s.a. Biochemie 13.2); Transkriptionsfaktoren
Genaktivierung am Beispiel der Geschlechtshormone bzw. Peptidhormone
Hemmung der Transkription durch Antibiotika, Hemmung von RNA-Polymerase durch α-Amanitin

Die **DNA** der Eukaryonten

- enthält repetitive Sequenzen
- findet sich in den Chromosomen in enger Verbindung mit Proteinen
- kann außer den Basen Adenin, Guanin, Thymin und Cytosin auch 5-Methylcytosin enthalten
- enthält neben den für Proteine codierenden Sequenzen auch solche für rRNA
- wird bei der Replikation in 5'-3'-Richtung synthetisiert
- liegt in der Doppelhelix in zwei gegenläufig angeordneten Polynucleotidketten vor
- Die DNA-Doppelstränge werden durch Wasserstoffbrückenbindungen aneinander gebunden
- Für die Doppelhelixstruktur ist das Prinzip der Basenpaarung verantwortlich

DNA findet sich beim Menschen als

- mitochondriale DNA
- hochrepetitive DNA im Zellkern
- Einschübe (Introns) in Strukturgenen
- *nicht:* funktionell wichtiger Strukturbestandteil in Ribosomen

DNA ist enthalten in

- Zellkernen
- Mitochondrien

Die **Nucleotidsequenz** der DNA enthält eine nicht zufällige und nicht periodische Anordnung der Nucleotide (vergleichbar einer Buchstabenfolge in einer Schrift).

Ein Phage hat eine einsträngige DNA von folgender relativer Zusammensetzung:
A: 1,0 — C: 0,75 — G: 0,98 — T: 1,33

- Die komplementäre RNA hat folgende Zusammensetzung:
  A: 1,33 — B: 0,98 — G: 0,75 — T: 0,00 — U: 1,00

Die **Replikation** der DNA bei menschlichen Zellen

- erfolgt während des Intermitose-Cyclus
- findet vor allem in der S-Phase des Zellzyklus statt
- beginnt am DNA-Molekül eines Chromosoms an den Replikons
- ist semi-konservativ
- findet im Zellkern statt
- ist enzymabhängig
- erfolgt unter Anlagerung von komplementären Basen
- erfordert das Vorhandensein von Polymerasen
- überträgt Mutationen aus vorhergegangenen Punktmutationen

Ein **Gen**

- besteht aus einem bestimmten Abschnitt eines DNA-Moleküls
- kann für die Synthese eines bestimmten Polypeptids zuständig sein
- enthält eine hohe Zahl von Nucleotiden
- ist gemeinsam mit anderen Genen auf einem Chromosom angeordnet

Über den **genetischen Code** trifft zu:

- Der genetische Code ist universell; er gilt für Viren, Bakterien und auch für den Menschen
- Der genetische Code ist bei allen Eukaryonten ein DNA-Code, kann bei Viren aber ein RNA-Code sein
- Bei der Transkription wird vom DNA-Code ein komplementärer RNA-Code gebildet

Das Genom des Säugers enthält viel mehr DNA, als für seine Strukturgene notwendig ist. - Gründe dafür sind:

- Es gibt repetitive DNA-Abschnitte
- Gene für rRNA kommen in vielen Kopien vor
- Es gibt innerhalb von Strukturgenen lange DNA-Sequenzen, die nicht translatiert werden
- Zwischen den Genen gibt es lange DNA-Sequenzen, die nicht transkribiert werden

Transkription nennt man die Übertragung genetischer Information von DNA auf Ribonucleinsäuren.

Aus dem primären Transkript der DNA werden die den Introns entsprechenden Abschnitte herausgeschnitten und die verbleibenden, den Exons entsprechenden Abschnitte zu einer kontinuierlichen Sequenz zusammengefügt.

- Diesen Vorgang nennt man **Splicing**

Über die **RNA** trifft zu:

- mRNA muß in der eukaryonten Zelle vom Kern in das Cytoplasma diffundieren können
- Die Biosynthese von mRNA erfordert die Mitwirkung von DNA
- RNA ist in manchen Viren das genetische Material

Transfer-RNA

- besitzt ein als Anticodon bezeichnetes Basentriplett, das bei der Proteinbiosynthese an ein korrespondierendes Triplett der mRNA angelagert wird
- bindet Aminosäuren esterartig an eine OH-Gruppe der Ribose
- besitzt am 3'-OH-Ende die Basensequenz CCA
- bildet mit Aminosäuren Aminoacyl-tRNA-Verbindungen

Die Zusammensetzung der Ribosomen aus verschiedenen Proteinen und **rRNA**-Molekülen bildet die funktionelle Grundlage für die folgenden Vorgänge:

- Bindung von mRNA
- reversible Bindung von tRNA

- Verknüpfung von Aminosäuren durch Peptidbindungen
- Bindung von bestimmten Antibiotika
- *nicht:* reversible Bindung von Hormonen zur Aktivierung

Über die **mRNA** (messenger-RNA) trifft zu:

- Der Transport der genetischen Information von der DNA im Zellkern zu den Ribosomen erfolgt durch die mRNA
- Die genetische Information der Kern-DNA wird zur Proteinbildung durch Transkription unmittelbar auf mRNA übertragen
- mRNA wird an einem komplementären DNA-Strang gebildet
- Die Bildung der mRNA erfordert posttranskriptionale Modifikationsschritte
- Reife mRNA enthält nur für Aminosäuren codierende Basen-Tripletts
- (Reife) mRNA ist einsträngig
- mRNA kann auch als Matrize zur Synthese von DNA dienen

Zur **Proteinbiosynthese** trifft zu:

- Bei der Proteinbiosynthese wird der genetische DNA-Code in die Aminosäurensequenz übertragen
- Bei der Proteinbiosynthese ist eine funktionsfähige messenger-RNA an Ribosomen notwendig
- Bei der Proteinbiosynthese ist transfer-RNA beteiligt
- Die Proteinbiosynthese erfolgt schrittweise nach dem Prinzip der Kettenverlängerung vom N-terminalen Ende der Peptidkette her
- Bei der Proteinbiosynthese wird der genetische Code übersetzt, der Vorgang wird als Translation bezeichnet
- Die Synthese des Proteins ist ein energieverbrauchender Prozeß
- Für die Proteinbiosynthese wird der genetische Code übersetzt, Aminoacyl-tRNA mit den Basen der mRNA (messenger-RNA) ist für den Initiatorkomplex notwendig
- Die Proteinbiosynthese in der Zelle findet vorwiegend an den Polysomen statt
- Die Proteinbiosynthese findet vor allem in der G_1-Phase des Zellcyclus statt
- Bei der Proteinbiosynthese können die Vorgänge an verschiedenen Reaktionsschritten durch Antibiotika gehemmt werden

Die Proteinbiosynthese erfordert folgende **Teilschritte**:

- Bildung von mRNA
- Bindung der mRNA an Ribosomen
- Aktivierung der Aminosäure
- Anheftung einer Aminosäure an die ribosomale RNA

Folgende Stoffe sind **unmittelbar** an der Proteinbiosynthese beteiligt:

- mRNA
- Ribosomen
- aktivierte Aminosäuren
- tRNA
- *nicht:* DNA

Translation ist die Übersetzung des mRNA-Codes in die Aminosäurensequenz der Proteine.

An der Translation sind die Ribosomen unmittelbar beteiligt.

Bei den Vorgängen einer **Übertragung von DNA-Informationen** in den Aufbau eines Polypeptides sind folgende Moleküle bzw. Zellorganellen unmittelbar eingeschaltet:

- 40 S Ribosomen-Untereinheiten
- 60 S Ribosomen-Untereinheiten
- mRNA

- tRNA
- *nicht:* Hormonrezeptoren der Zellmembran

2.2. Chromosomen des Menschen

Begriffe diploid und haploid, Chromatiden 2n=46 beim Menschen, Schreibweise 46, XY, 46, XX, Einteilung der Chromosomen nach ihren Formcharakteristika;
metazentrische und akrozentrische Chromosomen; Gonosomen X und Y
Darstellung von Bandenmustern durch spezifische Färbungsmethoden (G-banding; Q-banding; C-banding) in Pro- und Metaphasechromosomen
Identifizierung aller einzelnen Chromosomen und Chromosomenabschnitte durch spezifische Bandenmuster, Möglichkeit der Identifizierung aberranter Chromosomen (z.B. Translokationen, Inversionen)

Die **Chromosomen**

- bilden eine komplexe Struktur aus DNA und Proteinen (z. B. Histonen)
- enthalten nichtcodierende DNA-Sequenzen (Introns)
- sind in der Metaphase spiralisiert
- lassen sich in der Metaphase unterscheiden

Haploide Zellen sind beim Menschen:

- Oozyten II
- reife Eizellen
- Spermatiden
- *nicht:* Oogonien, Spermatozyten I

Der **haploide Chromosomensatz** (n) des Menschen hat 23 Chromosomen.

Ein reifes menschliches Spermium enthält 23 (n) Chromosomen.

Der **diploide Chromosomensatz** (2n) ist vorhanden:

- in den meisten Körperzellen
- in den Spermatogonien

Chromosomen des Menschen

- lassen sich in Lymphozyten nachweisen
- sind nur in der Zellteilung klar differenzierbar
- lassen sich individuell mit Hilfe von Spezialfärbungen unterscheiden
- können mit Hilfe spezieller Methoden in Zellen des Fruchtwassers differenziert werden

Form und Anzahl der Chromosomen des Menschen bestimmt man aus

- Fibroblastenkulturen
- Knochenmark
- Lymphozytenkulturen
- Amnion-Zellen
- *nicht:* Abstrichen der Mundschleimhaut, Granulozyten des Blutes

Folgende **Merkmale** sind zur Identifizierung menschlicher mitotischer Chromosomen geeignet:

- unterschiedliche Länge der Arme des Chromosoms
- Gesamtlänge des Chromosoms
- Lage des Zentromers
- Muster der G-Banden
- Muster der Q-Banden
- Bandmuster (Bandenmuster) bei Giemsa-Färbung
- Bandmuster (Bandenmuster) bei Fluoreszenzfärbung
- Fluoreszenzmuster
- *nicht:* Lage der Chiasmata (Crossing-over), Lage in der Metaphase-Platte, Lage der mutierten Genorte, Dicke

Bei der Erstellung eines **Karyogramms** (Karyotyp) werden vorgenommen:

- Zählung der Chromosomen in der Metaphase
- Bestimmung der Größe der Chromosomen
- Bestimmung der Schenkellänge (Lage des Zentromers)
- Anwendung spezieller Färbungen (Bandenmuster)

2.3. Zellgenetik und Gentechnologie

(s.a. Biochemie 22)

2.3.1 Bedeutung von Restriktions-Endonucleasen
Prinzip der Wirkung; Vorkommen in Bakterienzellen

2.3.2 Reverse Transkriptase
Funktion der reversen Transkriptase und Synthese von cDNA

2.3.3 Plasmide
(s.a. 3.2.2)
Einführung von Genen höherer Organismen in Plasmide und Transfer in Bakterienzellen: Anwendung am Beispiel des Insulin-Gens; Übertragungsmöglichkeit von Plasmiden auf Bakterien und Säugerzellen

2.3.4 Somatische Genetik
Prinzip der Lokalisation menschlicher Gene auf bestimmten Chromosomen mit Hilfe von Mensch-Maus-Zellhybriden sowie mit Hilfe der DNA-in situ-Hybridisierung; Prinzip der genetischen Polymorphismen auf der DNA-Ebene

2.4. Formale Genetik

2.4.1 Begriffe
Genotyp, Phänotyp, Dominanz, Rezessivität, Kodominanz, homozygot, heterozygot, P-Generation, F_1-Generation, F_2-Generation

2.4.2 Mendelsche Gesetze
1. Mendelsches Gesetz: Uniformität der F_1-Generation
2. Mendelsches Gesetz: Spaltungsgesetz für die F_2-Generation bei Dominanz und bei Kodominanz
3. Mendelsches Gesetz: Unabhängige Weitergabe der nicht gekoppelten Gene

Erklärung der Gesetze als Resultate der Wahrscheinlichkeiten bei der Verteilung der homologen Chromosomen in der Reifeteilung 1 und der nachfolgenden Kombinationsmöglichkeiten bei der Vereinigung der Keimzellen

2.4.3 Autosomal dominanter Erbgang
am Beispiel der Blutgruppen A oder B gegenüber 0, häufiger Kreuzungstyp bei autosomal dominantem Erbgang eines seltenen Allels
Autosomal-kodominanter Erbgang am Beispiel des MN-Blutgruppensystems

2.4.4 Autosomal rezessiver Erbgang
am Beispiel der Phenylketonurie;
Bedeutung heterozygoter Genträger;
Pseudodominanz als Kombination eines Heterozygoten mit einem Homozygoten (Prinzip der Rückkreuzung)

2.4.5 Geschlechtsgebundener Erbgang
Hemizygotie beim Mann, Heterozygotie bei der Frau
X-Chromosom als Träger zahlreicher Gene, formale Merkmale des X-chromosomal-rezessiven und des X-chromosomal-dominanten Erbganges
Erbgang einer X-chromosomal-rezessiven Anomalie am Beispiel der "Rot-Grün-Blindheit"

Penetranz bei einem autosomal-dominanten Merkmal ist der Anteil der Merkmalsträger unter den Genträgern.

Die **Expressivität** eines Genes ist der unterschiedliche Ausprägungsgrad eines Gens im Phänotyp.

Mendelsche Gesetze

1. Uniformitätsgesetz:
"Kreuzt man zwei homozygote Stämme, die sich nur in einem Gen unterscheiden, so sind die Individuen der 1. Filialgeneration (F_1-Generation) einheitlich (uniform) heterozygot und haben alle das gleiche phänotypische Erscheinungsbild bezüglich dieses Merkmals."

2. Spaltungsgesetz
"Kreuzt man zwei Individuen der F_1-Generation, die heterozygot für ein Merkmal sind, so erhält man eine genotypische Aufspaltung im Verhältnis **1** (homozygot bezüglich des einen Allels, z.B. AA) : **2** (heterozygot, z.B. AB) : **1** (homozygot bezüglich des anderen Allels, z.B. BB)."

3. Unabhängigkeitsgesetz
"Die einzelnen Gene werden unabhängig voneinander vererbt und können somit neu kombiniert werden."

Die **Mendelschen Gesetze** treffen nur für diploide Lebewesen zu, deren Keimzellen haploid sind.

Die Mendelschen Aufspaltungsziffern sind nur in den Grenzen des Zufalls erfüllt, weil die zur Befruchtung gelangenden Keimzellen nur eine kleine Stichprobe aus allen gebildeten Keimzellen darstellen.

Im Laufe der beiden Reifungsteilungen werden die zwei Allele eines Genpaares genau im Verhältnis 1 : 1 auf die Keimzellen verteilt. Trotzdem sind in menschlichen Familien die Mendelschen Aufspaltungsziffern meist nur angenähert zu beobachten. - Dies ist darauf zurückzuführen, daß die zur Befruchtung gelangenden Keimzellen nur eine kleine Zufallsstichprobe aller Keimzellen sind.

Kreuzt man die Homozygoten zweier verschiedener Allele des gleichen Genlocus miteinander, so gilt für die Nachkommen der F_1-Generation:

- Sie sind heterozygot
- Sie sind genetisch identisch bezüglich dieses Genlocus
- Ihr Genotyp bezüglich dieses Genlocus weicht von den Genotypen beider Eltern ab

Die Verteilung der Gene auf die Nachkommen gemäß dem Unabhängigkeitsgesetz (**3. Mendelschen Gesetz**) kann erfolgen, wenn

- die zwei betrachteten Gene auf verschiedenen Chromosomen lokalisiert sind
- das eine der beiden Gene auf dem X-Chromosom, das andere auf einem Autosom gelegen ist
- das eine der betrachteten Gene ein Letalfaktor ist
- die beiden betrachteten Gene auf dem gleichen Chromosom relativ eng benachbart sind
- die beiden betrachteten Gene in die gleiche Genwirkkette eingreifen

Für **Gene bzw. Allele** gilt:

- Ein Gen kann in einer Bevölkerung in mehreren abgewandelten Zustandsformen vorkommen
- Allele sind (mutierte) Gene an einander entsprechenden Genorten homologer Chromosomen
- Ein Träger unterschiedlicher Allele wird als heterozygot bezeichnet
- Wenn sich Allele voneinander unterscheiden, ist der Träger für dieses Merkmal heterozygot
- Die AB0-Blutgruppen werden durch multiple Allele ausgeprägt

Bei Kreuzung zweier für ein Allelenpaar Heterozygoter und bei **kodominantem Erbgang** beträgt das Aufspaltungsverhältnis unter den Kindern 1 : 2 : 1.

Kodominante Allele sind bei Heterozygoten beide im Phänotyp ausgeprägt (bzw. nachweisbar).

Über das AB0-Blutgruppensystem trifft zu:

- Es wird durch die drei Allele A, B und 0 determiniert
- Die Allele A und B verhalten sich kodominant zueinander
- Allel 0 manifestiert sich nur im homozygoten Zustand

Die **Merkmale** der AB0-Blutgruppen

- gehen auf chemische Unterschiede der Glykokalix zurück
- bilden in menschlichen Populationen einen genetischen Polymorphismus
- können zu Komplikationen bei der Bluttransfusion führen
- können zur Feststellung der Vaterschaft verwendet werden
- *nicht:* folgen einem vollständig kodominanten Erbgang

Hinsichtlich der AB0-Blutgruppen kann mit Sicherheit vom Phänotyp auf den Genotyp geschlossen werden bei Blutgruppe

- AB
- 0
- *nicht:* A, B

Im AB0-Blutgruppensystem sind A und B dominant gegenüber 0. A und B verhalten sich kodominant zueinander. Die Mutter habe die Blutgruppe 0, der Vater AB.

- Aufspaltungsverhältnis bei den Kindern: 50 % A, 50 % B

Im AB0-Blutgruppensystem sind A und B dominant gegenüber 0. A und B verhalten sich kodominant zueinander. Mutter und Kind haben Gruppe AB.

- Der Vater kann die Blutgruppen A, B oder AB haben

Ein Elternpaar, beide Eltern haben Blutgruppe A, hat ein Kind mit Blutgruppe 0.

- Beide Eltern sind heterozygot für die Allele 0 und A

Die Mutter hat Blutgruppe A, der Vater hat Blutgruppe B, das Kind hat Blutgruppe 0.

- Diese Konstellation ist am wahrscheinlichsten darauf zurückzuführen, daß die Eltern hinsichtlich der AB0-Blutgruppen heterozygot sind

Die Elternteile gehören phänotypisch zu den Blutgruppen A und B. - Folgende Kinder können von diesem Elternpaar gezeugt sein:

- 00
- A0
- B0
- AB
- *nicht:* AA

Frau 1 behauptet, ihr Kind sei mit dem von Frau 2 vertauscht worden. Eine dritte Frau kommt als Mutter nicht in Frage. Der Vater ist unbekannt. - Aufgrund folgender Konstellation im AB0 System kann Frau 1 als Mutter ausgeschlossen werden:

- Frau 1 AB, Frau 2 A, Kind 0

Die Blutgruppen MN werden durch kodominante Allele determiniert. Eine Mutter hat die Blutgruppe M, ihr Kind die Blutgruppe MN. In einem Vaterschaftsverfahren stehen drei Männer zur Auswahl. - Als Vater kommt in Frage:

- Mann mit Blutgruppe MN
- Mann mit Blutgruppe N
- *nicht:* Mann mit Blutgruppe M

In einem gerichtlichen Vaterschaftsverfahren haben Mutter und Kind die Blutgruppe MN.

- Kein Träger der Blutgruppen M oder N kann von der Vaterschaft ausgeschlossen werden

Die MN-Blutgruppen werden durch ein kodominantes Allelenpaar determiniert. - Folgende Kombination Kind - Mutter - Vater sind genetisch möglich:

- Kind MM, Mutter MM, Vater MM
- Kind MN, Mutter MN, Vater MN
- Kind MN, Mutter MM, Vater NN
- Kind NN, Mutter MN, Vater MN
- *nicht:* Kind NN, Mutter MN, Vater MM

Ein nichteheliches Kind macht Erbansprüche gegenüber einem verstorbenen Mann geltend, weil dieser sein Vater sei. Die Eltern dieses Mannes können untersucht werden. - Bei folgender Konstellation ist ein Ausschluß dieses Mannes aufgrund der MN-Blutgruppen möglich:

- Mutter M, Kind M, Eltern des Mannes N,N

Bei **autosomal-dominantem Erbgang** eines Erbleidens gilt:

- Die Zahl der vorher geborenen Kinder hat keinen Einfluß auf die Krankheitsprognose des nächsten Kindes/Das Risiko des nächsten Kindes ist unabhängig davon, wieviele Kinder schon erkrankt sind
- Das Risiko für die Übertragung auf ein Kind ist unabhängig davon, auf wieviele Geschwister das Merkmal bereits übertragen worden ist
- Beide Eltern vererben ihre Merkmale 1 : 1 auf ihre Kinder
- Die Übertragung erfolgt im allgemeinen von einem Elternteil auf durchschnittlich die Hälfte der Kinder
- Die Übertragung auf die Kinder erfolgt unabhängig vom Geschlecht der Kinder
- Die Erkrankung ist nicht geschlechtsgebunden/Unabhängigkeit vom Geschlecht

Bei autosomal-dominantem Erbgang eines seltenen Allels (etwa eines Erbleidens) gilt die Regel (wenn keine Neumutation vorliegt):

- Werden Homozygote beobachtet, so pflegen sie in der Regel besonders schwer betroffen zu sein
- Die Übertragung erfolgt unabhängig vom Geschlecht
- Ein Elternteil ist heterozygot für dieses seltene Allel
- Durchschnittlich die Hälfte der Kinder ist auch heterozygot

Ein Elternteil ist homozygot für das dominante Allel A, der andere Elternteil ist homozygot für das rezessive Allel a.

- Alle Kinder zeigen den Phänotyp A

Zwei Patienten mit der gleichen seltenen regelmäßig autosomal-dominanten erblichen Anomalie gehen eine eheliche Verbindung miteinander ein.

- Das Risiko für jedes ihrer Kinder, die gleiche (oder eine schwerere) Anomalie zu zeigen, beträgt 75 %

Ein Mann, der selbst an einer seltenen, regelmäßig autosomal-dominant erblichen Krankheit leidet, hat fünf gesunde Kinder, aber kein krankes Kind.

- Die wahrscheinlichste Erklärung ist, daß alle Kinder zufällig das Normalallel vom Vater geerbt haben

Aus der Verbindung des Trägers einer seltenen autosomal-dominanten erblichen Anomalie (I_2) mit einer Trägerin der gleichen Anomalie (I_1) ist ein Sohn mit dieser Anomalie hervorgegangen (II_1). Der Mann geht nun eine Verbindung mit einer gesunden Frau (I_3) ein.

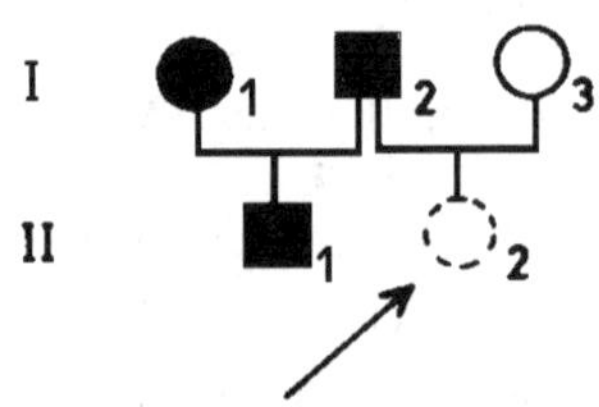

- Das Risiko, daß die Tochter aus dieser zweiten Verbindung (II2) die gleiche Anomalie tragen wird, beträgt ½

Ein charakteristischer Befund bei den Eltern von Kranken mit **autosomal-rezessiven Erbleiden** ist, daß sie beide gesund und heterozygot sind

Zwei Patienten, die an dem gleichen autosomal-rezessiven Erbleiden erkrankt sind, gehen eine Verbindung ein.

- Das Risiko für ihr erstes Kind, an dem gleichen Leiden zu erkranken, beträgt 100 %

Ein Junge leidet an einer autosomal-rezessiv erblichen Krankheit.

- Das Risiko seiner gesunden Schwester, für die gleiche Störung heterozygot zu sein, beträgt 66,7 %

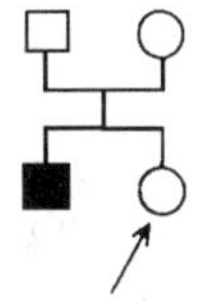

Ein Junge leidet an einer sehr seltenen autosomal-rezessiv erblichen Krankheit.

- Das Risiko für seine Halbschwester (gleicher Vater), für die gleiche Krankheit heterozygot zu sein, beträgt ungefähr 50 %

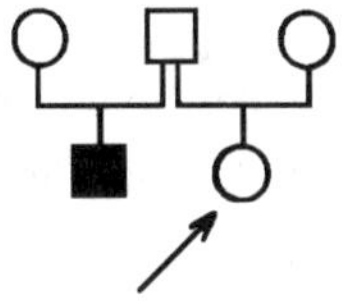

Eine gesunde Frau fragt nach ihrem Risiko, heterozygot für das Gen für eine autosomal-rezessive Krankheit zu sein. Ihre Eltern sind beide phänotypisch gesund; ihr Bruder ist homozygot und erkrankt.

- Ihr Risiko beträgt ⅔

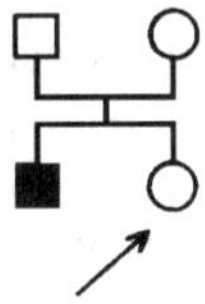

Albinismus ist autosomal-rezessiv erblich. Aus einer Ehe zweier Albinos gingen einmal normal pigmentierte Kinder hervor; die Vaterschaft war gesichert.

- Die wahrscheinlichste Erklärung ist Heterogenie

Die gesunde Schwester eines für **Phenylketonurie** Homozygoten heiratet einen ebenfalls für Phenylketonurie Homozygoten.

- Das Risiko für ihr erstes Kind, an Phenylketonurie erkrankt zu sein, beträgt ⅓

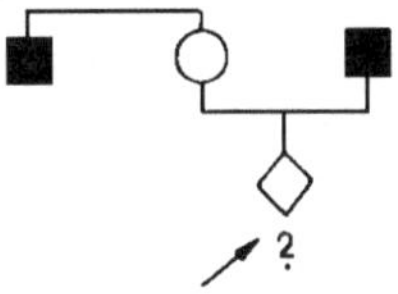

Ein gesunder Mann und eine gesunde Frau, die beide ein Geschwister haben, das an autosomal-rezessiv erblicher Phenylketonurie leidet, heiraten.

- Das Risiko für ihr erstes Kind, an Phenylketonurie zu erkranken, beträgt 1/9

Zwei phänotypisch geheilte Patienten, die an autosomal-rezessiv erblicher Phenylketonurie leiden, heiraten.

- Das Risiko für jedes ihrer Kinder, an Phenylketonurie zu erkranken, beträgt 100 %

Ein Elternteil ist homozygot für ein rezessives Gen für Taubstummheit, das auf Chromosom 4 gelegen ist. Der andere Elternteil ist homozygot für ein auf Chromosom 9 gelegenes rezessives Gen für Taubstummheit. Beide Eltern sind also taubstumm.

- Für die Kinder ist zu erwarten, daß sie alle normal hören

Hardy-Weinberg-Gesetz
Es gilt: $p + q = 1$ (100 %) (p: Häufigkeit des dominanten Allels A q: Häufigkeit des rezessiven Allels a) Daraus lassen sich für die Nachkommengenerationen die Häufigkeiten der verschiedenen Genotypen errechnen: $(p + q)^2 = p^2 + 2pq + q^2 = 1$ p^2 gibt die Häufigkeit von AA an q^2 gibt die Häufigkeit von aa an $2\,pq$ gibt die Häufigkeit von Aa an

Die Häufigkeit der Homozygoten für ein rezessives Erbleiden beträgt 1 : 10 000.

- Die Häufigkeit der für das gleiche Erbleiden Heterozygoten ist etwa 1 : 50

Bei einem rezessiven Erbleiden treten die Homozygoten in einer Häufigkeit von 1×10^{-4} auf.

- Die Häufigkeit der Heterozygoten ist mehr als doppelt so groß wie die der Homozygoten

Für einen **geschlechtsgebundenen Erbgang** trifft zu:

- Bei der Frau stammt ein X-Chromosom vom Vater
- Bei der Frau stammt ein X-Chromosom von der Mutter
- Beim Mann stammt das Y-Chromosom vom Vater
- Beim Mann stammt das X-Chromosom von der Mutter

Die **genetische Hemizygotie** beim Mann

- ist nur für die Genorte auf dem X-Chromosom verwirklicht
- kann sich bei rezessiven Merkmalen, z. B. "Rot-Grün-Blindheit", im Phänotyp auswirken

Bei **X-chromosomal-dominantem Erbgang** einer seltenen Erbkrankheit

- haben Söhne und Töchter erkrankter heterozygoter Frauen ein Risiko von 50 %, das mutierte Gen zu erben
- kann das mutierte Gen niemals vom Vater auf die Söhne vererbt werden
- erbt jede Tochter das mutierte Gen, wenn der Vater Genträger ist

Bei einem X-chromosomal-dominanten Erbgang mit Letalität der männlichen Hemizygoten trifft zu:

- Auftreten des Merkmals nur bei Frauen
- Etwa die Hälfte der Töchter erkrankter Frauen ist ebenfalls erkrankt
- Erhöhung der Häufigkeit von Fehlgeburten bei erkrankten Frauen
- Verschiebung des Geschlechtsverhältnisses unter allen lebenden Kindern erkrankter Frauen zugunsten der Mädchen
- *nicht:* Übertragung nur durch gesunde Männer

Die Analyse mehrerer großer Stammbäume hat ergeben, daß sich eine erbliche Krankheit von den Müttern unabhängig vom Geschlecht auf durchschnittlich die Hälfte der Kinder, von den Vätern auch an alle Töchter vererbt, während ihre Söhne alle gesund sind.

- Der wahrscheinlichste Erbgang ist X-chromosomal-dominant

Ein Mann leidet an einer X-chromosomal-dominant erblichen Erkrankung. Seine Frau ist gesund und nicht mit ihm blutsverwandt.

- Für seine Nachkommen besteht ein Erkrankungsrisiko von 100 % für seine Töchter

Die Kinder einer gesunden Mutter und eines kranken Vaters weisen folgenden Phänotyp auf, wenn die Krankheit durch ein X-chromosomal-dominantes Allel bedingt ist:

- Alle Söhne sind gesund, alle Töchter sind krank

Die Häufigkeit eines X-chromosomal-dominanten Merkmals beträgt bei Männern 1 : 5000.

- Die Häufigkeit bei Frauen ist dann 1 : 2500

Bei einem **rezessiven geschlechtsgebundenen Gen**

- zeigen betroffene (hemizygote) Männer immer das Merkmal
- zeigen betroffene homozygote Frauen immer das Merkmal
- kann durch die Inaktivierung eines X-Chromosoms die heterozygote Frau in Bezug auf das Merkmal ein Mosaikorganismus sein

Der Proband (siehe Abbildung) zeigt ein Erbleiden, das bisher in seiner Familie nicht aufgetreten ist.

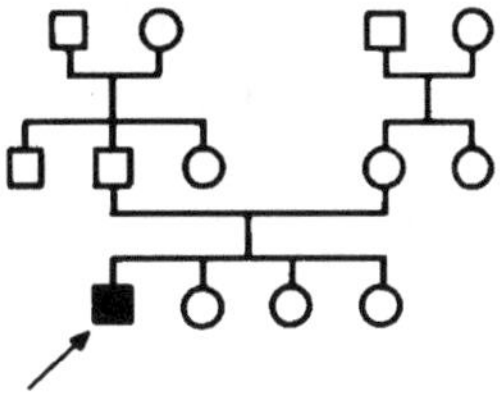

- Es kann ein Leiden mit X-chromosomal-rezessivem Erbgang vorliegen
- Es kann ein multifaktoriell bedingtes Erbleiden vorliegen
- Es kann ein Leiden mit autosomal-rezessivem Erbgang vorliegen
- Es kann eine Neumutation erfolgt sein

Der Träger einer seltenen X-chromosomal-rezessiv erblichen Erkrankung möchte genetisch beraten werden. Seine Frau ist gesund und nicht mit ihm verwandt.

- Das höchste Erkrankungsrisiko besteht für den Sohn der Tochter

Eine Frau hat zwei Brüder, die an einer X-chromosomal-rezessiv erblichen Krankheit leiden.

- Es besteht ein Erkrankungsrisiko von 25 % für ihre Söhne

Zwei Brüder leiden an einer X-chromosomal-rezessiven Krankheit.

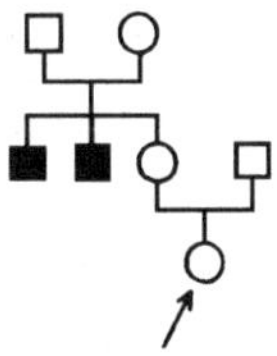

- Das Risiko für ihre Nichte, heterozygote Überträgerin zu sein, beträgt 25 %

Zwei Brüder leiden an einer X-chromosomal-rezessiven Krankheit.

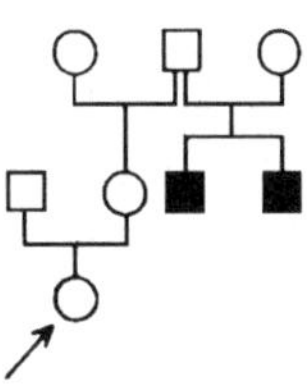

- Das Risiko für die Töchter ihrer Halbschwester, heterozygote Überträgerin zu sein, entspricht der Mutationsrate

Eine gesunde Frau frage nach ihrem Risiko, heterozygot für das Gen für eine X-chromosomal-rezessive Krankheit zu sein. Ihre Eltern sind beide phänotypisch gesund; ihr Bruder und der Bruder der Mutter sind erkrankt.

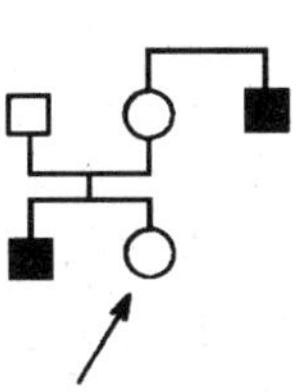

- Ihr Risiko beträgt ½

Eine Frau hat zwei Brüder, die an der X-chromosomal-rezessiv erblichen **Hämophilie A** leiden.

- Das Risiko für ihren ersten Sohn, an Hämophilie A erkrankt zu sein, beträgt 25 %

Die Schwester eines Hämophilie-Patienten hat selbst einen hämophilen Sohn.

- Das Risiko, daß jeder weiter Sohn an Hämophilie erkrankt, beträgt 50 %

Zwei Brüder sind an der X-chromosomal-rezessiv erblichen Hämophilie A erkrankt und mit homozygot gesunden Frauen verheiratet. Der Sohn des einen heiratet die Tochter des anderen (= Vetternehe 1. Grades).

- Das Risiko, an Hämophilie zu erkranken, ist für Söhne 50 %, für Töchter 0 %

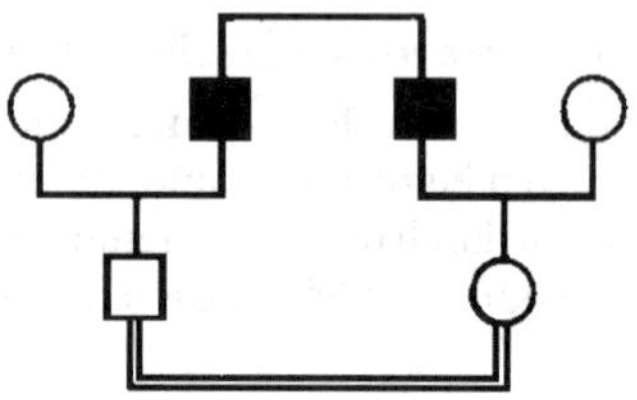

Das Auftreten von **Rot-Grün-Blindheit** bei einem Sohn, dessen Vater an dieser Sehstörung leidet, ist bei gesicherter Vaterschaft nur durch eine neue Mutation oder dadurch zu erklären, daß die Mutter Konduktorin für die entsprechenden Gene ist, weil der Sohn vom Vater kein X-Chromosom erhält.

Rotblindheit (Protanopie) und Grünblindheit (Deuteranopie) werden durch Mutationen an verschiedenen Genloci des X-Chromosoms verursacht und sind rezessiv erblich. Ein rotblinder Mann heiratet eine grünblinde Frau.

- Alle Söhne sind grünblind (deuteranop)

Ein deuteranoper (grünblinder) Mann heiratet eine protanope (rotblinde) Frau.

- Alle Söhne sind protanop, die Töchter haben normales Farbsehvermögen

Die Protanopie (Rotblindheit) ist X-chromosomal-rezessiv erblich. Ein protanoper Mann heiratet eine Frau, die für Protanopie heterozygot ist.

- 50 % der Kinder (Töchter wie Söhne) sind protanop

Eine rot-grün-blinde Frau heiratet einen normal farbentüchtigen Mann. - Für die Kinder des Paares gilt folgende Prognose:

- Nur die Söhne sind rot-grün-blind, die Töchter sind normal farbentüchtig

Ein rot-grün-blinder Mann heiratet eine homozygot normal farbentüchtige Frau. - Unter den Kindern finden sich

- nur normale Söhne und heterozygote Töchter

Die beiden väterlichen Onkel II,1 und II,2 der Frau III,1 leiden an der X-chromosomal-rezessiv erblichen Muskeldystrophie Typ Duchenne.

- Das Risiko für die Söhne von III,1, ebenfalls an dieser Krankheit zu leiden, ist vernachlässigenswert gering

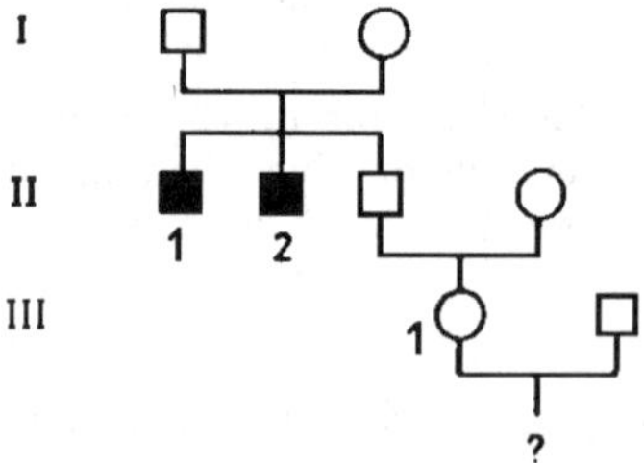

2.5. Geschlechtschromosomen (Gonosomen) und genotypische Geschlechtsbestimmung

2.5.1 Y-Chromosom und X-Chromosom
Bedeutung des Y-Chromosoms
X-Chromosom: Vorhandensein zahlreicher Gene; genotypische Geschlechtsbestimmung

2.5.2 Inaktivierung
Kondensierter Teil des Y-Chromosoms im Interphasekern, Darstellung durch Fluoreszenz-Farbstoffe als Y-Chromatin
Kondensiertes X-Chromosom im Interphasekern: Barr-Körperchen = X-Chromatin bei Karyotyp 46, XX
Beginn der Inaktivierung in frühen Embryonalstadien
Genetisches Mosaik im weiblichen Organismus bei Heterozygotie von Allelen auf den X-Chromosomen

Das **Y-Chromosom** des Menschen

- ist nur beim Manne vorhanden
- fluoresziert stark nach Spezialfärbung
- ist akrozentrisch
- gehört zur Gruppe der kleinen Chromosomen
- ist wesentlich kürzer als das X-Chromosom
- läßt sich mit fluoreszierenden Farbstoffen anfärben und darstellen
- spielt eine wesentliche Rolle bei der Geschlechtsdifferenzierung männlicher Embryonen

Das **X-Chromosom** des Menschen enthält im Vergleich zum Y-Chromosom relativ mehr dominante und rezessive Gene/zahlreiche teils dominante, teils rezessive Gene.

Im weiblichen Geschlecht ist eines der beiden X-Chromosomen genetisch weitgehend inaktiv. - Seine **Inaktivierung**

- erfolgt in der Blastozyste zur Zeit der Implantation
- hat bei Zellkernen eine färberische Besonderheit
- betrifft zufällig das väterliche oder das mütterliche X-Chromosom
- hat zur Folge, daß Genprodukte X-chromosomaler Gene bei beiden Geschlechtern etwa in gleicher Menge gebildet werden

Bei der Frau liegt aufgrund der Inaktivierung des X-Chromosoms dann ein genetisches Mosaik vor, wenn

- auf einem X-Chromosom eine rezessive Mutation lokalisiert ist
- auf einem X-Chromosom eine dominante Mutation lokalisiert ist
- auf einem der X-Chromosomen eine Genduplikation vorhanden ist
- eine Mutation auf einem der X-Chromosomen einen Stoffwechselblock verursacht

Das **Sex-Chromatin (X-Chromatin, Barr-Körper)**

- ist ein genetisch weitgehend inaktiviertes X-Chromosom
- ist funktionell weitgehend inaktiv
- ist im Zellkern bei geeigneter Färbung sichtbar
- ist von Bedeutung für die Kompensation der Gendosis
- wird von einem der beiden X-Chromosomen gebildet
- tritt schon während der frühen Entwicklungsstadien in Erscheinung
- kann in verschiedenen Geweben des Organismus jeweils vom Vater oder von der Mutter stammen

Ist in Zellkernen im Normalfall jeweils ein Barr-Körper (= Sexchromatin) vorhanden, so

- enthalten die Kerne den Chromosomensatz 46,XX
- handelt es sich um Zellen eines weiblichen Organismus
- ist der Genbestand eines X-Chromosoms weitgehend inaktiv
- ist ein X-Chromosom weitgehend spiralisiert

Das Geschlechtschromatin (Barr-Körper) im Zellkern hat mit der Determinierung des Geschlechts während der Embryonalentwicklung unmittelbar nichts zu tun.

Bei folgenden Karyotypen findet man in den Körperzellen *ein* Barr-Körperchen:

- 46, XX
- 47, XXY
- 48, XXYY
- Mosaik XX/XXY
- *nicht:* 47, XXX

2.6. Multiple Allelie

Vorhandensein mehrerer verschiedener Varianten an einem bestimmten Genort in einer Bevölkerungsgruppe (Population); z.B. AB0-Blutgruppensystem

Von **multipler Allelie** spricht man, wenn

- ein Gen in einer Population in mehreren mutierten Formen vorkommt
- mehr als zwei verschiedene Mutationen am gleichen Genort in der Bevölkerung vorkommen

Multiple Allele

- sind vorhanden, wenn ein Gen in mehreren durch Mutation entstandenen Formen vorliegt
- liegen in diploiden Zellen an den einander entsprechenden Genorten homologer Chromosomen
- sind beim Menschen z. B. für die Gene der AB0-Blutgruppen vorhanden
- können die Anpassung einer Art an sich ändernde Umweltbedingungen ermöglichen

Multiple Allele befinden sich an einander entsprechenden Genorten homologer Chromosomen, weil multiple Allele durch Mutationen aus einem ursprünglichen Gen entstehen.

Multifaktorielle Vererbung bedeutet:

- Wirkung mehrerer Gene auf ein Merkmal
- Ausprägung eines Merkmales durch Zusammenwirken mehrerer Gene

2.7. Veränderungen im Genbestand (Mutationen)

2.7.1 Genmutationen
Veränderungen der Nucleotidsequenz der DNA im Bereich eines Gens: Austausch von Nucleotidpaaren; Deletion (Verlust von Nucleotidpaaren); Insertion (Einfügung von Nucleotidpaaren)

2.7.2 Folge von Genmutationen in Strukturgenen
Veränderungen in der Aminosäurensequenz der codierten Polypeptidkette; Verlängerung durch Mutation eines Terminationscodons; vorzeitige Termination durch Entstehung eines Terminationscodons;
Rasterverschiebung (frame shift) mit Verschiebung der Ablesungsmuster der Tripletts; "same sense"-Mutationen ohne Veränderungen der Aminosäurensequenzen;
Entstehung von Pseudogenen z.B. durch Fortfall der Promotor-Region

2.7.3 Spontane und induzierte Mutationen
Spontanes Vorkommen von Mutationen; Auftreten spontaner Mutationen mit einer bestimmten Wahrscheinlichkeit (Mutationsrate) als Beispiel für das Konzept einer statistischen Gesetzmäßigkeit
Induzierte Auslösung von Mutationen durch ionisierende Strahlen, durch chemische Einwirkung z.B. mittels alkylierender Substanzen oder kanzerogener Kohlenwasserstoffe (Epoxide als intermediäre Stoffwechselprodukte)

2.7.4 Strukturelle Chromosomenaberrationen
Lichtmikroskopisch identifizierbare Veränderungen: Deletion, Duplikation, Inversion
Peri- und parazentrische Inversion, parazentrische Inversionen außerhalb des Zentromers
Mögliche Folgen für die Keimzellbildung, Translokation; reziproke Translokation, zentrische Fusion = Robertsonsche Translokation (z.B. 21/21; 15/21)
Balancierte und unbalancierte Translokation
Isochromosomen

2.7.5 Numerische Chromosomenaberrationen
Folge von Fehlverteilungen bei Reifeteilungen oder Mitosen: vom normalen Karyotyp abweichende Chromosomenzahlen
autosomale:
Monosomie (2n-1) = 45, XY oder 45, XX
Trisomie (2n+1) = 47, XY oder 47, XX
gonosomale:
Monosomie X (45, X): Turner-Syndrom
Trisomie XXX (45, XXX): Triple-X-Syndrom
47, XXY: Klinefelter-Syndrom
47, XYY: XYY-Syndrom
Partielle Trisomien bzw. Monosomien als Folgen von unbalancierten Translokationen, autosomale Trisomie beim Menschen für Chromosom 21

Genmutationen (bei tierischen Zellen)

- treten mit einer abschätzbaren Wahrscheinlichkeit auf
- treten meist spontan (ohne erkennbaren Grund) auf
- führen zu Änderungen in der Basensequenz und damit der genetischen Information

Mutationen

- können in Keimzellen und anderen Körperzellen auftreten
- können durch ionisierende Strahlung induziert werden
- haben meist eine schädliche Wirkung
- können Erbkrankheiten zur Folge haben
- können ohne Auswirkung auf die Aminosäurensequenz des von dem betroffenen Gen codierten Proteins bleiben
- können zu Änderungen der Protein-Struktur führen
- können zu mikroskopisch sichtbaren Chromosomen-Umbauten führen
- können ohne Auswirkung auf den Phänotyp bleiben

Folgende **Vorgänge** kann man als Mutation bezeichnen:

- Auftreten eines zusätzlichen Chromosoms
- Polyploidie
- Verlagerung eines Chromosomenabschnittes in ein anderes Chromosom
- Verlust eines Chromosomenstückes
- *nicht:* Spiralisierung eines Chromosomenabschnittes in ein anderes Chromosom

Somatische Mutationen können zur Bildung von Mosaikorganismen führen.

Punktmutationen als Austausch eines Nucleotidpaares

- sind zufällig
- können spontan auftreten
- sind ungerichtet
- sind meistens nachteilig
- können Defekte hervorrufen
- können ohne Auswirkung bleiben
- können eine Änderung der Nucleotidsequenz der mRNA zur Folge haben
- *nicht:* führen zur Verschiebung des Ableserasters (frame shift-Mutation)

Austausch einer Base innerhalb einer codierenden DNA-Sequenz kann führen zu:

- Entstehung eines Stop-Codons
- Verlängerung der Proteinkette
- Austausch einer Aminosäure in der Proteinkette
- keiner Veränderung in der Proteinkette

Eine **mutative Änderung eines Nucleotidpaares** in der DNA, die Triplettfolgen enthält, kann folgende Konsequenzen für das Protein haben:

- Eine Aminosäure wird ausgetauscht
- Es entsteht eine verkürzte Peptidkette

- Es entsteht eine verlängerte Peptidkette
- Das Protein bleibt unverändert

Eine Genmutation in Form eines einfachen Austausches eines Nucleotidpaares gegen ein anderes hat nur dann Folgen für die Aminosäurensequenz des codierten Polypeptids, wenn das entstandene Triplett nicht die ursprünglich vorgesehene Aminosäure codiert.

Die **Mutationsrate**

- wird durch ionisierende Strahlen erhöht
- liegt für einzelne bekannte Gene des Menschen in der Größenordnung von 10^{-4} bis 10^{-6}
- kann durch mit der DNA reagierende chemische Verbindungen erhöht werden
- wird durch die Strahlung aus natürlichen Quellen (z. B. kosmische Strahlung) beeinflußt

Die **Häufigkeit** bestimmter Mutationen beim Menschen kann abhängen von

- dem Alter der Mutter bei der Zeugung
- dem Alter des Vaters bei der Zeugung
- einigen als Medikamente verwendeten chemischen Stoffen (z. B. Cytostatika)
- ionisierenden Strahlen
- *nicht:* der Zahl der vorangegangenen Geburten

Über Mutationen und **ionisierende Strahlen** trifft zu:

- Die mutagene Wirkung ionisierender Strahlen ist der Dosis direkt proportional
- Ionisierende Strahlen können Punktmutationen und Chromosomenaberrationen auslösen
- Die Belastung des Menschen durch ionisierende Strahlen wird z. Zt. in Mitteleuropa zum größeren Teil durch kosmische Strahlung und durch radioaktive Stoffe der Erdkruste verursacht

Quellen ionisierender Strahlung sind:

- kosmische Strahlung
- terrestrische Strahlung aus Gesteinen und Baustoffen
- Strahlung aus mit der Nahrung aufgenommenen Isotopen
- Röntgenaufnahmen zu diagnostischen Zwecken
- *nicht:* Infrarotstrahlung aus Heizgeräten

Ultraviolette Strahlung beim Sonnenbaden

- induziert somatische Mutationen in Zellen der Haut
- führt zur Ausbreitung des Haut-Melanins als Schutzmechanismus
- induziert die Bildung von Thymin-Dimeren in Zellen der Haut
- *nicht:* induziert Mutationen in Keimzellen des Mannes

Strukturveränderungen der Chromosomen sind:

- Deletion
- Inversion
- zentrische Fusion (Robertsonsche Translokation)
- (reziproke) Translokation
- *nicht:* Monosomie, Trisomie, Translation

Zentrische Fusionen (balancierte Robertsonsche Translokationen)

- kommen nur bei akrozentrischen Chromosomen vor
- führen zum Verlust von genetischem Material
- können zu einer Verminderung der Chromosomenzahl führen
- können ohne phänotypische Folgen für ihre Träger bleiben
- können auch als Neumutation vorkommen

Der Träger einer balancierten Robertsonschen Translokation

- ist in der Regel phänotypisch normal

- hat meist ein erhöhtes Risiko, ein Kind mit unbalancierter Translokation und Anomalie des Phänotyps zu bekommen
- kann auch Kinder mit normalem Karyotyp haben

Der Karyotyp kann durch zentrische Fusion verändert werden, weil bei einer zentrischen Fusion aus zwei akrozentrischen Chromosomen ein metazentrisches Chromosom entsteht.

Bei einer zentrischen Fusion verringert sich die Anzahl der Chromosomen, weil bei einer zentrischen Fusion aus zwei akrozentrischen Chromosomen ein metazentrisches Chromosom entsteht.

Bei einer balancierten Robertsonschen Translokation hat der Träger nur 45 Chromosomen.

Eine **Deletion** einer nicht durch 3 teilbaren Anzahl von Nucleotiden als Mutationsereignis in einer DNA kann zu einer Rasterverschiebung in der Transkription der dazugehörigen RNA-Sequenz führen.

Der Ausfall (Deletion) eines einzigen Nucleotidpaares an einem Genort verursacht in der Regel, daß alle Tripletts hinter der Deletion (in Richtung der Ablesung gesehen) falsch abgelesen werden.

In der β-Kette des Hämoglobins eines Menschen fehlt in Position 13 die normalerweise dort vorhandene Aminosäure; auf Nr. 12 folgt gleich Nr. 14.

- Als Mutationsereignis liegt dem sehr wahrscheinlich die Deletion von drei Basenpaaren zugrunde

Schemazeichnung einer **Deletion**:

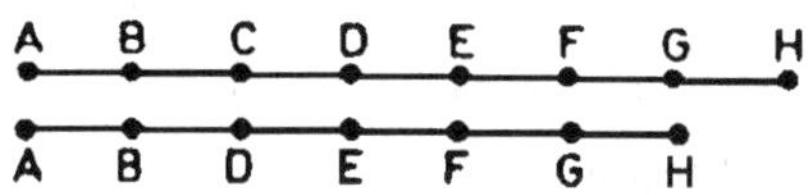

Schemazeichnung einer **Inversion**:

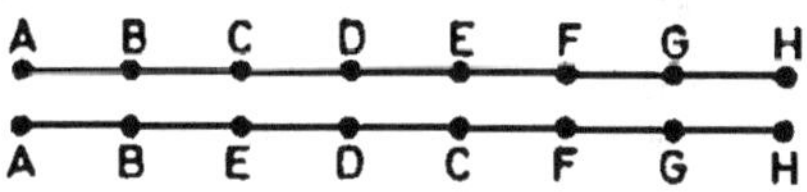

Chromosomen-Fehlverteilungen

- werden u. a. durch den Verlust der Zentromeren-Region eines Chromosoms verursacht
- kommen in Körperzellen durch Fehler in der Teilungsspindel zustande
- werden u. a. durch Non-disjunction in den Reifeteilungen verursacht

Chromosomen- oder Chromatiden-Fehlverteilungen können vorkommen:

- in der 1. meiotischen Teilung
- in der 2. meiotischen Teilung

Folgen von Chromosomenfehlverteilungen können sein:

- Schwachsinn
- Fehlgeburten
- Störungen der Geschlechtsentwicklung
- multiple Mißbildungen
- *nicht:* Erbkrankheiten mit Mendelschem Erbgang

Chromosomenfehlverteilungen während der Furchungsteilung führen zu dem Auftreten von **Chromosomen-Mosaiken**.

Monosomie kann entstehen als Folge von

- Non-disjunction in der 1. meiotischen Teilung
- Non-disjunction in der 2. meiotischen Teilung
- Chromosomenverlust in einer der ersten Furchungsteilungen
- Non-disjunction in einer der ersten Furchungsteilungen

Bei einem **Down-Syndrom** handelt es sich um eine autosomale Trisomie.

Ein Mensch zeigt in der Mehrzahl seiner Mundschleimhautzellen ein Barr-Körperchen und ein mit Fluoreszenz-Farbstoffen anfärbbares Körperchen.

- Die wahrscheinlichste Diagnose ist: **Klinefelter-Syndrom**

☞ Siehe auch unter: 4.2.4 Non-disjunction

3. Grundlagen der Mikrobiologie und Ökologie

3.1. Bakterienzelle

3.1.1 Formen und Aufbau
Bakterien als eine Formengruppe der Prokaryonten, Zellgröße
Fehlen der Kernhülle; DNA als Kernäquivalent; ringförmig geschlossenes Molekül, sog. Bakterienchromosom, Fehlen der Histone, Replikation des Chromosoms im Zusammenhang mit der Zellmembran

3.1.2 Zellmembran
Struktur, Träger der Enzyme der Atmungskette, Zellmembran als Ort der osmotischen Barriere, des aktiven Stofftransportes und der Synthese für Zellwandsubstanzen, Ort der Rezeptoren für die Chemotaxis

3.1.3 Zellwand
Grundstruktur; grampositive und gramnegative Bakterien, Mykobakterien
Äußere Zellwandmembran bei gramnegativen Bakterien, Lipopolysaccharide; Rolle der äußeren Membran bei der Undurchlässigkeit von hydrophoben Antibiotika (β-Lactame)
Sphäroplasten, L-Formen, Mykoplasmen als Zellwand-defekte Formen
Wirkungsweise von Penicillin (Transpeptidasehemmung)

3.1.4 Sporen
Sporenbildung und Sporenbildner (z.B. Clostridien), Aufbau und Funktion der Endosporen, Lebensdauer der Sporen, Resistenz gegen Desinfektionsmaßnahmen

3.1.5 Kapsel
Kapselbildung als Pathogenitätsfaktor (Pneumokokken)

3.1.6 Ribosomen
Bakterienribosomen, Unterschiede zu den Ribosomen der Eukaryonten (s.a. 1.4.10)

3.1.7 Geißeln und Fimbrien
Bakteriengeißel; Grundzüge von Aufbau und Funktionsweise; Beweglichkeit, biologische Bedeutung der Fimbrien

Bakterien

- sind Zellen mit eigenem Stoffwechsel
- vermehren sich durch Teilung
- sind nicht immer pathogen
- enthalten stets DNA und RNA/besitzen DNA als genetisches Material
- teilen sich unter optimalen Bedingungen alle 20 min
- können sich in Kultur exponentiell vermehren
- besitzen keinen abgegrenzten Zellkern
- können durch Mutation antibiotikaresistente Stämme bilden
- können ihre Resistenzfaktoren an andere Bakterien weitergeben

Für die **Bakterienzelle** sind folgende **Bauelemente** charakteristisch:

- Zellwand
- 70 S-Ribosomen
- ringförmige DNA ohne Kernmembran
- *nicht:* 80 S-Ribosomen, Mitochondrien

Bakterien **unterscheiden** sich von tierischen Zellen

- im Aufbau der Ribosomen
- durch das Vorhandensein einer Zellwand
- durch das Fehlen einer Kernmembran/durch das Fehlen eines von einer Membran umgebenen Zellkerns
- durch das Vorhandensein von Plasmiden

Die **Procyte** der Bakterien enthält

- DNA
- RNA
- Ribosomen
- Cytoplasmamembranen
- *nicht:* Mitochondrien

Für di**e Zellwand** der Bakterien gilt:

- Sie enthält Murein als wichtiges Bauelement/Sie enthält als Grundgerüst den Murein-Sacculus/Der Murein-Sacculus ist das Grundgerüst der Bakterienwand
- Sie ist für die Form der Zelle verantwortlich
- Sie bildet durch Einstülpung die Mesosomen
- Ihre Bildung kann bei vielen Spezies durch Penicillin verhindert werden
- Sie wird im Stadium des Aufbaus durch Penicillin geschädigt
- Sie kann bei vielen Spezies durch Lysozym abgebaut werden
- Ihre Zusammensetzung bestimmt den Ausfall der Gramfärbung
- Sie ist bei grampositiven und gramnegativen Bakterien unterschiedlich aufgebaut

Funktion der Bakterienzellwand:

- Widerstand gegen Innendruck des Protoplasten
- Wirkung als feinporiger Filter
- Erhaltung der Zellform
- Hemmung dcr Austrocknung
- *nicht:* Semipermeabilität

Typisch für **grampositive Bakterien** ist ein mehrschichtiges Zellwandgerüst.

Die Zellwand grampositiver Bakterien erscheint nach Gramfärbung dunkelblau bis schwarz, weil bei grampositiven Bakterien das dreidimensionale Netzwerk des Murein-Sacculus den Gramfarbstoffkomplex trotz Alkoholbehandlung zurückhält.

Der mehrschichtige Murein-Sacculus der grampositiven Bakterien ist für die Reaktion dieser Bakterien bei der Gramfärbung verantwortlich, weil durch mehrere Mureinschichten in der Zellwand das Herausdiffundieren des Farbstoffs erschwert wird.

Die Zellwand **gramnegativer Bakterien** erscheint nach der Gegenfärbung der Gramfärbung rot bzw. rotgelb, weil bei gramnegativen Bakterien der Gramfarbstoffkomplex durch die Alkoholbehandlung ausgewaschen wird.

Die Zellwand gramnegativer Bakterien wird durch Lysozym nicht zerstört, weil in der Zellwand gramnegativer Bakterien das Murein durch Lipopolysaccharide und Lipoproteine geschützt ist.

Lysozym bewirkt die Spaltung der glykosidischen Bindungen des Mureins.

L-Formen der Bakterien

- haben eine intakte Zellmembran
- bestehen aus dem Bakterienprotoplasten und Teilen der Zellwand
- haben keine intakte Zellwand
- können durch Hemmung der Zellwandsynthese nach Zusatz von Penicillin zu bestimmten Bakterienkulturen entstehen

L-Formen von Bakterien sind polymorph, weil bei L-Formen von Bakterien die Zellwand fehlt oder nicht intakt ist.

Die **Wirkungsweise von Antibiotika** auf Bakterien kann u. a. bestehen in einer Hemmung der

- Zellwandbildung
- Proteinsynthese an den Ribosomen

Die Wirkung von **Penicillin** beruht auf einer Beeinträchtigung der Synthese von Zellwandmaterial.

Penicillin ist ein gegen grampositive Bakterien wirksames Antibiotikum.

Mykoplasmen sind resistent gegen Penicillin, weil Mykoplasmen keine Zellwand besitzen.

Als **bakterielle Endosporen** bezeichnet man Dauerformen der Bakterien.

Bakterielle Endosporen

- sind gegen Erhitzen widerstandsfähiger als Bakterien
- sind resistenter gegen Austrocknung als die vegetative Zelle (Bakterienzelle)
- sind resistenter gegen Desinfektionsmittel als die vegetative Zelle (Bakterienzelle)
- sind wasserärmer als die Bakterienzelle (Procyte)
- sind äußerst arm an Wasser
- sind wasserarme Dauerformen
- sind langlebiger als die Bakterienzelle (Procyte)
- enthalten die DNA der vegetativen Zelle
- entstehen innerhalb der Zelle
- haben einen extrem reduzierten Stoffwechsel
- gehen aus vegetativen Formen hervor
- werden *nicht* von allen Bakteriengattungen gebildet

Die **Bildung** von Endosporen bei Bakterien

- kann z.B. von Clostridium-Arten durchgeführt werden
- kann unter ungünstigen Lebensbedingungen ausgelöst werden

Sporenbildung dient bei Bakterien nicht der Vermehrung, weil sich aus einer Bakterienzelle nur eine Spore bilden kann.

Folgende **Merkmale** sind für bakterielle Sporen charakteristisch:

- geringer Wassergehalt
- hohe Resistenz gegen Hitze
- hohe Resistenz gegen Austrocknung
- lange Lebensdauer
- *nicht:* Entstehung durch Konjugation

Die **Bakterienkapsel** dient dem Schutz vor Phagozytierung.

Fimbrien (Pili) der Bakterien

- sind Fortsätze an der Oberfläche der Zellwand
- kommen besonders häufig bei gramnegativen Bakterien vor
- sind an der Haftung an Schleimhäuten der Wirtsorganismen beteiligt
- spielen bei der Konjugation eine wichtige Rolle

Bakterienpili können Träger der folgenden **Funktionen** sein:

- Konjugation
- Haftung an Zellen
- parasexuelle Vorgänge
- *nicht:* Beweglichkeit, Phagozytoseschutz

3.2. Bakteriengenetik und Plasmide

(s.a. Biochemie 22.2.9)

3.2.1 Bakterienchromosom
Unterschiede zum Eukaryontenchromosom
Spontanmutation und Selektion

3.2.2 Plasmide
Extrachromosomale übertragbare DNA in Ringform
Plasmide als Träger von Resistenz- und Virulenzfaktoren (Bildung von Toxinen)

3.2.3 Übertragung von Genmaterial
Plasmid-Transfer: Konjugation, Rekombination und Transduktion; Begriff des Transposons; Transposition

Durch folgende Vorgänge können Bakterien **resistent** gegen ein Chemotherapeutikum werden:

- Mutation
- Rekombination
- Erwerb von Plasmiden

Resistenz von Bakterien - z. B. gegen Antibiotika - kann folgende **Ursachen** haben:

- Vorhandensein einer primären Resistenz
- Entstehen einer sekundären Resistenz durch Spontanmutation und anschließende Selektion
- Übertragung von Resistenzfaktoren von resistenten Bakterien mittels Transformation, Transduktion oder Konjugation

Vermehrt sich eine Bakterienpopulation über längere Zeit hinweg in Gegenwart von knapp unterschwelligen Antibiotikakonzentrationen, so kann es zu einer Resistenzsteigerung kommen.

- Diese entsteht in der Regel dadurch, daß das Antibiotikum die in der Population vorhandenen resistenten Spontanmutationen begünstigt

Unter Antibiotikawirkung kommt es bei Bakterien zu einer Anreicherung von resistenten Stämmen in den Zellkulturen dadurch, daß sich durch Absterben der empfindlichen Bakterien resistente Formen ohne Konkurrenz vermehren können.

Für den Menschen pathogene gramnegative Bakterien können Erbfaktoren einer Resistenz gegen Antibiotika vom Typ der Penicilline

- auch über Gen-Transfer von Bakterien aus Tieren oder Bodenbakterien erhalten
- auf Plasmiden tragen
- auf dem Bakterienchromosom tragen
- bei der Zellteilung auf beide Tochterbakterien weitergeben

Plasmidgebundene Resistenzfaktoren gegen Antibiotika

- können zwischen Bakterien verschiedener Spezies übertragen werden
- können vom Bakterienchromosom getrennt bleiben und sich während der Teilung der Bakterienzelle ebenfalls teilen
- sind Ursache der infektiösen Antibiotikaresistenz

Als **Plasmide** bezeichnet man extrachromosomale DNA.

Über **Parasexualität** bei Bakterien (Beispiel Escherichia coli) trifft zu:

- Es wird genetische Information von einem Bakterium auf ein anderes Bakterium übertragen
- Durch Pili wird zwischen Bakterien eine Verbindung hergestellt
- Parasexualität kann Antibiotikaresistenz übertragen

Genmaterial kann von einer Bakterienzelle auf eine andere Bakterienzelle durch folgende Mechanismen **übertragen** werden:

- Transformation
- Konjugation

- Transduktion
- *nicht:* Transkription, Mutation, Translation

Für die Plasmidübertragung durch **Konjugation** gelten folgende Charakteristika:

- Übertragen wird eine Kopie des Plasmids
- Das Plasmid enthält die Information für die Pilussynthese
- Die Übertragung kann zwischen Angehörigen verschiedener Spezies erfolgen
- Durch Plasmide können Resistenzeigenschaften übertragen werden

Bei Bakterien können durch Konjugation Resistenzfaktoren gegen Antibiotika übertragen werden, weil über die bei der Konjugation gebildete Plasmabrücke genetisches Material übertragen werden kann.

Durch **Transduktion** können Resistenzfaktoren gegen Antibiotika auf Bakterien übertragen werden.

Als **Transformation** im Sinne der Bakteriengenetik bezeichnet man die direkte Aufnahme und funktionelle Integration fremder DNA durch Bakterien ins Genom.

3.3. Wachstum von Bakterien

3.3.1 Stoffwechseltypen der Bakterien
Aerobier, fakultative und obligate Anaerobier

3.3.2 Bakterienkultur
Vermehrung im Nährmedium mit organischen Substraten als Energiequelle;
flüssige und gelartige Nährmedien in der Bakteriologie; Reinkultur, Prinzip der Isolierung aus Mischpopulationen, Selektivnährböden

3.3.3 Wachstum
Wachstumsgeschwindigkeit (Escherichia coli, Mycobacterium tuberculosis)
Wachstumskurve, Wachstumsphasen

Obligat **anaerobe Bakterien**

- wachsen nur ohne Sauerstoff
- müssen unter Luftabschluß gezüchtet werden
- können Energie durch Gärung gewinnen
- lassen sich auf Vollmedium-Nährböden (Komplex-Medien) kultivieren
- können organische Verbindungen im Boden und in Gewässern abbauen

Bei einigen Bakterienarten ist Atmung unter anaeroben Bedingungen möglich, weil Sauerstoff bei einigen Bakterienarten als H-Rezeptor ersetzt werden kann.

Bei der **Kultur** humanpathogener Bakterien auf festen **Nährböden**

- wird Agar zur Verfestigung des Mediums verwendet
- ist eine Temperatur von 37 °C in der Regel optimal
- wird Pepton als Stickstoffquelle zugesetzt
- ist Kohlenstoff in Form von Glucose vorhanden
- kann Pufferlösung zur Gewährleistung eines günstigen pH-Wertes zugesetzt werden

Die Verimpfung einer Einzelkolonie von Bakterien auf einen neuen Nährboden ergibt mit hoher Wahrscheinlichkeit eine Reinkultur, weil Einzelkolonien von Bakterien in der Regel einem Klon entsprechen.

Für die **log. Phase** im Wachstum (exponentielle/logarithmische Wachstumsphase) einer Bakterienpopulation in flüssigem Kulturmedium trifft zu:

- exponentielles Wachstum/die Bakteriendichte im Medium steigt exponentiell an
- höchste Teilungsrate aller Wachstumsphasen/maximale Teilungsrate
- die Wachstumsgeschwindigkeit erreicht ihr Maximum
- Zunahme der Populationsdichte

- steigende Konzentration von Stoffwechselprodukten im Kulturmedium
- Die Zellgröße bleibt konstant
- Die Generationszeit erreicht ihr Minimum

Für die **stationäre Phase** im Wachstum einer Bakterienpopulation in flüssigem Kulturmedium trifft zu:

- Sie folgt auf die log-Phase
- Sie entsteht u.a. als Folge der abnehmenden Substratkonzentration
- Die Konzentration schädigender Stoffwechselprodukte im Kulturmedium nimmt zu
- Sie kann Folge der Zunahme schädigender Stoffwechselprodukte sein
- Sie weist die maximale/gleichbleibende Populationsdichte auf
- Sie geht in die Absterbephase über

Die **Generationszeit** der Bakterien

- ist abhängig vom Substratangebot
- ist abhängig von der Temperatur
- kann bei Escherichia coli unter optimalen Bedingungen 20 Minuten betragen
- *nicht:* nimmt an Länge in der stationären Phase ab

Zur **Abtötung** von Bakterien werden angewendet:

- 70 %iger Äthylalkohol
- Formaldehyd
- Phenolderivate
- UV-Strahlung
- *nicht:* Tiefgefrieren (bei Nahrungsmitteln)

Unter **Bakteriostase** versteht man eine Hemmung des Wachstums und Unterbrechung des Vermehrungsvorganges einer Bakterienkultur durch Zugabe von Medikamenten.

3.4. Formengruppe von Bakterien

Kokken, Vibrionen, Mykoplasmen, Chlamydien, Stäbchen, schraubenförmige Bakterien

Zur **Unterscheidung, Klassifizierung und Einteilung der Bakterien** dienen folgende Merkmale und Eigenschaften:

- Gestalt der Zelle
- Besitz einer Zellwand
- Verhalten bei der Gramfärbung/Färbbarkeit
- Zahl und Ansatzstelle von Geißeln/Typ der Begeißelung
- Fähigkeit zur Kapselbildung
- Fähigkeit zur Sporenbildung
- spezifische Stoffwechselvorgänge/Stoffwechselprodukte
- Besitz von Enzymen
- Sauerstoffbedarf und -empfindlichkeit/Verhalten gegenüber Sauerstoff
- Antigenaufbau
- *nicht:* Typ der Nucleinsäure, Vorhandensein einer Hülle

Über die **Gestalt und Anordnung** von Bakterien trifft zu:

- Staphylokokken: rund, in Haufen zusammenliegend
- Streptokokken: rund, kettenförmig hintereinanderliegend, ohne Kapsel und Begeißelung
- Pneumokokken: von einer Kapsel umgeben
- Spirillen: schraubig gewunden
- Vibrionen: gekrümmtes Stäbchen (kommaförmig)

Ein Bakterienstamm wächst in Kultur nur in sauerstoffhaltiger Atmosphäre. Unter dem Mikroskop sieht man nach Gramfärbung in Haufen liegende, kugelrunde, dunkelblaue Bakterien.

- Die Bakterien sind aerob
- Es sind Kokken
- Die Bakterien sind grampositiv

3.5. Pilze

3.5.1 Lebensweise
Zugehörigkeit zu den Eukaryonten, obligat heterotrophe Lebensweise

3.5.2 Wachstumsformen
Zellfäden (Hyphen), Mycelbildung
Sprossungswachstum (Hefen)

3.5.3 Vermehrung und Verbreitung
Asexuelle (anamorphe) Fortpflanzungsformen medizinisch wichtiger Pilze
Sporenbildung: Abgrenzung gegen Endosporen der Bakterien; verschiedene Formen der Sporenbildung, Verbreitung der Sporen, Auskeimen der Sporen

3.5.4 Synthese von Stoffen durch Pilze
Mykotoxine (Aflatoxin), Antibiotika (Penicillin), α–Amanitin
Halluzinogene Gifte (z.B. Ergotamin)

Pilze

- bilden ein aus Hyphen bestehendes Mycel
- sind heterotrophe Eukaryonten/leben ausschließlich heterotroph
- können sowohl durch Querwände geteilte als auch ungeteilte Hyphen bilden
- sind am Abbau organischer Substanzen beteiligt
- gewinnen Stoffwechselenergie durch Ab- und Umbau organischer Verbindungen
- besitzen Zellmembranen und Zellwände
- besitzen echte Zellkerne
- leben saprophytisch, parasitisch oder symbiontisch
- vermehren sich durch (ungeschlechtliche) Sporenbildung/können asexuell oder sexuell entstehende Sporen bilden

Folgende **Substanzen** werden von Pilzen synthetisiert:

- Ergotamin
- Penicillin
- Aflatoxin
- α-Amanitin
- *nicht:* Flagellin

Pilze, die Antibiotika erzeugen können, haben einen Vorteil bei der zwischenartlichen Konkurrenz im Biotop, weil Pilz-Antibiotika die Bakterien in der Umgebung im Wachstum hemmen und an der Konkurrenz um das Substrat hindern.

Die der Entdeckung des Penicillins zugrundeliegende Beobachtung bestand darin, daß sich ein Schimmelpilz (Penicillium-Art) in einer Bakterienkultur ausbreitete.

- Die Beziehung zwischen dem Schimmelpilz und dem Bakterium wird am besten als Konkurrenz beschrieben

3.6. Viren

3.6.1 Virusbegriff
Beschreibung und Abgrenzung des Virusbegriffes, obligater Zellparasitismus (Abgrenzung von Chlamydien und Rickettsien), Prinzip des Partikelaufbaues, Viren als Erreger von Infektionskrankheiten, Wirtsorganismen; Phagen; Viroide

3.6.2 Grundzüge des Vermehrungszyklus
Adsorption (Bedeutung der Wirtszell-Rezeptoren), Einschleusung, Uncoating, Synthese, Montage, Ausschleusung
Integration der Virusnucleinsäure: Prophagen, Provirus, Lysogenie

3.6.3 Züchtung
Allgemeine Grundlagen des Nachweises der biologischen Aktivität und der Viruszüchtung

Über **Viren** trifft zu:

- Für die Zelle charakteristische Bestandteile wie Kern, Mitochondrien und Ribosomen fehlen
- Sie können von einer komplexen Membran umhüllt sein
- Viren sind obligate Zellparasiten, weil Viren auf den Stoffwechsel der Wirtszelle angewiesen sind
- Die Vermehrung erfolgt ausschließlich durch Stoffwechselleistungen der Wirtszelle
- Viren können sich außerhalb von Wirtszellen nicht vermehren, weil Viren zur Vermehrung auf den Stoffwechsel der Wirtszelle angewiesen sind
- Sie können sich nur im Inneren der Zelle vermehren
- In die tierische Zelle gelangt ein Virus durch aktive Aufnahme durch die Wirtszelle
- Sie können in manchen Fällen ihr Genom in das Genom der Wirtszelle integrieren
- Sie passieren bakteriendichte Filter, d. h. sind filtrierbar
- Sie enthalten RNA oder DNA als genetisches Material
- Sie können bei Menschen, Tieren und Pflanzen Krankheiten hervorrufen
- Sie können auf flüssigen und festen Nährböden geeigneter chemischer Zusammensetzung gezüchtet werden
- Sie sind mutationsfähig
- Sie können kristallisierbar sein

Über die **humanpathogenen** Viren trifft zu:

- DNA oder RNA enthalten die genetische Information des Virus
- Es gibt Viren, bei denen die genetische Information in einer RNA gespeichert ist
- Das aus Protein bestehende Kapsid umgibt als "Schutzmantel" die Nucleinsäuren
- Eine das Kapsid bedeckende Hülle ist nicht bei allen/nur bei manchen Viren vorhanden
- Das Kapsid wird in die Wirtszelle eingebaut
- Rezeptoren der Zellmembran ermöglichen die Anheftung der Viren

Bei der **Infektion** einer Zelle mit einem Virus

- kann reverse Transkriptase bei RNA-Tumorviren die Virus-RNA in DNA transkribieren
- kann Virus-DNA in mRNA transkribiert werden
- kann Virus-DNA repliziert werden
- werden Ribosomen der Wirtszelle zur Synthese von Virusproteinen benutzt
- *nicht:* wird Virus-Nucleinsäure (RNA oder DNA) innerhalb des Kapsids repliziert

Folge einer Virusinfektion kann sein:

- Virusproduktion ohne Zellzerstörung
- Integration der Virus-Nucleinsäure
- Virusproduktion mit Zellzerstörung

Folgende **Merkmale** liegen der heute gültigen Viren-Klassifikation zugrunde:

- Vorhandensein einer Hülle
- Art der Nucleinsäure
- Aufbau des Kapsids

Ein **Virion** ist ein komplettes Viruspartikel.

Bestandteile eines Virions können sein:

- Kapsid (Protein)
- Nucleinsäure/Nucleoid
- Hülle (Proteine, Glykoproteine, Lipide)
- Enzyme
- *nicht:* Murein, Glykokalix, Akrosom, Hülle, Polymerase, reverse Transkriptase

Die **reverse Transkriptase**

- ermöglicht den Fluß der genetischen Information von der RNA zur DNA
- findet Verwendung in der Gentechnologie
- ermöglicht die Synthese von cDNA
- spielt bei der Vermehrung des HIV (AIDS)-Virus eine wesentliche Rolle

Ein **Viroid** ist ein kapsid- und hüllenloses infektiöses Nucleinsäuremolekül.

Transduzierende **Bakteriophagen**

- sind auf Bakterien spezialisierte Viren
- können Resistenzfaktoren übertragen

Über die **Vermehrungsstadien** eines Bakteriophagen trifft zu:

- Bindung an die Rezeptoren der Zellwand
- Reduplikation der Nucleinsäure
- Synthese der Virusproteine
- Zusammensetzung der Virusbestandteile (Montage)
- *nicht:* Aufnahme in das Bakterium durch Pinozytose

Lysogenie ist eine Eigenschaft der Bakterienzelle; sie hängt mit dem Besitz eines Prophagen zusammen. Lysogenie ist der Status nach Einbau von Phagen-DNA in das Bakteriengenom.

Ein **virulenter Phage** kann niemals transduzieren, weil ein virulenter Phage die von ihm befallene Zelle zerstört.

Ein **temperenter Phage** weist als Charakteristikum auf, daß infizierte Bakterien überleben können.

Für den **Vermehrungszyklus** von Viren in menschlichen Zellen trifft zu:

- Bindung an Rezeptoren der Zellmembran
- Reduplikation der Nucleinsäure
- Synthese der Virusproteine
- Montage der Virusbestandteile
- *nicht:* Injektion der Nucleinsäure in die Zelle

Folgende Vorgänge spielen sich bei der **Virussynthese** ab (bei Eukaryonten !!):

- Adsorption: Bindung des Virus an einen Rezeptor der Zellmembran
- Penetration: Aufnahme des Virus durch die Zelle (Pinozytose)
- Uncoating: Freilegen der Virusnucleinsäure durch enzymatischen Abbau von Hülle - falls vorhanden - und Kapsid
- Reifung: Synthese von Virusnucleinsäuren, Kapsid und gegebenenfalls Hüllenmaterial sowie Zusammenbau der Viruspartikel

Die **"Adsorption"** eines Virus an die Wirtszelle verlangt eine intakte Außenstruktur des Virions, weil die "Adsorption" an die Wirtszelle durch spezifische Bindung eines Virus an einen Rezeptor der Zellmembran zustande kommt.

Beim Vermehrungszyklus von Viren bezeichnet man als **"uncoating"** die Auflösung des Kapsids in der Wirtszelle/die Freilegung der Virusnucleinsäure in der Wirtszelle.

Die **Eklipse** der Virusvermehrung wird durch folgenden Vorgang definiert: Das aufgenommene Virion ist in der Zelle nicht mehr nachweisbar.

Während der Eklipse ist das Virus im Infektionsversuch nicht mehr nachweisbar, weil das Virus im Zuge des "uncoating" seine Außenstrukturen verloren hat.

Die **Hemmung einer Virusvermehrung** im Wirtsorganismus ist schwierig, weil Viren die Enzyme der befallenen Zelle zur eigenen Vermehrung benutzen.

Zur **Viruszüchtung** sind geeignet:

- die Zellkultur
- das lebende Tier
- das Embryo-haltige Brutei/bebrütetes Hühnerei
- neugeborene Maus
- lebende Bakterien
- *nicht:* fötales Blutserum, komplexes Serum-Milieu, komplexe Serumnährböden

Zum Virusnachweis werden unter anderem einschichtige Zellkulturen (Monolayers) verwendet, weil sich die cytopathischen Effekte an einschichtigen Zellkulturen gut beobachten lassen.

Viren lassen sich nur in Zellkulturen bzw. Embryonen züchten, weil Viren die Enzyme der Wirtszelle benötigen.

3.7. Kommensalismus, Parasitismus und Biozönose

3.7.1 Kommensalismus und Parasitismus
Definition der Begriffe; Beispiel Darmflora; der menschliche Darm als Biotop für Kommensalen und Parasiten; unterschiedliche Zusammensetzung der Darmflora in den verschiedenen Darmabschnitten

3.7.2 Biozönose
Darmflora und -fauna als Biozönose, Verschiebung des Artenspektrums und der Häufigkeit der einzelnen Arten der Darmflora durch Gabe von Antibiotika

Endoparasiten sind z.B. Malariaerreger in Erythrozyten.

Blutsaugende **Ektoparasiten** des Menschen können Überträger (Vektoren) für gefährliche Krankheitserreger sein.

Unter **Biozönose** versteht man die Gemeinschaft/Gesamtheit aller in einem räumlichen und zeitlichen Zusammenhang lebenden Organismen innerhalb eines **Biotops**.

Die Sachverhalte, die den Begriffen "Biozönose" und "Biotop" zugrunde liegen, haben auch für den Menschen Bedeutung, weil

- der Mensch selbst das Biotop für zahlreiche Bakterienarten darstellt
- der Mensch vom geordneten Abbau organischer Stoffe in seiner Umgebung, z. B. in Gewässern, durch das Zusammenwirken verschiedener Mikroorganismen abhängig ist
- der Mensch durch bestimmte Nahrungsketten unmittelbar an verschiedene Biozönosen angeschlossen ist
- dem Menschen Schadstoffe durch Nahrungsketten aus anderen Biotopen zugeführt werden können

3.8. Beteiligung von Mikroorganismen an Stoffkreisläufen

3.8.1 Einschleusung von Schadstoffen in Nahrungsmittel
Weg des Quecksilbers aus Abfällen und Abwasser über die Umsetzung zu Methylquecksilber bis in Muscheln und Fische

3.8.2 Einschleusung natürlich vorkommender Gifte in Nahrungsketten
Aufnahme von Saxitonin bei Muschelvergiftung

3.8.3 Bedeutung des Abbaus organischer Substanzen durch Mikroorganismen
Aerobe Zersetzung organischer Substanzen in der biologischen Abwasserreinigung (2. Stufe einer Kläranlage); Selbstreinigung der Gewässer durch aerobe Zersetzung organischer Substanzen; Problem der Eutrophierung der Gewässer; Übergang von der aeroben zur anaeroben Zersetzung organischer Substanzen in Gewässern bei Sauerstoffmangel

Über **Mikroorganismen**, die am Abbau organischer Substanzen beteiligt sind, trifft zu:

- Mikroorganismen machen die durch Primärproduzenten gebundenen Stoffe wieder für andere Organismen verfügbar
- Mikroorganismen, die am Abbau organischer Substanzen teilhaben, sind heterotrophe Organismen
- Mikroorganismen können Ursache dafür sein, daß Schwermetallverbindungen (z. B. Quecksilberderivate) in Nahrungsstoffe des Menschen gelangen
- Mikroorganismen bewirken, daß sich keine organischen Materialien abgestorbener Organismen über längere Zeit aufhäufen
- Mikroorganismen können als Endosymbionten von Säugetieren bei der Nahrungsverwertung mitwirken

An folgenden Umsetzungen im Rahmen des **Stickstoff- bzw. Schwefelkreislaufes** sind Mikroorganismen beteiligt:
An der Erzeugung von

- Ammoniak durch Abbau organischer Substanzen
- Nitrat durch Nitrifikation
- Stickstoff durch Denitrifikation
- Schwefelwasserstoff durch Abbau organischer Substanz unter aeroben Bedingungen

Folgende Zuordnungen aus dem **Stickstoffkreislauf** sind richtig:

- biologische N_2-Bindung - ermöglicht durch in Symbiose mit Pflanzen lebende Bakterien
- Umsetzung von Harnstoff zu Ammoniak - Mineralisation durch Bodenbakterien
- Umsetzung von Ammoniak zu Nitrat - Nitrifikation durch Bodenbakterien
- Umsetzung von Nitrat zu Stickstoff - Denitrifikation durch Bodenbakterien
- Ammonium-Ion, Nitration - Ionen, die von Pflanzen aufgenommen werden können

Im Stoffkreislauf des Stickstoffs sind als Destruenten tätig:

- Bakterien
- Pilze
- *nicht:* Viren

Als Destruenten tätige Bakterien können Proteine als Stickstoffquelle verwerten.

Für die **Selbstreinigung der Gewässer** trifft zu:

- Durch Selbstreinigung werden fäulnisfähige organische Stoffe abgebaut
- Die Selbstreinigung erfolgt hauptsächlich durch Destruenten
- Die Selbstreinigung wird durch Eutrophierung vermindert
- Bei der Selbstreinigung wird Sauerstoff verbraucht
- Die Intensität der Selbstreinigung wird durch Sauerstoffmangel beeinträchtigt
- Bei zu geringem Sauerstoffgehalt kommt die Selbstreinigung zum Erliegen

- Durch Selbstreinigung werden aus Fäkalien herrührende Verunreinigungen abgebaut/Fäkalien sind leicht abbaubare Substanzen
- Schwermetalle können nicht abgebaut werden

Bei der **biologischen Abwasserreinigung** in der Kläranlage

- finden Prozesse statt, die auch bei der Selbstreinigung der Gewässer ablaufen
- sind anaerobe Mikroorganismen tätig
- wird Sauerstoff verbraucht
- werden organische Substanzen abgebaut
- erfolgt der Abbau organischer Substanzen durch heterotrophe Mikroorganismen

4. Zellvermehrung, Keimzellbildung und Zelldifferenzierung

4.1. Somatische Zellen: Mitose und Zellteilung

4.1.1 Intermitose-Zyklus
Zellzyklus, G_0-, G_1-, S- und G_2-Phase, Enzyme bei der Replikation: DNA-Polymerase, DNA-Ligase; semikonservative Replikation, Begriff des Replikons

4.1.2 Mitose
Verteilung der Chromatiden
Spiralisierungszyklus der Chromatiden: Prophase und Metaphase; Prophase-Bänderung Anordnung der Zentriolen zur Herstellung von Zellpolen, Auflösung der Kernhülle beim Übergang zur Metaphase; Polymerisieren von Mikrotubuli bei der Bildung der Mitosespindel
Anordnung der Chromosomen in der Metaphaseplatte
Bedeutung der Zentromeren (Kinetochore) für den Ansatz der Mikrotubuli und den Transport der Chromosomen
Anaphase, Verlagerung der Chromatiden zu den Zellpolen, Rekonstruktion eines neuen Zellkernes und Entspiralisierung der Chromatiden: Telophase; Ergebnis der Mitose

4.1.3 Hemmung der Mitose
Hemmung der Polymerisation der Mikrotubuli durch Colchicin, Anhäufung von Metaphasen
Behandlung mit hypotonischer Lösung zur Ausbreitung der Metaphasechromosomen, Darstellung der Bandenmuster (s.a. 2.2)

4.1.4 Fehlverteilung von Chromosomen
Möglichkeiten zur Fehlverteilung von Chromosomen bzw. Chromatiden durch den Mechanismus der Spindel
Mosaikorganismen mit unterschiedlichen Chromosomenzahlen in Zellstämmen

4.1.5 Zellteilung (Cytokinese)
Begriffe äquale und inäquale Teilung; Durchschnürung der Zelle mit zufälliger Verteilung der Zellorganellen: Entstehung der Tochterzellen

4.1.6 Cytostatika
Hemmung der Zellvermehrung
Mitosegifte zur Hemmung des Mitoseablaufes

In der **Interphase**

- ist das Y-Chromosom nach Spezialfärbung erkennbar
- ist bei der Frau ein X-Chromosom nach Spezialfärbung erkennbar
- wird mRNA synthetisiert
- wird die DNA repliziert

In der **G_1-Phase** des Zellzyklus finden folgende Vorgänge statt:

- Bildung der Proteine für den Verteilungsapparat der Chromosomen/Proteinsynthese
- Bildung von Nicht-Histon-Proteinen
- Zellwachstum
- Bildung der Enzyme für die DNA-Vermehrung
- *nicht:* DNA-Vermehrung im Zellkern

In der **S-Phase** wird die DNA repliziert.

Die **Selbstverdoppelung** des genetischen Materials (Replikation der DNA) erfolgt

- auf semikonservativem Wege
- im Zellkern
- durch Einbau komplementärer Basen an die vorher getrennten komplementären Einzelstränge der Doppelhelix
- unter dem Einfluß von Enzymen

In der **G_2-Phase**

- hat die DNA-Synthese schon stattgefunden
- steht die Mitose unmittelbar bevor
- können mit Hilfe von Reparatur-Enzymen DNA-Defekte noch repariert werden
- sind in der Zelle alle Voraussetzungen vorhanden, sofort in die Teilung einzutreten

Durch die **Mitose** wird normalerweise sichergestellt, daß jede Zelle mit Ausnahme der Keimzellen alle Chromosomen bekommt.

In der Mitose

- sind die Chromosomen eng aufgeknäuelt
- verschwindet die Kernmembran
- werden Schwester-Chromatiden auf zwei Zellen verteilt
- beginnt die Teilung einer Mutterzelle in zwei Tochterzellen
- *nicht:* findet die DNA-Replikation statt

Über die Phasen der normalen **Zellteilung** trifft zu:

- In der späten Metaphase sind die Chromosomen längs gespalten
- In der Telophase kommt es zur Durchschnürung des Zelleibes

Die Chromosomen in der **Metaphase**

- sind extrem stark spiralisiert
- tragen alle Gene, die nach den Mendel-Gesetzen vererbt werden
- enthalten die bereits verdoppelte DNA
- enthalten neben der DNA auch Proteine
- können zur Klassifizierung und Chromosomenanalyse benutzt werden
- können beim Menschen individuell (paarweise) klassifiziert werden
- werden nur bei intaktem Zentromer durch die Mikrotubuli der Spindel zur Verteilung in einer Äquatorialplatte angeordnet/formieren sich in der Äquatorialplatte
- lassen das Zentromer erkennen
- sind in zwei Chromatiden unterteilt, die in der Zentromer-Region zusammenhängen

Chromosomen können am besten in der Metaphase unter dem Mikroskop untersucht werden.

Die **Chromatiden** der Metaphase-Chromosomen

- werden in der Mitose getrennt
- bleiben im Falle einer sekundären Non-disjunction bei der Reifeteilung beisammen
- werden nur durch die Zentromeren gehalten
- werden nach Verlust der Zentromeren unregelmäßig verteilt

In der **Anaphase** findet die Trennung der Zentromeren statt.

In folgenden Phasen besteht ein Chromosom aus **zwei Chromatiden**:

- G_2-Phase
- Prophase der 1. Reifeteilung
- Metaphase der 2. Reifeteilung

Die Bewegung der Chromosomen in der Metaphase der Mitose läßt sich durch **Colchicin** unterbinden, weil die Polymerisation der Spindelproteine verhindert wird.

Zur Untersuchung der Chromosomen beim Menschen wird das Pflanzengift Colchicin angewendet, da Colchicin die Bildung der Mikrotubuli für die Teilungsspindel hemmt.

4.2. Keimzellbildung: Reifeteilungen (Meiotische Teilung)

4.2.1 Stammzellen zur Keimzellbildung
Oogonien, Spermatogonien
Letzte DNA-Synthese (S-Phase) vor Beginn der Reifeteilung I
Begriff der homologen Chromosomen im diploiden Satz

4.2.2 Verlauf der 1. und 2. meiotischen Teilung
Crossing-over, Rekombination, ungleiches Crossing-over, Unterschiede der Meiose bei Spermatozyten und Oozyten, Bildung der Polkörper

4.2.3 Funktion der Reifeteilungen
Reduktion des diploiden Chromosomensatzes auf den haploiden Satz
Genetische Vielfalt der Keimzellen als Ergebnis der zufallsmäßigen Verteilung der homologen Chromosomen auf die Tochterzellen sowie Vermehrung der genetischen Kombinationsmöglichkeiten durch Crossing-over

4.2.4 Non-disjunction
Chromosomenfehlverteilungen durch Non-disjunction in der Reifeteilung I und II
Altersabhängige Häufigkeitszunahme bei Frauen durch lange Dauer der Prophase in der Oozyte 1, sog. Dictyotän beim Menschen
Folgen von Non-disjunction (s. 2.7.5)

Aufgabe der **Meiose** ist es

- sicherzustellen, daß die Chromosomenzahl in den Keimzellen, verglichen mit den Körperzellen, auf die Hälfte reduziert ist
- zu bewirken, daß jede Keimzelle eines von den beiden homologen Chromosomen bekommt/daß jede Keimzelle einen vollständigen Satz an homologen Chromosomen erhält/daß homologe Chromosomen in verschiedene Zellen gelangen
- eine möglichst große Vielzahl an Keimzellen herzustellen
- bei den männlichen Keimzellen X- und Y-Chromosom zu trennen
- *nicht:* eine möglichst große Zahl an Keimzellen zu erzeugen

Die Meiose

- reduziert die Chromosomenzahl auf n
- führt zu einer Erhöhung der genetischen Variabilität der Nachkommen
- ermöglicht neue Genkombinationen
- schafft die Voraussetzung für die genotypische Geschlechtsbestimmung

In der Meiose sind homologe Chromosomen am Anfang gepaart.

Über die **Gametogenese** trifft zu:

- Durch die beiden meiotischen Teilungen entstehen beim Mann vier reife Spermien aus einer Spermatozyte
- Die letzte DNA-Teilung findet beim Mann vor der 1. meiotischen Teilung statt
- Die letzte DNA-Teilung findet bei der Frau vor der 1. meiotischen Teilung statt
- Die Meiose führt bei beiden Geschlechtern zur Reduktion der Chromosomenzahl auf die einfache Zahl n

Über die **Oogenese** trifft zu:

- Die Reduktion der Chromosomenzahl auf die Hälfte trägt dazu bei, daß die Zygote wieder den vollständigen Chromosomensatz (2n) erhält
- Es wird eine große Zahl verschiedener Kombinationen von Chromosomen und damit genetisch verschiedener Gameten erzeugt
- Crossing-over erhöht die Zahl genetisch verschiedener Gameten
- Jede Keimzelle erhält einen vollständigen haploiden Chromosomensatz
- Die DNA der Eizelle wird während der vorgeburtlichen Entwicklung synthetisiert
- Die Meiose beginnt während der vorgeburtlichen Entwicklung

- Kurze Zeit nach der Geburt befinden sich alle Geschlechtszellen im Oozytenstadium
- Kurz nach der Geburt befinden sich alle Geschlechtszellen im Stadium der Oozyte I
- Im Körper der geschlechtsreifen Frau beenden die Eizellen die 1. und 2. meiotische Teilung
- Die Vereinigung von Ei- und Samenzelle findet in der Metaphase der 2. Reifeteilung der Oozyte statt
- Die Meiose endet nach der Vereinigung von Ei- und Samenzelle
- Die DNA der Oozyten kann mehrere Jahrzehnte lang mutagenen Einflüssen ausgesetzt sein
- Es gibt viel mehr Oogonien als reife Oozyten
- *nicht:* Das Geschlecht des zukünftigen Kindes wird festgelegt

In der **Spermatogenese** liegt die letzte DNA-Synthese-Phase (S-Phase) vor Beginn der 1. meiotischen Teilung.

Die letzte S-Phase bei der Keimzellbildung erfolgt **vor** der ersten meiotischen Teilung.

Bei der Bildung der Spermatozyte I findet eine differentielle Teilung der Spermatogonie statt.

Der Chromosomensatz der normalen Spermatogonie ist diploid.

Während der **1. meiotischen Teilung** (Reifeteilung)

- werden homologe Chromosomen voneinander getrennt
- kann Crossing-over stattfinden
- wird die Zahl der Chromosomen auf die Hälfte reduziert
- kann es zu Chromosomen-Fehlverteilungen kommen
- *nicht:* werden die Chromatiden getrennt

Die Trennung der homologen Chromosomen bei der Keimzellbildung findet in der Anaphase der 1. meiotischen Teilung statt.

Im Laufe der **2. meiotischen Teilung** trennen sich die Schwesterchromatiden.

Die Replikation für die 2. Reifeteilung findet während der S-Phase vor der 1. Reifeteilung statt.

Crossing-over

- erfolgt während der 1. meiotischen Teilung
- ist eine Durchbrechung der Genkopplung
- ist ein Austausch von homologen Abschnitten zwischen homologen Chromatiden

Eine **Chromosomen-Fehlverteilung** kann in beiden meiotischen Teilungen bei beiden Geschlechtern vorkommen.

Die **Non-disjunction** des menschlichen **Y-Chromosoms** kommt nur in der 2. meiotischen Teilung vor.

Non-disjunction des **X-Chromosoms**/der X-Chromosomen kann vorkommen in der

- 1. meiotischen Teilung bei der Frau
- 2. meiotischen Teilung bei der Frau
- 2. meiotischen Teilung beim Manne
- 1. Furchungsteilung bei der weiblichen Zygote
- *nicht:* 1. meiotischen Teilung beim Mann

Durch Non-disjunction in der ersten meiotischen Teilung der Frau können die folgenden Chromosomen-Anomalien beim Kind verursacht werden:

- XXY
- XXX
- X0
- Trisomie
- *nicht:* XYY

Der **XYY-Status** kann durch Non-disjunction in der 2. meiotischen Teilung beim Mann entstehen.

4.3. Regeneration und funktionelle Veränderungen

4.3.1 Stammzellen
Ersatz von spezialisierten (= differenzierten) Zellen durch teilungs- und entwicklungsfähige Zellen: Stammzellen

4.3.2 Pluripotenz
Begriff der Pluripotenz am Beispiel der Knochenmarkszellen für die Hämatopoese beim Menschen und der Stammzellen für die Spermatogenese

4.3.3 Blastem
Anordnung von teilungsfähigen Zellen in Form einer Zellschicht: Blastem; Beispiel des Stratum germinativum des Hautepithels beim Menschen

4.3.4 Adaptation
Adaptation der Zelle auf Umwelteinflüsse durch:
Hyperplasie: Ergebnis gesteigerter Regeneration durch kurzfristig einsetzende Teilungsfolgen von teilungsfähigen Zellen, lokale Zellvermehrung durch funktionelle Belastung = numerische Regeneration
Hypertrophie: Vergrößerung der Zellen, z.T. verbunden mit Polyploidie oder Aneuploidie, Vermehrung von Funktionsstrukturen, z.B. Myofibrillen bei Muskeltraining
Metaplasie: Umwandlung des differenzierten Zelltyps durch inadäquate Reizung von Geweben, z.B. Ersatz von hochprismatischem Epithel in Bronchien bei Kettenrauchern durch Plattenepithelien; Verschleimung von Epithelien bei Überdosierung von Vitamin A

4.3.5 Atrophie
Einfache Atrophie in Form der Verkleinerung von Zellen, z.B. Muskelatrophie bei Minderbelastung (Abbau von Funktionsstrukturen)
Zelluläre Atrophie: Verminderung der Zellzahlen im Gewebe durch mangelnde Regeneration bei Schädigung der teilungsfähigen Zellen, z.B. nach Anwendung von Cytostatika, z.B. Haarwurzeln, Knochenmark, Dünndarmschleimhaut

4.4. Polyploidie

Polyploidisierung als funktionelle Anpassung durch:

4.4.1 Endomitose
Vergrößerung der Zelle in Anpassung an die Vergrößerung des Kernvolumens
Zunahme der Transkriptionskapazität
Polyploidisierungsgrad bei Leberzellen, Megakaryozyten, Herzmuskelzellen

4. 4.2 Amitose
Plasmodien bei vielzelligen Organismen
Beispiele: Fremdkörperriesenzellen, Osteoklasten

4.4.3 Zellfusion
Synzytien
Beispiel: Fusion von Myoblasten zur Bildung quergestreifter Muskelfasern

Eine **Polyploidie** in menschlichen Zellen kann durch Endomitose entstehen.

Eine **Polyploidisierung** von Zellen in einem Gewebe
- kann durch Endomitosen entstehen
- entsteht bei einer Hypertrophie
- wird bei Osteoklasten funktionell durch Mehrkernigkeit erreicht
- ist durch Vorhandensein vergrößerter Zellkerne im Vergleich zu Zellkernen benachbarter Zellen zu erkennen

Folgeerscheinungen einer **Endomitose** sind:
- Vergrößerung des Zellkerns
- Vergrößerung der Zelle
- Erhöhung der Transkriptionskapazität
- Vervielfachung des diploiden Chromosomensatzes
- *nicht:* Steigerung der Mitoserate

Bei der **Amitose** können zweikernige Zellen entstehen.

5. Evolution, Morphologie und Physiologie der ein- und mehrzelligen Organismen

5.1. Evolution

5.1.1 Mutation
als Grundlage der Evolution (s.a. 2.7)

5.1.2 Selektion
Definition des Begriffs, Beispiel: Selektion antibiotikaresistenter Mutanten bei Mikroorganismen

5.1.3 Entwicklung des Herzens
Schlauchförmige ursprüngliche Herzform als funktionsfähige embryonale Anlage des Herzens beim Menschen, Veränderung durch Wachstumsvorgänge, funktionelle und morphologische Gliederung der Herzschlauch-Anlage
Anlage der Zellen des Sinus venosus als biologischer Oszillator (Schrittmachersystem)

5.1.4 Entstehung von Alloenzymen
Entstehung von Alloenzymen beim Menschen am Beispiel der Pyruvatkinase und Hexokinase von Erythrozyten

Mutation und Selektion sind Grundlagen der **Evolution**, weil durch Mutationen veränderte erbliche Merkmale geschaffen werden, die durch die Selektion ausgelesen, d. h. im positiven Fall gefördert und im negativen Fall ausgemerzt werden.

Die zufällig auftretenden ungerichteten Mutationen ermöglichen genetische Veränderungen der Arten, weil durch Mutation für die Selektion neue Genotypen vorliegen.

Bei der **Evolution** der Organismen sind von Bedeutung:

- Chromosomen-Strukturveränderungen
- Vermehrung des genetischen Materials
- ungerichtete Punktmutationen
- natürliche Auslese (Selektion)
- *nicht:* Anpassung an veränderte Umweltbedingungen durch gerichtete Mutation

Veränderungen im Bestand der DNA können im Laufe der Evolution

- aus einem Gen ein funktionsloses Pseudogen entstehen lassen
- aus einem Gen ein solches mit abgewandelter DNA-Basensequenz, aber identischer Funktion des codierten Proteins entstehen lassen
- aus einem Gen ein solches mit abgewandelter Funktion des codierten Proteins werden lassen
- zwei Gene mit Codierung sehr ähnlicher Proteine entstehen lassen
- zwei Gene mit Codierung von Proteinen mit verschiedener Funktion entstehen lassen

Während der Evolution der menschlichen Chromosomenformen sind

- aus vorwiegend akrozentrischen Formen metazentrische Chromosomen gebildet worden
- nur wenige Chromosomen im Chromosomenbestand akrozentrisch geblieben
- Robertson-Translokationen beteiligt gewesen
- bei den Menschenaffen und beim Menschen sehr ähnliche Chromosomen entstanden

Im Laufe der Evolution kann sich die Chromosomenzahl durch zentrische Fusion verändern.

Folgende Elemente gehören zur **embryonalen Anlage des Herzschlauches**:

- Sinus venosus
- Atrium
- Ventrikel
- Conus arteriosus
- *nicht:* Ductus arteriosus (Botalli)

Der endogene und myogene **Erregungsrhythmus** in den Zellen des Sinus-pacemakers der embryonalen Herzschlauch-Anlage

- wird auch im erwachsenen Herzen beibehalten
- ist notwendig zur Auslösung von Kontraktionen der Herzmuskulatur
- geht im erwachsenen Herzen vom Sinusknoten der rechten Atriumwandung aus
- wird nicht direkt von Nervenzellen erzeugt

Das Sinus-Schrittmacher des **Sinusknotens**

- erzeugt einen autonomen myogenen Kontraktionsrhythmus/hat einen eigenen myogenen Erregungs- und Kontraktionsrhythmus
- wird bereits im embryonalen Herzschlauch funktionsfähig
- wird bei der Umformung des Herzens während der Entwicklung in die Herzwand übernommen
- besteht aus spezialisierten Herzmuskelzellen mit Oszillatorfunktion

Die **Lungenarterien** der Säuger entwickeln sich aus Anteilen der embryonalen Anlagen der Aortenbögen 6.

5.2. Reparatur der DNA

1. Photoreaktivierung
2. Exzisionsreparatur
3. Postreplikationsreparatur
SOS-Reparatur von DNA der Bakterien

Bei der **Exzisionsreparatur** der DNA ist eine lokal begrenzte DNA-Synthese notwendig.

Bei der Exzisionsreparatur nach Einwirkung von UV-Licht

- werden Teile der DNA-Helix entfernt
- ist DNA-Synthese notwendig

5.3. Vermehrung von DNA

5.3.1 Repetitive DNA
Repetitive DNA des Menschen, Anteil an der Gesamt-DNA des Zellkerns
Bedeutung bei Aufbau großer Strukturgene

5.3.2 Gen-Redundanz, Großgene, Pseudogene
Vervielfältigung von Genen durch Duplikationen
Entstehung von Genfamilien

5.3.3 Mutationen in duplizierten Genen
Isoenzyme; Beispiel: menschliche LDH
Hämoglobine des Menschen: zeitliche Staffelung der Aktivierung bei Genen einer Genfamilie (embryonale, fetale und adulte Formen), Anpassung an die Bedingungen der O_2-Bindung

Isoenzyme

- entstehen durch Duplikation von Genen und anschließende Mutation
- sind auch beim Menschen vorhanden (z. B. LDH)
- haben sehr ähnliche bzw. identische enzymatische Aktivitäten
- unterscheiden sich in ihrer primären Proteinstruktur
- können mit Methoden der Enzymchemie (z. B. Elektrophorese) getrennt werden

Duplikationen können zur Entstehung von Isoenzymen führen, weil Polymorphismus von Enzymen durch multiple Allelie bedingt sein kann.

Über die **Hämoglobin-Gene** trifft zu:

- Die Hämoglobin-Gene sind im Laufe der Evolution aus einem Ur-Gen entstanden
- An der Wurzel der Wirbeltierevolution hat es ein einziges Gen als gemeinsamen Vorfahr für alle Hämoglobin- und Myoglobin-Gene gegeben

- Durch Duplikation und darauffolgende Mutation sind im Laufe der Evolution unterschiedliche Hämoglobin-Gene entstanden/alle Globin-Gene sind als Ergebnis von Duplikationen entstanden
- Das Vorhandensein von Genen für die α- und β-Ketten des Hämoglobins wurde in der Evolution durch Genduplikation verursacht
- Globin-Gene sind unabhängig voneinander mutiert
- Aus der Zahl der Unterschiede zwischen homologen Hb-Ketten verschiedener Arten kann man auf den Grad ihrer Verwandschaft schließen
- Während der Embryonalentwicklung sind teilweise andere Hb-Gene aktiv als im Erwachsenenalter
- Die Globin-Gene werden während der Ontogenese in bestimmter zeitlicher Reihenfolge aktiviert
- Bestimmte Globin-Gene werden während der Ontogenese inaktiviert
- Hämoglobin-Gene sind zum Teil auf den gleichen Chromosomen in mehrfachen Ausfertigungen vorhanden
- Hämoglobin-Gene werden *nicht* in allen Körperzellen transkribiert

Im Lauf der Evolution der Hämoglobin-Gene sind die folgenden **Mutationsereignisse** fixiert worden:

- Punktmutationen durch Basen-Austausch
- Deletionen einzelner Basen-Tripletts
- Genduplikationen mit nachfolgender Mutation
- Translokationen

Die embryonalen, fetalen und adulten Formen der Hämoglobine beim Menschen unterscheiden sich durch ihre Zusammensetzung aus ähnlichen, aber in der Aminosäurensequenz unterschiedlichen Globinproteinen, weil die verschiedenen Globin-Gene der Genfamilie durch zeitlich gestaffelte Aktivierung während der Entwicklungsphasen einen Wechsel in der Hämoglobinzusammensetzung ergeben.

Die Mutation **Sichelzellhämoglobin** (HbS) beim Menschen

- beruht auf dem Austausch einer Aminosäure in einer Kette des Hämoglobinmoleküls
- betrifft die β-Kette des Hämoglobins
- kann bei vermindertem Sauerstoffangebot durch fadenförmige Komplexe aus Hb zur Verformung von roten Blutkörperchen führen

Unterschiede in der Aminosäurensequenz homologer Proteine (z. B. Hämoglobin) werden häufig zur **Klärung verwandschaftlicher Beziehungen**, z. B. zwischen Mensch und Menschenaffen herangezogen, weil die Ähnlichkeiten in der Aminosäurensequenz homologer Proteine meistens umso größer sind, je enger verschiedene Arten miteinander verwandt sind.

Verwandte Arten besitzen Proteinmoleküle mit ähnlicher Aminosäurensequenz, weil verwandte Arten durch gemeinsame phylogenetische Vorfahren über einen weitgehend ähnlichen Genbestand verfügen.

5.4. Morphologie und Physiologie der ein- und mehrzelligen Organismen

5.4.1 Amöboide Zellbewegung
Amöben, Makrophagen, embryonale Zellen, Leukozyten, Rolle der Mikrofilamente des Cytoskeletts, funktionelle Trennung des Zellcortex (Gel) vom Endoplasma (Sol) bei allen Zellen mit Bewegung, Grundlage der Phagozytose von Bakterien

5.4.2 Prinzip der Chemotaxis
bei Protozoen (z.B. Entamoeba histolytica) und bei menschlichen Zellen (z.B. Leukozyten)
Second-messenger-Mechanismus beim Umbau von Phosphatidinositol

5.4.3 Grundbegriffe der Entwicklungsphysiologie
Prospektive Potenz und prospektive Bedeutung
Determination - Differenzierung
Organisator - Induktion
Entwicklung als Genregulation und Genexpression (s. 5.3.3)
Zellmigration (s. 5.4.2)

Zellbewegung

- beruht auf der Tätigkeit kontraktiler Filamente aus Aktinomyosin
- erfordert ATP als Energiequelle
- spielt bei der Embryonalentwicklung (Richtungskriechen) eine Rolle
- ist der Mechanismus der Ortsveränderung bei Mikroblasten und Leukoblasten

Die **amöboide Bewegung** von Zellen

- beruht auf funktionellen Unterschieden zwischen peripheren und inneren Plasmabereichen
- spielt eine Rolle in der embryonalen Entwicklung (Bildung der Keimblätter)
- befähigt Leukozyten zur Phagozytierung von Bakterien
- ist häufig Chemotaxis
- *nicht:* wird durch Mikrotubuli im Endoplasma bewirkt

Die amöboide Fließbewegung ist im Prinzip eine Kontraktionsbewegung, weil die amöboide Zellbewegung durch aktin- und myosinartige Filamente bewirkt wird.

Amöboid bewegen sich

- embryonale Zellen (bei der Keimblätterbildung)
- Makrophagen
- Leukozyten
- Granulozyten
- Lymphozyten
- *nicht:* Spermien , Oozyten II

Chemotaktisch wirksame Substanzen führen zur Orientierung von **Leukozytenbewegungen** im Körper. Chemotaktisch wirksame Einflüsse können amöboide Bewegungen von Leukozyten in eine bestimmte Richtung auslösen.

Die zelluläre Bewegung von Granulozyten und Makrophagen kann durch Chemotaxis in der Bewegungsrichtung bestimmt werden.

Die Bewegung von Makrophagen und Granulozyten

- wird durch chemotaktische Reize gerichtet
- wird durch Aktin-Myosinfilamente verursacht
- erfolgt durch Fließen des Cytoplasmas
- ist mit Endozytose verbunden
- *nicht:* dient der physiologischen Regeneration

Bei menschlichen Makrophagen oder Leukozyten

- ist der Mechanismus der Mikrofilamente bei amöboider Zellbewegung dem Kontraktionsmechanismus in glatten Zellen vergleichbar
- ist der Mechanismus ihrer amöboiden Bewegungsfähigkeit funktionell an die Zone des Ektoplasmas gebunden
- ist der Mechanismus ihrer amöboiden Bewegung an die Mikrofilamente des Cytoskeletts gebunden
- kann die Richtung der Fortbewegung durch amöboide Bewegung über Chemotaxis gesteuert werden

Die folgenden **Vorgänge** laufen beim Entstehen von Zellverbänden und Organen in der **Ontogenese/Embryonalentwicklung** ab:

- Zellteilungen
- Zellbewegungen
- Zelldifferenzierungen
- amöboide Zellbewegungen
- Induktionen
- Aufbau von Kontaktstellen zwischen den Zellen

Die **physiologische Regeneration** in einem Gewebe (z. B. Epithel) erfolgt in der Regel durch differentielle **Zellteilungen**, weil bei Blastemen nach differentiellen Zellteilungen eine teilungsfähige Stammzellgruppe erhalten bleibt.

Charakteristisch für die physiologische Regeneration sind u. a.:

- begrenzte Lebensdauer der Zellen
- Vorkommen von differentiellen Teilungen
- Vorhandensein von Stammzellen
- Zusammenschluß von Stammzellgruppen (Blastem)
- *nicht:* Einsetzen einer Metaplasie

Über die **Zelldifferenzierung** trifft zu:

- Die prospektive Potenz der Zelle wird eingeschränkt
- Die Zelle entwickelt sich in Richtung auf einen bestimmten Zellphänotyp
- Durch Induktionsvorgänge werden bestimmte Gene der Zelle inaktiviert bzw. aktiviert

Zellen verschiedener Organe und Gewebe können sich voneinander **unterscheiden** durch:

- Antigene auf ihrer Oberfläche
- Gene, die in ihnen aktiv sind
- die Ausstattung mit Enzymen
- die Zahl der Mitochondrien pro Zelle

Der **Zusammenschluß** von Zellen zu Zellverbänden während der Embryonalentwicklung kann nur erfolgen, wenn besondere Kontaktzonen zwischen benachbarten Zellen entstehen.

Als **Induktion** wird die Auslösung der Differenzierung einer Zelle oder Zellgruppe durch den Einfluß einer anderen Zelle oder Zellgruppe während der Keimesentwicklung bezeichnet.

Bei einer embryonalen Induktion werden durch Zellkontakte funktionell wichtige Effekte in den betroffenen Zellen ausgelöst, wie z. B.

- Ausbildung von Zellkontakten in Form von gap junctions und Desmosomen
- Synthese und Sekretion von Interzellularsubstanzen
- Einstellung der amöboiden Bewegungsaktivitäten
- Bildung von Gewebsverbänden
- *nicht:* zelluläre Atrophie

In frühembryonalen Keimbereichen ist neben Gen-Aktivierung auch Gen-Suppression erforderlich, weil in frühembryonalen Keimbereichen die **prospektive Potenz** größer ist als die **prospektive Bedeutung**.

Die **Zellen eines Blastems** sind gekennzeichnet durch:

- Teilungsfähigkeit
- Differenzierungsfähigkeit
- Gleichartigkeit ("Gewebe")
- *nicht:* Polyploidie

Stammesgruppen von Zellen (Stammzellen)

- können ein Blastem bilden
- sind teilungsfähige Zellen
- sind zur Regeneration (Zellmauserung) notwendig
- liefern bestimmte Zelltypen
- sind auch im ausgewachsenen Organismus vorhanden

5.5. Zirkadianer Rhythmus des Menschen als Beispiel für biologische Rhythmik

Begriff des zirkadianen Rhythmus, Neurone des Nucleus suprachiasmaticus im Hypothalamus des menschlichen Gehirns als zirkadiane pacemaker
Licht als Zeitgeber zur Einstellung des Rhythmus, Wirkung von Melatonin

Der **zirkadiane Rhythmus**

- beeinflußt die Ausschüttung von Hormonen
- beeinflußt die Körpertemperatur

Anatomie

1. Allgemeine Entwicklungsgeschichte und Plazentation

1.1. Keimzellen und Keimzellentwicklung

1.1.1 Keimzellen
Urkeimzellen, Wanderung und Besiedlung der Gonadenanlagen
Ovogonie, Spermatogonie (s.a. 8.7.1, 8.8.1 und Biologie 4.2)
Gamete
Keimbahnlehre

1.1.2 Oogenese und Bau der Eizelle
Pränatale Vermehrung der Ovogonien
Beginn der ersten Reifeteilung
Arretierung im Dictyotän-Stadium (s.a. Biologie 4.2)
Untergang von Ovogonien vom 5. Pränatal-Monat an
Stadien der Follikelreifung
Arretierung der zweiten Reifeteilung
Follikelatresie

1.1.3 Spermatogenese und Bau der Samenzelle
Pränatale und postnatale Vermehrung der Spermatogonien
primäre Spermatozyte
sekundäre Spermatozyte (Präspermatide)
Spermatide
Spermio(histo)genese
Spermium (Spermatozoon)

Über die **Gametogenese** trifft zu:

- Durch die beiden meiotischen Teilungen entstehen beim Mann vier reife Spermien aus den Spermatozyten
- Die letzte DNA-Replikation findet beim Mann vor der 1. meiotischen Teilung statt
- Die letzte DNA-Replikation findet bei der Frau vor der 1. meiotischen Teilung statt
- Die Meiose führt bei den beiden Geschlechtern zur Reduktion der Chromosomenzahl auf die einfache Zahl n

Zur **Oogenese** beim Menschen trifft zu:

- Die DNA der Eizelle wird während der vorgeburtlichen Entwicklung synthetisiert
- Kurze Zeit nach der Geburt befinden sich alle Geschlechtszellen im Oozytenstadium
- Die Vereinigung von Ei- und Samenzelle findet in der Metaphase der 2. Reifeteilung der Oozyte statt
- Die Meiose endet nach der Vereinigung von Ei- und Samenzelle

Die **Eizelle** des Menschen hat einen Durchmesser von etwa 150 μm.

Die Tunica interna der Theca folliculi (Theca interna) des reifenden **Follikels** ist eine endokrine Drüse.

Ein sprungreifer Follikel kann einen Durchmesser von etwa 20 mm erreichen.

Über **Akrosomen** trifft zu:

- Akrosomen sind lysosomale Strukturen
- Akrosomen kommen in Spermatiden und Spermien vor
- An der Akrosombildung ist der Golgiapparat beteiligt

Die **Akrosomreaktion** besteht in der Ausschüttung von Enzymen.

Für die Befruchtungsfähigkeit des **Spermas** ist/sind bedeutsam:

- Zahl der Spermien
- Beweglichkeit der Spermien
- Akrosomen
- Fruktose-Konzentration im Sperma

Bei ausreichender Spermienzahl (über 100 Mio.) können bis zu 10 % der Spermien des Ejakulates mißgebildet sein, ohne daß die Fertilität gemindert wird.

Die Gesamtlänge des menschlichen Spermiums beträgt etwa 60 µm.

Siehe auch unter **Biologie**: 4. Zellvermehrung, Keimzellbildung und Zelldifferenzierung

1.2. Befruchtung, Furchung, Implantation

1.2.1 Befruchtung
Ovulation und Ovarialzyklus
Insemination, Imprägnation, Konzeption
Kapazitation, Akrosomreaktion
Aktivierung der Eizelle
Bildung der Vorkerne
Chromosomale Geschlechtsbestimmung
Zeitdauer der Befruchtungsfähigkeit der Gameten
Ort der Befruchtung
Konzeptionsoptimum
Künstliche Befruchtung, extrakorporale Befruchtung und Embryotransfer

1.2.2 Furchung
Formaler Ablauf und Bedeutung
Zygote, Blastomeren, Morula
Tubenwanderung des Eies

1.2.3 Blastozyste
Gestalt und Bedeutung
Trophoblast
Embryoblast (Massa cellularis interior)
Blastozystenhöhle

1.2.4 Implantation
Implantationsmechanismus
Implantationsort, Implantationszeit
Abweichende Implantationsorte

Über die **Ovulation** trifft zu:

- Die spontane Ovulation tritt etwa am 14. oder 15. Tag des 28tägigen Menstruationszyklus ein
- Durch perorale Östrogengaben kann die Ovulation verhindert werden
- Mit der Ovulation finden auch Veränderungen an der Uterusschleimhaut statt, so daß der Zustand des Endometriums Einfluß auf die Implantation der Zygote hat

Zur Mitte des **Menstruationszyklus** trifft zu:

- Um den 14. Tag liegt das Konzeptionsoptimum
- Um den 14. Tag steigt die Basaltemperatur an
- Um den 14. Tag nimmt die Viskosität des Zervixschleims ab
- Um den 14. Tag tritt das sog. Farnkrautphänomen auf
- Die Menstruation beginnt - sofern die Eizelle nicht befruchtet wurde - ziemlich konstant 13 bis 15 Tage nach erfolgter Ovulation

Erfolgt keine Befruchtung, bildet sich das **Corpus luteum** etwa ab dem 10. Tag nach der Ovulation zurück.

Das **Corpus luteum graviditatis**

- hat lipoidreiche Zellen
- ist kapillarisiert

Das Corpus luteum graviditatis wird ab dem 5. Schwangerschaftsmonat zum Corpus albicans zurückgebildet.

Bei der **Befruchtung**

- befindet sich das Ei in der Tube
- ist die zweite Reifeteilung der Eizelle abgeschlossen
- ist die Zona pellucida noch vorhanden
- erfolgt die genetische Geschlechtsbestimmung

Die Befruchtung bedeutet den Beginn der Furchungsteilungen.

Die **Furchung** der menschlichen Zygote erfolgt während der Tubenwanderung.

Durch die Kontraktion der glatten Muskulatur in der Tuba uterina gelangt die Eizelle zum Uterus.

Das menschliche Ei ist während der Tubenwanderung noch von der Zona pellucida eingeschlossen.

Die befruchtete Eizelle erreicht das Uteruslumen als Morula etwa 3 - 4 Tage nach der Ovulation.

Die **Blastozyste** besteht aus dem äußeren Trophoblast und einer mehr nach innen gelegenen Zellmasse.

Die Blastozyste erreicht normalerweise im Alter von 3 - 5 Tagen das Uteruslumen.

Auch bei einer **Implantation** an der Vorderwand des Corpus uteri ist eine normale Schwangerschaft möglich.

Der Zytotrophoblast liefert bei der Implantation Enzyme, die das materne Gewebe abbauen.

Wenn die Implantation nahe dem inneren Muttermund erfolgt, kann eine Plazenta praevia entstehen.

Eine Schwangerschaft, bei der sich der Keim nicht im Endometrium einnistet, bezeichnet man als **Extrauterinschwangerschaft**.

1.3. Plazentation

1.3.1 Entwicklung der Plazenta, Ausbildung des uteroplazentaren Kreislaufs
Entwicklung des Trophoblast:
Zytotrophoblast, Synzytiotrophoblast
Lakunäres Stadium
Stadium der Zottenbildung

1.3.2 Form, Feinbau und Funktion der reifen Plazenta
Durchmesser und Dicke
Placenta fetalis - Placenta materna
Intervillöser Raum
Plazentarschranke
Plazenta als endokrines Organ

1.3.3 Ablösung der Plazenta
Nachgeburt
Nabelstrang: Länge, Ansatz
Eihäute

Entwicklung der **Plazenta**:

- Der fetale Anteil der Plazenta entsteht aus dem Chorion frondosum
- Der materne Anteil der Plazenta entsteht aus der Decidua basalis

Über die **Morphologie** der Plazenta trifft zu:

- Im Zottenstroma kommen Makrophagen (Hofbauer-Zellen) vor
- Der Cytotrophoblast trägt während der gesamten Schwangerschaft zur Bildung des Syncytiotrophoblasten bei
- Im Syncytiotrophoblast wird HCG gebildet

Über die **Plazentahormone** trifft zu:

- Gonadotrope Hormone werden von der graviden Frau bereits in den ersten Schwangerschaftsmonaten im Urin ausgeschieden

Ab Ende des vierten Schwangerschaftsmonats (Lunarmonat) wird die Schwangerschaft auch ohne Corpus luteum erhalten, weil ab Ende des vierten Schwangerschaftsmonats die Plazenta genügend Progesteron zur Erhaltung der Schwangerschaft bildet.

Über die **intervillösen Räume** der menschlichen Plazenta trifft zu:

- Auskleidung durch Synzytiotrophoblast
- Teil der Strombahn des mütterlichen Blutes

Der intervillöse Raum der Plazenta wird von fetalem Gewebe (Zotten) begrenzt.

Aus den intervillösen Räumen kann Blut nicht nur über den Randsinus abfließen, da die Plazentarkammern (Kotyledonen) basale Venenabflüsse besitzen.

Der Begriff "**Plazentarschranke**" beschreibt die Eigenschaft der Trennschicht zwischen mütterlichem und kindlichem Blut in der Plazenta. Sie trennt den mütterlichen und kindlichen Kreislauf. Die Plazentarschranke besteht in der reifen Plazenta aus folgenden Schichten: Synzytiotrophoblast, Bindegewebsschicht, Basallaminae, Kapillarendothel.

Die Plazentarschranke trennt den mütterlichen und kindlichen Kreislauf.

Der **materno-fetale Stoffaustausch** in der Plazenta erfolgt durch folgende Schichten:

- Syncytiotrophoblast
- Zottenbindegewebe
- kindliche Kapillarwand
- *nicht:* mütterliche Kapillarwand

Die menschliche Plazenta ist hämochorial, weil in der menschlichen Plazenta mütterliches Blut die Oberfläche des Syncytiotrophoblasten bespült.

Die **geborene Plazenta** ist ein scheibenförmiges Organ mit einem Durchmesser von 15 - 25 cm, etwa 2 - 3 cm Dicke und einem Gewicht von ungefähr 500 g.

1.4. Primitiventwicklung

1.4.1 Entwicklung der Keimscheibe
Ektoderm - Entoderm
Amnionhöhle und primärer Dottersack

1.4.2 Entwicklung des Dottersacks
Sekundärer (definitiver) Dottersack
Ductus vitellinus (omphaloentericus)
Extraembryonale Gefäß- und Blutbildung: Dottersackkreislauf

1.4.3 Entstehung der Chorionhülle und Bildung der Nabelschnur
Extraembryonales Mesoderm
Extraembryonales Coelom
Chorionzotten, Choriongefäße
Haftstiel, Nabelschnur
Allantois

1.4.4 Bildung und Gliederung des Mesoderms, axiale Differenzierung
Keimblätter
Primitivknoten, -streifen
Primitivstreifenmesoderm
Primäres Mesoderm
Chordafortsatz, Chordabildung,
Praechordalplatte
Somiten (Ursegmente): Dermatom, Myotom, Sklerotom
Seitenplatten
Parietales Mesoderm (Somatopleura)
Viszerales Mesoderm (Visceropleura)
Mesodermbildung aus Praechordalplatte und Neuralleiste
Embryonales Coelom

1.4.5 Anlage des Nervensystems
Neurulation: Neuralplatte, -wülste,
Neuralrohr
Neuralleiste und Derivate
Bildung der Spinalganglien und Spinalnerven

1.4.6 Abfaltung der Embryonalanlage
Vordere Darmbucht, Mundbucht (Stomatodeum)
Hintere Darmbucht, Afterbucht (Proktodeum)
Rachenmembran, Kloakenmembran

1.4.7 Grundbegriffe der Entwicklungsphysiologie
Prospektive Potenz - prospektive Bedeutung
Determination - Differenzierung
Organisator - Induktion
Entwicklung als Genregulation und Genexpression
Klonierung, Segregation, Zell-Linien
Zellmigration
Musterbildung
Interaktion von Epithel und Mesoderm

Zur menschlichen **Primitiventwicklung** trifft zu:

- Im Primitivstreifen treten Zellen in die Tiefe und bilden das mittlere Keimblatt
- Das Neuralrohr kommuniziert über den Neuroporus anterior mit der Amnionhöhle
- Die menschliche Amnionhöhle entsteht durch eine Spaltbildung zwischen (präsumptivem) Ektoderm und Trophoblast
- Das Mesenchym für das Achsenskelett geht aus den Sklerotomen der Somiten hervor
- Die in ihrer Gesamtheit als Sklerotom bezeichneten Mesenchymzellen liefern Bildungsmaterial für die Wirbelsäule
- Die Rachenmembran wird vom Ektoderm der Mundbucht und vom Entoderm des Darmrohres gebildet
- Das intraembryonale Zölom entsteht aus zusammenfließenden Spalten und trennt Somato- und Splanchnopleura
- Der (3 Wochen alte) Embryo steht durch den Haftstiel mit der Trophoblasthülle (Chorion) in Verbindung

Die **Amnionhöhle**

- geht auf eine Spaltbildung zurück
- enthält Fruchtwasser

Über die **Entwicklung der Eihäute und des Nabelstranges** trifft zu:

- Die Entwicklung der Allantois ist beim Menschen für die Ausbildung des Plazentagefäßsystems (Vasa umbilicalia) von Bedeutung
- Der intraembryonale Abschnitt des Allantoisganges (Urachus) obliteriert beim Menschen sehr früh (in der Regel im 2. Embryonalmonat)
- Der Nabelstrang entsteht aus der Verschmelzung des auf die Ventralseite des Embryos verlagerten Haftstiels (Bauchstiel) mit dem rückgebildeten Dottersack und Dottersackgang

- Zwischen Amnion und Chorion kann an den geburtsreifen Eihäuten als Rest des Dottersacks ein Dotterbläschen aufgefunden werden

Die **Nabelschnur** enthält im 2. bis 3. Embryonalmonat

- das Nabelstrangcoelom
- die Anlage des größeren Teils des Dünndarms und des Colon ascendens
- den Ductus omphaloentericus (vitellinus)
- den Allantoisstiel
- Die Nabelschnur ist von Amnionepithel umhüllt
- *nicht:* den Urachus

Zur reifen Nabelschnur trifft zu:

- Die "reife" Nabelschnur enthält als funktionsfähige Gebilde zwei Umbilikalarterien und eine erhalten gebliebene V. umbilicalis
- Sie enthält nur eine Vene
- Aus der Plazenta fließt Blut über die Vene zum Feten
- Sie wird vom Amnionepithel überkleidet
- Sie enthält ein gallertiges Bindegewebe
- Sowohl Nabelvene als auch Nabelarterien haben einen muskelstarken Wandbau

Zu den **Eihäuten** gehört

- Amnionepithel
- Amnionbindegewebe
- Chorionbindegewebe
- Decidua capsularis
- *nicht:* Dottersackwand

Der **Chordafortsatz** und die spätere **Chorda dorsalis** sind

- das erste Axialorgan des Embryos
- Induktor der Neuralanlage

Reste der Chorda dorsalis befinden sich in den Zwischenwirbelscheiben.

Aus dem Material der **Neuralleiste**, die bei der Abfaltung des Neuralrohres im Grenzgebiet zwischen Neuralanlage und Epidermis entsteht, gehen hervor:

- Melanoblasten
- Mesenchymzellen
- Mesoektoderm
- Schwann-Zellen
- (Neuroblasten der) Spinalganglienzellen
- Nervenzellen des 2. Sympathicusneurons
- Sympathicoblasten
- *nicht:* Nervenzellen des 1. Sympathicusneurons, Glioblasten des Telencephalons

Folgende Zellen entstehen im Laufe der Embryonalentwicklung aus dem **Neuralrohr** nach Abfaltung der Neuralleiste:

- Ependymzellen
- Glioblast
- *nicht:* Sympathicoblast

Als **Neurulation** wird die Bildung der Neuralwülste und ihr Zusammenschluß zum Neuralrohr bezeichnet. Die Bildung des Chordafortsatzes ist Voraussetzung für die Neurulation.

Bei der **Abfaltung der Keimscheibe** im Laufe der Embryonalentwicklung

- beginnt die Nabelbildung
- wird die Herzanlage nach ventral verlagert
- beginnt der Descensus des Herzens

- werden die seitlichen Coelompforten in das Nabelcoelom überführt
- wird die zunächst breit offene Verbindung zwischen Darmanlage und Dottersack in den schlauchförmigen Ductus vitellinus (omphaloentericus) umgewandelt
- beginnt die Trennung der intraembryonalen Darmanlage vom Dottersack

Embryonale Venenanlagen und sich daraus entwickelnde Vene des Feten/Neugeborenen:

- Vv. omphalomesentericae (Vv. vitellinae): V. portae
- V. umbilicalis: Ductus venosus Arantii

Über die Entwicklung des **Auges** trifft zu:

- Das Augenbläschen ist Induktor für die Linsenanlage
- Die Linsenanlage induziert die Bildung der Hornhaut

Der **Uterus** entwickelt sich aus den Müllerschen Gängen.

Aus Schlundtaschenepithel entsteht die **Tonsilla pharyngea**.

Die Parenchymzellen der **Gl. thyroidea** (Follikelepithel- u. C-Zellen) entstehen aus dem Zellmaterial

- der Aufzweigung des Ductus thyroglossus
- des ultimobranchialen Körpers

Aus dem Mesoderm des 2. Kiemenbogens entstehen:

- Stapes
- Processus styloideus
- Cornua minora des Zungenbeins
- *nicht:* Malleus

Residualstrukturen sind:

- Appendix testis
- Appendix epididymidis
- Appendices vesiculosae
- Epoophoron
- *nicht:* Appendices epiploicae

Die **prospektive Potenz** ist die Gesamtheit der Entwicklungsmöglichkeiten eines Keimbezirks.

Die Einschränkung der prospektiven Potenz embryonaler Zellen zugunsten einer spezifischen Differenzierung kann erfolgen:

- bei der Bildung der drei Keimblätter
- bei der Induktion der Neuralplatte

Als **Induktion** wird die Auslösung der Differenzierung einer Zelle oder Zellgruppe durch den Einfluß einer anderen Zelle oder Zellgruppe während der Keimesentwicklung bezeichnet.

1.5. Ausbildung der äußeren Körperform

1.5.1 Pränatale Proportionsänderungen
Embryo - Fetus
Heterochrones Wachstum
Altersbestimmung von Keimlingen

1.5.2 Reifezeichen
Morphologische Reifezeichen von Neugeborenen

Als mutmaßlicher **Geburtstermin** wird der 280. Tag nach Beginn der letzten Menstruation errechnet.

Bei einem reifen männlichen **Neugeborenen** können folgende **Befunde** erhoben werden:

- Hoden in das Scrotum deszendiert
- Praeputium mit der Glans penis noch geweblich verbunden (nicht reponierbar)
- distaler Femurepiphysenkern röntgenologisch nachweisbar
- große und kleine Fontanelle noch nicht knöchern überdeckt ("offen")
- durchschnittliches Geburtsgewicht von etwa 3500 g

Beim Neugeborenen

- kann der Kopfumfang größer sein als der Brustumfang
- ist die Myelinisierung des N. opticus noch nicht abgeschlossen
- stehen die Rippen annähernd horizontal
- gilt der Nabel als Körpermitte
- ist die Lanugo-Behaarung schon wieder abgestoßen

Das Neugeborene besitzt 180 - 240 g/l (18,0 - 24,0 g/100 ml) Hämoglobin im Blut.

Beim **Schädel** des Neugeborenen (bzw. Nasciturus)

- ist die Schädellage unter der Geburt und die Richtung der Sagittalnaht an der Lage der großen und kleinen Fontanelle bestimmbar
- besteht im Os frontale eine Sagittalnaht
- erfolgt von den Nahträndern aus appositionelles Wachstum der Knochen des Schädeldaches

Zusammenfassung der Zeitabläufe der Embryo- und Fetogenese	
Embryogenese (von der Befruchtung bis etwa zum 84. Tag)	
Stunden	
- 30	2 Zellen
Tage	
- 4	Morula, **Erreichen des Uterus**
- 4,5	**Blastozyste**
- 6	**Implantation**
- 13	**extraembryonales Zölom**
- 16	**Primitivstreifen, Invagination, Allantois**
- 20	**Neuralrinne, Somiten**
- 22 - 24	**Neuralrohr**
Wochen	
- 4.	Herzschlag, Abfaltung des intraembryonalen Zöloms, Einriß der Rachenmembran, 28 Somiten, Anlangen der Urkeimzellen in den Gonaden, indifferentes Genitale
- 4. - 5.	**Die Anlagen der Extremitäten werden bereits am Ende des 1. Monats (Embryonen von 4 mm Länge) als flache Leisten sichtbar**
- 6.	physiologischer Nabelbruch
- 9.	Einriß der Analmembran
(Lunar-)Monate	
- 3.	**Nabelschnur, Amnion legt sich Chorion an**, Darmschlingen ziehen sich zurück (11. Woche), Reflexe, Organogenese
- Ende 3.	**Der Embryo hat eine Scheitel-Fersen-Länge von ca. 9 cm, die Gliedmaßen sind aktiv beweglich, das Herz ist in eine rechte und linke Hälfte untergliedert**

Fetogenese (vom 85. Schwangerschaftstag bis zum Schwangerschaftsende)	
- ab 4. Monat	Morpho- und Histogenese der Organe, **aktive Bewegungen des Embryos**
- 5.	Wahrnehmung der Bewegungen durch die Mutter, Lanugo-Behaarung
- 7.	**Bei einem 7 Monate alten Fetus erfolgt der Hauptfluß des Blutes aus der V. umbilicalis zum Herzen über den Ductus venosus (Arantii) und die V. cava inferior**
- ab 7.	Unterhautfettgewebe
- 8.	**Im Kreislauf eines 8 Monate alten Feten wird das Blut in der Plazenta oxygeniert, mündet der Ductus venosus in die V. cava inferior, führen die Arterien der unteren Körperhälfte sauerstoffärmeres Blut als die der oberen Körperhälfte, mündet der Ductus arteriosus in die Aorta**
- ab 8.	**Abstoßen der Lanugo-Behaarung**

1.6. Mehrlingsbildung, Mehrfachbildung, Mißbildung

1.6.1 Zwillinge, Mehrlinge
eineiige - mehreiige Zwillinge (Mehrlinge)
Häufigkeit von Zwillingen, Drillingen

1.6.2 Mehrfachbildung
Unvollständig getrennte Zwillinge (Doppelmißbildungen)

1.6.3 Mißbildungen einzelner Körperabschnitte
Grundvorstellung über mögliche Ursachen von Mißbildungen
Phasenspezifität von Mißbildungen
Allgemeine Anatomie und Histologie

2. Allgemeine Anatomie und Histologie

2.1. Allgemeine Anatomie

2.1.1 Gestalt
Gliederung des Körpers in Kopf, Hals, Stamm (Rumpf)
Gliedmaßen
Streckseite - Beugeseite

2.1.2 Orientierungsbegriffe
Achsen und Ebenen
Lage- und Richtungsbezeichnungen
Symmetrieverhältnisse
Norm und Variabilität

2.1.3 Postnatale Änderung der Gestalt
Körperproportionen; Körpermaße und Geschlechtsdimorphismus
Konstitutionstypen

Über das **Wachstum** des Menschen oder die **Proportionen** des menschlichen Körpers trifft zu:

- Das Geburtsgewicht hat sich bei regelhafter Entwicklung im Alter von 4 bis 6 Monaten verdoppelt
- Die Geschwindigkeit des Längenwachstums des Menschen ist im 1. Lebensjahr am größten
- Die Körperlänge erreicht bei normalem Wachstum im 15. Lebensjahr etwa den dreifachen Wert der Neugeborenenlänge
- Die Körpermitte liegt beim Erwachsenen in der Regel im Bereich der Symphyse

2.2. Allgemeine Histologie

2.2.1 Gewebe
Definition der Begriffe:
Gewebe
Parenchym - Stroma
Proliferation - Wachstum - Differenzierung
Synzytium - Plasmodium
Regeneration - Degeneration
Hypertrophie - Hyperplasie - Atrophie
Hypoplasie - Aplasie

2.2.2 Zellkontakte und Interzellularraum
Formen der Zellkontakte s. Biologie 1.4.13
Inter-(Extra-)zellularraum

2.2.3 Epithelgewebe
Einschichtig - mehrschichtig
Plattenepithel

2.2.3.1 Klassifizierung von Epithelverbänden
Isoprismatisches (kubisches) Epithel
Hochprismatisches (Zylinder-) Epithel
Mehrreihiges Epithel
Übergangsepithel

2.2.3.2 Oberflächendifferenzierungen
s. Biologie 1.4.13, 1.4.14 und 1.4.15

2.2.3.3 Epithel-Bindegewebsgrenze
Basalmembran
Lamina rara interna
Lamina densa (Basallamina)
Lamina rara externa

2.2.3.4 Leistungen des Epithelgewebes
Protektion, Sekretion, Resorption, transepithelialer Transport
Zytosen

2.2.4 Bindegewebe
Definition der Begriffe:
Bindegewebe Stützgewebe
Grundsubstanz - Bindegewebsfasern (als Komponenten der Interzellularsubstanz)
Fixe Bindegewebszellen - freie Bindegewebszellen

2.2.4.1 Fixe Bindegewebszellen
Mesenchymzelle
Retikulumzelle - Fettzelle
Fibroblast - Fibrozyt

2.2.4.2 Leistungen von fixen Zellen des Bindegewebes
Fibrillogenese
Kontrolle der Grundsubstanz
Phagozytose, Speicherung
Oberflächenbildung (Mesothel, z.B. Pleura)

2.2.4.3 Freie Bindegewebszellen
Histiozyten - Monozyten - Makrophagen
Granulozyten - Mikrophagen
Lymphozyten
Plasmazellen
Mastzellen

2.2.4.4 Spezifische Leistungen freier Bindegewebszellen
Ortsveränderung, Diapedese, Chemotaxis
Phagozytose (s. 2.2.4.2 und Biologie 1.4.1)
Antikörperbildung, Bildung von Mediatoren

2.2.4.5 Struktur und Eigenschaften von Grundsubstanz und Bindegewebsfasern (extrazelluläre Matrix)
Retikulinfasern (Typ-III-Kollagen-Fasern)
Kollagenfasern
elastisches Material
Zugfestigkeit, Zug- und Biegungselastizität
Kollagentypen
Proteoglykane, Fibronektin, Laminin

2.2.4.6 Formen des Bindegewebes
Mesenchym
Retikuläres Bindegewebe
Lockeres Bindegewebe
Straffes Bindegewebe
Sehnengewebe
Fettgewebe (uni- und plurivakuolär):
Bau- und Reservefettgewebe

2.2.4.7 Morphologische Grundlagen der Abwehrleistungen des Bindegewebes
Unspezifisches - spezifisches Abwehrsystem
Mikrophagen
Makrophagen (retikuloendotheliales System - retikulohistiozytäres System - mononukleäres Phagozyten-System)
Immunozyten: T-Lymphozyten und B-Lymphozyten (Zentrozyt - Zentroblast, Plasmazellen), "memory cells" (s.a. Biochemie Kap. 26)

2.2.5 Knorpelgewebe
2.2.5.1 Struktur des Knorpelgewebes
Form- und Lagebeziehung der Chondrozyten
Interzellularsubstanz: Proteoglykane
Maskierung der Kollagenfasern
Ernährung
Subperichondrale Zone - Perichondrium

2.2.5.2 Typen des Knorpelgewebes und ihre biomechanischen Eigenschaften
Hyaliner Knorpel
Elastischer Knorpel
Faserknorpel

2.2.5.3 Knorpelbildung
Chondroblasten - Chondroklasten
Knorpelblastem, Vorknorpel

2.2.5.4 Wachstum des Knorpelgewebes
Interstitielles und appositionelles Wachstum
Funktionelle Anpassung
Alterung

2.2.6 Knochengewebe
2.2.6.1 Grundstruktur des Knochengewebes
Anordnung und Form der Osteozyten
Interzellularsubstanz: mineralisierte Grundsubstanz und Kollagenfasern

2.2.6.2 Typen des Knochengewebes, biomechanische Eigenschaften
Geflechtknochen
Lamellenknochen: Osteon - Haverssches System
Schalt-, Generallamellen
Trabekulärer Knochen
Funktionelle Anpassung

2.2.6.3 Bildung des Knochengewebes
Osteoblast - Osteoklast
Osteoid - Mineralisation
Desmale Knochenbildung
chondrale Knochenbildung, Apophyse, Epiphyse,
Epiphysenfuge, Vaskularisation
Knochenkerne
Knochenumbau

2.2.7 Muskelgewebe
2.2.7.1 Morphologische Grundlagen der Kontraktilität
Myofibrillen
Myofilamente
Kontraktionsmechanismus (s.a. Physiologie Kap. 13)

2.2.7.2 Typen des Muskelgewebes
Glattes Muskelgewebe - quergestreiftes Muskelgewebe - Herzmuskelgewebe
Bauelemente: Muskelzelle - Muskelfaser
Größenordnung von Länge und Durchmesser der Muskelzelle bzw. -faser
Anzahl und Lage der Zellkerne
Feinstruktur: Querstreifung, Sarkomer, sarkoplasmatisches Retikulum
Transversales und longitudinales System (s. Physiologie Kap. 13)
Herzmuskelgewebe: Zellgefüge, Disci intercalares ("Glanzstreifen")

2.2.7.3 Mechanische Integration der Bauelemente des Muskelgewebes
Basalmembran
Retikulinfasergitter
Muskelfaser - Sehnenfaserbeziehung
Sarkolemm

2.2.8 Nervengewebe
2.2.8.1 Zellarten
Nervenzellen (Ganglienzellen, Neuron), Gliazellen

2.2.8.2 Gliederung und Gestalt der Nervenzellen
Perikaryon: Ergastoplasma, (Nissl-Substanz)
Dendrit
Neurit (Axon): Initialsegment, Kollateralen, Telodendron
Unipolare, bipolare, multipolare Nervenzellen
Pseudounipolare Nervenzelle

2.2.8.3 Kontakte der Nervenzellen
Synapse (s. 2.8.7 und 2.8.8)

2.2.8.4 Arten der Gliazellen
Zentrale Glia: Ependymzelle,
Astrozyt (Makrogliazelle),
Oligodendrozyt
Mikrogliazellen (Mesogliazellen)
Pituizyten
Periphere Glia: Schwannsche Zelle, Mantelzelle

2.2.8.5 Nervenfaser
Zentrale Nervenfaser - periphere Nervenfaser
Axon: Axoplasma, Axolemm, Initialsegment
Gliascheide: Markscheidenbildung
Ranvierscher Schnürring - Internodium

2.2.8.6 Grundzüge der Neurohistogenese
Herkunft aus Neuralanlage
Differenzierung zu Nervenzellen und Gliazellen

2.2.9 Histologische und histochemische Technik
2.2.9.1 Grundbegriffe der Präparationsmethoden
Fixation als chemischer bzw. physikalischer Vorgang;
Entwässerung, Nachbehandlung, Schrumpfung
Histologische Färbung
Beurteilung der Anfärbbarkeit wesentlicher Strukturen bei Hämatoxylin-, Eosin- und Azanfärbung

2.2.9.2 Grundbegriffe der Färbetechnik
Biologische Strukturen als Ladungsträger
Basische - saure Farbstoffe
Basophilie - Azidophilie
Metachromasie

2.2.9.3 Kenntnis der Grundmechanismen wichtiger histochemischer und cytochemischer Methoden
Feulgen-Reaktion
Periodat-Leukofuchsinreaktion (PAS)
Nachweis von Enzymaktivitäten
Histochemische Reaktion als Mittel zur Darstellung biochemischer Bausteine
Nachweis von Stoffeinbau durch Histoautoradiographie
Nachweis spezifischer Eiweißkörper durch Immunhistochemie

Zellen eines **Blastems** sind gekennzeichnet durch:

- Teilungsfähigkeit
- Differenzierungsfähigkeit
- Polyploidie
- Gleichartigkeit ("Gewebe")

Einen **synzytialen Zellverband** findet man im Trophoblasten der Plazenta.

Mehrkernigkeit findet man in

- Skelettmuskelfasern
- Leberzellen
- Deckepithelien des Übergangsepithels
- Herzmuskelzellen
- Osteoklasten
- *nicht:* Enterozyten

Hypertrophie:

- Zunahme/Training der Muskulatur, z.B. durch "body building"

Atrophie:

- Muskelschwund, z.B. bei krankhafter Unbeweglichkeit der Extremitäten
- Unterbeanspruchung der Muskulatur, z.B. durch Bettlägerigkeit

Metaplasie:

- Umdifferenzierung eines Gewebetyps in einen anderen
- Verhornung des bronchialen Flimmerepithels, z.B. durch starkes Rauchen

Über **Epithelien** trifft zu:

- Das Epithelgewebe der Haut ist ein gefäßloser Zellverband
- Die Epithelart wird u.a. bestimmt nach der Gestalt der die oberflächlichste Schicht bildenden Zellen
- Exokrine Drüsenzellen sind Abkömmlinge des Epithelgewebes

Mehrschichtiges unverhorntes Plattenepithel

- überkleidet die Stimmfalte des Kehlkopfes
- kommt an der Innenseite der Lippe vor
- enthält (abgesehen von seltenen Ausnahmen) keine Blutkapillaren

Im Ösophagus findet sich ein mehrschichtiges unverhorntes Plattenepithel und eine Tela submucosa.

In der Vagina findet sich ein mehrschichtiges unverhorntes Plattenepithel und eine dünne Tunica muscularis.

Eine **Lamina muscularis mucosae**

- ist charakteristisch für die Appendix
- gibt es im Ösophagus

Ein **einschichtiges, hochprismatisches Epithel** ist

- in der Tuba uterina
- in der Uterusschleimhaut

- in der Gallenblase
- in der Rektumschleimhaut
- im Duodenum
- *nicht:* im Ductus deferens

Ein **mehrreihiges Flimmerepithel** findet man im Bronchus.

Ein **Übergangsepithel** findet man

- in den Calices renales minores
- im Nierenbecken
- im Ureter
- in der Harnblase
- *nicht:* in der Fossa navicularis urethrae

Die Zellerneuerung der Darmepithelien geht von der Krypte aus.

Becherzellen kommen vor im Epithel

- des Nasopharynx/der Nasenhöhle
- der Trachea
- des Duodenum
- des Colon
- *nicht:* des Uterus

Tonofibrillen kommen in mehrschichtigem Plattenepithel vor.

Über **Mikrovilli** trifft zu:

- Mikrovilli sind fingerförmige Ausstülpungen von Plasmalemm und Zytoplasma
- Ein gleichmäßiger Mikrovillibesatz von Epithelien erscheint lichtmikroskopisch als "Bürstensaum"
- Ein gleichförmiger und dichter Mikrovillibesatz findet sich bei resorbierenden Epithelien
- Im Innern der Mikrovilli von Darmepithelien finden sich längsverlaufende Aktinfilamente

Ein **Bürstensaum** ist lichtmikroskopisch nachweisbar beim Epithel der Hauptstücke der Niere.

Dem Bürstensaum des lichtmikroskopischen Zellbildes liegen Mikrovilli zugrunde.

Epithelzellen, die vor allem einen **transzellulären Transport** aufweisen, haben in der Regel

- Mikrovilli
- basale Einfaltungen
- erhöhte ATPase-Aktivitäten in der Zellmembran
- zahlreiche Mitochondrien
- *nicht:* ein stark ausgeprägtes endoplasmatisches Retikulum

Über **Enterozyten** trifft zu:

- Die Oberfläche der Mikrovilli der Dünndarmenterozyten wird von Glykokalix bedeckt
- Nach Fettresorption entstehen in den Enterozyten Chylomikronen
- Ersatzbildung von zugrundegegangenen Enterozyten erfolgt im Epithel der Krypten

Mikrofibrillen des **kollagenen Bindegewebes** zeigen elektronenmikroskopisch dunkle und helle Querstreifen, weil Mikrofibrillen des kollagenen Bindegewebes aus gestaffelt angeordnetem Tropokollagen bestehen.

Zur **Bildung** der kollagenen Fasern trifft zu:

- Die Synthese der Peptidketten/der α-Ketten des Kollagens erfolgt im rauhen endoplasmatischen Retikulum von Fibroblasten
- In den Fibrozyten wird das Kollagen bis zur Stufe des Prokollagens intrazellulär synthetisiert
- Das Kollagen der Sehnen und Faszien unterscheidet sich in seinem chemischen Aufbau von dem des Knorpels

- Die im elektronenmikroskopischen Bild sichtbare Querstreifung des Typ-I-Kollagens entsteht erst extrazellulär durch Zusammenlagerung von Tropokollagenmolekülen
- Typ-IV-Kollagen ist Bestandteil von Basalmembranen

Kollagenfasern kommen vor:

- im Dentin
- in der Gingiva
- im Periodontium
- im Zahnzement
- *nicht:* im Zahnschmelz, in der Epidermis, in den Fingernägeln, im Haarschaft

Elastische Fasernetze findet man in

- der Wand der Bronchioli alveolares
- den Alveolarsepten
- der Wand der Lungenarterien
- *nicht:* den Knorpelspangen der Trachea

Fibroblasten

- sind ortsansässige (fixe) Bindegewebszellen
- sind spindelförmig und verzweigt
- scheiden Tropokollagen ab
- tragen zur Bildung der Bindegewebsgrundsubstanz bei
- sezernieren Proteoglykane der Grundsubstanz

Fibronektin

- kommt im Blutplasma vor
- kommt in Basalmembranen vor
- ist ein Glykoprotein
- dient der Zellhaftung
- *nicht:* bildet Mikrotubuli

Über die **Mastzelle** trifft zu:

- Die Mastzelle ist eine Histamin-Heparin-Granula-reiche Becherzelle
- Mastzellen sind mit metachromatischen Granula angefüllt
- Mastzellen werden u.a. im lockeren Bindegewebe gefunden

Folgende Strukturen bestehen aus **hyalinem Knorpel**:

- Gelenkknorpel (im Kniegelenk)
- Nasenknorpel/Cartilago septi nasi
- Luftröhrenknorpel
- Schildknorpel
- *nicht:* Knorpel der Ohrmuschel

Die **biomechanischen Eigenschaften** des hyalinen Knorpels beruhen auf

- einer trajektoriellen Anordnung der Kollagenfasern
- dem Gehalt der Grundsubstanz an hydratisierten Proteoglykanen
- dem oberflächlichen Abschluß der knorpeligen Skeletteile durch Perichondrium bzw. Tangentialschicht

Elastischer Knorpel bildet das Baumaterial

- der Cartilago epiglottica
- des Skeletts der Ohrmuschel

Die Innenzone des Anulus fibrosus disci intervertebralis besteht aus **Faserknorpel**.

Über das **Knochengewebe** trifft zu:

- Zwischen den Havers-Lamellen (= Speziallamellen) liegen interstitielle Lamellen (= Schaltlamellen)
- Osteoid ist unverkalkte Knochengrundsubstanz
- Die Osteozyten liegen in den Lacunae osseae
- Die zytoplasmatischen Fortsätze der Knochenzellen laufen in den Canaliculi ossei

Die **anorganischen Hauptbestandteile** der Knochensubstanz

- liegen in Form von Apatitkristallen vor
- sind an den Kollagenfasern orientiert
- sind der wichtigste Kalziumspeicher des Körpers
- werden unter dem Einfluß von Parathormon mobilisiert

Über den **Geflechtknochen** trifft zu:

- Bei der desmalen Ossifikation entsteht zunächst Geflechtknochen
- Geflechtknochen wird in der Ontogenese zumeist durch Lamellenknochen ersetzt
- Bei der Knochenregeneration entsteht zunächst Geflechtknochen

Im Gewebe des **Lamellenknochens** sind Kollagenfasern enthalten.

Das Längenwachstum eines Röhrenknochens ist immer mit einer Proliferation von Knorpelgewebe verbunden, weil das Längenwachstum von Röhrenknochen in der Form der **chondralen Ossifikation** abläuft.

Zum Vorgang der **enchondralen Ossifikation** gehören:

- Anordnung abgeflachter Knorpelzellen als Säulenknorpel
- Vergrößerung der Knorpelzellen und Erweiterung der Knorpelzellhöhlen zum Blasenknorpel
- Eröffnung der Knorpelzellhöhlen
- präparative Verkalkung der Interterritorialsubstanz zwischen dem Blasenknorpel

Osteoklasten

- sind mehrkernige Riesenzellen
- kommen häufig in den Howshipschen Lakunen des im Umbau befindlichen Knochens vor

Die I-Streifen der **Skelettmuskelfasern** verhalten sich optisch isotrop.

Bei isotonischer Kontraktion einer quergestreiften Muskelfaser werden die I-Streifen schmäler.

Das sarkoplasmatische Retikulum der quergestreiften Muskulatur entspricht in anderen Geweben dem glatten endoplasmatischen Retikulum.

Die Skelettmuskelfaser besitzt zahlreiche randständige Zellkerne.

Die Mitochondrien liegen in der Skelettmuskulatur zwischen Myofibrillenbündeln.

Glatte Muskelzellen

- sind durch lichtmikroskopisch spindelförmige Gestalt charakterisiert
- zeigen keine Querstreifung
- I- und A-Streifen fehlen
- besitzen einen stäbchenförmigen Zellkern

Glatte Muskulatur kommt vor

- im Inneren des Bulbus oculi
- in der Iris
- in der Wand des Ösophagus
- in der Wand des Dickdarms
- in der Wand der Gallenblase
- in der Wand des Nierenbeckens

- in der Prostata
- *nicht:* im Stroma der laktierenden Mamma, im Cavum tympani

Der Querschnitt der **Herzmuskelzellen**

- ist kleiner als der der meisten Skelettmuskelfasern
- ist größer als der der meisten glatten Muskelzellen

Herzmuskelzellen besitzen in der H-Zone des A-Streifens einen feinen, dunkleren M-Streifen.

In Herzmuskelzellen sind die Aktinfilamente benachbarter Sarkomere im Z-Streifen untereinander verknüpft.

Eine Erregungsausbreitung zwischen Herzmuskelzellen ist möglich, weil Herzmuskelzellen durch gap junctions (Nexus) miteinander verbunden sind. Die Herzmuskelzellen sind durch Disci intercalares (Glanzstreifen) verbunden.

Über **Nervenfasern** trifft zu:

- Die Markscheiden werden im Zentralnervensystem durch Oligodendrozyten gebildet
- Die Markscheiden peripherer Nerven werden durch Schwannsche Zellen gebildet

Als **Neuron** bezeichnet man eine Nervenzelle in ihrem funktionellen Verband.

Im **peripheren Nerv** besitzt jede einzelne markhaltige Nervenfaser

- eine Axonscheide
- Internodien
- Ranviersche Schnürringe
- Schmidt-Lantermansche Einkerbungen
- *nicht:* eine eigene perineurale Bindegewebsscheide

Pseudounipolare Nervenzellen

- werden von Astrozyten umgeben
- haben Fortsätze, die während der Ausreifung der Zellen fusionieren
- kommen in Spinalganglien vor
- kommen im Ganglion trigeminale vor

Die **Nissl-Schollen** als Zonen verstärkter basophiler Anfärbung von Nervenzellen entsprechen dem Ergastoplasma aktiver Drüsenzellen.

Über **Gliazellen** trifft zu:

- Astrozyten werden auch als Makroglia bezeichnet
- Mikrogliazellen können phagozytieren
- Die Oligodendrogliazellen bilden die Markscheiden im Zentralnervensystem
- Die Schwannschen-Zellen sind Gliazellen des peripheren Nervensystems

Neuroglia bildet

- die Axonscheide (Schwannsche Scheide) peripherer Nervenfasern
- die Markscheide zentraler Nervenfasern
- die Membrana limitans externa
- den äußeren geweblichen Abschluß des Gehirns gegen die Hirnhäute
- perivaskuläre Hüllen im Gehirn
- *nicht:* das Endoneurium

Neuroglia kann postnatal proliferieren.

Die **Oligodendrozyten** bilden im ZNS die Myelinscheiden.

Astrozyten

- haben enge metabolische Beziehungen zu Nervenzellen
- beteiligen sich mit ihren Fortsätzen am Aufbau des Neuropils
- treten mit Fortsatzenden an Gefäße heran
- behalten ihre Teilungsfähigkeit lebenslang
- entwickeln sich aus dem Neuroektoderm
- können sich teilen
- können phagozytieren
- *nicht:* bilden Markscheiden

Pituizyten kommen in der Neurohypophyse vor.

Ependymzellen bilden die Auskleidung der Hirnventrikel.

Das **Axon** (Neurit) wird im Bereich des **Ranvier-Schnürringes**

- von Plasmalemm umhüllt
- durch eine Basalmembran vom umgebenden Bindegewebe abgegrenzt
- in seiner Kontinuität nicht unterbrochen

Axone peripherer markloser Nervenfasern

- werden von Schwann-Zellen umfaßt
- leiten Aktionspotentiale langsamer als myelinisierte Nervenfasern
- verlaufen in Spinalnerven gemeinsam mit myelinisierten Nervenfasern
- bilden u.a. die postganglionären Abschnitte des autonomen Nervensystems

In peripheren Nerven zieht der Neurit als Achsenzylinder ohne Unterbrechung durch die Nervenfaser.

Alle Kollateralen eines Neuriten enden mit Synapsenstrukturen.

Folgende Vorgänge gehören zu den typischen Reaktionen nach **Durchtrennung des Axons** eines markhaltigen Nerven in seinem distalen Abschnitt:

- Der Zellkern verlagert sich in den Randbereich des Perikaryons
- Es kommt zur Chromatolyse im zugehörigen Perikaryon
- An der Durchtrennungsstelle wächst das Axon meist mit mehreren Sprossen aus
- Distal der Durchtrennung zerfallen die Myelinscheiden/geht das distale Fragment zugrunde

Ein **Mesaxon** entsteht während der Markscheidenbildung.

Das **Bindegewebe** des peripheren Nerven

- umhüllt als Endoneurium die Kapillaren, welche die Nervenfasern versorgen
- umscheidet als Perineurium Nervenfaserbündel
- wirkt als Epineurium und Perineurium der Überdehnung des Nerven entgegen
- vermittelt als Epineurium den Einbau des Nerven in die Umgebung

Histologische Schnitte von Gewebe, das in Paraffin eingebettet ist, haben in der Regel eine Dicke von 8 - 20 µm.

Fettzellen enthalten in **Paraffinschnitten** kein Fett mehr, weil der Paraffineinbettung eine Behandlung des Gewebes mit Fettlösungsmittel vorausgeht.

Chromaffinität kennzeichnet Zellen, die oxidierbare Katecholamine enthalten.

Basalmembranen können mit Hilfe der **Perjodsäure-Leukofuchsin-(PAS)-Reaktion** dargestellt werden.

Mit der Perjodsäure-Leukofuchsin-(PAS)-Reaktion kann man Glykoproteine darstellen.

Glykogen wird bei der PAS-Reaktion rot dargestellt.

Bei **Azanfärbung** erscheinen die Kollagenfasern blau.

Bei Anwendung von **Silbernitrat** ("Versilberung") kommen die Retikulinfasern schwarz zur Darstellung.

Die intensive Anfärbung des Plasmas bei bestimmten Zellen (Drüsenzellen, Nervenzellen) mit **basischen Farbstoffen** beruht auf einem hohen Anteil von Nukleinsäuren, hervorgerufen durch die große Zahl der Ribosomen.

Mit basischen Farbstoffen lassen sich anfärben:

- Chromatin
- Nucleolen
- das Ergastoplasma
- *nicht:* die Zellmembran

In den Retikulozyten färben sich verklumpte Ribosomen mit **Brillantkresylblau**.

Fettzellen können mit **Sudan III** und **Scharlachrot** gefärbt werden.

Immunhistochemische Verfahren

- dienen dem Nachweis von Antigenen in Zellen und Geweben
- basieren auf der Erzeugung von Antigen-Antikörperkomplexen
- verwenden Markermoleküle, um Antigen-Antikörperkomplexe sichtbar zu machen
- sind licht- und elektronenmikroskopisch einsetzbar

2.3. Allgemeine Anatomie des Bewegungsapparates

2.3.1 Knochentypen
Lange, kurze, platte Knochen, Röhrenknochen; Begriffe: Epiphyse - Metaphyse - Diaphyse - Apophyse;
Substantia corticalis
Substantia compacta
Substantia spongiosa

2.3.2 Periost
Struktur und Bedeutung für die Biologie des Knochens
Sharpeysche Fasern
Gefäßversorgung des Knochens
Foramina nutritia

2.3.3 Knochenmark
Primäre - sekundäre Markhöhle
Primäres - sekundäres Knochenmark
Gelbes - rotes Knochenmark
Stroma, Sinusoide
Hämozytopoese (s. 2.5)

2.3.4 Knochenwachstum
Längenwachstum (Epiphysenfugen)
Dickenwachstum
Knochenumbau (Geflechtknochen, Lamellenknochen)

2.3.5 Funktioneller Bau des Knochens
Leichtbauprinzip
Trajektorien
Druck- und Zugbeanspruchung
funktionelle Anpassung

2.3.6 Knochenverbindungen
2.3.6.1 Fugen
Articulationes fibrosae: Syndesmosen
Nähte des Schädels
Articulationes cartilagineae (Synchondrosen)
Synostosen

2.3.6.2 Gelenke (Diarthrosen, Articulationes synoviales)
Allgemeine Gelenkmorphologie
Gelenktypen
Allgemeine Gelenkmechanik, aktive und passive Bewegungen
Formen der Gelenkkörper
Bewegungsführung, Bewegungshemmung, Gleit- und Rollgelenke
Begrenzung des Bewegungsumfanges
Hauptachsen der Gelenkbewegungen
Freiheitsgrade
Nomenklatur der Gelenkbewegungen
Hilfseinrichtungen (z.B. Disci, Menisci)

2.3.6.3 Mikroskopische Anatomie des Gelenkes
Superfizial- und Tangentialschicht des Knorpels
Lamina ossea subchondralis
Gelenkkapsel: Stratum fibrosum, Stratum synoviale
Gefäßversorgung und Innervation

2.3.7 Skelettmuskulatur und Hilfseinrichtungen
2.3.7.1 Form- und Strukturmerkmale
Ursprung, Ansatz, Muskelbauch
Fiederung
Endo-, Epi-, Perimysium
Bau der Sehnen und Aponeurosen
Muskel-Sehnen- und Muskel-Skelettverbindung
Motorische Endplatte
Muskelspindel, Sehnenorgan

2.3.7.2 Allgemeine Muskelmechanik
Anatomischer - physiologischer Querschnitt
Richtung des wirksamen Muskelzugs

2.3.7.3 Hilfseinrichtungen der Muskeln und der Sehnen
Muskelfaszien, Gruppenfaszien, Faszienlogen (Compartment)
Schleimbeutel und Sehnenscheiden
Retinacula
Hypomochlion

2.3.7.4 Muskelfunktion
Definition und Anwendung der Begriffe: genetische - funktionelle Muskelgruppe
Synergisten - Antagonisten
Bewegungsmuskeln - Haltemuskeln
Isometrische - isotonische Kontraktion
Aktive - passive Muskelinsuffizienz
Motorische Einheit

Die **Epiphysenfugen** des Jugendlichen

- sind die Orte des Längenwachstums von Röhrenknochen
- liegen zwischen den enchondralen Verknöcherungsbereichen von Diaphyse und Epiphyse
- können bei Störungen der Mineralisation verformt werden
- stehen unter der Wirkung des Wachstumshormons

Das Längenwachstum der Röhrenknochen ist abhängig von dem Vorhandensein einer knorpeligen Epiphysenfuge, weil die Vermehrung des Knorpels in der Epiphysenfuge Voraussetzung der fortschreitenden enchondralen Ossifikation ist.

Als **Diaphyse** wird der Schaft der langen Röhrenknochen bezeichnet.

Die Knochenbildung bei der Entwicklung der langen Röhrenknochen beginnt an der Diaphyse.

Periost

- ist innerviert
- ist vaskularisiert/führt Blutgefäße
- ist Matrix der Osteoblasten für das Dickenwachstum
- dient der Insertion breitflächiger Sehnen

Zum Aufbau eines **Gelenkes** trifft zu:

- Die Synovia dient u.a. dem Stofftransport zum Gelenkknorpel, zu den Disci und Menisci
- Die Disci und Menisci der Gelenke tragen außer zur Gelenkführung auch zur Druckverteilung zwischen den artikulierenden Skeletteilen bei
- Die Gelenkkapsel wird von zahlreichen Nervenfasern innerviert und ist überaus schmerzempfindlich
- Der Zusammenhalt der Gelenkflächen wird beim Lebenden vor allem durch Muskelkräfte gesichert

Gelenkknorpel hat an seiner freien Oberfläche kein Perichondrium.

Die Articulatio atlantoaxialis mediana ist ein **Radgelenk**.

Ein **Ringband** (Pfannenlippe) zur Vergrößerung der Gelenkfläche findet sich im

- Schultergelenk
- Hüftgelenk

Die **Muskelspindel** enthält

- die periphere (dendritische) Endigung afferenter A α-Fasern
- motorische Endplatten efferenter A γ-Fasern
- modifizierte quergestreifte Muskelfasern

Zur **Muskelfunktion** trifft zu:

- Nicht alle quergestreiften Muskeln werden von Spinalnervenästen versorgt
- Die aktive Insuffizienz mehrgelenkiger Muskeln resultiert aus einer unzureichenden Verkürzungsfähigkeit
- Die Zugrichtung eines Muskels, dessen Sehne über ein Hypomochlion verläuft, wird nur durch die wirksame Endstrecke der Sehne bestimmt
- Muskeln, die bei der Durchführung einer Bewegung den bewegten Muskeln entgegenwirken, nennt man Antagonisten

Der M. tensor veli palatini läuft um ein **Hypomochlion**.

2.4. Allgemeine Anatomie des Kreislaufsystems

2.4.1 Gliederung des Kreislaufsystems
Blutgefäßsystem - Lymphgefäßsystem
großer Kreislauf - kleiner Kreislauf
Pfortadersystem
Prä- und postnataler Kreislauf
Umstellung des Kreislaufs nach der Geburt (s.a. Physiologie 4.6)

2.4.2 Gliederung des Blutgefäßsystems
Arterie, Arteriole
Kapillare
Venole, Vene
Arteriovenöse Anastomose
Begriffe:
Vasa publica - Vasa privata
Plexus, Sinus, Sinusoid
Anastomose, Kollateralkreislauf
Endarterie, funktionelle Endarterie
Sperrarterie, Drosselvene
Gefäß-Nervenstraße

2.4.3 Mikroskopische Anatomie und Ultrastruktur der Blutgefäße
Kapillaren: Komponenten der Blut-Gewebe-Schranke
Endotheltypen
Arterien: Elastischer und muskulärer Typ
Arteriolen und Venolen
Venen
Beziehungen zwischen Lumenweite, Wandstärke, Innendruck und Durchflußgröße

2.4.4 Einrichtungen zur Förderung des venösen Rückstroms
Venenklappen
Arteriovenöse Koppelung
"Muskelpumpe"

2.4.5 Funktionelle Gliederung des Lymphgefäßsystems
Lymphkapillare
Vasa lymphatica, Trunci lymphatici
Regionäre Lymphknoten - Sammellymphknoten

Der **Kreislauf des Embryos** ist charakterisiert durch

- eine bessere Sauerstoffversorgung der oberen als der unteren Körperhälfte
- ein größeres extraembryonales (Plazenta) als intraembryonales Stromgebiet
- eine offene Verbindung der Vorhöfe durch das Foramen ovale
- eine offene Verbindung zwischen Truncus pulmonalis und Aorta

Im **fetalen Blutkreislauf**

- wird das Blut in der Plazenta oxygeniert
- mündet der Ductus venosus in die V. cava inferior
- führen die Arterien der unteren Körperhälfte sauerstoffärmeres Blut als die der oberen Körperhälfte
- mündet der Ductus arteriosus in die Aorta

Die Sauerstoffsättigung des Blutes in den fetalen Herzkranzgefäßen sowie den Kopf- und Armarterien ist höher als in den Arterien der unteren Körperhälfte, weil die Sauerstoffsättigung des fetalen Blutes in der unteren Körperhälfte durch den Zufluß aus dem Ductus arteriosus Botalli vermindert wird.

Im **spätfetalen Blutkreislauf** verbindet der Ductus arteriosus den Truncus pulmonalis mit der Aorta.

Zur **perinatalen Umstellung** des fetalen Kreislaufs gehören:

- Verschluß der Nabelgefäße/Kontraktion der Nabelarterien
- Verschluß des Ductus arteriosus Botalli
- Verschluß des Ductus venosus (Arantii)
- Verschluß des Foramen ovale
- Entfaltung der Lunge

Die **postnatale Umstellung** des fetalen Kreislaufs erfolgt durch:

- funktionellen Verschluß des Foramen ovale
- Kontraktion des Ductus arteriosus (Botalli)
- Kontraktion der Nabelarterien
- *nicht:* Kontraktion der Vena umbilicalis

Über den **Gefäßwandaufbau** trifft zu:

- Die Tunica intima der Arteriolen besteht im wesentlichen aus einer Endothelschicht und einer Membrana elastica interna
- In der Tunica media der Arterien vom elastischen Typ sind neben elastischen Lamellen auch glatte Muskelzellen vorhanden
- Venenklappen sind Bildungen der Tunica intima und enthalten keine Muskelzellen und keine Blutkapillaren
- In der Tunica externa großer Venen (z.B. V. cava inferior, V. portae) kommen reichlich längsgerichtete, netzartig verknüpfte Muskelzellbündel vor

Im histologischen Präparat ist eine mittelgroße **Vene** gegenüber einer mittelgroßen **Arterie** durch folgende Kriterien zu unterscheiden:

- meist geringere Wanddicke
- schmälere Tunica media

- unschärfere Abgrenzung zwischen Media und Externa
- unregelmäßigerer Querschnitt
- *nicht:* deutlicher ausgeprägte Membrana elastica interna

Über **Kapillaren** trifft zu:

- Normale menschliche Herzklappen von Erwachsenen haben in der Regel keine Kapillaren im freien Teil
- Zwischen Endothelzellen von Kapillaren können tight junctions vorkommen
- Perizyten liegen teilweise innerhalb der Basalmembran von Kapillaren

Kapillaren mit gefenstertem Endothel kommen vor

- in der Glandula parotis
- im Pankreas
- im Nierenglomerulum
- in der Schilddrüse
- *nicht:* im Herz

Sinusoide kommen vor:

- in der Leber
- in der Nebennierenrinde
- im Knochenmark
- in der Milz
- *nicht:* im Skelettmuskel

Die Wandauskleidung des Milzsinus besteht aus Endothelzellen.

Der Begriff "**Endarterie**" besagt, daß diese Arterie ein Gebiet versorgt, das nur unzureichend von Kollateralen erreicht wird. - Folgende Arterien zählen zu den Endarterien:

- A. labyrinthi
- A. centralis retinae
- Aa. thalamostriatae (Aa. centrales anterolaterales)
- Aa. segmentales der Niere
- *nicht:* A. gastrica sinistra

Über das **Lymphgefäßsystem** trifft zu:

- Lymphkapillaren sind klappenlos und besitzen höchstens eine lückenhafte Basalmembran
- Lymphkapillaren beginnen blind (ohne dauerhafte Öffnung) im zwischenzelligen Raum
- Die Leitgefäße der Lymphbahnen bilden Gefäßnetze
- Die Lymphe ist frei von Blutkörperchen
- Die Wand größerer Lymphgefäße ist reich an kollagenfaserigem Bindegewebe
- Regionären Lymphknoten ist ein bestimmtes Einzugsgebiet unmittelbar zugeordnet

Die **Lymphe**

- gelangt durch Vasa afferentia in den Lymphknoten
- fließt über den Randsinus und über Intermediärsinus in den Marksinus
- verläßt den Lymphknoten durch Vasa efferentia

Die Lymphe im Ductus thoracicus kann anders zusammengesetzt sein als die Lymphe in den Trunci lumbales, weil die Lymphe aus dem Truncus intestinalis resorbiertes Fett aus den Chylusgefäßen enthalten kann.

Lymphknoten

- enthalten retikuläres Bindegewebe
- sind in Lymphbahnen eingeschaltet
- geben Lymphozyten an die Lymphe ab

2.5. Blutzellen und Blutzellbildung, lymphatische Organe, Immunsystem

2.5.1 Morphologie der Blutzellen und funktionelle Zuordnung
Erythrozyten - Leukozyten
Granulozyten: Neutrophile Granulozyten, eosinophile Granulozyten, basophile Granulozyten
Monozyten
Lymphozyten
Thrombozyten
Zellzahlen:
Konzentrationen, Anteile im Differentialblutbild

2.5.2 Blutzellbildung im roten Knochenmark
Grundkenntnisse der mikroskopischen Anatomie des Knochenmarks und der Blutzellbildung
Lebensdauer und Altersveränderung der Zellen des peripheren Blutes,
Funktionelle Anpassung
"Blutmauserung"

2.5.3 Lymphatische Organe
Primäre (zentrale) und sekundäre (periphere) lymphatische Organe
Ursprung und Differenzierung der lymphatischen Zellen
Klassifikation von Lymphozyten

2.5.4 Bauprinzipien der lymphatischen Organe
Lymphfollikel:
Primärfollikel - Sekundärfollikel
Keimzentrum / Reaktionszentrum
Parafollikuläre Region

2.5.5 Mikroskopische Anatomie und Ultrastruktur der lymphatischen Organe
Feinbau von Thymus, Milz, Lymphknoten, Tonsillen, schleimhautassoziiertem Follikel
T-Zell- und B-Zellregionen

2.5.6 Grundzüge der Immunreaktion
Antigen - Antikörper
Aktive - passive Immunität
Immunkompetenz, Immuntoleranz
Primäre - sekundäre Immunantwort
Abstoßungsreaktion
Autoaggression
(s.a. Biochemie Kap. 26)

Der Durchmesser eines menschlichen **Erythrozyten** beträgt etwa 7,5 µm.

Die Erythrozytenbildung erfolgt im 3. Embryonalmonat hauptsächlich in der Leber.

Retikulozyten sind jugendliche Erythrozyten.

20 - 35 % der **Leukozyten** im Blut des Erwachsenen sind **Lymphozyten**.

Eosinophile Granulozyten weisen meistens zwei Kernsegmente auf, die durch einen Isthmus miteinander in Verbindung stehen (Hantelform).

Monozyten

- sind phagozytosebereite Blutzellen
- können im lockeren Bindegewebe als Makrophagen tätig sein

Zu den **Makrophagen** gehören:

- Monozyten
- Kupffer-Sternzellen
- histiozytäre Retikulumzellen
- Mesoglia
- *nicht:* kleine Alveolarepithelzellen

Makrophagen können sich gezielt bei in den Körper eingedrungenen Bakterien sammeln.

Über die **Alveolarmakrophagen** trifft zu:

- Sie entstammen dem Knochenmark

- Sie beteiligen sich am Abbau von Surfactant
- Sie phagozytieren intraalveoläre Erythrozyten
- Sie phagozytieren Staubpartikel, die in die Alveolen eingedrungen sind

Thrombozyten

- entstehen aus Megakaryozyten des Knochenmarks durch Abspaltung von Zytoplasmateilen
- werden großenteils in der Milz abgebaut
- setzten bei ihrem Zerfall Thrombokinase frei

Die Blutzellen sind in folgender **Größenbeziehung** zueinander:

- Erythrozyten sind durchschnittlich größer als Thrombozyten
- Granulozyten sind durchschnittlich größer als Erythrozyten
- Monozyten sind durchschnittlich größer als Lymphozyten
- Granulozyten sind durchschnittlich *nicht* größer als Monozyten

Lebensdauer von Zellen:

- Thrombozyten: 8 Tage
- Neutrophile Granulozyten: 8 Tage
- Erythrozyten: 100 - 120 Tage
- Lymphozyten: Jahre

Das **Differentialblutbild** zeigt beim gesunden Erwachsenen:

- 45 - 72 % neutrophile Granulozyten
- 1 - 4 % eosinophile Granulozyten
- 0 - 1 % basophile Granulozyten
- 2 - 8 % Monozyten
- 25 - 40 % Lymphozyten

Über das **Knochenmark** trifft zu:

- Beim Erwachsenen ist etwa die Hälfte des Knochenmarks rotes (blutbildendes) Knochenmark
- In den kurzen und platten Knochen des Erwachsenen ist rotes Knochenmark vorhanden
- Im roten Knochenmark werden Lymphozyten gebildet
- Im roten Knochenmark bilden die Blutgefäße ein geschlossenes System

Die Gesamtmenge des roten Knochenmarks beim jungen erwachsenen Menschen beträgt 1,3 kg.

Sekundärfollikel in lymphatischen Organen zeigen an, daß Abwehrvorgänge in Gang gesetzt sind.

In den lymphatischen Organen ist nur die **T-Zellregion** durch interdigitierende Retikulumzellen gekennzeichnet.

Ansammlungen von **T-Lymphozyten** werden häufig gefunden in

- den periarteriellen Scheiden der Milz
- der parakortikalen Zone von Lymphknoten

Zellgebundene Immunitätsreaktionen erfolgen durch T-Lymphozyten.

Zu **T-Helferzellen** trifft zu:

- Sie erreichen ihre Immunkompetenz im Thymus
- Sie können in Kontakt zu antigenpräsentierenden Zellen treten
- Sie können Interleukin-2 freisetzen (oder sezernieren)
- Sie sind im peripheren Blut häufiger als T-Suppressorzellen

Plasmazellen sind u.a. charakterisiert durch eine besondere, lichtmikroskopisch sichtbare Anordnung des Heterochromatins. Plasmazellen sind Abkömmlinge von aktivierten B-Lymphozyten.

Plasmazellen kommen regelmäßig beim gesunden Menschen vor:

- im Lymphknotenmark
- in der roten Pulpa der Milz
- perikapillär im Knochenmark
- in der Schleimhaut des Jejunum
- *nicht:* im Blut

B-Lymphozyten

- sind die Vorstufen der Plasmazellen
- sind verantwortlich für humorale Immunität
- sind im peripheren strömenden Blut seltener als T-Lymphozyten
- sind in den Lymphfollikeln konzentriert

2.6. Allgemeine Anatomie der Drüsen

2.6.1 Klassifizierungen von Drüsen
Exokrine Drüse - endokrine Drüse
Tubulöse, azinöse, alveoläre Drüsen
Merokrine Drüsen: Ekkrin, apokrin
Holokrine Drüsen
Seröse Drüse - muköse Drüse - gemischte Drüse

2.6.2 Morphologische Grundlagen der Sekretbereitung und -abgabe
s. 2.2.3.4 und Biologie 1.4.5 und 1.4.6

2.6.3 Morphologische Grundlagen des Sekrettransportes
Gliederung und Funktion des Ausführungsgangsystems
Myoepithelzellen

Endokrin tätig sind

- enterochromaffine Zellen des Magens
- C-Zellen der Schilddrüse
- Granulosaluteinzellen
- Leydig-Zwischenzellen
- *nicht:* Pituizyten

Die Glandulae sebaceae sind **holokrine Drüsen**.

Bei Talgdrüsen findet eine **holokrine Sekretion** statt.

Die Glandulae tarsales (Meibom-Drüsen des Augenlides) sondern nach Art der holokrinen Drüsen ab.

Bei der weiblichen Brustdrüse findet während der Stillzeit eine **apokrine Sekretion** statt.

Gemischte sero-muköse Drüsenendstücke sind ein Kennzeichen der Glandulae submandibulares.

In einer Drüsenzelle ist das rauhe endoplasmatische Retikulum

- eine Zellregion mit extrem dicht zusammengelagerten Membranen
- Synthesezone von exportablen Proteinen
- eine Zellzone mit Anreicherung an rRNA und Ribosomen

Myoepithelzellen

- sind kontraktil
- unterstützen bei Drüsen die Sekretabgabe
- enthalten Aktinfilamente
- liegen in den Drüsenendstücken zwischen Basalmembran und Drüsenzelle

2.7. Allgemeine Anatomie der Schleimhäute und der serösen Höhlen

2.7.1 Schleimhäute
2.7.1.1 Bauprinzip
Begriff: Schleimhaut
Lamina epithelialis: funktionelle Differenzierung für Protektion, Resorption, Sekretion (s.a. 2.2.3.4)
Lamina propria (und ggf. Lamina muscularis mucosae): mechanische Funktion, Bedeutung für Stofftransport, Abwehr
Tela submucosa

2.7.2 Seröse Höhlen
2.7.2.1 Bauprinzip
Tunica serosa: Serosaepithel (Mesothel) - Serosabindegewebe
Parietale Serosa - viszerale Serosa
Begriffe: "Meso-", "Ligament"
Lage der Organe zu den serösen Häuten

2.7.2.2 Funktion
Bedeutung des serösen Verschiebespaltes
Transsudative und resorptive Leistungen

Über die **serösen Häute und Höhlen** trifft zu:

- Die platten, verformbaren Zellen der Tunica serosa stammen von Bindegewebszellen ab
- Die serösen Häute können durch Transsudation Flüssigkeit in die serösen Höhlen ausscheiden
- Pleura parietalis und Peritoneum parietale sind sensibel innerviert
- Intraperitoneal gelegene Organe stehen stets durch ein Gekröse mit dem außerhalb der serösen Höhle liegenden Bindegewebslager in Verbindung

Eine **Serosa** bedeckt:

- Lungen
- Herz
- Dünndarm
- Nebenhodenkopf
- *nicht:* Rückenmark

2.8. Allgemeine Anatomie des Nervensystems

2.8.1 Gliederung nach morphologischen und funktionellen Kriterien
Zentrales Nervensystem - peripheres Nervensystem
Animales ("cerebrospinales") Nervensystem - vegetatives ("autonomes" oder "viszerales") Nervensystem
Vegetatives Nervensystem: Pars sympathica - Pars parasympathica
Graue Substanz - weiße Substanz
Begriffe: Cortex, Lamina, Nucleus, Medulla, Tractus, Fasciculus
Neuropil
Hirnnerven - Spinalnerven
Afferentes Neuron - efferentes Neuron
Sensibles Neuron - motorisches Neuron
Rezeptor - Effektor

2.8.2 Neuronale Gliederung des peripheren animalischen Nervensystems
Sensibles Ganglion: Perikaryon des ersten afferenten Neurons
Motorisches Kerngebiet: Perikaryon des motorischen Neurons, "gemeinsame motorische Endstrecke der efferenten Leitung"

2.8.3 Neuronale Gliederung des peripheren vegetativen Nervensystems
Viszeroafferenzen
Viszeroefferenzen, Pars sympathica, Pars parasympathica
Präganglionäre, postganglionäre Neurone

2.8.4 Periphere Organisation und Projektion
Intramurales Nervensystem, segmentale Innervation, periphere Innervation, Dermatom, Areale, Headsche Zonen

2.8.5 Sinnesfunktion
Sinnesorgan
Primäre - sekundäre Sinneszelle
Freie Nervenendigung

2.8.6 Nervenfaser
Größenordnung von Internodienlänge und Faserkaliber
Markhaltige Nervenfasern, marklose Nervenfasern
A-, B-, C-Fasern
(s.a. Physiologie 12.2.2)

2.8.7 Synapsen
Interneuronale Synapsen
Neuromuskuläre Synapsen
Neuroepitheliale Synapsen
(neuroglanduläre Synapsen)

2.8.8 Bau der Synapsen
Präsynaptische, subsynaptische, postsynaptische Membran
Synapsenspalt
Transmitterorganellen
Transmitter

2.8.9 Neurosekretion
Sekretorische Neurone in neurosekretorischen Kernen
Neurosekrettransport im Axon
Neurosekretorische Endigung

2.8.10 Mikroskopische Anatomie des peripheren Nerven
Axonscheide
Endo-, Peri-, Epineurium
Gefäßversorgung des peripheren Nerven

Spinalnerven		
8	**Zervikalnerven**	C_1 - C_8
12	**Thorakalnerven**	Th_1 - Th_{12}
5	Lumbalnerven	L_1 - L_5
5	**Sakralnerven**	S_1 - S_5
1 - 3	Coccygealnerven	Co_1 - Co_3

Über die **Spinalnerven** trifft zu:

- Spinalnerven entstehen aus der Vereinigung einer Anzahl von vorderen und hinteren Wurzelfäden (Fila radicularia) des Rückenmarks
- Das Hauptgebiet, das einem Spinalnerven zugeordnet werden kann, wird Dermatom genannt
- Die Rami communicantes albi der Spinalnerven ziehen zu den sympathischen Ganglien des Grenzstrangs
- In den Spinalganglien findet man markhaltige und marklose Nervenfasern

Der N. occipitalis major entspringt aus einem R. dorsalis eines Spinalnerven.

Ganglien:

- Ganglion spinale: Perikaryen afferenter Neurone
- Ganglion pterygopalatinum: Perikaryen postganglionärer parasympathischer Nervenfasern
- Ganglion cervicothoracicum (stellatum): Perikaryen postganglionärer sympathischer Nervenfasern

Eine **motorische Einheit** besteht aus einem Neuron und allen von ihr innervierten Skelettmuskelfasern.

Die motorischen Erregungen zu quergestreiften Muskelfasern verlaufen über:

- Vorderhornzelle und deren Axon
- Radix ventralis

Myoneurale Verbindungen (**motorische Endplatten**) bestehen aus:

- synaptische Bläschen
- amorphe Matrix im synaptischen Spalt
- tiefe Einfaltungen des postsynaptischen Sarkolemms
- postsynaptische Acetylcholin-Rezeptoren
- *nicht:* gap junctions

Unter der "**Gemeinsamen motorischen Endstrecke**" versteht man eine Vorderhornzelle des Rückenmarks.

Eine **viszero-sensible Nervenfaser** kann ihren Ursprung an Dehnungsrezeptoren der Gefäßwand haben.

Eine **viszero-motorische Nervenfaser** des Rückenmarkes

- nimmt ihren Ursprung von Perikaryen im Seitenhorn
- verläßt das Rückenmark in der überwiegenden Mehrzahl durch die Radix ventralis
- kann in einem paravertebralen Ganglion auf das postganglionäre Neuron umgeschaltet werden
- kann in einem prävertebralen Ganglion auf das postganglionäre Neuron umgeschaltet werden
- kann in einem intramuralen Ganglion auf das postganglionäre Neuron umgeschaltet werden

Über die **Headschen Zonen** trifft zu:

- Als Headsche Zonen bezeichnet man Hautfelder mit Schmerzbeteiligung bei Irritation innerer Organe
- Headsche Zonen sind Bereiche der Haut, die aufgrund viszerokutaner Reflexe überempfindlich gegen Schmerzen sind
- Von Headschen Zonen aus sind kutiviszerale Reflexe auslösbar
- Wichtiges Verbindungsglied in der Vermittlung viszerokutaner Reflexe ist der Sympathicus

Sinneszellen mit Neuriten (primäre Sinneszellen) sind

- Stäbchenzellen in der Retina
- Zapfenzellen der Retina
- Sinneszellen der Regio olfactoria

Der **axoplasmatische Fluß**

- dient u. a. dem Transmittertransport
- hat trophische Funktion
- erfolgt sowohl antero- als auch retrograd
- hat axozentral eine schnellere Komponente

2.9. Haut und Hautanhangsgebilde

2.9.1 Haut und Unterhaut
Bauprinzip und funktionelle Bedeutung
Cutis - Subcutis
Epidermis - Corium
Leistenhaut - Felderhaut
Spaltlinien
Verschieblichkeit

2.9.1.1 Epidermis
Schichtenbau
Zellverbindungen: mechanische Zellkontakte, Tonofibrillen
Verhornung
Dickenunterschiede

2.9.1.2 Corium
Fasertextur
Texturunterschiede

2.9.1.3 Subcutis
Regionale Unterschiede
Bindegewebige Gliederung und Kammerung
Mechanische und thermische Bedeutung
Funktion als Speicherorgan
Bedeutung für Narbenbildung

2.9.1.4 Äußere Beschaffenheit der Haut
Turgor
Pigmentierung (Melanozyten)
Durchblutung und Gefäßversorgung

2.9.1.5 Sinnesfunktion der Haut
Freie Nervenendigungen,
Exterorezeptoren
funktioneller Struktureinbau der nervösen Apparate

2.9.2 Behaarung
Lanugo-, Terminalhaar, Haarstrich
Grundkenntnisse von Haarwachstum und Haarwechsel
Geschlechtsspezifische Behaarungstypen
Morphologische Grundlagen:
Haarschaft, Haarwurzel, Haarpapille
Haarfollikel (Haarbalg)
M. arrector pili
Haarbalgdrüsen (Talgdrüsen)

2.9.3 Nägel
Matrix
Hyponychium - Eponychium
Lunula
Einbau des Nagels:
Nagelbett und Coriumleisten
Gefäß- und Nervenversorgung

2.9.4 Hautdrüsen
Bau und funktionelle Bedeutung,
Lokalisation
Schweißdrüsen
Duftdrüsen
Talgdrüsen
Mamma (s. 6.2.7)

Haut (Cutis) Schichten	
Epidermis	**Stratum corneum** **Stratum lucidum** **Stratum granulosum** **Stratum germinativum** **– Stratum spinosum** **– Stratum basale**
Corium	**Stratum papillare** **Stratum reticulare**
Subcutis	

Über die **Haut** trifft zu:

- In der Oberhaut entspricht die Zahl der untergehenden Zellen in der Regel der Zahl der neugebildeten
- Bestrahlung mit UV-Licht führt zur Hautbräunung durch Zunahme des Melanins
- Nach Verletzungen der Haut entsteht eine Narbe, wenn die Subcutis mit verletzt war
- Das Sekret ekkriner Knäueldrüsen hemmt das Bakterienwachstum auf der Haut
- Das Stratum papillare des Corium wirkt der Abscherung der Epidermis entgegen
- Das Stratum reticulare des Corium wirkt der Überdehnung der Haut entgegen
- Die Blutgefäße des Papillarkörpers der Lederhaut dienen u. a. der Wärmeregulation des Körpers
- Die Retinacula der Tela subcutanea gliedern das Fettgewebe der Unterhaut
- Im Stratum germinativum der Epidermis kommen Merkelzellen vor

Langerhans-Zellen der Haut

- besitzen Rezeptoren für Immunglobuline
- sind Antigen-präsentierende Zellen

Rezeptoren für die Oberflächensensibilität der Haut	
Vibration	**Vater-Pacini-Körperchen**
Druck	**Merkelzellen** Ruffinische Körperchen (Mechanorezeptoren)
Berührung	**Meissnersche Tastkörperchen** freie Nervenendigungen
Temperatur	Warmrezeptoren Kaltrezeptoren
Schmerz	**freie Nervenendigungen** **z.B. Nozirezeptoren**

Die Meissnerschen Tastkörperchen

- sind im Stratum papillare der Lederhaut lokalisiert
- sind Berührungsrezeptoren
- besitzen eine Bindegewebskapsel

Melanozyten

- gehen aus Neuralleistenzellen hervor/sind Abkömmlinge der Neuralleiste
- liegen im Stratum basale der Epidermis
- haben lange zytoplasmatische Fortsätze, die sich zwischen den umgebenden Zellen verzweigen
- enthalten Melanin in Granulaform
- geben Melanosomen in umgebende Keratinozyten ab

Bestrahlung mit ultraviolettem Licht führt in der Haut zu:

- Proliferation des Epithels
- Aktivierung der Tyrosinase
- erhöhter Melaninproduktion
- verstärkter Abgabe von Melaningranula in Keratinozyten

Die **Hautfarbe** hängt im wesentlichen ab vom Ausmaß

- des Zuflusses sauerstoffreichen Blutes zu den Gefäßen der Coriumpapillen
- des Abflusses des venösen Blutes aus der Haut
- der Melanineinlagerung in die Epidermis

Zum **Kopfhaar** gehören:

- Haarpapille
- bindegewebige Wurzelscheide
- Talgdrüse
- M. arrector pilorum
- *nicht:* apokrine Schweißdrüse

Duftdrüsen

- kommen nur an umschriebenen Hautstellen vor
- münden in der Regel in Haarbalgtrichter
- sind apokrine Drüsen
- besitzen erweiterte Drüsenendstücke

3. Obere Extremität

3.1. Entwicklung

Grundkenntnisse über die Entwicklung Segmentbezüge Ossifikationskerne der Epiphysen und der Ossa carpi als Kriterien der Skelettreifung; Epiphysenschluß

Die **Ossifikation** der Handwurzelknochen beginnt erst nach der Geburt.

3.2. Knochen

Skelettelemente von Schultergürtel, Arm, Hand und Fingern

3.3. Gelenke

Gelenkkörper und Gelenkflächen
Bewegungsmöglichkeiten, Gelenkmechanik, Achsen für die Hauptbewegungen, Gelenkkapseln, -bänder, Sonderstrukturen

3.3.1 Schultergürtel
Verbindungen zum Rumpfskelett (Schlüsselbeingelenke)
Bewegungsmöglichkeiten des Schultergürtels
Mitwirkung des Schultergürtels bei der Armbewegung

3.3.2 Schultergelenk
Bursa subacromialis, Bursa subdeltoidea
Spatium subdeltoideum
Armbewegungen, Bedeutung der Stellung des Schultergürtels für die Armbewegungen

3.3.3 Ellbogengelenk
Articulatio humeroradialis, Articulatio humeroulnaris
Ligg. collateralia
Beugung und Streckbewegung des Unterarms

3.3.4 Verbindungen der Unterarmknochen
Articulatio radioulnaris proximalis, Articulatio radioulnaris distalis
Membrana interossea antebrachii
Lig. annulare radii
Pro- und Supinationsbewegungen der Hand

3.3.5 Handgelenk
Articulatio radiocarpalis, Articulatio mediocarpalis
Hauptbandzüge, Discus articularis
Beuge- und Streckbewegung,
Ulnar- und Radialabduktionen,
Zirkumduktionsbewegungen der Hand

3.3.6 Fingergelenke
Articulatio carpometacarpalis des Daumens
Grund-, Mittel- und Endgelenke der Finger
Ligg. collateralia
Bewegungen des Daumens, Bewegungen der Finger

Die Außenrotation im **Schultergelenk** wird bewirkt durch den:

- M. infraspinatus
- M. teres minor

Innenrotatoren des Armes im Schultergelenk sind:

- M. latissimus dorsi
- M. teres major
- M. subscapularis
- M. pectoralis major

Der **Humerus** kann im Schultergelenk nur bis etwa 90° abduziert werden, weil das Schulterdach eine Abduktion des Humerus um mehr als 90° unmöglich macht.

Über die Bänder des **Ellenbogengelenks** trifft zu:

- Das Lig. anulare radii beginnt und endet an der Ulna
- Das Lig. anulare radii umläuft den Radiuskopf
- Das Lig. collaterale ulnare entspringt vom Epicondylus medialis humeri und setzt an der Ulna an

Eine Beugung des Unterarmes im Ellenbogengelenk ist in Supinationsstellung mit größerer Kraft möglich als in Pronationsstellung.

Mit zunehmender Beugung in den **Fingergrundgelenken** nimmt die Abduktionsmöglichkeit in diesen Gelenken ab.

Ein Spreizen der Finger ist in vollem Umfang nur bei gestreckten Fingern möglich, weil in Beugestellung der Finger die gespannten Seitenbänder der Fingergrundgelenke eine Spreizung verhindern.

Eine Spreizung der Metacarpalia II - V ist unmöglich.

3.4. Muskeln

3.4 Muskeln
Lage, Form, Verlauf (Ursprung und Ansatz)
Verlauf der Sehnen, Innervation und Blutversorgung, Funktion

3.4.1 Schultergürtelmuskeln

M. sternocleidomastoideus, M. trapezius (s.a. 5.3.5)
Dorsale Rumpf-Schultergürtelmuskeln
Ventrale Rumpf-Schultergürtelmuskeln

3.4.2 Schultermuskulatur
Dorsale Gruppe
Ventrale Gruppe
Verstärkung der Schultergelenkkapsel durch Sehnen der Schultermuskeln "Rotatorenmanschette"

3.4.3 Oberarmmuskulatur
Flexoren
Extensoren

3.4.4 Unterarmmuskulatur
Radiale Muskelgruppe
Extensoren, Retinaculum extensorum, dorsale Sehnenfächer, Dorsalaponeurose
Flexoren, Retinaculum flexorum,
karpale, palmare und digitale Sehnenscheiden
Pronatoren und Supinatoren

3.4.5 Handmuskeln
Muskeln des Daumenballens
Muskeln des Kleinfingerballens
Tiefe Hohlhandmuskeln
Palmaraponeurose

Der **M. infraspinatus** setzt am Tuberculum majus oberhalb des M. teres minor an.

Zur Rotatorenmanschette des Schultergelenks gehört der **M. supraspinatus**.

Der M. supraspinatus ist ein (schwacher) Abduktor des Oberarms.

Der **M. trapezius** kann die Gelenkpfanne des Schulterblatts kranialwärts drehen, weil die absteigenden und aufsteigenden Fasern des M. trapezius unterschiedlich weit lateral an der Spina scapulae inserieren.

Bei einer vollständigen Lähmung des M. trapezius

- steht die Schulter auf der kranken Seite tiefer als auf der gesunden Seite
- kann die Schulter nur noch mit geringer Kraft durch den M. levator scapulae gehoben werden
- ist die Seitwärtshebung des Armes über die Horizontale zumindest deutlich behindert
- ist die Beweglichkeit des Schultergelenkes nicht eingeschränkt

Der **M. subscapularis** inseriert am Tuberculum minus humeri.

Zur **Nervenversorgung** der Schultergürtelmuskeln trifft zu:

- Der N. dorsalis scapulae versorgt den M. levator scapulae
- Der N. suprascapularis versorgt den M. supraspinatus
- Der N. axillaris versorgt den M. deltoideus

Der **M. brachialis**

- entspringt von der Vorderfläche des Humerus, distale Hälfte
- zieht über die Articulatio cubiti hinweg
- setzt an der Tuberositas ulnae an
- wird vom N. musculocutaneus innerviert

Der Bauch des **M. biceps brachii** wandert bei Supination nach proximal.

Der M. biceps brachii inseriert an der Tuberositas radii.

Bei einer Radialislähmung kann der gebeugte Unterarm mit Hilfe des M. biceps brachii noch supiniert werden.

Der M. triceps brachii ist bei einer frakturbedingten Durchtrennung des N. radialis in Höhe des Sulcus n. radialis meist nicht gelähmt, weil der M. triceps brachii von Radialisästen innerviert wird, die den Nerven in der Regel vor Eintritt in den "Radialiskanal" verlassen.

Strukturen der Hohlhand

- Markierung mit **1**: N. medianus
- Markierung mit **2**: Sehne des M. flexor carpi radialis
- Markierung mit **3**: Sehne des M. flexor pollicis longus
- Markierung mit **4**: Sehne des M. flexor digitorum superficialis
- Markierung mit **5**: M. flexor carpi ulnaris
- Markierung mit **6**: Sehne des M. abductor pollicis longus und des M. extensor pollicis brevis

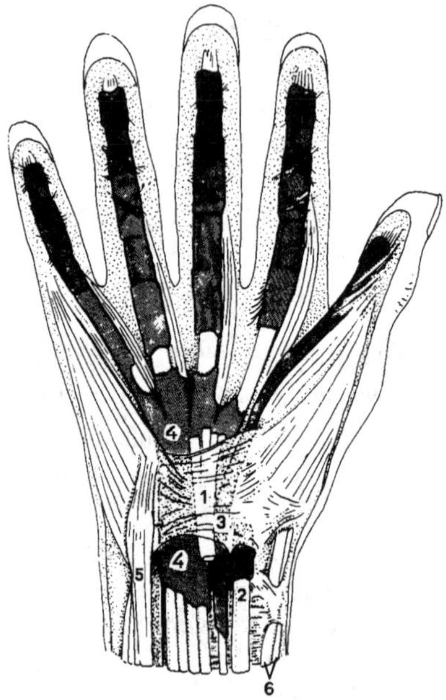

Die karpale und digitale Sehnenscheide des **M. flexor pollicis longus** stehen fast immer in kontinuierlicher Verbindung.

Ein kraftvoller Faustschluß ist bei Volarflexion der Hand nicht möglich, weil beim Faustschluß mit gebeugter Hand die langen Flexoren der Finger und des Daumen aktiv insuffizient werden.

In Dorsalflexion der Hand ist ein kräftigerer Faustschluß der Hand möglich, weil in Dorsalflexion der Verkürzungsumfang der langen Fingerbeuger voll für die Fingerbeugung zur Verfügung steht.

Die **Palmaraponeurose** ist auch dann ausgebildet, wenn der M. palmaris longus fehlt.

Sehnenfächer des Handrückens

- Markierung mit **1**: Sehne des M. extensor pollicis brevis
- Markierung mit **2**: Sehne des M. extensor carpi radialis longus
- Markierung mit **3**: Sehne des M. extensor pollicis longus
- Markierung mit **4:** Sehne des M. extensor digitorum
- Markierung mit **5**: Sehne des M. extensor digiti minimi
- Markierung mit **6**: Sehne des M. extensor carpi ulnaris

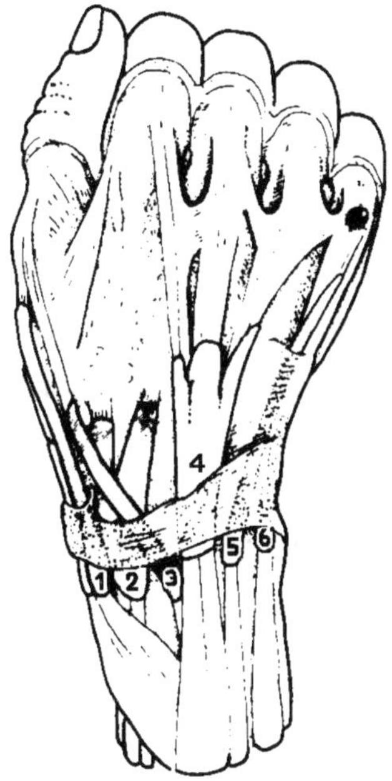

Der **M. opponens pollicis** wirkt auf das Gelenk zwischen Os trapezium und Os metacarpale I.

Die **Mm. interossei und lumbricales** können den II. - V. Finger in den Mittel- und Endgelenken strecken.

Die Mm. lumbricales

- beugen in den Fingergrundgelenken und strecken im Mittel- und Endgelenk
- entspringen an den Sehnen des M. flexor digitorum profundus und verfügen somit über einen "transportablen Ursprung"

Der Zeigefinger kann durch den M. interosseus dorsalis I gleichzeitig im Grundgelenk gebeugt und im Mittel- und Endgelenk gestreckt werden.

3.5. Nerven

Ursprung, Lage, Verlauf, Innervationsgebiete, typische Verletzungsstellen, typische Lähmungssyndrome bei Ausfällen

3.5.1 Plexus brachialis
Segmentzugehörigkeit, Trunci

3.5.2 Pars supraclavicularis

N. thoracicus longus, N. thoracodorsalis

3.5.3 Pars infraclavicularis
Faszikel
N. axillaris
N. radialis
R. profundus, R. superficialis
N. musculocutaneus
N. medianus, Medianusschlinge
N. interosseus antebrachii anterior
N. ulnaris,
R. dorsalis, R. superficialis, R. profundus
N. cutaneus brachii medialis
N. cutaneus antebrachii medialis

Bei Unterbrechung des **N. thoracicus longus** kann der Arm nicht über die Horizontale hinaus gehoben werden, weil bei Unterbrechung des N. thoracicus longus der Angulus inferior des Schulterblattes nicht mehr nach vorne gezogen werden kann.

Entstehung der Trunci, Fasciculi und Nervi im Plexus brachialis

C 5 C 6	⇒	Truncus **sup.**		Tr. sup. Tr. medius	⇒	Fasc. **lat.**	⇒	N. musculocutaneus Radix lat. **n. mediani**
C 7	⇒	Truncus **medius**		alle Trunci	⇒	Fasc. **post.**	⇒	N. axillaris **N. radialis**
C 8 Th 1	⇒	Truncus **inf.**		Tr. inf.	⇒	Fasc. **med.**	⇒	Radix med. **n. mediani** **N. ulnaris** N. cutaneus brachii med. N. cutaneus antebrachii med.

Schematische Darstellung der **infraklavikulären Äste des Plexus brachialis**

- Markierung mit **A**: N. musculocutaneus
- Markierung mit **B**: N. cutaneus brachii medi
- Markierung mit **C**: N. medianus
- Markierung mit **D**: N. radialis
- Markierung mit **E**: N. ulnaris

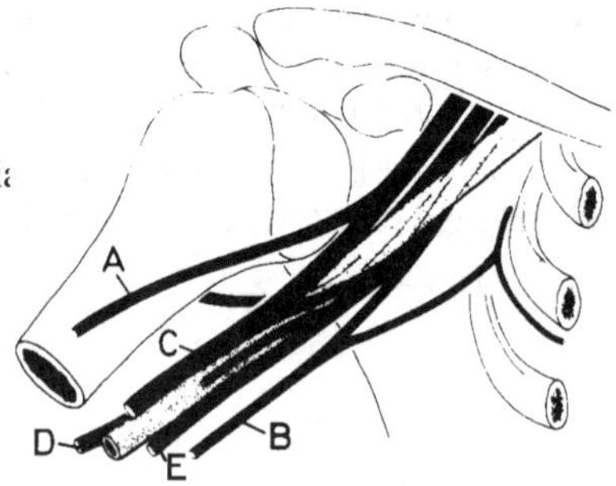

Nerven am Unterarm

- Markierung mit **A**: N. cutaneus antebrachii medialis
- Markierung mit **B**: N. ulnaris
- Markierung mit **C**: R. dorsalis manus (N. ulnaris)
- Markierung mit **D**: N. cutaneus antebrachii posterior
- Markierung mit **E**: N. medianus

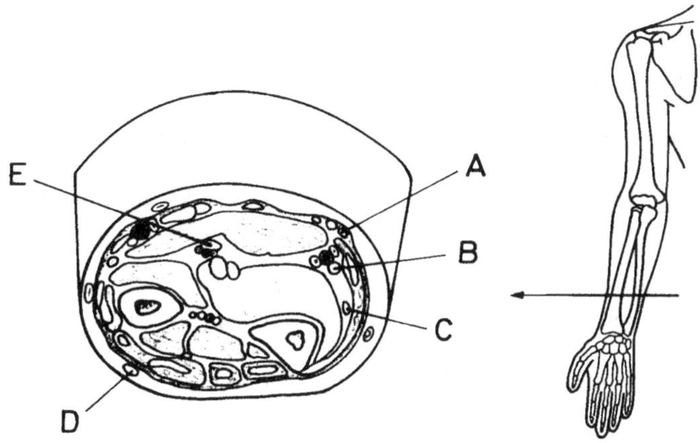

Nerven am Unterarm und an der Hand

- Markierung mit **A**: N. medianus
- Markierung mit **B**: R. palmaris n. mediani
- Markierung mit **C**: R. profundus n. ulnaris
- Markierung mit **D**: N. digitalis palmaris communis n. ulnaris
- Markierung mit **E**: R. dorsalis n. ulnaris

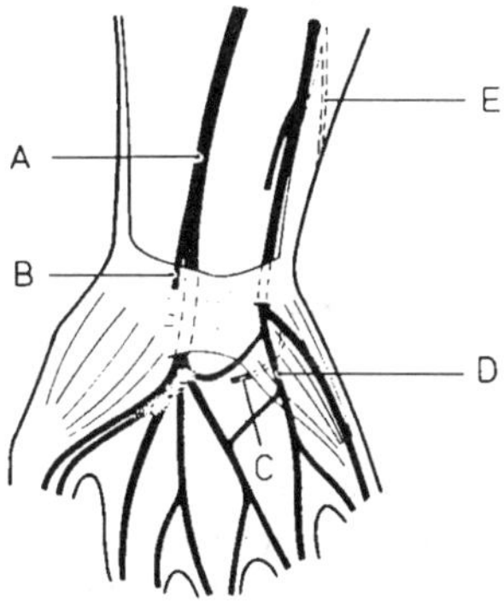

Der **Plexus brachialis** tritt durch die Lücke zwischen M. scalenus anterior und M. scalenus medius.

Der **N. axillaris**

- ist wegen seiner Nähe zum Collum chirurgicum (humeri) durch Fraktur gefährdet
- ist bei Schultergelenksluxationen gefährdet
- führt auch sensible Fasern

Bei Ausfall des abgebildeten Nerven am Oberarm ist in der Regel der M. deltoideus gelähmt (**Lähmung** des N. axillaris).

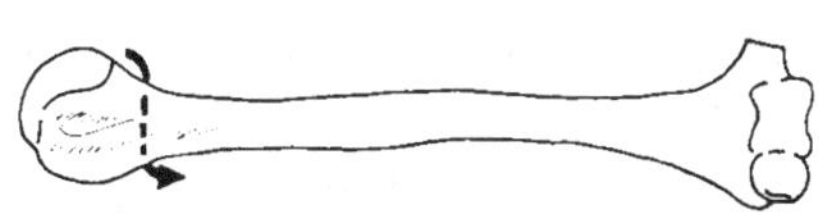

Eine vollständige Aufhebung der Berührungsempfindung in dem schraffierten Hautareal spricht für eine Schädigung im Bereich des N. axillaris.

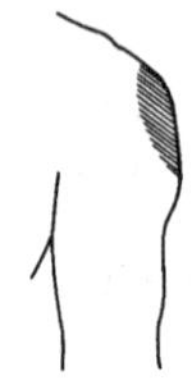

Über den **N. radialis** trifft zu:

- Der N. radialis entsteht aus dem Fasciculus posterior des Plexus brachialis
- Der N. radialis verläuft zusammen mit der Arteria profunda brachii im Sulcus n. radialis dorsal um den Humerus
- Der N. radialis gelangt nach schraubenartigem Verlauf im distalen Drittel des Humerus auf die Vorderseite des Oberarms
- Der N. radialis legt sich bei seinem Verlauf am Oberarm dorsal eng dem Humerus an
- Der N. radialis tritt im Sulcus bicipitalis lateralis, zwischen M. brachialis und M. brachioradialis, in die Fossa cubitalis ein
- Der N. radialis versorgt den M. extensor carpi ulnaris
- Der R. profundus n. radialis innerviert sämtliche Extensoren auf der Dorsalseite des Unterarms
- Der R. profundus n. radialis durchbohrt den M. supinator und gelangt zur Dorsalseite des Unterarms
- Der R. profundus n. radialis ist wegen seiner Nähe zum Collum radii durch Fraktur gefährdet

Bei **Lähmung** des R. profundus des N. radialis ist ein Faustschluß nicht mehr in voller Stärke möglich, weil die volle Kraft für einen Faustschluß nur bei vollkommen gestreckter Hand entwickelt werden kann.

Bei Ausfall des Nerven, dessen Verlauf in der nebenstehenden Zeichnung schematisch angedeutet ist, wird in der Regel der M. brachioradialis gelähmt (**Lähmung** des N. radialis).

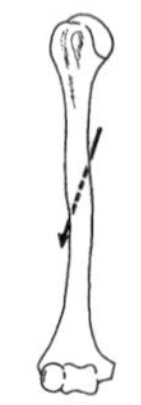

Die Fasern für Berührungssensibilität in dem schraffierten Hautareal verlaufen über den **N. cutaneus antebrachii posterior**.

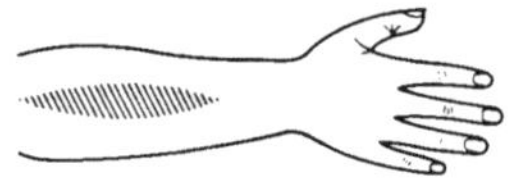

Der **N. ulnaris**

- entspringt aus dem Fasciculus medialis des Plexus brachialis
- ist wegen seiner Nähe zum Epicondylus medialis humeri durch Fraktur gefährdet
- verläuft am Unterarm zusammen mit der gleichnamigen Arterie
- wird beim Übertritt vom Unterarm zur Hand von der A. ulnaris begleitet
- Der R. profundus n. ulnaris versorgt sämtliche Mm. interossei der Hand

Verlauf des N. ulnaris: Extensorenloge am Oberarm - neben der Sehne des M. flexor carpi ulnaris - oberflächlich zum Retinaculum flexorum

Bei **Lähmung** des N. ulnaris kommt es zur sog. **Krallenhand**, weil nach Lähmung des N. ulnaris die Mm. interossei palmares et dorsales gelähmt sind.

Bei Lähmung des N. ulnaris können die Finger 2 - 4 weder aktiv abduziert (gespreizt) noch adduziert (geschlossen) werden, weil bei Lähmung des N. ulnaris die Mm. interossei der Hand ausfallen.

Bei Lähmung des N. ulnaris ist die Beugung der Finger 2 - 5 in den Grundgelenken beeinträchtigt.

Eine Lähmung des N. ulnaris führt zu einer Schwäche, die Finger 2 - 5 im Mittelgelenk zu strecken.

Beim Ausfall des N. ulnaris ist in der Regel der M. adductor pollicis, Caput transversum, gelähmt.

Ein Ausfall des N. ulnaris führt zu Sensibilitätsstörungen im Bereich des kleinen und des Ringfingers.

Eine Berührung von Daumen und Kleinfinger ("Daumen-Kleinfinger-Probe") ist gestört bei Lähmung des N. ulnaris.

Eine vollständige Aufhebung der Berührungsempfindlichkeit in dem schraffierten Hautareal spricht für eine Schädigung im Bereich des N. ulnaris.

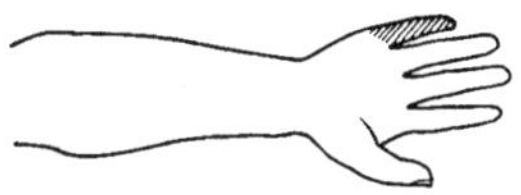

Eine vollständige Aufhebung der Berührungsempfindlichkeit in dem schraffierten Hautareal spricht für eine Schädigung im Bereich des N. ulnaris.

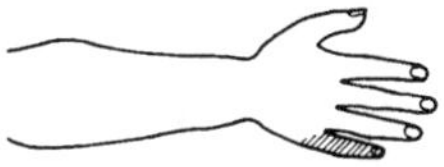

Bei Ausfall des abgebildeten Nerven am Oberarm ist in der Regel der M. flexor carpi ulnaris gelähmt (Lähmung des N. ulnaris).

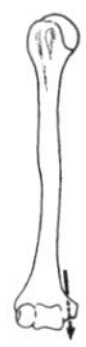

Bei Ausfall des **N. digitalis palmaris proprius** tritt ein Sensibilitätsausfall im Bereich des kleinen Fingers auf.

Der **N. musculocutaneus**

- durchbohrt den M. coracobrachialis
- innerviert sämtliche Flexoren am Oberarm

Der **N. medianus**

- entsteht mit je einer Wurzel aus dem Fasciculus medialis und dem Fasciculus lateralis des Plexus brachialis
- gibt am Oberarm keine Äste ab
- unterkreuzt die Aponeurosis m. bicipitis brachii
- verläßt die Ellenbeuge, indem er zwischen den beiden Köpfen des M. pronator teres hindurchtritt
- verläuft am Unterarm unter dem Musculus flexor digitorum superficialis
- gelangt durch den Canalis carpi zur Hand
- tritt meist zwischen den Sehnen der Mm. flexor carpi radialis und palmaris longus zum Karpalkanal
- versorgt die Haut der Palmarseite der dreieinhalb radialen Finger
- versorgt unter anderem den M. abductor pollicis brevis

Verlauf des N. medianus: Fossa cubitalis - zwischen den Ursprungsköpfen des M. pronator teres - durch den Karpalkanal

Die aktive Annäherung von Daumen- und Kleinfingerkuppe ("Daumen-Kleinfinger-Probe") ist bei der Medianus-**Lähmung** behindert, weil bei der Medianus-Lähmung u. a. der M. opponens pollicis ausfällt.

Eine Lähmung des N. medianus führt zur Unfähigkeit der Opposition des Daumens.

Eine vollständige Aufhebung der Berührungsempfindlichkeit in dem schraffierten Hautareal spricht für eine Schädigung im Bereich des N. medianus.

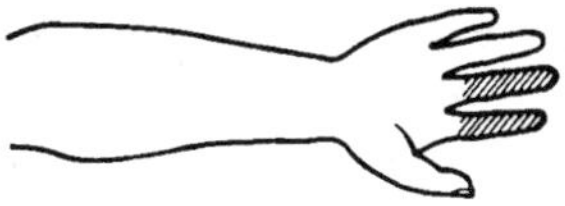

Eine vollständige Aufhebung der Berührungsempfindlichkeit in dem schraffierten Hautareal spricht für eine Schädigung im Bereich des N. medianus.

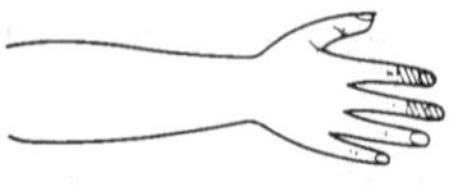

Die Fasern für Berührungssensibilität in dem schraffierten Hautareal verlaufen über den **N. cutaneus antebrachii medialis**.

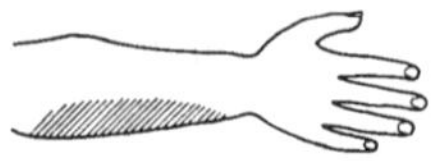

Lähmungsbilder	
Medianuslähmung	**Schwurhand** bzw. Affenhand
Radialislähmung	Fallhand
Ulnarislähmung	**Krallenhand**

3.6. Arterien - Venen

3.6 Arterien - Venen
Ursprung, Lage, Verlauf
Versorgungs- bzw. Drainagegebiet

3.6.1 A. subclavia
s. 5.8.1

3.6.2 A. axillaris
Grundkenntnisse über die arteriellen Anastomosen im Bereich der Schulter

3.6.3 A. brachialis
A. profunda brachii

3.6.4 A. radialis
R. palmaris superficialis, Arcus palmaris profundus, Rete carpi dorsale

3.6.5 A. ulnaris
Rete articulare cubiti
A. interossea posterior, A. interossea anterior,
R. palmaris profundus, Arcus palmaris superficialis

3.6.6 Oberflächliche Venen
V. intermedia cubiti, V. basilica, V. cephalica

3.6.7 Tiefe Begleitvenen
Vv. brachiales, V. axillaris, V. subclavia

Zwischen den Mm. scalenus anterior und scalenus medius zieht die **A. subclavia** durch die Scalenuslücke.

Zwischen den Ästen der **A. axillaris** und den Ästen der A. brachialis bestehen häufig keine für einen Kollateralkreislauf ausreichenden Anastomosen.

Die Aufzweigung der **A. brachialis** in die A. radialis und die A. ulnaris liegt meist unter der Aponeurosis m. bicipitis brachii.

A. und V. profunda brachii begleiten den N. radialis und liegen dem Humerusschaft im Sulcus radialis unmittelbar an.

Über die **Arterien der Hand** trifft zu:

- Der Arcus palmaris profundus wird überwiegend aus der **A. radialis** gespeist
- Der Arcus palmaris superficialis wird überwiegend aus der **A. ulnaris** gespeist
- Der Endast der A. ulnaris bildet den Arcus palmaris superficialis
- Jeder Finger wird von vier Aa. digitales propriae versorgt

Verlauf der A. ulnaris: Fossa cubitalis - unter dem M. pronator teres - oberflächlich zum Retinaculum flexorum

Über die **Venen** des Armes trifft zu:

- Die V. mediana cubiti verläuft über der Aponeurosis m. bicipitis brachii
- Die V. basilica tritt im Sulcus bicipitalis medialis in die Tiefe
- Die V. cephalica verläuft oberflächlich im Sulcus bicipitalis lateralis
- Die V. cephalica tritt im Trigonum deltoideopectorale in die Tiefe

3.7. Lymphknoten - Lymphgefäße

3.7 Lymphknoten - Lymphgefäße
Grundkenntnisse über Lage, Einzugsgebiet, Verlauf und Mündung

3.7.1 Lymphknoten der Achselhöhlen
Nodi lymphatici axillares, brachiales, superficiales, profundi, interpectorales

3.7.2 Truncus subclavius

Die oberflächlichen **Lymphknoten der Achselhöhle**

- liegen z.T. in den Faserlamellen der Fascia axillaris
- nehmen auch Lymphe aus tiefen Lymphbahnen des Arms auf
- erhalten Lymphe von der vorderen und seitlichen Brustwand zugeführt
- nehmen Lymphgefäße aus der dorsalen Schulterregion auf

3.8. Angewandte und topographische Anatomie

Übertragung der systematischen Kenntnisse über Knochen, Gelenke, Bänder, Muskeln, Nerven und Gefäße in den topographischen Zusammenhang

3.8.1 Oberflächenanatomie
Oberflächenrelief, tastbare Strukturen

3.8.2 Regio supraclavicularis
Skalenuslücke, Lage des Plexus brachialis zur 1. Rippe, Vorkommen von Halsrippen

3.8.3 Regio infraclavicularis, deltoidea und scapularis
Schulterdach
Trigonum clavipectorale, Spatium subdeltoideum
Punktionswege zur V. subclavia

3.8.4 Fossa axillaris (Spatium axillare)
Wände, Ein- und Ausgänge, Fascia axillaris, Achselfalten

3.8.5 Schulter
Gefährdung des N. axillaris bei Oberarmkopfbrüchen und bei Schultergelenksluxationen
Funktionsprüfung, Autonomgebiet des N. axillaris

3.8.6 Oberarm
Aufbau, Septa intermuscularia, Faszien, Sulcus bicipitalis medialis und lateralis, Gefäßnervenstraßen, Gefährdung des N. radialis bei Oberarmschaftbrüchen

3.8.7 Fossa cubitalis
Wände, Ein- und Ausgänge, Aponeurosis musculi bicipitis brachii,
Lage von N. radialis, medianus und A. radialis
Hoher Abgang der A. radialis

3.8.8 Unterarm
Aufbau, Septa intermuscularia, Lage der Muskelgruppen, Gefäßnervenstraßen

3.8.9 Regio carpalis anterior und posterior
Arterien-, Nerven-, Sehnenübertritte vom Unterarm zur Hand, Canalis carpi (Karpaltunnel), Foveola radialis

3.8.10 Palma manus
Aufbau, Schichten, Palmaraponeurose

3.8.11 Dorsum manus

3.8.12 Finger
Aufbau, Lage der Gefäße und Nerven

3.8.13 Abgrenzung der sensiblen Innervationsgebiete an Hand und Fingern
N. radialis, N. medianus und N. ulnaris

3.8.14 Röntgenanatomie
Deutung einfacher orthologischer Röntgenbilder

Über die **laterale Achsellücke** trifft zu:

- Sie wird lateral vom Humerusschaft begrenzt
- Durch sie treten die A. circumflexa humeri posterior und der N. axillaris

Der M. latissimus dorsi bildet gemeinsam mit dem M. teres major den Inhalt der hinteren Achselfalte.

Der **Processus coracoideus** ist unterhalb der Clavicula tastbar.

Im Bereich der **Ellenbeuge** und des **Ellenbogens** ist/sind

- bei gestrecktem Arm Epicondylus medialis, Epicondylus lateralis und Olecranon in einer Linie liegend tastbar
- der N. ulnaris dorsal des Epicondylus medialis zu tasten
- bei gestrecktem Arm die Aponeurosis m. bicipitis brachii gespannt
- die Vena intermedia cubiti und die A. brachialis durch die Aponeurosis m. bicipitis brachii getrennt

Durch den **Canalis carpi** verlaufen:

- N. medianus
- Sehne des M. flexor pollicis longus
- Sehnen des M. flexor digitorum superficialis
- Sehnen des M. flexor digitorum profundus
- *nicht:* Sehne des M. palmaris longus

4. Untere Extremität

4.1. Grundkenntnisse über die Entwicklung

Segmentbezüge
Ossifikationskerne der Epiphysen und der Ossa tarsi

4.2. Knochen

Skelettelemente von Hüfte, Oberschenkel, Unterschenkel, Fuß und Zehen, Sesambeine

Die **Patella** liegt als Sesambein in der Sehne des M. quadriceps femoris.

4.3. Gelenke

Gelenkkörper und Gelenkflächen
Bewegungsmöglichkeiten (Gelenkmechanik)
Achsen für die Hauptbewegungen
Gelenkkapseln, Gelenkbänder, Sonderstrukturen

4.3.1 Hüftgelenk
Lage, Form und Formvarianten der Hüftgelenkspfanne
Schenkelkopf, Schenkelhals, Collodiaphysenwinkel, Antetorsionswinkel
Lage der Wachstumsfugen

4.3.2 Kniegelenk
Femorotibialgelenk, Femoropatellargelenk
Menisci und deren Anheftungen
Wirkung von Kollateral- und Kreuzbändern auf die Bewegungen
Roll-Gleitmechanismus
Abhängigkeit der Rotation von der Gelenkstellung

4.3.3 Verbindung der Unterschenkelknochen
Articulatio tibiofibularis (proximalis)
Articulatio tibiofibularis (distalis)
Membrana interossea, Malleolengabel

4.3.4 Fußgelenke
Articulatio talocruralis (oberes Sprunggelenk), Kapselverhältnisse
Kollateralbänder, Beuge- und Streckbewegung
Unteres Sprunggelenk
Articulatio talocalcaneonavicularis (vordere Kammer)
Bedeutung des Lig. calcaneonaviculare plantare (hintere Kammer)
Articulatio subtalaris
Bedeutung des Lig. talocalcaneare interosseum
Pro- und Supinationsbewegung des Fußes, Zirkumduktionsbewegung des Fußes
Ab- und Adduktion des Fußes, Kapselverhältnisse

4.3.5 Weitere Gelenke der Fußwurzel und des Mittelfußes
Längs- und Quergewölbe des Fußes

4.3.6 Zehengelenke
Zehengrundgelenke, Beuge- und Streckbewegung, Ab- und Adduktionsbewegung

Zum normalen **Hüftgelenk** bzw. dem **Femur** des Erwachsenen trifft zu:

- Die Hüftgelenkspfanne, das Acetabulum, ist vollständig mit Gelenkknorpel ausgekleidet
- Die Fossa acetabuli ist nicht überknorpelt
- Die Incisura acetabuli wird durch ein Band überbrückt
- Der Femurkopf wird über den Äquator hinaus vom Labrum acetabulare umschlossen
- Der proximale Teil des Schenkelhalses liegt innerhalb der Gelenkkapsel
- Der Schenkelhalswinkel beträgt beim Erwachsenen 120° -130°
- Der Antetorsionswinkel des Femurs liegt zwischen 10° und 20°
- Die Kapsel des Hüftgelenkes reicht auf der Vorderseite bis zur Linea intertrochanterica. Sie endet auf der Hinterseite etwa 1,5 cm medial von der Crista intertrochanterica

Zum Hüftgelenk eines **Jugendlichen** trifft zu:

- Die Hüftgelenkspfanne liegt im Bereich der Synchondrosis von Os ilium, Os pubis und Os ischii
- Der epiphysäre Teil des Schenkelhalskopfes wird u.a. durch die Blutgefäße im Lig. capitis femoris ernährt
- Der Kollodiaphysenwinkel ist größer als beim Erwachsenen

Eine Abduktion des Oberschenkels im Hüftgelenk ist bei gleichzeitiger Beugung im Hüftgelenk in stärkerem Maße als bei gestrecktem Oberschenkel möglich, weil u.a. die bei der Abduktion des Oberschenkels im Hüftgelenk auftretende Anspannung der Kapselbänder durch die gleichzeitige Beugung des Oberschenkels vermindert wird.

Die Beugung des Oberschenkels im Hüftgelenk ist durch gleichzeitige Beugung des Unterschenkels im Kniegelenk in stärkerem Maße möglich.

Bei extremer Streckung im Hüftgelenk kann trotz maximaler Kontraktion der ischiocruralen Muskulatur die Ferse aktiv nicht ganz an das Gesäß herangeführt werden, weil bei extremer Streckung im Hüftgelenk die ischiocrurale Muskulatur bei Beugung im Kniegelenk aktiv insuffizient ist.

Im **Kniegelenk**

- artikulieren Femur, Tibia und Patella miteinander
- sind bei Streckung die Seitenbänder angespannt

In Beugestellung des Kniegelenkes kann der Unterschenkel aktiv gegen den Oberschenkel rotiert werden, weil in Beugestellung des Kniegelenks die Kollateralbänder überwiegend entspannt sind.

Eine aktive Innenrotation im Kniegelenk kann erfolgen:

- bei Beugung des Kniegelenks
- durch Kontraktion der Mm. semitendinosus und semimembranosus

Eine Adduktionsbewegung bei gestrecktem Kniegelenk ist nicht möglich.

Die **Ligg. cruciata** werden bei der Außenrotation des Unterschenkels voneinander abgewickelt.

Eine Außenrotation des Unterschenkels im Kniegelenk ist in stärkerem Umfang möglich als eine Innenrotation, weil die Kreuzbänder des Kniegelenkes eine Außenrotation in stärkerem Umfang zulassen als eine Innenrotation.

Das **Lig. patellae** ist die an der Tuberositas tibiae inserierende Sehne des M. quadriceps femoris.

Die **Bursa suprapatellaris** kommuniziert in der Regel mit dem Kniegelenksspalt.

Die Artikulationsfläche des (zweikammrigen) **unteren Sprunggelenkes** wird gebildet unter Beteiligung des

- Talus
- Calcaneus
- Os naviculare
- Lig. calcaneonaviculare plantare
- *nicht:* Os cuboideum

Die **Supination** des Fußes findet hauptsächlich im unteren Sprunggelenk statt.

Die **Supination** des Fußes besteht aus dem Heben des medialen Fußrandes, kombiniert mit einer Adduktion und einer Plantarflexion der subtalaren Fußplatte.

Die **Plantarflexion** des Fußes findet hauptsächlich im der Articulatio talocruralis statt.

4.4. Muskeln

Lage, Form, Verlauf (Ursprung, Ansatz), Verlauf der Sehnen, Innervation und Blutversorgung, Funktion

4.4.1 Muskeln der Hüfte
Innere Hüftmuskeln, äußere Hüftmuskeln, Halte- und Bewegungsfunktion bei Spiel- und Standbein

4.4.2 Oberschenkelmuskeln
Flexoren (ischiocrurale Gruppe), Extensoren (M. quadriceps), Adduktoren, "Pes-anserinus"-Gruppe

4.4.3 Unterschenkelmuskeln
Oberflächliche und tiefe Flexoren
Retinaculum musculorum flexorum, Extensoren, Retinaculum musculorum extensorum superius und inferius, Peronaeusgruppe, Retinaculum musculorum peronaeorum superius und inferius

4.4.4 Fußmuskeln
Muskeln des Fußrückens, Muskeln der Fußsohle, inneres, mittleres und äußeres Fach, Muskeln der Großzehe, Verspannung des Längs- und des Quergewölbes des Fußes, Plantaraponeurose

Der **M. iliopsoas** ist bei der Beugung im Hüftgelenk beteiligt.

Der **M. glutaeus maximus** ist bei der Streckung im Hüftgelenk beteiligt.

Der **M. glutaeus medius** stabilisiert das Becken auf dem Standbein.

Beim Stand auf einem Bein steht das Becken auf der Spielbeinseite höher, weil beim Stand auf einem Bein das Becken durch Kontraktion der Abduktoren des Standbeines zur Standbeinseite geneigt wird.

Die in dem schematischen Bild dargestellte Stellung des Beckens spricht für eine **Lähmung** der Mm. glutaeus medius und minimus rechts.

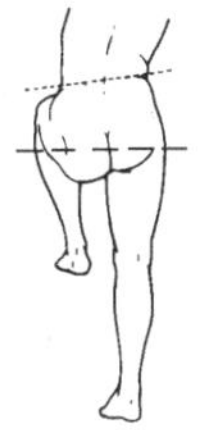

Der **M. piriformis** verläuft durch das Foramen ischiadicum majus.

Der **M. obturatorius internus** benutzt die Incisura ischiadica minor als Hypomochlion.

Muskeln am Oberschenkel:

- Markierung mit **1**: M. gracilis
- Markierung mit **2**: M. sartorius
- Markierung mit **3**: M. vastus medialis
- Markierung mit **4**: M. rectus femoris
- Markierung mit **5**: M. vastus lateralis

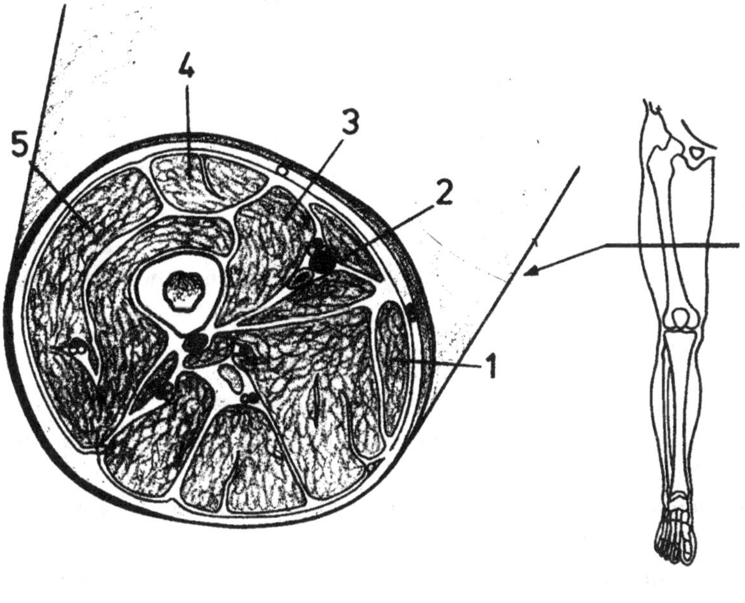

Als **Adduktoren** im Hüftgelenk können wirken:

- M. adductor brevis
- M. adductor longus
- M. gracilis
- M. quadratus femoris
- *nicht:* M. glutaeus minimus

Der **M. sartorius**

- bewirkt eine Beugung im Hüftgelenk
- hilft mit bei der Außenrotation im Hüftgelenk und bei der Innenrotation des Unterschenkels bei gebeugtem Kniegelenk

Der **M. quadriceps femoris** streckt in der Articulatio genus, spannt die Kollateralbänder an, wird innerviert durch den N. femoralis.

Der **M. rectus femoris** bewirkt eine Beugung im Hüftgelenk und eine Streckung im Kniegelenk.

Der **M. biceps femoris**

- begrenzt die Kniekehlenraute von lateral oben
- inseriert am Caput fibulae
- rotiert im Kniegelenk auswärts, wird durch den Tibialis- und den Peronaeusanteil des N. ischiadicus innerviert
- Das Caput longum des M. biceps femoris wird vom Tibialisanteil des N. ischiadicus innerviert

Der **M. peronaeus longus**

- setzt an der Basis des 1. Mittelfußknochens und am Os cuneiforme mediale an
- hilft bei der Pronation
- wirkt bei der Verspannung des Fußgewölbes mit
- hilft bei der Plantarflexion des Fußes mit
- wird vom N. peronaeus superficialis innerviert.

Die **Mm. peronaei** pronieren im unteren Sprunggelenk, weil die Endsehnen der Mm. peronaei lateral der Pronations-Supinationsachse des unteren Sprunggelenkes inserieren.

Von den Flexoren am Unterschenkel hat der **M. triceps surae** das günstigste Hebelmoment für die Plantarflexion des Fußes.

Bei einer **Lähmung** des M. triceps surae kann sich der Patient nicht mehr auf die Fußspitze des betroffenen Beines stellen.

Nach Abriß der **Achillessehne** kann der hohe Zehenstand nicht ausgeführt werden, weil nach Abriß der Achillessehne die Kraft der übrigen Plantarflexoren für den hohen Zehenstand nicht ausreicht.

Die Achillessehne besitzt keine Sehnenscheide.

Wichtige Muskeln für eine Verspannung und Stützung des **Längsgewölbes** des Fußes sind:

- M. abductor hallucis
- M. flexor hallucis longus
- M. tibialis anterior
- *nicht:* M. adductor hallucis (Caput transversum)

Die Längswölbung des Fußes wird passiv durch das Lig. plantare longum und das Lig. calcaneonaviculare plantare verspannt.

Die **Querwölbung** des Fußes wird v.a. gesichert durch das Zusammenwirken des M. tibialis posterior mit dem M. peronaeus longus.

Die Sehnen der Mm. tibialis anterior, extensor digitorum longus und extensor hallucis longus verlaufen vor der Achse des oberen Sprunggelenkes.

Das **Chiasma plantare**

- wird durch Kreuzung der Sehnen des M. flexor hallucis longus und des M. flexor digitorum longus gebildet
- wird vom M. flexor digitorum brevis bedeckt
- liegt medial neben dem M. quadratus plantae
- verbindet die Sehnen des M. flexor digitorum longus und des M. flexor hallucis longus durch Sehnenfasern miteinander

Schematische Darstellung des Fußrückens

- Markierung mit **A**: Sehne des M. tibialis anterior
- Markierung mit **B**: Sehne des M. extensor hallucis longus
- Markierung mit **C**: gemeinsame Sehnenscheide für die 4 Sehnen des M. extensor digitorum longus und die Sehne des M. peronaeus tertius
- Markierung mit **D**: Sehne des M. peronaeus brevis

- Markierung mit **E**: Sehne des M. extensor hallucis brevis

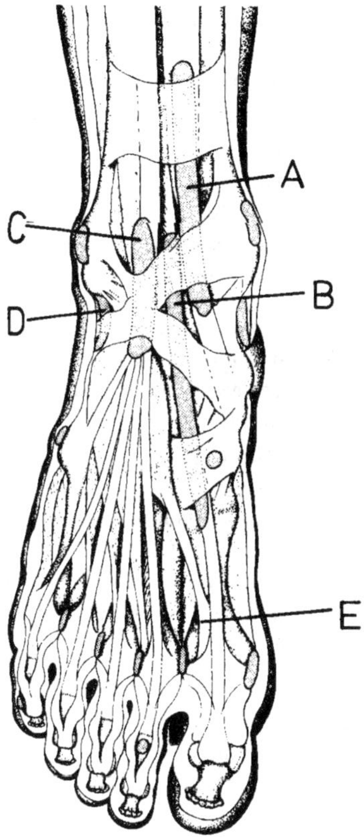

4.5. Nerven

Ursprung, Lage, Verlauf, Innervationsgebiete, typische Verletzungsstellen, typische Lähmungssyndrome bei Ausfällen

4.5.1 Plexus lumbosacralis
Segmentzugehörigkeit

4.5.2 Plexus lumbalis
N. iliohypogastricus
N. ilioinguinalis
N. genitofemoralis
N. femoralis
N. saphenus
N. obturatorius

4.5.3 Plexus sacralis
(s.a. 8.14.6)
N. gluteus superior
N. gluteus inferior
N. ischiadicus
N. tibialis
N. suralis
N. plantaris medialis
N. plantaris lateralis
N. peronaeus communis
N. peronaeus superficialis
N. peronaeus profundus

Nerven der unteren Extremität	
Plexus lumbalis	**N. iliohypogastricus** N. ilioinguinalis **N. genitofemoralis** – **R. genitalis** – R. femoralis **N. cutaneus femoris lateralis** **N. femoralis** – **N. saphenus** **N. obturatorius**
Plexus sacralis	**N. glutaeus superior** **N. glutaeus inferior** **N. cutaneus femoris posterior** **N. ischiadicus** – **N. tibialis** — **N. suralis** — N. plantaris medialis — **N. plantaris lateralis** – **N. peronaeus communis** — **N. peronaeus superficialis** — **N. peronaeus profundus**

Eine vollständige Aufhebung der Berührungsempfindung in dem schraffierten Bereich (Hautareal) spricht für eine **Schädigung** im Bereich des **N. iliohypogastricus**.

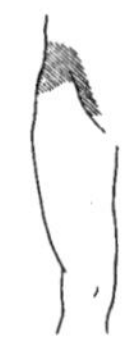

Der Ramus femoralis ist ein sensibler Ast des **N. genitofemoralis**.

Der **N. cutaneus femoris lateralis** ("Jeans-Nerv") liegt unter der Spina iliaca anterior superior.

Eine vollständige Aufhebung der Berührungsempfindung in dem schraffierten Bereich (Hautareal) spricht für eine **Schädigung** im Bereich des N. cutaneus femoris lateralis.

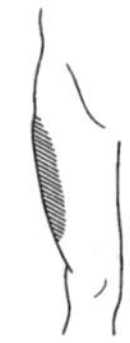

Bei einer **Lähmung** des **N. femoralis** kann der Patellarsehnenreflex nicht mehr ausgelöst werden.

Eine vollständige Aufhebung der Berührungsempfindung in dem schraffierten Hautareal spricht für eine **Schädigung** im Bereich des N. femoralis.

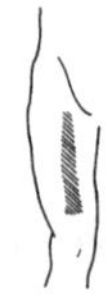

Der **N. saphenus** ist ein sensibler Ast des N. femoralis.

Eine vollständige Aufhebung der Berührungsempfindung in dem schraffierten Hautareal spricht für eine Schädigung im Bereich des N. saphenus.

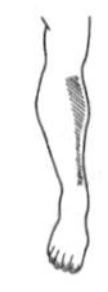

Bei einer **Lähmung** des **N. obturatorius** kann kein kraftvoller Schenkelschluß erfolgen.

Eine vollständige Aufhebung der Berührungsempfindung in dem schraffierten Bereich (Hautareal) spricht für eine Schädigung im Bereich des N. obturatorius.

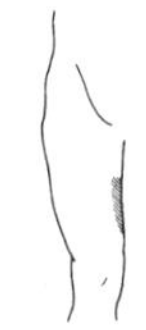

Die Hinterfläche des Oberschenkels wird hauptsächlich von Fasern des **Plexus sacralis** innerviert.

Bei einer **Lähmung** des **N. glutaeus superior** auf der Standbeinseite sinkt das Becken auf der Spielbeinseite ab.

Bei einer **Lähmung** des **N. glutaeus inferior** wird das normale Treppensteigen unmöglich.

Der **N. cutaneus femoris posterior** versorgt sensibel die Haut zwischen Glutaealregion (distales Drittel der Gesäßbacke) und Kniekehle.

Der **N. ischiadicus**

- zieht zwischen Trochanter major und Tuber ischiadicum distalwärts
- verläuft am Oberschenkel subfaszial

Die in der Abbildung (Leitungsbahnen der rechten Kniekehle) markierte Leitungsbahn ist der N. ischiadicus.

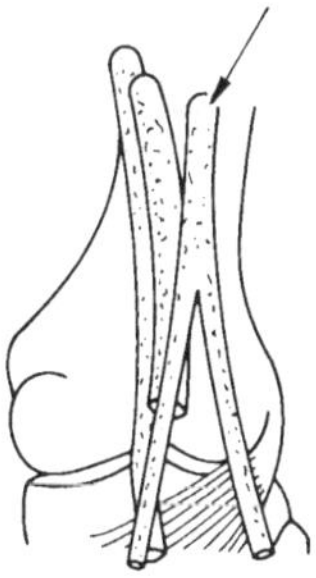

Beim **Ausfall des N. tibialis** kann sich der Patient nicht auf die Zehenspitzen stellen.

Vom **N. plantaris lateralis** werden versorgt:

- M. flexor digiti minimi brevis
- M. abductor digiti minimi
- Mm. interossei
- M. quadratus plantae
- *nicht:* M. flexor digitorum brevis

Eine vollständige Aufhebung der Berührungsempfindung in dem schraffierten Bereich (Hautareal) spricht für eine Schädigung im Bereich des **N. suralis**.

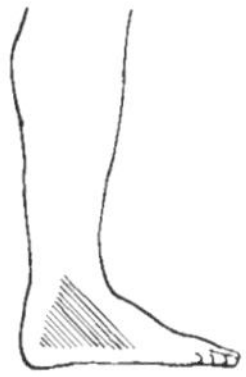

Der **N. peronaeus communis** verläßt die Kniekehle mit der Sehne des M. biceps femoris.

Bei einer **Lähmung** des N. peronaeus communis steht der Fuß supiniert und plantarflektiert (sog. Pes equinovarus), weil bei Ausfall des N. peronaeus communis alle Strecker und Pronatoren des Fußes gelähmt sind.

Bei einer Lähmung des N. peronaeus communis ist eine aktive Pronation des Fußes nicht mehr möglich.

Der N. peronaeus communis kann bei langandauerndem Druck auf den Fibulakopf geschädigt werden, weil der N. peronaeus communis an das Periost des Fibulakopfes bindegewebig angeheftet ist.

Bei einer Schädigung des N. peronaeus (fibularis) communis am Fibulaköpfchen sind die Hebung (Dorsalextension) und Pronation des Fußes ausgefallen oder geschwächt.

Der **N. peronaeus superficialis** versorgt sensibel die Haut des Fußrückens und der Zehenrücken.

Verlauf des N. peronaeus superficialis (und Endäste): auf dem Periost distal vom Fibulakopf - Peronaeusloge - Fußrücken

Eine vollständige Aufhebung der Berührungsempfindung in dem schraffierten Hautareal spricht für eine **Schädigung** im Bereich des N. peronaeus superficialis.

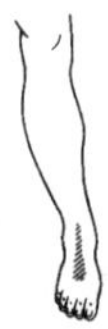

Der **N. peronaeus profundus** versorgt sensibel die Haut zwischen Großzehe und zweiter Zehe.

Nerven und Gefäße der Kniekehle

- Markierung mit **A**: N. saphenus
- Markierung mit **B**: A. poplitea
- Markierung mit **C**: V. poplitea
- Markierung mit **D**: N. tibialis
- Markierung mit **E**: N. peronaeus communis

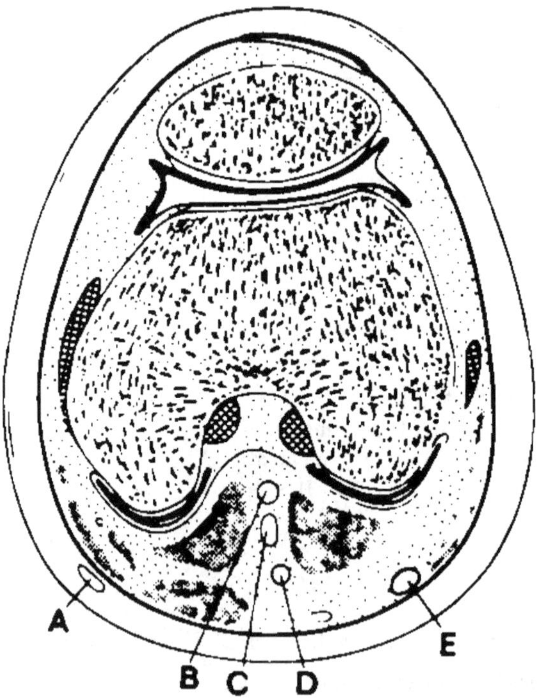

Lähmungsbilder	
Femoralislähmung	keine Kniestreckung möglich
Ischiadicuslähmung	nur Kniestreckung und Adduktion möglich
Peronaeuslähmung	**Pes equinovarus**, Steppergang
Tibialislähmung	Pes calcaneovalgus, Krallenfuß

4.6. Arterien - Venen

Ursprung, Lage, Verlauf, Versorgungs- und Drainagegebiete

4.6.1 A. femoralis
A. profunda femoris
Aa. perforantes
A. circumflexa femoralis medialis und lateralis
A. obturatoria
Grundkenntnisse über die arteriellen Anastomosen im Bereich der Hüfte unter Einschluß des Schenkelkopfes

4.6.2 A. poplitea
Rete articulare genus

4.6.3 A. tibialis anterior
A. dorsalis pedis

4.6.4 A. tibialis posterior
A. plantaris medialis
A. plantaris lateralis
Arcus plantaris

4.6.5 A. peronaea

4.6.6 Oberflächliche Venen
V. saphena magna
V. saphena parva

4.6.7 Tiefe Begleitvenen
V. poplitea
V. femoralis

Tastpunkte zur Kontrolle der **arteriellen Versorgung** des Beines sind:

- Fossa inguinalis
- Malleolus medialis
- Fußrücken, lateral der Sehne des M. extensor hallucis longus
- *nicht:* Caput fibulae

Über die **A. femoralis** trifft zu:

- Die A. femoralis tritt durch die Lacuna vasorum in die Fossa iliopectinea über
- Der Puls der A. femoralis ist kaudal des Leistenbandes im Bereich der Fossa iliopectinea zu tasten
- Die A. femoralis kann unterhalb der Mitte des Leistenbandes durch Druck gegen die Eminentia iliopubica komprimiert werden
- Durch den Hiatus tendineus (adductorius) setzt sich die A. femoralis in die Kniekehle fort
- Sie durchbricht im Hiatus adductorius den M. adductor magnus und erreicht damit die Kniekehle

Die in der Abbildung (Leitungsbahn der rechten Kniekehle) markierte Leitungsbahn ist die A. femoralis.

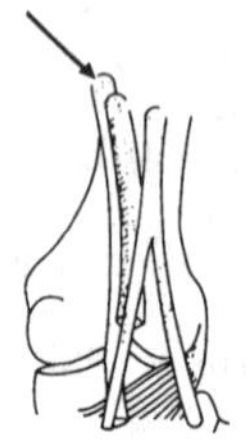

Die **A. peronaea** zeigt folgendes Normverhalten:

- Sie entspringt aus der A. tibialis posterior
- Sie verläuft in der Loge der tiefen Wadenmuskeln
- Sie anastomosiert mit der A. tibialis posterior
- Sie anastomosiert mit dem Gefäßgebiet der A. tibialis anterior

Verlauf der **A. tibialis anterior** (und Endäste): Arcus tendineus m. solei - Extensorenloge - Fußrücken

Der Puls der **A. dorsalis pedis** kann am Fußrücken im allgemeinen lateral der Sehne des M. extensor hallucis longus getastet werden.

Die **V. poplitea**

- zieht durch den Hiatus tendineus (adductorius)
- verläuft am Oberschenkel subfaszial
- setzt sich fort in die V. iliaca externa

Die in der Abbildung (Leitungsbahn der rechten Kniekehle) markierte Leitungsbahn ist die V. poplitea.

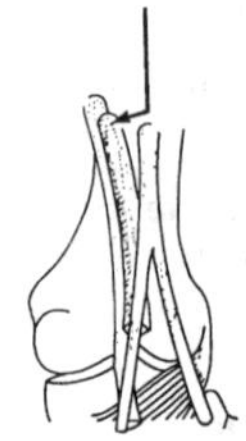

Die **Vv. tibiales anteriores** münden in die V. poplitea.

Die **V. saphena parva** zieht vom Rete venosum dorsale pedis zur Wade und mündet meist in die V. poplitea.

4.7. Lymphknoten, Lymphgefäße

Grundkenntnisse über Lage, Einzugsgebiete, Verlauf und Mündung

4.7.1 Popliteale Lymphknoten

4.7.2 Inguinale Lymphknoten
Nodi lymphatici inguinales superficiales
Nodi lymphatici inguinales profundi

Die **Nodi lymphatici inguinales superficiales** sind regionäre Lymphknoten für:

- die gesamte untere Extremität
- Analregion
- äußeres Genitale
- Uterustubenwinkel
- Bauchwand
- *nicht:* Mastdarm, inneres Genitale

4.8. Angewandte und topographische Anatomie

Übertragung der systematischen Kenntnisse über Knochen, Gelenke, Bänder, Muskeln, Nerven und Gefäße in den topographischen Zusammenhang

4.8.1 Oberflächenanatomie
Tastbare Strukturen, Fehlstellungen

4.8.2 Regio inguinalis
Canalis inguinalis
Lacuna vasorum
Lacuna musculorum

4.8.3 Trigonum femorale und Fossa iliopectinea
Canalis femoralis und Schenkelhernien
Fascia iliaca und Senkungsabszesse
Hiatus saphenus

4.8.4 Regio glutealis
Schichten, Zu- und Ausgänge, Projektion der Nervenaustrittspunkte, Lage des Injektionsortes

4.8.5 Hüfte
Normal- und Fehlstellungen (Coxa vara, Coxa valga)
Funktionsprüfung von Stand- und Spielbein

4.8.6 Oberschenkel
Septa intermuscularia, Faszienlogen und Muskelgruppen, Lage der Gefäßnervenstraßen
Canalis obturatorius und Obturatoriushernien
Canalis adductorius, Adduktorenschlitz

4.8.7 Fossa poplitea
Wände, Ein- und Ausgänge, Etagen, Fascia poplitea
Tastbarkeit der Leitungsbahnen und Lymphknoten

4.8.8 Regio genus
Normalstellung und Fehlstellungen (Genu recurvatum, varum, valgum)
Traglinie des Beines, Funktionsprüfung der Bewegungen und der Bänder, Punktionsweg zum Kniegelenksspalt
Bursa suprapatellaris, subcutanea praepatellaris, infrapatellaris profunda
Haupt- und Nebenstreckapparat des M. quadriceps femoris
Retinacula patellae

4.8.9 Unterschenkel
Septa intermuscularia, Faszienlogen und Muskelgruppen, Lage der Gefäßnervenstraßen

4.8.10 Regio malleolaris
Arterien-, Nerven-, Sehnenübertritte vom Unterschenkel zum Fuß, Canalis malleolaris

4.8.11 Fuß
Grundzüge von Deformitäten und Fehlstellungen
Kenntnis einfacher Muskelübungen zur Stabilisierung der Fußgewölbe, Segmentbezug der Hautinnervation von Innen- und Außenrand des Fußes, Abgrenzung des Innervationsgebietes von N. peronaeus profundus und superficialis am Fußrücken

4.8.12 Planta pedis
Aufbau, Schichten, Plantaraponeurose, Kammerung von Muskelfächern und Subcutis, Belastungsmuster

4.8.13 Röntgenanatomie
Deutung einfacher orthologischer Röntgenbilder

Regio inguinalis	
	Inhalt
Canalis inguinalis (Leistenkanal)	*Frau:* Lig. teres uteri *Mann:* Ductus deferens (Samenleiter) begleitende Gefäße (Aa. testicularis, ductus deferentis u. cremasterica, Plexus pampiniformis) Nerven (N. ilioinguinalis, R. genitalis n. genitofemoralis) Vasa lymphatica Vestigium processus vaginalis (inkonstant)
Lacuna vasorum	**Lymphgefäße mit Rosenmüllerschem Lymphknoten** **V. femoralis** **A. femoralis** R. femoralis n. genitofemoralis
Lacuna musculorum	M. psoas major **N. femoralis** M. iliacus **N. cutaneus femoris lateralis**

Der **Rosenmüllersche Lymphknoten** auf dem Septum femorale liegt medial der V. femoralis in der Lacuna vasorum.

Die Lacuna musculorum liegt lateral der Lacuna vasorum.

Der **Canalis adductorius** enthält im Anfangsteil:

- A. femoralis
- N. saphenus
- *nicht:* N. femoralis, V. saphena magna

Zum **Inhalt** der **Peronaeusloge** gehören:

- M. peronaeus longus
- M. peronaeus brevis
- N. peronaeus superficialis
- N. peronaeus profundus
- *nicht:* A. peronaea

In der **Streckerloge** des Unterschenkels verlaufen

- A. tibialis anterior
- N. peronaeus (fibularis) profundus

Bei einer O-förmigen Fehlstellung der Beine (**Genu varum**)

- liegt der Mittelpunkt des Kniegelenkes außerhalb der Traglinie (Verbindung Mittelpunkte von Hüftgelenk und Sprunggelenken)
- wird der mediale Meniskus stärker belastet als der laterale

5. Kopf und Hals

5.1. Entwicklung und Wachstum

5.1.1 Neurocranium
Desmocranium, Chondrocranium, Osteocranium
Calvaria, Fontanellen
(Ohr: s. Kap. 10, Auge: s. Kap. 11)

5.1.2 Viscerocranium, Gesicht, Hals
Stomatodeum, Membrana stomatopharyngealis, Stirnfortsatz mit Riechplakoden, Ober- und Unterkieferwülste, Nasenwülste, Nasen- und Mundhöhle, Schilddrüse, Hypophyse
Entwicklung von Gaumen, Kopfdarm, Schlundboden, Schlundtaschen, Pharyngealfurchen, Viszeralbögen und deren Abkömmlingen
Entwicklung von Rachen und Kehlkopf, Ösophagus und Trachea

5.1.3 Mißbildungen
Anenzephalus
Lippenspalte, Lippen-Kiefer-Spalte, Lippen-Kiefer-Gaumenspalte
Halsfisteln, Atresien
Ösophago-Tracheal-Fisteln

Über den **Schädel des Neugeborenen** trifft zu:

- Die Knochen des Schädeldaches sind in den Nähten geringgradig gegeneinander verschieblich
- Der Fonticulus anterior wird von den Rändern der Ossa frontalia und parietalia begrenzt und hat eine viereckige Form
- Der Fonticulus posterior wird von den Rändern der Ossa parietalia und des Os occipitale begrenzt und hat eine dreieckige Form
- Die rautenförmige große Fontanelle und die trianguläre kleine Fontanelle sind bei Schädellage unter der Geburt tastbar

Bei der **normalen Schädelentwicklung** bzw. für Schädelbefunde im Säuglings- und Kindesalter gilt:

- Lambda- und Pfeilnaht lassen sich durch Palpation lokalisieren
- Die Hinterhauptsfontanelle hat eine dreieckige Kontur
- Die Fontanellen des Schädeldaches schließen sich in den ersten beiden Lebensjahren
- Die große Fontanelle schließt sich im allgemeinen im 2. Lebensjahr
- Der Schluß der Seitenfontanellen ist im allgemeinen früher beendet als der Schluß der vorderen Fontanelle
- Die Synchondrosis sphenooccipitalis ist beim Jugendlichen eine knorpelige Wachstumsfuge

Mesenchym der Branchialbögen findet Verwendung bei der Entwicklung

- der Mandibula
- des Zungenbeins
- der Cartilago thyroidea
- der Gehörknöchelchen
- *nicht:* der Halswirbel

Übersicht der Schlundtaschen	
Schlundtasche	Entwicklung
I	**Tuba auditiva**, **Paukenhöhle**, Teil des Trommelfells
II	Tonsilla palatina
III	**Glandulae parathyroideae inf.**, **Thymus**
IV	**Glandulae parathyroideae sup.**
V	**ultimobranchialer Körper (Teil der Schilddrüse)**

Zu den **Derivaten des Kopfdarmes** gehören:

- Glandula thyroidea
- Glandula parathyroidea
- Adenohypophyse
- Tuba auditiva
- *nicht:* Corpus pineale

Aus dem Saccus hypophysialis (Rathkesche Tasche) entsteht die **Adenohypophyse**.

Die **Schilddrüse** entsteht bzw. enthält Material aus dem

- embryonalen Mundboden
- ultimobranchialen Körper

Eine **Ösophagusatresie** führt zu einer Vermehrung des Fruchtwassers (Polyhydramnion), weil eine Ösophagusatresie die Fruchtwasserresorption im Dünndarm ausschaltet.

5.2. Cranium

Grundkenntnisse über die einzelnen Knochen

5.2.1 Calvaria
Schichtenbau, Nähte, Innenrelief, Emissarien

5.2.2 Basis cranii
Innenrelief, Schädelgruben
Außenrelief
Durchtrittsstellen der Hirnnerven und großen Gefäße
Schwache Stellen (Frakturlinien)

5.2.3 Viscerocranium
Außenrelief, Orbita, Cavitas nasi, knöcherne Nasennebenhöhlen, Cavitas oris, Fossa pterygopalatina, Fossa temporalis, Fossa infratemporalis
Wände, Ein- und Ausgänge

5.2.4 Kiefergelenk
Gelenkflächen, Discus articularis, Gelenkkapsel, Bewegungsmöglichkeiten

Über die **Morphologie des Schädeldaches** trifft zu:

- Die Vv. emissariae können Infektionspforten zum Schädelinnenraum darstellen
- Bei stumpfer Gewalteinwirkung auf das Schädeldach bricht die Lamina interna in der Regel früher als die Lamina externa
- Das Periost der Knochen des Schädeldaches ist fest mit den Schädelnähten verwachsen

Durchtrittsöffnungen der Schädelbasis		
Lokalisation		Struktur
Vordere Schädelgrube	Lamina cribrosa	Fila olfactoria
	Foramen ethmoidale anterius	Vasa ethmoidalia anteriora
Mittlere Schädelgrube	**Canalis opticus**	N. opticus (II) **A. ophthalmica** Plexus ophthalmicus
	Fissura orbitalis superior	**N. ophthalmicus (V_1)** **N. oculomotorius (III)** **N. trochlearis (IV)** **N. abducens (VI)** V. ophthalmica superior
	Fissura orbitalis inferior	**V. ophthalmica inf.** A. infraorbitalis V. infraorbitalis N. infraorbitalis N. zygomaticus Rr. orbitales
	Foramen rotundum	**N. maxillaris (V_2)**
	Foramen ovale	**N. mandibularis (V_3)** A. meningea accessoria
	Foramen spinosum	**A. meningea media** R. meningeus n. mandibularis
	Foramen lacerum	N. petrosus major N. petrosus profundus
	Canalis caroticus	A. carotis interna

Hintere Schädelgrube	**Foramen jugulare**	Sinus petrosus inferior V. jugularis int. **N. glossopharyngeus (IX)** **N. vagus (X)** N. accessorius (XI) A. meningea posterior
	Porus u. Meatus acusticus internus	N. facialis (VII) N. vestibulocochlearis (VIII) A. labyrinthi V. labyrinthi
	Canalis hypoglossi	N. hypoglossus (XII)
	Foramen mastoideum	V. emissaria mastoidea R. meningeus a. occipitalis
	Canalis condylaris	V. emissaria condylaris
	Foramen magnum	Medulla oblongata Radices spinales n. accessorii (XI) **Aa. vertebrales** A. spinalis ant. Aa. spinales post. Sinus marginalis Plexus venosus vertebralis internus

Im **Os temporale** befindet sich der

- Canalis facialis
- Canalis spiralis cochleae
- Canalis caroticus
- Meatus acusticus externus
- *nicht:* Canalis condylaris

Folgende Ein- oder Austrittsstellen für die Nerven und Gefäße liegen im **Os sphenoidale**:

- Canalis opticus
- Fissura orbitalis superior
- Foramen rotundum
- Foramen ovale
- *nicht:* Canalis facialis

Das Foramen rotundum verbindet die mittlere Schädelgrube mit der Fossa pterygopalatina.

Das Foramen jugulare verbindet die hintere Schädelgrube mit dem Spatium parapharyngeum.

Der Canalis hypoglossi für den Austritt des N. hypoglossus liegt im **Os occipitale**.

Durchtrittsstellen der Schädelbasis

- Markierung mit **A**: Foramen ovale
- Markierung mit **B**: Foramen spinosum
- Markierung mit **C**: Porus acusticus internus
- Markierung mit **D**: Foramen jugulare
- Markierung mit **E**: Canalis hypoglossi

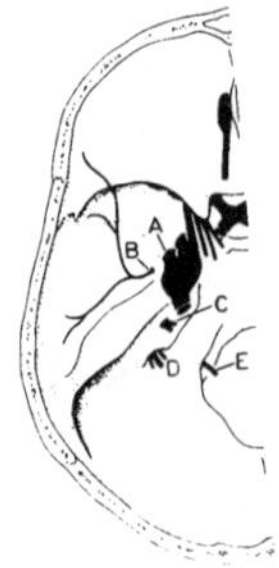

Am **Kiefergelenk**

- unterteilt ein Discus articularis die Gelenkhöhle in eine obere und eine untere Kammer
- ist die Gelenkkapsel relativ schlaff
- bildet die Fossa mandibularis der Pars squamosa des Schläfenbeins die Gelenkpfanne
- verhindert das Lig. laterale übermäßige Verschiebungen des Gelenkkopfes in Richtung auf den äußeren Gehörgang

Auf das Kiefergelenk wirkt der

- M. temporalis
- M. masseter
- M. pterygoideus medialis
- M. pterygoideus lateralis
- *nicht:* M. buccinator

5.3. Kopf- und Halsmuskeln, Faszien

Lage, Verlauf, Funktion, Innervation

5.3.1 Gesichtsmuskulatur
M. epicranius, Galea aponeurotica, Muskulatur der Lidspalte und des Mundes

5.3.2 Kaumuskulatur
M. buccinator,
M. temporalis, M. masseter, Mm. pterygoidei medialis und lateralis

5.3.3 Faszien am Kopf und Hals
Fascia temporalis, Fascia masseterica, Fascia parotidea, Fascia und Raphe buccopharyngea
Fascia cervicalis: Lamina superficialis, Lamina praetrachealis, Lamina praevertebralis

5.3.4 Zungenbein und Zungenbeinmuskulatur
Os hyoideum, Lig. stylohyoideum, vordere obere Zungenbeinmuskeln (Mundbodenmuskeln)
Hintere obere Zungenbeinmuskeln
Untere Zungenbeinmuskeln
Prätracheale Halsfaszie

5.3.5 Halsmuskulatur
Platysma, M. sternocleidomastoideus, M. trapezius, Mm. scaleni, prävertebrale Muskulatur

Der **M. orbicularis oculi** wird vom Hirnnerv VII innerviert.

Die **Kaumuskeln** stammen von der Muskulatur des 1. Kiemenbogens ab.

Der **M. buccinator**

- entspringt von der Raphe buccopharyngea
- strahlt mit seinen Fasern in den M. orbicularis oris ein
- wird vom Ausführungsgang der Gl. parotis durchbrochen
- wird arteriell von der A. maxillaris versorgt

Der **M. masseter** wird vom Hirnnerv N. mandibularis (V_3) innerviert.

Die arterielle sowie die motorische nervöse Versorgung des **M. temporalis** erfolgt durch die A. temporalis superficialis sowie den N. mandibularis.

Der **M. pterygoideus medialis** wird von einem Ast des N. mandibularis innerviert.

Im Gegensatz zum M. pterygoideus medialis hilft der **M. pterygoideus lateralis** bei der Mundöffnung.

Die Mm. pterygoidei laterales können bei einer Lähmung der Mundbodenmuskulatur den Kiefer allein öffnen.

Bei der **Öffnung des Mundes** können mitwirken:

- der M. digastricus
- der M. pterygoideus lateralis
- *nicht:* der M. pterygoideus medialis

Die **Lamina praevertebralis** der **Fascia cervicalis** liegt dorsal vom Gefäß-Nerven-Strang des Halses.

In der Lamina praevertebralis der Halsfaszie liegt der Truncus sympathicus.

Die **Lamina praetrachealis** der Halsfaszie breitet sich zwischen den beiden Mm. omohyoidei aus.

Der zwischen der Lamina praetrachealis und den Halseingeweiden gelegene Verschiebespalt setzt sich kaudal in das Mediastinum fort.

Folgende Muskeln sind in die Lamina praetrachealis fasciae cervicalis eingeschlossen:

- M. sternohyoideus
- M. sternothyroideus
- M. thyrohyoideus
- M. omohyoideus
- *nicht:* M. sternocleidomastoideus

Muskeln des Halses

- Markierung mit **A**: M. sternothyroideus
- Markierung mit **B**: M. sternohyoideus
- Markierung mit **C**: M. sternocleidomastoideus
- Markierung mit **D**: Platysma
- Markierung mit **E**: M. omohyoideus

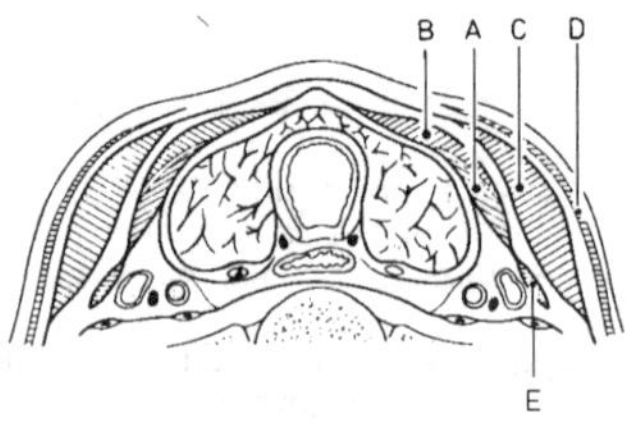

- Markierung mit **1**: M. masseter
- Markierung mit **2**: M. digastricus, Venter posterior
- Markierung mit **3**: M. sternocleidomastoideus

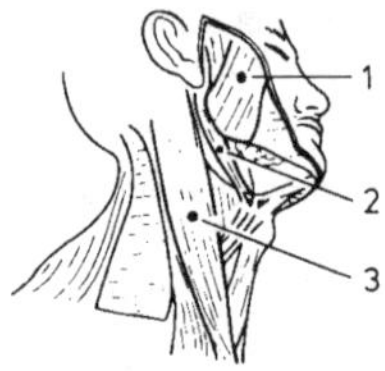

Das **Zungenbein**

- ist mit der Schädelbasis durch das nicht kontraktionsfähige Lig. stylohyoideum verbunden
- kann aktiv nach cranial bewegt werden
- wird beim Schluckakt nach cranial bewegt
- vermittelt beim Schluckakt eine Längsdehnung der Trachea
- wird in seiner Höhenlage von den unteren und oberen Zungenbeinmuskeln reguliert
- ist über die Membrana thyroidea und den M. thyrohyoideus mit dem Kehlkopf verbunden
- Bei Fixierung des Zungenbeins durch die unteren Zungenbeinmuskeln kann der M. mylohyoideus als Mundöffner benutzt werden

Der **M. mylohyoideus**

- kann bei fixiertem Zungenbein den Unterkiefer senken
- wird vom N. mandibularis innerviert

Der **M. stylohyoideus** und der hintere Bauch des **M. digastricus** werden vom N. facialis innerviert.

Der **M. sternohyoideus** heftet sich nahe der Medianebene am Zungenbeinkörper an und kann das Zungenbein abwärts ziehen.

Der **M. omohyoideus** kann bei seiner Kontraktion das Lumen der V. jugularis interna erweitern. Der M. omohyoideus vermag die Lamina praetrachealis der Fascia cervicalis anzuspannen und das Lumen der V. jugularis interna zu erweitern.

Der **M. sternothyroideus** inseriert am Schildknorpel und kann den Kehlkopf nach unten ziehen.

Das **Platysma**

- wird vom N. facialis (R. colli) innerviert
- liegt auf der Lamina superficialis der Fascia cervicalis
- beteiligt sich an der Mimik
- inseriert in der Cutis

Der **M. sternocleidomastoideus** wird vorwiegend vom N. accessorius innerviert.

Krankhafte Verkürzung (Kontraktur) eines M. sternocleidomastoideus ("Schiefhals") führt zu einer

- Drehung des Kopfes zur Gegenseite
- Neigung des Kopfes zur Seite der Kontraktur

Der **M. scalenus anterior**

- wirkt (bei fixierter Halswirbelsäule) als Rippenheber
- inseriert an der 1. Rippe
- zieht vor der A. subclavia abwärts
- verläuft hinter der V. subclavia

Ventral des linken M. scalenus anterior verlaufen:

- der Ductus thoracicus
- die A. cervicalis ascendens
- die A. cervicalis superficialis
- der N. phrenicus
- *nicht:* die A. subclavia sinistra

Bei der **Drehbewegung des Kopfes** zur rechten Seite

- bedeckt der linke M. sternocleidomastoideus weitgehend auch den kranialen Abschnitt des Gefäßnervenstranges der linken Halsseite
- kann der linke M. sternocleidomastoideus aktiv mitwirken
- kann der M. obliquus capitis inferior der rechten Seite die Feineinstellung des Kopfes bewirken
- findet eine Bewegung im Gelenk zwischen Atlas und Dens axis statt

5.4. Kopf-und Halseingeweide

5.4.1 Nasenhöhle
Ein- und Ausgänge, Vestibulum nasi, Septum nasi, Conchae nasales, Meatus nasi, Mündungen der Nasennebenhöhlen und des Ductus nasolacrimalis, Nachbarschaftsbeziehungen
Regio respiratoria, Regio olfactoria
Mikroskopische Anatomie
Innervation und Gefäßversorgung

5.4.2 Nasennebenhöhlen
Sinus maxillaris, Sinus frontalis, Sinus sphenoidalis, Sinus ethmoidales
Lage und Nachbarschaftsbeziehungen

5.4.3 Mundhöhle
Vestibulum oris, Cavitas oris propria
Wände, Nachbarschaftsbeziehungen
Lippen, Wangen, Schleimhautrelief der Regio sublingualis
Innervation und Gefäßversorgung

5.4.4 Zähne
Zahnaufbau, Zahnformen, Zahnformel, Milchgebiß, Dauergebiß, Okklusion, Artikulation, Kauakt
Mikroskopische Anatomie
Grundkenntnisse der Zahnentwicklung, der Zahndurchbruchszeiten und des Zahnwechsels
Zahnhalteapparat, Zahnfleisch, Innervation und Gefäßversorgung

5.4.5 Zunge
Aufbau der Zunge, Teile, Binnenmuskeln, Außenmuskeln
Zungenpapillen, Geschmacksorgan, Zungenbälge (Zungentonsille), Zungendrüsen
Sensible, sensorische und motorische Innervation,
Gefäßversorgung
Mikroskopische Anatomie

5.4.6 Speicheldrüsen
Gl. parotidea, Gl. sublingualis, Gl. submandibularis
Lage, Nachbarschaftsbeziehungen, Verlauf des Ausführungsganges, Mündung
Mikroskopische Anatomie
Verbreitung der kleinen Speicheldrüsen

5.4.7 Gaumen
Harter und weicher Gaumen, M. tensor und M. levator veli palatini, M. uvulae
Sensible und motorische Innervation

5.4.8 Isthmus faucium
Gaumenbögen, Gaumenbogenmuskeln, Tonsillarbucht
Tonsilla palatina
Mikroskopische Anatomie (s.a. 2.2.4.8)
Innervation und Gefäßversorgung

5.4.9 Pharynx
Pars nasalis, Pars oralis, Pars laryngea
Ein- und Ausgänge, Schleimhautrelief,
Tonsilla pharyngealis, Tonsilla tubaria
Aufbau: Schlundschnürer, Schlundheber
Schluckakt, Speiseweg
Nachbarschaftsbeziehungen
Sensible und motorische Innervation, Gefäßversorgung

5.4.10 Halsteil des Ösophagus
Ösophagusmund, Nachbarschaftsbeziehungen

5.4.11 Larynx
Skeletteile, Gelenke, Bänder,
Membrana thyrohyoidea
Stell- und Spannmuskeln
Etagengliederung, Schleimhautrelief
Kehlkopffunktion beim Atmen, Husten, Niesen, bei der Stimmbildung und bei der Bauchpresse
Mikroskopische Anatomie
Motorische und sensible Innervation, Gefäßversorgung
Nachbarschaftsbeziehungen

5.4.12 Halsteil der Trachea
Aufbau, Nachbarschaftsbeziehungen

5.4.13 Schilddrüse
Teile, Kapsel, Lage, Nachbarschaftsbeziehungen, Gefäßversorgung, Histophysiologie
Mikroskopische Anatomie und Ultrastruktur

5.4.14 Epithelkörperchen
Anzahl, Form, Größe, Lage und deren Variabilität, Gefäßversorgung
Mikroskopische Anatomie und Ultrastruktur

Über die **Morphologie der Nasenhöhle** trifft zu:

- Der Sinus maxillaris steht durch den Hiatus semilunaris mit dem Meatus nasi medius in Verbindung
- Das Skelett der oberen und mittleren Nasenmuschel wird vom Os ethmoidale gebildet
- Durch die Lamina cribrosa des Siebbeins tritt der N. ethmoidalis anterior in die Nasenhöhle ein

Meatus nasi (Nasengänge) mit Öffnungen der Nasennebenhöhlen	
Nasengänge	Öffnungen
Meatus nasi superior	hintere Siebbeinzellen
Meatus nasi medius	mittlere Siebbeinzellen, **Bulla ethmoidalis** *Über Hiatus semilunaris:* **vordere Siebbeinzellen** **Stirnhöhle** **Kieferhöhle**
Meatus nasi inferior	Ductus nasolacrimalis

Nasenhöhle:

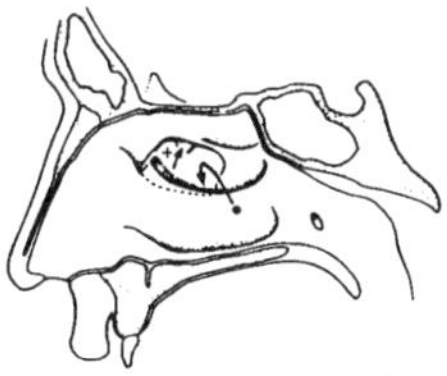

- Der durch den **Punkt** markierte Pfeil führt (aus der Nasenhöhle) in den Sinus maxillaris
- Der durch das **Kreuz** markierte Pfeil führt (aus der Nasenhöhle) in die Cellulae ethmoidales anteriores

Das Skelett der oberen und mittleren Nasenmuschel wird vom Os ethmoidale gebildet.

Die Schleimhaut der Nasenmuscheln besitzt ein mehrschichtiges hochprismatisches Flimmerepithel mit Becherzellen und dichtem Venengeflecht.

Das **Vestibulum nasi** ist mit mehrschichtigem verhorntem Plattenepithel ausgekleidet.

Die **Regio olfactoria** liegt auf der oberen Nasenmuschel. Sie ist meist auf ein kleines Feld der Concha nasalis superior und des Septum nasi beschränkt.

An der **Versorgung** der Schleimhaut des Cavum nasi sind folgende Arterien beteiligt:

- A. maxillaris
- A. ophthalmica

Zu den **Nasennebenhöhlen** gehören:

- der Sinus sphenoidalis
- der Sinus frontalis
- die Cellulae ethmoidales
- der Sinus maxillaris
- *nicht:* die Cellulae mastoideae

Nasennebenhöhlen:

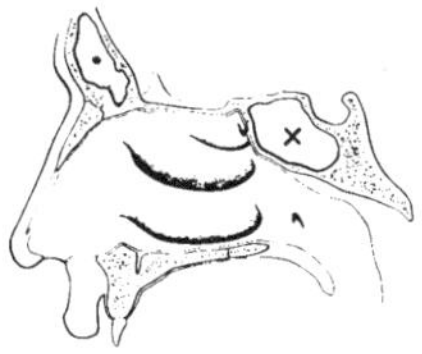

- Markierung mit **Punkt**: Sinus frontalis
- Markierung mit **Kreuz**: Sinus sphenoidalis

Der **Sinus maxillaris** hat ausgedehnte topographische Beziehungen

- zum Meatus nasi inferior
- zum Meatus nasi medius
- zu den Zähnen des Oberkiefers
- zum N. infraorbitalis
- *nicht:* zur A. maxillaris

Der **Sinus sphenoidalis** mündet in den Recessus sphenoethmoidalis.

Zur **Sensibilität der Mundhöhle** trifft zu:

- Die Empfindung heiß/kalt der Zungenspitze wird über den N. lingualis und das Ganglion trigeminale geleitet
- Die Empfindung süß/sauer der Zungenspitze wird über die Chorda tympani und das Ganglion geniculi geleitet
- Die Empfindung spitz/stumpf des harten Gaumens wird über Äste des N. maxillaris und das Ganglion trigeminale geleitet

Die **Lippen** besitzen

- im Bereich der Pars cutanea ein verhorntes mehrschichtiges Plattenepithel, Haare, Talg- und Schweißdrüsen
- im Bereich des Lippenrots ein pigmentloses Epithel mit hohen, reich kapillarisierten Bindegewebspapillen
- als Mittelteil den quergestreiften M. orbicularis oris, der unter dem Lippenrot nach außen vorgestülpt ist

Über den **Zahndurchbruch** trifft zu:

- Die Unterkieferzähne treten in der Regel zeitlich etwas früher durch als die entsprechenden Oberkieferzähne
- Das Milchgebiß ist in der Regel am Ende des 2. Lebensjahres vollständig durchgebrochen
- Als erster bleibender Zahn erscheint in der Regel der 1. untere Molar
- Der Durchbruch der Ersatzzähne beginnt im allgemeinen im 7. - 8. Lebensjahr mit dem unteren Schneidezahn

Folgende **Merkmale** sind für das **Gebiß eines 6jährigen Kindes** charakteristisch:

- permanente Schneidezähne durchgebrochen oder im Wechsel
- Eckzähne haben Hartsubstanzkronen
- Kronen der Praemolaren mineralisiert, aber noch nicht durchgebrochen
- 1. Molar durchgebrochen
- *nicht:* 2. Molar durchgebrochen

Über die **Bildung der Hartsubstanz** bleibender Zähne trifft zu:

- Die Dentinbildung bleibender Zähne beginnt in der Fetalzeit
- Für die Bildung des Zahnschmelzes ist die vorherige Bildung von Dentin nötig
- Eine Bildung von Zahnzement erfolgt im Bereich der Zahnwurzel

Der **Zahnschmelz**

- besteht überwiegend aus Schmelzprismen
- kann nach dem Zahndurchbruch nicht mehr regeneriert werden
- ist frei von Nervenfasern
- ist frei von Kollagenfasern
- *nicht:* enthält interprismatisch Adamantoblasten

Zum **Zahnhalteapparat** rechnet man:

- die Gingiva
- das Zement
- das Desmodontium (Periodontium)
- die Alveolenwand
- *nicht:* die Tomesschen Fasern

Kollagenfasern kommen vor

- im Dentin
- in der Gingiva
- im Periodontium

- im Zahnzement
- *nicht:* im Zahnschmelz

An der **Innervation** der Zähne und des Zahnfleisches des Unterkiefers sind beteiligt:

- N. alveolaris inferior
- N. buccalis
- N. mentalis
- N. lingualis

Über die **Zunge** trifft zu:

- An der Zungenunterseite fehlen die Zungenpapillen
- Die Binnenmuskulatur der Zunge wird motorisch innerviert durch den N. hypoglossus
- An der Zunge ist die Schleimhaut im Bereich des Dorsum linguae auf der Unterlage fixiert
- An der Zunge mündet die gemischte Gl. lingualis anterior an der Unterfläche der Zungenspitze mit mehreren Ausführungsgängen
- An der Zunge sind in das retikuläre Bindegewebe der Zungenbälge reichlich Lymphozyten eingelagert (Tonsilla lingualis)
- Die Tonsilla lingualis gehört zum lymphatischen Rachenring
- An der Zunge können die Lymphgefäße durch das Septum linguae treten
- In Rückenlage kann die Zunge in den Mesopharynx zurückfallen, wenn der M. genioglossus erschlafft (z. B. bei Bewußtlosigkeit)
- Geschmackszellen sind sekundäre Sinneszellen und können ersetzt werden

Auf der Oberfläche der Zunge sind eindeutig zwei Anteile, ein vorderer und ein hinterer, zu erkennen, die voneinander durch eine V-förmige Grenze getrennt sind.

- Hinter der V-förmigen Grenze ist die Schleimhaut der Zunge vom lymphatischen Gewebe der Tonsilla lingualis unterlagert
- An der Spitze der V-förmigen Grenze liegt das Foramen caecum
- Die Spitze der V-förmigen Grenze markiert die Stelle des embryonalen Mundbodens, von der aus sich die Schilddrüse entwickelt hat

Sensible bzw. sensorische Fasern der Zunge verlaufen

- im N. lingualis
- in der Chorda tympani
- im N. glossopharyngeus
- im N. vagus

An der **Geschmacksleitung** sind beteiligt:

- N. glossopharyngeus
- N. lingualis
- N. facialis
- Chorda tympani
- *nicht:* N. hypoglossus

Afferenzen aus dem Bereich der Zungenschleimhaut werden abgeleitet über

- den N. glossopharyngeus
- den N. vagus
- den N. lingualis
- die Chorda tympani
- *nicht:* den N. hypoglossus

Über die **Gl. parotis/Gl. parotidea** trifft zu:

- Die Gl. parotis liegt in der Regio buccalis
- Die Gl. parotis besitzt eine derbe Kapsel
- In der Gl. parotis teilt sich der Stamm des N. facialis in den Plexus parotideus auf

- Bei einer massiven Entzündung der Gl. parotis kann der N. facialis in Mitleidenschaft gezogen werden
- Die Gl. parotis wird über den N. tympanicus und das Ganglion oticum innerviert
- Die postganglionären Fasern erreichen die Gl. parotis über den N. auriculotemporalis
- Der Endabschnitt der A. carotis externa liegt in der Parotis
- Die Gl. parotis grenzt dorsal an den M. sternocleidomastoideus
- Der Ausführungsgang der Parotis durchbohrt den M. buccinator
- Der Ductus parotideus durchbohrt in der Tiefe der Regio buccalis den M. buccinator
- Der Ductus parotideus mündet in das Vestibulum oris
- Die Endstücke der Parotis besitzen Myoepithelzellen
- Die Gl. parotis ist im histologischen Schnittpräparat durch das reichliche Vorkommen von Streifenstücken (= Sekretrohren) gekennzeichnet
- In der Gl. parotis werden Immunglobuline in den Speichel sezerniert

Außer dem N. facialis verlaufen durch die Glandula parotidea:

- V. retromandibularis
- N. auriculotemporalis

Die postganglionären parasympathischen Nerven der **Gl. sublingualis** kommen aus dem Ganglion submandibulare.

Die Gl. sublingualis ist aus zahlreichen Einzeldrüsen mit z. T. eigenen Ausführungsgängen zusammengesetzt.

Gemischte seromuköse Drüsenendstücke sind ein Kennzeichen der **Gl. submandibularis**.

Der **M. tensor veli palatini** kann den weichen Gaumen spannen, weil der M. tensor veli palatini am Hamulus pterygoideus in seiner Verlaufsrichtung so umgeleitet wird, daß er horizontal von der Seite in das Gaumensegel einstrahlt.

Der **M. palatoglossus** vermag bei festgestellter Zunge das Gaumensegel abwärts zu ziehen.

Über die **Tonsilla palatina** trifft zu:

- Die Tonsilla palatina liegt in der Tonsillarbucht
- Die Tonsilla palatina wird durch den M. constrictor pharyngis superior (oberer Schlundschnürer) von den großen Gefäßen und Nerven im Spatium parapharyngeum getrennt
- Die Tonsilla palatina wird hinten vom Arcus palatopharyngeus begrenzt
- Die Tonsilla palatina grenzt an den Isthmus faucium
- Die Tonsilla palatina erhält Blut über mehrere Äste der A. carotis externa zugeführt
- Die Tonsilla palatina wird arteriell überwiegend von Ästen der A. facialis versorgt
- Die Lymphe aus der Tonsilla palatina und dem Bereich der Gaumenbögen wird über craniale Nodi lymphatici cervicales profundi abgeleitet

Folgende Strukturen gehören zum **Epipharynx** (pars nasalis pharyngis):

- Ostium pharyngeum tubae auditivae
- Torus levatorius (Levatorwulst)
- Recessus pharyngeus
- Tonsilla pharyngea
- *nicht:* Recessus piriformis

In der Wand des **Pharynx**

- wird im Bereich der Pars nasalis die Schleimhaut größtenteils durch ein mehrreihiges Flimmerepithel mit Becherzellen begrenzt
- liegen im Bereich der Pars oralis zahlreiche Schleimdrüsen in der Lamina propria mucosae
- ist die Schleimhaut gegen die Tela submucosa nicht durch eine Lamina muscularis mucosae abgegrenzt
- fehlt im obersten Teil des Epipharynx, wo die Tunica submucosa als derbe Fascia pharyngobasilaris ausgebildet ist, eine Muskelschicht

Die **Mm. constrictores pharyngis** entspringen in drei Etagen vom Schädel, dem Zungenbein und dem Kehlkopfskelett.

Die **Mm. stylopharyngeus, palatopharyngeus und salpingopharyngeus** wirken als Schlundheber.

Der **M. palatopharyngeus** stellt eine muskuläre Verbindung zwischen Gaumen und Rachen dar.

Die Raphe pharyngis ist an der Schädelbasis (Tuberculum pharyngeum) dicht vor dem Foramen magnum angeheftet.

Der **Recessus pharyngeus** befindet sich unter dem Fornix pharyngis.

Der **Recessus piriformis** des Pharynx befindet sich in der Pars laryngea des Pharynx.

An der **Innervation** des Pharynx sind beteiligt:

- N. vagus
- N. glossopharyngeus

Die Endäste des N. glossopharyngeus lagern sich dem Pharynx an.

Die **Tonsilla pharyngea** wird seitlich vom Knorpel der Tuba auditiva begrenzt.

Eine krankhaft vergrößerte Tonsilla pharyngea kann die Choanen verlegen und die Nasenatmung beeinträchtigen.

Am Anfang des **Ösophagus** liegt hinter dem Ringknorpel die am wenigsten dehnungsfähige Stelle des oberen Speiseweges.

Beim **Schluckakt** wirken mit:

- M. styloglossus
- M. stylohyoideus
- M. mylohyoideus
- M. constrictor pharyngis superior

Beim Schluckakt wird die Pars nasalis pharyngis durch das Gaumensegel verschlossen.

Kehlkopf/Larynx

- Markierung mit **A**: Epiglottis
- Markierung mit **B**: Recessus piriformis
- Markierung mit **C**: Ventriculus laryngis
- Markierung mit **D**: Glottis
- Markierung mit **E**: Cavum infraglotticum

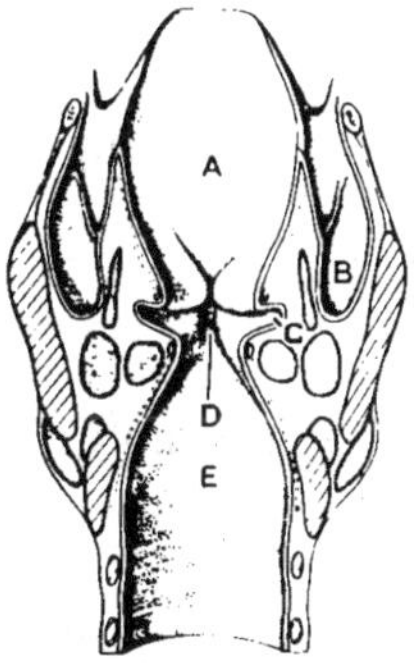

- Markierung mit **A**: Plica vocalis
- Markierung mit **B**: Plica vestibularis
- Markierung mit **C**: A. laryngea superior
- Markierung mit **D**: Plica aryepiglottica
- Markierung mit **E**: Plica glossoepiglottica lateralis

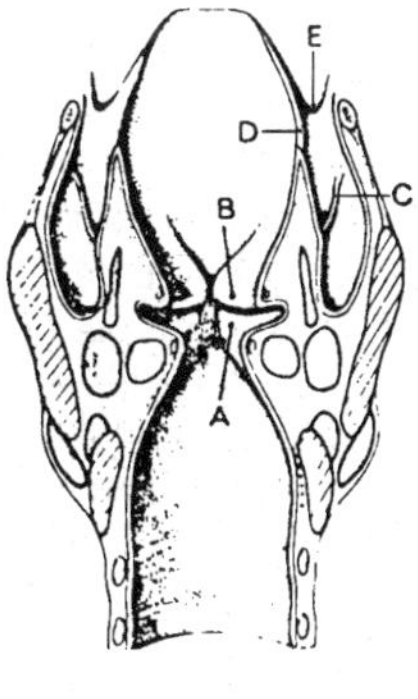

- Markierung mit **A**: Membrana thyrohyoidea
- Markierung mit **B**: A. laryngea sup.
- Markierung mit **C**: Lig. vestibulare/Taschenband
- Markierung mit **D**: M. vocalis
- Markierung mit **E**: Lig. vocale/Stimmband

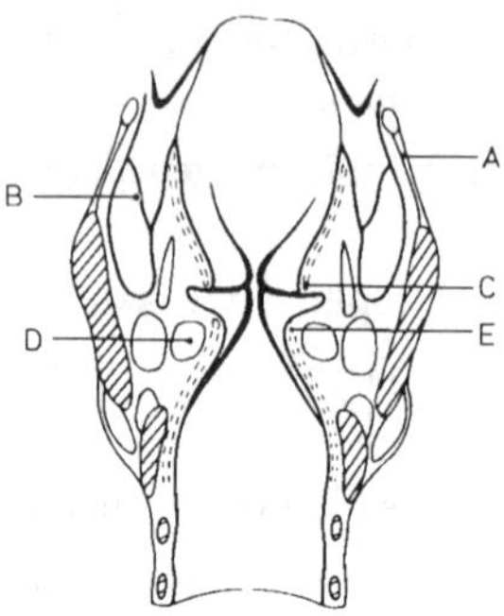

- Markierung mit **A**: Epiglottis
- Markierung mit **B**: Recessus piriformis
- Markierung mit **C**: Ventriculus laryngis
- Markierung mit **D**: Conus elasticus
- Markierung mit **E**: Cavum infraglotticum

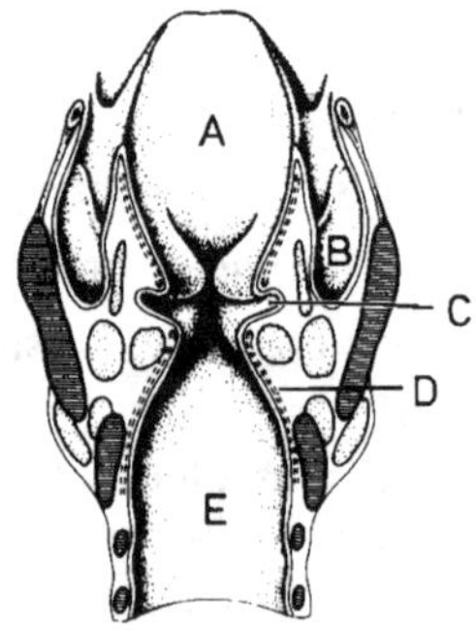

- Markierung mit **A**: M. aryepiglotticus
- Markierung mit **B**: M. vocalis
- Markierung mit **C**: M. thyroarytaenoideus
- Markierung mit **D**: M. cricoarytaenoideus lat.
- Markierung mit **E**: M. cricothyroideus

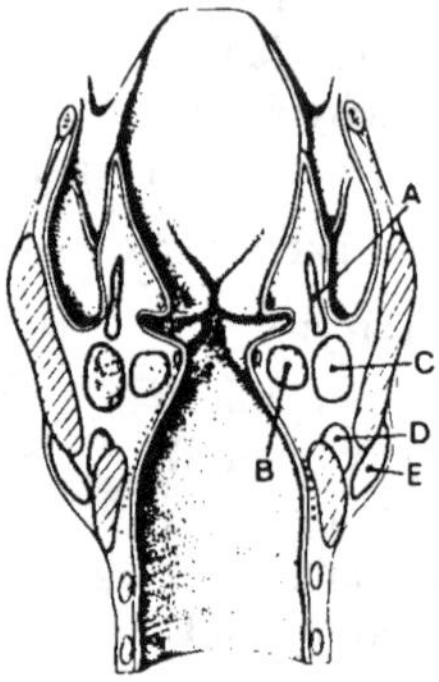

Über den **Kehlkopf** trifft zu:

- Die Epiglottis enthält elastischen Knorpel; sie ist daher der biegsamste Teil des Kehlkopfskeletts
- Durch Drehung der Aryknorpel auf dem Ringknorpel kann die Stimmritze weit oder eng gestellt werden
- Der M. vocalis wird vom N. laryngeus inferior innerviert
- Der M. vocalis vermag unmittelbar Spannung und Dicke der Stimmfalte zu modifizieren
- Der M. cricoarytaenoideus und M. vocalis regulieren die Spannung der Stimmbänder
- Der M. thyroarytaenoideus erweitert die Pars intermembranacea der Rima glottidis
- Die Kontraktion des M. cricothyroideus führt zur Spannung der Stimmbänder
- Durch die seitliche Öffnung in der Membrana thyrohyoidea läuft der R. internus des N. laryngeus superior
- Die Incisura thyroidea superior kann von außen getastet werden

Die in der Abbildung (Kehlkopfspiegelbild der Glottis) gezeigte Glottisstellung wird hauptsächlich bewirkt durch die beiderseitige Kontraktion des **M. cricoarytaenoideus posterior**.

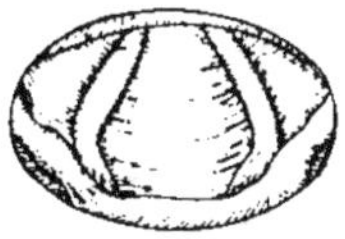

Der M. cricoarytaenoideus posterior (Markierung mit **1**)

- entspringt von der Ringknorpelplatte
- entspringt ventral am Arcus cartilaginis cricoideae
- erweitert die Stimmritze
- wird vom N. laryngeus inferior innerviert
- kontrahiert sich bei tiefer Inspiration

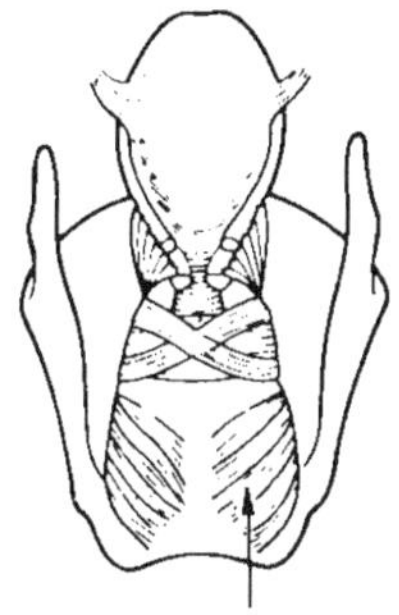

Bei der Einstellung der Glottis, wie in der Abbildung (Kehlkopfspiegelbild der Glottis) dargestellt, kontrahieren sich der

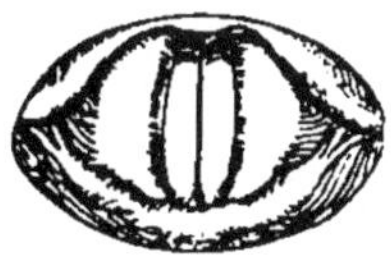

- M. vocalis
- M. arytaenoideus obliquus
- M. arytaenoideus transversus
- M. cricoarytaenoideus lateralis

Über die **Nerven** des Kehlkopfes trifft zu:

- Der N. laryngeus superior versorgt die Schleimhaut des Kehlkopfes oberhalb der Stimmlippen
- Der Ramus externus des N. laryngeus superior innerviert den M. cricothyroideus
- Der R. internus des N. laryngeus superior tritt mit der A. laryngea superior durch die Membrana thyrohyoidea zur Kehlkopfschleimhaut oberhalb der Rima glottidis
- Der N. laryngeus inferior (recurrens) versorgt die Mm. cricoarytaenoidei lateralis und posterior
- Unter der Schleimhaut des Recessus piriformis der Pars laryngea pharyngis verläuft der R. internus des N. laryngeus superior
- Die Nn. laryngei inferiores verlaufen beiderseits zwischen Trachea und Oesophagus
- Der linke N. laryngeus recurrens schlingt sich um das Lig. arteriosum und den Aortenbogen
- Der rechte N. laryngeus recurrens schlingt sich um die A. subclavia dextra
- Die sensible Versorgung der Kehlkopfschleimhaut unterhalb der Plica vocalis erfolgt durch Äste des N. laryngeus recurrens

Der **N. laryngeus inferior** innerviert den

- M. cricoarytaenoideus posterior
- M. cricoarytaenoideus lateralis
- M. thyroarytaenoideus
- M. arytaenoideus transversus
- *nicht:* M. cricothyroideus

Bei einer **Lähmung** des N. laryngeus inferior ist die Sensibilität unterhalb der Stimmritze aufgehoben.

Arterien und Nerven des Kehlkopfes:

- Markierung mit **1**: Ramus internus des N. laryngeus superior
- Markierung mit **2**: A. thyroidea superior
- Markierung mit **3**: M. cricoarytaenoideus posterior
- Markierung mit **4**: N. laryngeus inf.

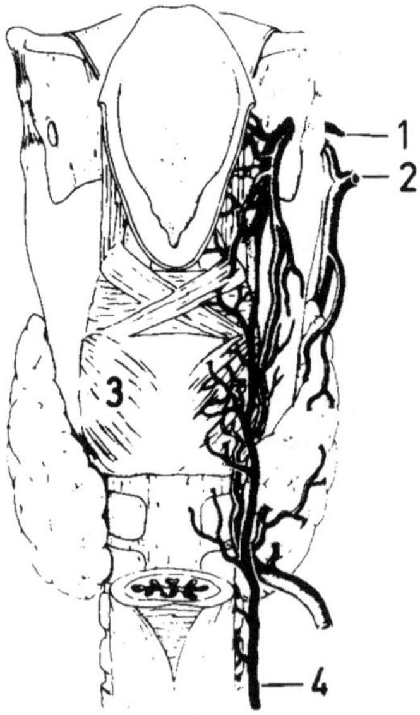

Die **Trachea** verläuft parallel zur unteren Halswirbelsäule.

Die **Schilddrüse**

- ist durch Bindegewebszüge in Läppchen gegliedert, die jeweils mehrere Follikel enthalten
- ist entodermaler Herkunft
- benötigt Jodid zur Bildung von Thyroxin
- vergrößert sich, wenn die Thyroxinbildung gehemmt wird
- hat nach Hypophysektomie ein abgeflachtes Follikel-Epithel
- folgt beim Schlucken den Bewegungen des Kehlkopfes
- Der Isthmus der Schilddrüse liegt in der Regel etwa in Höhe der ersten bis dritten Knorpelspange der Trachea
- Der Seitenlappen der Schilddrüse grenzt mit seiner hinteren Fläche an den Gefäßnervenstrang

Die **C-Zellen** der Schilddrüse

- sind lichtmikroskopisch nur mit Spezialmethoden eindeutig darstellbar
- gehören zu den APUD-Zellen/Zellen des diffusen neuroendokrinen Systems
- bilden ein Hormon (Thyreocalcitonin), das den Kalziumspiegel im Blut senkt
- wirken mit ihrem Hormon hemmend auf die Osteoklasten

In die Glandula thyroidea gelangen die C-Zellen:

- aus der Neuralleiste
- über den ultimobranchialen Körper

Über die **Gefäße** der Schilddrüse (Regelfall) trifft zu:

- Die Schilddrüse wird in der Regel von Ästen der A. carotis externa und der A. subclavia versorgt
- Die A. thyroidea inferior ist ein Ast des Truncus thyrocervicalis

- Die V. thyroidea superior mündet in die V. jugularis interna
- Die V. thyroidea inferior mündet in die V. brachiocephalica
- Außer dem N. laryngeus recurrens hat die A. carotis communis enge topographische Beziehungen zur Schilddrüse

Folgende Strukturen haben normalerweise eine **topographischen Beziehung** zur Schilddrüse:

- Trachea
- Ösophagus
- A. carotis communis
- M. sternothyroideus
- *nicht:* M. scalenus anterior

Die **Glandulae parathyroideae/Epithelkörperchen**

- sind Abkömmlinge der Schlundtaschen
- liegen im allgemeinen zwischen Capsula fibrosa und Capsula externa der Schilddrüse
- haben sehr mitochondrienreiche Zellen
- fördern mit ihrem Hormon die Tätigkeit der Osteoklasten
- vermindern mit ihrem Hormon an der Niere die tubuläre Kalziumausscheidung
- werden von den Schilddrüsenarterien mit Blut versorgt

Die Epithelkörperchen sind bei einer vollständigen operativen Entfernung der Schilddrüse gefährdet, weil die Epithelkörperchen der Rückseite der Schilddrüse eng anliegen.

5.5. Hirnnerven

5.5 Hirnnerven
Austritt aus dem Gehirn, intrakranieller Verlauf, Durchtritt durch die Schädelbasis, extrakranieller Verlauf, wichtige Innervationsgebiete
Vegetative Anteile s. 5.7

5.5.1 Sensorische Nerven
Nn. olfactorii (s.a. 9.7.1),
N. opticus (s.a. 10.2.4),
N. vestibulocochlearis (s.a. 11.4)

5.5.2 Augenmuskelnerven
Nn. oculomotorius, trochlearis und abducens (s.a. 10.2.5 und 10.3.4)

5.5.3 N. trigeminus
Ganglion trigeminale
N. ophthalmicus, Aufteilung in der Orbita, N. frontalis, N. supraorbitalis, N. supratrochlearis, N. nasociliaris, Nn. ethmoidales, N. lacrimalis, Versorgungsgebiete
N. maxillaris, Aufteilung in der Fossa pterygopalatina, N. infraorbitalis, Nn. alveolares superiores, Nn. pterygopalatini, N. nasopalatinus, Versorgungsgebiete
N. mandibularis, Aufteilung in der Fossa infratemporalis, Radix motoria, N. mylohyoideus, N. lingualis, N. alveolaris inferior, N. mentalis, N. auriculotemporalis, N. buccalis, Versorgungsgebiete

5.5.4 N. intermediofacialis
Ganglion geniculi, Chorda tympani, Aufteilung in der Fossa retromandibularis, Plexus intraparotideus
Ausfallssymptome

5.5.5 N. glossopharyngeus
Ganglien, Aufteilung im Spatium parapharyngeum
Ramus sinus carotici

5.5.6 N. vagus
Ganglien, Aufteilung im Spatium parapharyngeum (Verlauf im Thorax und Bauch s. Kap. 7 und 8), Plexus pharyngeus, N. laryngeus superior (Ramus internus, Ramus externus), N. laryngeus recurrens

5.5.7 N. accessorius
Versorgungsgebiet, Verlauf im lateralen Halsdreieck

5.5.8 N. hypoglossus
Versorgungsgebiet, Verbindung zum Plexus cervicalis

Hirnnerven		
Nervus		Äste
I	**olfactorius**	
II	opticus	
III	**oculomotorius**	
IV	trochlearis	
V	**trigeminus**	*N. ophthalmicus (V1)* – N. lacrimalis – N. frontalis – N. nasociliaris — **N. ethmoidalis ant.** *N. maxillaris (V2)* – **N. infraorbitalis** — **R. alveolaris sup. ant.** – **N. zygomaticus** – **Nn. pterygopalatini** – **N. nasopalatinus** *N. mandibularis (V3)* – N. masticatorius — N. pterygoideus med. — **N. pterygoideus lat.** — N. massetericus — **N. buccalis** – N. mylohyoideus – **N. alveolaris inferior** – **N. lingualis** — **N. sublingualis** – N. auriculotemporalis
VI	abducens	
VII	intermediofacialis – **N. facialis** – N. intermedius	 N. stapedius N. auricularis post. R. stylohyoideus R. digastricus **N. petrosus major** **Chorda tympani**
VIII	vestibulocochlearis	
IX	**glossopharyngeus**	N. tympanicus

X	**vagus**	**N. laryngeus superior** **N. laryngeus recurrens** **– N. laryngeus inferior**
XI	accessorius	
XII	**hypoglossus**	

Die Fasern der **Nn. olfactorii**

- treten durch die Lamina cribrosa des Siebbeines aus der Nasenhöhle ins Schädelinnere
- sind die Neuriten der Rezeptoren in der Nasenschleimhaut

Bei vollständigem **Ausfall** des **N. oculomotorius** ist die Pupille weit und reaktionslos, weil bei vollständigem Ausfall des N. oculomotorius die parasympathische Innervation des M. sphincter pupillae ausgefallen ist.

Die **Radix motoria** (Portio minor) des **N. trigeminus**

- verläuft mit dem Nervus mandibularis
- innerviert für die Bewegung des Unterkiefers wichtige Muskeln
- innerviert einen Muskel, der Einfluß auf den Spannungszustand des Trommelfells nimmt
- teilt sich in der Fossa infratemporalis in Einzeläste auf

Haut- bzw. Schleimhautareale:

- N. ethmoidalis anterior: Schleimhaut im vorderen Abschnitt der lateralen und septalen Nasenhöhlenwand und Haut des Nasenrückens
- N. sublingualis: Schleimhaut der Mundhöhle im Bereich der Plica sublingualis
- N. buccalis: Haut- und Schleimhaut der Wange, buccales Zahnfleisch des 2. Prämolaren und 1. Molaren des Unterkiefers

Bei einer **Schädigung** des **N. ophthalmicus** ist die Hautsensibilität des Unterlids aufgehoben.

Der **N. ethmoidalis anterior** tritt durch die Lamina cribrosa des Siebbeins in die Nasenhöhle ein.

Äste des N. maxillaris (V_2)

- Markierung mit **A**: N. maxillaris
- Markierung mit **B**: Nn. pterygopalatini
- Markierung mit **C**: N. zygomaticus
- Markierung mit **D**: N. infraorbitalis
- Markierung mit **E**: R. alveolaris sup. ant.

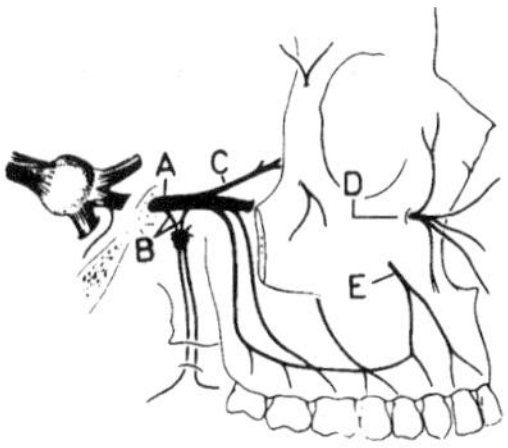

- Markierung mit **1**: Ganglion pterygopalatinum

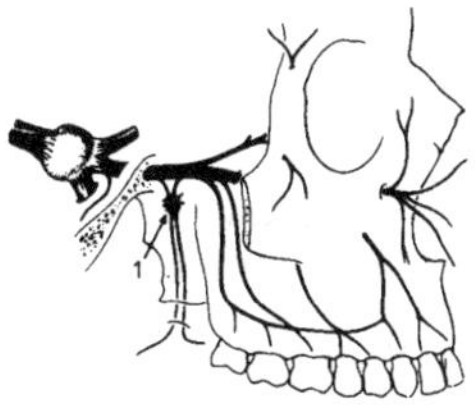

Der **N. nasopalatinus** tritt durch den Canalis incisivus in die Mundhöhle ein und versorgt die Gaumenschleimhaut hinter den Frontzähnen.

Der **N. pterygoideus lateralis** ist ein motorischer Ast des N. mandibularis.

Bei einer Lähmung des **N. alveolaris inferior** durch Leitungsanästhesie in Höhe der Lingula mandibulae werden auf der betreffenden Seite u. a. schmerzunempfindlich die

- Prämolaren des Unterkiefers
- Unterlippe

Der **N. lingualis** führt sensible, sensorische und sekretorische Fasern für das vordere Zweidrittel der Zunge.

Eine vollständige Aufhebung der Berührungsempfindung in dem markierten Hautareal spricht für eine kombinierte Schädigung im Bereich des **N. maxillaris und des N. mandibularis**.

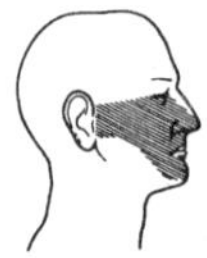

Eine vollständige Aufhebung der Berührungsempfindung in dem markierten Hautareal spricht für eine kombinierte Schädigung im Bereich des **N. ophthalmicus und des N. maxillaris**.

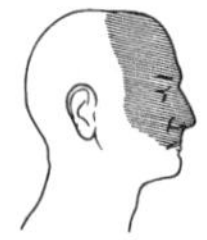

Eine vollständige Aufhebung der Berührungsempfindung in dem markierten Hautareal spricht für eine kombinierte Schädigung im Bereich des **N. ophthalmicus, des N. maxillaris und des N. mandibularis**.

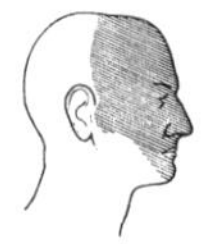

Das **Ganglion trigeminale** liegt an der Spitze der Felsenbeinpyramide.

Äste des **N. facialis**:

- Markierung mit **1**: N. petrosus major
- Markierung mit **2**: Chorda tympani

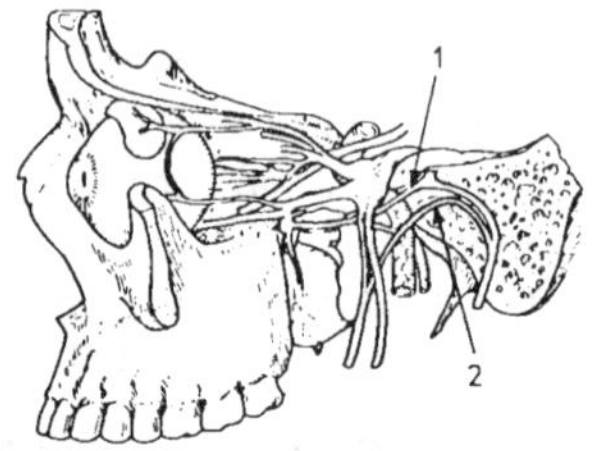

Zum Stamm des N. facialis trifft zu:

- Austritt am Kleinhirnbrückenwinkel
- Eintritt in den Porus acusticus internus

Der N. facialis **innerviert** den

- M. orbicularis oculi
- M. orbicularis oris
- M. occipitofrontalis
- M. levator anguli oris
- *nicht:* M. masseter

Die mimische Muskulatur wird vom N. facialis innerviert.

Das **Ganglion geniculi n. facialis** enthält Perikarya des sensorischen Anteils der Chorda tympani.

Bei einer **Schädigung** des N. facialis vor bzw. kurz nach dem Eintritt in den Porus acusticus internus können auftreten:

- Lähmungen der mimischen Muskulatur
- Hörstörungen
- Störungen der Geschmacksempfindung

Bei **Lähmung** des N. facialis kann eine Hyperakusis (Schallempfindlichkeit ist erhöht) eintreten, weil bei Lähmung des N. facialis der M. stapedius ausfallen kann.

Durch die Unterbrechung der Erregungsleitung im N. facialis ist der M. orbicularis oculi auf der geschädigten Seite gelähmt.

Der **N. petrosus major** enthält präganglionäre Parasympathikusfasern für die Gl. lacrimalis.

Die **Chorda tympani**

- enthält Geschmacksfasern aus den Papillae foliatae
- führt Geschmacksfasern, deren Perikaryen im Ganglion geniculi liegen
- führt präganglionäre parasympathische Fasern zum Ganglion submandibulare
- tritt durch die Fissura petrotympanica
- legt sich dem N. lingualis an

Der **N. glossopharyngeus** (IX)

- ist mit afferenten Fasern an der Geschmacksleitung beteiligt
- führt afferente Fasern aus dem Glomus caroticum und der Wand des Sinus caroticus
- führt sekretorische Fasern für die Gl. parotis
- innerviert sensibel die Paukenhöhle

Der N. glossopharyngeus hat ein vielfältiges **Innervationsgebiet**. - Folgende Bereiche gehören dazu:

- Geschmacksempfindungen an der Zunge
- Berührungsempfindungen am Pharynx
- motorische Innervation des Pharynx
- Chemorezeptoren des Glomus caroticum

Über den **N. vagus** trifft zu:

- Der N. vagus verläuft am Halse in Begleitung der V. jugularis interna und der A. carotis communis
- Er steigt im Thorax hinter der Lungenwurzel verlaufend zum hinteren Mediastinum ab
- Der Vagus führt unter anderem präganglionäre parasympathische Fasern für die Innervation der Dünndarmmuskulatur
- Der N. vagus tritt durch das Foramen jugulare aus der Schädelhöhle aus
- Am Halse verläuft der N. vagus im Spatium parapharyngeum (lateropharyngeum)
- Der N. vagus innerviert den Larynx
- Der N. vagus enthält sensible Fasern

Das **Ganglion superius n. vagi** liegt im Foramen jugulare.

Das **Ganglion inferius n. vagi** liegt unterhalb des Foramen jugulare.

Der **N. glossopharyngeus und der N. vagus**

- haben im Nucleus ambiguus im Boden der Rautengrube ein gemeinsames viszeromotorisches Kerngebiet
- führen beide afferente Fasern
- verlassen beide die Schädelhöhle durch das Foramen jugulare
- besitzen beide in der Gegend des Foramen jugulare je ein Ganglion superius und Ganglion inferius

Der **N. hypoglossus** ist ein motorischer Nerv für die gesamte Zungenmuskulatur.

5.6. Halsnerven

5.6.1 Rr. dorsales
Innervationsgebiet, N. occipitalis major

5.6.2 Rr. ventrales
Plexus cervicalis, Segmentzugehörigkeit, Lage
Punctum nervosum, N. auricularis magnus
Motorisches Versorgungsgebiet, Ansa cervicalis (profunda), N. phrenicus (Ursprung, Verlauf, Innervationsgebiet)
Plexus brachialis (s.a. 3.5.1)

Über die **Nerven des Halsbereiches** trifft zu:

- Die der Ansa cervicalis (profunda) über die Radix superior zugeführten Fasern stammen aus Rr. ventrales der ersten beiden Zervikalnerven
- Die Ansa cervicalis (profunda) innerviert den M. sternohyoideus
- Rr. musculares aus dem Plexus cervicalis innervieren u.a. die Mm. scaleni und die prävertebralen Halsmuskeln
- Die Haut an der Rückseite, z. T. an der Vorderseite der Ohrmuschel wird vom N. auricularis magnus versorgt
- Die Haut hinter dem Ohr bis zum Hinterhaupt wird vom N. occipitalis minor versorgt
- Am Hinterrand des M. sternocleidomastoideus tritt im Punctum nervosum der N. transversus colli durch die Lamina superficialis der Fascia cervicalis
- Am Hinterrand des M. sternocleidomastoideus tritt am Punctum nervosum der N. occipitalis minor durch die Lamina superficialis der Fascia cervicalis
- Der N. phrenicus enthält u.a. sensible Fasern, die Erregungen aus dem Peritonealüberzug des Zwerchfells leiten
- Im Gefäßnervenstrang des Halses verläuft zwischen A. carotis communis und V. jugularis interna der N. vagus

Der **N. occipitalis major**

- ist ein vorwiegend sensibler Nerv
- durchbohrt in seinem Verlauf Nackenmuskeln
- verläuft teilweise zusammen mit der A. occipitalis
- innerviert die Haut am Hinterkopf

Eine vollständige Aufhebung der Berührungsempfindung in dem markierten Hautareal spricht für eine kombinierte Schädigung im Bereich des **N. occipitalis major und des N. occipitalis minor**.

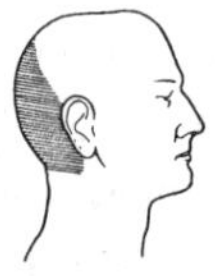

Am **Punctum nervosum** des Halses/am Hinterrand des M. sternocleidomastoideus treten aus:

- N. occipitalis minor
- N. auricularis magnus
- N. transversus colli
- Nn. supraclaviculares
- *nicht:* R. colli n. facialis, N. occipitalis major

Eine vollständige Aufhebung der Berührungsempfindung in dem markierten Hautareal spricht für eine Schädigung im Bereich des **N. transversus colli**.

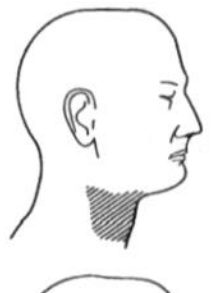

Eine vollständige Aufhebung der Berührungsempfindung in dem markierten Hautareal spricht für eine Schädigung im Bereich des **N. auricularis magnus**.

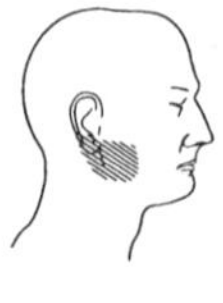

Eine vollständige Aufhebung der Berührungsempfindung in dem markierten Hautareal spricht für eine Schädigung im Bereich des **N. transversus colli und des N. auricularis magnus**.

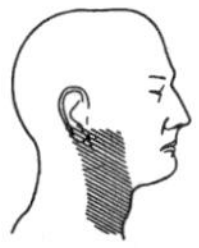

Eine vollständige Aufhebung der Berührungsempfindung in dem markierten Hautareal spricht für eine Schädigung im Bereich des **N. occipitalis minor**.

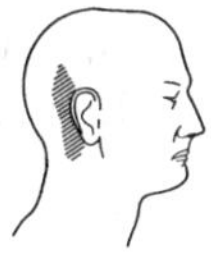

5.7. Vegetative Innervation an Kopf und Hals

Grundkenntnisse über Ursprung, Verlauf der prä- und postganglionären Fasern, Umschaltung, Zielorgane, Funktion

5.7.1 Pars sympathica
Halsteil des Truncus sympathicus
Halsganglien, Plexus caroticus externus und internus
Zielorgane: Gefäßmuskulatur, M. dilatator pupillae, Speicheldrüsen, Schilddrüse, Corpus pineale

5.7.2 Pars parasympathica
Oculomotoriusteil: Ganglion ciliare
M. sphincter pupillae, M. ciliaris
Intermediusteil: N. petrosus major, Ganglion pterygopalatinum, Ganglion submandibulare, Tränendrüse, Gl. submandibularis, Gl. sublingualis, kleine Speicheldrüsen
Glossopharyngeusteil: N. petrosus minor, Ganglion oticum, Gl. parotidea
Vagusteil: (s. Thorax und Abdomen, Kap. 7 u. 8)

Der Halsteil des **Sympathikus** weist in der Regel 3 Ganglien auf.

Das **Ganglion cervicothoracicum (stellatum)** erhält präganglionäre Fasern überwiegend aus den thorakalen Segmenten 3 - 7.

Von **postganglionären sympathischen Fasern** der Grenzstrangganglien des Halses werden innerviert:

- der M. tarsalis superior
- die Glandula lacrimalis
- Nasenschleimhaut
- die Glandula parotis
- die Glandula sublingualis
- *nicht:* die Geschmacksknospen der Epiglottis, des Zungengrundes

Vom **Ganglion cervicale superius** ziehen postganglionäre sympathische Fasern zum (zur)

- M. dilatator pupillae
- M. tarsalis superior
- Glandula lacrimalis
- *nicht:* M. sphincter pupillae

Die postganglionären sympathischen Nervenfasern für den M. dilatator pupillae gelangen in den Nn. ciliares breves zum Augapfel.

Nach Ausfall des Halssympathicus kommt es u.a. zu einer bleibenden Pupillenverengung, weil nach Ausfall des Halssympathicus die postganglionären sympathischen Fasern zur Innervation des M. dilatator pupillae ausfallen.

Präganglionäre parasympathische Fasern enthalten der

- N. vagus
- N. facialis
- N. glossopharyngeus
- N. oculomotorius
- *nicht:* N. trigeminus

Die präganglionären parasympathischen Nervenfasern für den M. ciliaris des Augapfels verlassen mit dem N. oculomotorius das Gehirn.

Die präganglionären parasympathischen Nervenfasern für die Tränendrüse treten mit dem N. facialis aus dem Gehirn aus.

Im Ganglion pterygopalatinum liegen die Perikaryen der **postganglionären parasympathischen Fasern** für die Gl. lacrimalis/Drüsen der Nasenschleimhaut.

Im Ganglion submandibulare liegen die Perikaryen der postganglionären parasympathischen Fasern für die Gl. sublingualis.

Das **Ganglion ciliare** liegt in der Orbita lateral am N. opticus.

Das **Ganglion oticum**

- liegt unmittelbar unter dem Foramen ovale
- hat enge Lagebeziehung zum N. mandibularis
- erhält parasympathische Fasern aus dem N. glossopharyngeus
- enthält sekretorische Anteile des N. glossopharyngeus
- enthält parasympathische Neurone für die sekretorische Innervation der Glandula parotis
- entläßt postganglionäre Fasern zur Gl. parotis
- gibt efferente Fasern u. a. über den N. auriculotemporalis ab

5.8. Arterien und Venen

Ursprung, Lage, Verlauf und Versorgungsgebiete

5.8.1 A. subclavia
(s.a. Obere Extremität, Kap. 3 und Thorax, Kap. 7)
A. vertebralis (s.a. 9.11.1)
Truncus thyrocervicalis, A. thyroidea inferior, Truncus costocervicalis, A. thyroidea ima (aus Truncus brachiocephalicus)

5.8.2 A. carotis communis
Sinus caroticus, Glomus caroticum

5.8.3 A. carotis interna
(s.a. 9.11.1 und 10.1.2 und 10.2.4)

5.8.4 A. carotis externa
A. thyroidea superior, A. lingualis, A. facialis, A. angularis, A. pharyngea ascendens, A. occipitalis, A. maxillaris, A. meningea media

5.8.5 V. jugularis interna
Sinus durae matris (s.a. 9.11.2)
Bulbus venae jugularis, Plexus pterygoideus, V. retromandibularis, V. facialis

5.8.6 Angulus venosus
V. subclavia (s.a. 3.6.7),
V. brachiocephalica (s.a. 7.6.2),
V. jugularis externa, Plexus thyroideus impar
Mündung des Ductus thoracicus und des Truncus lymphaticus dexter

Arterien des Kopf-/Halsbereiches	
A. subclavia	**A. carotis communis** **– A. carotis interna** **— A. ophthalmica** **— A. supraorbitalis** **– A. carotis externa**
A. vertebralis – A. basilaris A. thoracica interna Truncus thyrocervicalis – **A. thyroidea inf.** — **A. laryngea inf.** – A. cervicalis ascendens – A. cervicalis superficialis – A. suprascapularis Truncus costocervicalis – A. cervicalis profunda – A. intercostalis suprema A. transversa colli	**A. thyroidea superior** – **A. laryngea sup.** A. lingualis **A. facialis** A. pharyngea ascendens Rr. sternocleidomastoidei **A. occipitalis** **A. auricularis post.** **A. maxillaris** – **A. meningea media** **A. temporalis superficialis**

Die **A. thyroidea inferior** versorgt den unteren Pol und die Dorsalseite der Gl. thyroidea.

Am Vorderrand des M. sternocleidomastoideus läßt sich der Puls der **A. carotis communis** tasten.

Der **Sinus caroticus**

- liegt an der Teilungsstelle der A. carotis communis
- enthält in der Wand Pressorezeptoren
- wird von Endästen des N. glossopharyngeus erreicht
- wird von Sympathicusästen innerviert

Das **Glomus caroticum** liegt normalerweise auf der von der A. carotis externa und A. carotis interna gebildeten Gefäßgabel.

Über die **A. carotis interna** trifft zu:

- Die A. carotis interna verläuft im Spatium parapharyngeum aufwärts zur Schädelbasis
- Die A. carotis interna tritt durch einen Kanal im Schläfenbein in die Schädelhöhle ein
- Sie anastomosiert mit der gegenseitigen Arterie durch den Circulus arteriosus Willisii
- Sie gibt die A. ophthalmica ab

Die plötzliche Verlegung oder Unterbindung einer A. carotis interna kann beim älteren Menschen in der Regel nicht kompensiert werden, weil bei plötzlichem Verschluß einer A. carotis interna die Anastomosen zur Gegenseite für einen Kollateralkreislauf nicht ausreichen.

In der Regel entspringt als 1. Ast aus der **A. carotis externa** die **A. thyroidea superior**.

Die **A. laryngea superior** und **A. laryngea inferior** bilden regelmäßig Anastomosen untereinander.

Die **A. facialis**

- entspringt im Trigonum caroticum aus der A. carotis externa
- verläuft unter dem Venter posterior des M. digastricus
- Ein Teilstück der A. facialis verläuft durch die Glandula submandibularis

- Der Puls der A. facialis ist am Unterkieferrand unmittelbar vor dem M. masseter tastbar
- begleitet im Gesicht die V. facialis
- erreicht mit einem Endast (A. angularis) den medialen Augenwinkel

Über die **A. maxillaris** trifft zu:

- Der Beginn der A. maxillaris liegt umschlossen von Parotisgewebe in der Fossa retromandibularis
- Sie durchläuft die Fossa infratemporalis
- Sie hat enge topographische Beziehungen zum M. pterygoideus lateralis
- Sie versorgt mit ihren Ästen alle Zähne einer Gesichtsseite

Über die **A. meningea media** trifft zu:

- Die A. meningea media ist ein Ast der A. maxillaris
- Bei intrakraniellen Verletzungen der A. meningea media entstehen epidurale Blutungen

An der **arteriellen Versorgung der Kopfschwarte** sind beteiligt:

- A. supraorbitalis
- A. temporalis superficialis
- A. auricularis posterior
- A. occipitalis
- *nicht:* A. facialis

Die **Diploevenen** können Infektionswege von der Kopfschwarte zu den Hirnhäuten darstellen, weil die Diploevenen Blut zu Venen der Kopfschwarte und zu den Sinus durae matris ableiten.

Die **V. facialis** mündet im seitlichen Halsdreieck in die **V. jugularis interna**.

Der **Plexus venosus pterygoideus** steht in Verbindung mit

- den Vv. maxillares
- der V. retromandibularis
- den Vv. temporales profundae
- der V. ophthalmica inferior
- *nicht:* dem Sinus sigmoideus

5.9. Lymphknoten und Lymphgefäße

Lage, Einzugsgebiet, Verlauf und Mündung

5.9.1 Lymphknoten an der Kopf-Hals-Grenze
Nodi lymphatici submentales, submandibulares, parotidei, mastoidei, occipitales

5.9.2 Oberflächliche und tiefe Halslymphknoten
Nodi lymphatici retropharyngeales, cervicales superficiales, cervicales profundi

5.9.3 Truncus jugularis dexter et sinister

Über die **Lymphwege des Kopfes** trifft zu:

- Lymphe aus der Haut der Occipitalregion wird den im Bereich der Linea nuchae superior gelegenen Nodi lymphatici occipitales zugeführt
- Die Nodi lymphatici retroauriculares nehmen u. a. Lymphe aus dem Mittelohr und den Cellulae mastoideae auf
- Lymphe aus der Schleimhaut der Mundhöhle und aus den Zähnen gelangt in die Nodi lymphatici submandibulares

Die **Nodi lymphatici cervicales profundi**

- liegen längs der V. jugularis interna
- liegen im parapharyngealen Raum
- sind in den Abfluß der Lymphe von Kopf und Hals eingeschaltet
- sind z.T. regionäre Lymphknoten, z.T. Sammellymphknoten

- sind regionäre Lymphknoten der Glandula thyroidea
- sind regionäre Lymphknoten des Larynx
- leiten die Lymphe auf der rechten Seite über den kurzen Truncus jugularis in den Ductus lymphaticus dexter, links in den Ductus thoracicus weiter
- geben ihre Lymphe auf der rechten Seite über den Ductus lymphaticus dexter in den Angulus venosus ab

5.10. Angewandte und topographische Anatomie

Übertragung der systematischen Kenntnisse über Knochen, Muskeln, Eingeweide, Nerven und Gefäße in den topographischen und/oder funktionellen Zusammenhang

5.10.1 Oberflächenanatomie von Kopf und Hals
Oberflächenrelief, tastbare Strukturen, sensible Innervation der Haut, Trigeminusdruckpunkte

5.10.2 Kopfregionen
Weichteile des Schädeldaches, Kopfschwarte
Spatium subaponeuroticum (subaponeurotisches und subperiostales Hämatom)

5.10.3 Oberflächliche Gesichtsregionen
Regio frontalis, Regio orbitalis (s. 10.1)
Regio temporalis
Regio nasalis, Regio oralis, Regio parotideo-masseterica

5.10.4 Tiefe Gesichtsregionen
Fossa temporalis, Fossa infratemporalis, Fossa pterygopalatina, Fossa retromandibularis, Orbita (s. 10.1)

5.10.5 Spatium peripharyngeum
Spatium parapharyngeum (lateropharyngeum)
Spatium retropharyngeum

5.10.6 Mundboden
Regio sublingualis, Trigonum submandibulare

5.10.7 Bildgebende Verfahren
Deutung einfacher orthologischer Verfahren
Röntgenbilder und Tomogramme

5.10.8 Halsregionen
Regio cervicalis anterior, Zugangswege bei Notfalloperationen zu Larynx und Trachea, Trigonum caroticum
Regio sternocleidomastoidea
Regio cervicalis lateralis, Trigonum omoclaviculare, Scalenuslücken, Trigonum scalenovertebrale

Bei der ärztlichen Untersuchung wird (durch Fingerdruck) die Schmerzhaftigkeit von "Nervenaustrittspunkten" geprüft. - Die typischen **Trigeminusdruckpunkte** sind:

- N. ophthalmicus: Incisura supraorbitalis
- N. maxillaris: Foramen infraorbitale
- N. mandibularis: Foramen mentale

In der **Fossa infratemporalis**

- wird der N. pterygoideus lateralis angetroffen
- wird der N. auriculotemporalis angetroffen
- verzweigt sich der N. mandibularis
- wird der N. lingualis angetroffen

Verbindungen zur **Fossa pterygopalatina** bestehen

- durch das Foramen rotundum zur mittleren Schädelgrube
- durch die Fissura orbitalis inferior zur Augenhöhle
- durch das Foramen sphenopalatinum zur Nasenhöhle
- über den Canalis palatinus major zum Foramen palatinum majus
- durch den Canalis palatinus major zur Mundhöhle
- über die Fissura pterygomaxillaris zur Fossa infratemporalis

In der **Fossa retromandibularis** wird der N. facialis, motorischer Teil, angetroffen.

Folgende Nerven liegen während ihres Verlaufes im **Spatium parapharyngeum** (lateropharyngeum):

- N. glossopharyngeus
- N. vagus
- N. hypoglossus
- N. accessorius
- *nicht:* N. facialis

In der Gefäßnervenscheide des Halses (**Vagina carotica**) können verlaufen:

- die V. jugularis interna
- der N. vagus
- die Radix superior ansae cervicalis
- *nicht:* N. phrenicus, Truncus sympathicus

Das **Trigonum caroticum** wird u. a. begrenzt durch

- den M. omohyoideus
- den Vorderrand des M. sternocleidomastoideus

Das Trigonum caroticum enthält die Aufzweigungsstelle der A. carotis communis in die A. carotis externa und A. carotis interna.

Auf einem **Querschnitt** durch den Hals in Höhe des 6. Halswirbels werden beim Erwachsenen angetroffen:

- die A. thyroidea superior bzw. deren Äste
- die Aa. vertebrales
- der Grenzstrang
- der N. vagus
- *nicht:* das Glomus caroticum

Halsquerschnitt:

- Markierung mit **A**: N. phrenicus
- Markierung mit **B**: N. vagus
- Markierung mit **C**: Truncus sympathicus
- Markierung mit **D**: Glandula parathyroidea (inferior)
- Markierung mit **E**: N. laryngeus recurrens

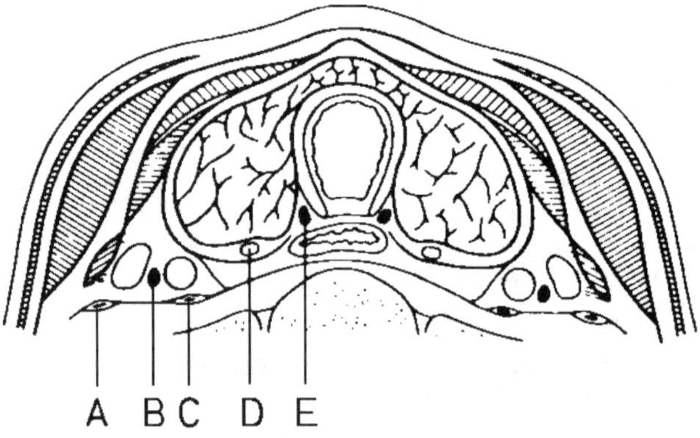

Die **Prominentia laryngea** läßt sich beim Erwachsenen mittleren Alters in Höhe des 5. Halswirbels durch die Haut tasten.

6. Leibeswand

6.1. Rücken

6.1.1 Entwicklung der Wirbelsäule, Entstehung der Metamerie
Apophysen, Variabilität, Spaltbildungen

6.1.2 Skelettelemente der Wirbelsäule
Aufbau der Wirbel, Wirbeltypen, Os sacrum, Os coccygis

6.1.3 Verbindungen der Wirbel
Intervertebralgelenke, Kopfgelenke und deren Funktion
Disci intervertebrales, funktionelle Bedeutung
Bänder

6.1.4 Die Wirbelsäule als Ganzes
Gliederung, physiologische Krümmungen und deren postnatale Ausbildung, Bewegungsmöglichkeiten
Canalis vertebralis, Foramina intervertebralia
Inhalt des Wirbelkanals (s.a. 9.2)

6.1.5 Autochtone Rückenmuskulatur
Systemgliederung, Nackenmuskulatur
Fascia thoracolumbalis, Fascia nuchae
Bewegungs- und Haltefunktionen für Kopf und Rumpf

6.1.6 Nerven und Gefäße
Lage der Spinalganglien und der Spinalnerven
Versorgungsgebiet der Rami dorsales, N. occipitalis major
A. vertebralis, Ursprung, Lage, Verlauf und Versorgungsgebiet
Plexus venosi vertebrales

6.1.7 Angewandte und topographische Anatomie
Oberflächenanatomie, tastbare Skelettanteile, Michaelisraute
Schichtengliederung des Nackens, tiefes Nackendreieck
Morphologische Grundlagen der Lumbalpunktion und der Epiduralanästhesie (s.a. 9.10.1 und 9.10.2)

Die **Spina bifida** entsteht als Hemmungsmißbildung, wenn sich die Anlagen der Wirbelbögen nicht vereinigen. Unter einer Spina bifida versteht man die Nichtvereinigung der Anlagen eines Wirbelbogens.

Unter **Sakralisation** versteht man die Verschmelzung des 5. Lendenwirbels mit dem Kreuzbein.

Über die **Wirbelsäule** trifft zu:

- Als Vertebra prominens bezeichnet man den 7. Halswirbel
- An den Lendenwirbeln sind die "Rippenäquivalente" besonders ausgeprägt
- In der Lendenwirbelsäule ist nur eine geringfügige Rotation möglich

Die Drehbewegung des Kopfes im **Atlantoaxialgelenk** ist nach jeder Seite auf etwa 30° beschränkt, weil die Drehbewegung des Kopfes im Atlantoaxialgelenk durch die Ligg. alaria eingeschränkt wird.

Der **Epiduralraum** des Wirbelkanals ist im unteren Bereich des Sakralkanals relativ geräumig, weil der Duralsack bereits im Niveau des 2. - 3. Sakralwirbels (d. h. in mittlerer Höhe des Kreuzbeins) endet.

Unter einer **Lordose** versteht man eine nach ventral konvexe Krümmung der Wirbelsäule im Hals- und Lendenbereich.

Unter einer **Skoliose** versteht man eine Krümmung der Wirbelsäule in der frontalen Ebene.

Bandscheiben

- weisen einen Faserring auf
- besitzen einen Gallertkern

- lassen in histologischen Schnittpräparaten kollagene Fasern in Form des "Fischgrätenmusters" erkennen
- enthalten Faserknorpel

6.2. Brustwand

6.2.1 Grundzüge der Entwicklung des Thorax
Entwicklung von Rippen, Brustbein und Zwerchfell
Zwerchfellücken
Symphysis manubriosternalis
Lage und Veränderung der Knorpel-Knochengrenze an den Rippen beim Säugling und Kleinkind

6.2.2 Skelettelemente und Verbindungen
Rippen, Rippenknorpel, Brustbein, Variabilität (Hals-, Lendenrippen)
Wirbelrippengelenke,
Rippen-Brustbeinverbindungen,
Bewegungsmöglichkeiten

6.2.3 Der Thorax als Ganzes
Formen, Altersabhängigkeit
Rippenbogen, Rippenwinkel,
Thoraxaperturen
Thoraxelastizität, Atemexkursionen

6.2.4 Interkostalmuskulatur
Anordnung und Funktion
Äußere und innere Brustwandfaszie

6.2.5 Zwerchfell
Form, Teile, Ursprünge, Verlauf, Centrum tendineum
Durchtrittsstellen, muskelschwache Stellen, Funktion, Innervation

6.2.6 Nerven und Gefäße
Interkostalnerven und -gefäße, Lage und Verlauf
A. thoracica interna,
Umgehungskreislauf bei Aortenisthmusstenose
Vv. thoracicae internae, Vv. thoracoepigastricae

6.2.7 Mamma
Glandula mammaria, Papilla mammaria, Areola mammae
Fixierung, Beziehung zur Fascia pectoralis
Gefäßversorgung, Lymphabflußwege und regionäre Lymphknoten
Mikroskopische Anatomie, Histophysiologie der Milchsekretion
Veränderungen im Zusammenhang mit Pubertät, Zyklus, Gravidität
Laktation und Involution

Über den **Thorax** trifft zu:

- Der Angulus sterni ist ein wichtiger Tastpunkt
- Die Zwischenrippenräume sind ventral weiter als dorsal, zwischen den oberen Rippen weiter als zwischen den unteren Rippen
- Beim "faßförmigen" Thorax des Neugeborenen ist der sagittale Durchmesser relativ größer als beim Erwachsenen

Durch die obere **Thoraxapertur** verläuft der N. phrenicus.

Zwerchfellöffnungen und durchtretende Gebilde	
Durchtrittsstelle	Struktur
Hiatus aorticus	**Aorta** **Ductus thoracicus**
Hiatus oesophageus	Ösophagus **Trunci vagales ant. et post.** **R. phrenicoabdominalis d. N. phrenicus sin.**
Foramen venae cavae	**V. cava inferior** **R. phrenicoabdominalis d. N. phrenicus dext.**
seitlich im rechten Crus med.	N. splanchnicus major V. azygos
seitlich im linken Crus med.	N. splanchnicus major V. hemiazygos
zwischen den Crura med. u. lat.	**Truncus sympathicus** N. splanchnicus minor
Trigonum sternocostale (Larrey-Spalte)	**A., V. epigastrica sup.** **(Endast der A. thoracica int.)**

Im **Bochdalek-Dreieck** zwischen Pars lumbalis und Pars costalis des Zwerchfells treten Pleurahöhle und Nierenlager in enge topographische Beziehung zueinander.

Enge topographische Beziehung zum Centrum tendineum des Zwerchfells hat das Ligamentum coronarium hepatis.

An das Zwerchfell grenzen:

- Area nuda hepatis
- Magenfundus
- Milz
- Perikard
- *nicht:* Rand des Foramen omentale (epiploicum)

Schnitt durch die Brustwand:

- die am weitesten kaudal eingezeichnete intercostale Leitungsbahn ist ein N. intercostalis (kranial verläuft die Vene, dazwischen die Arterie)
- der durch einen Punkt markierte Muskel ist ein M. intercostalis intimus

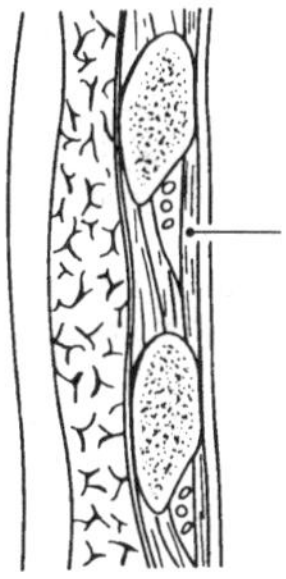

Hinter der Axillarlinie verläuft die **A. intercostalis posterior** geschützt im Sulcus costae.

Im Bereich der "mittleren" Axillarlinie verlassen die Aa. intercostales posteriores den Schutz der Rippe.

Die **Vv. intercostales posteriores** (IV - XI) münden rechts in die V. azygos, links in die V. hemiazygos bzw. V. hemiazygos accessoria.

Der R. ventralis des 1. **Thorakalnerven** entsendet einen Teil seiner Fasern zum Plexus brachialis.

Der **Ausfall** eines Thorakalnerven kann bei der Prüfung der Berührungssensibilität unerkannt bleiben, weil jedes Hautsegment am Rumpf von den benachbarten Segmenten überlappt, d.h. sensibel mitinnerviert wird.

Bei der sensiblen segmentalen Innervation der vorderen Rumpfwand grenzt in der Regel das Dermatom C_4 an das Dermatom Th_2 ("Segmentsprung"), weil die Dermatome C_5 - Th_1 der vorderen Rumpfwand in die oberen Extremitäten verlagert sind.

Über die **Brustdrüse/Mamma** trifft zu:

- Das "Mantelgewebe" der ruhenden Mamma (lockeres, das Parenchym umgebendes Bindegewebe) beteiligt sich nicht am Sexualzyklus
- Das Parenchym der ruhenden Mamma vor der ersten Laktationsperiode besteht ausschließlich aus Milchgängen, Endstücke fehlen
- Die Brustdrüse der Frau hat ca. 15 Ductus lactiferi
- Auch die männliche Brustdrüse hat Ductus lactiferi
- Die Sekretextrusion im Bereich der Alveolen der laktierenden Mamma erfolgt überwiegend nach dem apokrinen Typ
- Die Drüsenendstücke der Brustdrüse haben Myoepithelzellen
- Der Drüsenkörper der Mamma läßt sich auf der Pectoralisfaszie leicht verschieben, weil der Drüsenkörper der Mamma mit der Fascia pectoralis durch lockeres Bindegewebe verbunden ist
- Die männliche Brustdrüse enthält lediglich einen bindegewebigen "Drüsenkörper", jedoch keinerlei Drüsenparenchym

Der **Lymphabfluß** aus der Brustdrüse erfolgt über die

- Nodi lymphatici axillares apicales
- Nodi lymphatici infraclaviculares
- Nodi lymphatici pectorales
- Nodi lymphatici intercostales
- Nodi lymphatici parasternales
- *nicht:* Nodi lymphatici axillares laterales

6.3. Bauchwand

6.3.1 Grundzüge der Entwicklung und Nabelbildung
Herkunft der Bauchmuskulatur, Nabelbildung, Nabelcoelom, Omphalozele, Nabelhernie

6.3.2 Bauchmuskulatur
Gerade, schräge und quere Bauchmuskeln und ihre Aponeurosen
M. quadratus lumborum, M. psoas (s.a. 4.4.1)
Rektusscheide, Linea alba, Nabel
Leistenband, Leistenkanal, innerer und äußerer Leistenring
Fascia thoracolumbalis, Fascia abdominis superficialis, Fascia transversalis
Bewegungs- und Haltefunktionen, Beteiligung bei Bauchpresse und Atmung (s.a. 7.8.4)

6.3.3 Nerven und Gefäße der Bauchwand
Segmentale Nerven und Gefäße
N. subcostalis
Plexus lumbalis, Zusammensetzung, Lage, Äste (s.a. 4.5.2): N. iliohypogastricus, N. ilioinguinalis, N. genitofemoralis
Vasa epigastrica inferiora et superiora

6.3.4 Schwache Stellen der Bauchwand
Morphologische Grundlagen für das Verständnis der Leisten-, Schenkel-, Umbilikal-, epigastrischen und Zwerchfellhernien

Beim mageren, muskelkräftigen Erwachsenen wird das Relief der vorderen **Bauchwand** bestimmt durch die

- Linea alba

- Muskel-Sehnen-Grenze des M. obliquus abdominis externus
- lateralen Ränder der Mm. recti abdominis
- Intersectiones tendineae des M. rectus abdominis
- *nicht:* Linea arcuata der Rectusscheide

Innenrelief der vorderen Bauchwand:

- Markierung mit **A**: Vasa epigastrica
- Markierung mit **B**: Fossa inguinalis medialis
- Markierung mit **C**: Plica umbilicalis medialis (Chorda arteriae umbilicalis)
- Markierung mit **D**: Fossa supravesicalis
- Markierung mit **E**: Plica umbilicalis mediana (Chorda urachi)

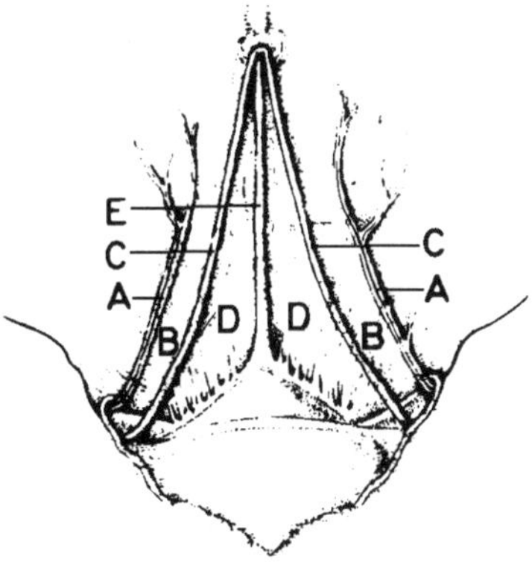

Zum **Aufbau** der Leibeswand trifft zu:

- In der Linea alba durchflechten sich die Aponeurosen der schrägen und queren Bauchmuskeln
- Oberhalb der Spina iliaca anterior superior verlaufen die Muskelfasern der Mm. obliqui abdominis externus, internus und des M. transversus abdominis in je unterschiedlichen, sich kreuzenden Richtungen
- Unterhalb der Spina iliaca anterior superior ist der Faserverlauf im M. obliquus abdominis internus und M. transversus abdominis annähernd parallel

An der **sensiblen Innervation** der Bauchwand beteiligen sich:

- N. intercostalis IX
- N. subcostalis
- N. iliohypogastricus
- N. ilioinguinalis
- *nicht:* N. pudendus

Über die **Bauchmuskulatur** trifft zu:

- Die schrägen Bauchmuskeln wirken bei der aktiven Rumpfdrehung mit
- Die Mm. recti abdominis wirken bei der aktiven Rumpfbeugung mit
- Die Innervation der Bauchmuskeln erfolgt über die Interkostalnerven Th 5 und folgende sowie durch Äste des Plexus lumbalis
- Bei der Atmung sind die Bauchmuskeln Antagonisten des Zwerchfells und der Beckenbodenmuskeln
- Bei der Bauchpresse sind die Bauchmuskeln Synergisten des Zwerchfells
- Ohne Mitwirkung des N. laryngeus recurrens ist eine wirkungsvolle Bauchpresse nicht möglich

Für den Aufbau eines hohen intraabdominellen Druckes (Bauchpresse) ist ein vollkommener Verschluß der Rima glottidis nötig, weil die Muskulatur des Zwerchfells zu schwach ist, um hohen intraabdominalen Drücken standhalten zu können.

Die Kontraktionskraft des Zwerchfells hat für den Aufbau eines intraabdominalen Druckes (Bauchpresse) nur eine untergeordnete Bedeutung, weil das Zwerchfell im Vergleich zu den Bauchwandmuskeln ein schwacher Muskel ist.

Außer dem M. rectus abdominis befinden sich in der **Rectusscheide**:

- A. epigastrica superior
- A. epigastrica inferior
- Endäste des N. intercostalis XI
- Endäste des N. subcostalis
- *nicht:* Endäste des N. ilioinguinalis

Der **Leistenkanal/Canalis inguinalis** verbindet den Anulus inguinalis profundus mit dem Anulus inguinalis superficialis.

Die Vasa epigastrica inferiora "kreuzen" die Rückwand des Leistenkanals.

Wandstrukturen des Canalis inguinalis sind:

- Fascia transversalis
- unterer freier Rand von M. obliquus abdominis internus und M. transversus abdominis
- Ligamentum inguinale
- Aponeurose des M. obliquus abdominis externus
- *nicht:* M. pyramidalis

Schichten des Samenstrangs (Funiculus spermaticus)	
Schicht	Schichten der Bauchwand
Hautschichten: Skrotalhaut **Tunica dartos**	 Cutis **Subcutis**
Fascia spermatica externa	**Fascia abdominis superficialis** Faszie d. M. obliquus externus abdominis
Fascia cremasterica	**Faszie des M. obliquus internus abdominis**
M. cremaster	**M. obliquus internus abdominis** M. transversus abdominis
Fascia spermatica interna	**Fascia transversalis**
Nur im Hoden/Nebenhoden: **Tunica vaginalis testis**	 **Peritoneum**

Der **äußere Leistenring** projiziert sich auf die Fossa inguinalis medialis.

6.4. Becken, Beckenwände

6.4.1 Skelettelemente, Verbindungen
Os sacrum, Os coccygis, Os coxae
Articulatio sacroiliaca, Symphysis pubica

6.4.2 Das Becken als Ganzes ("Bänderbecken")
Formen, Geschlechtsunterschiede
Großes Becken, kleines Becken, Beckeneingangsebene, Beckenkanal, Beckenausgang
Lig. inguinale, Schenkelpforte
Ligg. sacrotuberale und sacrospinale, Foramina ischiadica majus und minus
Foramen obturatum, Membrana obturatoria, Canalis obturatorius

6.4.3 Innere Beckenmuskulatur
M. iliacus, M. obturatorius internus, M. piriformis (s.a. 4.4.1)

6.4.4 Beckenbodenmuskulatur
Diaphragma pelvis, M. levator ani, M. coccygeus, M. sphincter ani externus, Levatortor
Diaphragma urogenitale, M. transversus perinei profundus, M. sphincter urethrae, Centrum tendineum perinei
M. ischiocavernosus, M. bulbospongiosus
Haltefunktion, Mitwirkungen bei Anal- und Urethralverschluß

6.4.5 Nerven und Gefäße
Plexus sacralis, Zusammensetzung, Lage, Äste
Ventrale Gefäßnervenstraße (Schenkelpforte): A. und V. femoralis, N. femoralis, N. cutaneus femoris lateralis
Mediale Gefäßnervenstraße (Canalis obturatorius): A. obturatoria, N. obturatorius
Dorsale Gefäßnervenstraße (Foramen ischiadicum majus, supra- und infrapiriforme Abteilung): A. und V. glutea superior, N. gluteus superior
A. und V. glutea inferior, N. gluteus inferior, N. ischiadicus, N. cutaneus femoris posterior
Gefäßnervenstraße zur und in der Fossa ischioanalis (Foramina ischiadica major et minor, Canalis pudendalis): A. und V. pudenda interna, N. pudendus

Am knöchernen **Becken** sind beim Lebenden von außen tastbar:

- Spina iliaca anterior superior
- Crista iliaca
- Spina iliaca posterior superior
- Tuber ischiadicum
- Tuberculum pubicum
- *nicht:* Spina ischiadica

An der Begrenzung der beim Lebenden zu erkennenden Michaelisschen Raute sind beteiligt:

- Spina iliaca posterior superior

Über das knöcherne Becken der **Frau** trifft zu:

- Die größte Weite besitzt der Beckeneingang im queren Durchmesser
- Die Conjugata vera ist der Abstand zwischen Symphysenhinterfläche und Promontorium
- Die Conjugata vera des Beckeneingangs hat ein Maß von 11 cm
- Die Diameter transversa des Beckeneingangs hat ein Maß von 13,5 cm
- Die Führungslinie des Geburtskanals ist beim Menschen um annähernd 90° abgewinkelt
- Der Geburtskanal ist am Beckenausgang längsoval
- Die Weite des Beckenausgangs ist u.a. abhängig vom Abstand der Tubera ischiadica

Über die **Articulatio sacroiliaca** trifft zu:

- Sie ist eine Amphiarthrose
- Sie ist eine Articulatio synovialis
- Sie ist durch starke iliosacrale Bänder im Bewegungsspielraum eingeschränkt
- Sie dient der Verankerung der Wirbelsäule im Beckenring

An der Begrenzung der **Fossa ischioanalis** sind beteiligt:

- Fascia obturatoria
- Fascia diaphragmatica urogenitalis superior
- Fascia diaphragmatica pelvis inferior

- Ligamentum sacrotuberale
- *nicht:* Fascia pelvis visceralis

Die **Beckeneingangsebene** wird bestimmt durch: Oberrand der Symphyse - Linea arcuata - Promontorium

Das **Diaphragma pelvis** wird gebildet von

- M. levator ani
- M. coccygeus

Zum Diaphragma pelvis gehören u. a. der M. levator ani und seine Faszien.

Nach dorsal wird das Diaphragma pelvis durch den M. coccygeus ergänzt.

Durch den Levatorschlitz des Diaphragma pelvis verläuft das Rektum.

Die **Mm. levatores ani** sind wichtige biologische Haltevorrichtungen für den Uterus.

Zum **Diaphragma urogenitale** gehören:

- M. transversus perinei profundus
- Fascia diaphragmatica urogenitalis inferior
- Fascia diaphragmatica urogenitalis superior
- Ligamentum transversum perinei
- *nicht:* M. levator ani

Der **M. puborectalis** gehört zum Verschlußapparat des Rektums.

Das **Centrum tendineum perinei**

- liegt zwischen Rectum und Diaphragma urogenitale
- bildet den mechanischen Mittelpunkt des muskulären Beckenbodens
- hat Haltefunktion für den Uterus

Mit dem Centrum tendineum perinei stehen in Verbindung:

- M. levator ani
- M. transversus perinei profundus
- M. bulbospongiosus
- M. sphincter ani externus (tiefer Teil)
- *nicht:* M. ischiocavernosus

Der **M. bulbospongiosus** wirkt auf den Spermatransport.

Der **M. ischiocavernosus** verstärkt die willkürliche Erektion.

Zum **N. pudendus** trifft zu:

- Er verläßt das kleine Becken durch das Foramen infrapiriforme
- Er gelangt durch das Foramen ischiadicum minus in die Fossa ischiorectalis
- Er versorgt die Muskeln des Diaphragma urogenitale

Der N. pudendus und die Vasa pudenda interna verlaufen in einer Duplikatur der Faszie des M. obturatorius internus (Alcockscher Kanal).

Durch **Öffnungen** der Beckenwand treten hindurch:

- A. glutaea superior
- A. obturatoria
- M. obturatorius internus
- M. piriformis
- *nicht:* A. rectalis inferior

☞ Zur "Regio inguinalis" siehe auch unter: **4. Untere Extremität** (4.8)

7. Brusteingeweide

7.1. Grundzüge der Entwicklung der serösen Höhlen und der Organe

Hiatus pleuropericardialis
Membrana pleuropericardialis
Perikardhöhle
Peritonealhöhle
Entwicklung der Pleurahöhlen aus den Pleuroperitonealkanälen

7.1.2 Grundkenntnisse der Herzentwicklung und ihre Bedeutung für die Entstehung von Fehlbildungen
Herzschleife und ihre Gliederung
Bildung von Herzsepten, Vorhöfen, Kammern und Ostien
Foramen ovale im fetalen Kreislauf (s.a. Biologie 5.1.3)

7.1.3 Ableitung des Aortenbogens und des Truncus pulmonalis aus embryonalen Aortenbögen
Bedeutung für die Entstehung von Fehlbildungen
Ductus arteriosus
Isthmus aortae

7.1.4 Übersicht über die Entwicklung der unteren Atemwege
Laryngotrachealrinne, Lungenknospen, vor- und nachgeburtliche Bildung von Alveolen

Über die **Herzentwicklung** trifft zu:

- Wenn sich während der Herzentwicklung das Ostium primum normal verschließt, aber ein Ostium-secundum-Defekt entsteht, ist nach der Geburt ein offenes Foramen ovale zu erwarten
- Die Valvula foraminis ovalis geht aus dem Septum primum, der Limbus fossae ovalis (größtenteils) aus dem Septum secundum hervor
- Der glattwandige Anteil des rechten Vorhofes ist aus dem embryonalen Sinus venosus hervorgegangen
- Während der Fetalzeit ist der Ductus arteriosus durchgängig und die Lunge wird nur von wenig Blut durchströmt

Zur **embryonalen Anlage des Herzschlauches** gehören folgende Elemente:

- Sinus venosus
- Ventrikel
- Conus arteriosus
- Atrium
- *nicht:* Ductus arteriosus (Botalli)

Der **Sinus venosus** des embryonalen Herzens wird teilweise in den Sinus coronarius umgewandelt.

Der endogene und myogene Erregungsrhythmus in den Zellen des **Sinuspacemakers** der embryonalen Herzschlauch-Anlage

- wird auch im erwachsenen Herzen beibehalten
- geht im erwachsenen Herzen vom Sinusknoten der rechten Atriumwandung aus
- ist notwendig zur Auslösung von Kontraktionen der Herzmuskulatur
- wird nicht direkt von Nervenzellen erzeugt

Weiterentwicklung der Kiemenbogenarterien (Aortenbögen)

Kiemenbogenarterie	Entwicklung
1	Rückbildung
2	Rückbildung
3	**Aa. carotis internae**
4	**li. Aortenbogen** re. Truncus brachiocephalicus **Anfang d. A. subclavia dextra**
5	Rückbildung
6	bds. Anfang d. Truncus pulmonalis **re. u. li. A. pulmonalis** **Ductus arteriosus Botalli (li.)**

Der **Ductus arteriosus (Botalli)**

- entsteht aus dem 6. Aortenbogen
- mündet in die linke Aorta dorsalis
- obliteriert zu einem Bindegewebsstrang, der Truncus pulmonalis und Aorta verbindet

Über die **Entwicklung der unteren Atemwege und des Ösophagus** trifft zu:

- Die Entwicklung der unteren Atemwege geht vom Vorderdarm aus
- An der Lunge ist nur das Bronchial- und Alveolarepithel entodermaler Genese
- Die beim Neugeborenen für die Atmung genutzten Alveolen werden später zu alveolenfreien Teilen des Bronchialbaums, da dessen Aufgliederung sich postnatal zunächst noch fortsetzt
- Die in der normalen Ontogenese nach Abgliederung der Tracheopulmonalanlage einsetzende Wucherung des Ösophagusepithels kann zu einem Verschluß des Lumens führen. Wird das Lumen nicht wieder restituiert, so resultiert eine Ösophagusatresie

Aus dem entodermalen Anteil der **Lungenanlage** entwickeln sich Alveolarepithelien II (Nischenzellen).

Beim Feten ist vor der 21. Entwicklungswoche eine Oxygenierung des Blutes in der Lunge nicht möglich, weil beim Feten sich vor der 21. Entwicklungswoche in der Lunge noch keine dünnwandigen Alveolen oder Sacculi alveolares differenziert haben.

7.2. Atmungsorgane

7.2.1 Trachea
Lage, Form, Länge, Aufbau, Bifurcatio tracheae
Nachbarschaftsbeziehungen
Mikroskopische Anatomie, Feinstruktur der Schleimhaut

7.2.2 Lungen
Lage, Form, Größe, Lappen, Lungenhilum
Nachbarschaftsbeziehungen
Bronchialbaum, Bronchi principales et lobares, Grundkenntnisse über Lungensegmente
Aa. und Vv. pulmonales, Grundkenntnisse ihrer Aufteilung, Aa. und Vv. bronchiales
Lymphabfluß und regionäre Lymphknoten
Vegetative Innervation, Plexus pulmonalis
Mikroskopische Anatomie der Lunge und des Bronchialbaumes, feinstruktureller Aufbau und Histophysiologie der Alveolen

7.2.3 Pleura
Pleura visceralis, Pleura parietalis (Teile), Umschlagstellen
Pleurahöhle, Form, Pleurakuppel, Recessus pleurales, Nachbarschaftsbeziehungen
Grundkenntnisse über Lymphwege und Innervation
Mikroskopische Anatomie und Histophysiologie

Über die **Trachea** trifft zu:

- Die Trachea beginnt etwa in Höhe von C6 und ist beim Erwachsenen 10 -15 cm lang
- Die Bifurcatio tracheae liegt in Höhe des 4./5. Brustwirbels
- Die Trachea wird arteriell überwiegend durch Äste der A. thyroidea inferior versorgt
- Die Trachea ist kaudal des Isthmus der Schilddrüse weiter von der Körperoberfläche entfernt als kranial davon
- Der Flimmerstrom der Trachea ist kehlkopfwärts gerichtet

Die Trachea kommt in **Berührung** mit

- dem Truncus brachiocephalicus
- dem Aortenbogen
- den Nn. laryngei recurrentes
- dem Ösophagus
- *nicht:* der A. thoracica interna

Über die **Lunge** trifft zu:

- Die Lungenspitze überragt den Vorderrand der oberen Thoraxapertur
- Der rechte Haupt-Bronchus verläuft steiler als der linke
- Der rechte Stammbronchus hat ein weiteres Lumen als der linke
- Der linke Stammbronchus ist länger als der rechte
- Bronchial- und Pulmonalgefäße bilden in der Lunge keine streng voneinander getrennten Kreislaufeinheiten
- Zwischen Bronchial- und Lungengefäßen bestehen Anastomosen
- Das Lig. pulmonale erstreckt sich als Pleuraduplikatur beiderseits vom Lungenhilus bis zum Zwerchfell
- Die Lingula pulmonis sinistri ist ein Teil des linken Oberlappens

Zu den **Lungensegmenten** trifft zu:

- Sie sind bronchoarterielle Einheiten
- Bindegewebssepten trennen die einzelnen Lungensegmente
- Sie werden unvollständig durch bindegewebige Septen begrenzt
- Als Lungensegment bezeichnet man den einem Segmentbronchus zugeordneten Bezirk, dessen Grenzen durch intersegmental verlaufende Venen markiert werden
- Der Lymphabfluß aus den Lungensegmenten erfolgt zu den Nodi lymphatici pulmonales

- Arterien und Bronchien verlaufen gemeinsam in den Lungensegmenten, die Venen dagegen an den Segmentgrenzen
- Lungensegmente führen zentral u. a. Äste der A. pulmonalis

Über den **Feinbau** der Lunge trifft zu:

- Die Wand der Bronchien ist aus den gleichen Bestandteilen aufgebaut wie die Trachea
- Respiratorisches Epithel weist viele Becherzellen auf
- Die Bronchioli respiratorii besitzen, abgesehen von ihren alveolären Aussackungen, ein einschichtiges kubisches Epithel ohne Flimmerhaare und ohne Becherzellen
- Die Wand der Bronchioli enthält keinen Knorpel
- In Bronchioli respiratorii findet man elastische Fasern
- Im Epithel der Bronchien kommen endokrine Zellen vor
- Der Flimmerschlag der kinozilientragenden Zellen ist in Richtung auf den Pharynx gerichtet

Über **Lungenalveolen** trifft zu:

- Alveolarepithel wird an der Oberfläche von Surfactant bedeckt
- Die Blut-Luft-Schranke besteht aus Alveolarepithel, Basallamina und Gefäßendothel
- Alveolarsepten enthalten elastische Fasernetze
- Im Alveolarseptum verschmelzen stellenweise die Basalmembran des Alveolarepithels und der in der Alveolarwand gelegenen Kapillaren
- Die Alveolareingänge werden von Ringen aus glatter Muskulatur umfaßt
- Die Weite der Alveoleneingänge kann durch glatte Muskelzellen reguliert werden
- Die Blutkapillaren in der Alveolenwand sind stets von Alveolarepithelzellen und deren Zytoplasmaausläufern bedeckt
- Es existieren Verbindungen zwischen benachbarten Alveolen in Form von mikroskopisch kleinen Poren

Surfactant

- Produzenten des Surfactant sind die großen Alveolarzellen
- Der Surfactant an der Oberfläche der Alveolen wird von großen Alveolarzellen ("Nischenzellen") gebildet
- wird von unterschiedlichen Alveolarzellen produziert bzw. resorbiert
- dient der Herabsetzung der Oberflächenspannung der Alveolen
- trägt dazu bei, einen Kollaps der Lungenalveolen zu verhindern

An der **Blut-Luft-Schranke** sind beteiligt:

- Cytoplasma des Kapillarendothels
- Basalmembranen der Kapillaren
- Cytoplasma der Alveolarepithelzellen
- Surfactant
- *nicht:* elastische Fasern

Elastische Fasernetze findet man in:

- der Wand der Bronchioli alveolares
- den Alveolarsepten
- der Wand der Lungenarterien
- *nicht:* den Knorpelspangen der Trachea

Die **Vasa privata** der Lunge

- entspringen aus der Aorta thoracica oder den oberen Interkostalarterien
- fließen in die V. azygos, V. hemiazygos und in die Vv. pulmonales ab
- treten am Lungenhilus ein und aus
- verlaufen im peribronchialen Gewebe
- *nicht:* zweigen sich in den interlobulären Septen auf

Die **Vv. pulmonales** treten im ventralen und kaudalen Bereich des Hilus aus der rechten bzw. linken Lunge aus.

Die kleineren Wurzeläste der Venae pulmonales verlaufen in den Septa interlobularia bzw. intersegmentalia.

Über die **Pleura** trifft zu:

- Die Pleura costalis ist fest mit den Rippen, dem Brustbein und der Wirbelsäule verwachsen
- Die Pleura costalis wird von Ästen der A. thoracica interna und den Aa. intercostales mit Blut versorgt
- Die Äste der Nn. intercostales, die zur Pleura costalis ziehen, enthalten Schmerzfasern
- Die Lymphe der Pleura costalis gelangt zu den Nodi lymphatici parasternales und den Nodi lymphatici intercostales
- Die Pleura pulmonalis liegt der Lunge faltenlos an und dringt auch in die Interlobärspalten
- Die Form der Pleurakuppel wird durch bänderartige Bindegewebszüge und häufig auch durch einen Musculus scalenus minimus gesichert
- Die Flüssigkeitsmenge im Interpleuralspalt einer Pleurahöhle beträgt normalerweise ca. 5 ml
- Die Pleura mediastinalis wird sensibel vom N. phrenicus versorgt

Das **Ligamentum pulmonale** ist die Umschlagfalte von Pleura mediastinalis auf die Pleura pulmonalis.

Die **Recessus pleurales**

- werden von Pleura parietalis gebildet
- sind Komplementärräume für die inspiratorische Entfaltung der Lungen
- umschließen einen kapillären Flüssigkeitsspalt
- können (im Krankheitsfall) größere Mengen Flüssigkeit (z.B. Pleuraerguß) aufnehmen

In unmittelbarer Nähe des höchsten Punktes der **Pleuralkuppel** zieht die A. subclavia hinweg.

Zur Pleurakuppel tritt die V. subclavia in Beziehung.

An der Facies medialis der in situ fixierten linken Lunge hinterläßt die A. subclavia sinistra einen Eindruck.

Die Lungenspitze füllt die Pleurakuppel auch bei tiefer Exspiration vollkommen aus.

Zur **linken** Pleurakuppel tritt in Beziehung:

- A. subclavia
- Ductus thoracicus
- N. phrenicus
- Plexus brachialis
- *nicht:* Trachea, V. brachiocephalica sinistra

Die **sensible Innervation** der Pleura parietalis erfolgt überwiegend durch:

- Nn. intercostales
- N. phrenicus

7.3. Ösophagus

7.3 Ösophagus
Pars thoracica:
Form, Länge, Verlauf, Engen, Einbau in das Zwerchfell,
Pars abdominalis
Nachbarschaftsbeziehungen
Transportmechanismen, Verschlußsegment
Gefäßversorgung, Innervation und regionäre Lymphknoten
Mikroskopische Anatomie

Über den **Ösophagus** trifft zu:

- Der Ösophagus beginnt in Höhe des 6. - 7. Halswirbels
- Der Ösophagus betritt die Bauchhöhle etwa in Höhe des 11. Brustwirbels
- Engste Stelle des Ösophagus ist der Ösophagusmund
- Die Tunica muscularis des oberen Ösophagusdrittels besteht aus quergestreifter Muskulatur

- Die Speiseröhre ist im Hiatus oesophageus am Zwerchfell gleitfähig befestigt
- Der Anfangsteil des Ösophagus ist mit der Ringknorpelplatte verwachsen
- Der Ösophagus besitzt Drüsen in der Tela submucosa
- Der Ösophagus hat in der Pars cervicalis enge topographische Beziehungen zur Trachea
- Der Ösophagus wird in allen Abschnitten vom vegetativen Nervensystem versorgt
- Der Ösophagus hat Beziehungen zum Peritoneum

Zu den **Engen** der Speiseröhre trifft zu:

- Die obere Enge der Speiseröhre liegt etwas unterhalb der Cartilago cricoidea
- Die obere Enge der Speiseröhre liegt dorsal von der Cartilago cricoidea
- Die mittlere Enge liegt zwischen Aorta und linkem Hauptbronchus der Lunge
- Die mittlere Enge der Speiseröhre hat enge topographische Beziehung zum Aortenbogen
- Die mittlere Ösophagusenge ist bedingt durch die Nachbarschaft von Aortenbogen und linkem Hauptbronchus
- Die untere Ösophagusenge liegt am Durchtritt durch das Zwerchfell
- Die untere Enge der Speiseröhre liegt gewöhnlich 2 - 5 cm oberhalb der Cardia am Durchtritt durch den Hiatus oesophageus

7.4. Thymus

Lage, Form, Größe, Nachbarschaftsbeziehungen
Altersabhängigkeit (Involution)
Mikroskopische Anatomie, Histophysiologie

Der **Thymus**

- liegt im oberen Mediastinum
- überdeckt die V. brachiocephalica
- kann beim Kind unter der Lamina praetrachealis bis zur Schilddrüse reichen
- kommt beim Erwachsenen seitlich mit den Recessus costomediastinales in Verbindung

7.5. Herz

Lage, äußere Form, Größe, zu- und abführende Gefäße
Nachbarschaftsbeziehungen
Wandbau, Konstruktion der Muskelwand, Herzskelett
Vorhöfe, Kammern, Innenrelief
Herzklappen, Lage, Form, Aufbau, Mechanik, Ventilebene
Mikroskopische Anatomie des Herzens, Feinstruktur und Histophysiologie der Herzmuskulatur

7.5.1 Gefäße und Nerven
Koronararterien, Ursprung, Verlauf, Versorgungsgebiet, Versorgungstypen
Herzvenen, Sinus coronarius
Nn. cardiaci, Rr. cardiaci, Plexus cardiacus

7.5.2 Erregungsleitungssystem
Sinus- und Atrioventrikularknoten
Hissches Bündel, Kammerschenkel, Purkinje-Fasern
Mikroskopische Anatomie

7.5.3 Perikardhöhle
Epikard, Perikard, mikroskopische Anatomie
Umschlagstellen, intraperikardiale Gefäßabschnitte, Recessus

Über das **Herz** trifft zu:

- Das Atrium sinistrum liegt (getrennt durch den Herzbeutel) dem Ösophagus dicht an
- Dorsal an den linken Vorhof des Herzens grenzt retroperikardial der Ösophagus an
- Eine Vergrößerung des linken Vorhofs kann den Ösophagus einengen
- Ein offenes Foramen ovale liegt im Vorhofseptum
- Die Fossa ovalis befindet sich im Septum interatriale
- Die Kontraktion der Papillarmuskeln verhindert während der Systole ein Durchschlagen der Segelklappen in den Vorhof
- Durch die rechte und linke Herzkammer fließen annähernd gleiche Blutvolumina
- Die Crista terminalis grenzt als Muskelleiste den eigentlichen Vorhof gegen den vom embryonalen Sinus venosus in das rechte Atrium einbezogenen Abschnitt ab
- Crista supraventricularis und Trabecula septomarginalis grenzen in der rechten Kammer Einstrom- und Ausstromteil gegeneinander ab
- Das Endokard ist gefäßfrei und wird vom subendokardialen Kapillarnetz, im linken Herzen auch vom durchströmenden arteriellen Blut, ernährt
- Das Herzmuskelgewebe kann nicht regenerieren

Über die **Herzklappen** trifft zu:

- Die Valva tricuspidalis ist frei von Nervenfasern
- Die Valva tricuspidalis liegt zwischen rechtem Vorhof und rechtem Ventrikel
- Die Valva mitralis muß die Schließung des zugehörigen Ostiums bei Druckgradienten von mehr als 100 mmHg gewährleisten
- In der Kammerbasis liegt die Aortenklappe dorsal von der Pulmonalisklappe
- Die Segel- und Taschenklappen liegen in der sog. Ventilebene

Für die **Herzspitze** gilt:

- Die Herzspitze wird (in der Regel) vom linken Ventrikel gebildet
- Der Vortex cordis liegt an der Herzspitze
- An der Herzspitze gehen die äußeren Längsmuskelzüge in tiefere Muskelschichten über
- Der "Herzspitzenstoß" ist im 5. Interkostalraum (Regelfall) tastbar

Zum "**Herzskelett**" gehören bzw. an das "Herzskelett" grenzen an:

- der Anulus fibrosus dexter et sinister
- die oberhalb der Aorten- und Pulmonalisklappe liegenden bindegewebigen Ringe
- der Faserring um die Aortenwurzel
- das Trigonum fibrosum dextrum et sinistrum
- die Pars membranacea des Kammerseptums
- *nicht:* der um die Valva venae cavae liegende Bindegewebsring

Über die **Herzkranzgefäße/Koronararterien** trifft zu (Regelfall):

- Die Aa. coronariae sind Arterien vom muskulären Typ
- Im peripheren Stromgebiet sind die Äste der Koronararterien funktionelle Endarterien
- Beide Koronararterien entspringen unmittelbar oberhalb der Aortenklappe aus der Aorta ascendens
- Beide Koronararterien haben einen Ramus interventricularis
- Beide Koronararterien sind an der Versorgung der Kammerscheidewand beteiligt
- Der R. interventricularis anterior entspringt aus der A. coronaria sinistra
- Der R. interventricularis posterior der A. coronaria dextra verläuft an der Facies diaphragmatica bis zur Herzspitze
- Von der A. coronaria dextra wird der Sinusknoten versorgt
- Der AV-Knoten des Herzens wird mit arteriellem Blut aus der A. coronaria dextra versorgt

- Die A. coronaria sinistra ist an der arteriellen Versorgung der rechten Kammervorderwand beteiligt
- Die Facies diaphragmatica des Herzens wird in der Regel größtenteils von der A. coronaria dextra versorgt

Im **Sulcus coronarius cordis** verlaufen:

- A. coronaria dextra
- A. coronaria sinistra
- R. circumflexus der A. coronaria sinistra
- Sinus coronarius
- *nicht:* R. interventricularis posterior der A. coronaria dextra

Über die **Herzvenen** trifft zu (Regelfall):

- Der Sinus coronarius entsteht aus der Vereinigung der V. cardiaca (cordis) magna, der V. cardiaca (cordis) media und den Vv. posteriores ventriculi sinistri
- Der Sinus coronarius mündet in den rechten Vorhof
- Der Sinus coronarius erhält Zufluß aus der V. cardiaca (cordis) parva
- Die V. cardiaca (cordis) magna verläuft im Sulcus interventricularis anterior
- Die V. cardiaca (cordis) media verläuft im Sulcus interventricularis posterior
- Die V. cardiaca parva verläuft im Sulcus coronarius
- Vv. cardiacae minimae münden direkt in alle Hohlräume des Herzens

Der **Plexus cardiacus** erhält Äste aus

- den Grenzstrangganglien des Halssympathicus
- den Grenzstrangganglien des thorakalen Sympathicus
- dem N. vagus
- den Nn. laryngei recurrentes
- *nicht:* dem N. phrenicus

Über das **Erregungsleitungssystem** des Herzens trifft zu:

- Zwischen Sinusknoten und Atrioventrikularknoten (Nodus atrioventricularis) ist eine Verbindung durch spezifisches Herzmuskelgewebe nicht nachgewiesen
- Der Atrioventrikularknoten liegt in der Wand des rechten Vorhofs
- Der Nodus atrioventricularis erhält die Erregung vom Sinusknoten
- Der Nodus atrioventricularis leitet die von ihm ausgehenden Erregungen über einen unpaaren Stamm zu den beiden Crura fasciculi atrioventricularis
- Das Crus dextrum fasciculi atrioventricularis verläuft in der Wand des rechten Ventrikels
- Das Crus sinistrum fasciculi atrioventricularis durchbohrt das Septum interventriculare
- Das His-Bündel (Truncus fasciculi atrioventricularis) stellt eine muskuläre Verbindung zwischen Vorhof- und Kammermyokard dar
- Die Muskulatur des Erregungsleitungssystems ist besonders glykogenreich

Der **Sinusknoten** als Schrittmacher im menschlichen Herzen

- ist ein Relikt aus Teilen des embryonalen Sinus venosus
- wird bereits im embryonalen Herzschlauch funktionsfähig
- wird bei der Umformung des Herzens während der Entwicklung in die Herzwand übernommen
- besteht aus spezialisierten Herzmuskelzellen mit Oszillatorfunktionen
- dominiert mit seiner Frequenz der rhythmischen Erregung über die des atrioventrikulären Schrittmachers
- kann hinsichtlich der Frequenz der rhythmischen Erregung neuronal beeinflußt werden
- baut einen myogenen Rhythmus der Erregung auf/erzeugt einen autonomen myogenen Kontraktionsrhythmus
- liegt an der Einmündungsstelle der V. cava superior in den rechten Vorhof

Über die **Perikardhöhle** trifft zu:

- Das Perikard besteht aus einem fibrösen und serösen Anteil
- Das Perikard ist das parietale Blatt des Herzbeutels
- Das Epikard liegt als Serosa dem Herzen auf

Innerhalb des Herzbeutels liegt

- die Pars ascendens der Aorta
- der gesamte Truncus pulmonalis
- ein Teil der V. brachiocephalica sinistra
- ein Teil der V. cava superior
- *nicht:* ein Teil der V. cava inferior

Der **Sinus obliquus pericardii** wird begrenzt durch:

- die Porta venosa
- die Herzhinterwand
- das Perikard
- *nicht:* die Porta arteriosa

Der **Sinus transversus pericardii** wird begrenzt durch:

- die Porta arteriosa
- die Porta venosa
- die hintere Wand des Pericards
- *nicht:* die Herzhinterwand

Zu den **Perikard-Umschlagfalten** trifft zu:

- Die Perikard-Umschlagfalte der Porta arteriosa umfaßt die Aorta und den Truncus pulmonalis
- Die Perikard-Umschlagfalte der Porta venosa trennt den Sinus transversus vom Sinus obliquus pericardii
- Die Perikard-Umschlagfalte der Porta venosa umfaßt sämtliche Lungenvenen und die beiden Vv. cavae

Durchtrittsstellen am Perikard:

- Porta arteriosa: Truncus pulmonalis
- Porta venosa: Vv. pulmonales

Das Perikard wird, außer durch Äste der A. thoracica interna, aus direkten Ästen der Aorta thoracica mit Blut **versorgt** .

Die **sensible Innervation** des Perikards erfolgt über Äste des N. phrenicus.

7.6. Arterien, Venen und Lymphgefäße des Thorax

Ursprung, Lage, Verlauf, Versorgungs- und Drainagegebiet

7.6.1 Aorta im Thorax
Pars ascendens aortae, Koronararterien
Arcus aortae, Truncus brachiocephalicus, A. carotis communis, A. subclavia, Isthmus aortae, Lig. arteriosum
Aorta descendens (Pars thoracica aortae), Grundkenntnisse über segmentale, ösophagiale und bronchiale Äste

7.6.2 V. cava superior und inferior
Vv. brachiocephalicae, V. azygos, V. hemiazygos

7.6.3 Pulmonalgefäße
Truncus pulmonalis
A. pulmonalis dextra et sinistra
Vv. pulmonales dextrae et sinistrae

7.6.4 Lymphgefäße
Ductus thoracicus, Ductus lymphaticus dexter, Ursprung, Lage, Verlauf, Mündung

Der Abgang der **Aorta ascendens** am Herzen liegt hinter dem Abgang des Truncus pulmonalis.

Der **Aortenbogen**

- verläuft von anteromedial nach dorsolateral
- reicht mit seinem Scheitel in die obere Thoraxapertur hinein
- setzt sich in Höhe des 4. Brustwirbels in die Aorta descendens fort
- legt sich der Trachea an

Der Aortenbogen hat im Regelfall direkten **Kontakt**

- zur Trachea
- zum Ösophagus
- zum N. phrenicus sinister
- zum N. laryngeus recurrens sinister
- *nicht:* zur V. azygos

Über den **Isthmus aortae** trifft zu:

- Als Isthmus aortae wird der Übergang des Arcus aortae in die Aorta descendens bezeichnet
- Der Isthmus aortae liegt am Übergang zur Pars thoracica aortae
- In den als Isthmus bezeichneten Abschnitt der Aorta mündet vor der Geburt der Ductus arteriosus
- Eine Verengung der Aorta am Isthmus führt zur Behinderung der Blutversorgung der unteren Körperhälfte

Die **Vena cava superior**

- ist 4 - 6 cm lang
- liegt hinter dem rechten Sternalrand
- liegt parasternal im oberen Mediastinum
- wird lateral von Pleura parietalis bedeckt
- mündet in Höhe des 3. Rippenknorpels in den rechten Vorhof
- bildet röntgenologisch den oberen Teil des rechten "Herzschattens"
- nimmt die Vena azygos auf
- entsteht durch Vereinigung der beiden Vv. brachiocephalicae in Höhe des 1. rechten Intercostalraumes
- wird auf der rechten Seite vom N. phrenicus begleitet

Über die **V. azygos bzw. V. hemiazygos** trifft zu:

- Das Blut aus dem Plexus venosus vertebralis internus im Rumpfbereich gelangt in die V. azygos bzw. V. hemiazygos
- Das Blut aus dem Plexus venosus vertebralis externus im Rumpfbereich gelangt in die V. azygos bzw. V. hemiazygos
- Vom Pfortadergebiet bestehen Verbindungen über die Vv. oesophageae zur V. azygos bzw. V. hemiazygos
- Die Vena azygos und hemiazygos können Kollateralen zwischen unterer und oberer Hohlvene ausbilden
- Die V. azygos bzw. hemiazygos sind Teil einer cavocavalen Anastomose
- Die V. azygos mündet kranial des rechten Lungenhilus in die V. cava superior ein
- Die Vv. lumbales ascendentes dextra et sinistra münden in die V. azygos bzw. V. hemiazygos

Die V. azygos nimmt unter anderem folgende Venen auf:

- Vv. mediastinales
- Vv. bronchiales
- Vv. oesophageae
- Vv. intercostales posteriores (dextrae 4 - 11)
- V. hemiazygos
- *nicht:* V. thoracica interna, V. thyroidea inferior

Die V. brachiocephalica sinistra verläuft

- cranial am Scheitel des Aortenbogens
- ventral des Truncus brachiocephalicus
- ventral der A. carotis communis sinistra
- dorsal des Thymus
- *nicht:* dorsal des N. vagus

Die **V. brachiocephalica sinistra** hat im Regelfall direkten Kontakt

- zum Aortenbogen
- zum Truncus brachiocephalicus
- zum Thymus
- zur linken Lunge
- *nicht:* zur Trachea

Als **Venenwinkel** wird die Vereinigung von V. jugularis interna und V. subclavia zur V. brachiocephalica bezeichnet.

Die **A. pulmonalis dextra** liegt im Regelfall

- dorsal der Aorta ascendens
- dorsal der V. cava superior
- kranial der Vv. pulmonales dextrae
- ventral des Bronchus principalis dexter
- *nicht:* kranial der V. azygos

Gefäße des Thorax:

- Markierung mit **1**: Aorta
- Markierung mit **2**: Truncus pulmonalis
- Markierung mit **3**: A. pulmonalis sinistra

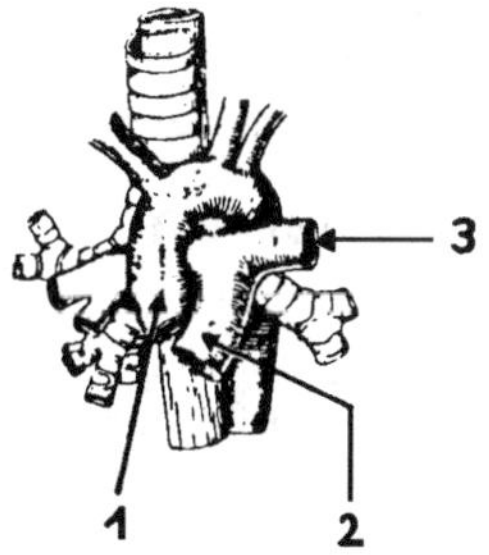

- Markierung mit **1**: V. cava inferior
- Markierung mit **2**: Truncus pulmonalis

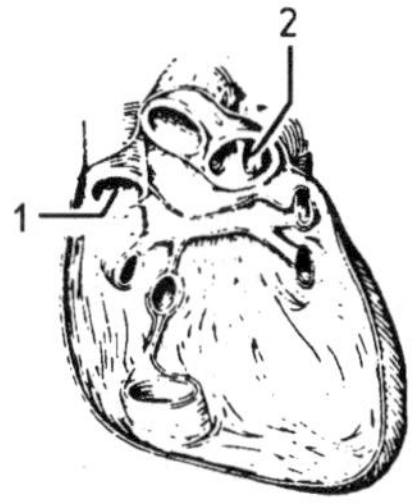

- Markierung mit **1**: Aorta
- Markierung mit **2**: V. pulmonalis dextra

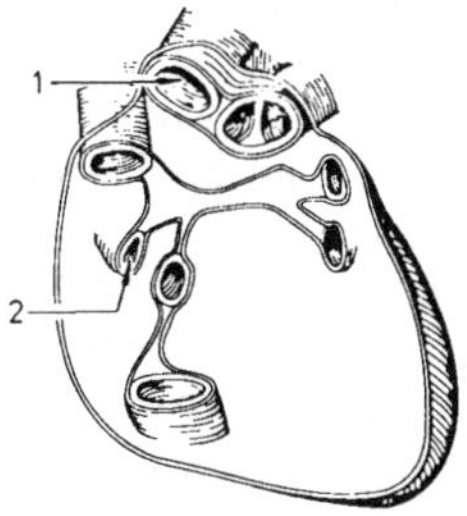

Über die **Lymphstämme des Thorax** trifft zu:

- Der Lymphabfluß von den Organen des vorderen linken Mediastinums verläuft über den Truncus mediastinalis anterior sinister

- Der Truncus mediastinalis anterior sinister mündet in den Ductus thoracicus
- Die Nodi lymphatici bronchopulmonales liegen im Bereich des Lungenhilus
- Die Trunci bronchomediastinales dexter et sinister haben ihren Ursprung u. a. aus Lymphgefäßen der paratrachealen Lymphknoten
- Die Trunci bronchomediastinales sammeln die Lymphe von Lunge, Trachea, Ösophagus und Perikard
- Die Lymphe aus dem Truncus bronchomediastinalis dexter fließt in den rechten Venenwinkel
- Der Lymphabfluß aus dem Bereich der linken Lunge verläuft über den Truncus bronchomediastinalis sinister
- Der Truncus bronchomediastinalis sinister mündet in den Ductus thoracicus

Über den **Ductus thoracicus** trifft zu:

- Er führt die Lymphe aus der gesamten unteren Körperhälfte (untere Extremitäten, Becken, Bauch)
- Er beginnt an der Cisterna chyli
- Er entsteht im Abdomen aus der Cisterna chyli
- Er zieht mit der Aorta durch das Zwerchfell
- Er verläuft dorsal des Ösophagus
- Er steigt im hinteren Mediastinum aufwärts
- Er erhält im Mediastinum Lymphzuflüsse aus der Brustwand
- Er begleitet die Aorta nach dem Zwerchfelldurchtritt bis in Höhe des 3. - 4. Brustwirbels
- Er verläuft bogenförmig gekrümmt über die linke Pleurakuppel
- Er vereinigt sich kurz vor seiner Mündung in den linken Venenwinkel mit den linksseitigen Lymphstämmen des Kopfes, der oberen Extremität und des Mediastinums

7.7. Nerven

Nn. phrenici, Verlauf, Lagebeziehungen und Versorgungsgebiet
N. vagus dexter et sinister, N. laryngeus recurrens dexter et sinister, Truncus vagalis anterior und posterior, Verlauf, Lagebeziehungen, funktionelle Bedeutung
Truncus sympathicus, Zusammensetzung, funktionelle Bedeutung, Nn. splanchnici

Zum **N. phrenicus** trifft zu:

- Er entspringt aus dem Plexus cervicalis
- Er liegt auf dem M. scalenus anterior
- Am Hals folgt er in seinem Verlauf dem M. scalenus anterior
- Er zieht zwischen A. und V. subclavia ins Mediastinum
- Er begleitet die A. thoracica interna
- Er liegt ventral der Lungenwurzel
- Er liegt ventral vom Lungenhilus
- Er innerviert das Perikard
- Im Thorax steigt er vor der Lungenwurzel zum Zwerchfell ab
- Bei seinem Verlauf im Thorax liegt er auf einer langen Strecke im Bindegewebe zwischen der Pleura mediastinalis und dem Perikard
- Er verläuft im Mediastinum vor der Lungenwurzel zwischen Pleura mediastinalis und Perikard
- Er wird auf seiner thorakalen Verlaufsstrecke von der A. pericardiacophrenica begleitet
- Der rechte N. phrenicus zieht nach Abgabe seiner motorischen Äste an das Zwerchfell mit seinen sensiblen Ästen (Rr. phrenicoabdominales) durch das Foramen venae cavae
- Er innerviert Teile des Peritoneums
- Er führt u. a. sensible Fasern vom Peritoneum auf der Unterseite des Zwerchfells
- Bei seinem Ausfall kommt es auf der gleichen Seite zum Zwerchfellhochstand

7.8. Angewandte und topographische Anatomie

Übertragung der systematischen Kenntnisse in den topographischen und/oder funktionellen Zusammenhang (schließt 6.2: Brustwand ein)

7.8.1 Oberflächenanatomie
Tastbare Skelettanteile, Angulus sterni, Vertebra prominens
Medioklavikularlinie, vordere und hintere Axillarlinie, Scapularlinie
Grundkenntnisse über die segmentale Gefäß- und Nervenversorgung, Hautvenen, Lymphabfluß

7.8.2 Projektion der Thoraxorgane auf die Thoraxwand (Skeletotopik)
Lunge, Lappengrenzen, Atemverschieblichkeit der Lungenränder
Pleura, Pleuraränder, pleurafreie Dreiecke, Pleurakuppel
Zwerchfellkuppeln mit Atemverschieblichkeit
Herz und große Gefäße, Feld der relativen und absoluten Herzdämpfung, Herzspitzenstoß, Herzhöhlen, Herzostien, Auskultationsstellen der Herzklappen
Deutung einfacher Röntgenbilder im sagittalen und seitlichen Strahlengang, Herz- und Gefäßschatten

7.8.3 Gliederung der Thoraxhöhle und Topographie der Thoraxorgane
Pleurahöhlen, vorderes, mittleres und hinteres Mediastinum, obere Thoraxapertur
Topographie der Organe im Mediastinum, in der oberen Thoraxapertur, beiderseits zur Lunge, zur Thoraxwand und zum Zwerchfell (Lagebeziehungen zu Bauchorganen)
Topographie der Pleura und Lunge zur Thoraxwand, zur oberen Thoraxapertur, zum Zwerchfell und zum Mediastinum, Topographie des Lungenhilum

7.8.4 Atemmechanik
Brustatmung, Bauchatmung, Thoraxbewegungen, Altersabhängigkeit
Aktive und passive Mechanismen der Ein- und Ausatmung, Atemmuskeln, Atemhilfsmuskeln, Wirksamkeit und Bedeutung des Abdominaldruckes, Lageabhängigkeit
Bedeutung der Pleura und der pleuralen Recessus (s.a. Physiologie 4.1.4)

Über die **Grenzen der rechten Lunge** in respiratorischer Mittelstellung trifft zu:

- Die Lungenspitze befindet sich in Höhe des 1. Brustwirbels
- In der Parasternallinie schneidet die Lungengrenze die 6. Rippe
- In der Medioklavikularlinie liegt die Lungengrenze in Höhe der 6. Rippe
- In der mittleren Axillarlinie kreuzt die Lungengrenze die 8. Rippe
- In der Skapularlinie kreuzt die Lungengrenze die 10. Rippe

Projektionsstellen des Herzens:

- Alle Herzklappen liegen annähernd in der Ventilebene
- Die Ventilebene des Herzens projiziert sich etwa vom Sternalansatz der 3. Rippe links bis zum Sternalansatz der 5. Rippe rechts
- Die Pulmonalklappe projiziert sich auf den Sternalansatz der 3. Rippe links
- Die Mitralklappe projiziert sich auf die Sternalinsertion der linken 4. Rippe
- Der "Herzspitzenstoß" wird im 5. Interkostalraum in der Medioklavikularlinie (Regelfall) getastet

Projektionsstellen der Herzklappen

- Markierung mit **A**: Aortenklappe
- Markierung mit **B**: Pulmonalklappe
- Markierung mit **D**: Trikuspidalklappe
- Markierung mit **E**: Mitralklappe

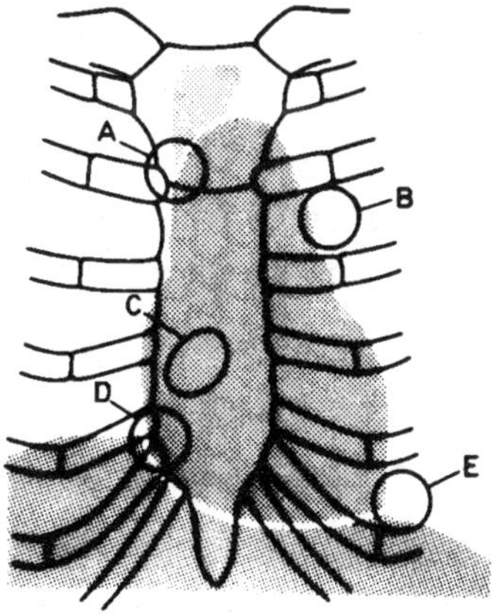

Über die **Herzgrenzen** trifft zu:

- Die rechte Herzgrenze wird in situ vom rechten Vorhof gebildet
- Die linke Herzgrenze verläuft von der Sternalinsertion der linken 2. Rippe schräg abwärts in den linken 5. Interkostalraum, etwa einfingerbreit einwärts der Medioklavikularlinie

Am **Herzröntgenbild** können bei sagittalem Strahlengang folgende Konturen erkannt werden:

- die V. cava superior
- der rechte Vorhof
- das linke Herzohr
- die linke Kammer
- *nicht:* die rechte Kammer

Röntgenbild des Herzens

- Markierung mit **A**: V. cava superior
- Markierung mit **B**: rechter Vorhof
- Markierung mit **C**: Aortenbogen
- Markierung mit **D**: Truncus pulmonalis
- Markierung mit **E**: linke Herzkammer

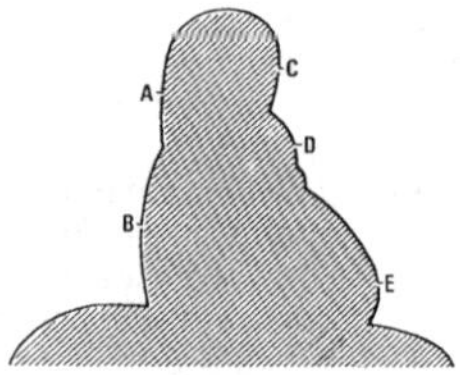

Im Bereich der relativen **Herzdämpfung** schieben sich Teile der Lunge zwischen Brustwand und Herz.

Mediastinum	
Bezeichnung	Inhalt
Oberes M.	**Aorta ascendens** **Aortenbogen** **A. pericardiacophrenica** **Truncus brachiocephalicus** **V. cava superior** N. vagus N. phrenicus Truncus sympathicus Ductus thoracicus **Trachea** **Ösophagus** **Thymus**
Vorderes M.	N. phrenicus A. pericardiacophrenica
Mittleres M.	**Herz** Herzbeutel
Hinteres M.	**Aorta thoracica** **V. azygos bzw V. hemiazygos** Ductus thoracicus Truncus sympathicus **Nn. vagi** **Ösophagus**

Über **Lagebeziehungen der Lunge und Pleura** trifft zu:

- Die Lungenspitze projiziert sich in Höhe des 7. Halswirbeldorns auf die dorsale Körperwand
- Die Fissura horizontalis der rechten Lunge verläuft etwa parallel zur 4. Rippe und erreicht an ihrem sternalen Ende das Niveau des 4. Sternokostalgelenks
- Der Recessus costodiaphragmaticus reicht dorsal so weit kaudalwärts, daß er in topographische Beziehung zu den hier gelegenen Oberbauchorganen (Leber, Milz, Nieren) tritt
- Das kraniale Ende der Fissura obliqua (Oberlappen-Unterlappengrenze) der linken Lunge projiziert sich auf den Dornfortsatz des 3. - 5. Brustwirbels
- Von der rechten Pleurahöhle schiebt sich eine Aussackung hinter dem Ösophagus gegen den linken Pleuraraum vor (sog. Recessus mediastinovertebralis oder Recessus retrooesophageus)

Bei der **Inspiration**

- verschieben sich die Lungenlappen gegeneinander
- schiebt sich der Unterlappen der Lunge in den erweiterten Recessus costodiaphragmaticus

Bei tiefer Inspiration tritt die Kuppel des Diaphragmas, dem die Lungen aufliegen, tiefer.

Bei tiefer Einatmung wirkt der Recessus costodiaphragmaticus als Komplementärraum, weil die Lunge sich bei tiefer Einatmung in den Recessus costodiaphragmaticus ausdehnt.

In aufrechter Haltung fällt das Atmen leichter als in Rückenlage, weil in Rückenlage der intraabdominale Druck die Zwerchfellatmung erschwert.

Im Sitzen (oder Stehen) fällt das Atmen leichter als im Liegen, weil im Sitzen (oder Stehen) der Zug der Baucheingeweide die Kontraktion des Zwerchfells unterstützt.

Die afferenten Fasern des Lungendehnungsreflexes (Hering-Breuer-Reflex) verlaufen im N. vagus.

8. Bauch- und Beckeneingeweide

8.1. Entwicklung der Organe und Entstehung der Situsverhältnisse

8.1.1 Grundkenntnisse der Entwicklung der Verdauungsorgane
Lageentwicklung des Magens ("Magendrehung")
Bursa omentalis
Darmdrehung: Nabelschleife mit Dünndarmbogen, Entwicklung der Mesenterien, Colonbogen
Ductus vitellinus
Meckelsches Divertikel
Physiologische Nabelhernie
Entwicklungsanomalien des Mesenteriums
Entwicklung von Leber, Gallenblase und Pankreas
Fehlbildungen: Pankreas annulare, Omphalozele

8.1.2 Grundkenntnisse der Entwicklung der Organe im Retroperitonealraum
Grundvorstellungen über die Entwicklung der Nebenniere und des Nebennierenmarkes
Grundvorstellungen über die Entwicklung von Ur- und Vorniere
Grundkenntnisse der Entwicklung von Niere, Nierenbecken, Harnleiter und Harnblase in ihrer Bedeutung für Varietäten und Fehlbildungen dieser Organe
Fehlbildungen: Agenesie, dystope Nieren, Hufeisenniere, Ureterverdoppelungen

8.1.3 Grundkenntnisse der Entwicklung der Geschlechtsorgane und des Anorektalkanals in ihrer Bedeutung für die Entstehung von Fehlbildungen
Entwicklung und Descensus der Gonaden
Keimdrüsenbänder
Entwicklung und Derivate der Geschlechtsgänge
Histogenese von Ovar und Hoden
Aufteilung der Kloake in Sinus urogenitalis, Canalis analis
Grundkenntnis des Indifferenzstadiums und der Entwicklung der äußeren Genitalien aus den Geschlechtshöckern und -falten
Beurteilung der formalen Genese von: Hermaphroditismus und Pseudohermaphroditismus, Kryptorchismus, Hypospadie, Epispadie, partiellen Verdoppelungen von Uterus und Vagina, Analatresie

Aus dem **Mesogastrium dorsale** gehen hervor:

- Omentum majus
- Lig. phrenicolienale (lienorenale)
- der größte Teil des Pankreas
- Milz

Durch die **Entwicklung der Milz** werden im Mesogastrium dorsale ein Lig. gastrolienale und ein Lig. phrenicolienale abgrenzbar.

Als **Meckelsches Divertikel** wird ein Rest des Ductus omphaloentericus (Pedunculus vitellinus) am Ileum bezeichnet.

Ein Meckelsches Divertikel kann am Scheitelpunkt der Nabelschleife entstehen.

Als **physiologischer Nabelbruch** wird die Verlagerung von Dünndarm- und Kolonanteilen in das Nabelcoelom im 2. und 3. Embryonalmonat bezeichnet.

Organe und zugehörige **embryonale Anlagen**, aus denen sie entstanden sind:

- Ductus epididymidis: Urnierengang (Ductus mesonephricus, Wolff-Gang)
- Ductus deferens: Urnierengang (Ductus mesonephricus, Wolff-Gang)
- Tuba uterina: Müller-Gang (Ductus paramesonephricus)
- Uterus: Müller-Gang (Ductus paramesonephricus)

Das Skrotum des Mannes ist aus der gleichen Anlage entstanden wie die Labia majora der Frau.

Das Corpus cavernosum penis ist aus der gleichen Anlage entstanden wie die Klitoris.

Folgende Bänder sind bei der Frau Überreste des unteren Keimdrüsenbandes:

- Lig. teres uteri
- Lig. ovarii proprium

Zur **Entwicklung der Niere und harnableitenden Wege** trifft zu:

- Entwicklungsgeschichtlich bilden Ureter, Nierenbecken und Sammelrohre eine Einheit
- Der Ureter entsteht als Aussprossung des Urnierenganges
- Aufzweigungen der Ureterknospe bilden die Calices renales
- Die Kelche des Nierenbeckens entstammen entwicklungsgeschichtlich den Aufzweigungen der Ureterknospe
- Die Sammelrohre entstammen der Anlage des Ureters
- Die Sammelrohre sind Derivate der Ureterknospe
- Die Ureterknospe induziert im metanephrogenen Blastem die Bildung der Nachniere
- Die Nephronanlagen der Nachniere werden von Verzweigungen des Ureterbaumes induziert
- Die Nephrone entwickeln sich aus dem metanephrogenen Gewebe

Die oberen zwei Drittel des **Analkanals** entstehen beim Menschen aus dem dorsalen Teil der Kloake.

8.2. Organe des Magen-Darm-Kanals

Lage, Form, Schleimhautrelief
Peritonealverhältnisse, Nachbarschaftsbeziehungen
Gefäßversorgung, regionäre Lymphknoten
Mikroskopische Anatomie, Schichtenbau der Wand, Anordnung der Muskulatur, lymphatische Anteile, intramurale Nervenplexus
Feinstruktur und Histophysiologie der Schleimhaut

8.2.1 Magen
Teile, Kurvaturen, physiologische Formveränderungen, Variabilität
Ösophago-kardialer Verschluß, M. sphincter pyloricus
Innervation

8.2.2 Duodenum
Teile, Lage, Lagebeziehungen und Peritonealverhältnisse der einzelnen Teile
Mündungsverhältnisse des Ductus choledochus und pancreaticus

8.2.3 Jejunum, Ileum
Länge, Lagevariabilitäten, Flexura duodenojejunalis, Valva ileocaecalis

8.2.4 Caecum und Appendix vermiformis
Lagevariabilitäten, Längenvariabilität der Appendix vermiformis

8.2.5 Colon
Lage und Lagevariabilitäten, Teile, Peritonealverhältnisse und Nachbarschaftsbeziehungen der Teile
Charakteristika: Taenien, Appendices epiploicae, Haustra

8.2.6 Rectum
Teile, Ampulla recti, Analkanal
Kontinenzorgan, Analverschluß und Defäkation
Bau der mukokutanen Übergangszone

Über den **Magen** trifft zu:

- Ein Teil der Vorderwand des Magens wird von den ventralen Anteilen der unteren Rippen bedeckt
- Der Fundus des Magens liegt unter der linken Zwerchfellkuppel
- Der Fundes des Magens hat topographische Beziehungen zur Milz
- Die große Kurvatur des Magens hat topographische Beziehungen zum Colon transversum
- Die Hinterwand des Magens grenzt an die Bursa omentalis
- In Abhängigkeit von der Magenform variiert die Höhe des Pylorus in ihrer Projektion auf die Wirbelsäule zwischen L1 und L3

Über den **Feinbau** des Magens trifft zu:

- Die Glandulae gastricae des Magenfundus enthalten Hauptzellen
- In der Pars pylorica des Magens sind die Foveolae gastricae tief
- In der Pars cardiaca des Magens finden sich mukoide Drüsen

Belegzellen des Magens

- sind mitochondrienreich
- haben intrazelluläre Canaliculi/enthalten intrazelluläre Sekretkanälchen
- zeigen histochemisch hohe Aktivitäten von Carboanhydrase
- bilden u.a. den Intrinsic-Faktor
- sezernieren Wasserstoffionen
- befinden sich in den Glandulae gastricae propriae des Magenfundus
- *nicht:* werden durch Adrenalin aktiviert

An der **Hauptgefäßversorgung** des Magens sind im Regelfall beteiligt:

- Truncus coeliacus
- A. lienalis
- V. mesenterica sup.
- V. lienalis
- *nicht:* A. mesenterica sup.

Über die **Histologie** des **Dünndarms** trifft zu:

- Die Lamina propria des Dünndarms besteht vorwiegend aus retikulärem Bindegewebe
- Die Dünndarmschleimhaut verfügt auch über endokrin aktive Drüsenzellen
- Die Villi intestinales verfügen über Eigenbeweglichkeit
- Die Zotten des Dünndarms werden von der Tunica mucosa gebildet

Paneth-Zellen

- kommen typischerweise in der Dünndarmschleimhaut vor
- liegen an der Basis der Glandulae jejunales et ilei

Über das **Duodenum** trifft zu:

- Der Ductus choledochus mündet in die Pars superior duodeni
- Das Duodenum wird aus Ästen des Truncus coeliacus und der A. mesenterica superior versorgt
- Im Duodenum befinden sich cholezystokininbildende Zellen
- Die Pars descendens duodeni des Erwachsenen enthält die Mündung des Ductus pancreaticus
- Das Duodenum ist trotz seiner überwiegenden retroperitonealen Lage bei der Atmung um etwa eine Wirbelhöhe verschieblich
- Das Duodenum besitzt partiell ein ventrales Mesenterium

Für die **Topographie** des Duodenums gilt:

- Die Pars superior duodeni liegt intraperitoneal
- Die Pars superior duodeni grenzt an die Gallenblase/hat in der Regel topographische Beziehungen zur Gallenblase
- Die Pars superior duodeni wird von Ästen der A. gastroduodenalis versorgt
- Die Pars descendens duodeni hat topographische Beziehungen zur rechten Niere/liegt auf (ventral) der rechten Niere
- Die Pars descendens duodeni wird von der Radix mesocolica überkreuzt
- Die Pars horizontalis inferior duodeni wird von der Radix mesenterii überkreuzt
- Hinter der Pars horizontalis duodeni verläuft die V. cava inferior
- Die Pars horizontalis duodeni wird von der A. mesenterica superior überkreuzt
- Die Pars ascendens duodeni liegt retroperitoneal

Über **Enterozyten** trifft zu:

- Die Oberfläche der Mikrovilli des Dünndarmepithels wird von Glykokalix bedeckt
- Nach Fettresorption entstehen in den Enterozyten Chylomikronen
- Ersatzbildung von zugrundegegangenen Enterozyten erfolgt im Epithel der Krypten

Bei der **arteriellen Versorgung** des Duodenums sind beteiligt:

- Truncus coeliacus
- A. hepatica communis
- A. gastroduodenalis (Aa. pancreaticoduodenales)
- A. mesenterica superior (A. pancreaticoduodenalis)
- *nicht:* A. mesenterica inferior

Das **Ileum** ist gekennzeichnet durch die Peyerschen Plaques (Nodi lymphatici aggregati).

Das **Caecum** mit der **Appendix vermiformis** kann, wenn auch selten, im rechten Oberbauch unterhalb der Leber liegen, weil das Caecum mit der Appendix vermiformis seine Wanderung während der Embryonalentwicklung im Oberbauch vorzeitig beenden kann.

Der Wurmfortsatz

- kann im Recessus retrocaecalis liegen
- liegt häufig retrozäkal
- Im Wurmfortsatz finden sich Krypten, Becherzellen und Lymphfollikel

Über den **Dickdarm/Colon** trifft zu:

- Die Flexura coli dextra berührt den rechten Leberlappen
- Die Flexura coli sinistra ist durch das Lig. phrenicocolicum am Zwerchfell angeheftet
- Im Bereich der Flexura coli sinistra endet das Innervationsgebiet des N. vagus
- Das Kolon unterscheidet sich vom Dünndarm u. a. durch das Vorkommen von Appendices epiploicae, Haustren und Tänien
- Das Auftreten der Haustren hängt vom Kontraktionszustand der Dickdarmmuskulatur (Tunica muscularis externa) ab
- Die Flexura coli sinistra liegt im allgemeinen höher als die Flexura coli dextra
- Die drei Tänien des Kolons laufen an der Basis des Wurmfortsatzes zusammen

Das **mikroskopisch-anatomische Bild** des Kolons ist gekennzeichnet durch Krypten mit zahlreichen Becherzellen und glatte Muskulatur.

Das **Colon ascendens**

- liegt retroperitoneal
- begrenzt den rechten mesenteriokolischen Spalt
- reicht bis an die Flexura colica dextra
- wird von der A. mesenterica superior versorgt
- erhält seine parasympathische Versorgung über den N. vagus

Das **Colon transversum**

- liegt intraperitoneal
- hat eine ausgedehnte Peritonealverbindung zum Magen
- ist mit dem Magen durch das Ligamentum gastrocolicum verbunden
- grenzt an die Bursa omentalis
- grenzt an die vordere Bauchwand
- berührt die Gallenblase, mit der es oft durch Serosastränge verbunden ist
- wird parasympathisch überwiegend vom Nervus vagus versorgt

Das **Colon sigmoideum** ist intraperitoneal gelegen.

Über das **Rektum** trifft zu:

- Beim Mann läßt sich vom Rektum aus die Prostata tasten
- Das Rektum verläuft durch das Levatortor des Diaphragma pelvis
- Das Rektum hat Lymphabflüsse u.a. zu Nodi lymphatici lumbales
- Das Rektum hat einen auf seiner Vorderseite weiter als seitlich und hinten herabreichenden Bauchfellüberzug
- Die Plica transversalis recti (Kohlrausch-Falte) ist mit dem tastenden Finger durch den Anus erreichbar
- Die Ampulla recti ist eine Erweiterung des Mastdarmes oberhalb des Canalis analis

An der **Gefäßversorgung** des Rektums sind beteiligt:

- A. mesenterica inferior
- A. iliaca interna
- A. pudenda interna
- *nicht:* A. pudenda externa

Das Corpus cavernosum recti wird von der A. rectalis superior versorgt.

Der venöse Abfluß des **Plexus venosus rectalis** erfolgt über die

- V. mesenterica inferior
- V. pudenda interna
- *nicht:* V. pudenda externa

Am Abflußweg aus dem Plexus venosus rectalis (haemorrhoidalis) zur Pfortader sind beteiligt:

- V. rectalis superior
- V. mesenterica inferior
- V. lienalis
- *nicht:* V. rectalis media

Das Rektum gehört teilweise zum Stromgebiet der Pfortader, weil das Venenblut aus dem proximalen Abschnitt des Mastdarms über die V. mesenterica inferior abfließt.

Über den **Analkanal** trifft zu:

- Die Venenplexus der Columnae anales enthalten arterielles Blut
- In die Sinus anales münden Proktodealdrüsen
- Der Canalis analis ist schmerzempfindlich
- Die Zona alba oder intermedia des Canalis analis ist außerordentlich schmerzempfindlich
- Die Zona haemorrhoidalis des Canalis analis enthält Längsfalten
- Die Zona cutanea des Canalis analis enthält apokrine Schweißdrüsen
- Der Verschluß des Canalis analis erfolgt u. a. durch den M. levator ani (M. puborectalis)

Am **Verschluß** des Afters sind beteiligt:

- M. sphincter ani internus
- M. sphincter ani externus
- M. puborectalis
- Columnae anales
- Corpus cavernosum recti
- *nicht:* M. ischiocavernosus, M. transversus perinei superficialis

Der submuköse Venenplexus der **Columnae anales** wird durch die A. rectalis superior versorgt.

8.3. Leber, Gallenblase, Pankreas

Lage, Form, Peritonealverhältnisse und Nachbarschaftsbeziehungen, Gefäßversorgung und regionäre Lymphknoten, Innervation und Schmerzprojektion

8.3.1 Leber
Größe, Teile, oberflächliche Lappengliederung, Leberpforte, Lebersegmente
Atemverschieblichkeit
Mikroskopische Anatomie, Feinstruktur und Histophysiologie des Leberparenchyms, der Lebersinusoide und der intrahepatischen Gallengänge
Pfortaderkreislauf

8.3.2 Gallenblase
Größe, Teile
Mikroskopische Anatomie

8.3.3 Extrahepatische Gallenwege
Ductus hepaticus, Ductus cysticus, Ductus choledochus, Ampulla hepatopancreatica
Verlauf, Mündung, Variabilität
Enterohepatischer Kreislauf

8.3.4 Pankreas
Teile, Größe, Ductus pancreaticus und Ductus pancreaticus accessorius
Mikroskopische Anatomie und Histophysiologie des exokrinen Anteils
Endokriner Teil s. 8.5.2

Über die **Leber** trifft zu:

- Die Leber liegt intraperitoneal
- Der Lobus caudatus grenzt an das Vestibulum bursae omentalis
- Die Leber hat u.a. auch die Funktion einer exokrinen Drüse
- An der Area nuda ist die Leber frei von Peritoneum und durch Bindegewebe am Zwerchfell befestigt

Strukturen der Leber:

- Markierung mit **A**: Ligamentum venosum
- Markierung mit **B**: Lig. teres hepatis
- Markierung mit **C**: Lobus caudatus
- Markierung mit **D**: Lobus quadratus
- Markierung mit **E**: Impression durch das Kolon

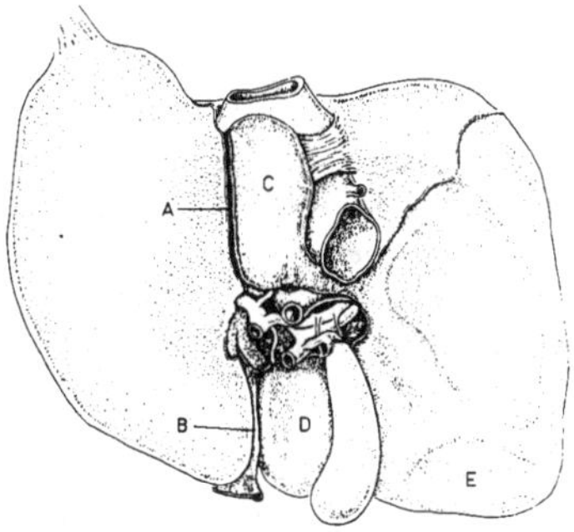

- Markierung mit **1**: Lig. teres hepatis
- Markierung mit **2**: A. hepatica propria

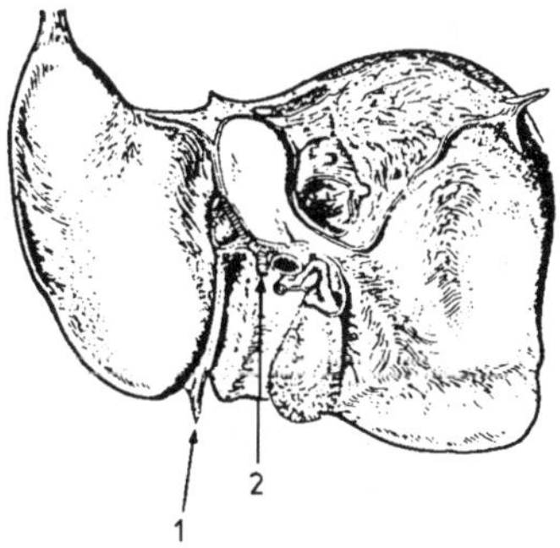

- Markierung mit **1**: Impression des Ösophagus
- Markierung mit **2**: Impression des Duodenum

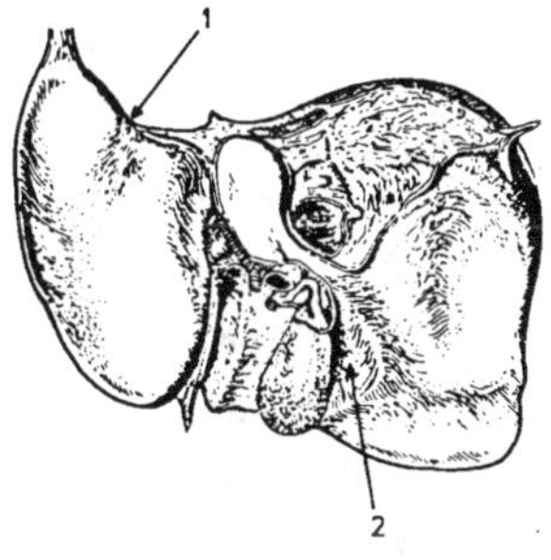

- Markierung mit **1**: Impression der Niere
- Markierung mit **2**: Impression des Kolons

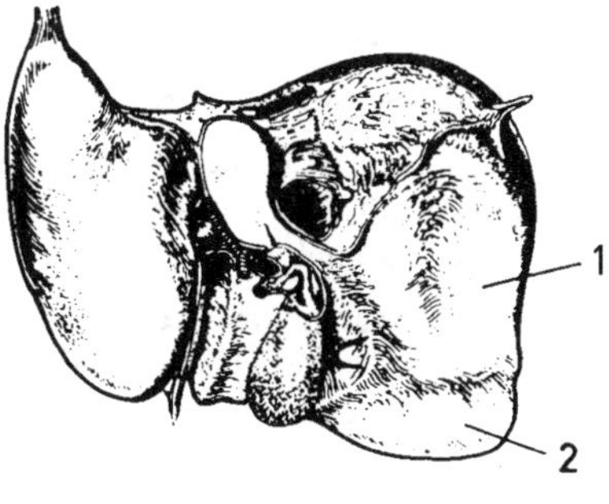

An der **Leberpforte** (Porta hepatis) treten

- die Äste der A. hepatica propria in die Leber ein
- die Äste der V. portae in die Leber ein
- der Ductus hepaticus dexter und sinister aus der Leber aus
- Lymphgefäße aus der Leber aus

Über das klassische **Leberläppchen** trifft zu:

- Das Leberläppchen hat im histologischen Schnitt eine annähernd hexagonale Form
- Es hat ein im Zentrum verlaufendes Gefäß
- Äste der V. portae befinden sich an der Peripherie des Läppchens
- Der Gallenfluß erfolgt vom Zentrum zur Peripherie

Die **Glisson-Trias** besteht aus

- A. interlobularis
- V. interlobularis
- Ductuli interlobulares

Glisson-Trias

- Markierung mit **1**: V. interlobularis
- Markierung mit **2**: A. interlobularis

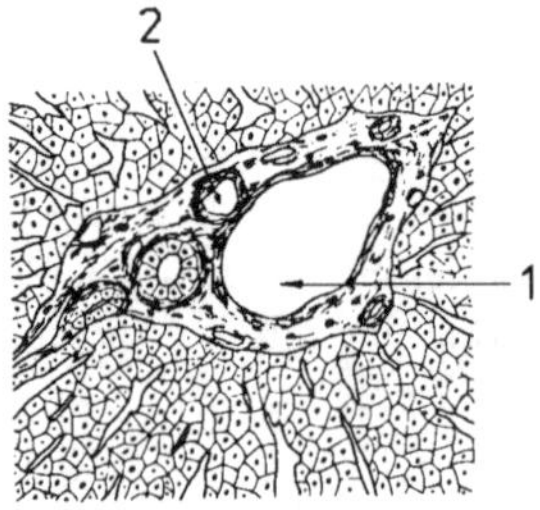

Das glatte endoplasmatische Retikulum der Leberzelle ist beteiligt an:

- Glykogenabbau
- Synthese von Gallensäuren
- Bildung von Bilirubinglucuronid
- Entgiftung zahlreicher Substanzen durch enzymatische Kopplung an Glucuronide
- *nicht:* Steroidhormonsynthese

Die Hepatozyten (Leberepithelzellen) werden von den Lebersinusoiden durch den Disséschen Raum getrennt.

Der **Dissé-Raum** ist ein mikroskopisch schmaler Spaltraum zwischen Endothelzellen der sinusoiden Kapillaren und Leberzellen. Der Dissé-Raum liegt zwischen Sinusendothel und Hepatozyten.

Die Wand der **Gallenkapillaren** wird von den Hepatozyten gebildet.

Die Leberzellen werden von den Gallenkapillaren nicht durch eine Basalmembran getrennt, weil die Wand der Gallenkapillaren von den Leberzellen selbst gebildet wird.

Die Ductuli interlobulares biliferi sind mit kubischem Epithel ausgekleidet.

Die **Kupffer-Sternzellen** zeichnen sich durch eine hohe Phagozytosefähigkeit aus.

Die **Gallenblase** ist an ihrer Kontaktfläche zur Leber nicht vom Peritoneum überzogen.

Gallensteine können aus der Gallenblase in das Kolon gelangen, weil die Gallenblase räumliche Beziehungen zum Kolon besitzt und infolgedessen krankhafte Fistelbildungen zwischen diesen Hohlorganen möglich sind.

Bei einer Verlegung der **Gallenwege** (z. B. durch Gallensteine) an der Einmündung ins Duodenum kann auch der Sekretabfluß aus dem Pankreas gestört sein, weil der Ductus pancreaticus major und der Ductus choledochus sich vor ihrer Einmündung ins Duodenum vereinigen.

Der **Ductus choledochus**
- verläuft im Lig. hepatoduodenale
- mündet in die Pars descendens duodeni
- tritt schräg in die Wand des Duodenums ein
- enthält im Bereich der Papilla duodeni einen Sphinkter aus glatter Muskulatur

Die Plica spiralis (Meister-Klappe) liegt im **Ductus cysticus**.

Über das **Pankreas** trifft zu:
- Das Pankreas umgreift dorsal mit dem Proc. uncinatus die Vasa mesenterica superiora
- Das Pankreas liegt an der dorsalen Wand der Bursa omentalis
- Das exokrine Parenchym besitzt azinöse Endstücke
- Die Zellen der Acini sind reich an Ergastoplasma

Direkten **Kontakt** zum Pankreas haben:
- A. lienalis
- V. lienalis
- A. mesenterica superior
- V. mesenterica inferior
- *nicht:* A. gastrica sinistra

An der **Gefäßversorgung** des Pankreas sind beteiligt:
- A. gastroduodenalis
- A. lienalis
- A. mesenterica superior
- *nicht:* A. gastrica dextra

Die **Gefäßarkaden** am Kopf des Pankreas werden aus folgenden Arterien gespeist:
- A. mesenterica superior
- A. gastroduodenalis

Das **venöse Blut** aus dem Pankreas fließt ab über die
- V. lienalis
- V. mesenterica superior
- *nicht:* Vv. gastricae breves

8.4. Milz

Lage, Form, Größe, Oberflächengliederung Peritonealverhältnisse und Nachbarschaftsbeziehungen Gefäßversorgung Mikroskopische Anatomie, Histophysiologie der weißen und roten Pulpa

Über die **Milz** trifft zu:
- Die Milz liegt intraperitoneal in der linken Regio hypochondriaca
- Die Milz gehört zu den lymphatischen Organen
- Die Milz liegt unterhalb der linken Zwerchfellkuppel
- Die Längsachse der Milz läuft etwa parallel zur 9. oder 10. Rippe
- Die Milz grenzt an die Flexura coli sinistra
- Die Milz hat topographische Beziehung zur linken Niere
- Die Milz hat topographische Beziehungen zum Pankreas
- Die Milz hat unmittelbare Lagebeziehung zum Magen
- Die Milz ist durch das Lig. gastrolienale mit der Curvatura major des Magens verbunden
- Mit der dorsalen Bauchwand steht die Milz durch das Lig. lienorenale in Verbindung
- Die Milz entzieht sich auch bei tiefer Inspiration normalerweise der Palpation
- In der Milz finden sich Peritonealepithel, Lymphfollikel und Venensinus
- Vor dem Eintritt in die Milz spaltet sich die A. lienalis in mehrere Rr. lienales auf

- Die Milz erhält ihre Gefäßversorung über das Lig. lienorenale (früher: phrenicolienale)
- *nicht:* Die Milz hat topographische Beziehungen zum linken Leberlappen

An der **Lagefixierung** der Milz sind beteiligt:

- Lig. phrenicocolicum
- Lig. lienorenale
- Lig. gastrolienale
- *nicht:* Lig. gastrocolicum

Die Milz **grenzt** im Regelfall direkt an:

- die linke Zwerchfellkuppel
- den Magen
- die linke Niere
- das Colon
- *nicht:* die Flexura duodeno-jejunalis

Leitungsbahnen der Milz:

- Milztrabekel: Balkenarterien
- Milzfollikel: Zentralarterien
- rote Pulpa der Milz: Milzsinus

8.5. Endokrine Organe

8.5.1 Nebenniere
Lage, Form, Größe, Nachbarschaftsbeziehungen, Gefäßversorgung
Mikroskopische Anatomie
Nebennierenrinde, Zonengliederung, feinstruktureller Aufbau, Histophysiologie
Nebennierenmark, Anteile, Histophysiologie

8.5.2 Inselorgan (endokrines Pankreas)
Verteilung der Inseln, mikroskopischer Aufbau, Histophysiologie

8.5.3 Gastroenteropancreatico-endokrines System
Anteile, Verteilung, Histophysiologie

Die linke **Nebenniere** hat Kontakt mit der Wand der Bursa omentalis.

Zur **Zona fasciculata** der Nebenniere trifft zu:

- Sie liegt zwischen der Zona glomerulosa und der Zona reticularis
- Sie ist die dickste der drei Nebennierenrindenschichten
- Sie enthält viele Fetttröpfchen im Zytoplasma der Zellen
- Sie enthält glattes endoplasmatisches Retikulum
- Sie enthält Mitochondrien vom Tubulustyp
- Sie sezerniert Glukokortikoide (z. B. Cortisol)
- Eine "progressive Transformation" (Verbreiterung der Zona fasciculata) der Nebennierenrinde kann von der Adenohypophyse ausgelöst werden

Die **Zona glomerulosa** der Nebennierenrinde sezerniert Mineralokortikoide.

Die hormonproduzierenden Zellen des **Nebennierenmarkes**

- wandern als Sympathogonien in die Anlage ein
- bilden Adrenalin bzw. Noradrenalin
- sind chromaffin
- gehören zu den Zellen des diffusen neuroendokrinen Systems

Die **Arterien** der Nebenniere entspringen im Regelfall aus folgenden Gefäßen:

- A. phrenica inferior
- A. renalis

8.6. Harnorgane

8.6.1 Niere
Lage, Form, Größe
Lappenbau und Sinus renalis
Nachbarschaftsbeziehungen, Atemverschieblichkeit
Capsula fibrosa, Faszien
Aa. und Vv. renales: Verlauf und Anordnung vor und beim Eintritt in das Nierenhilum
Mikroskopisch-anatomische Gliederung des Nierenparenchyms, intrarenale Gefäßverzweigung
Feinstruktur und Histophysiologie der Nierenkörperchen, der Tubulusabschnitte, der Sammelrohre und des juxtaglomerulären Apparates

8.6.2 Nierenbecken
Lage, Typen, Struktur

8.6.3 Harnleiter
Teile, Verlauf, Nachbarschaftsbeziehungen, Durchtritt durch die Blasenwand, vesicoureteraler Verschluß
Mikroskopische Anatomie, Histophysiologie der Schleimhaut

8.6.4 Harnblase
Lage, Form, Größe, physiologische Form und Größenveränderungen, Peritonealverhältnisse und Nachbarschaftsbeziehungen, Gefäßversorgung
Innervation
Schleimhautrelief, Trigonum vesicae
Verschlußmechanismus des Ostium ureteris und urethrae internum, Miktion
Mikroskopische Anatomie

8.6.5 Weibliche Harnröhre
Verlauf, Nachbarschaftsbeziehungen, Mündung
mikroskopische Anatomie
(männliche Harnröhre s. Geschlechtsorgane 8.8.6)

Über die **Niere** trifft zu:

- Nierenbecken und Ureter liegen am Sinus renalis mehr hinten und unten
- Eine Niere wiegt bei Erwachsenen ca. 160 g
- Die rechte Niere steht meist etwa eine halbe Wirbelkörperhöhe tiefer als die linke
- Die Aa. arcuatae der Niere verlaufen an der Rinden-Mark-Grenze
- Renin wird in den Epitheloidzellen des Vas afferens gebildet
- Das Vas efferens des Nierenkörperchens ist eine Arteriole
- Das Epithel des proximalen Tubulus der Niere enthält in der basolateralen Zellmembran die für die Rückresorption von Na^+-Ionen nötige Na-K-ATPase
- Der distale Tubulus (Mittelstück) unterscheidet sich lichtmikroskopisch vom proximalen Tubulus (Hauptstück) u.a. durch das Fehlen eines Bürstensaumes

Die **Macula densa**

- liegt immer in unmittelbarer Nähe des Nierenkörperchens
- gehört zum juxtaglomerulären Apparat
- gehört zum distalen Tubulus
- gehört zum gewundenen Teil des Mittelstückes
- besteht aus schmalen Epithelzellen
- fällt im histologischen Schnitt u. a. durch ihren Kernreichtum auf
- fällt im histologischen Schnitt u. a. dadurch auf, daß die Zellkerne dicht nebeneinander liegen

Zur **glomerulären Filtermembran** trifft zu:

- Das Endothel besitzt eine negativ geladene Glykokalix
- Die glomeruläre Basalmembran kann als größenselektiver Filter aufgefaßt werden
- Der Boden der Filtrationsschlitze wird durch die Schlitzmembran (slit membrane) gebildet

Folgende **Nerven** verlaufen dorsal der Nierenhinterfläche:

- N. subcostalis
- N. iliohypogastricus

- N. ilioinguinalis
- *nicht:* N. genitofemoralis

Das in der Abbildung auf der Vorderseite der linken Niere bezeichnete Feld ist dem Pankreas benachbart.

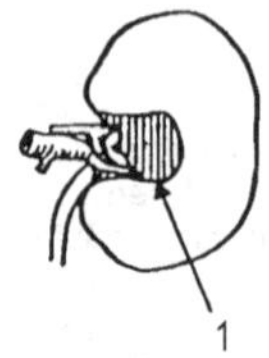

Das in der Abbildung auf der Vorderseite der rechten Niere bezeichnete Feld ist der Leber benachbart.

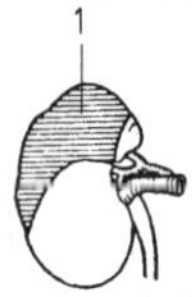

Das in der Abbildung auf der Vorderseite der rechten Niere bezeichnete Feld ist dem Duodenum benachbart.

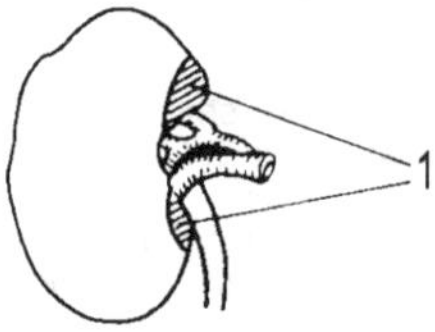

Organe des Bauchraumes

- Markierung mit **1**: linke Niere
- Markierung mit **2**: Milz

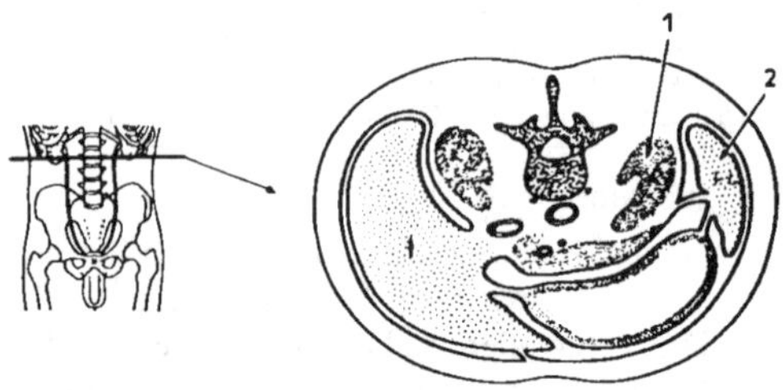

Der **Ureter**

- besitzt eine physiologische Enge am Übergang seiner Pars abdominalis in die Pars pelvina
- unterkreuzt die Vasa testicularia (ovarica)
- unterkreuzt beim Mann den Ductus deferens
- unterkreuzt in unmittelbarer Nachbarschaft die A. uterina
- Der linke Ureter liegt am Nierenhilus hinter der Vena renalis

Physiologische Engen des Ureters sind:

- der Abgang aus dem Nierenbecken
- die Überkreuzung mit den Vasa iliaca
- der Verlauf durch die Harnblasenwand

Der Ureter wird **versorgt** durch Äste der

- A. renalis
- A. testicularis bzw. ovarica
- A. iliaca interna
- *nicht:* A. suprarenalis

Zur **Harnblase** trifft zu:

- Die Harnblase ist überwiegend ein Derivat des Sinus urogenitalis
- Die Harnblase steht mit dem Lig. umbilicale in Verbindung
- Der Scheitel der Harnblase steigt bei stärkerer Füllung über die Symphyse auf
- Die Harnblase wird von Ästen der A. iliaca interna mit Blut versorgt
- Die Uvula vesicae kann in das Ostium urethrae hineinreichen

Die Länge der **Harnröhre** einer erwachsenen Frau beträgt 3 - 5 cm.

8.7. Weibliche Geschlechtsorgane

8.7.1 Ovar
Lage, Form, Größe
Peritonealverhältnisse und Nachbarschaftsbeziehungen
Lig. suspensorium ovarii, Lig. ovarii proprium
Gefäßversorgung, regionäre Lymphknoten
Mikroskopische Anatomie, Feinstruktur und Histophysiologie der Follikelreifung und Hormonbildung

8.7.2 Tube
Lage, Form, Länge, Teile, Peritonealverhältnisse und Nachbarschaftsbeziehungen
Mikroskopische Anatomie

8.7.3 Uterus
Form, Größe, Lage (Flexio, Versio, Positio)
Lagevarianten, Veränderungen der Form und Lage während der Schwangerschaft
Cavitas uteri, Canalis cervicis uteri, äußerer und innerer Muttermund
Peritonealverhältnisse und Nachbarschaftsbeziehungen
Parametraner Halteapparat, Lig. cardinale uteri, Lig. teres uteri
Gefäßversorgung, regionäre Lymphknoten
Mikroskopische Anatomie, Bau und Histophysiologie der Schleimhaut von Corpus und Cervix uteri

8.7.4 Vagina
Lage, Form, vorderes und hinteres Scheidengewölbe
Nachbarschaftsbeziehungen
Regionäre Lymphknoten
Mikroskopische Anatomie, zyklische Veränderungen der Schleimhaut

8.7.5 Äußere Genitalien
Vestibulum und Ostium vaginae, Hymen
Schwellkörper, Clitoris
Bartholinische Drüsen (Glandulae vestibulares majores)

Über die **Lagebeziehungen** des **Ovars** trifft zu:

- Das Ovar liegt dorsal dem Ligamentum latum uteri an
- Das Ovar berührt die seitliche Beckenwand in der Einsenkung zwischen den Aa. iliacae externa und interna
- An der seitlichen Beckenwand hat der Ureter enge topographische Beziehungen zum Ovar
- Die Appendix vermiformis kann dem rechten Ovar eng anliegen
- Das Ovar ist durch das Mesovar mit dem Ligamentum latum uteri verbunden

Über die **Gefäßversorgung** des Ovars trifft zu:

- Das Ovar wird über eine Arterie im Ligamentum suspensorium versorgt
- Das Ovar erhält arterielles Blut unter anderem über den Ramus ovaricus der A. uterina
- Die arterielle Versorgung des Ovars erfolgt über einen direkten Ast der Aorta abdominalis und einen Ast der A. uterina

Die **Tuba uterina**

- überlagert von oben her das Ovar
- liegt im freien Rand der Mesosalpinx
- hat topographische Beziehung zum Ileum
- mündet am Übergang zwischen Corpus und Fundus uteri

Über den **Uterus** trifft zu:

- Unter Anteflexio uteri versteht man die Abknickung des Corpus gegen die Cervix uteri
- Die Uterusschleimhaut ist örtlich begrenzt zu Falten, den Plicae palmatae, aufgeworfen
- Die vaginale Oberfläche der Portio ist von einem mehrschichtigen unverhornten Plattenepithel überzogen
- Im Uterus finden sich glatte Muskulatur, eine Lamina functionalis und einschichtiges hochprismatisches Epithel

- Im Uterus kommen Glykogen und schleimproduzierende tubulöse Drüsen vor
- Die Schleimhaut der Cervix uteri wird bei der Menstruation nicht abgestoßen
- Die Excavatio rectouterina berührt bei der erwachsenen Frau das hintere Scheidengewölbe unmittelbar

Durch das **Lig. latum uteri** verlaufen:

- die A. uterina
- das Lig. teres uteri
- der Ureter
- das Lig. cardinale uteri
- *nicht:* die A. ovarica

Das Lig. latum verbindet den Uteruskörper mit der seitlichen Beckenwand.

Unter dem **Lig. teres uteri** versteht man Faserzüge vom Tubenwinkel in die große Schamlippe.

Das **Lig. ovarii proprium** geht vom Tubenwinkel aus.

Über die **Gefäßversorgung** des Uterus trifft zu:

- Die A. uterina überkreuzt den Ureter etwa 2 cm seitlich der Gebärmutter
- Die A. uterina verläuft im subperitonealen Bindegewebe transversal zur seitlichen Uteruswand
- Die A. ovarica und die A. uterina anastomosieren im Bereich der Adnexe miteinander

Die Adnexe des Uterus werden aus zwei arteriellen Quellen versorgt, weil die Adnexe sowohl von der A. uterina als auch über das Lig. suspensorium ovarii Blut erhalten.

In der **1. Zyklushälfte**

- entstehen im Endometrium gestreckt bis spiralförmig verlaufende Drüsenschläuche
- wachsen Spiralarterien aus dem Myometrium ins Endometrium

Die frühe **Proliferationsphase** ist unter anderem durch gestreckte tubuläre Drüsen charakterisiert. Die Drüsen des Endometeriums verlaufen in der frühen Proliferationsphase gestreckt.

Die **Sekretionsphase** des Endometriums beginnt nach dem Follikelsprung.

Über die **Vagina** trifft zu:

- Die Portio vaginalis uteri stülpt sich von ventral her ins Scheidengewölbe ein
- Die Portio vaginalis uteri liegt an der Vagina
- Die Vagina grenzt mit der Vorderwand an die Urethra
- Dem hinteren Scheidengewölbe legt sich direkt das Peritoneum auf

8.8. Männliche Geschlechtsorgane

8.8.1 Hoden
Lage, Form, Größe
"Peritonealverhältnisse", Nachbarschaftsbeziehungen
Hodenhüllen
Gefäßversorgung und regionäre Lymphknoten
Mikroskopische Anatomie,
Feinstruktur und Histophysiologie der Spermatogenese, der Spermien und der Hormonbildung

8.8.2 Nebenhoden
Lage, Form, Größe, Teile
Nachbarschaftsbeziehungen
Mikroskopische Anatomie, Histophysiologie der Spermienspeicherung

8.8.3 Ductus deferens
Lage, Teile, Verlauf, Nachbarschaftsbeziehungen
Samenstrang
Mikroskopische Anatomie

8.8.4 Vesicula seminalis (Samenblase)
Lage, Form, Größe, Ausführungsgang
Peritonealverhältnisse,
Nachbarschaftsbeziehungen
Mikroskopische Anatomie

8.8.5 Prostata
Lage, Form, Größe, Teile, Mündung der Ausführungsgänge
Pars prostatica urethrae, Colliculus seminalis, Ductus ejaculatorius
Nachbarschaftsbeziehungen
Altersveränderungen, Konsistenz
Mikroskopische Anatomie, Histophysiologie der Sekretbildung

8.8.6 Äußere Geschlechtsorgane
Penis, Teile, Bau, Schwellkörper, Gefäß- und Nervenversorgung
Morphologische Grundlagen und Steuerung von Erektion und Ejakulation
Urethra masculina, Teile, Engstellen, Lage und Mündung der Glandula bulbourethralis

8.8.7 Sperma
Abhängigkeit der Fertilität von Zusammensetzung und Menge des Spermas und der Spermienza

Leydig-Zwischenzellen/interstitielle Zellen

- liegen im Bindegewebe zwischen den Hodenkanälchen
- liegen im interstitiellen Bindegewebe des menschlichen Hodens
- sind bereits bei der Geburt differenziert
- werden durch LH stimuliert
- produzieren Testosteron
- haben einen hohen Gehalt an glattem endoplasmatischem Retikulum
- können stabförmige Eiweißkristalle enthalten
- besitzen in der Regel Mitochondrien vom Tubulus-Typ
- enthalten häufig paraplasmatische Einschlüsse
- produzieren in geringen Mengen auch Östrogene

Die **Sertoli-Zellen**

- liegen in der Wand der Hodenkanälchen
- bilden die Blut-Hoden-Schranke
- phagozytieren die Residualkörper, die bei der Spermatogenese entstehen
- bilden Androgen-bindendes Protein

Die **Vesiculae seminales/Samenbläschen**

- liegen lateral der Ampulla des Ductus deferens
- liegen der dorsalen Wand der Harnblase dicht an
- werden noch teilweise vom Peritoneum der Excavatio rectovesicalis bedeckt

Die **Prostata**

- liegt oberhalb des Diaphragma urogenitale/liegt auf dem Diaphragma urogenitale
- liegt zwischen den Levatorschenkeln
- liegt unter dem Blasenhals
- besteht aus zahlreichen (etwa 40) tubuloalveolären Einzeldrüsen
- ist vom Rektum aus gut tastbar
- wird durch das Septum rectovesicale vom Rektum getrennt
- verändert ihre Lage in Abhängigkeit vom Füllungszustand der Harnblase

Die Pars prostatica der männlichen **Urethra**

- beginnt unmittelbar an der Harnblase
- liegt oberhalb des Diaphragma urogenitale
- enthält den Colliculus seminalis
- ist Mündungsort der Ductuli ejaculatorii
- besitzt einen Sinus prostaticus beiderseits der Einmündung der Ductuli ejaculatorii
- *nicht:* ist Mündungsort der Gll. bulbourethrales

Die **Crura penis**

- vereinigen sich zu den paarigen Corpora cavernosa penis
- werden durch die A. profunda penis mit Blut gefüllt
- sind am unteren Schambeinast angeheftet
- liegen innerhalb des Spatium perinei superficiale

Über **Erektion und Ejakulation** trifft zu:

- Das parasympathische Zentrum für die Erektion liegt in Höhe von S2 - S4
- Die Impulse aus dem Erektionszentrum verlaufen über die Nn. splanchnici pelvini (Nn. erigentes)
- Das Ejakulationszentrum befindet sich in Höhe von L2 - L3
- Die efferenten Fasern für die Ejakulation verlaufen über den Plexus hypogastricus

Das **Ejakulat** eines geschlechtsreifen, gesunden Mannes enthält pro Ejakulat im Mittel ca. 300 Mio. Spermien.

8.9. Arterien

Ursprung, Lage, Verlauf, Versorgungsgebiet

8.9.1 Pars abdominalis aortae
Lagebeziehungen, Bifurcatio aortae

8.9.2 Truncus coeliacus
A. gastrica sinistra, A. splenica mit Ästen, A. hepatica communis, A. hepatica propria mit Ästen, A. gastroduodenalis mit Ästen

8.9.3 A. mesenterica superior
Äste, Anastomosen

8.9.4 A. mesenterica inferior
Äste, Anastomosen

8.9.5 Paarige laterale Äste
Aa. phrenicae inferiores, Aa. suprarenales mediae, Aa. renales, Aa. ovaricae/testiculares

8.9.6 Bifurcatio aortae/Aa. iliacae communes

8.9.7 A. iliaca externa
A. epigastrica inferior, "Corona mortis"

8.9.8 A. iliaca interna
Parietale Äste: s. 6.4.5
viszerale Äste: A. vesicalis superior, A. rectalis media, A. uterina, A. ductus deferentis

Aorta abdominalis	
Aa. phrenicae inf.	A. suprarenalis sup.
Truncus coeliacus	**A. gastrica sinistra** – Rr. oesophagei **A. lienalis** – **A. gastroepiploica sinistra** – Aa. gastricae breves **A. hepatica communis** – **A. gastroduodenalis** — **A. gastroepiploica dextra** — **A. pancreaticoduodenalis sup.** – **A. hepatica propria** — **A. cystica** — **A. gastrica dextra**
Aa. suprarenales med.	
A. mesenterica sup.	**A. pancreaticoduodenalis inf.** **Aa. jejunales** Aa. ilei **A. ileocolica** – A. appendicularis A. colica dextra **A. colica media**
Aa. renales	**A. suprarenalis inf.**
Aa. testiculares/ovaricae	
Aa. lumbales	
A. mesenterica inf.	**A. colica sinistra** Aa. sigmoideae **A. rectalis sup.**
Aa. iliacae communes	
A. iliaca externa	A. epigastrica inf.

A. iliaca interna	*viszerale Äste* A. umbilicalis A. vesicalis inf. **A. uterina**/A. ductus deferentis A. rectalis media *parietale Äste* A. iliolumbalis A. sacralis lateralis A. glutea superior A. glutea inferior **A. obturatoria** **A. pudenda interna** – **A. rectalis inf.** – A. perinealis – A. urethralis – A. bulbi penis/bulbi vestibuli – A. profunda penis/clitoridis – A. dorsalis penis/clitoridis

Äste der Bauchaorta:

- Markierung mit **A**: Truncus coeliacus
- Markierung mit **B**: A. mesenterica sup.
- Markierung mit **C**: A. renalis
- Markierung mit **D**: A. testicularis/A. ovarica
- Markierung mit **E**: A. mesenterica inf.

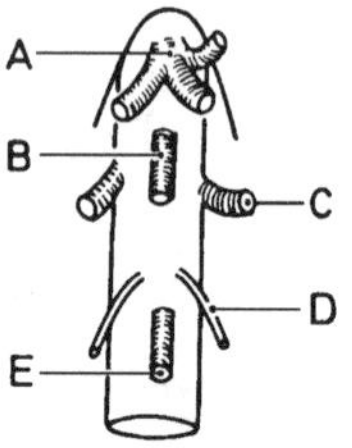

- Markierung mit **A**: A. gastrica sinistra
- Markierung mit **B**: A. hepatica communis
- Markierung mit **C**: A. lienalis
- Markierung mit **D**: A. mesenterica sup.
- Markierung mit **E**: A. renalis

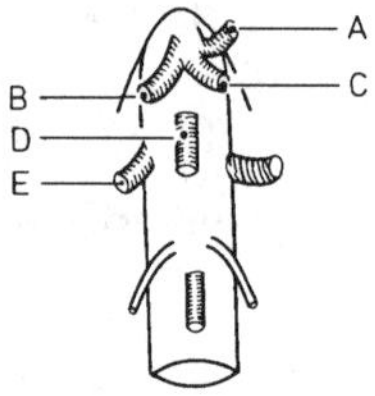

Gefäße des Bauchraumes:

- Markierung mit **A**: A. ileocolica
- Markierung mit **B**: V. mesenterica superior
- Markierung mit **C**: A. colica media
- Markierung mit **D**: A. colica sinistra
- Markierung mit **E**: V. mesenterica inf.

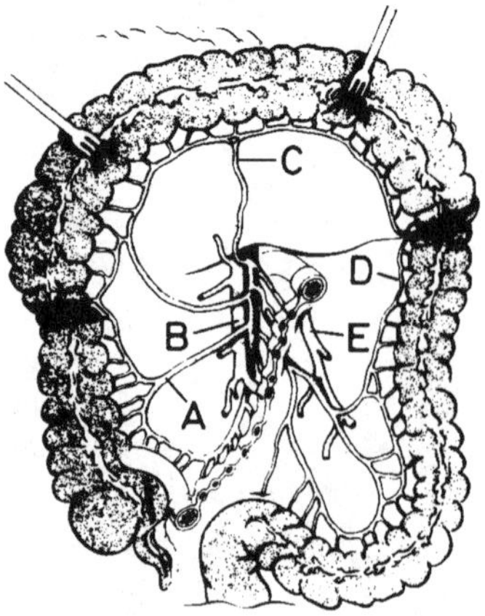

Hintere Wand der Peritonealhöhle:

- Markierung mit **1**: A. lienalis
- Markierung mit **2**: A. colica media

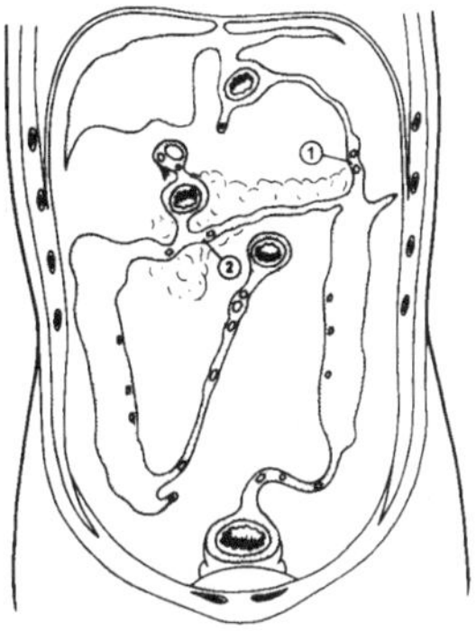

- Markierung mit **1**: Lig. phrenicolienale
- Markierung mit **2**: Radix mesocoli transversi
- Markierung mit **3**: Radix mesenterii
- Markierung mit **4**: Colon descendens
- Markierung mit **5**: Mesocolon sigmoideum

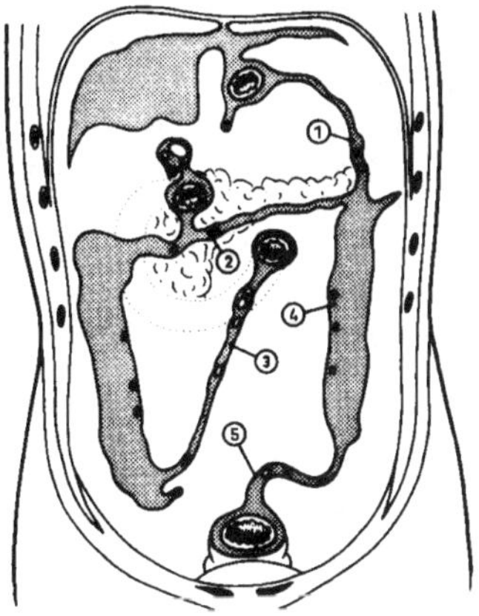

Dem Anfangsteil der **Pars abdominalis der Aorta** liegt ventral das Pankreas auf.

Der **Truncus coeliacus**

- führt u. a. zur A. gastroepiploica sinistra
- führt u. a. zur A. gastroduodenalis

Die **A. gastrica sinistra** verläuft in der Plica gastropancreatica.

Die **A. lienalis** verläuft im Lig. phrenicolienale.

Die **A. gastroepiploica sinistra**

- ist ein Ast der A. lienalis
- gibt Äste zum Pankreas ab
- verläuft im Lig. gastrolienale (gastrosplenicum)

Die **A. gastroduodenalis** läuft hinter dem Bulbus duodeni.

Die **A. gastroepiploica dextra** verläuft im Lig. gastrocolicum.

Die **A. hepatica propria** verläuft im Lig. hepatoduodenale.

Folgende Arterien liegen im Retroperitonealraum:

- Ursprung und Stamm der A. hepatica communis
- Ursprung und Stamm der A. gastrica sinistra
- Ursprung und Stamm der A. lienalis
- Ursprung und proximaler Stamm der A. testicularis bzw. A. ovarica
- *nicht:* Ursprung und Stamm der A. gastroepiploica sinistra

Die **A. mesenterica superior**

- versorgt das Jejunum mit Blut

- versorgt den Wurmfortsatz mit Blut
- führt zur A. ileocolica
- versorgt u. a. das Colon ascendens mit Blut

Das in der Abbildung mit einem Pfeil bezeichnete Blutgefäß ist die **A. mesenterica superior**.

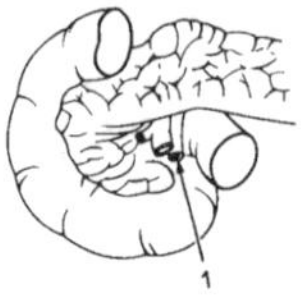

Die **A. colica media** verläuft im Mesocolon transversum.

Die **A. ovarica** beteiligt sich an der Blutversorgung

- des Ovars
- der Tube
- des Uterus
- des Ureters

Die **A. mesenterica inferior**

- führt u. a. zur A. colica sinistra
- führt u. a. zur A. rectalis superior

8.10. Venen

Drainagegebiet, Lage, Verlauf, Mündung

8.10.1 V. cava inferior
Lagebeziehungen
Vv. hepaticae, Vv. renales, Vv. suprarenales mediae, Vv. ovaricae/testiculares

8.10.2 Vv. iliacae communis, externa, interna
Zuflüsse, Plexus venosus rectalis, Plexus venosus prostaticus, Plexus venosus uterinus, Plexus venosus vesicalis

8.10.3 Cavocavale Anastomosen, Möglichkeiten der Ausbildung regionärer Anastomosen

8.10.4 V. portae hepatis
Ursprung, Lage, Verlauf, Lagebeziehungen
Zuflußgebiete: V. mesenterica superior, V. splenica, V. mesenterica inferior, V. rectalis superior
Portaler Kreislauf, portokavale Anastomosen, Auswirkungen eines portalen Hochdrucks auf die Umgehungskreisläufe

Zu den **cavo-cavalen Anastomosen** gehören:

- V. azygos und V. hemiazygos
- Plexus venosus vertebralis internus und externus
- Vv. lumbales
- V. epigastrica superficialis
- *nicht:* Plexus venosus rectalis

Die **Vena portae**

- entsteht aus dem Zusammenfluß von V. lienalis und V. mesenterica superior
- verläuft im Ligamentum hepatoduodenale
- zweigt sich in die intrahepatischen Vv. interlobulares auf

Zu den **Quellgebieten** der Pfortader gehören:

- V. lienalis
- V. praepylorica
- V. colica media
- V. mesenterica inferior
- Vv. sigmoideae
- V. rectalis superior
- *nicht:* V. rectalis media, V. rectalis inferior

Das in der Abbildung mit einem Pfeil bezeichnete Blutgefäß ist die **V. mesenterica superior**.

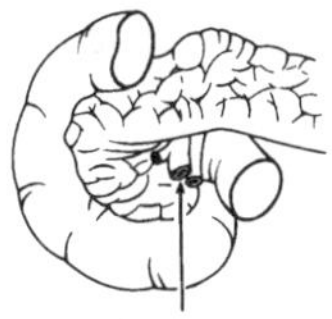

Folgende **Organe** sind dem Pfortadersystem angeschlossen:

- Magen
- Milz
- Pankreas
- Rektum
- *nicht:* Nebenniere

Venöser Umgehungskreislauf bei **portaler Hypertension** (Pfortaderhochdruck):

- Vv. adumbilicales — V. thoracoepigastrica — V. axillaris

Eine Verlegung der intrahepatischen Blutgefäße (z. B. im Verlaufe einer Leberzirrhose) bewirkt einen Rückstau des venösen Blutes in der Milz, weil das venöse Blut der Milz über die V. portae abfließt.

Bei einer Pfortaderstauung können die submukösen Vv. oesophageae zu Ösophagusvarizen erweitert sein.

Blut der Pfortader kann über die Vv. paraumbilicales und die V. thoracoepigastrica zur V. cava superior abfließen.

8.11. Lymphgefäße und Lymphknoten

Trunci lumbales, Trunci intestinales, Cisterna chyli
Lymphdrainage und regionäre Lymphknoten des Pankreas und der Leber, des Magens, des Dünndarms, des Colons und Rectums, der männlichen und weiblichen Geschlechtsorgane

Am Darm lassen sich **Lymphgefäße** einige Stunden nach einer fetthaltigen Mahlzeit als feine, helle Linien oder Netze beobachten.

Die Trunci intestinales leiten Lymphe zur Cisterna chyli.

Die Nodi lymphatici ileocolici sammeln Lymphe aus einem Bereich, der etwa dem Stromgebiet der A. ileocolica entspricht.

Die Nodi lymphatici ileocolici sind u. a. die regionären Lymphknoten für den Wurmfortsatz.

8.12. Vegetative Nerven

8.12.1 Pars sympathica
Ursprung der sympathischen Fasern, Truncus sympathicus, paravertebrale und prävertebrale Ganglien
Nn. splanchnici thoracici major et minor, Nn. splanchnici lumbales et sacrales
Verlauf der postganglionären Fasern

8.12.2 Pars parasympathica
Ursprung der parasympathischen Fasern, Nn. splanchnici pelvini, intramurale Ganglien

Über die **sympathische Innervation** der Oberbauchorgane trifft zu:

- Umschaltung von prä- auf postganglionär erfolgt vorwiegend in den präaortalen Ganglien (z. B. Ganglion coeliacum)

Über die **parasympathische Innervation** der Oberbauchorgane trifft zu:

- Umschaltung von prä- auf postganglionär erfolgt vorwiegend in den intramuralen Ganglien der Organe

Die **Ganglia coeliaca** liegen am Anfangsteil der Aorta abdominalis und in der Umgebung des Truncus coeliacus.

Aus den Ganglia coeliaca laufen postganglionäre Fasern zum Magen und zu anderen Organen des Bauchraumes.

Die **Nn. splanchnici major et minor** enthalten u. a. markhaltige Nervenfasern für die Ganglia coeliaca.

Der N. splanchnicus (thoracicus) major

- kommt aus dem 5. - 9. thorakalen Grenzstrangganglion
- enthält präganglionäre sympathische Fasern für den Magen

Über den **N. vagus** trifft zu:

- Der N. vagus enthält u. a. somatomotorische Fasern
- Der Truncus vagalis posterior versorgt u. a. die extrahepatischen Gallenwege
- Der Truncus vagalis anterior innerviert das Corpus ventriculi

Der **Cannon-Böhmsche Punkt** enthält die am weitesten kaudal reichenden Vagusfasern.

8.13. Peritoneum

Peritoneum parietale, viscerale,
Begriff: Meso
Mikroskopisch-anatomischer Bau,
Histophysiologie

8.13.1 Peritonealstrukturen
Lig. falciforme und Lig. teres hepatis
Omentum minus, Lig. hepatoduodenale, Lig. hepatogastricum
Lig. splenorenale
(Lig. phrenico[reno]lienale)
Omentum majus
Lig. gastrosplenicum und Lig. gastrocolicum
Mesenterium, Mesenteriolum
Mesocolon transversum, Mesocolon sigmoideum
Plica umbilicalis mediana, medialis und lateralis
Lig. latum uteri, Mesosalpinx, Mesovarium
Plica rectouterina, Excavatio rectovesicalis

Das **Omentum minus**

- befindet sich zwischen kleiner Kurvatur des Magens und Eingeweidefläche der Leber
- steht nahezu frontal
- geht aus dem Mesogastrium ventrale hervor
- besteht in seinem kaudalen Teil aus dem Ligamentum hepatoduodenale

Das **Lig. hepatogastricum**

- setzt an der Curvatura minor des Magens an
- ist ein Teil des Omentum minus
- enthält zur Leber führende Äste des Nervus vagus
- begrenzt das Vestibulum der Bursa omentalis

Das **Lig. hepatoduodenale**

- inseriert an der Pars superior duodeni
- begrenzt von ventral das Foramen epiploicum
- ist ein Derivat des Mesogastrium ventrale

In der Pars hepatoduodenalis des Omentum minus (Lig. hepatoduodenale) verlaufen folgende **Strukturen**:

- A. hepatica propria
- Ductus choledochus
- V. portae
- *nicht:* Vv. hepaticae, Ductus venosus

Das **Omentum majus**

- ist am Querkolon befestigt
- enthält lymphatisches Gewebe

Das **Lig. gastrocolicum**:

- verbindet die große Kurvatur des Magens mit dem Colon transversum
- entspringt an der großen Kurvatur des Magens
- setzt sich nach links in das Lig. gastrolienale fort
- setzt am Colon transversum an/ist mit der Taenia omentalis des Colon transversum verwachsen
- gehört zur Wand der Bursa omentalis
- entsteht entwicklungsgeschichtlich aus dem Mesogastrium dorsale
- enthält die Aa. gastroepiploicae dextra und sinistra

Die **Radix mesenterii** verläuft von links oben nach rechts unten.

Das **Mesocolon transversum**

- entsteht entwicklungsgeschichtlich aus dem Mesenterium der Nabelschleife
- enthält Äste der A. mesenterica superior
- enthält die A. colica media
- bildet eine Begrenzung der Bursa omentalis
- ist mit seiner Radix entlang der Margo anterior des Corpus pancreatis fixiert
- überkreuzt mit seiner Radix das Duodenum

Nach der Durchtrennung des Mesocolon transversum links der Wirbelsäule und von unten gelangt man in die Bursa omentalis.

Das **Lig. phrenicocolicum** ist ein lateral von der Flexura coli sinistra gelegener Abschnitt des Mesocolon transversum und bildet den Boden der Milznische.

8.14. Angewandte und topographische Anatomie

Übertragung der systematischen Kenntnisse in den topographischen und/oder funktionellen Zusammenhang (schließt 6.3 "Bauchwand" und 6.4 "Becken" ein)

8.14.1 Oberflächenanatomie, Abdomen
Tastbare Skelettanteile, Linea alba, Umbilicus, Lig. inguinale, Anulus inguinalis superficialis, Trigonum lumbale
Regionengliederung der Bauchwand
Grundkenntnisse über segmentale Nervenversorgung
Begriff: Headsche Zonen
Hautvenen, Lymphabfluß

8.14.2 Organprojektionen auf die Bauchwand, Tastbarkeit
Leber, Gallenblase, Magen, Milz, Dünndarm, Colon, Caecum, Appendix, McBurneyscher und Lanzscher Punkt, Harnblase, Schmerzprojektionen bei Nierenbecken- und Harnleiteraffektionen
Rektale und vaginale Tastuntersuchung: erreichbare Strukturen

8.14.3 Röntgenbilder, Tomogramme
Interpretationen einfacher orthologischer Röntgenbilder, einfacher orthologischer Tomogramme
Kontrastmitteldarstellung des Magen-Darm-Traktes und der Gefäße, Cholezystographie, Urogramm, retrogrades Pyelogramm, Hysterosalpingographie

8.14.4 Gliederung der Bauchhöhle, Topographie der Bauchorgane
Cavitas peritonealis, Retroperitonealraum
Cavitas peritonealis: Ober-(Drüsen)bauch, Unter-(Darm)bauch
Projektion der Radix mesocolica auf die dahinterliegenden Organe
Oberbauchsitus: Recessus subphrenicus dexter et sinister, Recessus subhepaticus, Recessus hepatorenalis
Bursa omentalis: Begrenzungen, Foramen omentale, Recessus
Unterbauchsitus: Fossa mesentericocolica dextra et sinistra, Fossa parieto-colica dextra et sinistra, Projektion der Radix mesenterii, des Colon ascendens und descendens und der Radix sigmoidea auf die dahinterliegenden Organe; duodenale und caecale Recessus, Recessus intersigmoideus
Innenrelief der vorderen Bauchwand, Fossa supravesicalis, Fossa inguinalis medialis und lateralis
Topographie der Organe des Ober- und Unterbauchs zueinander, zur vorderen Bauchwand, zum Zwerchfell und zu den Organen des Retroperitonealraumes
Retroperitonealraum: Topographie der Organe und Leitungsbahnen zueinander, zu den Organen der Cavitas peritonealis und zur hinteren Bauchwand

8.14.5 Gliederung des Cavum pelvis, Topographie der Beckenorgane
Cavitas peritonealis, Extraperitonealräume
Cavitas peritonealis: Unterschiede zwischen männlichem und weiblichem Becken, Excavatio rectovesicalis, Excavatio rectouterina und vesicouterina, Lig. latum uteri, Fossa ovarica
Topographie der Beckenorgane zueinander, zu den Beckenwänden und zu Organen des Subperitonealraums
Extraperitonealräume: Retro- und Subperitonealraum, Topographie der Organe und Leitungsbahnen, Halteapparat der Organe
Präperitonealraum, Spatium retropubicum
Fossa ischioanalis, Begrenzungen, Zugänge, Canalis pudendalisBei **Nierenerkrankungen** können Schmerzen in der Leistenregion auftreten, weil bei Nierenerkrankungen der hinter der Niere verlaufende N. iliohypogastricus gereizt werden kann und dieser Hautäste zur Leistenregion abgibt.

8.14.6 Regio perinealis
Begrenzungen, tastbare Skelettanteile
Regio analis, Regio urogenitalis, Spatium perinei superficiale et profundum
Anus, Raphe perinealis
Vulva (s.a. 8.7.5)
Scrotum, Penis (s.a. 8.8.6)
Grundkenntnisse über Gefäß und Nervenversorgung, Lymphabfluß und regionäre Lymphknoten

8.14.7 Intraabdominaldruck
Zusammenspiel von Bauchwand, Zwerchfell und Beckenboden
Bauchpresse, statische Bedeutung, Bedeutung bei Defäkation, Miktion, Geburtsvorgang

8.14.8 Schwangerschaft, Geburtsvorgang
Grundkenntnisse über Wachstum, Lage- und Formveränderung des Uterus während der Schwangerschaft
Geburtskanal, Grundkenntnisse über die Einstellung des Feten vor und unter der Geburt, Grundkenntnisse über Veränderungen des Beckenbodens
Zusammenspiel von Wehentätigkeit, Bauchpresse und Beckenbodenmuskulatur

Vom **Rektum** aus sind beim Mann folgende Strukturen tastbar bzw. dem Finger zugänglich:

- Vesicula seminalis
- Ampulla ductus deferentis
- Excavatio rectovesicalis
- Prostata
- *nicht:* Urethra

In die **Bursa omentalis** gelangt man nach Durchtrennung des

- Lig. gastrocolicum
- Lig. gastrolienale (gastrosplenicum)
- Mesocolon transversum
- *nicht:* Mesenterium

Von der Bursa omentalis aus sind zu erreichen:

- Lobus caudatus hepatis
- Tuber omentale pancreatis
- Milzhilus
- Magenhinterwand
- *nicht:* Area nuda hepatis

An das **Vestibulum** bursae omentalis grenzen:

- Lobus caudatus der Leber
- Vena cava inferior

Die linke Abbildung zeigt die Höhe des Querschnittes durch den Bauchraum (rechte Abbildung).
Der mit * markierte Raum

- ist das Vestibulum bursae omentalis
- ist durch das Foramen epiploicum zugänglich
- liegt links von der Plica gastropancreatica
- wird ventral vom Omentum minus begrenzt
- schiebt kranialwärts eine taschenförmige Aussackung zwischen V. cava inferior und Ösophagus vor

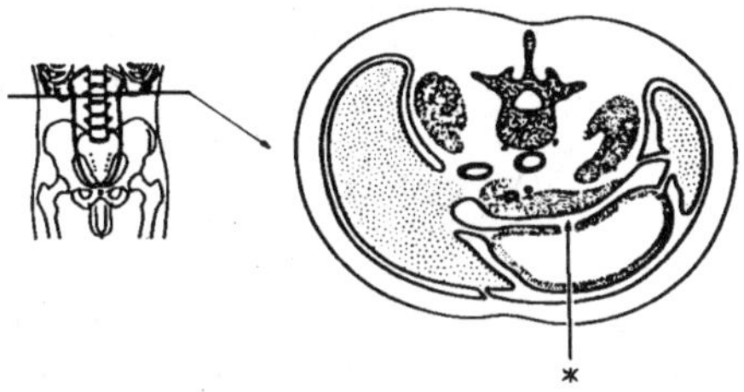

Von den Organen des Oberbauchsitus liegen **intraperitoneal**:

- Milz
- Magen
- Leber
- Gallenblase
- *nicht:* Pankreas

Folgende Abschnitte des Verdauungstraktes sind **retroperitoneal** gelegen:

- Pars descendens duodeni
- Pars horizontalis inferior duodeni
- Pars ascendens duodeni
- Pankreas
- *nicht:* Pars superior duodeni

Über die **Peritonealverhältnisse** am weiblichen Genitale trifft zu:

- Vorder- und Rückseite des Corpus uteri haben einen Peritonealüberzug
- Das hintere Scheidengewölbe grenzt direkt an die Excavatio rectouterina
- Auf der Facies vesicalis der Gebärmutter reicht der Bauchfellüberzug etwa bis an die Korpus-Zervix-Grenze
- Die Portio supravaginalis der Cervix uteri hat lediglich dorsal einen Bauchfellüberzug

Im **subperitonealen Bindegewebsraum** des Beckens der Frau liegen:

- Vagina
- Teile des Uterus
- Pars pelvina ureteris
- Harnblase
- *nicht:* Ovar

Die **Excavatio rectouterina** hat topographische Beziehungen zur/zum

- Vagina
- Cervix uteri
- Ampulla recti
- Plica rectouterina
- *nicht:* Ovar

Die **sensible Innervation** der **Regio perinealis** erfolgt durch den N. pudendus.

9. Zentralnervensystem

Zentralnervensystem		
ZNS-Teile		Wesentliche Strukturen
Pros- encephalon (Vorderhirn)	**Telencephalon** (Endhirn)	Pallium (Großhirnmantel) Claustrum Striatum **Corpus amygdaloideum**
	Diencephalon (Zwischenhirn)	Epithalamus mit Epiphyse **Thalamus** **Metathalamus (Corpora geniculata)** **Hypothalamus mit Hypophyse** **Corpora mamillaria**
	Mesencephalon (Mittelhirn)	Tectum (Vierhügelplatte) **Tegmentum mesencephali** **Substantia nigra** **Nucleus ruber** **Formatio reticularis** Crura cerebri
	Metencephalon (Hinterhirn)	**Cerebellum**
Rhomb- encephalon (Rautenhirn)		**Pons**
	Myelencephalon, **Medulla oblongata** (Nachhirn, verlängertes Mark)	**Oliven** **Pyramiden**
	Medulla spinalis (Rückenmark)	Nn. spinales

9.1. Entwicklung

9.1.1 Ausgangsmaterial
(s.a. 2.2.8.6)
Neuralwülste, Neuralrohr, Neuralleiste, Histogenese und Differenzierung

9.1.2 Rückenmark
Mantelzone, Marginalzone
Flügelplatte, Grundplatte, Seitenplatte
"Segmente"

9.1.3 Gehirn
Morphogenese: Scheitelbeuge, Nackenbeuge, Brückenbeuge
Hirnbläschen und ihre Differenzierungen
Histogenese
Rhombencephalon, Cerebellum, Mesencephalon, Diencephalon, Telencephalon
Neencephalisation
Ventrikelsystem und Plexus choroideus
Hypophyse

9.1.4 Angeborene Mißbildungen
Spina bifida occulta, Myelozele, Meningomyelozele, Meningozele, Meningoencephalozele, Anencephalus

Aus dem Hohlraum des **Neuralrohres** und seiner Derivate entstehen

- im Rückenmark der Zentralkanal
- im Rautenhirn der IV. Ventrikel
- im Mittelhirnbereich der Aquaeductus cerebri
- im Endhirn der Seitenventrikel

Die Anlage des **Hypophysenvorderlappens** entstammt dem Epithel der Mundbucht und des Rachendaches.

Die Anlage des **Hypophysenhinterlappens** entstammt dem Zwischenhirn.

Die Neurohypophyse entwickelt sich vom Boden der Zwischenhirnanlage aus.

Das Epithel der **Plexus chorioidei** geht aus dem Dach des Neuralrohres hervor.

Die Zahl der Nervenzellen des Gehirns nimmt nach der Geburt nicht mehr nennenswert zu.

Die Markscheidenbildung beginnt im Zentralnervensystem bereits vor der Geburt.

Die Axone der Pyramidenbahn sind beim Neugeborenen größtenteils noch ohne Markscheiden.

Beim reifen Neugeborenen

- ist die Neurogenese im Kleinhirn nicht abgeschlossen
- ist die Myelogenese der Pyramidenbahnen noch nicht abgeschlossen

9.2. Rückenmark

9.2.1 Gestalt, Gliederung, Lage
Oberfläche, Lage im Wirbelkanal und Beziehungen zur Wirbelsäule
Hals-, Brust-, Lenden- und Sakralmark
Intumescentiae
Wurzeln, Cauda equina
"Segmente"

9.2.2 Graue Substanz
Vorder-, Seiten-, Hintersäule
Nervenzellen: Wurzelzellen, Binnenzellen, Strangzellen
Zytoarchitektonische Gliederung

9.2.3 Weiße Substanz
Vorder-, Seiten-, Hinterstrang
Somatotopische Gliederung

9.2.4 Leitungssysteme
Afferente Wurzelsysteme
Eigenapparat
Leitungsapparat: aufsteigende Bahnen, absteigende Bahnen
Efferente Wurzelsysteme
Lage der Bahnen im Rückenmarksquerschnitt
Reflexbögen: Eigen- und Fremdreflexe (s.a. Physiologie 14.1.4)
Syndrom der
- spinalen Halbseitenläsion
- spinalen Querschnittsläsion

Rückenmark:

- Markierung mit **1**: Sympathikusgrenzstrang (Ramus interganglionaris)
- Markierung mit **2**: vordere Wurzel

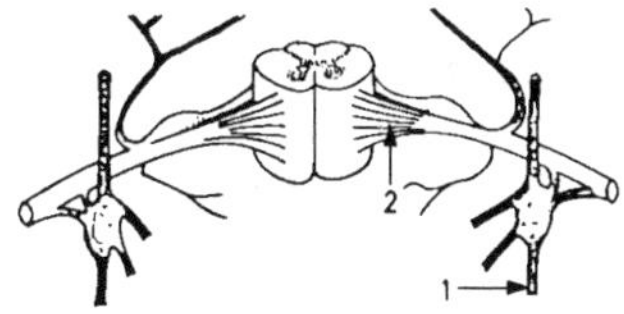

- Markierung mit **1**: Spinalganglion
- Markierung mit **2**: Grenzstrangganglion

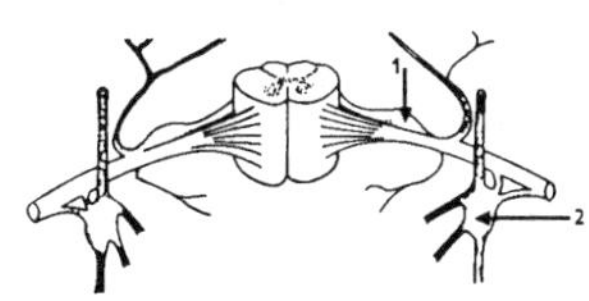

Projektion des **Rückenmarks** auf den entsprechenden Wirbelkörper:

- Rückenmarksegment C_8: Wirbelkörper C_7
- Rückenmarksegment L_5: Wirbelkörper Th_{12}
- Conus medullaris: L_{1-2}

Die Intumescentia lumbosacralis liegt in Höhe des 10. - 12. Brustwirbels.

Bei einer Durchtrennung des Rückenmarkes in Höhe des 11. Brustwirbels kann das Thorakalmark intakt bleiben, weil das Thorakalmark aufgrund des unterschiedlichen Wachstums von Rückenmark und Wirbelsäule während der Entwicklung kranial des 11. Brustwirbels zu liegen kommt.

Das **Vorderhorn** des Rückenmarks enthält die Perikaryen der motorischen Endstrecke.

Der **Funiculus posterior** ist das 1. afferente Neuron der epikritischen Sensibilität.

Die Ursprungszellen (Perikaryen) der markhaltigen (präganglionären) Rr. communicantes der Spinalnerven liegen in den Rückenmarksegmenten C_8 - $L_{2\,(3)}$.

Der **Nucl. intermediolateralis** des Rückenmarkes

- ist im Thorakalmark vertreten
- enthält präganglionäre Neurone für die Gefäßmuskulatur
- entsendet Efferenzen zu sympathischen Ganglien
- ist Umschaltstation für viszeromotorische Erregungen

9.3. Rhombencephalon

9.3.1 Gestalt, Gliederung, Lage
Oberflächenstrukturen der Medulla oblongata und Pons
Boden des IV. Ventrikels
Austrittsstellen der Hirnnerven V - XII aus dem Gehirn
Topographische Beziehung zum Schädel
Bedeutung des Kleinhirnbrückenwinkels

9.3.2 Innere Gliederung
Neencephaler Teil, Tegmentum
Hirnnervenkerne
Eigenapparat: Formatio reticularis, Kerne, vegetative Zentren
Tectum: Nuclei gracilis und cuneatus
Aufsteigende Bahnen
Absteigende Bahnen

9.3.3 Funktionelle Anatomie
Kornealreflex
Schluck- und Würgereflex

Hirnstamm:

- Markierung mit **A**: Corpus geniculatum med.
- Markierung mit **B**: Pedunculus cerebellaris sup.
- Markierung mit **C**: Pedunculus cerebellaris med.
- Markierung mit **D**: Pedunculus cerebellaris inf.
- Markierung mit **E**: Olive

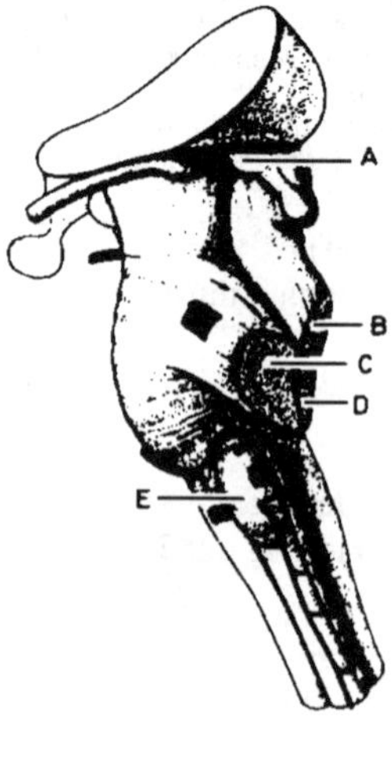

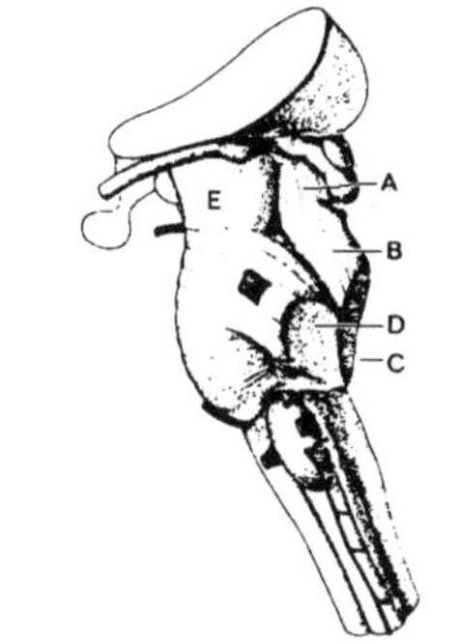

- Markierung mit **A**: Tegmentum
- Markierung mit **B**: Pedunculus cerebellaris sup.
- Markierung mit **C**: Pedunculus cerebellaris inf.
- Markierung mit **D**: Pedunculus cerebellaris med.
- Markierung mit **E**: Crus cerebri

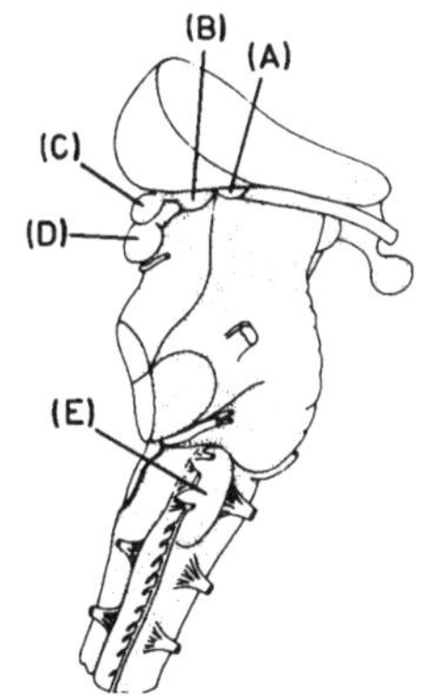

- Markierung mit **A**: Corpus geniculatum lat.
- Markierung mit **B**: Corpus geniculatum med.
- Markierung mit **C**: Colliculus sup.
- Markierung mit **D**: Colliculus inf.
- Markierung mit **E**: Olive

Medulla oblongata:

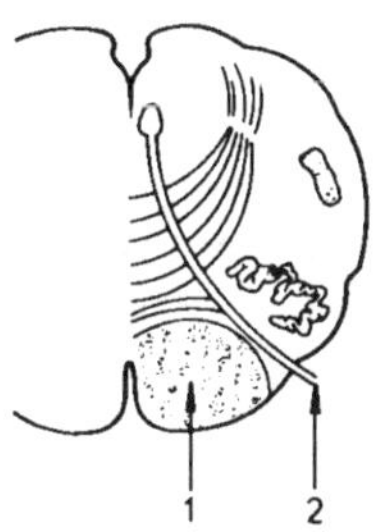

- Markierung mit **1**: Pyramidenbahn
- Markierung mit **2**: Austritt des N. hypoglossus (XII)

Austrittsstellen der Hirnnerven aus dem Hirnstamm:

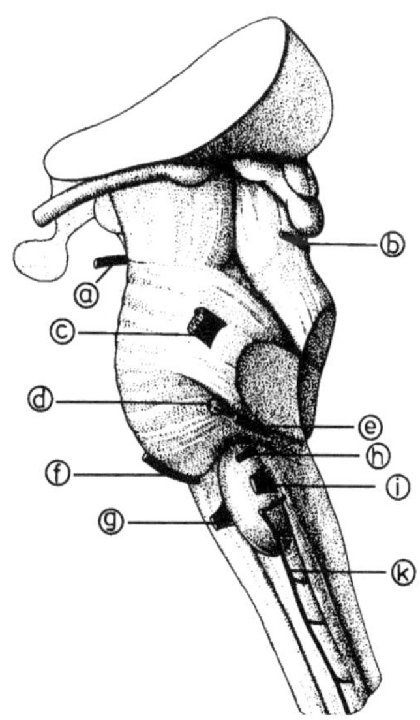

- Markierung mit **a**: N. oculomotorius (III)
- Markierung mit **b**: N. trochlearis (IV)
- Markierung mit **c**: N. trigeminus (V)
- Markierung mit **d**: N. facialis (VII)
- Markierung mit **e**: N. vestibulocochlearis (VIII)
- Markierung mit **f**: N. abducens (VI)
- Markierung mit **g**: N. hypoglossus (XII)
- Markierung mit **h**: N. glossopharyngeus (IX)
- Markierung mit **i**: N. vagus (X)
- Markierung mit **k**: N. accessorius (XI)

- Markierung mit **A**: N. oculomotorius (III), R. inferio
- Markierung mit **B**: N. oculomotorius (III), R. superior
- Markierung mit **C**: N. trochlearis (IV)
- Markierung mit **D**: N. abducens (VI)
- Markierung mit **E**: N. facialis (VII)

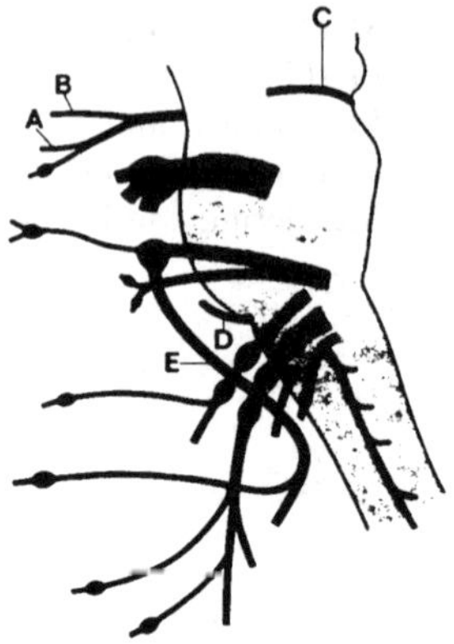

- Bei dem mit * markierten Ganglion handelt es sich um das Ganglion geniculi n. facialis

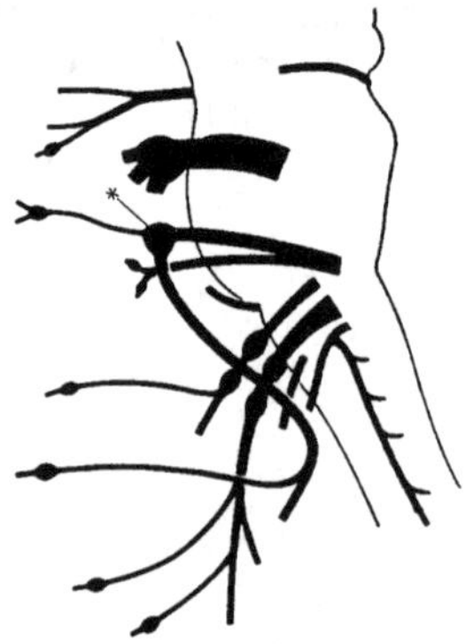

- Bei dem mit **x** markierten Nerven handelt es sich um den N. hypoglossus

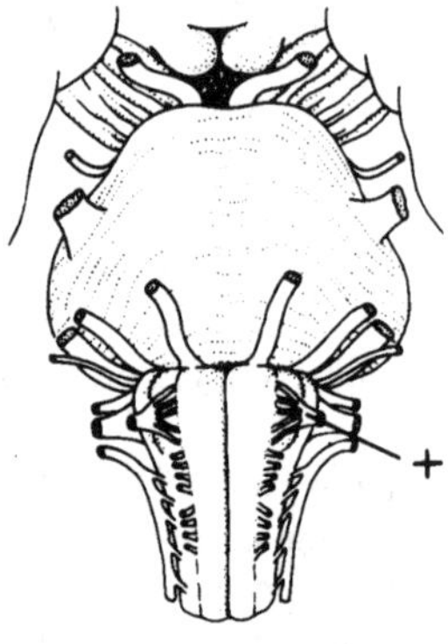

- Markierung mit **1**: N. oculomotorius (III)
- Markierung mit **2**: N. abducens (VI)

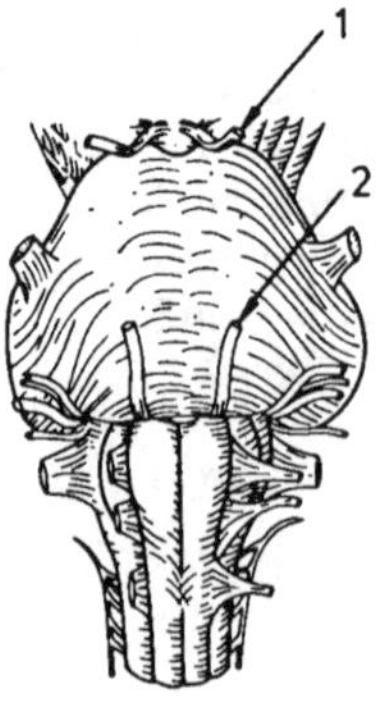

- Bei dem mit x markierten Nerven (Nervenwurzel) handelt es sich um den 1. Zervikalnerv

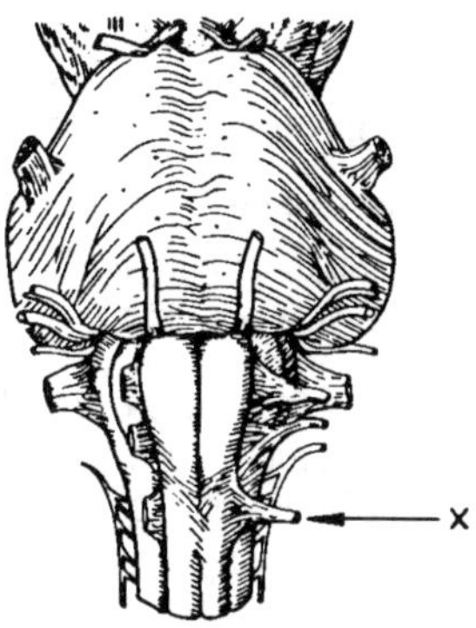

Über die **Austrittsstellen der Hirnnerven** aus dem Gehirn/Schädel trifft zu:

- Die Austrittsstelle des N. oculomotorius liegt in der Fossa interpeduncularis
- Als einziger Hirnnerv verläßt der N. trochlearis dorsal das Gehirn, und zwar am Hinterrand der Colliculi inferiores der Lamina quadrigemina
- Die Radix sensoria des N. trigeminus tritt im Bereich der Pons und des Pedunculus cerebellaris medius ins Gehirn ein
- Der N. hypoglossus verläßt die Schädelhöhle durch einen eigenen Kanal in der Basis des Condylus occipitalis

Über **Hirnnervenkerne** trifft zu:

- Der Nucleus n. trochlearis liegt in Höhe der Colliculi inferiores
- Ventral des Nucleus n. trochlearis verläuft der Fasciculus longitudinalis medialis
- Der Nucleus n. abducentis gehört zur Gruppe der somatomotorischen Kernreihe
- Der Nucleus n. abducentis liegt im Tegmentum pontis

Folgende Hirnnervenkerne liegen im Bereich der **Brücke**:

- Nucl. motorius n. trigemini
- Nucl. n. facialis
- Nucl. n. abducentis
- Nuclei vestibulares
- *nicht:* Nucl. n. trochlearis

Zu den **parasympathischen Kernen** des Hirnstamms gehören:

- Nucl. oculomotorius accessorius
- Nucl. salivatorius superior
- Nucl. salivatorius inferior
- Nucl. dorsalis n. vagi
- *nicht:* Nucl. ambiguus

Der **Nucleus ambiguus** enthält efferente Neurone des

- N. glossopharyngeus
- N. vagus
- *nicht:* N. hypoglossus, N. trigeminus

In den **Nuclei gracilis et cuneatus** (Hinterstrangkerne) beginnt das 2. Neuron der Bahn der epikritischen Sensibilität.

Der **Nucleus n. hypoglossi** gehört zu den somatoefferenten Kernen.

Die **Oliven**

- liegen lateral von den Pyramiden
- stehen mit der zentralen Haubenbahn in Verbindung
- enthalten den Nucleus olivaris caudalis als Hauptkern

- enthalten ein wichtiges Kerngebiet des extrapyramidalmotorischen Systems
- bilden die Kletterfaserafferenz des Spinocerebellums
- In der Olive enden hauptsächlich Fasern der zentralen Haubenbahn

Der **Locus coeruleus**

- enthält pigmenthaltige Nervenzellen
- ist die größte noradrenerge Zellgruppe des ZNS

9.4. Mesencephalon

9.4.1 Gestalt, Gliederung, Lage
Oberflächenstrukturen
Austrittsstellen der Hirnnerven III und IV aus dem Gehirn
Topographische Beziehungen zum Schädel

9.4.2 Innere Gliederung
Tectum, Kerne der Vierhügelplatte und ihre Verbindungen
Tegmentum, Hirnnervenkerne
Formatio reticularis und wichtige Verbindungen
Nucleus ruber und wichtige Verbindungen
Substantia nigra und wichtige Verbindungen
Durchziehende Bahnen
Pars ventralis pedunculi cerebri mit Bahnen

9.4.3 Funktionelle Anatomie
Optische Reflexe
Pupillarreflex
Optischer Schutzreflex
Konvergenz-Schaltapparat
Akkommodations-Schaltapparat

Zum **Mittelhirn** gehören:

- Substantia nigra
- Aquaeductus cerebri
- Nucleus nervi trochlearis
- Colliculus superior
- *nicht:* Nucleus habenulae

Mittelhirn:

- Markierung mit **1**: Lemniscus medialis
- Markierung mit **2**: Tractus frontopontius, corticonuclearis, corticospinalis (Pyramidenbahn), occipitotemporopontinus

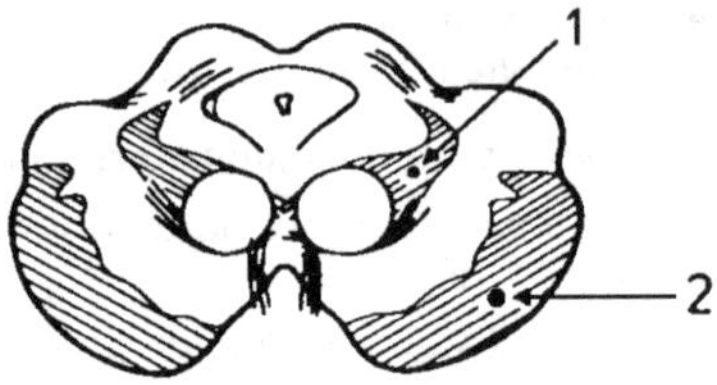

Zum **Tectum mesencephali** rechnet man die Colliculi superiores und inferiores.

Im **Tegmentum mesencephali** liegen:

- Nucl. n. oculomotorii
- Nucl. n. trochlearis
- Nucl. ruber
- Substantia nigra
- *nicht:* Nucl. olivaris inferior

Über die **Formatio reticularis** trifft zu:

- Sie ist ein Teil des Tegmentum
- Sie besteht aus locker angeordneten großen und kleinen Nervenzellen
- Sie erstreckt sich vom Rautenhirn bis zum Zwischenhirn, nach kaudal bis ins Rückenmark
- Die Dendriten ihrer Nervenzellen sind stark verzweigt
- Die Neuriten ihrer Nervenzellen sind polysynaptisch mit anderen Nervenzellen verbunden

- In ihr findet eine enge Verknüpfung der sensorischen, motorischen und vegetativen Funktionen statt

Der **Lemniscus medialis**

- leitet u.a. epikritische Sensibilität von den Hinterstrangkernen zum Thalamus
- führt Fasern für die Hautsensibilität
- verläuft im Mittelhirn nahe der Oberfläche
- führt u. a. efferente Fasern des 2. Neurons des N. trigeminus
- ist im Schnitt durch das Mittelhirn lateral vom Nucleus ruber gelegen

Im **Lemniscus lateralis**

- verläuft die Hörbahn
- verlaufen Fasern zum Colliculus caudalis

Der **Fasciculus longitudinalis medialis**

- verläuft im Mittelhirn durch das Tegmentum
- verbindet die Augenmuskelkerne untereinander
- enthält Fasern, die die Vestibulariskerne mit den Kernen der Augenmuskelnerven und der Halsmuskelnerven verbinden
- erreicht nach kaudal das Rückenmark

Anatomische Grundlage der Koordination von reflektorischen Augen- und Kopf-Hals-Bewegungen ist u. a. der Fasciculus longitudinalis medialis.

Der **Fasciculus longitudinalis dorsalis**

- liegt dorsolateral vom Fasciculus longitudinalis medialis
- verbindet Kerne des Hypothalamus mit Kernen des Hirnstammes

Der **Nucleus ruber**

- enthält eisenhaltige Pigmente
- empfängt Afferenzen aus dem Cerebellum
- empfängt Afferenzen aus dem Cortex cerebri
- entsendet Efferenzen zum Rückenmark

Die **Substantia nigra**

- hat topographische Beziehungen zum Crus cerebri
- hat dopaminerge Efferenzen
- enthält dopaminerge Zellen
- hat Verbindungen zum Nucleus caudatus
- erhält Afferenzen vom Putamen
- entsendet Fasern zum Striatum
- entsendet Fasern zu den ventralen Kernen des Thalamus

Nervenzellen der Substantia nigra

- sind dopaminerg
- sind melaninhaltig
- senden Fortsätze zum Nucleus caudatus
- wirken bei der Aufrechterhaltung des normalen Muskeltonus mit

Im **Pedunculus cerebri** verlaufen folgende Fasern:

- Lemniscus medialis
- Fibrae frontopontinae
- Fibrae corticonucleares
- Fibrae corticospinales
- Fibrae parieto-temporo-pontinae

9.5. Cerebellum

Das **Kleinhirn**

- überlagert den IV. Ventrikel
- ist durch Pedunculi mit Mittelhirn, Brücke und Medulla oblongata verbunden
- wird durch Äste der Aa. vertebrales mit Blut versorgt
- grenzt an die Cisterna cerebellomedullaris

Zu den **Kernen** des Kleinhirns zählen:

- Nucleus dentatus
- Nucleus emboliformis
- Nucleus fastigii
- Nucleus globosus
- *nicht:* Nucleus vestibularis

Der **Nucleus dentatus** empfängt vorwiegend Afferenzen von der Kleinhirnrinde.

Der **Lobus flocculonodularis** empfängt vorwiegend Afferenzen vom Gleichgewichtsorgan und von den Nuclei vestibulares.

In der **Kleinhirnrinde** (Cortex cerebelli)

- enthält das Stratum moleculare zahlreiche Parallelfasern
- gehen die Efferenzen von den Purkinje-Zellen aus
- werden die Efferenzen von den Neuriten der Purkinje-Zellen gebildet
- wirken die Körnerzellen exzitatorisch

Über die **Purkinje-Zellen** trifft zu:

- Sie sind die größten Zellen des Kleinhirns
- Ihre Perikaryen liegen in Reihen zwischen Stratum moleculare und Stratum granulosum des Kleinhirns
- Sie haben Dendriten, die quer zur Längsachse der Kleinhirnwindungen stehen
- Sie erhalten über Kletterfasern Afferenzen aus dem Nucl. olivaris inferior
- Sie erhalten über Moosfasern vermittels Körnerzellen Afferenzen aus den Nuclei pontis
- Moosfasern wirken über Körnerzellen exzitatorisch auf Purkinjezellen
- Korbzellen bilden inhibitorische Synapsen an den Perikarya der Purkinjezellen
- Sie treten über axonale Kollateralen mit den Golgi-Zellen in Beziehung
- Die Neuriten der Purkinje-Zellen (des Stratum ganglionare cerebelli) endigen am Nucleus dentatus

Die **Körnerzellschicht** des Kleinhirns

- besitzt in den Glomeruli cerebellares perikaryonfreie Synapsenfelder

- wird von Kletterfasern durchzogen
- enthält die Endverzweigungen von Moosfasern
- ist durch die Axone der Körnerzellen mit der Molekularschicht der Kleinhirnrinde verbunden
- Die Axone der Körnerzellen bilden im Stratum moleculare Parallelfasern
- Die Parallelfasern verlaufen in Längsrichtung der Kleinhirnwindungen

Über **Bahnen des Kleinhirns** trifft zu:

- Der Pedunculus cerebellaris medius enthält hauptsächlich afferente Fasern des Kleinhirns
- Die Efferenzen verlassen das Kleinhirn hauptsächlich über den Pedunculus cerebellaris superior
- Kleinhirnareale derselben Seite sind durch Assoziationsbahnen untereinander verbunden
- Die Fasern im Pedunculus cerebellaris superior kreuzen im Mittelhirn zur Gegenseite

Die Kleinhirnseitenstrangbahnen des Rückenmarkes erreichen ipsilaterale Abschnitte des Kleinhirns, weil der Tractus spinocerebellaris posterior ungekreuzt, der Tractus spinocerebellaris anterior überwiegend doppelt (segmental und zerebellar) gekreuzt verläuft.

Kleinhirnstiel und durchlaufende Bahnen:

- oberer Kleinhirnstiel - Tractus cerebellothalamicus
- mittlerer Kleinhirnstiel - Tractus pontocerebellaris
- unterer Kleinhirnstiel - Tractus spinocerebellaris dorsalis
- unterer Kleinhirnstiel - Tractus olivocerebellaris

9.6. Diencephalon

9.6.1 Gestalt, innere und äußere Oberfläche
Chiasma opticum, Tractus opticus, Tuber cinereum, Infundibulum, Hypophyse, Corpora mamillaria, Corpora geniculata, Pulvinar, Habenula, Corpus pineale (Epiphyse), III. Ventrikel, Lamina terminalis, Adhaesio interthalamica, Fornix, Subfornikalorgan, Anheftungsstellen des Plexus choroideus, Foramen interventriculare

9.6.2 Gliederung
Hypothalamus;
Thalamus mit Thalamus ventralis, Thalamus dorsalis und Metathalamus; Epithalamus

9.6.3 Grundlagen der inneren und funktionellen Gliederung
Großzellige und kleinzellige Kerngebiete des Hypothalamus; Effektorhormone, Releasing- und Inhibiting-Hormone; Portalgefäße (Pfortaderkreislauf)
Kerngebiete des Thalamus, insbesondere Nuclei ventrolaterales und Nuclei posteriores als Umschaltkerne der sensiblen und sensorischen Bahnen; Nuclei intralaminares et reticulares; Nucleus subthalamicus; Zona incerta Nuclei praetectales; Nuclei habenulae

9.6.4 Verbindungen
Afferenzen und Efferenzen des Hypothalamus; Verbindungen zum Infundibulum und zur Neurohypophyse
Afferenzen und Efferenzen des Thalamus; Radiationes thalamicae, Fornix, Fasciculus mamillothalamicus
Verbindungen zur Epiphyse

Der **Thalamus**

- hat spezifische und unspezifische Kerngruppen
- hat Verbindung zu den Cortexgebieten (Projektionsfelder für Temperatur, Schmerz und Tastsinn)
- steht mit dem Kleinhirn in Verbindung
- hat *keine* Verbindung zur Riechbahn

Über den **Hypothalamus** trifft zu:

- Der Hypothalamus gliedert sich in einen markarmen und einen markreichen Abschnitt
- Das basale Vorderhirnbündel verbindet das olfaktorische System mit dem Hypothalamus
- Der vordere Hypothalamus spielt eine wesentliche Rolle bei der Temperaturregulation
- Im Hypothalamus liegen übergeordnete vegetative Kerngebiete, deren Efferenzen z.T. in den Hirnstamm gelangen

- Der Fasciculus longitudinalis dorsalis verbindet den Hypothalamus mit Hirnnervenkernen des Hirnstamms
- Im Hypothalamus werden Releasing-Hormone gebildet
- Rückmeldungen zu Hypothalamuskernen können den Weg über Nervenfasern oder über Blutgefäße nehmen
- Der Nucleus mamillaris medialis ist ein Teil des limbischen Systems

Die **Kerngebiete** des Hypothalamus

- empfangen direkte Afferenzen aus dem Endhirn über Bahnen des limbischen Systems
- entsenden hormonale Efferenzen zur Neurohypophyse
- entsenden hormonale Efferenzen zur Adenohypophyse
- entsenden nervale Efferenzen zu autonomnervösen Kerngebieten des Hirnstamms und des Rückenmarks

Kerne des Hypothalamus sind:

- Nucleus supraopticus
- Nucleus paraventricularis
- Nuclei tuberales
- Nucleus corporis mamillaris
- *nicht:* Nucleus caudatus

Die Efferenzen des **Nucleus supraopticus** des Zwischenhirns

- sind hauptsächlich hormonaler Natur
- sind beteiligt an der Steuerung des Wasserhaushaltes
- werden begleitet von Efferenzen des Nucleus paraventricularis
- werden im Tractus supraoptico-hypophysealis transportiert

Der Nucleus supraopticus ist ein wichtiges Kerngebiet für die Regulation des Wasserhaushaltes.

In den Nuclei supraoptici wird Vasopressin/Adiuretin gebildet.

Bei einem Diabetes insipidus centralis sind die Nuclei supraoptici von einer Läsion betroffen.

Folgende Kerne des Diencephalon gehören in die Gruppe der spezifischen **Relaiskerne**:

- Nucl. ventralis anterior thalami
- Nucl. ventralis lateralis thalami
- Nucl. ventralis posterior thalami
- Corpus geniculatum laterale
- *nicht:* Nucl. anterior thalami

Das **Corpus mamillare** ist ein Teil des Hypothalamus.

Der **Fornix** verbindet die Hippocampusformation mit dem Corpus mamillare.

Der Fornix verläuft bogenförmig zwischen Endhirn (Hippocampus) und Zwischenhirn (Corpus mamillare).

Die **Adenohypophyse** ist

- Erfolgsorgan für Steuerhormone (releasing hormones) des Hypothalamus
- Abgabeort von glandotropen Hormonen
- Bildungsort des Wachstumshormons

Die glandotropen Hormone der Adenohypophyse beeinflussen unmittelbar

- die Schilddrüse
- das Ovar
- den Hoden
- die Nebennierenrinde
- *nicht:* das Nebennierenmark

Zum **Hypophysenhinterlappen** trifft zu:

- Der Hypophysenhinterlappen enthält marklose Nervenfasern
- In den Axonendigungen im Hypophysenhinterlappen kann Neurosekret gespeichert sein
- Der Hypophysenhinterlappen speichert Ocytocin
- Der Hypophysenhinterlappen speichert Vasopressin (ADH)

Das Pfortadersystem der Hypophyse speist Venolen, die ein zweites Kapillarbett bilden.

Das **Corpus geniculatum mediale**

- ist ein Schaltkern der Hörbahn
- ist ein spezifischer Relaiskern
- hat Verbindungen zu den Colliculi inferiores
- projiziert in die Gyri transversi des Temporallappens

Das **Corpus geniculatum laterale** ist Endigungsstelle von Opticusfasern.

Zum **Papez-Kreis** rechnet man:

- Subiculum
- Fornix
- Corpus mamillare
- Gyrus cinguli
- *nicht:* Tractus mamillotegmentalis

Zum **Limbischen System** gehören:

- Hippocampus
- Corpus amygdaloideum

Diencephalon/Telencephalon

- Markierung mit **1**: Nucleus caudatus
- Markierung mit **2**: Fornix

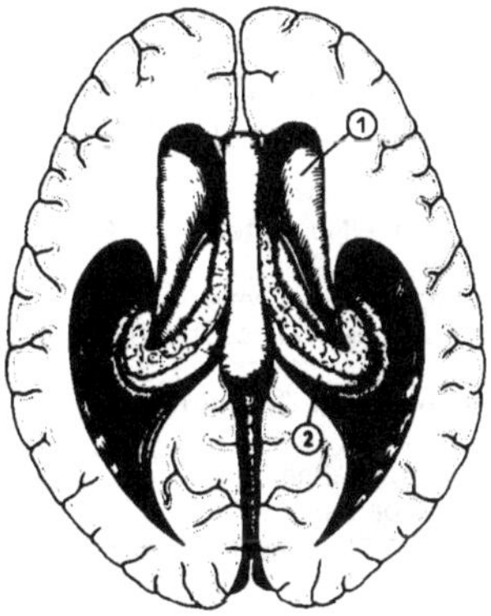

- Markierung mit **A**: Nucleus caudatus
- Markierung mit **B**: Thalamus
- Markierung mit **C**: Putamen
- Markierung mit **D**: Globus pallidus
- Markierung mit **E**: Corpus amygdalae

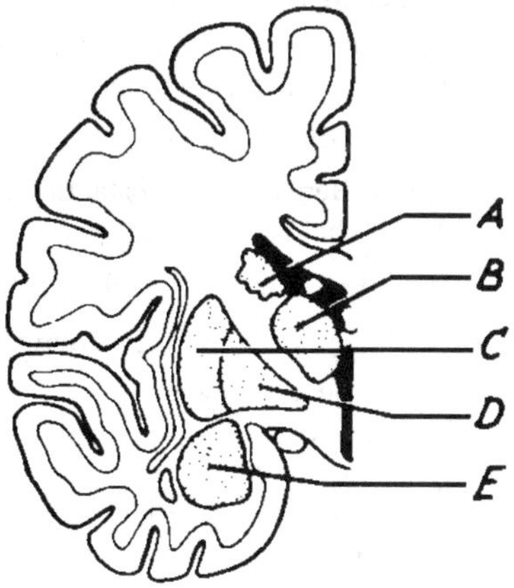

- Markierung mit **A**: Putamen
- Markierung mit **B**: Globus pallidus
- Markierung mit **C**: Nucleus caudatus
- Markierung mit **D**: Thalamus
- Markierung mit **E**: Claustrum

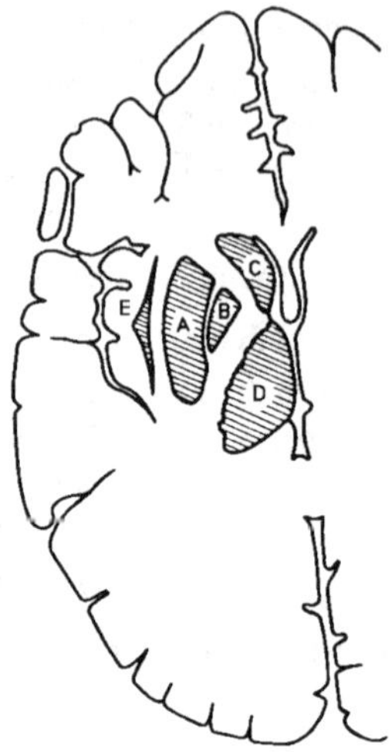

9.7. Telencephalon

9.7.1 Gestalt, Gliederung
Pole, Hemisphären, Insel, Balken
Lappen, Gyri, Sulci
Bulbus olfactorius, Tractus olfactorius
Topographische Beziehung zum Schädel

9.7.2 Subcorticale Kerne
Telencephalon: Nucleus caudatus, Putamen, Claustrum, Corpus amygdaloideum
Diencephalon: Globus pallidus
Begriffe: Corpus striatum, Basalganglien
Verbindungen der subcorticalen Kerne untereinander, zur Großhirnrinde, zu anderen Hirnteilen

9.7.3 Großhirnrinde
Paleo-, Archi-, Neocortex
Allocortex, Isocortex
Mikroskopische Anatomie
Primäre und sekundäre Rindenfelder ("Zentren") sowie deren Gliederungen und Verknüpfungen

9.7.4 Bahnen der Großhirnrinde
Assoziationsbahnen
Kommissurenbahnen
Projektionsbahnen
Capsula interna: Lage, durchtretende Bahnen, Blutversorgung, Ausfallserscheinungen

Über die **Basalganglien** trifft zu:

- Das Putamen ist Teil des Endhirns
- Putamen und Nucleus caudatus bilden zusammen das Striatum

Der **Nucl. basalis "Meinert"**

- liegt im Bereich der Substantia perforata anterior
- ist eine cholinerge Zellgruppe

Zur 3schichtigen Hirnrinde (**Allocortex**) gehört die Hippocampusrinde.

Zur 6schichtigen Hirnrinde (**Isocortex**) gehören:

- Gyrus frontalis superior
- Gyrus postcentralis
- Gyrus angularis
- Gyrus temporalis inferior
- *nicht:* Hippocampus

Hirnrindengebiete:

- Markierung mit **1**: Gyrus postcentralis
- Markierung mit **2**: Sulcus calcarinus

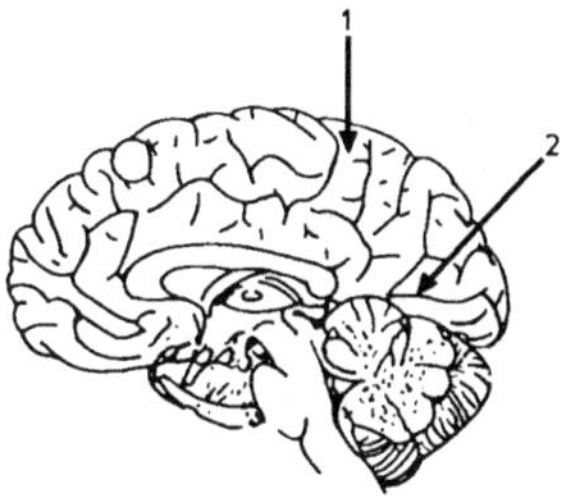

Der **Gyrus postcentralis** ist ein somatosensibler Rindenbezirk ("Körperfühlsphäre").

Der **Sulcus calcarinus** ist ein optischer Rindenbezirk ("Sehrinde").

Der **Sulcus centralis** trennt Stirn- und Scheitellappen.

Das motorische **(Broca-)Sprachzentrum** befindet sich in der Pars triangularis und opercularis des **Gyrus frontalis inferior**.

Die primäre Hörrinde liegt im **Lobus temporalis**.

Beim Menschen liegt das primäre akustische Rindenfeld in den **Gyri temporales transversi**.

Die **Insel (Insula)** liegt in der Tiefe des **Sulcus lateralis cerebri**.

Der **Gyrus cinguli** umgreift große Teile des Corpus callosum.

Der **Cuneus** wird durch den Sulcus parietooccipitalis und die Fissura calcarina begrenzt.

Der **Hippocampus**

- befindet sich am Boden des Unterhorns beider Seitenventrikel
- steht über den Fornix mit dem Hypothalamus in Verbindung
- ist eine wichtige Struktur für Lernen und Erinnern

Zur Hippocampusformation gehören:

- Gyrus dentatus
- Cornu ammonis
- Subiculum
- Fimbria hippocampi
- *nicht:* Corpus amygdaloideum

Über die **Bahnen der Großhirnrinde** trifft zu:

- Assoziationsbahnen verbinden verschiedene Rindenareale der gleichen Hemisphäre
- Kommissurenbahnen verbinden gleiche Rindenareale beider Hemisphären
- Die Commissura anterior verbindet als Kommissurenbahn identische Orte beider Großhirnhemisphären miteinander
- Projektionsbahnen verbinden die Großhirnrinde mit tiefergelegenen Zentren des Gehirns und des Rückenmarks
- Die Fasciculi thalamocorticales, die Tractus pyramidales (corticofugale Pyramidenbahn) und die Tractus corticopontini sind Projektionsbahnen

Das **Corpus callosum** ist ein Kommissurensystem, weil die im Corpus callosum verlaufenden Fasern entsprechende Orte beider Hemisphären miteinander verbinden.

Durch die **Capsula interna/innere Kapsel** ziehen:

- der Tractus frontopontinus im vorderen Schenkel
- Fasciculi thalamocorticales im vorderen Schenkel
- die Fibrae corticospinales im hinteren Schenkel
- die Fasern des Tractus occipitopontinus im hinteren Schenkel

Die innere Kapsel enthält den größten Teil der Projektionsfasern.

Die Capsula interna wird **begrenzt** von:

- Thalamus
- Nucleus caudatus
- Nucleus lentiformis
- Globus pallidus
- Putamen
- *nicht:* Claustrum, Insel

Lateral wird die Capsula interna vom Globus pallidus begrenzt.

Eine **Blutung** in die innere Kapsel kann durch Schädigung der kortikonukleären Fasern zu kontralateralen Lähmungen führen, weil die kortikonukleären Fasern erst im Hirnstamm zur Gegenseite kreuzen.

9.8. Systeme

9.8.1 Afferente Systeme, neuronale Gliederung, Umschaltorte
Vorderseitenstrangsystem
Hinterstrangsystem
Trigeminusbahnen
Spinocerebellare Bahnen
Gleichgewichtsbahn
Hörbahn
Geschmacksbahn
Sehbahn
Optische Reflexbahn
Riechbahn

9.8.2 Efferente Systeme, neuronale Gliederung, Umschaltorte
Pyramidenbahn
"Extrapyramidal-motorische" Bahnen

9.8.3 Limbisches System
Grundkenntnisse der Komponenten und Verbindungen

9.8.4 Funktionelle Anatomie
Grundlagen für Nozizeption, Schmerzleitung, differentielle Empfindungsstörungen
Hyperkinesen, Hypokinesen
  hyperkinetisch-hypotones Syndrom
  hypokinetisch-hypertones Syndrom
Schlaffe Parese
Spastische Parese
Apraxie, Agraphie
Aphasien

Lange Bahnen des Rückenmarks:

- Markierung mit **A**: Funiculus post. (Fasciculi gracilis [med.] und cuneatus [lat.])
- Markierung mit **B**: Tractus spinocerebellaris
- Markierung mit **C**: Tractus spinothalamicus
- Markierung mit **D**: Tractus corticospinalis ant.
- Markierung mit **E**: Tractus corticospinalis lat.

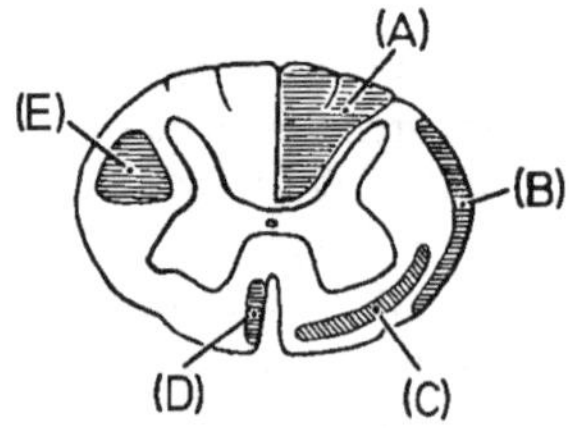

Die Fasern des **Tractus spinocerebellaris posterior** sind die Neuriten der Zellen des Nucleus thoracicus (Stilling-Clarke).

Der Nucleus thoracicus (Stilling-Clarke) ist der Ursprung des Tractus spinocerebellaris posterior, einer Leitung der Tiefensensibilität.

Im **Tractus corticospinalis anterior** verläuft der ungekreuzte Teil der Pyramidenbahn.

Im **Tractus corticospinalis lateralis** verläuft der in der Decussatio pyramidum gekreuzte Teil der Pyramidenbahn.

Kaudal von der **Decussatio pyramidum** verlaufen

- die gekreuzten Fasern in der Pyramidenseitenstrangbahn
- die ungekreuzten Fasern in der Pyramidenvorderstrangbahn

Der **Tractus spinothalamicus** kann als Schmerzbahn bezeichnet werden.

In der medialen Schleife des Mittelhirns verlaufen die Fasern des Tractus spinothalamicus, die Erregungen der Gegenseite leiten.

Die protopathische Sensibilität (z.B. Druck) wird über den Tractus spinothalamicus anterior geleitet.

Distal von einer halbseitigen Querdurchtrennung des Rückenmarks kommt es auf der Gegenseite zu einer Störung der Schmerz- und Temperaturempfindung infolge Schädigung des Tractus spinothalamicus.

Bei einer halbseitigen Durchtrennung des Rückenmarks (Brown-Séquard) fehlt kontralateral im Einzugsgebiet unterhalb der Läsion die Schmerzempfindung, weil die Fasern des Tractus spinothalamicus lateralis unmittelbar nach ihrem Ursprung im Rückenmark kreuzen.

Die epikritische Sensibilität (z. B. stechender Schmerz) wird über den **Fasciculus gracilis** (Goll) geleitet.

Der **Tractus frontopontinus**

- verläuft im vorderen Schenkel der Capsula interna
- verläuft in den Crura cerebri medial
- leitet Erregungen, die nach Umschaltung in der Brücke das Kleinhirn erreichen

Der **Tractus spinobulbaris**

- ist eine somatoafferente Bahn
- verläuft ungekreuzt bis zur Medulla oblongata
- leitet exterozeptive Sensibilität
- leitet propriozeptive Sensibilität

Während ihres Verlaufes **kreuzen** die Seite der größte Teil der Fasern des

- Tractus corticospinalis lateralis
- Tractus corticospinalis anterior
- Tractus spinocerebellaris ventralis
- Tractus sphinothalamicus
- *nicht:* Tractus spinocerebellaris dorsalis

In folgenden Höhen des ZNS kreuzen folgende Bahnen zur Gegenseite:

- Tractus spinothalamicus ventralis et lateralis: Kreuzung im Rückenmarksegment
- Tractus corticospinalis anterior: Kreuzung im Rückenmarksegment
- Tractus corticospinalis lateralis: Kreuzung in der Medulla oblongata
- Tractus bulbothalamicus: Kreuzung in der Medulla oblongata
- Fibrae pontocerebellares: Kreuzung im Metencephalon

Zur **Sensibilität** trifft zu:

- Druck und grobe Berührung werden im Tractus spinothalamicus anterior geleitet
- Schmerz und Temperatur werden im Tractus spinothalamicus lateralis geleitet
- Die Tiefensensibilität wird in den Tractus spinocerebellares anterior et posterior geleitet

Das Corpus geniculatum laterale gehört zur **Sehbahn**.

Die Radiatio optica (Gratiolet-Sehstrahlung) verbindet das Corpus geniculatum laterale und die Rinde beidseits des Sulcus calcarinus.

Im **visuellen System** finden sich Synapsen

- zwischen den Stäbchen- und Zapfenzellen und Zellen der inneren Körnerschicht
- zwischen Zellen der inneren Körnerschicht und Zellen der Ganglienzellschicht
- im Corpus geniculatum laterale

- in der Sehrinde
- *nicht:* im Chiasma opticum

Die ungekreuzten Anteile der Sehnerven im Chiasma opticum

- stammen aus den temporalen Teilen der Retina
- leiten Erregungen, die aus den nasalen Gesichtsfeldanteilen stammen

Nach Durchtrennung des linken Tractus opticus fällt die rechte Gesichtsfeldhälfte beider Augen aus.

Bei Schädigung der Opticusfasern durch einen Hypophysentumor sind die Fasern aus den nasalen Retinahälften besonders gefährdet, weil die Fasern aus den nasalen Retinahälften im Chiasma opticum kreuzen und im Tractus opticus medial liegen.

Eine Unterbrechung der im Chiasma opticum kreuzenden Fasern führt zu einem scheuklappenartig begrenzten Gesichtsfeld, weil im Chiasma opticum die Fasern beider nasaler Retinahälften kreuzen.

Beim **parasympathischen Licht-Pupillenreflex** erfolgen Umschaltungen von einem Neuron auf ein folgendes:

- in der Retina
- im Nucleus praetectalis
- im Nucleus oculomotorius accessorius
- im Ganglion ciliare
- *nicht:* Corpus geniculatum laterale

Zur **Hörbahn** gehören:

- Nuclei cochleares
- Colliculus inferior
- Corpus geniculatum mediale
- Corpus trapezoideum
- *nicht:* Lemniscus medialis

Die Hörbahn läuft über Corpora geniculata mediana und die Colliculi inferiores.

Der Hauptteil der Hörbahn eines Ohres zieht zu kontralateralen Rindenfeldern, weil der Hauptteil der Hörbahnfasern schon vor Erreichen des Corpus geniculatum mediale zur Gegenseite kreuzt.

Das Hörzentrum ist in den Gyri temporales transversi (Heschl-Querwindung) lokalisiert.

9.9. Innere Liquorräume

9.9.1 Seitenventrikel: Gestalt, Gliederung, Lage
Abschnitte und deren Wände
Plexus choroideus, Lage, Befestigung
Foramen interventriculare

9.9.2 III. Ventrikel: Gestalt, Gliederung, Lage
Wände, Recessus
Plexus choroideus, Lage, Befestigung
Aquaeductus cerebri

9.9.3 IV. Ventrikel: Gestalt, Gliederung, Lage
Wände, Recessus
Plexus choroideus, Lage, Befestigung
Aperturen

9.9.4 Plexus choroideus
Mikroskopische Anatomie
Liquorbildung
Blut-Liquorschranke

9.9.5 Liquorfluß
Foramen interventriculare, Aquaeductus cerebri
Apertura mediana, Aperturae laterales ventriculi quarti
Liquorresorption

9.9.6 Angewandte Anatomie
Liquorpunktionsorte
Liquorblockaden
Hydrocephalus internus
Hydrocephalus externus
Deutung einfacher orthologischer Tomogramme

Liquorräume:

- Markierung mit **1**: Recessus suprapinealis
- Markierung mit **2**: Recessus lateralis, Apertura lateralis Luschkae

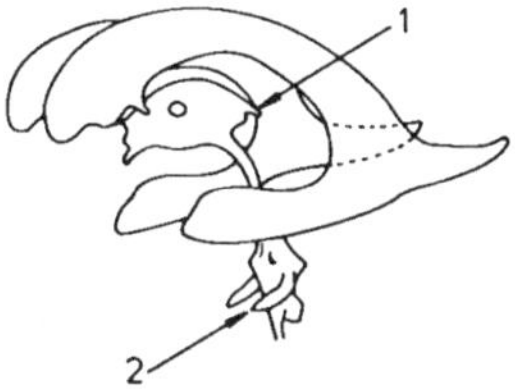

- Markierung mit **1**: Cornu anterius
- Markierung mit **2**: Recessus infundibuli

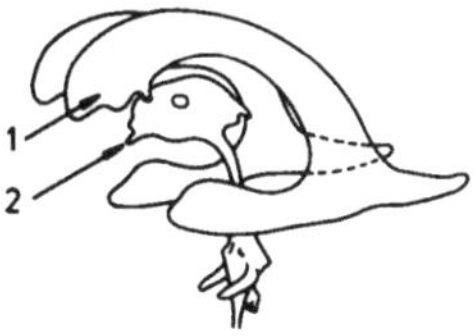

Über die **Liquorräume** trifft zu:

- Die Seitenventrikel liegen im Telencephalon
- Das Vorderhorn des Seitenventrikels besitzt keinen Plexus choroideus
- Das Cornu anterius wird lateral vom Caput nuclei caudati begrenzt
- Im Hinterhorn der Seitenventrikel fehlt ein Plexus choroideus
- Seitenventrikel und III. Ventrikel stehen auf jeder Seite durch ein Foramen interventriculare in Verbindung
- Der Recessus suprapinealis liegt oberhalb des Corpus pineale
- Der Recessus infundibuli liegt im Bereich neuroendokriner Kerngebiete
- Der Aquaeductus cerebri durchzieht das Mittelhirn
- Bei Verschluß des Aquaeductus cerebri entsteht ein erhöhter Liquordruck in den Seitenventrikeln und im III. Ventrikel, weil der in den Plexus choroidei der Seitenventrikel und des III. Ventrikels gebildete Liquor cerebrospinalis nicht mehr in den IV. Ventrikel gelangen kann
- Der IV. Ventrikel liegt im Met- und Myelencephalon
- Der Boden des IV. Ventrikels hat eine rautenförmige Gestalt
- Der Ventrikelliquor kommuniziert mit dem Liquor des Subarachnoidalraumes, weil im Bereich des IV. Ventrikels Öffnungen zum Subarachnoidalraum bestehen
- Der Recessus lateralis (Apertura lateralis Luschkae) führt in den Subarachnoidalraum

Ein **Plexus choroideus** befindet sich

- in der Pars centralis des Seitenventrikels
- im Unterhorn des Seitenventrikels
- am Dach des III. Ventrikels
- in der Apertura lateralis des IV. Ventrikels

Bei der **Lumbalpunktion** werden durchstoßen:

- Lig. supraspinale
- Lig. interspinale
- Lig. flavum
- Dura mater
- *nicht:* Lig. longitudinale posterius

9.10. Hirn- und Rückenmarkshäute, äußere Liquorräume

9.10.1 Dura mater spinalis et encephali
Beziehungen zur Umgebung, Nachbarschaftsbeziehungen
Im Wirbelkanal: Laminae, Cavitas epiduralis
Im Schädel: Diaphragma sellae, Falx cerebri, Tentorium cerebelli, Falx cerebelli, Sinus durae matris
Innervation, epidurale Gefäße

9.10.2 Arachnoidea mater, Pia mater
Beziehungen zur Dura und zum Zentralnervensystem
Spatium subdurale, Cavitas subarachnoidea
Rückenmark: Cisterna lumbalis, Wirbelprojektion, Lumbalpunktion
Gehirn: Zisternen, Verbindungen zum Ventrikelsystem, Suboccipitalpunktion
Liquorresorption
Pia: Gefäße, Innervation

Über die **Hirnhäute** trifft zu:

- Bei intrakraniellen Blutungen aus der A. meningea media wird die Dura mater vom Knochen abgehoben, und es kann zu einer Kompression des Gehirns kommen
- Die Arachnoidea ist eine zarte gefäßlose Haut, die über alle Einsenkungen der Hirnoberfläche hinwegzieht
- Die Pia mater liegt der Oberfläche des Gehirns dicht an und führt die feineren Äste der Hirngefäße

Die **Dura mater**

- schiebt sich als zeltförmige Duplikatur, Tentorium cerebelli, zwischen Hinterhauptslappen des Großhirns und Kleinhirn ein
- begleitet an der Schädelbasis die Nerven in ihre Austrittsöffnungen hinein
- bildet im Wirbelkanal die innere Wandung des Cavum epidurale
- steht durch das Lig. denticulatum mit der Pia mater spinalis in Verbindung
- ist mit dem Periost des Wirbelkanals nicht verwachsen
- umgibt - gemeinsam mit den weichen Hirnhäuten - beim Erwachsenen kaudal vom 2. Lendenwirbel die Cauda equina
- reicht in der Regel eine Strecke weit in den Sakralkanal hinein
- des Rückenmarks setzt die Dura mater des Gehirns in den Wirbelkanal hinein fort

Die **Falx cerebri** ist an der Crista frontalis befestigt.

Der **äußere Liquorraum**, der Gehirn und Rückenmark umgibt,

- steht an den Granulationes arachnoidales mit dem Sinus sagittalis superior in Beziehung
- ist zwischen Hirnbasis und Schädelbasis zur Cisterna basalis erweitert
- reicht im Sakralkanal in die Höhe des 2. Sakralwirbels

Ein **Epiduralraum** ist nur im Bereich des Wirbelkanals, nicht jedoch in der Schädelhöhle ausgebildet.

Der Epiduralraum des Wirbelkanals beim Erwachsenen reicht kranial nur bis zum Foramen magnum, weil sich Dura und Periost beim Erwachsenen am Foramen magnum zu einem gemeinsamen Bindegewebsblatt vereinigen.

Die Cisterna cerebellomedullaris ist eine Erweiterung des **Subarachnoidalraums**.

9.11. Gefäßversorgung

9.11.1 Arterien
Verlauf und Versorgungsgebiet der Äste der A. carotis interna, der A. cerebri media und anterior und ihrer Äste
Verlauf und Versorgungsgebiet der intracraniellen Äste der A. vertebralis und ihrer Äste
Circulus arteriosus cerebri
Aa. und Rr. spinales

9.11.2 Venöse Abflußwege
Oberflächliche Hirnvenen, Brückenvenen, Mündungen
Tiefe Hirnvenen, V. cerebri magna: Lage und Mündung
Sinus durae matris und Abflußwege
Vv. emissariae, Vv. diploicae

9.11.3 Angewandte Anatomie
Epidurale Blutung
Subdurale Blutung
Subarachnoidale Blutung
Sinusthrombose
Hirnvenenthrombose
Projektion der Hirngefäße im Angiogramm

Für die **Blutversorgung** des Gehirns gilt:

- Die A. basilaris entsteht aus der Vereinigung der beiden Aa. vertebrales
- Das Innenohr wird von der A. basilaris versorgt
- Die A. communicans posterior verbindet die A. carotis interna mit der A. cerebri posterior
- Die A. cerebelli superior entspringt in der Regel aus der A. basilaris
- Die A. cerebelli inferior anterior entspringt in der Regel aus der A. basilaris
- Die A. labyrinthi entspringt aus der A. cerebelli inferior anterior

Zuflüsse und Äste des Circulus arteriosus (Willisii):

- Markierung mit **A**: A. cerebri media
- Markierung mit **B**: A. cerebri anterior
- Markierung mit **C**: A. carotis interna
- Markierung mit **D**: A. cerebri posterior
- Markierung mit **E**: A. basilaris

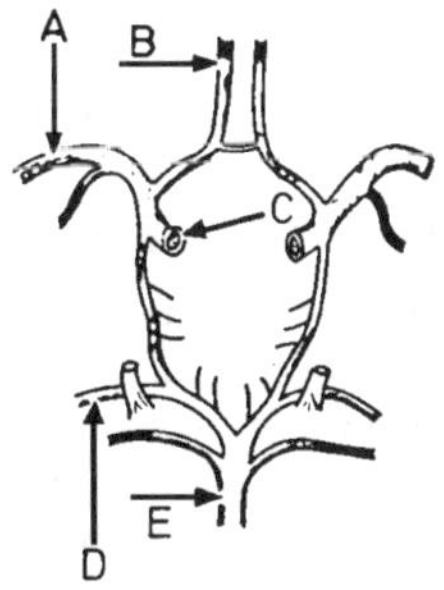

Die **A. carotis interna** tritt durch eine Öffnung der mittleren Schädelgrube in das Schädelinnere ein.

Der **Siphon** der A. carotis interna

- liegt im Sinus cavernosus
- liegt seitlich am Keilbeinkörper
- wird lateral von den Augenmuskelnerven begleitet
- berührt von caudal den N. opticus

Über die **A. cerebri media** trifft zu:

- Sie ist Endast der A. carotis interna
- Sie verläuft im Sulcus cerebri lateralis
- Ihr Stromgebiet steht über die A. communicans posterior mit dem Stromgebiet der A. vertebralis in Verbindung

Die A. cerebri media **versorgt**

- die Basalganglien des Gehirns
- das Striatum
- Teile des Temporalhirns

- das die Inselrinde bedeckende Operculum frontale
- die Inselrinde
- *nicht:* die Gegend des Sulcus calcarinus

Die **A. cerebri anterior**

- liegt mit ihren corticalen Ästen auf der Medialseite der Hemisphären
- umläuft das Rostrum des Balkens
- projiziert sich im Arteriogramm im sagittalen Strahlengang als vertikal aufsteigend
- versorgt u. a. Teile der Mantelkante der Endhirnhemisphäre
- Die Aa. cerebri anteriores sind in der Regel durch die A. communicans anterior miteinander verbunden
- Die linke A. cerebri anterior anostomosiert mit der A. cerebri anterior dextra

Die **A. cerebri posterior**

- liegt mit ihren corticalen Ästen auf der Oberfläche des Occipitallappens
- erreicht oberhalb des Tentorium cerebelli den Lobus occipitalis
- versorgt u.a. die Sehrinde
- versorgt u.a. den Thalamus
- Der Lobus occipitalis wird in der Regel von der A. cerebri posterior versorgt

Sinus durae matris:

- Markierung mit **A**: Sinus sphenoparietalis
- Markierung mit **B**: Sinus cavernosus
- Markierung mit **C**: Sinus petrosus superior
- Markierung mit **D**: Sinus sigmoideus
- Markierung mit **E**: Mündungsstelle des Sinus sagittalis sup. am Confluens sinuum

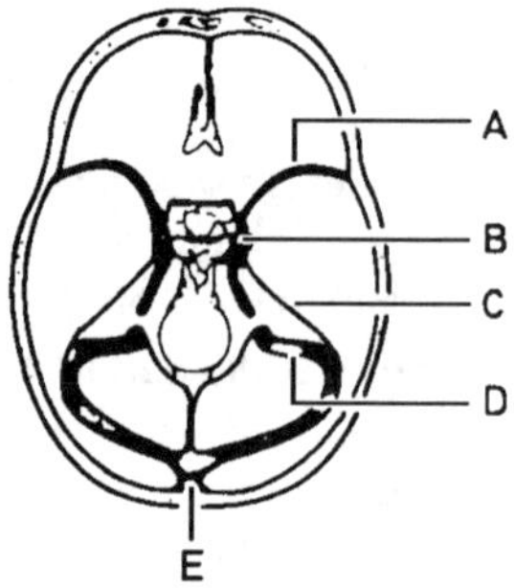

Über die **Sinus durae matris** trifft zu:

- Der Sinus cavernosus liegt zu beiden Seiten der Sattelgrube
- Die V. ophthalmica superior mündet in den Sinus cavernosus
- Der Sinus petrosus superior verbindet den Sinus cavernosus mit dem Sinus sigmoideus
- Der Sinus petrosus superior liegt an der Oberkante des Felsenbeines
- Der Sinus sphenoparietalis liegt an der Oberkante des kleinen Keilbeinflügels

Die Sinus durae matris und ihre **Mündungen**:

- Sinus sagittalis superior - Confluens sinuum
- Sinus sagittalis inferior - Sinus rectus
- Sinus petrosus superior - Sinus sigmoideus
- Sinus petrosus inferior - Bulbus v. jugularis
- Sinus sigmoideus - Bulbus v. jugularis

Der **Sinus cavernosus**

- liegt zwischen Fossa hypophysialis und Cavum trigeminale (Meckeli)
- steht über Sinus intercavernosi mit der Gegenseite in Verbindung
- schließt den Siphon der A. carotis interna in sein Lumen ein
- schließt die A. carotis interna und den N. abducens ein
- steht über Sinus petrosus superior und Sinus petrosus inferior mit dem Sinus sigmoideus in Verbindung
- steht über Venen der Orbita in Verbindung mit Venen des Gesichtes
- steht mit extrakraniellen Venen in Verbindung
- nimmt die Vena ophthalmica superior auf
- wird durch Bindegewebszüge unvollständig in Kavernen unterteilt

Das Blut des **Sinus rectus** fließt normalerweise über Confluens sinuum - Sinus transversus - Sinus sigmoideus ab.

Am **Confluens sinuum** münden u.a. Sinus sagittalis superior und Sinus rectus.

Es existiert eine Anastomose zwischen der V. ophthalmica superior und der V. angularis.

Die **Vv. cerebri superiores** münden in den Sinus sagittalis superior.

10. Sehorgan

10.1. Orbita

(s.a. 5.10.3)

10.1.1 Form, Lage
Wandungen, Nachbarschaftsbeziehungen
Aditus orbitae
Periorbita

10.1.2 Peri- und retrobulbärer Bindegewebsraum
Verlauf und Versorgungsgebiete der A. ophthalmica, des N. ophthalmicus und der Augenmuskelnerven
Ganglion ciliare: Lage, zu- und wegführende Nerven

Zur **Orbita** trifft zu:

- Das Dach der Orbita hat enge topographische Beziehungen zum Sinus frontalis
- Die mediale Wand der Orbita hat enge topographische Beziehungen zu den Cellulae ethmoidales
- Im Boden der Orbita verläuft ein Endast des N. maxillaris

Die Orbita steht in **Verbindung**

- über den Canalis opticus mit dem Schädelinnenraum
- über die Fissura orbitalis superior mit der mittleren Schädelgrube
- über die Fissura orbitalis inferior mit der Fossa pterygopalatina und der Fossa infratemporalis
- über den Canalis nasolacrimalis mit dem Meatus nasi inferior

10.2. Bulbus oculi

10.2.1 Entwicklung
Augenbläschen, Augenbecher, Augenbecherspalte, Entstehung der vorderen Augenkammer, A. hyaloidea
Retina, Iris, Ciliarkörper
Linse
Choroidea, Sclera, Cornea
Fehlbildungen: Anophthalmie, Kolobom, Katarakt

10.2.2 Gestalt, Gliederung, Form
Wandschichten
Iris, Pupille
Glaskörper
Linse: Form, Lage, Befestigung
Augenkammern, Augenkammerwasser

10.2.3 Bau und mikroskopische Anatomie
Schichten der Retina und ihr Feinbau, neuronale Gliederung, regionale Unterschiede
Histophysiologie des Sehorgans
Linse
Ciliarkörper, Iris
Akkommodationsapparat mit Innervation und Funktion
Glaskörper
Choroidea, Cornea, Sclera
Blutversorgung
Augenhintergrund: Macula, Pupille

10.2.4 N. opticus
Verlauf
Beziehung zu den Hirnhäuten
A. centralis retinae

10.2.5 Bewegungsapparat des Bulbus oculi
Äußere Augenmuskeln: Ursprung, Ansatz, Wirkungsweise, Innervation
Vagina bulbi, Spatium episclerale

Zur **Augenentwicklung** trifft zu:

- Die Tunica interna bulbi entsteht aus dem Neuroektoderm
- Der Augenbecher ist doppelwandig
- Der Augenbecherstiel ist mit dem Zwischenhirn verbunden
- Das Augenbläschen induziert die Entwicklung der Linse

Zum **Aufbau** des **Bulbus oculi** trifft zu:

- Die äußere Augenhaut (Tunica fibrosa bulbi) besteht aus der Hornhaut und der Lederhaut
- Die innere Augenhaut (Tunica interna bulbi) besteht aus der Netzhaut und dem Pigmentepithel
- Die Hinterfläche der Hornhaut ist von einem einschichtigen Epithel (Endothel) überzogen
- Die innere Augenhaut ist neuroektodermaler Herkunft
- Der vor der Ora serrata gelegene Teil des Augapfels ist frei von Lichtrezeptorzellen

Zur **Tunica vasculosa** des Bulbus oculi gehören:

- Choroidea
- Corpus ciliare
- Iris
- *nicht:* Linse

Ehe die **Lichtstrahlen** die Rezeptoren der Retina erreichen, müssen sie durch

- die Kornea
- die hintere Augenkammer
- den Glaskörper
- das Stratum cerebrale der Retina
- *nicht:* die Iris

Über die **Retina/Netzhaut** trifft zu:

- In der Retina sind die lichtempfindlichen Anteile der Stäbchen und Zapfen nach außen gerichtet
- Abgestoßene Anteile der Außenglieder der Stäbchen werden vom Pigmentepithel phagozytiert
- Die äußere Körnerschicht der Netzhaut wird von den Kernen der Stäbchenzellen und Zapfenzellen gebildet
- Die Stäbchenzellen haben Synapsen mit bipolaren Zellen
- Die Stäbchenzellen enthalten Rhodopsin
- Im Bereich der Fovea centralis findet man nur Zapfenzellen, d.h. praktisch keine Stäbchenzellen
- Zapfen der Retina sind relativ häufig durch je eine eigene Nervenfaser im N. opticus repräsentiert
- Die Nervenzellen des 3. Neurons der Retina (Stratum ganglionare nervi optici) sind überwiegend multipolar
- Die Neuriten in der Opticus-Nervenfaserschicht der Retina sind marklos
- Die Pars caeca retinae ist maßgeblich für die blaue Irisfärbung verantwortlich
- Das Epithel der Ciliarfortsätze gehört zur Pars ciliaris retinae

Das **Pigmentepithel** der Retina des Erwachsenen

- ist einschichtig

- ist basal mit der Bruchschen Membran verbunden
- hat Barrierefunktion
- absorbiert Licht
- phagozytiert Rezeptormembranen von den äußeren Segmenten der Stäbchenzellen
- setzt sich bis auf die Hinterfläche der Iris fort
- reicht apikal mit Fortsätzen zwischen die Außenglieder der Rezeptorzellen

Die **Macula lutea** der Retina

- befindet sich temporal vom "blinden Fleck"
- liegt in der Sehachse des Auges
- beinhaltet die Fovea centralis
- ist intravital an vermehrter Pigmentierung zu erkennen

Als **Discus (Papilla) n. optici** wird die Stelle des Augenhintergrundes bezeichnet,

- an der der N. opticus den Augapfel verläßt
- an der sich die Austrittsstelle der Neuriten des 3. Neurons der Sehbahn befindet
- an der die Eintrittsstelle der A. centralis retinae liegt
- an der die A. centralis retinae sich in ihre Hauptäste aufzweigt
- an der die V. centralis retinae aus ihren Wurzeln gebildet wird
- die den "blinden Fleck" des Gesichtsfeldes verursacht

Die **Ora serrata**

- ist die Grenze zwischen Pars optica retinae und Pars ciliaris retinae
- ist eine der Stellen, an der äußeres und inneres Blatt der Retina miteinander verwachsen sind
- begrenzt das Corpus ciliare nach hinten

Die **Membrana limitans interna retinae** ist eine Membran, welche die Netzhaut zum Glaskörper abgrenzt.

Die **Augenlinse** eines gesunden jungen Erwachsenen

- besteht aus modifizierten Epithelzellen
- besteht aus Linsenfasern
- wird von einer kohlenhydratreichen Kapsel umgeben
- ist elastisch

Über die **Iris** trifft zu:

- Die Hinterfläche der Iris wird von melaninhaltigen Epithelzellen bedeckt
- Bei einer blaß erscheinenden Iris ist das Irisstroma pigmentfrei
- Die Iris gehört zur Tunica vasculosa bulbi
- Die Iris ist gefäßreich/vaskularisiert
- Die Iris enthält antagonistisch wirkende Muskelzüge
- In der Iris liegt der M. dilatator pupillae

Der **Ziliarkörper/Corpus ciliare**

- dient außer zur Akkommodation auch zur Produktion des Kammerwassers
- hat Ringform
- wird von zweischichtigem Epithel bedeckt
- enthält glatte Muskulatur
- dient u.a. dem Ansatz der Fibrae zonulares

Am **Aufbau** des Corpus ciliare sind beteiligt:

- M. ciliaris
- Pigmentepithel
- Processus ciliares
- Pars caeca retinae
- *nicht:* Pars optica retinae

Die Kontraktion des **M. ciliaris** bewirkt eine Nahakkommodation des Auges, weil infolge der Kontraktion des M. ciliaris sich die Brechkraft der Linse vergrößert.

Die Descemetsche Membran der **Cornea** liegt zwischen Hornhautstroma und -endothel.

Die sensible Innervation der Cornea erfolgt über die Nn. ciliares longi aus dem N. nasociliaris.

Die Befeuchtung des vorderen Cornealepithels ist bei Lähmung des M. orbicularis oculi gefährdet, weil die Befeuchtung des vorderen Cornealepithels durch (unwillkürliche und willkürliche) Lidbewegungen bewirkt wird.

Der **Kammerwinkel** des Auges (Angulus iridocornealis)

- wird durch das Lig. pectinatum grobmaschig unterteilt
- weist ein Trabekelnetz auf
- steht mit dem Schlemm-Kanal (Sinus venosus sclerae) in Verbindung
- dient der Ableitung des Kammerwassers
- ist der Ort, an dem das Kammerwasser resorbiert wird

An die **vordere Augenkammer** grenzen:

- das hintere Hornhautepithel
- der Angulus iridocornealis
- das vordere Blatt der Iris
- die vordere Linsenfläche
- *nicht:* die Fibrae zonulares

Der **N. opticus**

- wird von der Dura mater umgeben
- besteht aus markhaltigen Nervenfasern
- ist reich an Oligodendrozyten
- führt im Zentrum die Afferenzen aus der Macula lutea

Bei der Spiegelung des Augenhintergrundes beim Gesunden kann man Äste der **A. centralis retinae** direkt beobachten.

Die A. centralis retinae geht direkt von der A. ophthalmica ab.

Augenmuskeln:

- Markierung mit **1**: M. obliquus superior
- Markierung mit **2**: M. rectus superior

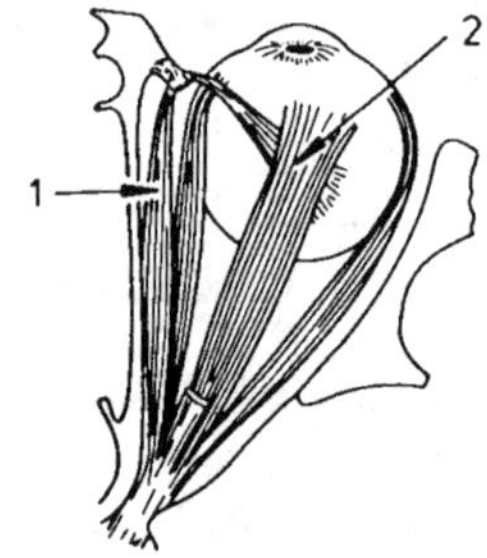

- Markierung mit **1**: M. rectus inferior
- Markierung mit **2**: M. obliquus inferior

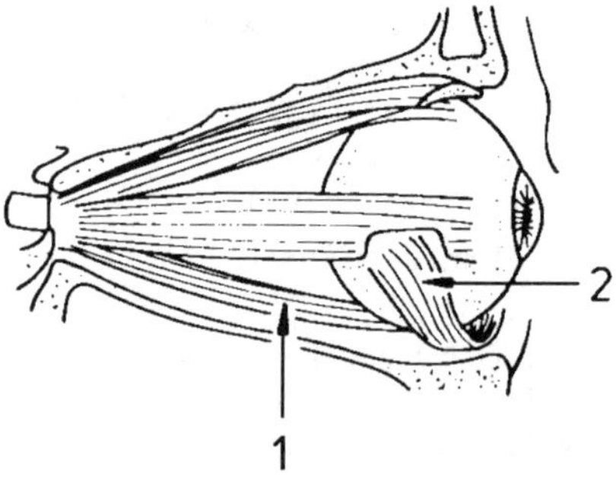

Augenmuskeln		
Augenmuskel	Innervation	Funktion
M. rectus superior	**N. oculomotorius**	**hebt den Blick medialwärts**
M. rectus inferior	N. oculomotorius	**senkt den Blick medialwärts**
M. rectus medius	N. oculomotorius	führt den Blick horizontal medialwärts
M. rectus lateralis	**N. abducens**	führt den Blick horizontal lateralwärts
M. obliquus superior	**N. trochlearis**	**senkt den Blick lateralwärts**
M. obliquus inferior	**N. oculomotorius**	**hebt den Blick lateralwärts**

Der **M. obliquus bulbi inferior** dreht den Bulbus oculi nach oben temporal, weil der M. obliquus bulbi inferior hinter dem Äquator des Bulbus oculi unten temporal ansetzt.

10.3. Schutzeinrichtungen

10.3.1 Augenlid
Oberflächenbedeckung, Wimpern
Muskeln mit Innervation
Tarsus
Drüsen

10.3.2 Bindehaut
Tunicae conjunctivae bulbi et palpebrarum
Konjunktivalsack
sensible Innervation, Kornealreflex

10.3.3 Tränendrüse, Tränenwege
Lage, sekretorische Innervation
Drüsenausführungsgänge, Verlauf und Mündung
Tränenableitende Organe
Ductus nasolacrimalis: Zuflüsse, Verlauf, Mündung
Tränenflüssigkeit, Lidschlag
Histophysiologie

10.3.4 Angewandte Anatomie
Hemianopsien
Ausfallserscheinungen bei Lähmungen der Augenmuskelnerven
Hornersches Syndrom

Oberlid und Unterlid enthalten einen Tarsus.

Die **Glandulae tarsales** (Meibomsche Drüsen) produzieren ein talgähnliches Sekret.

Die Mm. tarsales bestehen aus glatten Muskelzellen.

Die **Lidspalte** des Auges ist nach Ausschaltung des Ganglion stellatum verengt, weil die Lidspalte des Auges vor allem durch die Mm. tarsales erweitert wird.

Die Ductuli excretorii der **Tränendrüse** münden in den Fornix conjunctivae superior.

Die parasympathische Innervation der Tränendrüse erfolgt über das Ganglion pterygopalatinum.

11. Hör- und Gleichgewichtsorgan

11.1. Grundkenntnisse der Entwicklung des Hör- und Gleichgewichtsorgans

Ohrplakode, -bläschen
Bildung von Bogengängen und Schnecke
Beziehung des Innenohres zum Kopfdarm
Herkunft von Gehörknöchelchen, Mittelohr, Tube und Trommelfell
Viszeralbögen und -taschen
Grundvorstellungen über die Entstehung und Lageentwicklung des äußeren Ohr

Die **Paukenhöhle** ist bereits in der 1. Schlundtasche angelegt.

Cavum tympani und Tuba auditiva entstehen aus der 1. Schlundtasche.

Das häutige **Labyrinth** geht aus einer Einsenkung der Ohrplakode hervor.

11.2. Äußeres Ohr

11.2.1 Ohrmuschel, äußerer Gehörgang
Aufbau
Drüsen
Trommelfell mit Nachbarschaftsbeziehungen
Innervation

Äußeres Ohr:

- Markierung mit **A**: Tragus
- Markierung mit **B**: Antitragus
- Markierung mit **C**: Concha auriculae
- Markierung mit **D**: Anthelix
- Markierung mit **E**: Helix

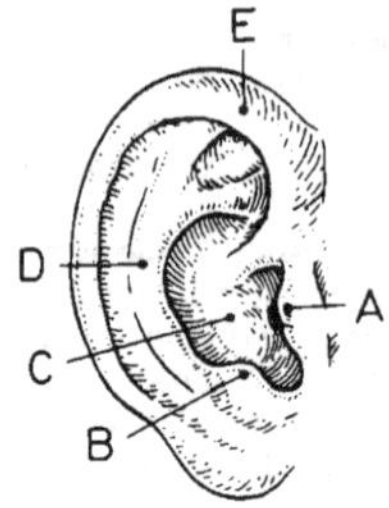

Der **äußere Gehörgang** kann in seinem äußeren Verlaufsdrittel durch Zug an der Ohrmuschel in der Verlaufsrichtung verändert werden.

Die **Membrana tympani/Trommelfell**

- ist außenseitig von mehrschichtigem verhornendem Plattenepithel bedeckt
- wird innenseitig von der Schleimhaut des Cavum tympani (Cavitas tympanica) überzogen
- wird von Ästen der Nerven V3, IX und X innerviert
- steht beim Erwachsenen zur Achse des Gehörgangs nach außen geneigt

Die **Pars flaccida** (= Shrapnell-Membran) der Membrana tympani bildet eine Grenze des Recessus membranae tympani superior (= Prussak-Raum).

11.3. Mittelohr

11.3.1 Paukenhöhle
Wandungen und Nachbarschaftsbeziehungen
Etageneinteilung
Antrum mastoideum, Cellulae mastoideae
Regionäre Lymphknoten
Sensible Innervation
Tuba auditiva: Verlauf, Mündung, Wandbau
Ventilation der Paukenhöhle
Nerven im Bereich der Paukenhöhle: N. facialis, Chorda tympani, N. petrosus minor

11.3.2 Gehörknöchelchen
Form, Verbindungen, funktionelle Bedeutung, Muskeln

Zum **Mittelohr** trifft zu:

- Die Membran im runden Fenster (fenestra cochleae) trennt das Mittelohr von der Scala tympani
- Die Membran im ovalen Fenster (fenestra vestibuli) trennt das Mittelohr vom Vestibulum des Innenohrs
- Das Trommelfell trennt das Mittelohr vom äußeren Gehörgang
- Die Membrana tympani secundaria kleidet die Fenestra cochleae aus
- Auf dem Promontorium der Paukenhöhle liegt der Plexus tympanicus
- Die mediale Wand des Cavum tympani heißt Paries labyrinthicus

Wände der **Paukenhöhle:**

- Promontorium: mediale Wand
- Canalis caroticus: vordere Wand

Die **Cellulae mastoideae**

- haben enge Nachbarbeziehungen zum Sinus sigmoideus
- stehen über das Antrum mastoideum mit dem Cavum tympani (der Cavitas tympanica) in Verbindung
- haben topographische Beziehungen zum Canalis facialis
- sind von Schleimhaut ausgekleidet

Über das **Antrum mastoideum** ist das Mittelohr mit den Cellulae mastoideae verbunden.

Folgende Räume gehören zu den **pneumatischen Räumen** des Mittelohrs:

- Cellulae mastoideae
- Antrum mastoideum

Zur **Tuba auditiva** trifft zu:

- Über die Tuba auditiva hat das Mittelohr Verbindung zum Rachen
- Die Tuba auditiva verbindet das Cavum tympani mit der Pars nasalis des Pharynx
- Die Tuba auditiva verläuft von oben lateral und hinten nach unten medial und vorn
- Die Tuba auditiva verläuft beim Erwachsenen vom Cavum tympani schräg nach vorn, medial und etwas abwärts
- Die Tuba auditiva kann durch die Kontraktion des M. tensor veli palatini erweitert werden
- Bei der durch Schlucken oder Gähnen bewirkten Belüftung der Tuba und der Paukenhöhle spielt die Kontraktion des M. tensor veli palatini eine Rolle
- Parallel zur Tuba auditiva liegt im Semicanalis muscularis der Muskelbauch des M. tensor tympani
- Die Tuba auditiva hat ihre engste Stelle am Übergang des knöchernen in den knorpeligen Tubenabschnitt

Die Schleimhaut des Mittelohrs ist sehr schmerzempfindlich. Sie wird sensibel überwiegend von Endästen des N. glossopharyngeus versorgt.

Über die **Gehörknöchelchen** trifft zu:

- Die Spitze des Hammergriffes verursacht durch Zug am Trommelfell den Trommelfellnabel (Umbo membranae tympani)
- Medial vom hinteren oberen Quadranten des Trommelfells verschließt an der medialen Wand der Paukenhöhle der Steigbügel die Fenestra vestibuli (ovalis)
- Die Steigbügelplatte (Basis stapedis) ist in die Fenestra vestibuli (ovalis) eingebaut
- Die Pars flaccida des Trommelfells liegt oberhalb der Prominentia mallearis, die durch den lateralen Hammerfortsatz hervorgerufen wird
- Die Chorda tympani verläuft in einer Schleimhautfalte (Plicae malleares anterior et posterior) zwischen langem Fortsatz des Amboß und Hammerhals hindurch

Über die **M. stapedius und M. tensor tympani** trifft zu:

- Der M. stapedius setzt am Steigbügelkopf an
- Bei Lähmung des M. stapedius besteht eine Hyperakusis
- Der M. tensor tympani setzt am Manubrium mallei an
- Der Muskelbauch des M. tensor tympani liegt im Canalis musculotubarius

An der **Schalleitung** im Mittelohr sind beteiligt:

- Membrana tympani
- Malleus
- Incus
- Stapes
- *nicht:* Chorda tympani

Die **Schallwellen** werden unmittelbar übertragen

- von der Luft des äußeren Gehörgangs auf das Trommelfell
- vom Trommelfell auf den Hammergriff
- von der Platte des Steigbügels auf die Perilymphe der Scala vestibuli
- von der Perilymphe der Scala tympani auf die Membrana tympani secundaria der Fenestra cochleae (rotunda)

Die Schallübertragung erfolgt über das ovale Fenster in die Scala vestibuli.

11.4. Innenohr

11.4.1 Labyrinth
Lage und Gliederung des knöchernen und membranösen Labyrinths
Perilymph- und Endolymphräume
Lage von Porus und Meatus acusticus internus
Inhalt des Meatus acusticus internus
Lage von Ganglion vestibulare und Ganglion cochleare

11.4.2 Gleichgewichtsorgan
Bestandteile und deren Bau
Orientierung der Bogengänge
Rezeptoren: Lage, Feinbau
Histophysiologie

11.4.3 Hörorgan
Anordnung, Verlauf und Wandungen von Scala vestibuli, Scala tympani und Ductus cochlearis
Fenestra vestibuli, Fenestra cochleae, Membrana tympani secundaria
Mikroskopische Anatomie und Histophysiologie des Cortischen Organs

Über das **Innenohr** trifft zu:

- Scala vestibuli und Scala tympani führen Perilymphe und kommunizieren über das Helicotrema
- Die Scala tympani endet an der Fenestra cochleae
- Die Pars cochlearis des N. vestibulocochlearis und die Perikaryen des 1. Neurons der Hörleitung befinden sich im Modiolus
- Beim Menschen besteht die Cochlea aus etwa 2 1/2 Windungen
- Die Membrana tectoria befindet sich im Ductus cochlearis
- Das Corti-Organ liegt innerhalb des Ductus cochlearis
- Das Organum spirale (Corti-Organ) besitzt Sinneshaare (Zilien), die durch Verbiegung unter Vermittlung der Membrana tectoria erregt werden
- Die Rezeptorzellen des Corti-Organs (Organum spirale) haben unmittelbare Berührung mit Endolymphe
- Die Stria vascularis ist für die Bildung der Endolymphe verantwortlich

In der knöchernen **Schnecke** sind untergebracht:

- die Basilarismembran (Lamina basilaris)

- ein mit Perilymphe gefülltes Gangsystem
- ein mit Endolymphe gefüllter Gang
- Rezeptorzellen (Haarzellen)
- die Perikaryen des **1.** Neurons der Hörleitung

Über den **Ductus cochlearis** trifft zu:

- Er endet in der Spitze der Schnecke blind
- Er wird durch die Lamina basilaris von der Scala tympani getrennt
- Seine laterale (d. h. von der Schneckenachse abgewendete Wand) wird von der Stria vascularis gebildet
- Er enthält Endolymphe

Die **Wände** des Ductus cochlearis sind:

- Membrana vestibularis
- Basilarmembran
- Stria vascularis
- *nicht:* Lamina spiralis ossea

Zum **Endolymphraum** des Innenohrs gehören:

- Utriculus
- Sacculus
- Ductus reuniens
- Ductus cochlearis
- *nicht:* Scala vestibuli, Scala tympani

Jeder **Bogengang** des Innenohrs

- steht über Utriculus und Sacculus in kontinuierlicher membranöser Verbindung mit dem Ductus cochlearis
- enthält Endolymphe
- verläuft senkrecht zu den Ebenen der beiden anderen Bogengänge
- hat sein eigenes Rezeptorfeld, eingebaut in eine dem Bogengang eigene Ampulle (Ampulla membranacea)

Über das **Gleichgewichtsorgan** trifft zu:

- Ein Maculaorgan findet sich im Utriculus des Labyrinths des Innenohrs
- Auslösender Reiz für die Sinneszellen der Gleichgewichtsorgane ist die Auslenkung der Sinneshaare
- Zur Verbiegung der Sinneshaare der Cristae ampullares kommt es durch Bewegung der Cupula
- Das Sinnesepithel der Crista ampullaris wird mit Hilfe einer gallertigen Cupula durch Drehbeschleunigung erregt
- Adäquater Reiz für die Sinneszellen der Cristae ampullares sind Drehbeschleunigungen
- Zur Verbiegung der Sinneshaare der Maculaorgane kommt es durch Bewegung der Otolithenmembran
- Zur Erregung der Sinneshaare der Maculaorgane kommt es u. a. bei Autoinsassen beim plötzlichen Abbremsen
- Die Macula utriculi ist ein Rezeptor, der unter Beteiligung von Kalziumkarbonatkristallen durch Linearbeschleunigung erregt wird
- Teile der Sinnesorgane für Translationsbeschleunigungen (Linearbeschleunigungen) liegen in dem Sacculus

11.5. Angewandte Anatomie

Zugänglichkeit des Trommelfells Unterschiedliche Stellung des Trommelfells beim Kleinkind und Erwachsenen

Psychologie/Soziologie

1. Methodische Grundlagen

1.1. Verhaltens- und Selbstbeurteilung

1.1 Verhaltens- und Selbstbeurteilung
Unterscheidung von Beobachtung und Beurteilung
Prinzip der teilnehmenden Beobachtung
Unterscheidung von Selbst- und Fremdbeurteilung
Relative Beurteilungsskalen: Rangreihenvergleich, Paarvergleich, soziometrische Wahlverfahren
Absolute Beurteilungsskalen: Schätzskala, Summenwertskalen, "check list"
Systematische Beobachtungs- und Beurteilungstendenzen bei der Verhaltensbeurteilung (Rosenthal-Effekt, Hawthorne-Effekt, Halo-Effekt, Kontrast-Effekt, Projektion, Milde-Effekt, Effekt der zentralen Tendenz)
Validierung von Anamnese- und Persönlichkeitsfragebogen
Antworttendenzen bei der Selbstbeurteilung (Symptomtoleranz, Mitteilungsfähigkeit und -bereitschaft, Simulation und Dissimulation, Reaktionen im Sinne der sozialen Erwünschtheit, Ja-sage-Tendenz, Abwehrmechanismen, Sprachbarrieren)

Ein Medizinsoziologe macht eine Untersuchung zur Arbeits- und Belastungssituation des Pflegepersonals in Intensivstationen. Pflegepersonal und Ärzte sind eingeweiht, Patienten wird er als Praktikant vorgestellt.

- Dabei handelt es sich um eine **teilnehmende Beobachtung**

Um die Entwicklung sozialer Kontakte zwischen Krankenhauspatienten zu untersuchen, begeben sich zwei Forscher mit einem vorbereiteten Beobachtungsschema täglich mehrmals zu festgelegten Zeiten auf zwei Stationsflure einer Klinik. - Bei dem gewählten Verfahren handelt es sich um eine

- systematische Beobachtung
- standardisierte Beobachtung

Zu den **relativen Beurteilungsskalen** des Verhaltens zählen

- der Paarvergleich
- der Rangreihenvergleich
- *nicht:* "Check Lists", die Schätzskala

Mit Hilfe der **Soziometrie** können die Beziehungen von Gruppenmitgliedern zueinander dargestellt werden.

Das **Soziogramm**

- liefert Aussagen über Zu- und Abneigung zwischen Gruppenmitgliedern
- wird u.a. in der Gruppenpsychotherapie angewandt

Schätzskalen können unterschiedlich konstruiert sein. - So unterscheidet man zwischen

- Skalen mit verbaler und solchen mit numerischer Abstufung
- monopolarer und bipolarer Beurteilung
- diskreter Abstufung und analoger Beurteilung
- geradzahliger und ungeradzahliger Abstufung

Bei der Beurteilung von Personen mit einer numerischen Schätzskala

- lassen sich Ausprägungsgrade von Eigenschaften schätzen
- wird das Resultat von Normvorstellungen des Beurteilers beeinflusst

Das ärztliche Urteil über Eigenschaften des Patienten kann durch **systematische Beurteilungsfehler** verzerrt sein. - Hierzu zählt der

- Halo-Effekt
- Kontrast-Effekt
- Milde-Effekt
- Projektion
- *nicht:* Hawthorne-Effekt, Ja-Sage-Tendenz

Zuordnung von möglichen Fehlerquellen und Untersuchungsverfahren:

- Ja-Sage-Tendenz: Persönlichkeitsfragebogen mit dichotomen Antwortmöglichkeiten
- Halo-Effekt: Verhaltensbeurteilung
- Kontrast-Effekt: Anamnesegespräche
- Dissimulationstendenz: Beschwerdenfragebogen

Der **Halo-Effekt**

- kann bei der Beurteilung eines Patienten auftreten
- ist eine Fehlertendenz bei der Verhaltensbeurteilung
- ist ein Überstrahlungsfehler

Der Halo-Effekt wird als systematischer Effekt bezeichnet, weil das Gesamtresultat aus mehreren gleichartigen Beobachtungen in eine bestimmte Richtung verschoben wird.

Die Verallgemeinerung des Urteils von einer als positiv bewerteten Eigenschaft auf andere, ebenfalls als positiv bewertete Eigenschaften wird bezeichnet als

- Halo-Effekt
- systematische Beurteilungstendenz

Wenn ein Patient aus irgendeinem Grund besonders verärgert zum Arzt in die Sprechstunde kommt und sich für einen Augenblick gehen läßt, indem er unbeherrscht Kritik äußert, so kann der Arzt u.U. so reagieren, als habe dieser Mensch ganz generell Eigenschaften wie große Aggressivität, Neigung zu übertriebener Kritik und Unbeherrschtheit.

- Ein solches Phänomen nennt man **Halo-Effekt**

Wenn ein Arzt daraus, daß ein Patient zufällig verärgert zu einer Erstuntersuchung kommt, schließt, der Patient habe einen aggressiven Charakter, handelt es sich um einen Halo-Effekt.

Ein Arzt schenkt den Beschwerden eines Patienten, der gerade braungebrannt aus dem Urlaub zurückgekehrt ist, zu wenig Beachtung, weil dieser Mann auf den ersten Blick einen gesunden Eindruck macht.

- Es liegt ein Halo-Effekt vor

Eine Ärztin kennzeichnet in ihrer Kartei diejenigen ihrer Patienten, die immer pünktlich zu den verabredeten Arztterminen kamen, als medikamentenfolgsam ("Compliers"). Bei einer späteren Compliance-Studie erwies sich, daß ein beachtlicher Teil dieser Patienten nicht medikamentenfolgsam war. - Folgende Beurteilungsfehler könnten die Ärztin getäuscht haben:

- Halo-Effekt
- logischer Fehler

Bei dem **Rosenthal-Effekt** werden Verhaltensweisen von Versuchspersonen durch Erwartungen des Untersuchers beeinflußt.

Der Rosenthal-Effekt kann

- sich in einer systematischen Verhaltensänderung von Probanden/Patienten äußern
- sich in einer systematischen Änderung des Erlebens von Probanden/Patienten äußern

Ein Rosenthal-Effekt liegt dann vor, wenn Testergebnisse dadurch verzerrt werden, daß der Versuchsleiter bereits vor Durchführung des Tests über testrelevante Eigenschaften der Versuchsperson informiert war.

Ein Psychologe beobachtete, daß die Versuchstiere in einem Labyrinth-Lernexperiment immer dann bessere Lernergebnisse erzielten, wenn die als Versuchsleiter eingesetzten Studenten davon überzeugt waren, mit besonders "intelligenten" Tieren zu experimentieren.

- Dieses Phänomen nennt man **Rosenthal-Effekt**

Ein Lehrer, der eine Klasse neu übernimmt, hält einige Schüler dieser Klasse von vornherein für besonders intelligent, obwohl sich deren durchschnittliche Leistung in einem Intelligenztest nicht von der ihrer Mitschüler unterscheidet. Nach ca. einem Jahr ergibt eine erneute Intelligenzprüfung, daß die Leistung der für intelligenter gehaltenen Schüler stärker angestiegen ist, als die Leistung der übrigen Mitschüler.

- Als Erklärungsmöglichkeit kommt ein Rosenthal-Effekt in Betracht

Wenn eine Mutter negative Erwartungen bezüglich des Schulerfolges ihres Kindes hat und sich diese tatsächlich auswirken, dann handelt es sich um einen Rosenthaleffekt.

Bei dem **Hawthorne-Effekt** werden Verhaltensweisen von Personen dadurch beeinflußt, daß diese sich als "Versuchspersonen" fühlen.

In einer Untersuchung zum Zusammenhang von Arbeitsleistung und Beleuchtung am Arbeitsplatz wurde ein Zusammenhang zwischen Leistung und dem Bewußtsein, Teilnehmer an einer wissenschaftlichen Untersuchung zu sein, unabhängig von anderen Einflußgrößen gefunden.

- Dieses Phänomen heißt **Hawthorne-Effekt**

Eine Gruppe von Wissenschaftlern beobachtet auf einer Krankenhausstation die Pflegetätigkeit von Krankenschwestern. Es stellt sich heraus, daß sich die Krankenschwestern im Mittel regelmäßig pro Tag etwa 15 min mit den einzelnen Patienten unterhalten.

- Dieses Beobachtungsergebnis kann durch den Hawthorne-Effekt mitverursacht sein

Bei einem **Effekt der zentralen Tendenz** verwendet ein Beurteiler bevorzugt neutrale Mittelwerte.

Ein Arzt, der einen Patienten beurteilt, benutzt bedeutend häufiger als seine Kollegen die Kategorien "unauffällig", "normal" sowie "unentscheidbar".

- Dieser Arzt neigt zu einem Zentrale-Tendenz-Fehler

Herr Dr. A., der zuvor einige Jahre auf einer Intensivstation gearbeitet hatte, ist seit kurzem niedergelassener Arzt. Er neigt dazu, die Beschwerden seiner Patienten zu bagatellisieren.

- Für diese Urteilsverzerrung kommt vorrangig ein **Kontrastfehler** in Betracht

Wenn ein Arzt, der selbst weniger als 6 Stunden schläft (sogenannter Kurzschläfer), Patienten mit durchschnittlicher Schlafdauer (7 - 8 Stunden) als sogenannte Langschläfer klassifiziert, weil er sich bei der Beurteilung an seinem eigenen Schlafverhalten orientiert, dann

- handelt es sich um einen Kontrast-Effekt
- liegt ein systematischer Beurteilungsfehler vor

Bei der Beurteilung von Personen besteht bei einem Beurteiler die Neigung, ein für den Beurteilten günstiges Urteil abzugeben.

- Diese Tendenz wird **Milde-Effekt** genannt

Zufällige Untersuchungsfehler zeigen sich darin, daß die einzelnen Meßergebnisse gleichermaßen in positiver wie in negativer Richtung vom wahren Wert abweichen.

Systematische Untersuchungsfehler

- können in allen Abschnitten einer Untersuchung (von der Versuchsplanung bis zur Interpretation der Daten) auftreten
- verschieben das Gesamtresultat aus mehreren Messungen in eine bestimmte Richtung, da alle Einzelergebnisse in gleicher Weise beeinflußt werden

In folgenden Fällen ist ein systematischer Untersuchungsfehler zu erwarten:

- Zwei Ärzte führen Messungen zur gleichen Fragestellung durch, der eine jeweils am Morgen, der andere nur am Nachmittag
- Bei einer Befragung sind alle Interviewer Frauen
- Bei einer Befragung in Haushalten gibt der jeweils Anwesende Auskunft über die Krankheiten aller Haushaltsmitglieder
- Zu einem physiologischen Experiment stellen sich die Versuchspersonen nur gegen eine Bezahlung zur Verfügung
- Ein Professor vertritt eine bestimmte Hypothese zur Entstehung der Aggression. Er überprüft sie jeweils an seinem Studentenjahrgang

Beim Ausfüllen eines standardisierten Anamnesefragebogens geben Patienten auf Fragen, die den Alkoholkonsum betreffen, weniger an als sie tatsächlich trinken.

- Dieses Verhalten ist ein Beispiel für einen systematischen Fehler

Bei einer Meinungsumfrage sollen alle Bewohner einer Stadt befragt werden. Da aber eine totale Befragung zu aufwendig ist, entschließt man sich, eine Stichprobe auszuwählen und die Befragungsergebnisse als stellvertretende anzusehen. Für die Stichprobe wird jeder fünfte Passant des Bahnhofsvorplatzes ausgewählt.

- Beim Schluß von der Stichprobe auf die Gesamtheit aller Stadtbewohner treten zufällige und systematische Fehler auf

1.2. Interview und Befragung

Diagnostische (z.B. Anamneseerhebung), beratende und therapeutische Funktion Qualitatives Interview (hermeneutische Verfahren) Direktives und nondirektives Interview Standardisierungsgrade des Interviews Frageformen: offene, geschlossene Frage, dichotomische Frage, Katalogfrage

Die Durchführung des Interviews

- kann anhand eines Interviewleitfadens erfolgen
- kann anhand eine halbstandardisierten oder genau festgelegten standardisierten Fragebogens erfolgen
- ist durch schriftliche oder mündliche Befragung möglich
- kann mit Hilfe offener und/oder geschlossener Fragen erfolgen

Ein Interview weist nur dann eine hohe Objektivität im testtheoretischen Sinne auf, wenn verschiedene Interviewer hinsichtlich einer befragten Person zu übereinstimmenden Ergebnissen kommen.

Bei der Auswertung mündlicher Interviews mit offenen Fragen stellt sich das Problem der Vergleichbarkeit.

Die Beziehungen zwischen Interviewern und Interviewten sind nicht symmetrisch.

Beim **standardisierten Interview** sind festgelegt:

- der Wortlaut der Fragen/Inhalt der Fragen
- der Fragetyp
- die Reihenfolge der Fragen
- das Verhalten des Interviewers
- *nicht:* die therapeutische Funktion der Fragen

Ein standardisiertes Interview mit geschlossenen Fragen

- ist immer direktiv
- erlaubt eine statistische Kontrolle subjektiver Interviewer-Einflüsse

Bei der Durchführung von Interviews ist damit zu rechnen, daß unkontrollierte systematische Fehler seitens des Interviewers in dem Maße auftreten, in dem der Grad der Strukturierung (Standardisierung) des Interviews sinkt.

Die sozialwissenschaftliche **"Befragung"** ist gekennzeichnet durch:

- wissenschaftliche Zielsetzung
- vorgeplante Struktur
- mindestens minimale Standardisierung
- Verwertung der Information durch den hinter der Befragung stehenden Sozialwissenschaftler
- *nicht:* symmetrische Sozialbeziehung

Fragetypen:

- Viele Patienten haben Schwierigkeiten mit der Einnahme ihrer Medikamente. Wie geht es Ihnen damit? - offene Frage
- Was empfinden Sie, wenn Sie rauchen? - offene Frage
- Wann haben Sie zuletzt Ihre Tabletten eingenommen - gestern abend, heute morgen oder noch gar nicht? - geschlossene Frage
- Haben Sie nun eingenommen oder nicht? - dichotomische Frage

- Sind sie Raucher oder Nichtraucher? - dichotomische Frage
- Sie haben doch das Medikament so eingenommen, wie ich es Ihnen verordnet hatte? - Suggestivfrage
- Glauben Sie nicht auch, daß Rauchen schädlich ist? - Suggestivfrage

Der Befragte wird bei **geschlossenen Fragen** durch die vorgegebenen Antwortkategorien festgelegt.

Geschlossene Fragen

- können als Katalogfragen formuliert werden
- werden auch in Explorationsgesprächen verwendet
- können als dichotomische Fragen formuliert werden
- gibt es sowohl im freien wie auch im standardisierten Interview
- *nicht:* sind nur bei schriftlicher Befragung möglich

Ein hoher Anteil an geschlossenen Fragen beim ärztlichen Gespräch

- fördert die Vergleichbarkeit der erhobenen Daten
- kann beim Arzt zu einer diagnostischen Einengung führen

Bei Persönlichkeitsfragebogen werden praktisch ausschließlich geschlossene Fragen verwendet.

Ein Arzt fragt den Patienten: "Treten die Magenschmerzen vor dem Essen oder nach dem Essen auf?" - Es handelt sich um eine

- direkte Frage
- geschlossene Frage
- dichotomische Frage

Ein Meinungsforschungsinstitut befragte 1970 und 1980 jeweils 2000 entlassene Patienten über ihre Zufriedenheit mit dem letzten Krankenhausaufenthalt. Eine Frage lautete jeweils: "Wie zufrieden waren Sie mit den Schwestern beim letzten Krankenhausaufenthalt?"

Antwortmöglichkeiten:
4 sehr zufrieden
3
2
1
0 sehr unzufrieden

- Bei dieser Fragestellung handelt es sich um eine geschlossene Frage

Die wesentlichen Unterschiede zwischen **offenen** und geschlossenen Fragen im Interview bestehen darin, daß

- sich mit offenen Fragen differenziertere Angaben erzielen lassen als mit geschlossenen
- offene Fragen eher spontanes Sprechverhalten des Befragten fördern
- geschlossene Fragen die Antwortkategorien für den Befragten festlegen

1.3. Tests

Ziele der Standardisierung, Bedeutungsäquivalenz
Normierung (Äquivalent- und Variabilitätsnormen,
Standardnormen, Prozentrangnormen)
Gütekriterien der klassischen Testtheorie: Objektivität, Reliabilität (einschließlich Standardmeßfehler), Validität

Bei **psychologischen Tests** muß das zu untersuchende Merkmal variieren, um Differenzierungen unter den Testpersonen zu ermöglichen.

Psychologische Tests können wissenschaftsmethodisch als "unvollständiges Experiment" betrachtet werden.

In vielen psychologischen Tests sind die Antwortmöglichkeiten nicht vorgegeben.

Die innere Konsistenz eines Tests ist definitionsgemäß von der zeitlichen Konstanz des zu messenden Merkmals abhängig.

Zu den **Normierungsparametern** psychometrischer Tests zählt die Standardabweichung.

Wenn **Standardnormen** vorliegen,

- können die Untersuchungsergebnisse verschiedener Probandengruppen (z.B. jüngere und ältere Probanden) direkt miteinander verglichen werden
- läßt sich für jeden Standardwert angeben, wie groß der Prozentanteil derjenigen Probanden ist, die einen geringeren Standardwert erreichen
- lassen sich die Untersuchungsergebnisse grundsätzlich anhand mehrerer Skalen mit unterschiedlichem Mittelwert und unterschiedlicher Standardabweichung darstellen

Die direkte **Transformation** von Testrohwerten in Standardwerte (z.B. z-Werte)

- berücksichtigt Mittelwerte und Standardabweichungen der Testrohwerte in der Eichstichprobe
- erleichtert die Bestimmung der relativen Position einer Person in ihrer Bezugspopulation
- ermöglicht den Vergleich der Testwerte der gleichen Person in verschiedenen Test
- setzt normalverteilte Rohwerte voraus

Die **Transformation** von Intelligenztest-Rohwerten in Standardwerte (z.B. z-Werte) ermöglicht den Vergleich individueller Testergebnisse mit der Leistungsvariabilität in der Vergleichsgruppe.

Folgende statistische Kennwerte gehen in die Berechnung eines Standardwertes, z.B. eines individuellen Abweichungs-IQs, mit ein:

- Mittelwert der Rohwerteverteilung in der Eichstichprobe
- Standardabweichung der Rohwerteverteilung

Zur Überführung eines Meßwerts in einen Prozentrangwert benötigt man mindestens die Kenntnis der Häufigkeitsverteilung.

Die Transformation der Rohwerte eines Persönlichkeitstests in Prozentrangwerte ist auch dann möglich, wenn die Rohwerte nicht normal verteilt sind.

Die Anwendung von Prozentrangnormen anstelle von Standardnormen führt bei normalverteilten Testwerten zu einer Verzerrung der individuellen Testwertdifferenzen.

Ein Proband erhält aufgrund seines Testresultats einen Prozentrang von 77. - Dies bedeutet:

- Der Proband erreicht eine überdurchschnittliche Leistung

Testgütekriterien	
Objektivität - Auswertungsobjektivität - Durchführungsobjektivität - Interpretationsobjektivität	Sie sagt aus, inwieweit die Testergebnisse unabhängig von der Person des Versuchsleiters sind
Reliabilität	*Zuverlässigkeit*; sie gibt den Grad der Genauigkeit an, mit der ein Test das Merkmal mißt, das er zu messen vorgibt
Validität	*Gültigkeit*; sie gibt an, ob der Test auch tatsächlich das Merkmal mißt, das er messen soll
Objektivität > Reliabilität > Validität	

Das Gütekriterium **Objektivität** in der Testdiagnostik bezieht sich auf die Übereinstimmung verschiedener Auswerter.

Zur Überprüfung der Objektivität werden die Testergebnisse bei zwei unabhängigen Auswertern verglichen.

Die testtheoretische Objektivität bezieht sich auf folgende Aspekte:

- Test-Durchführung
- Test-Auswertung
- Test-Interpretation
- *nicht:* Test-Wiederholung

Eine hohe Objektivität eines Test

- ist eine notwendige Bedingung für eine hohe Reliabilität
- ist eine notwendige Bedingung für eine hohe Validität

Die Objektivität eines Tests ist **verbessert** durch:

- Präzisierung der Instruktionen zur Testauswertung
- Präzisierung der Instruktionen für die Testdurchführung
- Präzisierung der Instruktionen für die Interpretation des Testergebnisses (Erstellung von Testnormen)
- Erhöhung des Anteils geschlossener Fragen
- Standardisierung der Testauswertung
- Training der Testauswerter
- Vorlage eines Antwortkatalogs mit Bewertungskriterien
- *nicht:* Präzisierung des Außenkriteriums, Verminderung des Anteils der schwierigen Fragen

Bei folgenden Methoden ist eine relativ niedrige Objektivität und relativ hohe Meßungenauigkeit zu erwarten:

- Intensivinterview
- projektiver Test

Die testtheoretische Objektivität eines Interviews wird beeinträchtigt durch

- mangelnde Stabilität des untersuchten Merkmals
- Interpretationen des Interviewers
- mangelnde Strukturierung des Interviews

Folgende Einflußgrößen beeinflussen aus testtheoretischer Sicht die diagnostische Qualität einer Anamnese:

- Merkmalsstabilität
- Wissensstand des Explorators
- Strukturierung der Fragen
- Motivlagen der untersuchten Personen
- Interpretation der Inhalte

  - Als Folge davon sind Auswirkungen auf die Gütekriterien Objektivität, Zuverlässigkeit und Gültigkeit zu erwarten

Über die **Reliabilität** von Tests trifft zu:

- Sie ist dasjenige Gütekriterium eines Tests, das die Testzuverlässigkeit angibt
- Sie bestimmt den Grad der Meßgenauigkeit eines Tests
- Sie kann über die Split-half-Methode bestimmt werden
- Sie kann mit der Testwiederholungsmethode/Retest-Methode bestimmt werden
- Die Reliabilität eines Tests ist eine Voraussetzung seiner Validität

Ein psychologischer Test gilt definitionsgemäß als reliabel (zuverlässig), wenn er bei wiederholter Anwendung bei denselben Probanden zu übereinstimmenden Ergebnissen führt.

Die Zuverlässigkeit eines psychologischen Tests wird nach der klassischen Testtheorie beeinflußt durch

- den Abstand zwischen den beiden Testzeitpunkten
- die Anzahl der Testaufgaben
- die Objektivität des Testinstruments
- *nicht:* die Gültigkeit des gemessenen Merkmals

Die Reliabilität eines psychologischen Meßverfahrens kann **verbessert** werden durch:

- Erhöhung der Anzahl der Testaufgaben
- Präzisierung der Durchführungsbedingungen
- Erhöhung der Auswertungsobjektivität
- Erhöhung der inneren Konsistenz
- *nicht:* Präzisierung des Validitätskriteriums

Die Reliabilität psychologischer Tests erreicht in der Regel nicht den theoretischen Maximalwert von r = 1,0.

Die Reliabilität eines Verfahrens zur systematischen Verhaltensbeurteilung läßt sich durch einen Vergleich der Rangpositionen ermitteln, die die beurteilten Personen zu verschiedenen Zeitpunkten erhalten.

Eine Gruppe von Personen wird im Zeitabstand von wenigen Tagen unter gleichen Bedingungen mit demselben Intelligenztest geprüft.

- Über dieses Verfahren kann die Retest-Reliabilität des Tests ermittelt werden

Ein Intelligenztest wird nach drei Wochen an derselben Stichprobe durch denselben Untersucher wiederholt. Die Ergebnisse der ersten und zweiten Testdurchführung werden miteinander korreliert.

- Der resultierende Korrelationskoeffizient ist ein Maß für die Reliabilität des Tests

Folgende Verfahren werden verwendet, um die **Validität** eines psychologischen Tests zu bestimmen:

- Vergleich mit einem Außenkriterium
- Vergleich von Testwert und vorhergesagtem Merkmalswert
- *nicht:* Testhalbierungsmethode, Parallel-Test-Methode

Der Validitäts-Koeffizient eines psychologischen Tests ist abhängig von der:

- Objektivität des Tests
- Reliabilität des Tests
- Länge des Tests
- Reliabilität des verwendeten Außenkriteriums

Eine empirisch ermittelte **hohe** Testvalidität setzt voraus:

- einen hinreichend geringen Meßfehler
- eine hohe Übereinstimmung verschiedener Beurteiler hinsichtlich der Meßergebnisse
- eine hinreichend hohe Zuverlässigkeit
- eine hinreichend gute Objektivität

Im testtheoretischen Sinn ist eine Wissensprüfung dann valide, wenn Prüflinge, die viele Prüfungsfragen falsch beantworten, auch in den nachfolgenden Prüfungsabschnitten eher schlechtere Leistungen als ihre Mitprüflinge erzielen.

Bei einem Test zur Feststellung der Eignung für ein bestimmtes Berufsfeld zeigt sich, daß Probanden, die sich mit kommerziellen "Testhilfen" vorbereiten, deutlich besser abschneiden als unvorbereitete Kandidaten.

- Dies wirkt sich auf die Vorhersagevalidität aus

Eine Untersuchung über ein diagnostisches standardisiertes Verfahren zur Feststellung der Suizidgefahr hat ergeben:

– Verschiedene Auswerter kommen zu gleichen Ergebnissen

– Unabhängig vom Zeitpunkt der Durchführung bleiben die Beobachtungsergebnisse relativ konstant

– Bedauerlicherweise war es nicht möglich, Personen, die schon ein- oder mehrmals einen Suizidversuch hinter sich hatten, klar von solchen Personen zu unterscheiden, die noch keinen solchen Versuch unternommen hatten

Dieses Untersuchungsverfahren besitzt eine

- hohe Objektivität

- hohe Zuverlässigkeit (Reliabilität)
- geringe Gültigkeit (Validität)

Zum **Standardmeßfehler** eines psychologischen Tests trifft zu:

- Mit Hilfe des Standardmeßfehlers läßt sich das Konfidenzintervall eines Testwerts ermitteln
- Der Standardmeßfehler kann theoretisch den Wert der Standardabweichung eines Tests annehmen

Zur Bestimmung des Standardmeßfehlers eines Tests müssen bekannt sein:

- Reliabilität des Tests
- Standardabweichung der Testwerteverteilung

Wenn man für einen Test berechnen will, wie weit die empirisch ermittelten Werte um die "wahren" Testwerte streuen, muß man kennen:

- Reliabilitätskoeffizient des Tests
- Standardabweichung der Meßwerteverteilung

Persönlichkeitsfragebögen (wie FPI) sind in der Regel gekennzeichnet durch:

- hohe Objektivität
- geschlossene Frageform
- Normierung an Standardstichproben
- *nicht:* geringe Verfälschbarkeit

Bei der Verwendung von Persönlichkeitsfragebögen kann die bewußte Verfälschung durch den Patienten zu Fehlinterpretationen führen.

Die Reliabilität einzelner Skalen typischer Persönlichkeitsfragebögen (MMPI, FPI u.ä.) liegt empirisch maximal bei einem Wert von 0,85.

Die testtheoretische Objektivität eines üblichen Persönlichkeitsfragebogens liegt maximal bei 1,0.

Wenn es bei der Erfassung von Eigenschaften vor allem auf Auswertungsobjektivität ankommt, empfiehlt sich am ehesten ein Persönlichkeitsfragebogen.

Bei der Entwicklung von Persönlichkeitsfragebögen bereitet die Sicherung von testtheoretischen Kriterien in unterschiedlichem Ausmaß Schwierigkeiten. - Das Kriterium der Gültigkeit ist am schwersten zu erfüllen.

Bei Persönlichkeitsfragebögen mit vorgegebenen Antwortkategorien kann die testtheoretische Objektivität *nicht* gemindert werden durch:

- die Ja-Sage-Tendenz
- die Dissimulationstendenz
- den Effekt der zentralen Tendenz
- den Milde-Fehler (der zu positive Ergebnisse liefert)

Psychometrische Persönlichkeitsfragebögen sind im Gegensatz zu **projektiven Tests** im allgemeinen durch geringere Bandbreite gekennzeichnet.

Persönlichkeitsfragebögen sind objektiver als projektive Testverfahren.

Für projektive Testverfahren ist charakteristisch:

- Vorgabe einer vieldeutigen, unstrukturierten oder wenig strukturierten Reizsituation
- die Annahme, daß die Reaktion der Testperson Ausdruck ihrer Persönlichkeit ist
- Abzielen vornehmlich auf den emotionalen Bereich der Persönlichkeit
- Offenheit der Interpretation
- relativ niedrige Validitätskennwerte

Der wesentlichste testtheoretische Einwand gegen projektive Testverfahren sind mangelnde bzw. nicht reproduzierbare Validitäten.

Über **psychometrische Tests** trifft zu:

- Sie dienen der Erfassung des Ausprägungsgrades von Persönlichkeitsmerkmalen unter standardisierten Bedingungen

- Sie können zur Überprüfung der Frage, ob sich eine bestimmte Pharmakotherapie auf die Vigilanz auswirkt, herangezogen werden
- Die Künstlichkeit der Testsituation kann die Aussagekraft der Testergebnisse einschränken
- Auch objektive psychometrische Tests können verfälschbar sein

Zu den **Fehlerquellen** bei psychometrischen Persönlichkeitstest zählen:

- Ja-sage-Tendenz
- absichtliche Verfälschbarkeit
- Durchschaubarkeit
- Antworttendenz nach sozialer Erwünschtheit
- *nicht:* niedrige Objektivität

Mit einer Verzerrung des Untersuchungsergebnisses durch die Tendenz, sozial erwünschte Verhaltensweisen als die eigenen auszugeben, ist am wenigsten bei **Leistungstests** zu rechnen.

Ein Patient erreichte in einem **Intelligenztest** (HAWIE) einen Prozentrangwert von 2. Auf der IQ-Skala entspricht das einem Wert von ca. 70.

1.4. Experiment

Konstrukt und Operationalisierung von Untersuchungsgegenständen
Experiment und Kausalaussage
Kriterien des Experiments
Unabhängige, abhängige und intervenierende Variable
Experimental- und Kontrollgruppe
Zufällige und systematische Untersuchungsfehler Kontrolle systematischer Untersuchungsfehler (Blind- und Doppelblindversuch, Randomisieren, Parallelisieren, Ausbalancieren)
Erfassung der abhängigen Variablen: Merkmale und hierarchische Struktur von Nominal-, Ordinal-, Intervall- und Verhältnisskala

Zur **experimentellen Methode** in der Psychologie trifft zu:

- Mit einem Experiment kann man Ursache-Wirkungs-Beziehungen erforschen
- Sie erlaubt die Überprüfung von Konditional- und Kausalaussagen
- Willkürlichkeit, Variierbarkeit und Wiederholbarkeit sind ihre kennzeichnenden Kriterien
- Die Beobachtungsbedingungen werden willkürlich variiert
- Die Auswirkungen auf die abhängige Variable werden beobachtet
- Es wird versucht, Störfaktoren auszuschalten bzw. zu kontrollieren
- Die Ergebnisse sollten grundsätzlich reproduzierbar sein
- Auswahl und Durchführung der Beobachtungsverfahren im psychologischen Experiment hängen vom Untersucher ab
- Die Fragestellung, ob eine bestimmte Psychotherapie angstlösend wirkt, ist grundsätzlich experimenteller Untersuchung zugänglich
- Durch die Anordnung des einfachen Blindversuchs sollen Suggestionseinflüsse vermindert werden
- Durch die Anordnung des doppelten Blindversuchs soll der Rosenthal-Effekt vermieden werden
- Durch Randomisierung sollen systematische Fehler vermindert werden
- Stichproben-Fehler (systematische Fehler) werden durch die Methode des Parallelisierens kontrolliert

Zu den Methoden wissenschaftlicher Erkenntnisgewinnung in der Psychologie gehört das Experiment.

- Es dient vorrangig der Klärung von Kausalbeziehungen

Die Künstlichkeit experimenteller Versuchsanordnungen kann die Aussagekraft der Untersuchungsergebnisse einschränken.

Durch **Parallelisieren** ist nur eine begrenzte Zahl vermuteter Stichprobenfehler zu kontrollieren.

Unter **Randomisierung** versteht man ein Verfahren, bei welchem Versuchspersonen oder Patienten nach dem Zufallsprinzip einer Versuchs- oder einer Kontrollgruppe zugeordnet werden.

Unter einem **einfachen Blindversuch** versteht man eine experimentelle Methode, bei der die Versuchsperson nicht weiß, ob sie ein Leerpräparat erhält.

Im **Doppelblindversuch** mit Psychopharmaka und Placebos gilt:

- Die Patienten der Experimentalgruppe wissen nicht, ob und wie das verabreichte Präparat wirkt
- Die Patienten der Kontrollgruppe wissen nicht, ob und wie das verabreichte Präparat wirkt
- Der Arzt weiß *nicht*, was er der Experimentalgruppe verabreicht
- Der Arzt weiß *nicht*, was er der Kontrollgruppe verabreicht
- Der Auswerter des Versuchs weiß, welche Präparate der Experimental- und der Kontrollgruppe gegeben werden

Durch einen Doppelblindversuch lassen sich folgende Untersuchungsfehler kontrollieren:

- Hawthorne-Effekt
- Rosenthal-Effekt
- Autosuggestion
- Heterosuggestion

Über den **Placebo-Effekt** trifft zu:
Placebo-Effekte

- können im Doppelblindversuch kontrolliert werden
- beruhen wesentlich auf Erwartungen des Arztes und des Patienten
- *nicht:* sind daran zu erkennen, daß keine unerwünschten Nebenwirkungen auftreten

Folgende **Voraussetzungen** müssen u.a. erfüllt sein, damit eine empirische psychologische Untersuchung als Experiment bezeichnet werden kann:

- Variierbarkeit der abhängigen Variable
- *nicht:* Quantifizierbarkeit der abhängigen Variable, Variierbarkeit der unabhängigen Variable

Unabhängige Variablen sind die vom Versuchsleiter systematisch variierten Bedingungen.

Das psychologische Experiment unterscheidet sich von nichtexperimenteller Beobachtung durch die willkürliche Variierbarkeit der Bedingungen (unabhängige Variable).

In einem Experiment wird geprüft, in welchem Ausmaß sich drei verschiedene Medikamente auf die Konzentrationsleistung auswirken. Drei verschiedene, nach Zufall zusammengestellte Probandengruppen erhalten jeweils eines der drei Medikamente.

- Die drei Medikamente repräsentieren die unabhängige Variable

Abhängige Variablen sind die unter den experimentellen Bedingungen eintretenden Verhaltensänderungen der Versuchsperson, die gemessen werden.

Im psychologischen Experiment werden die Beobachtungen des Untersuchers als abhängige Variable bezeichnet.

Nach sozialpsychologischen Untersuchungen neigen Personen, die eine Unwahrheit behaupten, oft dazu, nach einiger Zeit selbst an sie zu glauben. In einem Experiment hierzu wurden Versuchspersonen veranlaßt, eine Unwahrheit zu behaupten. Eine Gruppe erhielt für die unwahre Behauptung eine Bezahlung von 1 Dollar, eine andere Gruppe dagegen 20 Dollar. Die Gruppe mit der höheren Bezahlung glaubte eher an die falsche Behauptung.

- In diesem Experiment ist die **abhängige Variable** das Ausmaß der Überzeugung von der vermeintlichen Wahrheit

Es soll geprüft werden, ob die Art des Schlafentzugs die Konzentrationsfähigkeit beeinflußt. Dazu werden 3 verschiedene Gruppen von freiwilligen Versuchspersonen nachts in einem Schlaflabor untersucht: Eine Gruppe schläft ohne Unterbrechung, eine Gruppe wird immer während der REM-Schlafphasen geweckt, eine Gruppe wird mit gleicher Häufigkeit wie die Gruppe 'REM' geweckt, aber während der Non-REM-Schlafphasen. Die Versuchspersonen werden in der Reihenfolge ihrer Anmeldung abwechselnd den 3 Gruppen zugeordnet. Die Konzentrationsfähigkeit wird nach 5 Schlaflabornächten mit einem standardisierten Test geprüft.

- In dieser Untersuchung sind die Kriterien eines Experiments erfüllt
- Die Art des Schlafentzuges stellt die unabhängige Variable dar
- Die abhängige Variable wird über die Testleistung erfaßt
- Experimental- und Kontrollgruppen werden untersucht
- Die Zuteilung der Versuchspersonen zu den Gruppen erfolgt durch Randomisieren
- Systematische Untersuchungsfehler werden kontrolliert

Skalenniveaus		
Nominal-skala	niedrigstes Skalenniveau, Objekten oder Ereignissen werden Namen zugeordnet, um sie von anderen zu unterscheiden, (**Entscheidung über Gleichheit oder Unterschiedlichkeit** von Merkmalsausprägungen, z.B. $x = y \neq z$), **"kategoriale Zuordnung von Skalenwert und Merkmalsträger"**	**Diagnosen, Geschlechtszugehörigkeit, "Herr K. ist unverheiratet"**
Ordinal-/ Rangskala	Es werden Rangordnungen von Merkmals-ausprägungen dargestellt. Die Ordnung von Meßwerten erfolgt in Schritten einer kleiner-größer-Relation ohne feste Abstände (z.B. x > y > z). **Sie bietet die Möglichkeit, eine Rangreihe unter den Merkmalsträgern zu bilden.**	**soziale Schichtzugehörig-keit (Scheuch-Index), erreichter Schulabschluß, "Barbara ist kreativer als Gustav, aber genauso kreativ wie Sonja"**
Intervall-skala	Auf diesem Skalenniveau müssen die Merkmalsausprägungen numerisch erfaßbar sein. Vom numerischen Unterschied zwischen zwei Merkmalen darf auf die Größe des Unterschiedes der Merkmalsausprägung geschlossen werden. Ein absoluter Nullpunkt liegt nicht vor. Daten können additiv verknüpft und durch **arithmetische Mittelwertsbil-dung** beschrieben werden (z.B. x = y - z)	**Körpertemperatur (°C), Körpergröße Intelligenzquotienten, Intelligenzunterschiede im HAWIE, Leistungen in einem Konzentrationstest, Testwerte bei einer Angstskala**
Verhältnis-/ Rational-skala	höchstes Skalenniveau, es existiert ein absoluter Nullpunkt, multiplikative Verknüpfungen sind erlaubt (z.B. $x = y \cdot z$, $x = y/z$), **Proportionen lassen sich bilden**	**Lebensalter, Herzfrequenz, Reaktionszeiten, Cortisolausschüttung, "B verdient 2,3mal soviel wie ich"**

In einem Experiment zum Einfluß der Berufserfahrung auf die Vigilanz in medizinischen Belastungssituationen wird die Zeit gemessen, welche die Versuchspersonen brauchen, um auf ein Lichtsignal hin einen bestimmten Hebel zu drücken. - Zur Skalenqualität der abhängigen Variablen und zu ihrer möglichen rechnerischen Auswertung trifft zu:

- Die Daten der abhängigen Variablen dürfen auf **Rangskalenniveau** verarbeitet werden
- Die abhängige Variable läßt sich auf einer Intervallskala abbilden

Folgende **Eigenschaften** kennzeichnen die **Intervallskala**:

- Gleiche Abstände zwischen Skalenwerten entsprechen gleichen Abständen zwischen Merkmalsausprägungen
- Sie erlaubt, Rangplätze zu bilden
- Sie erlaubt, "größer/kleiner-als"-Relationen abzubilden
- Sie erlaubt, ein arithmetisches Mittel zu bilden
- *nicht:* Sie erlaubt, Verhältnisse zwischen Skalenwerten anzugeben (z.B. a ist doppelt so groß wie b)

Die Therapieerfolgsskala "verschlechtert - unverändert - gebessert - geheilt" darf in der Datenanalyse nicht als Intervallskala verrechnet werden, weil bei verbal abgestuften Therapieerfolgsskalen die Abstände zwischen jeweils zwei benachbarten Urteilsklassen nicht als gleich groß vorausgesetzt werden dürfen.

In einem psychologischen Experiment verkürzt sich die Reaktionszeit bei einem Aufmerksamkeitstraining auf den halben Wert.

- Die Reaktionszeiten können maximal auf **Verhältnisskalenniveau** abgebildet werden

Folgende Daten lassen sich **metrisch** abbilden:

- Intelligenzquotienten
- Alter
- *nicht:* Familienstand, Autokennzeichen

Die Bestimmung von absoluten und relativen Häufigkeiten ist zulässig bei folgendem Skalenniveau:

- Verhältnisskala
- Intervallskala
- Ordinalskala
- Nominalskala

1.5. Felduntersuchung

Methoden der Stichprobengewinnung (Zufalls- und Quotastichprobe, geschichtete Stichprobe)
Stichprobenfehler
Quer- und Längsschnittuntersuchung
Individual- und Aggregatdaten
Interpretation von Korrelationsuntersuchungen

Über **Stichproben** trifft zu:

- Bei einer Quoten-Stichprobe wird nach bestimmten Merkmalen geschichtet
- Bei einer Zufallsstichprobe hat jedes Element der Grundgesamtheit die gleiche Chance, in die Auswahl zu gelangen

Für die **Quotastichprobe** ist die Herstellung eines Kollektivs, das in allen interessierenden Merkmalen für die Grundgesamtheit möglichst repräsentativ ist, ohne daß eine Randomisierung erforderlich wäre, kennzeichnend.

Das Quotaverfahren überläßt dem Interviewer die freie Auswahl der Befragten im Rahmen vorgegebener sozialer Kriterien.

Eine Quotenstichprobe

- geht von den als wichtig angesehenen Merkmalsverteilungen einer Population aus
- legt die Zahlenrelation für die Auswahl von Merkmalsträgern fest

Die Untergruppen einer **geschichteten (stratifizierten) Stichprobe** werden vorab vom Untersucher festgelegt.

Stichprobenfehler können in einem Experiment

- die Ergebnisse systematisch beeinflussen
- die Ergebnisse zufällig beeinflussen

Wird eine gleichbleibende Personengruppe an mehreren, auseinanderliegenden Zeitpunkten mit einem gleichbleibenden schriftlichen Fragebogen befragt, so lassen sich die damit gewonnenen Daten nutzen zu einer

- Reliabilitätsprüfung
- Prüfung der Stabilität von Merkmalen
- Längsschnittuntersuchung
- Panelstudie
- *nicht:* Reihenfolgeeffekt-Prüfung

Nachteile der **Längsschnittanalyse** im Vergleich zur **Querschnittsanalyse** sind:

- selektive Stichprobenveränderung
- Konfundierung Alter/Erhebungszeitpunkt
- langes Warten, Ausfälle

Bei einer entwicklungspsychologischen Vergleichsstudie wurden zu einem bestimmten Zeitpunkt drei Gruppen von Versuchspersonen unterschiedlichen Alters bezüglich ihrer Intelligenzleistungen untersucht.

- Bei dieser Studie handelt es sich um eine **Querschnittsuntersuchung**

In einer Untersuchung zur Veränderung der Leistungsmotivation bei Medizinstudenten werden an einer Universität alle Studienanfänger sowie alle Studenten, die sich im 4. und im 8. Semester befinden, mit standardisierten Fragebögen untersucht.

- Es handelt sich bei dieser Studie um eine Querschnittsuntersuchung

Eine **Panel-Studie** untersucht die gleiche soziale Einheit zu verschiedenen Zeitpunkten im Hinblick auf die gleichen Variablen. Typisch ist die Untersuchung von Meinungsänderungen und Entwicklungen im Zeitverlauf.

Bei einer Studie zum sozialen Wandel wird eine Methode eingesetzt, bei der die gleiche Versuchspersonengruppe mit dem gleichen Verfahren zu unterschiedlichen Zeitpunkten wiederholt untersucht wird.

- Bei dieser Methode handelt es sich um das Panel-Verfahren

Eine Forschergruppe ermittelt in eigenen Untersuchungen, daß der durchschnittliche Ruhepuls von Herzinfarktpatienten gegenüber einer Kontrollgruppe erhöht war (Herzinfarktpatienten durchschnittlich 76, Kontrollgruppe durchschnittlich 71 Schläge pro Minute).

- Bei diesen Werten handelt es sich um Aggregatdaten

Aus einer gesicherten **Korrelation** zwischen den Variablen A und B kann gefolgert werden, daß einem bestimmten Wert von A mit einer gewissen Wahrscheinlichkeit ein bestimmter Wert von B entspricht.

Die Höhe der Korrelation zwischen Meßwerten und Kriterium ist abhängig von der

- Objektivität der Testdurchführung
- Objektivität der Testauswertung
- Reliabilität des Testverfahrens
- Konstanz des zu messenden Merkmals
- *nicht:* Interpretation der Testwerte

Bei der Entwicklung eines Persönlichkeitstests stellt sich heraus, daß zwei der insgesamt 6 vorgesehenen Untertests mit $r = -0{,}94$ korreliert sind. - Folgende Folgerungen sind zulässig:

- Wird einer der beiden Untertests eliminiert, so wird sich die Reliabilität des Gesamttests verringern
- Auf einen der beiden Untertests kann aus testökonomischen Gründen verzichtet werden

Es wurde ein Test zur Erfassung der Toleranz in sozialen Situationen (T) neu konstruiert. Diese Skala korreliert zu $r = -0{,}79$ mit der Skala "Aggressivität" des Freiburger Persönlichkeitsinventars.

- Dieser Tatbestand besagt, daß hohe Werte in der Skala T häufig mit niedrigen Werten in der FPI-Skala einhergehen

2. Psychophysiologie

2.1. Ebenen der Erfassung psychophysiologischer Prozesse

2.1.1 Physiologische Indikatoren
Pragmatische Begründung der Indikatorfunktion
Systematische Fehler in der Messung elementarer physiologischer Größen (z.B. Blutdruckmessung unter Erwartungsangst)
Kardiovaskuläre Aktivität (Herzfrequenz, Blutdruck, s.a. Physiologie 3.1, 4.2)
Respiratorische Aktivität (Atemfrequenz)
Elektrodermale Aktivität (Hautleitfähigkeit, Hautpotential)
Elektrische Muskelaktivität (Oberflächen-Elektromyogramm)
Hirnelektrische Aktivität (Spontan-Elektroencephalogramm, evozierte Hirnrindenpotentiale, s.a. Physiologie 19.2.2)
Hormonale Aktivität (Katecholamine, Kortikosteroide, s.a. Biochemie 24.2.3, 24.2.4)

2.1.2 Psychologische Indikatoren
Befindlichkeitserfassung und -messung durch Befragung, Eigenschaftswörterlisten, Skalierung von Aktivationsveränderungen, Erhebung kognitiver Leistungsveränderungen (Konzentration, Aufmerksamkeit) in verschiedenen Aktivations- und Bewußtseinszuständen (s.a. 1.4, 1.5, 2.2)

Mit Hilfe **psychophysiologischer Meßverfahren** ist es möglich,

- individuelle psychophysiologische Reaktionsmuster zu überprüfen
- situative Einflüsse auf die physiologische Reaktion zu erforschen
- ein gezieltes Entspannungstraining über die Rückmeldung vegetativer Funktionen durchzuführen
- *nicht:* verschiedene Gefühlsqualitäten eindeutig zu identifizieren

Die Messung der Gehirnaktivität mit Oberflächenelektroden gibt der psychophysiologischen Forschung unmittelbaren Aufschluß über elektrophysiologische Erregungsvorgänge der Hirnrinde.

Bei der **Untersuchung psychophysiologischer Beziehungen** sind folgende Vorgehensweisen möglich:

- Psychologische Vorgänge werden als abhängige Variable gemessen
- Psychologische Zustände werden als unabhängige Variable vom Experimentator willkürlich hergestellt
- Physiologische Vorgänge werden als abhängige Variable gemessen
- Physiologische Zustände werden als unabhängige Variable vom Experimentator willkürlich manipuliert

Das Konzept der **Individualspezifität** physiologischer Reaktionen besagt, daß eine Person auf verschiedene Belastungssituationen (z.B. Tod eines Angehörigen oder Verlust des Arbeitsplatzes) immer wieder eine bestimmte, für sie typische Reaktionskonfiguration (Reaktionshierarchie) zeigt.

Eine Studentenstichprobe wird vier verschiedenen Belastungssituationen ausgesetzt. Registriert werden jeweils Pulsfrequenz, Pulsvariabilität und Hautleitfähigkeit. Der Anteil der Studenten, die in allen Situationen in der gleichen abhängigen Variablen am stärksten reagieren, ist gegenüber der Zufallserwartung signifikant erhöht.

- Durch diese Untersuchung wird das Prinzip der **Individualspezifität** belegt

Bei einer Untersuchung an vier Stichproben (Ulkuspatienten, Hypertoniker, Angstneurotiker, Gesunde), die jeweils zwei verschiedenen Belastungssituationen ausgesetzt werden, ergeben sich signifikante Mittelwertdifferenzen in den Variablen Speichelsekretion, Hautwiderstand und Pulsfrequenz für die beiden Belastungssituationen, nicht aber für die vier Stichproben.

- Durch diese Untersuchung wird das Prinzip der **Reizspezifität** belegt

In einem psychologischen Versuch werden drei nach dem Zufallsprinzip zusammengestellte Versuchspersonengruppen 45 Minuten lang beobachtet:
Einer Gruppe wird über Kopfhörer Lärm dargeboten, die zweite Gruppe muß fortlaufend Zahlen addieren, die dritte Gruppe wird aufgefordert, Zeitschriften nach eigener Wahl zu lesen.
Während der gesamten Versuchsdauer werden die Herzfrequenz, die galvanische Hautreaktion und (unmittelbar an den 45-Minuten-Versuch anschließend) die subjektive Befindlichkeit der Versuchspersonen mittels einer Checkliste registriert.

- Der Vergleich der Gruppenmittelwerte "Herzfrequenz" und "Hautreaktion" erlaubt eine Aussage über reizspezifische Reaktionen

Unter Psychophysik versteht man den Zusammenhang zwischen physikalischem Reiz und Empfindung.

Unter einer **Contingenten Negativen Variation (CNV)** versteht man eine Potentialverschiebung im EEG, auch Erwartungswelle genannt.

Die **galvanische Hautreaktion (GHR)/Hautleitfähigkeitsreaktion/psycho-galvanische Reaktion (PGR)**

- ist durch akustische Reize auslösbar
- ist durch Geruchsreize auslösbar
- zeigt Aktivation an
- ist abhängig von der Intensität der ausgelösten Emotionen
- kann an den Fußsohlen eines Menschen gemessen werden
- beruht auf der Veränderung des elektrischen Widerstandes der Haut
- steht in reziproker Beziehung zur Hautwiderstandsreaktion

Die **zirkadiane Aktivitätsrhythmik** beim Menschen

- ist ein angeborener, autonomer physiologischer Mechanismus
- hat ihren wichtigsten Zeitgeber im täglichen Lichtzyklus
- äußert sich in Schwankungen der Körpertemperatur
- beeinflußt die Ausschüttung von Steroidhormonen

2.2. Aktivations- und Bewußtseinszustände

(s.a. Physiologie 19.5)

2.2.1 Schlaf
Physiologische Indikatoren zur Bestimmung der Schlafstadien
Unterscheidung von REM- und NREM-Schlaf anhand physiologischer Indikatoren
Folgen von Schlaf- bzw. isoliertem REM-Schlafentzug

2.2.2 Aktivation und Aufmerksamkeit
Indikatoren der Aktivation (s. 2.1.1 und 2.1.2.)
Bewußtseinsgrade und EEG-Spontanrhythmen
Orientierungsreaktion
Habituation
Aktivation und selektive Aufmerksamkeit Aktivation und Leistung (Yerkes-Dodson Regel) Rolle des Limbischen Systems bei Lern- und Gedächtnisprozessen

2.2.3 Streß
Stressoren und Streßreaktion
Klassifikation von Stressoren: Reiz-Deprivation und -Überflutung, Leistungsstressoren, soziale Stressoren, Schmerzreize
Hormonale Anteile der Streßreaktion
Mangelnde Vorhersehbarkeit und mangelnde Kontrollierbarkeit von Stressoren als Streßdeterminanten
Grundmuster der Streßbewältigung bzw. -verarbeitung (s.a. 3.2.4)

2.2.4 Schmerz
(s.a. Physiologie Kap. 15)
Phänomenologische Unterscheidung von Schmerzformen
Probleme der Erfassung und Messung von Schmerz, Methoden der Schmerzquantifizierung
Erlernte Formen der Schmerzwahrnehmung und -äußerung (ontogenetische, geschlechtsspezifische und kulturelle Einflüsse beim Schmerz), Angst(Erwartung)-Spannung-Schmerz-Zirkel, subjektive Schmerzkontrolle

Für alle **Schlafstadien** trifft zu:

- Die sensorischen Schwellen sind erhöht
- Der Tonus der Skelettmuskulatur ist vermindert
- Die notwendige Intensität von Weckreizen kann als Maß für die Schlaftiefe benutzt werden
- *nicht:* Die Herzfrequenz ist vermindert

Zu den üblichen physiologischen Meßmethoden, die zur Bestimmung der Schlafstadien herangezogen werden, zählen

- Elektroenzephalographie (EEG)
- Elektrookulographie (EOG)
- Elektromyographie (EMG)

Charakterisierende Wellenbereiche im EEG:

- Einschlafstadium: flache Thetawellen
- Tiefschlafstadium: Delta-Wellen, Frequenzbereich bis 3 Hz

Über den **REM-Schlaf** trifft zu:

- Der REM-Schlaf wird auch als paradoxer Schlaf bezeichnet
- Im REM-Schlaf kommt es zu einer Dissoziation verschiedener Körperfunktionen (Herabsetzung des Skelettmuskeltonus, Erhöhung der EEG-Aktivität)
- Er wird durch bestimmte Schlafmittel verkürzt/Durch die meisten Barbiturat-Schlafmittel wird der REM-Schlaf verkürzt/Die Gesamtdauer von REM-Phasen wird durch die Einnahme von Barbituraten wenigstens zeitweise herabgesetzt
- Die Dauer der REM-Phasen nimmt im allgemeinen im Laufe der Nacht von knapp 10 Minuten auf über eine halbe Stunde zu/REM-Phasen dauern beim Erwachsenen im Mittel etwa 20 min
- Der Anteil des REM-Schlafes am Gesamtschlaf im mittleren Erwachsenenalter liegt bei etwa 20 %
- Bei Neugeborenen ist der REM-Anteil am Gesamtschlaf mehr als doppelt so hoch wie bei Erwachsenen
- Nach seinem selektiven Entzug folgt ein kompensatorischer Rebound
- Bei selektivem Entzug des REM-Traumschlafes ist der Anteil der Traumphasen (REM-Phasen) in den folgenden Nächten häufig erhöht
- Bei länger dauerndem Entzug von REM-Schlaf kommt es zu erhöhter Reizbarkeit, Konzentrations- und Wahrnehmungsstörungen und Angst- und Spannungsgefühlen
- Häufiges Wecken während der REM-Phasen führt zu Befindlichkeitsstörungen
- Schläfer, die während des REM-Schlafes geweckt werden, berichten mit hoher Wahrscheinlichkeit von plastisch-bildhaften Träumen
- Geträumt wird nicht nur während der REM-Phasen
- Träume, die während des REM-Schlafes auftreten, unterscheiden sich in ihrer Qualität von Träumen anderer Schlafphasen
- REM-Phasen sind definiert durch Veränderung der Augenbewegungen
- Der REM-Schlaf ist gekennzeichnet durch schnelle Augenbewegungen und das häufige Auftreten von lebhaften Träumen
- Während der REM-Schlafphasen kommt es wiederholt zu einem Wechsel zwischen Salven schneller Augenbewegungen und Intervallen, in denen keine solchen Bewegungen auftreten

Während des "REM-Schlaf"-Zustandes sind folgende **physiologischen Veränderungen** zu beobachten:

- Puls- und Blutdruckschwankungen
- Erektion des Penis bzw. der Klitoris
- schnelle, konjugierte Augenbewegungen
- Hemmung des Muskeltonus
- *nicht:* EEG-Wellen hoher Amplitude

Die **Häufigkeit und Länge** von REM-Phasen ist beim Gesunden abhängig von:

- der Dauer des Entzugs der REM-Phasen
- dem Lebensalter
- dem Zeitpunkt innerhalb des Schlafes (Anfang-Mitte-Ende)

Nach ununterbrochenem **Wachsein bis zu 36 Stunden** lassen sich in der Regel folgende Veränderungen beobachten:

- im EEG eine Reduzierung des Alpha-Wellenanteils zugunsten des Theta- und Delta-Wellenbereichs
- Erhöhung akustischer Wahrnehmungsschwellen
- Verminderung der Gedächtnisleistung
- *nicht:* halluzinatorische Episoden

Nach **48 Stunden** experimenteller sensorischer Deprivation können sich psychotische Zustände entwickeln.

Nach sehr langem Schlafentzug (totaler Schlafentzug von **2 - 3 Tagen** Dauer) wird in der ersten Erholungsnacht vor allem Tiefschlaf nachgeholt.

Folgende Variablen lassen sich als **Indikatoren der Aktivation** verwenden:

- EEG-Parameter
- Herzfrequenz
- Pupillenweite
- systolischer Blutdruck
- Atemfrequenz
- erhöhte Ausscheidung von Katecholaminen
- Verringerung der Reaktionszeit
- elektrodermale Aktivität/Hautwiderstand
- erhöhte Leitfähigkeit der Haut
- Gefühl psychischer Anspannung
- *nicht:* Testosteronspiegel, EEG-Synchronisation

Als subjektiver Aktivationsindikator ist die Befindlichkeit (absolute Beurteilungsskala) zu verwenden.

Psychischer Zustand und entsprechende **EEG-Rhythmen**:

- erregt: Beta-Wellen
- aktiver Wachzustand: Beta-Wellen
- ruhig, entspannt: Alpha-Wellen
- dösend, tief entspannt: Theta-Wellen

Die **Orientierungsreaktion** des Organismus geht einher mit einem für die jeweilige Reizmodalität spezifischen Reaktionsmuster.

Zu den **Komponenten** der Orientierungsreaktion gehören:

- erhöhte Sensitivität bestimmter Sinnessysteme/Erniedrigung sensorischer Schwellen
- Veränderung in den Wahrnehmungsschwellen
- Unterbrechung der bisherigen motorischen Aktivität
- generelle Tonuserhöhung der Skelettmuskulatur/Anstieg des Muskeltonus
- Respirationssteigerung
- EEG-Veränderungen/alpha-Blockade im EEG
- Gefäßveränderungen
- Vasokonstriktion in der Peripherie
- Veränderung der Pulsfrequenz/Herzfrequenz
- Zunahme der Hautleitfähigkeit
- Augenbewegungen
- Kopfbewegungen
- *nicht:* Einsetzen von Alpha-Rhythmus, Synchronisation im EEG, motivationale Schwankungen, Anhebung der Wahrnehmungsschwelle

Der der Orientierung dienende Vorgang, der eine wahrnehmende Person in die Lage versetzt, trotz verzerrender Eigenbewegungen oder trotz veränderter Helligkeitsverhältnisse störungsfrei die Realität abzubilden, heißt Wahrnehmungskonstanz.

Wenn einem Probanden in entspanntem Wachzustand ein unerwarteter akustischer Reiz dargeboten wird, lassen sich folgende psychophysiologische Reaktionen feststellen:

- Alpha-Blockade (EEG-Desynchronisation)
- Erniedrigung der Reizschwelle für den auditiven Kanal
- Tonuserhöhung der Skelettmuskulatur
- periphere Vasokonstriktion
- *nicht:* sofort einsetzende Erhöhung der Herzfrequenz

Die Tendenz, auf Reize **nicht oder abgeschwächt** zu reagieren, ist Ergebnis folgender Vorgänge:

- Löschung
- Desensibilisierung
- Habituation

Der menschliche Organismus trifft bei der Wahrnehmung der auf ihn einströmenden Reize eine Auswahl. - Zu den unterschiedlichen Formen dieser Auswahl zählen:

- Vigilanz
- Konzentration
- Habituation
- *nicht:* Assimilation

Erhöhte Aufmerksamkeit (z.B. aus Interesse oder Furcht) wird auch als **Vigilanz** bezeichnet.

Eine Krankenschwester auf der Intensivstation muß längere Zeit einen Monitor, der die Herzfrequenz anzeigt, im Auge behalten und auf gelegentlich auftretende Extrasystolen achten.

- Die in dieser Situation geforderte Aufmerksamkeitsleistung läßt sich am zutreffendsten als **Vigilanz** bezeichnen

Jemand sitzt nachts stundenlang am Bett eines Schwerkranken und achtet auf Veränderungen seiner Atmung.

- Hierbei handelt es sich vorwiegend um eine Beanspruchung der Vigilanz

Die Abschwächung einer Reaktion auf einen kontinuierlich gleich stark bleibenden Reiz wird als **Adaptation** bezeichnet.

Der physiologischen Reaktionsdämpfung bei der **Habituation** entspricht auch eine parallele psychologische Reaktionsdämpfung.

Sowohl bei der Habituation als auch bei der Extinktion ist eine Reaktionsabschwächung zu beobachten.

Ein Schafhirte machte sich einen Spaß daraus, alle paar Tage in sein Dorf zu laufen und "der Wolf kommt" zu rufen. Wenn die Dorfbewohner dann zu Hilfe eilten, stellte sich der Notruf als unbegründet heraus. Nach einiger Zeit reagierten sie dann nicht mehr auf die Hilferufe.

- Diese Verhaltensänderung der Dorfbewohner läßt sich am ehesten mit dem psychophysiologischen Vorgang der **Habituation** vergleichen

Für die **Yerkes-Dodson-Regel** triff zu:

- Mit der Regel von Yerkes und Dodson ist die umgekehrt u-förmige Beziehung zwischen Aktivation und Leistung gemeint
- Besonders hohe und besonders niedrige Aktivation beeinträchtigen die Leistung
- Niedrige Aktivation ist mit geringerer Leistung verbunden

Der im "Yerkes-Dodson-Gesetz" beschriebene Zusammenhang zwischen Aktivation und Leistungsfähigkeit ist vom Schwierigkeitsgrad der Aufgaben abhängig, weil das Aktivationsoptimum für leichte Aufgaben höher liegt als für schwierige Aufgaben.

Über **Streß** trifft zu:

- Situationsdefinitionen sind Bestandteil des psychosozialen Stresses

- Ob ein Ereignis einen psychosozialen Stressor darstellt, hängt von der Wahrnehmung des einzelnen ab
- Durch Coping können die psychischen und physiologischen Auswirkungen von Stressoren verändert werden
- Die mit Streß-Situationen einhergehenden emotionalen Streß-Reaktionen können auch positiv getönt sein

Potentielle **Stressoren** sind:

- Zeitdruck
- ungelöste Familienkonflikte
- Selbstverweigerung regenerierender Pausen
- ambivalente Beziehungen zu Vorgesetzten

Bestimmte Bedingungen können Streß auslösen. - Für folgende Bedingungen trifft dies zu:

- sensorische Deprivation
- Monotonie
- soziale Isolation
- Reizüberflutung
- Mangel an Eigenkontrolle über Arbeitsbedingungen

In Untersuchungen über die Auswirkungen von Stressoren zeigt sich häufig eine nur geringe Kovariation von physiologischen und psychologischen Maßen. - Als Gründe kommen in Betracht:

- die zumeist geringen Retest-Reliabilitäten physiologischer Maße
- unterschiedliche Latenzzeiten verschiedener autonomer Systeme
- individualspezifische Reaktionen

Folgende **körperliche Reaktionen** treten unter Streß auf:

- vermehrte Adrenalinausschüttung
- Erhöhung der Herzfrequenz
- Erhöhung des Blutdrucks
- EEG-Arousal
- *nicht:* Zunahme des Speichelflusses

Nach **Selye** ist eine Streßreaktion

- eine verschiedene Teilsysteme betreffende Reaktion des Organismus
- durch die verschiedenen Phasen des sogenannten Adaptationssyndroms charakterisierbar
- bei langer Dauer mit einer Hypertrophie der Nebennierenrinde verbunden

Folgende Elemente gehören zum **Verlauf** des Streßgeschehens im Sinne von Selye (allgemeines Adaptationssyndrom):

- Alarmreaktion
- Widerstandsreaktion
- Erschöpfungsstadium
- *nicht:* Plateauphase, Rückbildungsphase, Orientierungsreaktion, Erholungsphase

Zeitliche **Reihenfolge** der Phasen einer Streßreaktion nach Selye: Alarm - Resistenz - Erschöpfung

Für eine **Alarmreaktion** können Schlafentzug, Schichtarbeit, Reizentzug, Reizüberflutung, Monotonie und Zukunftsungewißheit die auslösenden Bedingungen sein.

Ein ehrgeiziger Angestellter hofft auf seine Beförderung. Unmittelbar nachdem er erfährt, daß er nicht befördert worden ist, steigen Herzfrequenz und Blutdruck an. - Dieser Tatbestand ist ein Beispiel für:

- eine Alarmreaktion
- eine sympathikotone Erregungslage

Im Copingmodell von **Lazarus** bezieht sich die **primäre Bewertung** eines Stressors auf die Bewertung eines Stressors als irrelevant, als angenehm-positiv oder als belastend.

Die Streßtheorie nach Lazarus et al. subsumiert unter **"sekundärer Bewertung"** (appraisal) folgende Situationseinschätzungen:

- "Die Situation ist mit eigenen Mitteln zu bewältigen"
- "Die Situation überfordert meine Möglichkeiten"

Zum **Schmerzempfinden bzw. zur Schmerztoleranz** trifft zu:

- Der Primärschmerz wird als stechend hell erlebt
- Der zweite Schmerz des Oberflächenschmerzes wird als dumpf erlebt
- Beim Schmerzerleben ist, verglichen mit anderen Sinnesempfindungen, eine Adaptation erschwert
- Unter Angst kann ein Schmerzerlebnis an Intensität zunehmen
- Durch muskuläre Entspannung kann die Intensität eines Schmerzerlebnisses gemindert werden
- Die Schmerztoleranz nimmt mit steigendem Lebensalter zu
- Angst vor Schmerzen ist mit einer Verstärkung des Schmerzerlebens verbunden
- Personen mit hohen Angstwerten haben eine erhöhte Schmerzsensibilität
- Depression und chronischer Schmerz sind häufig miteinander assoziiert
- Schmerzempfindungen sind stärker ausgeprägt, wenn gleichzeitig eine depressive Verstimmung vorliegt
- Schmerzverhalten kann aufgrund operanter Konditionierung ausgebildet werden
- Schmerzverhalten kann durch Lernprozesse/Modellernen verändert werden
- Schmerzerleben wird durch die wahrgenommene Kontrollmöglichkeit beeinflußt
- Die Schwelle für Schmerzempfindungen ist intraindividuell veränderlich
- Die Schmerztoleranz steigt, wenn Eintritt, Art, Dauer und Ausmaß der Schmerzen genau vorhersagbar sind
- In unserem Kulturkreis haben Männer häufig eine höhere Schmerztoleranz als Frauen

Die Intensität der **Schmerzwahrnehmung** ist abhängig von:

- der subjektiven Bewertung der Bedrohlichkeit der Schmerzursache
- der Kontrollorientierung des betroffenen Individuums (internal vs. external)
- sozialen und ethnischen Normen, die im Zuge der Sozialisation erlernt wurden
- der Aufmerksamkeit auf den Schmerzreiz
- der emotionalen Befindlichkeit
- der Vorerfahrung mit ähnlichen Schmerzen

Die Intensität des **Schmerzerlebens** ist verringert bei

- einer Hinwendung zu aufmerksamkeitsfordernden Tätigkeiten
- einer Verminderung von Angsterlebnissen
- motivierter, willentlicher Schmerzakzeptierung
- Entspannung

3. Emotion und Motivation

3.1. Emotion

3.1.1 Klassifikation
Klassifikation von Emotionen und Emotionsausdruck

3.1.2 Messung der Qualität und Intensität
s. 2.1.2

3.1.3 Ausdruck von Emotionen
"Basis-Emotionen", Ontogenese des emotionalen Verhaltens und des Gesichtsausdrucks, Kulturvergleich emotionalen Verhaltens

3.1.4 Physiologische Erregung und Emotionalität
Abhängigkeit der Qualität emotionaler Befindlichkeit von situativen Bedingungen bei gleichen Aktivationszuständen

Zur Feststellung der Intensität **emotionaler Zustände** kann herangezogen werden:

- Blutdruck
- Herzfrequenz
- Atemfrequenz
- Muskeltonus

3.2. Systematische Ansätze der Motivationsanalyse

3.2.1 Ethnologischer Ansatz
Sequenz des Instinktverhaltens: Appetenzverhalten, Aktivierung eines angeborenen Auslösemechanismus (AAM), konsumatorische Endhandlung; Leerlaufhandlung, Übersprungshandlung

3.2.2 Psychoanalytischer Ansatz
Psychodynamik der drei intrapsychischen Instanzen Es, Ich und Über-Ich, der Abwehr und Integration von Triebimpulsen (s.a. 5.1.1)
Konzept der unbewußten Motivationsanteile
Psychoanalytisches Modell der intrapsychischen Konflikte als Grundlage der Abwehrmechanismen
Typische Abwehrmechanismen (Verdrängung, Verleugnung, Projektion, Spaltung, Identifikation, Reaktionsbildung, Rationalisierung, Sublimierung)
Psychoanalytisches Modell der Bildung von Symptomen als Scheinlösungen (Impuls/Abwehr-Kompromißbildungen) von intrapsychischen Konflikten

3.2.3 Psychobiologischer Ansatz
Primäre Motive: Aufrechterhaltung der Homöostase, Sichern des Lebens
Sexuelle Motive als primäre nicht homöostatische Motive (s.a. 3.3.4)
Sekundäre Motive (z.B. Leistungsstreben, Sozialprestige, Modeverhalten)
Verstärkung und Triebreduktion als Grundlage von Konditionierungsprozessen (s.a. 4.2)
Typen von Konfliktsituationen: Appetenz- und Aversionskonflikte

3.2.4 Handlungstheoretischer Ansatz
Erwartung und Intentionalität ("Wille") als Handlungsvoraussetzungen, Regelkreismodell einfacher Handlungen; Modelle der Erwartung und Zuschreibung (Attribution)
Kognitive Kontrolle und Steuerung von Handlungsbereitschaft: Bewältigungsstile und Bewältigungsprozesse (s.a. 7.1)
Modell der kognitiven Dissonanz in der Konfliktbewältigung (s.a. 3.2.2 Verleugnung)

Motivation

- bezieht sich auf psychische Vorgänge und Zustände wie Affekte, Bedürfnisse, Drang
- kann dem Erleben zugänglich oder durch unbewußte Vollzüge bedingt sein
- erhöht die selektive Aufmerksamkeit
- ermöglicht Rückschlüsse auf Dispositionen oder Eigenschaften

Primäre Motivation: ursprüngliche, vitale Bedürfnisse

Sekundäre Motivation: geweckte, erlernte Bedürfnisse

Primäre Motive sind:

- Sexualität
- Hunger und Durst/Nahrung/Flüssigkeit
- Schlaf

Unter "**Homöostase**" versteht man die Konstanthaltung des "inneren Milieus".

Homöostatische Motive sind

- Motive, denen ein physiologischer Mangelzustand zugrunde liegt
- Motive, die dazu beitragen, das innere Milieu des Organismus aufrechtzuerhalten
- Motive, die im wesentlichen als angeboren gelten
- Motive, die das Überleben sichern
- biologische Motive, die beim Menschen jedoch durch Lernprozesse und kulturelle Faktoren beeinflußt werden können
- *nicht:* Sexualtrieb, Neugierde und Betätigungsdrang

Folgende Bedürfnisse gehören eindeutig zu den homöostatischen Motiven:

- Hunger und Durst
- Schlaf

- Sexualität
- *nicht:* soziale Anerkennung

Sekundäre Motive sind:

- Streben nach Besitz, Macht, Anerkennung, Geltung
- Bedürfnis nach Leistung/Leistungsmotiv
- Heimweh

Nach Maslow entwickeln sich altersabhängig Motive im Sinne einer **Bedürfnishierarchie**. - Reihenfolge ihrer relativen Bedeutsamkeit in der psychischen Entwicklung:

- 1. physiologische Bedürfnisse
- 2. Bedürfnis nach Sicherheit
- 3. Bedürfnis nach Geltung und Wertschätzung
- 4. Bedürfnis nach Selbstverwirklichung

Über **Leistungsmotivation** trifft zu:

- Die Höhe der Leistungsmotivation konnte als relativ konstantes Persönlichkeitsmerkmal über wechselnde Leistungssituationen nachgewiesen werden
- Die Höhe der Leistungsmotivation ist von sozialen Bedingungen abhängig
- Leistungsmotivation wird durch Erziehung beeinflußt
- Leistungsmotivation ist u.a. an einem persönlichen Anspruchsniveau orientiert

Triebpsychologische Reaktionskette:

- 1. Appetenzverhalten unter Triebspannung
- 2. konsumatorisches Verhalten
- 3. Nachlassen der Triebspannung
- 4. Spannungsreduktion (als Verstärker)
- 5. Beendigung der konsumatorischen Aktivität

Die Suche nach der reaktionsauslösenden Situation unter gestauter reaktionsspezifischer Energie als Teil des trieborientierten Instinktverhaltens bezeichnet man als **Appetenzverhalten**.

Schlüsselreize im Sinne der Verhaltensforschung dienen zum Auslösen von Instinktbewegungen.

Zu den Schlüsselreizen zählen:

- Kindchenschema
- Sperrbewegungen junger Drosseln
- roter Bauch des Stichlingsmännchens
- Brustwarze der stillenden Mutter
- Sexuallockstoff des Seidenspinnerweibchens
- *nicht:* Glockenton beim Pawlowschen Hund

Das **"Kindchenschema"** ist ein sozialer Auslöser, der zur Steuerung des menschlichen Pflegeverhaltens beiträgt.

Die Reizsummierung in der Ethologie (**Reizsummenphänomen**) wird am besten als eine additive bzw. sich wechselseitig verstärkende Wirkung von Schlüsselreizen beschrieben.

Folgende ethologische Aussagen zum Saugverhalten des **Neugeborenen** treffen zu:

- Die Kopfpendelbewegungen des hungrigen Neugeborenen stellen ein Appetenzverhalten dar
- Der Flaschensauger ist ein Schlüsselreiz für einen angeborenen Auslösemechanismus

Rhythmische Kopfbewegungen des Neugeborenen (Kopfpendeln) bei Berührung seiner Mundpartie lassen sich als Teil eines Appetenzverhaltens klassifizieren, weil das Kopfpendeln des Säuglings bei Berührung der Mundpartie mit zunehmender Sättigung abnimmt.

Über das **"Drei-Monats-Lächeln"** (erstes Lächeln) trifft zu:

- Säuglinge bilden um den dritten Monat nach ihrer Geburt eine Reaktion des Lächelns aus, wenn sich ihnen ein menschliches Gesicht nähert - das Gesicht ist aus ethologischer Sicht ein Schlüsselreiz

- Statt eines realen Gesichtes kann auch eine Attrappe mit Schemareizen eines Gesichts das Drei-Monats-Lächeln auslösen
- Bei Säuglingen läßt sich Lächeln durch Zeigen von Gesichtsattrappen auslösen, die nur entfernt einem menschlichen Gesicht ähneln
- Das Drei-Monats-Lächeln unterstützt die Bereitschaft von Personen, dem Säugling Zuwendung zu geben
- Das Lächeln des Kindes löst im Rahmen des angeborenen auslösenden Mechanismus eine Zuwendungshandlung der Mutter aus

Lächeln kann beim jungen Säugling ausgelöst werden, wenn vor dessen Augen eine Pappscheibe rhythmisch bewegt wird, auf der in Augenabstand zwei sich deutlich vom Grund abhebende Kreise aufgezeichnet sind.

- Diese das Lächeln auslösende Reizkonfiguration bezeichnet man als Schlüsselreiz

Endhandlungen

- sind Bewegungen, die Triebenergie konsumieren
- beenden einen Handlungsablauf
- sind formstarre Bewegungen
- laufen nach angeborenem Koordinationsmuster ab

Der größte Antriebsabfall innerhalb eines instinktgesteuerten Handlungsablaufs erfolgt bei der Endhandlung.

Über **Übersprungshandlungen** trifft zu:

- Übersprungshandlungen können auftreten, wenn gleichzeitig verschiedene Schlüsselreize wahrgenommen werden, von denen jeder einen anderen angeborenen Auslösemechanismus anspricht
- Wenn bestimmte Übersprungshandlungen regelmäßig in ganz bestimmten Konfliktsituationen auftreten, können sie zu Ausdrucksbewegungen ritualisiert sein
- Ein Tier wird bei zwei gleichzeitig auftretenden entgegengesetzten Verhaltenstendenzen (z.B. Flucht und Angriff) am ehesten eine Übersprungshandlung zeigen
- In kritischen Situationen durchgeführte Verlegenheitsreaktionen (wie das Kratzen am Kopf) sprechen ethologisch für Übersprungshandlungen

Bei einem Hahn, der während des Kampfes Körner pickt, stehen Angriffs- und Fluchttendenz in Konflikt.

Von einer **Leerlaufhandlung** spricht man, wenn die Endhandlung ohne erkennbaren Schlüsselreiz durchgeführt wird.

Der angeborene Auslösemechanismus ist nicht konstant in seiner Wirkung. Bei starkem Erregungsstau können Reaktionen bereits ohne sichtbaren Auslösereiz und ohne erkennbaren Konflikt erfolgen.

- Dieser Vorgang wird als Leerlaufhandlung bezeichnet

Der bei einigen Arten nachgewiesene löschungsresistente Verhaltensänderungsvorgang während sensibler Phasen wird als **Prägung** bezeichnet.

Prägung ist ein verhaltensaufbauender Imitationsvorgang.

Sensible Phasen während der Entwicklung des Verhaltens sind dadurch gekennzeichnet, daß

- sie zeitlich relativ genau begrenzbar sind
- Prägungen des Verhaltens stattfinden

Charakteristisch für Prägungsvorgänge ist:

- Entstehen in einer sensiblen Phase
- Auftreten einer extrem hohen Löschungsresistenz
- Einüben der Vorgänge kann entfallen

Prägung ist im Unterschied zum Lernen am Erfolg gekennzeichnet durch

- sensible Phasen
- fehlende Extinktion

Die Prägung eines neugeborenen Tieres auf das Elterntier erfolgt in einer sensiblen Phase.

Folgende Begriffe bezeichnen einen **Abwehrmechanismus**:

- Projektion
- Identifikation
- Verleugnung
- Rationalisierung
- Verdrängung
- Regression
- *nicht:* Inhibition, Introspektion, Frustration, Agieren, Aggression

Ein Konflikt im psychoanalytischen Sinne entsteht, wenn Triebimpulse des Es durch die kontrollierende Ich-Instanz abgewehrt werden. Hierzu setzt das Ich spezifische Mechanismen ein, die in der Sprache der Psychoanalyse als Abwehrmechanismus bezeichnet werden. - Dazu gehören:

- Verdrängung
- Identifikation
- Introjektion
- Verschiebung

Folgende Abwehrmechanismen können bei der Untersuchung mit projektiven Tests auftreten:

- Projektion
- Identifikation
- Sublimierung
- Rationalisierung

Über die **Psychodynamik** der Abwehrprozesse treffen nach psychoanalytischer Sicht zu:

- Triebimpulse aus dem Es wirken bedrohlich auf das Ich
- Das Ich bewertet die Triebimpulse im Hinblick auf Wertmaßstäbe des Über-Ichs
- Der Prozeß der Abwehr geschieht grundsätzlich unbewußt

Abwehrmechanismen können dazu dienen, die Integrität der Persönlichkeit zu erhalten.

Der Abwehrmechanismus der **Rationalisierung** ist vor allem durch das Aufsuchen und Finden von logischen, aber unzutreffenden Gründen für eigenes Verhalten gekennzeichnet. Es besteht ein Schutz vor dem Bewußtwerden eines unbewußten Konfliktes.

Rationalisierung ist eine scheinbar vernünftige Rechtfertigung abgelehnter Impulse.

Bei der Rationalisierung handelt es sich um ein intellektuelles Weg-Erklären von angst- oder unlusterregenden Erlebnisinhalten.

Wenn eine Person anderen für ihre Handlung eine zwar plausible, aber unbewußt nicht die wahre Begründung liefert, weil sie sich der wahren Beweggründe schämt, liegt nach psychoanalytischer Theorie eine Rationalisierung vor.

Die Reaktion eines Fuchses - wie in einer Fabel von La Fontaine erzählt - der feststellen mußte, daß die von ihm gewünschten Trauben zu hoch hingen und somit für ihn unerreichbar waren, ging als "Saure-Trauben-Reaktion" in die Umgangssprache ein: der Fuchs tröstete sich nach vergeblicher Mühe mit der Feststellung, daß ihm die Trauben ohnehin zu sauer seien, er sie also gar nicht wolle.

- Durch diese Fabel wird der Abwehrmechanismus der **Rationalisierung** beschrieben

Bei einer **Regression** nach Freudschem Verständnis liegt eine Rückkehr entweder zu einer früheren Form oder zu einem früheren Objekt der Triebbefriedigung vor.

Ein Krankenhauspatient entwickelt in der Interaktion mit der Krankenschwester Verhaltensweisen, wie sie nicht für einen selbständigen Erwachsenen, sondern für das Verhalten eines Kindes gegenüber seiner Mutter typisch sind.

- Diese Verhaltensänderung heißt Regression

Nachdem ein 6jähriger Junge ein Geschwisterchen bekommen hat, zeigt er folgende Symptome: Er versucht, sich in Babybettchen zu legen, näßt ein, spricht Babysprache, plötzliche Leistungsverschlechterung in der Schule.

- Dieses Verhalten ist ein Beispiel für die **Frustrations-Regressions-Hypothese**

Verleugnung zeichnet sich gegenüber anderen Abwehrmechanismen durch das Nicht-Wahrhaben-Wollen eines gegebenen Sachverhaltes aus. Es handelt sich um eine unzureichende Wahrnehmung eines belastenden Aspekts der Wirklichkeit.

Ein Herzinfarkt-Patient besteht darauf, entgegen ärztlichem Rat bereits am zweiten Tag seines Krankenhausaufenthaltes geschäftliche Angelegenheiten zu regeln. - Folgende psychologische Vorgänge können hierfür verantwortlich sein:

- Verleugnung
- Angstabwehr

Eine Patientin nimmt den offensichtlichen Betrug ihres Ehemannes nicht wahr, obwohl ihr wiederholt Andeutungen über die Untreue ihres Mannes gemacht werden.

- In diesem Verhalten zeigt sich der Abwehrmechanismus der **Verleugnung**

Bei manchen Fällen von **Verdrängung** treten keine Symptome auf.

Zwischen Verdrängen und Verleugnen bestehen fließende Übergänge.

Verschiebung ist die Abreaktion von Affekten und Motiven an Ersatzobjekten.

Wenn auf Frustration hin nicht gegen die Person, von der die Frustration ausging, sondern gegenüber einer anderen Person aggressiv reagiert wird, handelt es sich um eine Verschiebung.

Das Verhalten eines Ehemannes, der sich über seinen Chef geärgert hat und dann zu Hause seine Frau beschimpft, wird in Witzen karrikiert.

- Durch diese Verhalten zeigt sich der Abwehrmechanismus der **Verschiebung** der Aggression

Vor einer vorgesehenen Herzkatheteruntersuchung erkundigt sich ein Patient immer wieder nach der Möglichkeit von Komplikationen, betont aber auf Befragen, daß er keine Angst vor dem Eingriff habe. Den Schwestern fällt auf, daß der Patient sich mehrfach darüber beklagt hat, die Putzfrauen arbeiteten nicht hygienisch genug. Auch habe er auf die resultierende Infektionsgefahr und die Möglichkeit lebensbedrohlicher Folgen hingewiesen.

- Psychoanalytisch gesehen, würde man einen Zusammenhang zwischen den beobachteten Äußerungen am ehesten als Ausdruck von Verschiebung kennzeichnen

Reaktionsbildung ist das Verdecken eines unerwünschten Impulses durch einen ihm entgegengesetzten.
Reaktionsbildung ist die Abwehr eines Impulses durch Mobilisierung eines gegenteiligen Impulses (bei strengem Über-Ich).

Ein Herzinfarktpatient unterzieht sich im Anschluß an einen Klinikaufenthalt einer Rehabilitationsmaßnahme. Zu den verordneten Behandlungsmaßnahmen zählen u.a. zunächst gering belastende Bewegungsübungen. Das Personal beobachtet, daß der Patient immer wieder versucht, die vorgegebene Leistungsgrenze deutlich zu überschreiten, obwohl er mit diesem Verhalten ein Rezidiv riskiert.

- Das Verhalten des Patienten läßt sich am besten mit dem Abwehrmechanismus der **Reaktionsbildung** erklären

Ein Kind, dem Haß- und Neidgefühle gegenüber dem Geschwisterchen verboten werden, entwickelt nun eine überbetonte zärtliche Liebe als Dauerhaltung.

- Nach der Theorie der Psychoanalyse ist diese Verhaltensänderung in erster Linie auf den Abwehrmechanismus der Reaktionsbildung zurückzuführen

Ein Arzt findet einen Patienten besonders unsympathisch. Trotz unbewußter aggressiver Impulse verhält er sich ihm gegenüber betont höflich.

- Dieses Beispiel verdeutlicht den psychoanalytischen Abwehrmechanismus der Reaktionsbildung

Projektion ist die Unterstellung eigener Impulse beim anderen.

Beim Abwehrmechanismus der Projektion werden eigene, unerwünschte Impulse anderen Menschen zugeschrieben.

Der Abwehrmechanismus der Projektion ist denkbar, wenn

- ein Arzt häufiger als seine Kollegen bei seinen Patienten sexuelle Probleme feststellt
- ein Student sein eigenes Leistungsversagen primär auf die Unfähigkeit seiner Hochschullehrer zurückführt

Wenn ein Arzt eigene, für ihn nicht akzeptable Motive Patienten unterstellt, dann

- handelt es sich im Sinne der Psychoanalyse um einen Abwehrmechanismus
- handelt es sich im Sinne der Psychoanalyse um eine Projektion
- resultiert für den Arzt im Sinne der Psychoanalyse eine Konfliktbewältigung
- resultiert für den Arzt im Sinne der Psychoanalyse eine Reduktion des Konfliktdrucks
- führt dieser Vorgang zu einem systematischen Beurteilungsfehler

Sublimierung ist eine dem Individuum als gesellschaftlich akzeptabel erscheinende Ersatzbefriedigung.

Bei der Sublimierung können sexuelle Regungen von ihren ursprünglichen Zielen abgelenkt und in Form höherwertiger Leistungen wissenschaftlicher, künstlerischer oder altruistischer Art befriedigt werden.

Isolierung ist eine Trennung von Gefühlston und sachlichem (kognitivem) Inhalt.

Der Begriff der **"Übertragung"** in der psychoanalytischen Terminologie

- beschreibt ein bestimmtes Verhalten von Patienten während einer psychoanalytischen Behandlung
- charakterisiert einen Vorgang, bei dem frühere interpersonelle Erfahrungen in aktuellen Interaktionsvorgängen wieder aktiviert werden
- schließt sowohl negative als auch positive Emotionen ein

Konversion ist die Umsetzung unverträglicher Affekte in körperliche Symptome.

In einem Konversionssymptom sind nach dem psychoanalytischen Modell enthalten:

- die Abwehr eines Triebimpulses
- die partielle Befriedigung eines Triebimpulses

Konversionsneurotische Symptome sind nach psychoanalytischer Theorie:

- somatische Symptome
- Ausdruck verdrängter sexueller Impulse
- Ausdruck verdrängter aggressiver Impulse

Zu den unerläßlichen Komponenten des **Konfliktmodells** nach Lewin gehören:

- Appetenz
- Aversion

Einer jungen Ärztin wird eine Planstelle angeboten, die ihr eine steile Karriere ermöglicht; dafür müßte sie ihren Plan, zu heiraten und Kinder zu haben, aufgeben.

- Sie könnte in einen Appetenz-Appetenz-Konflikt geraten

Jemand soll sich zwischen einer unangenehmen Operation und einer unangenehmen konservativen Behandlung entscheiden.

- Er hat einen Aversions-Aversions-Konflikt

Einem Patienten - Inhaber eines kleinen Betriebes - wird mitgeteilt, daß er nach seinem Herzinfarkt 3 Monate lang nicht seinen Beruf ausüben dürfe. Da er gern wieder arbeiten möchte, steht er nach der Entlassung aus der Klinik vor der Frage: Soll ich oder soll ich nicht? - Der Konflikt des Patienten läßt sich kennzeichnen als:

- Inter-Rollenkonflikt
- Appetenz-Aversionskonflikt

Inwieweit Personen bei ungünstigen Ereignissen die mögliche Schuld sich selbst und Erfolge externer Verursachung zuschreiben oder umgekehrt (Mißerfolgs- bzw. Erfolgsmotivation) oder inwieweit sie sich selbst zuschreiben, ihre Welt mitzugestalten bzw. ob sie eher fremde Mächte für verantwortlich halten ("locus of control") sind Beispiele für:

- Copingstrategien
- kognitive Strategien
- Attributionsstile

Die Tendenz von Personen, sich schwere Aufgaben auszuwählen sowie die Verursachung ungünstiger Ergebnisse sich selbst zuzuschreiben, wird als **Mißerfolgsmotivation** bezeichnet.

Zur Theorie der **kognitiven Dissonanz** trifft zu:

- Eine Person ist um so motivierter, kognitive Dissonanz herzustellen, je bedeutsamer die bislang dissonanten Wissensinhalte für sie sind
- Kognitive Dissonanz kann dadurch behoben werden, daß dissonante Wissensinhalte verfälscht oder in ihrer Richtigkeit angezweifelt werden
- Besteht Dissonanz zwischen dem eigenen Verhalten und der persönlichen Einstellung, wird viel eher die Einstellung als das Verhalten geändert

Bei einer kognitiven Dissonanz wird sehr viel eher die Einstellung als das Verhalten geändert, weil eine Verhaltensänderung bei kognitiver Dissonanz eine tiefgreifende Veränderung der Bedürfnisstruktur voraussetzt.

Menschen geraten gelegentlich in Situationen, in denen sie meinen, etwas tun zu müssen, von dessen Richtigkeit sie nicht überzeugt sind.

- Daraus resultiert **kognitive Dissonanz**

Raucher, die wissen, daß Rauch schädlich ist und die sich dennoch sagen: "Rauchen ist entspannend und damit auch gesundheitsfördernd", handeln nach dem Prinzip

- der kognitiven Dissonanz (nach Festinger)
- der Rationalisierung (nach Freud)

Bei der Rückgabe einer Klassenarbeit bringen die Schülerinnen und Schüler Erklärungen für ihr Abschneiden vor. - Folgende Aussagen passen in das von Heider aufgestellte **Attributionsschema**, wie Menschen sich Ursachen erklären:

- "Die Arbeit war zu schwer."
- "Ich habe einfach kein Talent für dieses Fach."
- "Ich habe für die Arbeit aber auch unheimlich gepaukt."
- "Diesmal stand ich unter der Gnade Gottes."

Die Kontrollüberzeugungen einer Person, die glaubt, eigenes schwer steuerbares Verhalten (z.B. Rauchen) unter Kontrolle bringen zu können, weil sie das eigene "Schicksal" in die Hand nehmen will, gelten als internal kausal attribuiert.

Die Kontrollüberzeugungen einer Person, die glaubt, eigenes Fehlverhalten (z.B. Rauchen) nicht unter Kontrolle bringen zu müssen, weil sie bei anderen Mißerfolge sah, gelten als external kausal attribuiert.

Ein Student erklärt sich sein Scheitern in einer Prüfung damit, daß er am Prüfungstag vor Aufregung nicht richtig ausgeschlafen gewesen sei.

- Hier liegt eine internale, instabile **Kausalattribution** vor

Erwin ist ein guter Schüler. Jeden Nachmittag verbringt er 3 - 4 Stunden mit seinen Vorbereitungen für die Schule. Er empfindet wenig Vergnügen bei seinen Hausarbeiten, aber er zwingt sich zu dieser Tätigkeit, weil nach seiner Ansicht diese Anstrengungen für seine guten schulischen Leistungen mitverantwortlich sind.

- Die Haltung von Erwin kann am besten mit einer internalen Attribution erklärt werden

Mit dem Begriffspaar "**Repression/Sensitization**" wird die Tendenz, Gefahren zu verleugnen bzw. mögliche Gefahren besonders wachsam wahrzunehmen, erfaßt.

3.3. Spezifische Emotionen und Motivationen

3.3.1 Hunger und Durst
s. Physiologie 19.6.1

3.3.2 Angst
Akuter emotionaler Angstzustand und überdauernde Persönlichkeitseigenschaft (Angst/Angstbereitschaft)
Auslösung akuter emotionaler Angstzustände durch persönlichkeitsspezifische Bedingungen (Angstbereitschaft) und situative Bedingungen (körperliche und psychische Bedrohung)
Flucht-Angriff-Rückzug
Phobie
Angst bei medizinischen Eingriffen, Trennungsangst, Todesangst

3.3.3 Ärger und Aggressivität
Akuter emotionaler Zustand (z. B. Ärger) und Persönlichkeitseigenschaft Aggressivität (Aggressionsbereitschaft)
Anlage- und Umweltbedingungen aggressiven Verhaltens (s.a. Kap. 5)

3.3.4 Sexualität
Psychophysiologie und Psychoendokrinologie der Sexualität ("sexuelle Reaktion") (s.a. Physiologie 10.4 und Biochemie 24.6)
Emotionalität und sexuelles Verhalten
Sexuelle Verhaltensstörungen (Defizite, abweichendes Verhalten)

3.3.5 Scham
Interkulturelle Unterschiede der körperlichen und seelischen Schamgrenzen; ärztliche Untersuchung und Scham

3.3.6 Trauer
Trauerreaktionen
Formen sozialer Unterstützung in der Trauer
Trauer vs. Depression

3.3.7 Hilflosigkeit und Resignation
Konzept der gelernten Hilflosigkeit; Konzept der Selbstaufgabe (SCHMALE & ENGEL) als spezifische Bedingung für Entwicklung und Verlauf von Erkrankungen

Folgende Bedingungen bzw. Verhaltensweisen unterstützen **Angst** oder erhalten sie aufrecht:

- Neuheit, Fremdheit (unbekannter Lärm, plötzliches Licht)
- Bedrohung (Gefahr, Einengung)
- Vermeidung (Absagen von Prüfungen, Flucht vor Tieren)

Akute Angst geht einher mit:

- Erhöhung der Adrenalinausscheidung
- Pupillenerweiterung
- Erhöhung des systolischen Blutdruckes
- Erhöhung der Herzschlagfrequenz
- Anstieg des Blutzuckers
- Verkürzung der Diastolendauer
- Erhöhung der Atemfrequenz
- Verminderung des galvanischen Hautwiderstandes
- *nicht:* besserer Durchblutung der Haut

Folgende Beschwerden können ein Indikator für **unbewußte Angst** sein:

- Depression
- Schwindelgefühle
- Magen-Darm-Beschwerden

- Einschlafstörungen

Angstbereitschaft ist

- die individuelle Disposition, in welchem Ausmaß Ereignisse als bedrohlich wahrgenommen werden
- eine relativ stabile Persönlichkeitseigenschaft

Individuelle Angstbereitschaft: Ängstlichkeit im Sinne einer Persönlichkeitseigenschaft

Ängstlichkeit: trait anxiety - im Sinne einer Prädisposition

Als Zustandsangst ("**state anxiety**") wird eine unlustbetonte situationsbezogene Befindlichkeit bezeichnet.

Bei **frei flottierender Angst** besteht beim Patienten keine bewußte Beziehung zwischen Angstreaktion und einer umschriebenen bedrohlichen Situation.

Realangst: Furcht in objektiv bedrohlicher Lage

Furcht ist eine Realangst.

Vermeidungsverhalten: kurzfristig angstmindernde, langfristig Angst aufrechterhaltende Umwegreaktion

Phobie ist

- eine auf Objekte gerichtete exzessive Erregung, Flucht
- eine objektbezogene neurotische Angstreaktion
- die Angstreaktion eines Patienten, die in keinem angemessenen Verhältnis zu einer umschriebenen bedrohlichen Situation steht
- im Vergleich zur frei flottierenden Angst besser einer Therapie mit systematischer Desensibilisierung zugänglich

Die Aufrechterhaltung einer Phobie kann als negativer Verstärkungsprozeß aufgefaßt werden.

Die Angstreaktionen eines Patienten sind an ein konkretes Objekt bzw. an eine konkrete Situation gebunden, aber sie stehen objektiv in keinem angemessenen Verhältnis zur auslösenden Bedingung.

- Diese Konstellation wird am besten als **Phobie** gekennzeichnet

Ein Kind hat heftige Zahnschmerzen und zugleich so große Angst vor der Zahnbehandlung, daß es sich massiv und mit körperlicher Gewaltanwendung gegen die Behandlung wehrt.

- Die Ängste lassen sich als phobisch klassifizieren

Folgende Gründe können für die Aufrechterhaltung von Symptomen eines Patienten mit einer **phobischen Neurose** verantwortlich sein:

- sekundärer Krankheitsgewinn
- Kompromißcharakter des Symptoms
- Angstreduktion durch Vermeidungsverhalten
- Löschungsresistenz durch Vermeidungsverhalten
- *nicht:* Hypochondrie

Zwischen dem Ausmaß der **Angst vor einer Operation** und dem postoperativen Verlauf bestehen folgende Zusammenhänge:

- Unmittelbar vor der Operation ist die Angst am größten, nach dem Eingriff nimmt sie langsam wieder ab
- Ein sehr hohes oder ein sehr niedriges Maß an präoperativer Angst ist postoperativ vermehrt mit emotionalen Störungen verbunden
- Ein mittleres Maß an präoperativer Angst ist im allgemeinen gekoppelt mit geringen postoperativen Störungen

Ob Informationen über eine bevorstehende Operation angstreduzierend oder angsterregend auf den Patienten wirken, ist abhängig von

- der Art der Informationsvermittlung
- der Intensität der präoperativen Ängste
- dem individuellen Stil der Angstbewältigung

Nach der **Frustrations-Aggressions-Hypothese**

- führen Frustrationen zu Aggressionen
- ist Frustration ein Motiv für aggressives Verhalten
- geht jeder Aggression eine Frustration voraus
- entsteht Aggression jeweils dann, wenn die Befriedigung eines wichtigen Bedürfnisses behindert, blockiert oder unmöglich gemacht wird
- verringert aggressives Verhalten die Neigung zu weiteren Aggressionen (Katharsis)
- *nicht:* führen Aggressionen zur Frustration

Zum Begriff "**Frustration**" trifft zu:

- Als Frustration bezeichnet man die Blockierung des Ablaufs motivierten Verhaltens durch Widerstände irgendwelcher Art
- Frustration entsteht bei Blockierung zielgerichteten Verhaltens - sie tritt *nicht* spontan auf
- In Folge von Frustrationen kann es zu einer Änderung im Problemlöseverhalten kommen
- Frustrationen gehen mit einer Erhöhung der Aktivation einher

Als **Folge** wiederholter Frustration kann es kommen zu:

- aggressivem Verhalten
- regressivem Verhalten
- starrem Verhalten
- Fixierung (unflexible Reaktion) und Einengung
- verstärkter Tätigkeit in einem anderen Gebiet
- Phantasieren über das entbehrte Objekt
- Resignation
- depressiver Reaktion
- Problemlöseverhalten

Von folgenden Bedingungen hängt die **individuelle Frustrationsreaktion** ab:

- von der Intensität des Bedürfnisses vor der Frustration
- von der Möglichkeit, das frustrierende Hindernis zu vermeiden
- von der Frustrationstoleranz des Frustrierten

Frustrationstoleranz bezeichnet die Fähigkeit, unvermeidliche Einschränkungen ohne Gefährdung des Wohlbefindens zu verarbeiten.

Die Äußerung aggressiven Verhaltens kann von der Frustrationstoleranz eines Individuums abhängen.

Wenn Kinder gelernt haben, nicht allzu starke Frustrationen zu bewältigen, entwickelt sich eine hohe Frustrationstoleranz.

Aggressivität ist ein theoretisches Konstrukt.

Aggressives Verhalten wird häufig am Modell gelernt.

Verglichen mit der Mehrzahl biologischer (primärer) Motive weist die **Sexualität** folgende Besonderheiten auf:

- Sexuelle Motive werden nicht den primären Motiven zugerechnet
- Sexuelle Motive dienen nicht der Aufrechterhaltung der Homöostase
- Homöostatische Regulationsvorgänge sind - wenn überhaupt - nur sehr begrenzt wirksam
- Nicht spezifische Reize, sondern sehr unterschiedliche Reize lösen das Bedürfnis aus
- Erregung wird ebenso aktiv angestrebt und lustvoll erlebt wie Befriedigung

Zu den von Masters und Johnson beschriebenen **Stadien der sexuellen Reaktion** beim Menschen zählen:

- Erregungsphase
- Plateauphase
- Orgasmusphase
- Rückbildungsphase

Die Reizempfindlichkeit sinkt nach dem Orgasmus beim Mann rascher ab als bei der Frau.

Folgende **Merkmale** der sexuellen Erregung werden im Verlauf des sexuellen Reaktionszyklus bei beiden Geschlechtern beobachtet:

- "sex flush"
- Erhöhung des Muskeltonus
- Mamillenreaktion
- Hyperventilation

Über **Sexualität in höherem Alter** trifft zu:

- Personen mit hoher Koitusfrequenz in jüngeren Jahren sind insgesamt länger sexuell aktiv als diejenigen mit geringer Koitusfrequenz in jüngeren Jahren
- Die sexuelle Reaktion verläuft im Alter langsamer als in jüngeren Jahren

Folgende **Sexualstörungen** können sowohl beim Mann als auch bei der Frau eintreten:

- Libidostörungen
- Orgasmusstörungen
- Störungen in der sexuellen Erregungsphase
- schmerzhafte Mißempfindungen während oder nach dem Koitus

Sexuell defizitär sind folgende Erscheinungen:

- Vaginismus
- Anorgasmie
- Ejaculatio praecox
- Ausbleiben der Erektion

Beim **Transvestismus** gibt es fließende Übergänge zum Fetischismus.

Negative Bewertungen der **Homosexualität** können entstehen aus:

- Feindseligkeit gegenüber Minderheiten
- Abwehr eigener homosexueller Empfindungen
- Verwerfung nichtreproduktiver Sexualität
- weltanschaulichen Vorstellungen über eine "normale" Sexualität

Homosexuelles Verhalten kann in verschiedenen Subkulturen des gleichen Kulturkreises in Bezug auf Normalität unterschiedlich bewertet werden.

Scham

- ist eine Unlustreaktion, die häufig in Zusammenhang mit Verletzungen der Intimsphäre auftritt
- ist eine der genuinen menschlichen Emotionen
- kann als Reaktionsbildung in Bezug auf den Wunsch, sich zu zeigen, verstanden werden

Zu den von Parkes beschriebenen schockartigen **Notfallreaktionen auf den Verlust** nahestehender Personen (z.B. eines eigenen Kindes) zählt:

- Alarm, Spannung, Wachsamkeit
- ruhelose Aktivität
- Inanspruchnahme durch Gedanken an die verlorene Person
- Verlust des Interesses an der Beschäftigung mit der eigenen Person
- *nicht:* ungezielte Aggression

Erlernte Hilflosigkeit

- ist ein Konzept, das im Mittelpunkt einer gleichnamigen Theorie der Depressionsgenese steht
- entsteht aus der wiederholten Erfahrung, daß die Konsequenzen des eigenen Verhaltens nicht kontrollierbar sind
- besteht in der Erwartung, daß eine Konsequenz von den eigenen willentlichen Reaktionen unabhängig ist
- senkt die Motivation, Kontrolle über aversive Ereignisse ausüben zu wollen

Die "gelernte Hilflosigkeit" nach Seligman (learned helplessness)

- ist ein Erklärungsmodell passiver Reaktionsmuster
- ist geeignet, depressive Verhaltensweisen zu charakterisieren

- tritt auf, nachdem handelnden Personen geringe Kontrollmöglichkeiten belassen wurden
- entsteht in Situationen, die wenig Einflußmöglichkeiten lassen zu erlernen, wann aktives Verhalten sinnvoll ist

Auf **Selbstaufgabe** im Sinne des Konzepts nach Engel und Schmale weisen bei einem Patienten folgende phänomenologische Merkmale hin:

- Die Beziehungen zu anderen Personen werden als nicht mehr sicher und befriedigend empfunden
- Es treten unlustbetonte Gefühle auf, die in Worten ausgedrückt werden wie "Es nutzt alles nichts"
- Der Patient erlebt sich selbst als nicht mehr intakt
- Die wahrgenommene Umwelt weicht wesentlich von den Erwartungen ab, die sich auf die Erfahrungen der Vergangenheit stützen

Das Konzept der Selbstaufgabe (giving up) umfaßt nach Engel und Schmale ein differenziertes Muster von Gefühlen. - Das Gefühl der Hoffnungslosigkeit ist in diesem Konzept Bestandteil der Selbstaufgabe eines Patienten.

4. Lernen

4.1. Gedächtnis

Bedingungen des Aufnehmens und Behaltens von Informationen: Aufmerksamkeit, Ankerbegriffe, Bezugssysteme, Transfer, pro- und retroaktive Hemmung und ihre Relevanz für die Anamnese, Begriff der Verdrängung

Die **Gedächtnisphase**, d.h. die Anzahl von Einheiten, die gleichzeitig im Kurzzeitgedächtnis festgehalten werden können, beträgt beim normalen gesunden Erwachsenen etwa 7.

Lerntheoretisch wird das **Langzeitgedächtnis** definiert als der nicht extingierte Anteil des Erlernten.

Die **Behaltensleistung** kann beeinflußt werden durch:

- Anzahl der Wiederholungen beim Speichern
- Bekanntheit und Sinnhaftigkeit/Durchsichtigkeit des Lernmaterials
- Aufmerksamkeit bei der Aufnahme
- Dauer zwischen Speicher- und Wiedergabezeitpunkt
- Motivation des Lehrers
- Motivation des Lernenden
- störende Außenreize

Die Gedächtnisforschung hat unter anderem untersucht, ob ein Zusammenhang zwischen dem Behalten von Wörtern und der emotionalen Bedeutung dieser Wörter besteht. - Hierbei ergab sich:

- Angenehmes wird besser behalten als Unangenehmes
- Sowohl Angenehmes wie Unangenehmes werden besser behalten als Neutrales

Zur **Beeinträchtigung** der Gedächtnisleistung trifft zu:

- Bei proaktiver Hemmung wird ein Gedächtnisinhalt durch kurz zuvor gelernte Inhalte beeinträchtigt
- Bei retroaktiver Hemmung wird ein Gedächtnisinhalt durch nachfolgend gelernte Inhalte beeinträchtigt
- Proaktive und retroaktive Hemmung werden mit dem Begriff "Interferenz" gekennzeichnet

Proaktive Hemmung

- ist eine auf dem Prinzip der Interferenz beruhende Beeinträchtigung der Gedächtnisleistung
- ist dadurch charakterisiert, daß das Behalten eines Lerninhalts durch einen vorangegangenen Lernvorgang beeinträchtigt wird
- ist eine Form der Beeinträchtigung eines Lernprozesses durch einen anderen Lernprozeß

Wenn vorausgegangene Lernerfahrungen Erinnerungen an nachfolgend eingespeicherte Information beeinträchtigen und deren Zugänglichkeit mindern, dann liegt eine proaktive Hemmung vor.

Wenn eine Person nach dem Erlernen von Vokabeln anschließend ähnlich lautende Vokabeln lernt und deshalb die neuen Vokabeln weniger gut behalten kann als die alten, dann ist dies

- eine proaktive Hemmung

Wenn Erinnerungen an ein Ausgangsereignis (z.B. Unfall) durch nachfolgend bearbeitete Informationen (Vernehmung) beeinträchtigt werden, dann liegt eine **retroaktive Hemmung** vor.

Nach der Interferenztheorie übt neu aufgenommenes Lernmaterial eine retroaktive Hemmung aus.

Ein neuer Lernstoff beeinträchtigt das Behalten eines zuvor gelernten Stoffes.

- Diese Interferenz wird als **retroaktive Hemmung** bezeichnet

Wenn jemand einen Stoff zum zweiten Mal lernt, kann man sicher schließen, daß die zweite Lerndauer kürzer ist.

Folgende psychische Vorgänge kommen als Ursache für **Vergessen** in Frage:

- Verdrängung
- Extinktion
- proaktive Hemmung
- retroaktive Hemmung

Unmittelbar nach dem Lernen wird sehr viel mehr vergessen als Stunden später.

4.2. Lernen

4.2.1 Klassische Konditionierung
Ausbildung bedingter Reaktionen
Reizgeneralisation und -diskrimination
Extinktion
Konditionierbarkeit vegetativer Funktionen durch äußere Reize und Erlebnisinhalte

4.2.2 Lernen am Erfolg
Änderung von Verhaltensweisen und Erwartungen durch positive und negative Bekräftigung und aversive Konsequenzen (z.B. Bestrafung): instrumentelle Konditionierung
Extinktion
Abhängigkeit der Aufrechterhaltung von Verhaltensweisen von der Regelmäßigkeit der Verstärkung
Kognitive Funktionen beim Erwartungslernen: stellvertretende Bekräftigung, Bedeutung von Ursachenzuschreibung (Kausal- und Kontrollattribution)
Beziehung zwischen der Wirksamkeit von Bekräftigung (z.B. Belohnung) und Motivationslage
Zusammenwirken von klassischer und instrumenteller Konditionierung am Beispiel der Phobie (Angst und Vermeidung)

4.2.3 Lernen am Modell
Imitative, richtungsweisende, hemmungsabbauende, emotionsauslösende Effekte wahrgenommener Verhaltensmodelle
Bedeutung des Identifikationslernens bei der Sozialisation zum Arzt

4.2.4 Lernen durch Eigensteuerung
Übergang von Fremdkontrolle (z.B. externe Sanktionen) zur kognitiven Kontrolle; Selbstbekräftigung und Selbstkritik
Neutralisierung selbstgesetzter Verhaltensstandards und selbstkritischer Reaktionen durch kognitive Umstrukturierung (z.B. Wahrnehmungsabwehr, Verharmlosung bei gesundheitsschädlichem Verhalten) (s.a. 3.2.4)

4.2.5 Verhaltensmodifikation
Prinzipien von systematischer Desensibilisierung und Reizüberflutung
Beeinflußbarkeit von psychophysiologischen Prozessen (Biofeedback)
Lernpsychologische Interpretation des Therapeutenverhaltens (verbale Konditionierung, Unterstützung von Introspektivität, Modell-Lernen)
Lernpsychologische Modelle von Krankheitsverhalten

Lernen führt zur Herstellung relativ dauerhafter Verbindungen, und zwar zwischen

- Verhalten und Konsequenz
- Elementen einer kognitiven Struktur

Lernen

- ist die Aneignung und Verfügung von Erfahrungen
- ist bestimmbar durch die Erhöhung der Auftrittswahrscheinlichkeit einer Verhaltensweise
- ist der Erwerb von Fertigkeiten
- ist als relativ dauerhafte Verhaltensveränderung operationalisierbar
- ist ein Prozeß, in dessen Verlauf Verhaltensweisen erworben oder verändert werden
- kann auch durch Einsicht bedingt sein
- ist auch als Ergebnis von Übung und Erfahrung anzusehen
- wird abgegrenzt von angeborenen Reaktionsweisen und Reifungsprozessen

Im klassischen Behaviorismus gilt Lernen als Verhaltensänderung.

Beispiele für **Lernvorgänge** sind:

- Verhaltensänderung durch Verstärkung
- Verminderung der Auftretenswahrscheinlichkeit einer Reaktion durch Bestrafung
- Verhaltenserwerb durch Nachahmung
- Verhaltensmodifikation durch Selbstkontrolle
- *nicht:* reifungsbedingte Verhaltensänderungen

Die Erhöhung der Auftretenswahrscheinlichkeit von Verhalten kann erreicht werden durch

- klassisches Konditionieren
- Imitationslernen
- Stimuluskontrolle
- no-trial-learning
- *nicht:* Habituation

Notwendige Voraussetzungen für eine **klassische Konditionierung** ist eine

- vorhandene unbedingte Reaktion
- nicht erlernte Reiz-Reaktionsverbindung

Bei der klassischen Konditionierung

- lernt der Organismus auf konditionierte Signale (CS) mit einer unkonditionierten Reaktion (UCR) zu antworten
- erwirbt ein ursprünglich neutraler Reiz die Fähigkeit, z.B. eine vegetative Reaktion auszulösen
- werden zwei Reize gleichzeitig oder mit geringem Zeitabstand dargeboten
- wird die Auslösefunktion auf einen ursprünglich neutralen Reiz übertragen
- ist mit einer schnelleren Ausbildung der bedingten Reaktion zu rechnen, wenn die unbedingte Reaktion nicht habituiert

Charakteristisch für **respondentes Verhalten** ist, daß es hauptsächlich Drüsen und glatte Muskulatur involviert.

Bei der Konditionierung gibt es persönlichkeitsspezifische Unterschiede hinsichtlich der Geschwindigkeit der Herausbildung der bedingten Reaktion.

Ein irrationaler Zusammenhang , z.B. zwischen einem Datum ("Freitag, der 13.") und aversiven Ereignissen ("Unglück"), kann als ein Ergebnis eines Lernvorganges ("abergläubisches Verhalten") interpretiert werden, weil die zufällige Verknüpfung eines Datums mit bestimmten psychischen Erlebnissen konditioniert worden sein kann.

Für die **Ausbildung einer bedingten Reaktion** sind folgende Zusatzbedingungen wesentlich:

- Reizintensität
- Reizmodalität
- zeitliche Abfolge von konditioniertem Stimulus (CS) und unkonditioniertem Stimulus (UCS)

- Anzahl der CS-UCS-Koppelungen
- *nicht:* Reizleitungsgeschwindigkeit

Beim klassischen Konditionieren ist für das schnelle Erlernen einer konditionierten Reaktion förderlich:

- die enge zeitliche Kopplung von neutralem Reiz und unbedingtem Reiz
- eine große Anzahl von Lerndurchgängen
- eine Abschirmung von äußeren Einflüssen
- ein starker unbedingter Reiz
- *nicht:* Darbietung des unbedingten Reizes ohne bedingten Reiz

Eine konditionierte Reaktion ist auch dann auslösbar, wenn ein neuer Reiz dem konditionierten Reiz (CS) ähnlich ist.

Die Stärke der Assoziation zwischen konditioniertem Reiz (CS) und konditionierter Reaktion (CR) ist eine Funktion der Häufigkeit der Koppelung von konditioniertem Reiz (CS), unkonditioniertem Reiz (UCS) und unkonditionierter Reaktion (UCR).

Einige Patienten reagieren auf den Blütenstaub von Rosen mit Asthmaanfällen. - Wenn bei einem solchen Patienten bereits der Anblick einer künstlichen Rose einen Asthmaanfall provoziert, ist folgende lerntheoretische Interpretation möglich:

- Der Blütenstaub kann als **unbedingter Reiz** betrachtet werden
- Auf die künstliche Rose wird mit einer **bedingten Reaktion** geantwortet

In einem Zoo wurde festgestellt, daß Tiere zur Fütterungszeit schon Magensaft produzieren, wenn sie die Schritte ihres Wächters hören. - Dieses Lernprinzip beruht auf

- einer klassischen Konditionierung
- Lernen durch bedingten Reflex

Zur Bedeutung des **neutralen Reizes** in der Lerntheorie gilt:

- Ein neutraler Reiz, wiederholt statt eines Verstärkers eingesetzt, senkt die Auftretenswahrscheinlichkeit der vorher herausgebildeten Verhaltenstendenz
- Zunächst neutrale Reize können im Verlauf der klassischen Konditionierung zu bedingten Reizen werden

Das Kind, das sich wiederholt einer schmerzhaften Zahnbehandlung unterziehen mußte, reagiert auf den Anblick des Zahnarztes mit Weinen. Das Weinen tritt nicht auf, wenn der Zahnarzt die Behandlung ohne weißen Kittel beginnt.

- Das Weinen beim Anblick des weißen Kittels ist eine konditionierte Reaktion
- Die Schmerzen beim Bohren sind ein unkonditionierter Stimulus
- Wenn das Kind auch beim Anblick eines Malers im weißen Kittel anfängt zu weinen, handelt es sich um Reizgeneralisierung

Eine Patientin, die die Erfahrung gemacht hat, daß sich ihre häufig auftretenden Kopfschmerzen regelmäßig durch Einnahme von Tabletten lindern lassen, greift schließlich auch bei Wetterfühligkeit, Niedergeschlagenheit und ähnlichen Befindlichkeitsstörungen zur Tablette.

- Diese Ausweitung des Analgetikakonsums entspricht dem Vorgang der **Reizgeneralisation**

In einem Experiment wird ein Hund, der konditioniert war, auf einen Ton von 440 Hertz hin Speichel abzusondern, Tönen unterschiedlicher Frequenz ausgesetzt. Die schematische Abbildung zeigt die Abhängigkeit der Reaktionsstärke (Speichelfluß) von der Tonhöhe.

- Dieses Experiment demonstriert das Prinzip der **Reizgeneralisation**

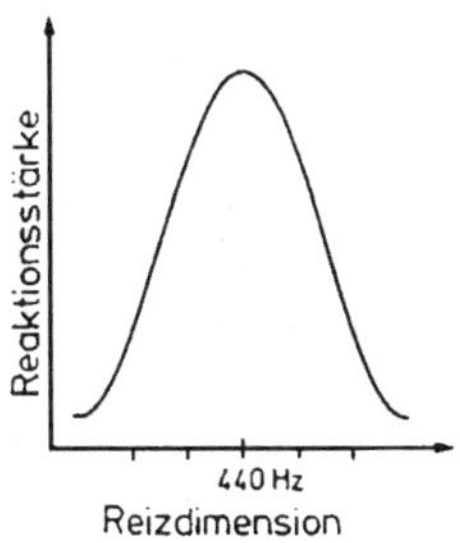

Für den **Generalisierungsgradienten** gilt:

- Er stellt ein Maß für die Breite der Reizverallgemeinerung bei der Konditionierung dar
- Er ist abhängig vom Ähnlichkeitsgrad des aktuell dargebotenen Reizes mit dem ursprünglichen gelernten Reiz
- Er ist abhängig von der Stärke der Reaktion, z.B. dem Ausmaß einer Angst

Diskriminationslernen findet statt, wenn einer von 2 konditionierten Reizen (CS) nicht mit einer Reaktion (CR) gekoppelt wird.

Wenn Reaktionen auf die für das Lernziel irrelevanten Reize gelöscht, die Reaktionen auf den für das Lernziel relevanten Reiz dagegen verstärkt werden, handelt es sich um **Unterscheidungslernen**.

Das Wiederauftreten einer bereits extingierten konditionierten Reaktion wird **spontane Erholung** genannt.

Operante Konditionierung

- erklärt die Erhöhung der Auftretenswahrscheinlichkeit eines Verhaltens aus dessen Konsequenzen
- entspricht dem Lernen am Erfolg
- wirkt durch Bestrafung und Belohnung
- kann Ursache der Löschungsresistenz klassisch konditionierten Verhaltens sein
- kann dazu benutzt werden, das Auftreten eines bestimmten Verhaltens zu verhindern
- ist über Darbietung angenehmer oder Entzug aversiver Reize realisierbar
- ist über Darbietung aversiver oder Entzug angenehmer Reize realisierbar

Nach der Theorie des operanten Konditionierens wird die Auftretenswahrscheinlichkeit eines Verhaltens durch positive Verstärkung erhöht.

Negativ verstärktes Verhalten erweist sich gegenüber positiv verstärktem Verhalten häufig als besonders löschungsresistent.

Die Wirksamkeit eines Verstärkers ist abhängig von der Intensität des Verstärkers.

Vorgänge des operanten Konditionierens sind:

- Einsetzen einer angenehmen Konsequenz: Verhalten tritt häufiger auf - positive Verstärkung
- Einsetzen einer unangenehmen Konsequenz: Verhalten tritt seltener auf; es bleibt ein "Rest" des unerwünschten Verhaltens - Bestrafung
- Vermeidung eines Strafreizes durch Einführung eines neuen Verhaltens: das ursprüngliche Verhalten wird seltener, das neue Verhalten häufiger - negative Verstärkung

Über **Lernen und Löschung** von Verhaltensweisen trifft zu:

- Bei kontinuierlicher Verstärkung wird schneller gelernt als bei intermittierender Verstärkung
- Bei unregelmäßiger Verstärkung gelernte Reaktionen sind löschungsresistenter als bei regelmäßiger Verstärkung gelernte
- Der Zeitabstand zwischen Handlung und Verstärkung beeinflußt den Lernerfolg
- Je schneller eine Reaktion gelernt wird, desto schneller wird sie auch wieder gelöscht, wenn die Verstärkung entfällt

Wenn bei operanter Konditionierung jedesmal auf ein bestimmtes Verhalten hin ein andauernder aversiver Reiz unterbrochen wird,

- entspricht dies einer Belohnung
- entspricht dies negativer Verstärkung
- erhöht sich die Auftretenswahrscheinlichkeit dieses Verhaltens

Im System der operanten Konditionierung ist **negative Verstärkung** Belohnung durch Wegfall aversiver Reize.

Man spricht lerntheoretisch von negativer Verstärkung eines bestimmten Verhaltens, wenn nach Aufhören einer negativ erlebten Konsequenz das Verhalten häufiger wird.

Negative Verstärkung bedeutet, daß eine Verhaltensweise häufiger wird, wenn ein Strafreiz entfällt.

Das Schreien eines Säuglings ist seiner Mutter sehr unangenehm. Sie macht die Erfahrung, daß der Säugling sich jedesmal sofort beruhigt, wenn sie ihn auf den Arm nimmt. - Unter lerntheoretischen Gesichtspunkten sind folgende Vorhersagen möglich:

- Die Mutter wird den schreienden Säugling häufiger auf den Arm nehmen, weil ihr Verhalten negativ verstärkt wird
- Der Säugling wird in Zukunft häufiger schreien, weil sein Verhalten von der Mutter positiv verstärkt wird
- Der Säugling wird in Zukunft seltener schreien, wenn die Mutter ihn konsequent auf das Schreien hin nicht mehr auf den Arm nimmt

Negative Sanktionen

- haben eine handlungssteuernde Funktion
- sind ein Mittel der Konformitätserzeugung
- sind ein Mechanismus der sozialen Kontrolle

Bestrafung einer Person durch Liebesentzug erfolgt über Beseitigung eines angenehmen Verstärkerreizes.

Strafe (z.B. Tadel durch einen Lehrer) vor einer Gruppe kann bei der bestraften Person (z.B. einem Schüler) eine der Intention des Bestrafenden entgegengerichtete Wirkung hervorrufen, weil Strafe Zuwendung und positive Verstärkung bedeuten kann, so daß das bestrafte Verhalten erneut gezeigt wird.

Folgende Strategien der Verhaltensmodifikation stellen Sonderformen der **intermittierenden Verstärkung** dar:

- Intervallverstärkung
- Quotenverstärkung
- gelegentliche Verstärkung

Die **kontinuierliche Verstärkung** führt zu einer raschen Ausformung eines Verhaltens.

Das Erlernen und die Löschung (Extinktion) eines Verhaltens sind abhängig von der Regelmäßigkeit der Verstärkung. - Regelmäßige (kontinuierliche) Verstärkung jedes erwünschten Verhaltens bewirkt im Vergleich zu unregelmäßiger Verstärkung unter sonst gleichen Bedingungen:

- schnelleren Lernzuwachs während der positiven Verstärkung
- schnellere Ausbildung einer Verhaltensweise
- schnellere Extinktion nach Aufhören der positiven Verstärkung
- kürzer anhaltenden Lernerfolg

Eine rasche und dauerhafte Verhaltensänderung ist zuerst mit kontinuierlicher, dann intermittierender Verstärkung zu bewirken.

Bei kontinuierlicher Verstärkung wird häufiger belohnt als bei intermittierender Verstärkung.

Wenn ein Patient ständig unter Schmerzen leidet, die regelmäßig durch ein bestimmtes Medikament zu lindern sind, dann läßt sich der wiederholte Konsum dieses Medikamentes erklären durch

- kontinuierliche Verstärkung
- negative Verstärkung

Eine Mutter erlaubt ihrem Kind beim Einkaufen jedesmal, wenn es danach bettelt, sich einen Lutscher, dann eine Tafel Schokolade, später ein Brausepulver zu nehmen. Als das Kind bei einem Einkauf an der Kasse auch noch einen Kaugummi verlangt, verweigert dies die Mutter, und das Kind reagiert frustriert. - Die Mutter verwendet, lernpsychologisch betrachtet, als Erziehungsstrategie:

- kontinuierliche Verstärkung und danach Bestrafung

Eine variierende **Intervall-Verstärkung** (Reaktions- und Zeitintervalle werden variiert) erzielt die größte Wirkung.

Wenn in einer verhaltensmodifikatorischen Psychotherapie einem Legastheniker die Hand beim Schreiben geführt wird, um ein erstes verstärkbares Verhalten aufzubauen, bezeichnet man dies als **prompting**.

Verhaltensformung durch schrittweise Annäherung (**shaping of behavior**) beruht auf dem Prinzip der operanten Konditionierung.

Über **Extinktion** trifft zu:

- Extinktion setzt ein, wenn Verstärkung unterbleibt
- Extinktion geht langsam vonstatten, wenn während der zugehörigen Lernphase intermittierend verstärkt wurde

Eine operant konditionierte Reaktion wird alsbald verlöschen, wenn

- der Verstärker beseitigt wird
- neutrale anstelle verstärkender Reize dargeboten werden

Wenn eine Extinktion klassisch konditionierter Angstreaktionen über Jahre hinweg nicht erfolgt, dann kann es sich bei der Aufrechterhaltung der Angst um einen hinzugetretenen weiteren Lernprozeß (z.B. eine operante Konditionierung) handeln, weil normalerweise bedingte Angstreaktionen zu verlöschen pflegen, wenn der ihnen vorausgehende bedingte Reiz oft genug ausbleibt.

Die Extinktion bedingter Reaktionen geschieht durch wiederholte Gabe eines bedingten Reizes ohne unbedingten Reiz.

Ein Vater, den die unbefriedigenden Englischnoten seines Sohnes Karl irritierten, gab Karl für jede bessere Englischarbeit so lange eine Belohnung, bis sich seine Leistungen auf einer "Zwei" stabilisiert hatten. Danach verschlechterten sich allmählich wieder die Leistungen Karls.

- Der Vorgang der **Extinktion** kommt für diese Verschlechterung in Betracht

Die Vermehrung der Aussagen eines bestimmten Typs dadurch, daß ein Gesprächspartner - absichtlich oder unabsichtlich - diese mit zustimmenden Äußerungen verbaler oder nonverbaler Art beantwortet, bezeichnet man unter lerntheoretischen Gesichtspunkten als **verbale Konditionierung**.

Die verbale Konditionierung beruht auf dem Lernprinzip "Lernen am Erfolg".

Wenn das Sprechverhalten einer Person (z.B. das Auftreten von Sprechpausen) durch zustimmendes Kopfnicken einer anderen Person verändert wird, handelt es sich um

- verbale Konditionierung
- operante Konditionierung

Ein Medizinstudent im Praktischen Jahr sagt bei der Anamneseerhebung bei einem etwa gleichaltrigen Patienten immer, wenn der Patient seinen Vater oder seine Mutter erwähnt, interessiert "Ah ja!" oder "Hm-hm!" und nimmt die körperlichen Beschwerdemitteilungen lapidar mit "Ja" zur Kenntnis. Der Patient erzählt am Ende nur noch Ereignisse aus dem Familienbereich.

- Dieser Vorgang läßt sich am ehesten kennzeichnen als **verbale Konditionierung**

Vermeidungslernen ist eine Verhaltensänderung, die die Wahrscheinlichkeit einer Bestrafung herabsetzt.

Nach lerntheoretischer Auffassung (operantes Konditionieren) kann die Löschungsresistenz von **Phobien** darauf zurückgeführt werden, daß die Vermeidungsreaktion als negative Verstärkung wirkt, weil bei Phobien schon die Erwartung aversiver Situationen ausreicht, um Vermeidungsverhalten jedesmal erneut zu erzeugen.

Negative Verstärkung läßt sich zur Erklärung der Extinktionsresistenz von Phobien heranziehen.

Kennzeichnend für eine Phobie ist nach lerntheoretischer Auffassung, daß

- angstauslösende Reize identifiziert werden können
- die angstauslösenden Situationen vermieden werden

Klassisch konditioniertes Vermeidungsverhalten kann durch operante Konditionierung aufrechterhalten werden, weil das Vermeidungsverhalten durch negative Verstärkung jedesmal wahrscheinlicher gemacht wird.

Ängste können operant konditioniert sein, weil die Belohnung, die aus der Vermeidung von Angst resultiert, die Vermeidungsreaktion verstärkt.

In der **Expositionsbehandlung** nach aufgetretener Angstattacke soll möglichst rasch die angsterregende Situation wieder aufgesucht werden, weil ängstliche Individuen dazu neigen, Vermeidungsstrategien zu entwickeln, die die Aufrechterhaltung von Angst begünstigen.

Über **Lernen am Modell** trifft zu:

- Die Bereitschaft, beobachtetes Verhalten zu imitieren, hängt von den am Modell beobachteten Verstärkerverhältnissen ab
- Es ist nicht unbedingt erforderlich, daß das Verhalten des lernenden Beobachters selbst verstärkt wird
- Zum Erwerb neuer Verhaltensweisen genügt aufmerksame Beobachtung ohne Verstärkung des eigenen Verhaltens
- Die positive Beziehung des lernenden Beobachters zum Modell ist notwendige Bedingung für den Erwerb bestimmter Verhaltensweisen
- Wichtig für die Nachahmung sind die erwarteten Folgen
- Die Entstehung mancher Phobien kann durch Modell-Lernen (no-trial-learning) erklärt werden
- Große Anteile frühkindlicher Fähigkeiten entwickeln sich auf dem Wege des Modell-Lernens
- Das Modell-Lernen ist ein wichtiges Prinzip im Rahmen des Sozialisationsprozesses
- Als Modelling bezeichnet man die aktive erstmalige Ausprägung einer Verhaltensweise durch Lernen am Modell

Beim Beobachtungslernen

- werden neue (bisher nicht im Verhaltensrepertoire vorhandene) Verhaltensweisen gelernt
- können bereits vorhandene Verhaltensweisen gefördert werden
- können bereits vorhandene Verhaltensweisen seltener werden
- werden erfolgreiche Modelle eher imitiert als erfolglose

Typisch für **Verhaltensaneignung** durch Modell-Lernen ist:

- Nutzung fremder Erfahrung
- stellvertretende Verstärkung
- Beobachtung von Verhaltenssequenzen

In einem Experiment wird einer Kindergartengruppe ein Film vorgeführt, in dem das aggressive Verhalten eines Kindes verstärkt wird. Im Anschluß an die Filmvorführung läßt sich feststellen, daß die Kindergruppe signifikant häufiger aggressives Verhalten als vor der Filmvorführung äußert.

- Diese Verhaltensänderung läßt sich auf Modell-Lernen zurückführen

Ein Junge beobachtet seinen Spielkameraden, der den anderen Kindern immer wieder ihr Pausenbrot entreißt und es gierig verzehrt. Der beobachtende Junge neigt dazu, dieses "erfolgreiche" Verhalten nachzuahmen.

- Bei dem Lernprozeß handelt es sich um **primäre stellvertretende Verstärkung**

Ängste werden oft nach dem Prinzip des Lernens am Erfolg aufrechterhalten.

Klassisches Konditionieren und Modell-Lernen unterscheiden sich darin, daß klassisches Konditionieren nur auf Reaktionen aufbauen kann, die bereits im Verhaltensrepertoire enthalten sind.

Um aggressives Verhalten von Kindern zu extingieren, ist körperliche Bestrafung durch die Eltern kein Erziehungsmittel, das dauernden Erfolg verspricht, weil der strafende Elternteil u.a. ein aggressives Modell darstellt und somit beim Kind - entgegen dem Erziehungsziel - weiter aggressives Verhalten über Modellernen provoziert.

Gegenüber dem Lernen am Erfolg hat **Lernen durch Einsicht** folgende Vorteile:

- Wegfall von Versuch und Irrtum
- Einschränkung des Einübens
- hohe Transponierbarkeit von Lösungen

Wenn jemand vor einer verschlossenen Tür steht, sich das Schloß anschaut, eine halbe Minute überlegt, darauf zutritt, sofort den Mechanismus löst und die Tür öffnet, dann hat am ehesten ein **Lernen durch Einsicht** stattgefunden.

Die **systematische Desensibilisierung** als verhaltenstherapeutische Methode findet vor allem Anwendung bei

- chronisch depressiven Zuständen
- Phobien
- dissozialem Verhalten
- Angstzuständen
- *nicht:* Suchtkrankheit

Folgende **lerntheoretische Prinzipien** spielen bei der Methode der systematischen Desensibilisierung eine Rolle:

- Gegenkonditionierung
- reziproke Hemmung

Bei der systematischen Desensibilisierung von **Angstreaktionen**

- wird das Verlernen von Angstreaktionen angestrebt
- werden Entspannungstechniken benutzt
- werden zwei inkompatible emotionale Zustände gleichzeitig hervorgerufen
- wird vorausgesetzt, daß der Patient in der Lage ist, angstauslösende Situationen hierarchisch anzuordnen
- wird der Patient schrittweise mit dem Angstreiz konfrontiert

Folgende Schritte (bzw. Vorgehensweisen) gehören zum **Konzept oder zur Durchführung** der systematischen Desensibilisierung:

- Entspannungstraining
- Erstellung einer Hierarchie angstauslösender Situationen
- Vorstellung der angstauslösenden Situationen
- Aufbau einer reziproken Hemmung
- *nicht:* freie Assoziation

Die von Wolpe entwickelte Therapietechnik, eine angsthemmende Reaktion in Gegenwart angsterzeugender Reize herbeizuführen, um die Verknüpfung zwischen diesen Reizen und einer bestehenden Angst zu schwächen, basiert auf dem Prinzip der **reziproken Hemmung**.

Systematische Desensibilisierung wird auf das Prinzip der reziproken Hemmung zurückgeführt, weil Angst und Entspannung nicht kompatibel sind und Angst somit durch Entspannung gehemmt werden kann.

Als Goethe regelmäßig eine Plattform auf dem Turm des Straßburger Münsters aufsuchte, um seine Höhenangst zu kurieren, benutzte er eine Methode, die heute unter der Bezeichnung **Reizüberflutung** in der Verhaltenstherapie angewendet wird.

Biofeedback bezeichnet

- ein technisch gestütztes Verfahren der Beeinflussung einiger somatischer Funktionen durch die Person selbst
- eine Nutzung von wahrnehmbar gemachten Körpervariablen zur Selbststeuerung
- eine Form verhaltensmodifikatorischer Kontrolle einer Reihe eigener biopsychischer Größen

Beim Biofeedbacktraining erlernt der Patient, autonome Körperprozesse zu beeinflussen. Dazu wird ein Gerät eingesetzt, das ausgewählte physiologische Parameter, z.B. EMG oder Herzfrequenz, für den Patienten wahrnehmbar macht. In der Therapie erhält er spezifische Aufgaben, z.B. die Senkung der Muskelspannung. Sein Erfolg wird ihm über ein optisches oder akustisches Signal zurückgemeldet.

- Dieser verhaltensmedizinischen Therapiemethode liegt das Lernprinzip der operanten Konditionierung zugrunde

Wenn beim Biofeedback der Patient lernt, einen unangenehmen Reiz durch Entspannung zu reduzieren, beruht der Erfolg am ehesten auf negativer Verstärkung.

Die Bedingungen, unter denen beim Erfolgslernen einem Verhalten oder einer Reaktion eine Konsequenz folgt, heißen **Kontingenz**.

Wenn ein Verhaltenstherapeut nach Bedingungen des Verhaltens eines Patienten forscht, dabei das Verhaltensmodell S-O-R-C-K anwendet und speziell daran interessiert ist, den Grad der Beziehungsverknüpfung zwischen einer bestimmten Reaktion und den bisherigen Konsequenzen zu untersuchen, dann sucht er nach der Variablen Kontingenz.

Ein Kind weint in Erwartung schmerzhafter Spritzen bereits im Wartezimmer. Die Mutter sieht sich zum Abbruch des Arztbesuches veranlaßt.

- Die Vorerfahrung, daß die Mutter auf Schreien mit Ausweichen reagiert, ist nach dem Verhaltensmodell von Kanfer und Saslow (S-O-R-C-K) die **Kontingenz**
- Im Verhaltensmodell von Kanfer und Saslow (S-O-R-C-K) ist der in der Situation wirksame Verstärker "Angsterleichterung durch Aus-dem-Feld-gehen" die **Konsequenz**

Auch in **tiefenpsychologisch begründeten Psychotherapien** werden lernpsychologisch erklärbare Vorgänge auftreten. - Hierzu zählen:

- Lernen durch Einsicht
- verbale Konditionierung
- Modell-Lernen
- *nicht:* systematische Desensibilisierung

Folgende Konzepte sind Elemente **lerntheoretisch begründeter Verhaltenstherapien**:

- Verstärkung
- Extinktion
- Desensibilisierung
- reziproke Hemmung
- *nicht:* Empathie

Eine Mutter stellt fest, daß ihre 4jährige Tochter plötzlich stottert, obgleich sie früher fließend gesprochen hat. Dieses Verhalten tritt ausschließlich in solchen Situationen auf, in denen das Kind sehr aufgeregt ist. - Folgende Verhaltensweisen beruhen auf lernpsychologischen Prinzipien:

- Die Mutter "überhört" bewußt das Stottern - Löschung/Extinktion
- Jedesmal, wenn die Tochter aufgeregt ist und dennoch fließend spricht, wird sie gelobt und bekommt einen Bonbon - Verstärkung

Für die **behavioristisch ausgerichtete Verhaltenstherapie** sind folgende Grundannahmen kennzeichnend:

- Die Entwicklung "abnormen" oder "normalen" Verhaltens läßt sich durch Lernprinzipien erklären
- Unterschiede in der Symptomatik können durch Unterschiede der Konditionierung erklärt werden

5. Persönlichkeit

5.1. Persönlichkeitsmodelle

5.1 Persönlichkeitsmodelle
Typologische (Syndrom, Konfiguration) und dimensionale Ansätze; Eigenschaften als überdauernde Verhaltensdispositionen, interaktionelle Ansätze

5.1.1 Psychoanalytische Persönlichkeitsmodelle
Es, Ich, Über-Ich
Psychodynamik (s.a. 3.2.2)
Charaktertypologien

5.1.2 Statistische Persönlichkeitsmodelle
Persönlichkeitskonstrukte (z.B. Extraversion/Introversion; Neurotizismus; Intelligenz)
Operationalisierung des Konstrukts Intelligenz, Intelligenzmaße als Standardwerte (IQ-Skala, Z-Skala, C-Skala) sowie als klassischer IQ, Intelligenzmodelle (Generalfaktor-Theorie, Theorie der multiplen Faktoren)
Definition der Lernbehinderung und geistigen Behinderung

Folgende Begriffe dienen zur Grundlage von typologischen Systemen der **Persönlichkeitsbetrachtung**:

- Psychopathie
- Konstitution
- Entwicklungsstufen i.S. der Psychoanalyse
- Extra-/Introversion

Zu den **Kennzeichen** eines typologischen Ansatzes bei der Persönlichkeitsbeschreibung gehören:

- besondere Betonung eines Merkmals bzw. weniger Merkmale
- Kategorisierung nach Ähnlichkeit

Das **Reiz-Reaktions-Schema** liegt zugrunde dem Persönlichkeitsmodell

- des Behaviorismus (nach Watson)
- der Reflexologie (nach Pawlow)

Die **Konstitutionstypologie von Kretschmer**

- stellt Zusammenhänge zwischen Körperbautypen und psychischen Störungen her
- stellt Zusammenhänge zwischen Körperbautypen und psychischen Eigenschaften her
- geht davon aus, daß hinsichtlich bestimmter Persönlichkeitseigenschaften zwischen Normalen und Psychotikern keine qualitativen, sondern graduell quantitative Unterschiede bestehen
- unterscheidet zwischen leptosomen, athletischen und pyknischen Typen
- berücksichtigt *nicht* die Altersabhängigkeit in der Ausprägung der Körperbautypen

Folgende **Körperbautypen** gehören zur Konstitutionstypologie von Kretschmer:

- leptosomer Typ
- dysplastischer Typ
- athletischer Typ
- pyknischer Typ

Die Konstitutionstypologie von Kretschmer nimmt folgende Zuordnungen von Körperbaumerkmalen zu **psychischen Merkmalen** vor:

- leptosom - schizothym
- pyknisch - zyklothym, zykloid
- athletisch - epileptoid

Hinsichtlich der skizzierten Körperbautypen trifft nach der Konstitutionslehre von Ernst Kretschmer zu:

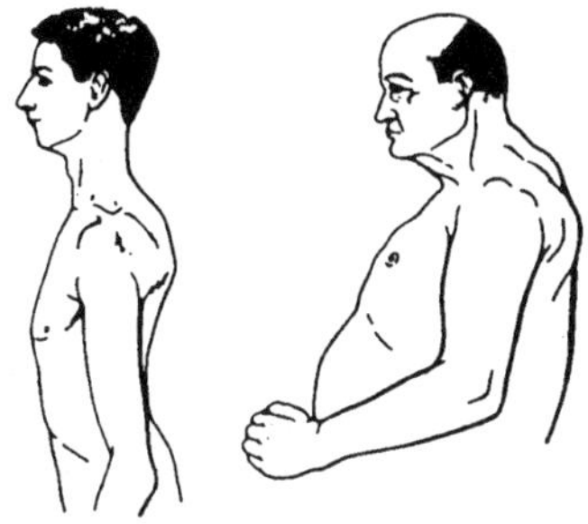

- Die linke Figur kennzeichnet einen leptosomen Typus
- Die rechte Figur kennzeichnet einen pyknischen Typus
- Menschen vom rechten Typus wird ein zyklothymes Temperament zugeschrieben
- Menschen vom rechten Typus haben ein erhöhtes Risiko, manisch zu werden

In der Persönlichkeitsforschung heißt die theoretische Auffassung, die davon ausgeht, daß individuelle Differenzen im Verhalten und Erleben weitgehend auf aktuelle Umfeldeinflüsse zurückzuführen seien, **Situationismus**.

Der Situationismus stellt eine umweltorientierte Auffassung der differentiellen Psychologie dar.

In der Persönlichkeitsforschung heißt die theoretische Auffassung, die davon ausgeht, daß individuelle Differenzen im Verhalten und Erleben sowohl auf persönliche Eigenschaften als auch auf aktuelle Umfeldeinflüsse zurückzuführen seien, **Interaktionismus**.

Über **persönlichkeitstheoretische Ansätze** trifft zu:

- Ein idiographisches Vorgehen zielt auf individuelle Besonderheiten ab
- Die statistisch orientierte Persönlichkeitsdiagnostik zählt zu den nomothetischen Verfahren
- Die Psychoanalyse kennt sowohl idiographische als auch nomothetische Vorgehensweisen

Zur **psychoanalytischen Persönlichkeitstheorie** trifft zu:

- Das Über-Ich enthält die Anforderungen des Gewissens, Normen des Erziehers
- Das Es folgt dem Lustprinzip; Gesetz des Effektes
- Zwischen Ich, Es und Über-Ich können sich intrapsychische Konflikte entwickeln

Nach dem Strukturmodell Freuds ist für das "**Ich**" kennzeichnend:

- Vermittlung zwischen Über-Ich und Es
- Vermittlung zwischen "inneren" Bedürfnissen und "äußeren" Anforderungen
- Anpassung und Selbsterhaltung
- Das Ich wird durch das Realitätsprinzip regiert

Nach psychoanalytischer Theorie wird angenommen, daß das **Über-Ich** Anteile enthält, die

- bewußt sind
- vorbewußt sind, d. h. durch aktive Bemühungen bewußt werden können
- unbewußt/verdrängt sind und durch psychoanalytische Therapie bewußt gemacht werden können

Die Gewissensinstanz ("Über-Ich") entsteht nach psychoanalytischer Auffassung in der Regel durch Internalisierung elterlicher Verbote. Das Über-Ich dient in der psychoanalytischen Theorie zur Erklärung der Gewissensangst.

Die verschiedenen Persönlichkeitsmerkmale der psychoanalytischen Typen

- werden auf die Entwicklungsbedingungen während verschiedener Entwicklungsphasen zurückgeführt
- können fließende Übergänge vom normalen zum krankhaft gestörten Verhalten aufweisen
- können als Folgen von Fixierungs- und Regressionsvorgängen gedeutet werden

Die unbewußte Triebdynamik wird auch psychoanalytischer Auffassung vom **Lustprinzip** beherrscht.

Das Konzept der Dynamik psychischer Energien gehört zu den theoretischen Grundlagen des psychoanalytischen Persönlichkeitsmodells.

Die psychoanalytische Charaktertypologie wird mit den besonderen Bedingungen frühkindlicher Entwicklungsphasen in Verbindung gebracht.

Ein Psychoanalytiker stellt im diagnostischen Gespräch bei einem Patienten besondere Ausprägungen in den folgenden Persönlichkeitszügen fest: Pünktlichkeit, Ordnungsliebe, besondere Reinlichkeit in Bezug auf seine Genitalien, einen ständigen Kampf um Autonomie seiner Mutter gegenüber.

- Diese Persönlichkeitszüge sind am besten dem Charaktertypus der **analen Persönlichkeit** zuzuordnen

Der **"phallische" Charaktertyp** im Sinne Freuds zeichnet sich aus durch

- den Drang nach Beherrschung von Menschen und Objekten
- die Tendenz, Rivalitätskämpfe auszutragen

Die Psychoanalyse postuliert für die Ausbildung des **Zwangscharakters** die besondere Bedeutung der Reinlichkeitserziehung.

"Durch Einschränkung des kindlichen Autonomiestatus in der anal-motorischen Phase entsteht eine Haltung mit einem konfliktträchtigen Verhältnis zu Autoritäten und mit ambivalenten Unterwerfungs- und Dominanzbestrebungen."

- Durch diese Aussage wird am besten eine **zwanghafte Haltung** gekennzeichnet

Ziel der sog. **statistischen Persönlichkeitsmodelle** ist die Beschreibung von Persönlichkeitsdimensionen.

Statistische Persönlichkeitsmodelle

- vernachlässigen die Einzigartigkeit des Individuums
- dienen dazu, Menschen errechneten Kategorien zuzuordnen
- setzen die Existenz überdauernder Verhaltensweisen voraus
- schaffen eine Ordnung in der Vielzahl von Persönlichkeitseigenschaften
- sind von der Item-Auswahl des Forschers beeinflußt
- beruhen auf der Analyse des gemeinsamen Auftretens von menschlichen Verhaltensweisen

In empirisch-statistischen Studien über die Struktur der Persönlichkeit häufig beschriebene **Persönlichkeitsdimensionen** sind

- Extraversion
- Introversion
- Neurotizismus
- Intelligenz
- *nicht:* Alexithymie

Zu den Dimensionen der **faktorenanalytischen Persönlichkeitstheorie von Eysenck** gehören:

- Extraversion vs. Introversion
- emotionale Stabilität vs. emotionale Instabilität (Neurotizismus)
- Realismus vs. Psychotizismus

Die von Eysenck untersuchte persönlichkeitstypische Prädisposition, in exzessiven Belastungssituationen psychische Symptome wie Reizbarkeit, Launenhaftigkeit, Schlaflosigkeit zu bilden, heißt

- emotionale Labilität
- Neurotizismus

Das Eysencksche Konstrukt der "Extraversion-Introversion" ist Teil eines statistischen Persönlichkeitsmodells.

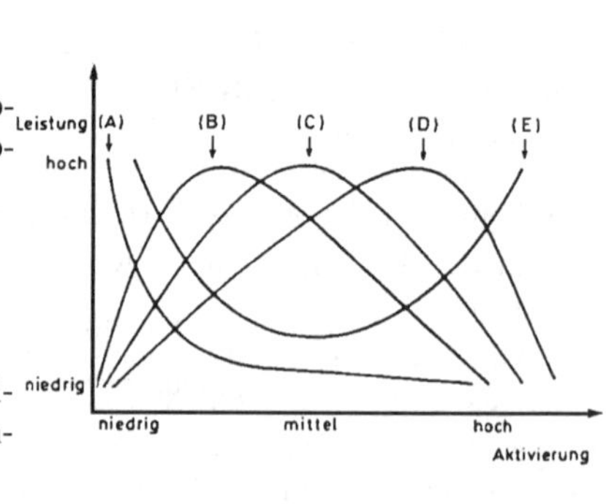

Der Kurvenverlauf **D** (Leistung als Funktion von zentraler Aktivierung) stellt nach Eysenck am ehesten die Gruppe der Extravertierten dar.

Die empirische Bestimmung von Persönlichkeitsdimensionen (z.B. bei dem Vorgehen von **Cattell**) umfaßt u.a. folgende Schritte:

- psychoanalytische Gewichtung von Eigenschaftsdimensionen
- Einstufung und Selbsteinstufung einer Vielzahl von Personen in bezug auf bestimmte Verhaltensweisen

Über **Intelligenzquotienten** trifft zu:

- Der mittlere Abweichungs-IQ ist in jeder Altersgruppe gleich groß
- Bei gleicher Differenz von Intelligenzalter und Lebensalter nimmt der klassische IQ in den einzelnen Altersstufen unterschiedliche Werte an
- Gemeinsam ist klassischem IQ und Abweichungs-IQ (in der heute üblichen Standardisierung, z.B. beim HAWIE) der Bezug der Intelligenzleistung auf das Lebensalter
- Klassischer IQ und Abweichungs-IQ lassen sich rechnerisch *nicht* ineinander überführen

Die Berechnung des **klassischen Intelligenzquotienten** (IQ = Intelligenzalter : Lebensalter)

- setzt voraus, daß die Intelligenz kontinuierlich mit dem Lebensalter ansteigt
- führt etwa vom 15. Lebensjahr an zu Fehleinschätzungen der Intelligenz
- ist gegenüber dem Abweichungs-IQ ein relativ unpräzises Intelligenzmaß

Die Definition des Intelligenzquotienten als "Intelligenzalter geteilt durch Lebensalter" ist für die Intelligenzmessung Erwachsener unangemessen, weil die Intelligenzleistung Erwachsener nicht proportional zum Lebensalter ansteigt.

Karola konnte schon mit 5 Jahren fließend lesen und schreiben sowie zweistellige Zahlen multiplizieren. Mit 6 Jahren erbringt sie im Intelligenztest durchweg die Leistungen Neunjähriger.

- Nach der klassischen IQ-Formel hat Karola einen IQ von 150

Über den Intelligenzquotienten (**Abweichungs-IQ** im Sinne von Wechsler) trifft zu:

- Der IQ erlaubt es, einem Individuum einen Prozentrangplatz in seiner statistischen Bezugsgruppe zuzuweisen
- Der IQ ist ein Kennwert, der etwas über die Stellung eines Individuums hinsichtlich seiner Intelligenz aussagt

Nach Wechsler ist ein Intelligenzquotient von 108 dem statistischen Bereich von durchschnittlicher Intelligenz zuzuordnen.

Über den Intelligenzquotienten (**HAWIE**) trifft zu:

- Der durchschnittliche altersnormierte IQ beträgt 100
- Ein Proband mit einem IQ von 120 ist um 20 IQ-Punkte intelligenter als einer mit einem IQ von 100
- Einem IQ-Wert (nach HAWIE) von 100 entspricht einem Prozentrang von 50
- Bei einem IQ von 115 liegt der Proband um eine Standardabweichung oberhalb des Mittelwertes
- Innerhalb der IQ-Werte (nach HAWIE) 100 und 115 liegen etwa ein Drittel der Bevölkerung
- Innerhalb der IQ-Werte (nach HAWIE) 85 und 115 liegen etwa zwei Drittel der Bevölkerung
- Wenn ein Proband in einem Intelligenztest (HAWIE) einen IQ von 85 erreicht, bedeutet dies, daß er einen Prozentrang (Perzentil) von etwa 15 erreicht
- 75 % einer vergleichbaren Altersstichproben werden einen höheren Wert im HAWIE erzielen als ein Proband, der in diesem Test einen Intelligenzquotienten von 90 hat
- Bei einem IQ-Ergebnis von 115 (nach HAWIE) erzielen ca. 15 % einer vergleichbaren Altersstichprobe erwartungsgemäß ein besseres Ergebnis als der Proband

Auf einem Befundblatt finden Sie als Ergebnis eines Intelligenztests (Parameter: Mittelwert = 100; Standardabweichung = 10) einen Standardwert von 120.

- Etwa 5 % einer vergleichbaren Altersstichprobe erzielen erwartungsgemäß ein besseres Ergebnis als der Proband

Man kann nicht sagen, daß jemand mit einem IQ von 130 doppelt so intelligent ist wie ein anderer mit einem IQ von 65, weil die IQ-Skala eine Intervallskala ist und auf diesem Skalenniveau Divisionen und Multiplikationen nichterlaubte Rechenoperationen sind.

Die **Transformation** von Intelligenztest-Rohwerten in Standardwerte (z.B. IQ-Werte entsprechend HAWIE, z-Werte)

- setzt normalverteilte Rohwerte voraus
- setzt die Kenntnis von Mittelwert und Standardabweichung der Meßwerteverteilung der Eichstichprobe voraus
- berücksichtigt Mittelwerte und Standardabweichungen in der Eichstichprobe
- wird durchgeführt, um die Bestimmung der relativen Position einer Person in ihrer Bezugsgruppe (z.B. Altersgruppe) zu erleichtern
- ermöglicht den Vergleich der Testwerte der gleichen Person in verschiedenen Tests
- ermöglicht den Vergleich individueller Testergebnisse mit der Leistungsvariabilität in der Vergleichsgruppe

Folgende statistische Kennwerte gehen in die Berechnung eines Standardwertes, z.B. eines individuellen Abweichungs-IQs, mit ein:

- Mittelwerte der Rohwerteverteilung in der Eichstichprobe
- Standardabweichung der Rohwerteverteilung

Folgende Kennwerte verschiedener in der Intelligenzmessung verwendeter Skalen sind richtig zugeordnet:

- z-Skala — Mittelwert = 0, Standardabweichung = 1
- Z-Skala (IST) (Standardwert-Skala) — Mittelwert = 100, Standardabweichung = 10
- IQ-Skala (HAWIE) — Mittelwert = 100, Standardabweichung = 15

Die Abbildung zeigt die typische Verteilung eines Abweichungs-IQ (Typ HAWIE). - Folgende Zuordnungen treffen zu:

- I: Prozentrang 2
- II: IQ = 85
- IV: Prozentrang 84
- IQ = 130

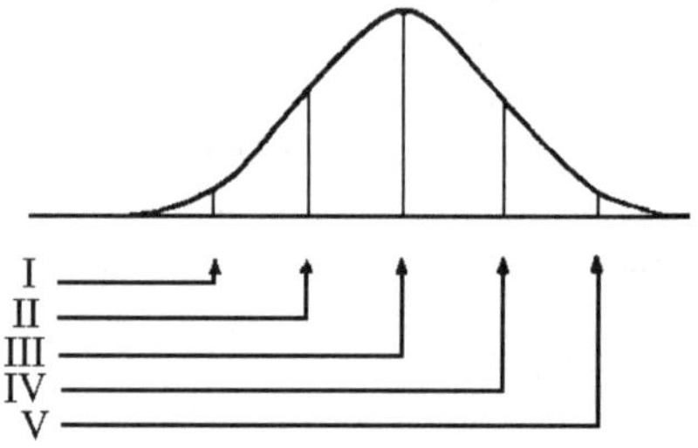

Ein Patient erreichte in einem Intelligenztest (HAWIE) einen Prozentrangwert von 2. Auf der IQ-Skala entspricht das einem Wert von ca. 70.

Einem Perzentil von 50% entspricht

- IQ-Skala (z.B. HAWIE): 100
- T-Skala (z.B. MMPI): 50
- Stanine-Skala (z.B. FPI): 5

Intelligenz ist in methodologischer Hinsicht als theoretisches Konstrukt zu betrachten.

Die Bestimmung der Struktur der Intelligenz erfolgt mit Hilfe des methodischen Instrumentariums der Faktorenanalyse.

Intelligenz wird definiert

- als mehrfaktorielle Eigenschaft
- als Persönlichkeitsmerkmal
- als Fähigkeit, neue Probleme zu lösen
- als das, was ein Intelligenztest mißt

Für die **Entwicklung** der Intelligenz gelten folgende Aussagen:

- Niedrige Ausgangs-Intelligenzleistungen (etwa im 20. Lebensjahr) sinken mit dem Lebensalter früher ab als hohe
- Bestimmte Intelligenzleistungen steigen auch im mittleren und höheren Lebensalter noch an

Zur Beschreibung **angeborener Beeinträchtigungen** der Intelligenzleistung können folgende Begriffe verwendet werden:

- Minderbegabung
- Oligophrenie
- Schwachsinn
- Debilität
- *nicht:* Demenz

Als **Primärfaktoren der Intelligenz** (Thurstone) bezeichnet man verschiedene, voneinander unabhängige Komponenten der Intelligenz.

Zu den sog. Primärfaktoren der Intelligenz (Thurstone) zählen:

- Auffassungsgeschwindigkeit (perceptual speed)
- Gedächtnis (memory)/Merkfähigkeit
- Raumvorstellungsvermögen (space)
- Rechenfertigkeit (number)
- logisches Denken (reasoning)/schlußfolgerndes Denken
- Wortflüssigkeit (verbal fluency)
- Wortverständnis/Sprachverständnis (verbal comprehension)
- *nicht:* Konzentrationsfähigkeit, Begriffsbildung, motorische Koordination (motor coordination), Langzeitgedächtnis, Kreativität

Ein Intelligenzstrukturtest, der entsprechend der Theorie der multiplen Faktoren (Thurstone) konstruiert ist, enthält Skalen zu folgenden Intelligenzfaktoren:

- Wahrnehmungsgeschwindigkeit (perceptual speed)
- Gedächtnis (memory)
- logisches Denken (reasoning)
- Sprachverständnis (verbal comprehension)
- *nicht:* flüssige Intelligenz (fluid intelligence)

Die **Generalfaktorentheorie** der Intelligenz (Spearman) wird auch als Zweifaktoren-Theorie bezeichnet. Die Vorstellung, daß sich Intelligenz aus einem Generalfaktor und mehreren spezifischen Faktoren zusammensetzt, liegt dem Zweifaktorenmodell (Spearman) zugrunde.

Nach der Generalfaktorentheorie (Zweifaktorentheorie) der Intelligenz

- wird jede Intelligenzleistung durch den g-Faktor und durch einen oder mehrere s-Faktoren erklärt
- sind die s-Faktoren voneinander unabhängig

Zum **Strukturmodell** der Intelligenz nach Gilford gehören:

- Denkinhalte
- Denkoperationen
- Denkergebnisse
- *nicht:* Denkgewohnheiten

In der Gruppensituation kann die Intelligenzleistung durch Ablenkung, Konkurrenz u.ä. beeinflußt werden.

Die wichtigste Forschungsmethode zur Klärung der Frage, ob Intelligenzunterschiede auf Unterschieden der Erbanlage oder auf Unterschieden in der Umwelt beruhen, ist die **Zwillingsforschung**.

Die Intelligenzleistungen eineiiger Zwillinge sind mit etwa $r = 0,90$ korreliert.

Die Intelligenzleistungen zweieiiger Zwillinge differieren im Durchschnitt stärker als die eineiiger Zwillinge.

Der Korrelationskoeffizient von Intelligenzleistungen zweieiiger Zwillinge liegt unter $r = 1$.

Die Intelligenzquotienten von Geschwistern (in gleicher Umgebung aufgewachsen) sind korreliert mit r = 0,55 bis 0,70.

5.2. Systematische Verhaltensdifferenzen

5.2.1 Intraindividuelle Differenzen
Tagesrhythmen und Gewohnheiten (z.B. bzgl. Reaktionsverhalten, Lernfähigkeit, Schmerztoleranz)

5.2.2 Interindividuelle Differenzen
Geschlechtsdifferenzen (z.B. Aggressivität, Leistungsmotivation), Krankheitsverhalten, altersspezifisches Verhalten, geschlechtsspezifisches Verhalten, schichtspezifisches Verhalten

5.2.3 Verhaltensstile
Wahrnehmungs- und Bewältigungsstile (z.B. Repressor-Sensitizer, Erfolgs-/Mißerfolgsorientierung, s.a. 3.2.4)
Attributionsstile (z.B. Kontrollüberzeugungen)
Koronargefährdendes Verhalten in Wechselwirkung mit Situationsfaktoren

6. Entwicklung

6.1. Entwicklungspsychologische Methoden und Modelle

Methoden zur Untersuchung von Anlage-Umwelt-Einflüssen (Verwandschaftsuntersuchungen, Kulturvergleich, systematische Variation von Erbanlage und Umgebung im Tierversuch)
Unterscheidung von Querschnitts- und Längsschnittansatz (Konzept des lebenslangen Lernens)
Unterscheidung Reifung/Übung, Wachstum/Lernen und Erziehung
Psychoanalytisches Modell der Entwicklungsphasen einschließlich der dazugehörigen Konfliktkonstellationen
Ethologische Ansätze zur Mutter-Kind-Bindung
Kognitive Entwicklungsmodelle (Piaget)

Bestandteil der **psychoanalytischen Theorie der frühkindlichen Sexualität** sind:

- Die Phasen der kindlichen Entwicklung heißen orale, anale, phallisch-ödipale Phase, Latenzphase, genitale Phase
- Die Haltung von Urvertrauen und Urmißtrauen entstehen in der **oralen Phase**
- Eine nicht gestörte Entwicklung in der oralen Phase schließt (nach Erikson) mit dem Erwerb von Urvertrauen ab
- In der oralen Phase führen wiederholte und lange Trennungen des Kindes von der Mutter nach psychoanalytischer Auffassung zu prinzipiellem Mißtrauen in soziale Beziehungen
- In der **analen Phase** spielt oft die aggressive Auseinandersetzung mit Autoritätsfiguren eine zentrale Rolle
- Das Auftreten von Selbst-/Fremdbestimmungs-Konflikten fällt in die Zeit der analen Phase
- Konflikte zwischen aufkeimendem Willen und elterlicher Autorität sind kennzeichnend für die anale Phase
- Ordnungsliebe in ihrer übersteigerten Form als Pendanterie ist ein Kennzeichen des analen Charakters
- In der **phallisch-ödipalen Phase** zeigen sich kindliche Liebesimpulse zum gegengeschlechtlichen Elternteil
- Die phallische Phase ist gekennzeichnet durch das Vorherrschen der Genitalorgane
- Die phallische Phase gehört zu den prägenitalen Stufen der Libidoentwicklung
- Der **Kastrationskomplex** im Sinne der Psychoanalyse tritt in der phallischen Phase auf
- Der **Ödipuskomplex** bildet sich in psychoanalytischer Sicht während der phallischen Phase aus
- In der phallischen Phase tritt der Penisneid auf
- Den Zeitraum, der sich an die phallische anschließt, bezeichnet man als **Latenzphase**
- In der Pubertät wird nach psychoanalytischer Auffassung die **genitale Phase** erreicht

Lebensabschnitte in der psychoanalytischen Entwicklungslehre:

- orale Phase: 0 - 2 Jahre
- anale Phase: 2 - 4 Jahre
- phallische Phase: 3 - 5 Jahre

Über die psychoanalytische Theorie der **Triebentwicklung** trifft zu:

- Bereits Kleinkinder können genitale Lustempfindungen haben
- Der "Penisneid" des kleinen Mädchens wird als weibliche Form des Kastrationskomplexes verstanden
- Die genitale Stufe der Triebentwicklung wird in der Pubertät erreicht

Unter positiver **ödipaler Konstellation** versteht man

- die Werbung eines Kindes um den gegengeschlechtlichen Elternteil
- das Rivalisieren eines Kindes mit dem gleichgeschlechtlichen Elternteil

Einem 5jährigen Jungen wird von seinem Vater ein Wunsch abgelehnt. Daraufhin kündigt der Junge an, er werde seinen Vater erschießen; er, der Junge, werde mit der Mutter zusammenwohnen; der Vater dürfe in einem Nachbarhaus wohnen.

- Der Junge befindet sich im Sinne der Psychoanalyse in der **ödipalen Phase** seiner psychosexuellen Entwicklung

Ein kleines Mädchen sagt zu seiner Großmutter: "Wenn ich groß bin, schmeiße ich die Mutti in ein schwarzes Loch, dann heirate ich den Vati und kriege viele Kinder."

- Die Aussage des Mädchens paßt am besten zu der phallischen Phase

Jürgen geht in die Grundschule. Nach der Schule streift er mit Klaus, Tobi und anderen Jungen durch sein Stadtviertel, spielt Fußball oder lungert einfach mit ihnen auf dem Spielplatz herum. Unter Freunden ist seine Sprache vulgär. "Scheiße" ist bei ihm jedes dritte Wort. Er ißt wie ein Scheunendrescher. Er liebt und bewundert seine Mutter. Mädchen seines Alters sind für ihn so gut wie nicht vorhanden. Er findet sie einfach blöd.

- Jürgen befindet sich in seiner psychosexuellen Entwicklung in der **Latenzphase**

"Durch Vertrauensverlust des Säuglings in die Stabilität und Zuverlässigkeit seiner physischen und sozialen Umgebung entsteht eine Haltung, die durch Verschlossenheit und Mißtrauen gegenüber Mitmenschen gekennzeichnet ist."

- Durch diese Aussage ist am ehesten eine **schizoide Haltung** gekennzeichnet

In folgender Reihenfolge werden die Stufen der **kognitiven Entwicklung** (Piaget) durchlaufen:

- 1. Stufe der sensomotorischen Intelligenz
- 2. Stufe des vorbegrifflich-symbolischen Denkens
- 3. Stufe des anschaulichen Denkens
- 4. Stufe des konkreten Denkens
- 5. Stufe des formalen Denkens

Ein Kind wird aufgefordert, zwei breite Gläser (A_1, A_2) gleicher Form und Größe mit der gleichen Anzahl Perlen zu füllen. Danach wird der Inhalt des Glases A_2 in ein schmales Glas B gleichen Volumens gefüllt. Das Kind, dem die Tatsache des gleichen Inhalts der Gläser A_1, A_2 bewußt war, ist nun der Ansicht, Glas B enthalte mehr Perlen, weil es höher ist.

- Nach Piaget hat das Kind die Stufe des **anschaulichen Denkens** erreicht, aber noch nicht überschritten

Der Kindertherapeut erfährt von den Eltern eines Patienten, daß ihr Sohn Hans Dinge in "größer" oder "kleiner" einordnen kann und daß er Mengen unterscheiden kann, daß er aber immer noch meint, er müsse mehr essen als die anderen, wenn die Mutter ihm zwei Löffel voll Suppe in eine Suppentasse, den anderen je zwei Löffel auf einen Teller gießt.

- Entsprechend Piaget steht Hans auf der Entwicklungsstufe des anschaulichen Denkens

Nach Piaget entwickelt sich die **moralische Urteilsfähigkeit** reifungsbedingt in 3 unterscheidbaren Stufen:

- 1. moralischer Realismus
- 2. heteronome Moral
- 3. autonome Moral

6.2. Lebensabschnitte

6.2.1 Familienplanung und Kinderwunsch
Schwangerschaftserleben, typische Schwangerschaftskonflikte
Einstellung und Verhalten hinsichtlich Geburt und Abbruch, Risiken ungewollter Schwangerschaft

6.2.2 Geburt
Risikogeburt: soziale Faktoren und Risikogeburt, Folgen für die Entwicklung des Kindes
Formen der psychologischen Geburtsvorbereitung und -begleitung
Neugeborenes: Formen und Auswirkungen verschiedener Kontaktbedingungen in Kreißsaal und Wochenbett, psychosoziale Bedingungen des Stillens, Kriterien des Aktivierungszustandes

6.2.3 Kindheit und Jugend
Säuglingsalter, frühe Kindheit, Vorschulalter:
Angeborene Verhaltensgrundlagen (Lächeln, Vokalisation, Wahrnehmung des menschlichen Gesichts)
Sicherheit im sozialen Umgang (Urvertrauen, Fremdeln)
Reifungsbedingte Verhaltensdispositionen als Voraussetzung für Lernprozesse (z.B. Sprachentwicklung, Kontrolle der Ausscheidungsorgane)
Zusammenhang zwischen Reinlichkeitserziehung und Trotzphase
Schulalter:
Kriterien zur Feststellung der Schulreife, Entwicklung der Leistungsmotivation
Jugendalter:
Verlängerte Übergangszeit vom Kind zum Erwachsenen in industrialisierten Ländern-, körperliche Veränderungen (z.B. Stimme, Motorik, Körpergeruch, Sexualität) und Selbstbild; typische Erziehungskonflikte zwischen Eltern, Kindern und Jugendlichen (Freizeit, Ausbildung, Partner), Ablösungskonflikte
Kind und Krankheit:
Bedingungen und Einflüsse von Krankenhausaufenthalten (z.B. Trennung, Isolation); Angst vor ärztlichen Eingriffen (z.B. Modellernen, Fremdheit der Situation), geeignete Vorbereitungsmaßnahmen; Formen und Auswirkungen des psychischen Hospitalismus, kindliche Vorstellungen von Krankheit und Tod
Das mißhandelte Kind:
Mißbrauch elterlicher Gewalt und Konsequenzen für kindliche Fehlentwicklung, Interventionen

6.2.4 Erwachsenenalter
Typische Einschnitte in die Familienstruktur (Heirat, Geburt, Scheidung, Partnerverlust, Krankheit, Tod) und ihre Auswirkungen
Wandel der Leistungsfähigkeit, Verhältnis von Anforderungen und Leistungsbewältigung in der Berufstätigkeit

6.2.5 Altern
Psychische und soziale Folgen von Klimakterium, beruflicher Ausgliederung und physiologischer Leistungsveränderung
Sexualität im Alter
Zunahme psycho-sozialer Abhängigkeit (Heimeinweisung, Hauspflege, soziale Isolation)

Zur **Entwicklung der Motorik** trifft zu:

- Die meisten Säuglinge können innerhalb der ersten vier Wochen in Bauchlage den Kopf für eine kurze Zeit heben
- Zwischen vier und sechs Monaten können Säuglinge mit Unterstützung sitzen
- Vor Ende des ersten Lebensjahres können die meisten Kinder mit Unterstützung stehen
- Nach dem 16. Lebensmonat können Kinder in der Regel sicher und selbständig gehen

Über die **Sprachentwicklung** trifft zu:

- Der Beginn der eigentlichen Sprachentwicklung liegt etwa am Ende des ersten Lebensjahres (Gebrauch von Ein-Wort-Sätzen)
- Mädchen sind in der Sprachentwicklung Knaben im allgemeinen überlegen
- Mit etwa 2 1/2 Jahren sprechen die meisten Kinder in ganzen Sätzen
- Im Sprachniveau und Wortschatz sind Kinder aus sozial niedrigen Schichten denen aus sozial höheren Schichten meist unterlegen

Relevante Voraussetzungen für die Entwicklung von **Leistungsmotivation** im Kindesalter sind:

- Wunsch nach Erfolg
- Frustrationstoleranz
- langfristige Zielorientierung

Die Entstehung von Leistungsmotivation wird begünstigt, wenn der Erzieher beim Kind

- die kindzentrierte Selbständigkeit fördert
- das Explorationsverhalten fördert
- vorwiegend die Leistungserfolge positiv verstärkt

Störungen, die nach den Beobachtungen von R. Spitz bei langandauernder Trennung von Mutter und Kind ausgelöst werden und die als **psychischer Hospitalismus** bekannt geworden sind, sind:

- Stocken der psychischen Entwicklung, Einsetzen psychischer Funktionsstörungen
- Appetitlosigkeit und Gewichtsverlust
- motorische Verlangsamung, Kontaktverweigerung
- geistige Retardierung
- starke Verlangsamung der intellektuellen Entwicklung
- mangelhafte Sprachausbildung
- Unfähigkeit zur Aufnahme tragfähiger sozialer Beziehungen
- Störungen der Grundstimmung
- apathisches Verhalten
- Marasmus
- körperliche Retardierung
- *nicht:* Hyperkinese, Anklammern an Pflegekräfte

Art und Ausmaß der Störungen beim Syndrom des psychischen Hospitalismus werden von folgenden Faktoren bestimmt:

- Lebensalter der Kinder
- Intensität einer bereits vorhandenen Mutter-Kind-Beziehung
- Umfang der Deprivationsbedingungen
- Dauer der Deprivationsbedingungen

Unter **sozialer Deprivation** versteht man bei Kinder eine Schädigung der kindlichen Entwicklung durch Reizverarmung und Frustration des Kontaktbedürfnisses.

Während der **stationären Behandlung** von Kindern können Verhaltensauffälligkeiten auftreten, die offensichtlich mit dem Lebensalter assoziiert sind:

- Im ersten Lebenshalbjahr zeigen die meisten Kinder nur geringe Auffälligkeiten
- Nach dem 4. Lebensjahr treten Verhaltensauffälligkeiten seltener auf
- Kinder ohne Trennungserfahrungen sind besonders gefährdet
- Unbeschränkte Besuchszeiten für die Eltern vermindern das Risiko
- Eine vor der Krankenhausaufnahme bestehende Verhaltensstörung erhöht das Risiko

Kinderkrankenhäuser verkürzen nach Möglichkeit die Verweildauer, u.a., weil

- Kinder mehr als Erwachsene von ihrer Primärgruppe abhängig sind
- bei längerem stationärem Aufenthalt als Gefahr psychischer Hospitalismus nicht auszuschließen ist

Wenn ein Kind in frühen Jahren von seinen Eltern getrennt wird, z.B. durch einen längeren Krankenhausaufenthalt, kann ein Trennungstrauma entstehen. - Zu den häufig beobachteten Phasen, in denen dieses Trauma sich auswirkt, zählen:

- eine Phase des lautstarken Protestes
- eine Phase der Verzweiflung und des Rückzuges
- eine Phase der Doppelbindung (an Eltern und Klinikpersonal)

In verschiedenen Versuchen wurden Rhesusaffenjunge jeweils 6 Monate lang in völliger sozialer Isolierung aufgezogen. - Folgende Störungen des Sozialverhaltens wurden beobachtet:

- indifferentes oder abweisendes Verhalten gegenüber möglichen Sexualpartnern
- Rückzugsverhalten bei Annäherung von Menschen (wie z.B. Wärter oder Fotografen)
- *nicht:* gesteigerte Aggressivität im Kontakt mit gleichaltrigen Artgenossen

Bei Kinder wird erstmals **Fremdeln** (Angstreaktion) gegenüber unbekannten Personen im 7. - 9. Monat beobachtet.

Über die "**Acht-Monats-Angst**" trifft zu:

- Die Acht-Monats-Angst ist ein Verhalten von Säuglingen
- Die volkstümliche Bezeichnung für Acht-Monats-Angst ist "Fremdeln"
- Die sog. Acht-Monats-Angst des Säuglings (Spitz) wird gedeutet als Zeichen für die beginnende Unterscheidung zwischen "fremd" und "Freund"
- Das Fremdeln (Oerter), auch Acht-Monats-Angst genannt, wird beim Kind durch unbekannte Personen ausgelöst
- Ein Kind mit Acht-Monats-Angst zeigt das dafür kennzeichnende Verhalten nur Fremden, nicht aber bei vertrauten Personen
- Das Verhalten bei der Acht-Monats-Angst beruht auf reifungsbedingten Lernprozessen
- *nicht:* beschreibt ein Intervall von acht Monaten in der kindlichen Entwicklung

In seinem Modell der **Pathologie der Eltern-Kind-Beziehung** beschreibt Richter das Kind als

- Substitut für einen Partner eines Elternteils
- Substitut für Aspekte des elterlichen Selbst
- umstrittenen Bundesgenossen

Wichtige Lebensereignisse (life events) gehen mit einem erhöhten Risiko für nachfolgende psychische und physische Erkrankungen einher.

Kritische Lebensereignisse weisen dann eine hohe negative Valenz als Ursache für psychische Krisen auf, wenn folgende Attribute eines Ereignisses vorliegen:

- geringe Kontrollierbarkeit mit großer Unerwünschtheit
- geringe Vorhersagbarkeit bei hoher Relevanz
- früher biographischer Einschnitt

Ein Infarkt-Patient erzählt seiner Frau:
"Ein Student hat für seine Forschung zu seiner Doktorarbeit mich gebeten, einen Fragebogen auszufüllen, wo eine Menge von Vorkommnissen wie Heirat, Scheidung, Tod, Schulden aufgeführt waren. Ich mußte diejenigen ankreuzen, die sich in den letzten zwei Jahren bei mir ereignet haben."

- Bei diesem Forschungsinstrumentarium handelt es sich um "**life events**"

Über das **Altern** wurden verschiedene Theorien aufgestellt, die die Möglichkeiten des Leistungsverhaltens, Befindens und Erlebens alter Menschen beurteilen. - Zu diesen Theorien gehören:

- Aktivitätstheorie
- Defizittheorie
- Disengagementtheorie

Über die **Disengagementtheorie** trifft zu:

- Disengagement bedeutet unter anderem die Einschränkung von physischen und sozialen Aktivitäten und die Abgabe von Verantwortung an Jüngere
- Disengagement erleichtert den Prozeß der Sinnfindung für das zurückliegende Leben

6.3. Sozialisation

6.3.1 Grundlagen
Phasen der Sozialisation
Geschlechtsidentität und Geschlechtsrolle
Bedingungen prosozialen Handelns (Perspektivenwechsel, moralisches Urteil)
Verinnerlichung von Werten; Moralentwicklung in Abhängigkeit von Sprachentwicklung
Antizipatorische Sozialisation (Alters- und Berufsrolle)

6.3.2 Schichtspezifische Sozialisation
Erziehungsstil der Mittel- und Unterschicht:
Unterschied von Familieninteraktion (personal-positional) und Kontrollstrategie
Vermittlung durch Sprachcode
Auswirkungen auf Begriffsbildung, Intelligenz und Leistungsverhalten bei Kindern
Schichtspezifische Sozialisation und Krankheitsverhalten (Zukunftsorientierung, präventive Einstellung, Symptomaufmerksamkeit) (s.a. Kap. 8)
Bedeutung von Arbeitsformen und -situationen für Sozialisationsprozesse

6.3.3 Soziale Fehlentwicklung
Soziale Isolation, Entfremdung und Abweichung
Bedeutung des sozialen Netzwerkes und sozio-emotionaler Unterstützung für den Krankheitsverlauf
Soziale Dichte, Aggressivität durch Bedrohung des sozialen Status
Unvollständige primäre Sozialisation als Ursache fehlender Ich-Identität; Ansatzpunkte für Suchtentwicklung am Beispiel jugendlichen Drogen- und Alkoholkonsums
Diskontinuität von Lebensplänen durch gesellschaftliche Entwicklungen und Krisen (am Beispiel der Jugendarbeitslosigkeit)

Sozialisation

- ist ein komplexer Lernprozeß, durch den das Kleinkind zu einem handlungsfähigen Erwachsenen im Sozialsystem wird
- ist ein Prozeß, in dessen Verlauf ein Individuum sich den sozialen Erfordernissen seiner Umwelt anpaßt
- ist der Erwerb von gesellschaftlich normierten Verhaltensweisen
- umfaßt den Prozeß der Eingliederung eines Individuums in eine soziale Gruppe
- ist der Erwerb von Einstellungen, die von der Bezugsgruppe erwartet werden
- ist die Übernahme sozialer Rollen im Verlauf der Entwicklung
- bedeutet den Erwerb von Wissen, das für eine effektive Funktion in der Gesellschaft erforderlich ist
- umfaßt den Prozeß der Verinnerlichung von Normen
- entspricht in der psychoanalytischen Lehre weitgehend der Bildung des Über-Ich
- ist der Ersatz externer Kontrollen durch interne Kontrollen
- ist ein lebenslanger Prozeß
- ist *nicht* mit Erziehung gleichzusetzen

Im Laufe der Sozialisation werden vermittelt:

- Fertigkeiten
- (gesellschaftliches) Wissen
- kulturelle Werte
- gesellschaftliche Normen
- der schichtspezifische Sprachcode
- Orientierungssicherheit
- Konformitätsbereitschaft
- Richtigkeitsvorstellungen
- Ermöglichung der Integration in soziale Gruppen

Beispiele für Sozialisationsformen sind:

- soziale Interaktionsprozesse in der Familie
- soziale Interaktionsprozesse mit einem außerfamiliären Rollenträger
- die Schulerziehung
- die vorschulische Erziehung im Kindergarten

Mit **primärer Sozialisation** ist der Erwerb sozialer Fähigkeiten und Fertigkeiten in den ersten Lebensjahren in der Kernfamilie gemeint.

Der als "primäre Sozialisation" bezeichnete Prozeß der Persönlichkeitsentwicklung erfolgt während des Zeitraums, innerhalb dessen die Entwicklung des Kindes vor allem in Auseinandersetzung mit der familiären Umwelt erfolgt.

Folgende soziale Strukturen sind ein "Agent" der **sekundären Sozialisation**:

- Grundschule
- Kindergarten
- Gymnasium
- Peer-Gruppe
- *nicht:* Elternhaus (Kernfamilie)

In lerntheoretischer Sicht verläuft die Entwicklung zur Selbststeuerung des Verhaltens im Prozeß der Sozialisation in mehreren Stufen. - Hierzu zählen:

- Übernahme von Verhaltensweisen durch Imitationslernen
- Konditionierung von Verhaltensweisen
- Selbstbelohnung und -bestrafung entsprechend den internalisierten Normen

Zur **schichtspezifischen Sozialisation** trifft zu:

- Der Komplexitäts- und Autonomiegrad von Berufen wirkt sich auf den elterlichen Erziehungsstil aus
- Eltern der Mittelschicht sanktionieren im Vergleich zur Unterschicht eher die Verhaltensabsichten ihrer Kinder als die Verhaltenskonsequenzen
- Als Merkmal eines unterschichtspezifischen Erziehungsstiles kann die machtorientierte Kontrolltechnik gelten

Auf folgenden Ebenen lassen sich beim Vergleich von Mittelschicht und Unterschicht **schichtspezifische Sozialisationseffekte** empirisch feststellen:

- bei den Formen der elterlichen Autoritätsausübung
- im Bereich der emotionalen Zuwendung
- im Bereich der Hygieneerziehung
- hinsichtlich Form und Funktion der Sprache im Sozialisationsprozeß

Im Rahmen schichtspezifischer Sozialisation vermittelte Einstellungs- und Verhaltensmuster, die als charakteristisch für **Unterschichtangehörige** angesehen werden, sind:

- Bevorzugung eines grammatikalisch einfachen, stark ritualisierten Sprachstils
- kurze, grammatikalisch unvollständige Sätze und eingeschliffene Redensarten
- im Vergleich zur Mittelschicht niedriger ausgeprägte Präventiveinstellung in gesundheitlichen Dingen
- dichotomes Gesellschaftsbild
- machtorientierter Erziehungsstand

Folgende Merkmale sind kennzeichnend für den sog. **restringierten Code** (Sprachstil):

- starres Satzschema
- kurze Befehle und Fragen
- Redensarten
- einfache, oft unfertige Sätze in Aktivform
- *nicht:* unpersönliche Fürwörter

Der restringierte Sprachcode ist stark ritualisiert und umfaßt relativ festgelegte Konstruktionsmittel.

Zum **machtorientierten Erziehungsstil** der unteren Schichten gehören:

- Disziplinierung durch körperliche Bestrafung
- körperliche Züchtigung
- Befehlsgehorsam
- Angsterzeugung

- direkte Sanktionen von Handlungen
- *nicht:* verbale Kommentierung von Handlungsabsichten

Als Merkmale eines **mittelschichtspezifischen Erziehungsstiles** können gelten:

- Verhängung von Sanktionen auf Handlungsabsichten
- Förderung langfristiger Orientierungen
- Förderung dem Alter angemessener autonomer Entscheidungen
- Vermittlung einer Leistungsorientierung
- indirekte und symbolische Leistungskontrolle
- Verwendung des elaborierten Sprachcodes
- Bestrafung durch Liebesentzug
- Begründung von Verboten

Merkmale des "**elaborierten Codes**" (Bernstein) der Sprache sind:

- komplexe, vollständige Sätze/komplexe Satzstruktur
- Unterscheidung zwischen persönlichen und unpersönlichen Pronomina
- Verwendung des Konjunktiv
- Verwendung aller Zeitformen
- häufige Verwendung unpersönlicher Fürwörter
- stark differenzierter Wortschatz
- viele Konjunktionen und Präpositionen mit logischer Funktion
- *nicht:* geringer Abstraktionsgrad, häufige Verwendung traditioneller Floskeln

Merkmale des elaborierten Sprachcodes finden sich eher in Familien der sozialen Oberschicht als in denen der sozialen Unterschicht.

Zum **schichtspezifischen Krankheitsverhalten** trifft zu:
Angehörige der sozialen Unterschicht zeigen im Vergleich zu Angehörigen der Mittelschichten nach empirischen Untersuchungen tendenziell

- einen geringeren Informationsstand in medizinischen Dingen
- eine geringere Präventivorientierung
- eine geringere Inanspruchnahme medizinischer Dienste
- ein stärkeres Gefühl der Abhängigkeit im Krankheitsfall
- *nicht:* eine geringere Symptomtoleranz

Geringe Zukunftsorientierung ist charakteristisch für das Gesundheits- und Krankheitsverhalten von Angehörigen der unteren Sozialschichten, weil der berufliche Erfahrungshorizont von Angehörigen der unteren Sozialschichten eine langfristige Planung erschwert.

7. Soziales Verhalten

7.1. Soziale Wahrnehmung und Personenwahrnehmung

Wahrnehmung und Einstellung (z.B. Abhängigkeit der Wahrnehmung von der sozialen Bewertung); Wahrnehmungsabwehr (s.a. 3.2.2)

Soziale Wahrnehmung bedeutet Beeinflussung von Wahrnehmung durch Motivationen und Einstellungen.

Komponenten der sozialen Wahrnehmung sind:

- Bedürfnislage des Wahrnehmenden
- Veränderung der Wahrnehmungsschwellen
- Einstellung des Beobachters
- selektive Aufmerksamkeit

Wahrnehmungen werden

- den Gestaltgesetzen entsprechend strukturiert
- von vergangenen Erfahrungen beeinflußt

- von Motiven, Einstellungen und Erwartungen verändert
- von Wahrnehmungen aus anderen Sinnesbereichen mitgestaltet

In die Wahrnehmungen gehen ein:

- Bedürfnisse
- Einstellungen
- Erwartungen
- soziale Herkunft
- situative Bedingungen

7.2. Kommunikation

Verbale und non-verbale Kommunikation
Kommunikation und Meta-Kommunikation, Inhalts- und Beziehungsaspekt, Doppelbindung
Veränderte Kommunikation bei körperlichen und seelischen Beeinträchtigungen
Steuerung der Kommunikation durch Kommunikationsnetze, -normen und -barrieren

Die **kommunikationstheoretischen Axiome von Watzlawick** beziehen sich auf

- die Unterscheidung von Inhalts- und Beziehungsaspekt
- die Rolle der Interpunktion in Kommunikationsabläufen
- die Unterscheidung von digitaler und analoger Kommunikation
- die Unmöglichkeit, nicht zu kommunizieren

Zu den Watzlawickschen Axiomen über **Kommunikation und Metakommunikation** zählen:

- Jede Mitteilung hat einen Inhalts- und einen Beziehungsaspekt
- Man kann nicht nicht-kommunizieren

Nach Watzlawick hat jede soziale Interaktion einen kommunikativen ("Mitteilungs"-) Charakter, weil man nach dem grundlegenden Kommunikationsaxiom von Watzlawick nicht nicht-kommunizieren kann.

Eine **paradoxe Kommunikation** (Watzlawick) liegt vor, wenn Inhalts- und Beziehungsaspekte der Äußerung einander widersprechen.

Über **verbale und non-verbale Kommunikation** trifft zu:

- Mit sprachlichen Äußerungen können bevorzugt kognitive Sachverhalte vermittelt werden
- Verbale Kommunikation ist ein System neutraler Zeichen
- Verbale Kommunikation hat ein höheres Maß an Kontrolle der gesendeten Information
- Non-verbale Äußerungen können vom "Sender" schlechter kontrolliert werden als verbale
- Non-verbale Äußerungen sind spontaner als verbale
- Kommunikationen können symmetrisch oder asymmetrisch verlaufen
- Non-verbale Kommunikation dient oft der Verdeutlichung verbaler Kommunikation
- Non-verbale Kommunikation kann in Widerspruch zu verbaler Kommunikation stehen

Jemand wirft seinem Gesprächspartner vor: "Du läßt mich nicht zu Wort kommen und versuchst, mich totzureden. So habe ich keine Möglichkeit, mich mit Dir auseinanderzusetzen." - Diese Äußerung läßt sich kennzeichnen als

- Metakommunikation
- Feedback

Konstituierende Bedingungen für eine **Doppelbindungssituation** sind:

- eine enge Beziehung zwischen den Beteiligten, die für mindestens einen von ihnen verbindlich ist
- die Nicht-Kommentierung der Beziehungsstruktur durch den Empfänger der Mitteilung
- eine Interaktion, bei der einer der Partner das "Opfer" ist
- eine paradoxe Handlungsaufforderung
- Aussagen, bei denen der Inhaltsaspekt in Widerspruch zum Beziehungsaspekt steht
- Aussagen, die es dem Empfänger einer paradoxen Kommunikation unmöglich machen, einen Ausweg aus widersprüchlichen Botschaften zu wählen

Durch folgende **Merkmale** wird die Kommunikationsstörung der Doppelbindung gekennzeichnet:

- ein primäres negatives Gebot, das im Falle einer Mißachtung Sanktionen erwarten läßt
- ein sekundäres Gebot, das mit dem primären konfligiert
- ein tertiäres Gebot, das untersagt, das Feld zu räumen
- ein Ablauf, der wiederholt erlebt werden muß, um in charakteristischer Weise zu (Fehl-)reaktionen zu führen

Die Doppel-Bindung (Beziehungsfalle) ist gekennzeichnet durch:

- Abhängigkeit des einen Partners vom anderen
- einer der Partner kann nicht entfliehen
- von dem einen Partner gehen zwei Gebote aus, die im Widerspruch zueinander stehen
- paradoxe Gebote
- Ausweglosigkeit der Situation
- Angstreaktionen/Panikreaktion des abhängigen Partners
- *nicht:* Fehlen von Kommunikation, Fehlen von Kontakt

Relativ starre, für bestimmte Situationen charakteristische Handlungsmuster, die einem Ereignis (z.B. einem Fest) Bedeutung verleihen und es symbolisch überhöhen, werden am besten als **Ritual** gekennzeichnet.

Ein Dialog während der Visite: Arzt: "Wie geht's denn?" Patient: "Es geht." Arzt: "Na, dann geht's ja!"

- Dieser Dialog läßt sich am besten als **Ritual** kennzeichnen

7.3. Einstellungen

Zusammenhang von Einstellungen und Verhalten, Bedingungen von Einstellungsänderungen
Stereotyp als Sonderform von Einstellung; Mechanismen (z.B. Identifikation, Projektion, Generalisierung) und Bedingungen (z.B. soziale Distanz) der Stereotypisierung

Relativ überdauernde, durch Lernprozesse geformte komplexe Systeme von Anschauungen, Meinungen und Überzeugungen, die das Verhalten beeinflussen, nennt man **Einstellung**.

Über **Stereotype** trifft zu:

- Starre und vereinfachte Vorstellungen über einen Sachverhalt, eine Person oder andere Gruppen nennt man Stereotype
- Beständige, grob verallgemeinernde Globalcharakterisierungen der Bezugsguppe oder anderer Gruppen - unter Vernachlässigung der Realitätsorientierung - nennt man Stereotype
- Stereotype sind zeitlich stabil
- Stereotype sind durch Generalisierung gekennzeichnet
- Stereotype sind durch Erfahrungen, die nicht mit dem Stereotyp übereinstimmen, in der Regel nur schwer beeinflußbar
- Die Stereotypisierungstendenz wächst mit dem Ausmaß der sozialen Distanz
- Identifikation ist ein Mechanismus bei der Ausbildung von Autostereotypen

Folgende **Mechanismen** können bei der Herausbildung von Stereotypen eine Rolle spielen:

- Identifikation
- Projektion
- Generalisierung
- *nicht:* Sublimierung

Die Neigung, bei der Beurteilung anderer Menschen auf Stereotype zurückzugreifen, ist von dem Ausmaß sozialer Distanz abhängig.

Wenn zwischen Arzt und Patient die soziale Distanz ausgeprägt ist, dann ist die Wahrscheinlichkeit für das Auftreten von Stereotypisierung erhöht.

7.4. Interaktion in Gruppen

Gruppenstrukturen und Gruppenprozesse, Rollendifferenzierung und Gruppenbildung, Rollenvergabe in Gruppen (z.B. der Beliebteste, der Sündenbock), Entstehung von Gruppennormen, Effizienzbedingungen von Gruppenarbeit
Kooperation und Konkurrenz
Systemtheoretische und familiendynamische Ansätze (am Beispiel des Kollusionsbegriffs)

Über **Gruppen** trifft zu:

- Bei einer Gruppe handelt es sich um eine Anzahl von Personen, die durch bestimmte soziale Beziehungen verbunden sind
- Bei einer Gruppe unterliegen die Interaktionen zwischen den Mitgliedern bestimmten Erwartungen
- Bei einer Gruppe wird von seiten der Mitglieder eine informelle soziale Kontrolle ausgeübt
- In jeder Gruppe gibt es Normen, die auf das Miteinander der Gruppenmitglieder Einfluß nehmen

Das Divergenz-Theorem der Gruppendynamik bezieht sich auf eine oft zu beobachtende Rollendifferenzierung in Kleingruppen.

Wenn ein Gruppenmitglied seine Denk- und Handlungsweisen, Gefühle und Auffassungen in Richtung auf die Gruppennormen verändert, so wird dieser Vorgang mit dem Begriff **Konformität** erfaßt.

Die Bereitschaft, Meinungen, Regeln und Normen der Gruppe, der man zugehört, zu übernehmen und sie zu seinen eigenen zu machen, nennt man Konformismus.

Der **Konformitätsdruck** einer Gruppe

- dient der Festigung von Gruppennormen
- kann zu Veränderungen der sozialen Wahrnehmung führen

Bei hohem Konformitätsdruck entstehen:

- Uniformität
- Autostereotype
- Verhaltenskonvergenz/gleichförmiges Verhalten
- *nicht:* Rollendistanz

Gleichförmiges Verhalten von Gruppenmitgliedern nennt man **Uniformität**.

Bei einem Wahrnehmungsexperiment, das die Versuchsperson zu möglichst genauen Urteilen auffordert, gibt eine vorher instruierte Mehrheit einhellig krasse Beurteilungsfehler von sich. Dabei soll die Versuchsperson den Eindruck erhalten, die Mehrheit sage die Wahrheit. Nach einem Zögern schließt sich die Versuchsperson dem offensichtlich falschen Urteil der Mehrheit an. - Folgende Begriffe lassen sich zur Deutung dieses Phänomens benutzen:

- Konformitätsdruck
- Gruppennorm
- kognitive Dissonanz

Bezugsgruppen haben eine wichtige Funktion für die Orientierungssicherheit und das psychosomatische Befinden des einzelnen. - Für diese Gruppen trifft zu:

- Sie können zugleich Mitgliedschaftsgruppen sein
- Es handelt sich um solche Gruppen, deren Werte und Normen eine Person übernimmt
- Unter rollentheoretischem Aspekt handelt es sich um solche Gruppen bzw. Instanzen, deren Erwartungen eine soziale Rolle definieren

Der Vater eines 17jährigen Oberschülers erfährt, daß sein Sohn Marihuana raucht. Zur Rede gestellt, meint dieser, er wisse zwar, daß Marihuana nicht gerade gesund ist, aber die anderen Typen aus seiner Clique rauchten schließlich auch. - Die Gruppe, die auf diesen Schüler offenbar verhaltensleitend wirkt, bezeichnet man als

- Bezugsgruppe
- peer group

An einer Bushaltestelle steht eine Anzahl von Menschen, die sich untereinander nicht kennen.

- Es handelt sich im soziologischen Sprachgebrauch um ein **Aggregat**

Wenn sich Patienten eines Krankenhauses regelmäßig am Nachmittag zum Kartenspiel zusammensetzen, bilden sie dabei eine **informelle Gruppe**.

Das Operationsteam am Krankenhaus ist eine **formelle Gruppe**.

Bei einer bundesweit organisierten Behindertengruppe, die versucht, auf staatliche Gesetze Einfluß zu nehmen, handelt es sich um eine **Interessengruppe** (pressure group).

Über die Rolle des **Sündenbocks** trifft zu:

- Die Sündenbockrolle entsteht, weil die Gruppe die kollektive Verantwortung für die Folgen ihres Handelns nicht übernehmen will
- Ein Gruppenmitglied wird häufig zum Sündenbock gemacht, wenn die Gruppe eine Vereitelung von Gruppenzielen erfährt
- Die Gruppe projiziert die Schuld für ihr Versagen auf den Sündenbock

Psychosoziale Abwehr (z.B. das "Sündenbock"-Phänomen)

- kann sich auf intrapsychische Konflikte beziehen
- ist auf der zwischenmenschlichen Ebene wirksam

Folgende Formen der **Lenkung** von Gruppen (in Anlehnung an Lewin) werden überlicherweise unterschieden:

- die autoritäre (autokratische) Lenkungsform
- der Laissez-faire-Stil
- die demokratische Lenkungsform

Autoritärer Führungsstil führt eher zur Entstehung von Aggressivität als andere Führungsstile.

Einseitiger Fluß der Information ist typisch für Gruppen mit ausgeprägter

- Dominanzstruktur
- hierarchischer Abgrenzung von Kompetenzbereichen

Sanktionen der Gruppe gegenüber einem Gruppenmitglied

- sind immer normbezogen
- können als Verhaltensverstärker wirken
- können als Bestrafung wirken
- zielen auf Verhaltenskonformität

Negative Sanktionen der Gruppe gegenüber einem Gruppenmitglied

- schränken individuelles Verhalten ein
- dienen der Festigung der Gruppennormen
- erfolgen aufgrund normdevianten Verhaltens

Durch das **Soziogramm** können folgende Merkmale einer Gruppe dargestellt werden:

- Unterguppierungen
- das informelle Beziehungsgefüge
- Stellung einzelner in der Gruppe

In verschiedenen Selbsterfahrungsgruppen werden Soziogramme erstellt. Die Fragen lauten: Mit wem würdest Du am liebsten bzw. am wenigsten gerne persönliche Probleme besprechen? - Die resultierenden Soziogramme sagen etwas aus über

- informelle Gruppenstrukturen
- den Wahlstatus einzelner Gruppenmitglieder
- Sympathie/Antipathie zwischen den Gruppenmitgliedern

7.5. Soziale Norm

Verhaltenserwartung und -regelmäßigkeit, Prinzip der Verhaltenssteuerung über Normen Merkmale sozialer Normen in Abgrenzung zu Selbstverständlichkeit, Konvention, Brauch Unterschiedliche Funktion positiver und negativer Sanktionen Primäre und sekundäre Devianz Institutionalisierung sozialer Kontrolle, Komponenten der Normgeltung, Unterschied innere/äußere soziale Kontrolle Einfluß, Macht, Herrschaft (nach Max Weber, s.a. 11.2)

Über **soziale Normen** trifft zu:

- Normen sind Regeln, über die in einem bestimmten Personenkreis Einverständnis besteht
- Die Einhaltung von Normen wird durch Sanktionen geregelt
- Normen erzeugen Verhaltenskonvergenz bei den Mitgliedern der Gruppe, in der sie gelten
- Soziale Normen schränken die individuelle Verhaltensvariabilität ein
- Soziale Normen sollen Verhalten vorhersehbar machen
- Normen erzeugen Homogenität in Gruppen
- Als Folge internaler negativer Sanktionen bei Übertretung einer Norm können Schuldgefühle auftreten
- Normeneinhaltung kann external oder internal sanktioniert werden
- Soziale Normen können internalisiert werden und werden dann ohne äußere Sanktionen eingehalten
- Normen bieten Entlastung in Interaktionsprozessen
- Normen zeigen schichtspezifische Abwandlungen (z.B. bei der Leistungsmotivation)
- Normen können als Verhaltensforderungen von Gruppen an ihre Mitglieder aufgefaßt werden

Funktionen sozialer Normierung sind:

- Voraussehbarkeit sozialen Handelns
- Stabilisierung sozialen Handelns
- Konfliktregelung sozialen Handelns
- Erlernbarkeit sozialen Handelns
- *nicht:* Individualisierung sozialen Handelns

Das Gebot der **ärztlichen Schweigepflicht** stellt eine soziale Norm dar,

- die für den Arzt einen hohen Verbindlichkeitsgrad besitzt
- deren Kenntnis verbindliche Verhaltenserwartungen unter Interaktionspartnern, z.B. zwischen Arzt und Patient, gewährleisten soll
- deren Verletzung negative Sanktionen nach sich zieht
- die auf der für unsere Kultur geltenden Wertvorstellung basiert, nach der das einzelne Individuum ein Recht auf die Wahrung seiner Privat- und Intimsphäre hat

Zu den Grundlagen **normenkonformen Verhaltens** zählt:

- Orientierung an einer Bezugsgruppe
- Geltung von Institutionen
- Orientierung an äußeren Sanktionen
- Normen-Internalisierung
- *nicht:* Reaktanz

Wenn das überwiegend praktizierte sexuelle Verhalten (z.B. vorehelicher Sexualverkehr) nicht mit dem erwünschten Verhalten übereinstimmt, dann liegt eine Dissoziation zwischen Idealnorm und statistischer Norm vor.

Zur **Devianz** trifft zu:

- Devianz bezeichnet Verhaltensweisen, die mit geltenden Werten und Normen nicht übereinstimmen
- Sekundäre Devianz ist das Ergebnis eines sich eskalierenden Prozesses zwischen abweichendem Verhalten einerseits und gesellschaftlicher Reaktion hierauf andererseits. Sie äußert sich z.B. als Auflehnung gegen Maßnahmen sozialer Kontrolle bis hin zur Übernahme einer devianten Rolle

Sekundäre Devianz aufgrund von Krankheit entsteht im Rahmen eines Prozesses sozialer Interaktion

- durch Übernahme sozialer Rollen
- durch Zuweisung sozialer Rollen

Ein Jugendlicher wird durch seine Familie wegen seiner Ähnlichkeit mit dem sozial stets unangepaßten Großvater als dissozial definiert. Indem er dieser Verhaltenserwartung entspricht, gerät er auch letztlich immer wieder in Situationen, die der Familie die Dissozialität des Jugendlichen bestätigen. Hierbei handelt es sich um

- eine sekundäre Devianz
- eine Identifizierung des Jugendlichen mit möglicherweise projektiv zugeschriebenen Erwartungen durch die Familie
- eine informelle Rollenübernahme von Seiten des Jugendlichen

Als Mechanismen **sozialer Kontrolle** können dienen:

- Verinnerlichung (Internalisierung) von Normen
- Schaffung materieller Abhängigkeitsbeziehungen
- direkte physische Gewalt
- Strafandrohung

7.6. Soziale Rolle

Rollennormen und soziale Position
Rollensektor, Bezugsgruppe und Arten von Rollenkonflikten (Inter- und Intrarollenkonflikt)
Unterschied von Rollenidentifikation und Rollendistanz

Zur "**sozialen Rolle**" trifft zu:

- Die Summe der Erwartungen, die dem Inhaber einer sozialen Position über sein Verhalten entgegengebracht werden, bezeichnet man als soziale Rolle
- Der Begriff der sozialen Rolle bezeichnet Bünde von Verhaltenserwartungen, die an den Inhaber einer gesellschaftlichen Position gerichtet sind
- Soziale Rollen sind "Maßstäbe" der Fremd- und Selbstbeurteilung
- Die Erfüllung sozialer Rollen ist ein Kriterium der Gruppenzugehörigkeit bzw. des Gruppenausschlusses
- Das Erlernen der an eine soziale Rolle geknüpften Verpflichtungen geschieht im Prozeß der Sozialisation
- Rollenverlust kann ebenso wie Rollenkonflikt zu psychosomatischen Beschwerden führen
- Rollendistanz kann dazu führen, daß nach außen der Eindruck erweckt wird, der Rollenträger handele autonom und rollenunabhängig
- Rollenkonflikte sind eine mögliche Ursache von rollenbedingtem Streß
- Rollenerwartungen sind an die Position des Rollenträgers gebunden
- Rollenbeschreibungen sind Beschreibungen des erwarteten Verhaltens der Rollenträger
- Rollenerwartungen haben den Charakter einer sozialen Norm
- Unter Rollendifferenzierung versteht man die in sozialen Gruppen zu beobachtende Aufgliederung der Aufgaben und Funktionen und deren Zuordnung zu einzelnen Personen

Eine **informelle Rolle** unterscheidet sich von einer formellen Rolle dadurch, daß die Normen für informelle Rollen nicht explizit formuliert sind.

Rollengemäßes Verhalten (Rollenkonformität)

- wird mit Hilfe von positiven und negativen Sanktionen erreicht
- wird im Sozialisationsprozeß erlernt
- bedeutet normgemäßes Verhalten im Rahmen einer bestimmten Rolle
- führt bei den Rolleninhabern innerhalb eines Interaktionsprozesses zur Verstärkung des bestehenden Interaktionsmusters

Eine Schwester widmet sich mit besonderer Intensität ihrem Beruf und befolgt gewissenhaft alle Regeln, die zur Berufsausübung gehören. - Dies ist ein Beispiel für

- Rollenidentifikation
- Rollenkonformität

Die Tatsache, daß sich das Handeln des Arztes auf verschiedene Bezugsgruppen wie Berufsstand, Patienten, nichtärztliche Mitarbeiter etc. erstrecken kann, wird mit dem soziologischen Begriff **Rollensektor** erfaßt.

Von einem **Rollenkonflikt** (Inter- oder Intrarollenkonflikt) spricht man, wenn

- verschiedene Personen an den Träger einer Rolle sich widersprechende Erwartungen richten
- ein Rollensegment einem anderen widerspricht
- sich die Erwartungen aus verschiedenen Rollen bei der gleichen Person widersprechen
- jemand bemerkt, daß er seinen diversen Rollenanforderungen nicht mehr gerecht werden kann

Zu einem **Intrarollenkonflikt** kann es kommen, wenn sich der Träger einer Rolle unvereinbaren Rollenerwartungen der Bezugsgruppen ausgesetzt sieht.

Eine Diskrepanz zwischen den Anforderungen verschiedener Rollensektoren (Rollensegmente) an den Rollenträger ist entscheidend für die Entstehung von Intrarollenkonflikten.

In folgenden **Situationen** kann es zu einem Intrarollenkonflikt kommen:

- Vom Arzt, der dem Gebot wirtschaftlicher Verordnungsweise verpflichtet ist, wünscht ein Patient ein teueres Medikament
- Ein Arzt soll auf Wunsch seines Patienten eine Arbeitsunfähigkeitsbescheinigung ausstellen
- Arzt, der gleichzeitig in der Patientenversorgung und in der klinischen Forschung arbeitet
- zwischen therapeutischer und gutachterlicher Funktion bei der Arztrolle
- wenn an den Inhaber einer bestimmten Rolle sich widersprechende Verhaltenserwartungen gestellt werden
- Eine Selbsthilfegruppe fordert den Arzt auf, zu den therapeutischen Verordnungen eines anderen Arztes Stellung zu nehmen
- Ein Schwerkranker bittet den Arzt, von weiteren therapeutischen Maßnahmen abzusehen

Wenn sich die Erwartungen mehrerer Bezugsgruppen (z.B. Patienten, Krankenkasse und Arbeitgeber der Patienten) an den praktischen Arzt widersprechen, dann gerät dieser u.U. in einen Konflikt.

- Es handelt sich dann um einen **Intrarollenkonflikt**

Ein Patient wünscht einen Kuraufenthalt. Nach Ansicht des Arztes sind die medizinischen Kriterien hierfür nicht ausreichend. Der Arzt kann sich nicht entscheiden, ob er hier die Interessen seines Patienten oder des Versicherungsträgers wahrnehmen soll.

- Die Situation des Arztes kann soziologisch mit dem Begriff des Intrarollenkonfliktes bezeichnet werden

Interrollenkonflikte, z.B. zwischen Patientenrolle und Arbeitnehmerrolle, können die Compliance des Patienten beeinträchtigen.

Interrollenkonflikte können auftreten bei

- einer berufstätigen Hausfrau und Mutter
- einem Psychotherapeuten, der seinen Sohn in Behandlung nimmt
- einem Wechselschichtarbeiter, der eine strenge Diät verordnet bekommt

Eine berufstätige Ärztin hat Schwierigkeiten, ihre familiären Verpflichtungen als Mutter zu erfüllen. - Folgende soziologische Begriffe kennzeichnen ihre Situation:

- Interrollenkonflikt
- Rollenbelastung (role-strain)

Ein Arzt leistet medizinische Hilfe, obwohl er klar erkennt, daß dem todkranken Patienten damit nicht mehr gedient ist. Während er handelt, stellt er sein eigenes Tun in Frage.

- Diese Situation beschreibt der Begriff der **Rollendistanz**

7.7. Institution

Institutionalisierung: Externalisierung und Objektivierung sozialer Beziehungen
Funktionen einer Institution: Formale Ordnung sozialer Beziehungen und Rollen, materieller und sozialer Austauschprozesse; Zuordnung von Positionen, Sanktionsmitteln und Regelung sozialer Gratifikationen; Repräsentation der Zweckzusammenhänge eines sozialen Systems
Beispiele: Einrichtungen des Gesundheitssicherungssystems (insbesondere Krankenhaus)

Als **Institutionen** (im soziologischen Sinne) sind anzusehen:

- Recht
- Privateigentum
- Familie
- Matriarchat
- *nicht:* Innovation

Institutionen weisen in soziologischer Sicht unter anderem folgende **Aspekte** auf:

- Es handelt sich um Normenkomplexe, die auf die Lösung grundlegender Probleme bzw. Erfordernisse einer Gesellschaft gerichtet sind
- Sie ordnen das Geflecht der sozialen Beziehungen und Rollen
- Sie regeln die Zuordnung der Machtpositionen und die Verteilung der sozialen Belohnungen
- Sie sind *nicht* identisch mit Organisationen

Institutionen sind gekennzeichnet durch

- internalisierte Normen und Werte, deren Einhaltung eine positive soziale Wertschätzung erfährt
- das Vorhandensein geregelter und stabiler Interaktionsmuster
- definierbaren Mitgliederkreis
- interne Rollendifferenzierung
- spezifische Zielorientierung ihrer Mitglieder

Mit folgenden Argumenten ist nach E. Goffmann die These zu begründen, daß psychiatrische Krankenhäuser teils mehr, teils minder Züge einer "**totalen Institution**" aufweisen:

- Die sonst übliche Trennung von Arbeits-, Wohn- und Freizeitbereich ist aufgehoben
- Die Lebensvollzüge der Patienten werden nach einem umfassenden Plan (Hausordnung usw.) verwaltet
- Die Patienten sind mehr oder weniger vollständig von der Umwelt abgesondert
- Die Patienten sind einer einzigen Autoritätsstruktur untergeordnet
- Der Bewegungsspielraum der Patienten ist während des Krankenhausaufenthaltes sozial stark eingegrenzt

8. Gesundheits- und Krankheitsverhalten

8.1. Erklärungsmodelle von Krankheit und Kranksein

Biomedizinisches Modell Psychoanalytisches Modell Verhaltenstheoretisches Modell Soziologisches Modell

8.2. Prävention

Zusammenhänge zwischen gesundheitsbezogenen Einstellungen und präventivem Verhalten (z.B. subjektive Kontrollierbarkeit von Gesundheit und Krankheit, sozio-kulturelle Barrieren) Lernpsychologische Konzepte der Gesundheitserziehung Förderung präventiven Verhaltens am Beispiel der Reduktion von Gesundheitsrisiken durch Selbstkontrolle und der Motivation zu Früherkennungsmaßnahmen Zusammenhänge zwischen angsterzeugenden Informationen und Gesundheitsverhalten Primäre, sekundäre und tertiäre Prävention

"**Primäre Prävention**" bezeichnet Maßnahmen zur Förderung der Gesundheit sowie zur Krankheitsverhütung.

Maßnahmen der primären Prävention psychischer Störungen zielen darauf ab, die Inzidenz derartiger Störungen zu verringern.

In der Belegschaft eines Betriebes wird ein Bluthochdruck-Screening durchgeführt. Nach 8 Wochen werden dieselben Probanden nachuntersucht. Dabei ergibt sich eine merklich geringere Häufigkeit des Hypertonus.

- Der Verfahrensansatz der Untersuchung entspricht der **sekundären Prävention**

Früherkennungsmaßnahmen können frühzeitige Interventionen ermöglichen und damit eine Chronifizierung von psychischen Störungen verhindern.

Präventivverhalten, gemessen an der Inanspruchnahme von "Vorsorgeuntersuchungen", ist bei Frauen stärker ausgeprägt als bei Männern.

Das **Health Belief Model** dient der Erklärung und Vorhersage individuellen Gesundheitsverhaltens. - Folgende Faktoren gehen als Bestimmungsgrößen in das Modell ein:

- die wahrgenommene Gefährlichkeit der Erkrankung
- wahrgenommene Bedrohlichkeit von Symptomen
- erwartete Wirksamkeit medizinischer Hilfe
- Gesundheitsmotivation und Vorerfahrungen
- der wahrgenommene Nutzen eigenen gesundheitsfördernden Verhaltens
- die subjektive Einschätzung der eigenen Krankheitsanfälligkeit
- Bilanzierung des subjektiven Nutzens gegenüber möglichen "Kosten" (z.B. unliebsame Verhaltensänderungen)
- *nicht:* objektiver Schweregrad einer Krankheit

Im "Health-Belief-Modell" werden subjektive Überzeugungen aufgeführt, die darüber mitbestimmen, ob eine Person ein **präventives Verhalten** zeigt oder nicht. - Bestandteil dieses Erklärungsansatzes ist die Überzeugung von

- der Anfälligkeit der Krankheit gegenüber
- der Gefährlichkeit der Krankheit
- dem Nutzen des präventiven Verhaltens
- der Überwindbarkeit der Barrieren für präventives Handeln
- *nicht:* der sozialen Erwünschtheit präventiven Verhaltens

8.3. Krankheitsverhalten

Stadien und Bedingungen des Hilfesuchens: Symptomwahrnehmung und Laienätiologie, Laienzuweisungssysteme, arztaffine bzw. arztmeidende Einstellungen, Inanspruchnahme des Arztes, Patientenkarriere
Unterschiede des Gesundheits- und Krankheitsverhaltens: kulturelle und soziodemographische Abhängigkeit

Zu den **Elementen des Krankheitsverhaltens** zählen:

- Symptomwahrnehmung
- Entscheidung für oder gegen eine Behandlung
- Coping
- Symptombewertung
- *nicht:* Gegenübertragung

Determinanten des Gesundheits- und Krankheitsverhaltens sind:

- die Laienätiologie
- arztmeidende und arztaffine Einstellungen
- Umfang und Qualität der gesundheitlichen Aufklärung
- die Schichtzugehörigkeit

Bei folgenden Komponenten des Krankheitsverhaltens konnten **schichtspezifische Unterschiede** festgestellt werden:

- Symptomtoleranz
- Präventiveinstellung
- medizinischer Informationsstand
- Behandlungserwartungen

Folgende **Merkmale** können die **individuelle Reaktion auf Krankheit** beeinflussen:

- konkurrierende Auffassung innerhalb des sozialen Umfeldes über die Ernsthaftigkeit der Symptome
- Sichtbarkeit von auffälligen Symptomen
- Ausmaß der Vorerfahrung in therapeutischen Institutionen

Der Prozeß der **Wahrnehmung und Bewältigung von Krankheiten** wird bestimmt durch:

- Art und Ausmaß der wahrgenommenen Symptome und der empfundenen Behinderung
- Laienvorstellungen über Krankheitsursachen und Krankheitsfolgen
- affektive, psychische und soziale Möglichkeiten der Patienten, Gesundheitsprobleme selbständig zu bewältigen
- Angebot, Zugänglichkeit und Kosten ärztlicher Dienste sowie Kosten und Leistungen der Krankenversicherung
- soziodemographische, -ökonomische und -kulturelle Merkmale (Alter, Geschlecht, Beruf, Bildungsstand)

Stadien im Krankheitsverhalten nach der Wahrnehmung von Krankheitsanzeichen sind:

- Verdrängen, Bagatellisieren
- Selbstmedikation und Befragung von Laien
- Konsultierung semiprofessioneller Gruppen
- Inanspruchnahme ärztlicher Hilfe
- Symptomaufmerksamkeit

Die Alltagsvorstellungen, die sich Patientinnen und Patienten über Krankheitsursachen bilden, werden als **Laienätiologie** bezeichnet.

Dem Begriff "Laienätiologie" einschließlich der daraus resultierenden Behandlungserwartungen entsprechen folgende **Beispiele**:

- Eine Hausfrau rät ihrer Nachbarin, im Frühjahr eine "Blutreinigungskur" zu machen
- Ein Patient mit endogenem Ekzem sieht die Ursache seines Leidens in der "Verseuchung unserer Nahrungsmittel"
- Das Auftreten einer bisher nicht bekannten Krankheit wird von vielen Menschen persönlicher Schuld zugeschrieben

Die Art und Weise, wie Personen auf Krankheitsanzeichen reagieren, z.B. ob und wann ein Arzt konsultiert wird, ist in vielen Fällen abhängig von den Ratschlägen und der Einstellung des Verwandtschafts- und Bekanntenkreises.

- Dies wird als **Laienzuweisungssystem** bezeichnet

Über die **Krankenversorgung** im Laiensystem trifft zu:

- Weit über die Hälfte aller Vorkommnisse mangelnden körperlichen Wohlbefindens werden nicht von Ärzten versorgt
- Zum Laiensystem zählen neben den Angehörigen des Kranken auch Nachbarn, Freunde und weitere Bezugspersonen
- Laienhilfe kann sowohl professionelle medizinische Hilfe ergänzen als auch mit ihr konkurrieren

Ein Hausarzt, der einen Patienten und dessen Familie seit 20 Jahren betreut, muß feststellen, daß dieser, ein 60jähriger Studienrat der Biologie, das verordnete Medikament gegen seinen Bluthochdruck nur sehr unregelmäßig eingenommen hat, obwohl der Patient während der regelmäßigen Blutdruckkontrollen auf die Risiken der Unterlassung hingewiesen wurde. - Als Ursache sind wahrscheinlich:

- Einflüsse des Laiensystems
- krankheits- und behandlungsspezifische Vorstellungen des Patienten

Die Entscheidung, zum Arzt zu gehen, hängt ab von

- der Erreichbarkeit des Arztes
- der zeitlichen Abkömmlichkeit des Patienten
- der sozialen Abkömmlichkeit des Patienten (z.B. bei Arbeitsplatzbedrohung)
- der Beurteilung der Beschwerde durch das Laiensystem

Folgende Faktoren erleichtern im allgemeinen den "**Gang zum Arzt**":

- frühere Behandlungserfolge
- Leidensdruck
- befriedigende Kontakterfahrung mit Ärzten
- Abkömmlichkeit vom Arbeitsplatz

Regressives Verhalten von Patienten in Krankenhäusern wird begünstigt durch

- die fehlende Verantwortlichkeit für die Versorgung
- den fehlenden Kontakt zur Alltagsumgebung
- Bettlägerigkeit
- die Dominanz-Relation zwischen Arzt und Patient

Einen Vorteil, der durch eine Krankheit erzielt wird, nennt man **Krankheitsgewinn** und unterscheidet ihn in primären und sekundären.

Beim **primären Krankheitsgewinn** handelt es sich um eine Form unbewußter Konfliktabwehr.

Innere Entlastung in einem neurotischen Konflikt durch Symptombildung fällt unter den Begriff "primärer Krankheitsgewinn". Durch Symptombildung wird in einem neurotischen Konflikt die intrapsychische Spannung verringert.

Der Begriff "**sekundärer Krankheitsgewinn**" bezieht sich auf

- Übernahme der mit der Krankenrolle verbundenen Vorteile
- die Zuwendung, die der Kranke aus seiner sozialen Umwelt aufgrund der Erkrankung erfährt
- emotionale Zuwendung von Angehörigen
- Aufmerksamkeit von seiten des medizinischen Personals
- die vorübergehende Befreiung des Kranken von Alltags-Rollenverpflichtungen
- Rücksichtnahme der Angehörigen aufgrund krankheitsbedingter Regression
- Befriedigung regressiver Bedürfnisse

Wenn die Bedingungen vorliegen, die nach psychoanalytischer Lehre erlauben, eine Behinderung, z.B. einen Schreibkrampf, als Konversionssymptom zu diagnostizieren, ist die liebevolle

Zuwendung, die der Patient wegen seiner Behinderung erfährt, nach psychoanalytischer Theorie ein sekundärer Krankheitsgewinn.

Wenn ein Kind immer wieder die Erfahrung macht, daß es sich durch Erbrechen die Zuwendung seiner Mutter einholen kann und auf diese Weise lernt, daß das Verhalten der Mutter mit Hilfe des Erbrechens beeinflußbar ist, dann kann es sich in einem solchen Fall um einen **"sekundären" Krankheitsgewinn** handeln.

Wenn Krankheitssymptome sich verfestigen, kommen als (Mit-)Ursache in Betracht:

- sekundärer Krankheitsgewinn
- iatrogene Fixierung
- Etikettierung (Labelling)
- sekundäre Devianz
- *nicht:* Reaktionsbildung

Nach psychoanalytischer Theorie werden psychopathologische Symptome beibehalten, auch wenn die Patienten unter ihnen leiden,

- weil ein Symptom möglicherweise einen sekundären Krankheitsgewinn bringt
- weil das Symptom als weniger belastend empfunden wird als der zugrundeliegende Konflikt
- weil das Symptom einen Kompromiß zwischen einem verbotenen Impuls und der diesem gegenüber einsetzenden Abwehr repräsentiert

Eine Person mit Krankheitsanzeichen, die einen Arzt nicht oder aber erst zu einem sehr späten Zeitpunkt, wenn die Krankheit bereits fortgeschritten ist, aufsucht, wird mit dem Begriff "**under-utilizer**" gekennzeichnet.

In der Arzt-Patient-Beziehung gibt es den Typus des arztmeidenden Patienten. Die Erwartungen dieser Patienten sind durch Ablehnung, Mißtrauen und auch durch eine gewisse resignative Einstellung geprägt, weil der Arztmeidende trotz seiner Überzeugung, krank zu sein, und unabhängig von der Schwere seiner körperlichen oder seelischen Beeinträchtigung von den Ärzten keine Hilfe, sondern eher Nachteile erwartet.

Als **iatrogene Fixierung** bezeichnet man die Aufrechterhaltung von Symptomen oder Verhaltensweisen von Patienten aufgrund ärztlichen Verhaltens.

Wenn ein Arzt eine neurotische Haltung bei einem Patienten unabsichtlich verstärkt, so nennt man das iatrogene Fixierung.

Beschwerden können iatrogen fixiert werden, weil bei manchen Patienten die Mitteilung harmloser und relativ belangloser Untersuchungsbefunde durch den Arzt zu einer hypochondrischen Vorstellung, körperlich krank zu sein, führt.

8.4. Krankenrolle

Merkmale nach PARSONS
Abhängigkeit von der Art der Erkrankung und Behandlung
Krankenrolle und abweichendes Verhalten: Etikettierung, Stigmatisierung

Folgende Aussagen umschreiben Aspekte der **Krankenrolle** im Sinne von Parsons:

- Im Krankheitsfall besteht eine Verpflichtung, kompetente Hilfe aufzusuchen und mit dem Arzt zu kooperieren
- Krankheit legitimiert die Freistellung von normalen Rollenverpflichtungen
- Krankheit wird sozial als etwas Unerwünschtes anerkannt
- Krankheit gilt als unerwünschter Zustand; der Kranke hat deshalb Genesungswillen zu zeigen
- Der Kranke kann für die Krankheit nicht verantwortlich gemacht werden

Aus der Krankenrolle nach Parsons resultiert die Verpflichtung zum Aufsuchen ärztlicher Hilfe und die zeitweilige Entpflichtung von Alltagsaufgaben.

Die Krankenrolle nach Parsons bezieht sich auf normative gesellschaftliche Erwartungen.

In der medizinsoziologischen Literatur gelten als Kennzeichen der **Rolle des Krankenhauspatienten**:

- blockierte Mobilität
- Informationsdefizite
- Vorherrschen organisatorischer Bedürfnisse
- starke Abhängigkeit von Sanktionsinstanzen

Ein Patient mag sich nicht so recht von seiner Krankenrolle trennen, obwohl sich sein Zustand objektiv gebessert hat. - Als Gründe kommen in Betracht:

- durch Krankheit verändertes Selbstkonzept
- im Zuge der Krankheit erlerntes regressives Verhalten
- Angst, den Alltagspflichten nicht mehr gewachsen zu sein
- sekundärer Krankheitsgewinn
- *nicht:* rollenkonformes Verhalten

Bei verschiedenen psychischen Krankheiten können abnorme Verhaltensweisen auftreten, die, wenn sie öffentlich sichtbar werden, zu einer Benachteiligung der Kranken führen können. - Diese gesellschaftliche Reaktion wird beschrieben als:

- Stigmatisierung
- Etikettierung
- Sanktionierung

Einer Person werden aufgrund eines bestimmten Merkmales (z.B. einer Behinderung) Eigenschaften zugeschrieben, die sie zutiefst diskreditieren.

- Dieser Vorgang wird am besten als **soziale Stigmatisierung** beschrieben

8.5. Krankheitsverarbeitung

Bewältigungsprozesse (coping) bei akuten und chronischen Krankheiten Bedeutung psychosozialer Unterstützung Möglichkeiten und Risiken von Selbsthilfegruppen

Formen bzw. Ausdruck des **"Coping"** bei einem Menschen mit chronischer Erkrankung können sein:

- Eintritt in eine Selbsthilfegruppe
- strikte Compliance
- Teilnahme an Beschäftigungstherapie
- Umdefinition der familiären Rollen

Ein Patient verhält sich während seines stationären Krankenhausaufenthaltes scheinbar so, wie man es dort von ihm erwartet. Er ist ein "guter Patient". Nach einiger Zeit bemerken die Schwestern allerdings, daß er heimlich auf der Toilette raucht und verordnete Medikamente zum Teil verschwinden läßt.

- Sein Verhalten wird am ehesten durch **Reaktanz** erklärt

Zum **sozialen Rückhalt** (social support) gewährenden "sozialen Netzwerk" werden typischerweise gerechnet:

- Familie
- Verwandtschaft
- Nachbarn
- Kollegen/innen
- *nicht:* Krankenversicherung

Gesundheitsselbsthilfegruppen können unter ihren Mitgliedern wechselseitig folgende Leistungen erbringen:

- Informationsvermittlung über Krankheit und Krankheitsfolgen
- Informationsvermittlung über Behandlungsmethoden
- psychische Unterstützung

- Stützung des Selbstwertgefühls
- Stabilisierung der personalen und sozialen Identität

Frauen sind häufiger Mitglied von Selbsthilfegruppen als Männer.

9. Arzt-Patient-Beziehung

9.1. Arztrolle

Rolle des Arztes, Abhängigkeit ärztlicher Tätigkeit von normativen (z.B. internationale Richtlinien zur ärztlichen Ethik), institutionellen und versicherungsrechtlichen Gegebenheiten (z.B. Beurteilung der Arbeitsunfähigkeit, Begutachtung)
Berufliche Sozialisation: Vermittlung von spezifischen Normen, Einstellungen, Kommunikations- und Handlungsstilen

Die **Arztrolle**

- setzt sich aus mehreren Rollensektoren zusammen
- umfaßt positionsspezifische Erwartungen
- ist eine formelle Rolle
- ist in ihrer Ausgestaltung dem soziokulturellen Wandel unterworfen
- ist ausgestattet mit bestimmten Rechten und Pflichten
- ist eine im beruflichen Sozialisationsprozeß erworbene Rolle
- wird sich sowohl während der Ausbildung als auch während der Weiterbildung angeeignet
- ist idealerweise durch funktionale Autorität gekennzeichnet
- dient auch der sozialen Kontrolle

Zum **Konzept** der Arztrolle (nach Parsons) trifft zu:

- Die Arztrolle beschreibt allgemeine Verhaltenserwartungen in der Bevölkerung an Ärzte
- In seiner Rolle ist der Arzt von den Erwartungen des Patienten abhängig
- Das Konzept der Arztrolle läßt konkrete Krankheiten und konkrete Handlungszusammenhänge unberücksichtigt
- Die Arztrolle und die Patientenrolle sind als komplementäre Rollen anzusehen

In der Strukturanalyse ärztlichen Handelns von Parsons

- ist funktional spezifische Zuständigkeit ein Merkmal der Rolle des Arztes, wodurch sich ihm im Falle der Notwendigkeit der Zugang zur Privatsphäre des Patienten eröffnet
- ist "affektive Neutralität" ein Merkmal der Rolle des Arztes, welches ihn davor schützt, über den Mechanismus der Übertragung emotional in die Privatsphäre des Patienten hineingezogen zu werden
- ist die Existenz institutionalisierter Erwartungen und Sanktionen gegenüber dem Kranken der empirische Beleg dafür, daß "Kranksein" mit der Übernahme einer sozialen Rolle verbunden ist

Zu den typischen **gesellschaftlichen Verhaltenserwartungen**, die an die Arztrolle geknüpft sind, gehören nach Parsons:

- Universalismus
- Kollektivitätsorientierung
- funktional-spezifische Orientierung
- affektive Neutralität
- fachliche Kompetenz
- *nicht:* Empathie, Haftung für Kunstfehler

In einer amerikanischen Filmkomödie kommt ein Psychiater vor, der den Patienten, einen Bankfachmann, dazu bringt, auf der Couch Aussagen über den künftigen Verlauf bestimmter Aktienkurse zu machen. Er notiert sich diese Aussagen und tätigt entsprechende Bankgeschäfte.

- Der Psychiater verstößt gegen die beruflichen Merkmale **Altruismus und funktionale Spezifität** der von Parsons entwickelten Arztrolle

Die Verhaltenserwartung: fachliche Kompetenz, kollektive Orientierung, universalistische Haltung und affektive Neutralität bestimmen nach Parsons die Arztrolle. - Ein Beispiel für **affektive Neutralität** ist, wenn der Arzt den auf Station verhaßten nörgelnden Patienten sachlich behandelt, ohne seine persönliche Antipathie zu zeigen.

Über "**Profession**" trifft zu:

- Wenn ein Beruf über eine berufspolitische Organisation verfügt, hat er ein Merkmal von Professionen
- Eine Profession verfügt über die Autonomie, zu bestimmen, was wissenschaftlich akzeptable Praktiken ihrer Berufsausübung sind
- Eine Profession kontrolliert selbst den Inhalt ihrer Arbeit
- Eine Profession kann den Arbeitsinhalt anderer Berufe kontrollieren
- Am Krankenpflegeberuf lassen sich professionelle und nichtprofessionelle Merkmale feststellen

Die **Professionalisierung** im Arztberuf

- erhöht die funktionale Autorität des Arztes
- erhöht die Transparenz diagnostisch-therapeutischen Handelns für den Patienten
- verstärkt die Asymmetrie der Beziehung zwischen Arzt und Patient
- beeinflußt das Vertrauen des Patienten zum Arzt

Merkmale der Professionalisierung beim Arzt sind:

- Lizenz
- gesellschaftliches Mandat
- formalisierter Ausbildungsgang/Standardisierung der Ausbildung
- wissenschaftliche Begründung der medizinischen Therapie
- berufsinterne Arbeitsteilung (Fachärzte)
- weitgehende berufliche Autonomie
- Kontrolle durch die Berufsgruppe
- Bildung von Wertnormen

Für die **Ärzteschaft** als professionelle Berufsgruppe ist kennzeichnend:

- Sie verfügt über einen speziellen, durch formale Ausbildungskriterien festgelegten Wissensbereich
- Sie übt ein Definitionsmonopol im Bereich ihrer Handlungsgebiete aus
- Sie verfügt über Berufsverbände, die normgebende und normschützende Aufgaben gegenüber ihren Mitgliedern wahrnehmen

Die **Vorrangstellung der Ärzte** im System medizinischer Dienste und Hilfsdienste ist aus soziologischer Sicht eine direkte Folge von

- hoher Professionalisierung
- normschützendem Verbandshandeln
- ausgeprägtem Expertenwissen
- hoher beruflicher Autonomie
- *nicht:* hohem Einkommen

Dem Begriff "**formelle Kontrolle**" ärztlichen Handelns entspricht:

- Der Oberarzt zeichnet die Arztbriefe der Assistenzärzte gegen
- Eine Kassenärztliche Vereinigung weigert sich, einem Gynäkologen die Notfallbehandlung für den Ehemann einer Patientin zu vergüten, der in seiner Praxis kollabiert ist
- Ein Arzt ist wegen einer Sucht zur Ausübung seines Berufes ungeeignet geworden, und das Regierungspräsidium ordnet an, daß seine Approbation ruht
- Das Berufsgericht einer Ärztekammer verwarnt einen Gynäkologen wegen "Gefälligkeitssterilisationen"
- Eine Kassenärztliche Vereinigung teilt einem ihrer Mitglieder mit, es liege mit der Verschreibung von Medikament X weit über dem Durchschnitt

Die **ärztliche Diagnose und Diagnosestellung** können beeinflußt werden durch die
- Tendenz, Krankheit eher zu häufig als zu selten zu diagnostizieren
- technische Ausstattung der Arztpraxis
- Fachrichtung des Arztes
- Sozialschicht der Patienten
- Vorstellungen des Laiensystems

Die ärztliche Diagnose hat aus medizinsoziologischer Sicht folgende **Funktionen**:
- Einordnung eines Krankheits- und Symptombildes unter ein taxonomisches medizinisches Wissenssystem
- Ausdruck medizinischen Wissens im Hinblick auf die Krankheitsursache
- Sprachregelung für die medizinische Kooperation
- ärztliche Feststellung, die der Kommunikation mit den Leistungsträgern (z.B. Krankenkasse) dient
- Rechtfertigung der ärztlichen Leistung
- Legitimierung der Krankenrolle
- Instrument sozialer Kontrolle

Für die **gesellschaftliche Funktion** der ärztlichen Diagnose gilt:
- Die ärztliche Diagnose ist notwendig, wenn ein Angestellter Leistungen der Rentenversicherung zur Rehabilitation in Anspruch nehmen möchte
- Durch ärztliche Diagnosen werden Gesundheitsprobleme zum Gegenstand sozialrechtlicher Maßnahmen
- Die ärztliche Diagnose ist ein Mittel zur Begründung des Fernbleibens vom Arbeitsplatz
- Ärztliche Diagnosen beeinflussen die Kostenaufwendungen des Systems der sozialen Sicherung für nichterwerbstätige Bevölkerungsgruppen
- Ärztliche Diagnosen wirken sich auf die betrieblichen Produktionskosten aus

9.2. Interaktion

Einfluß institutioneller Rahmenbedingungen Asymmetrische Beziehung (Hilfegebender/Hilfesuchender, gesund/krank, Experte/Laie) Auswirkungen der sozialen Distanz auf Kontakt- und Kommunikationsformen Wirkung von Erwartungen auf den Therapieeffekt (z.B. Plazeboeffekt, iatrogene Fixierung, Übertragung und Gegenübertragung) Beziehungsdiagnostik als Informationsquelle für den Arzt (z.B. in Balint-Gruppen)

Die **Arzt-Patient-Beziehung** wird beeinflußt durch
- die soziale Schichtzugehörigkeit des Patienten
- die jeweiligen individuellen Persönlichkeiten der Interaktionspartner
- die berufliche Sozialisation des Arztes
- Art und Schwere der Krankheit
- die institutionelle Struktur, innerhalb der sich die Beziehung vollzieht

Bei der Arzt-Patient-Beziehung spricht man oft von einer **asymmetrischen Beziehung**. Diese Bezeichnung wurde gewählt, um zu charakterisieren:
- Der Patient sucht Hilfe, der Arzt gibt sie
- Der Arzt besitzt über die Krankheit ein Expertenwissen, welches der Patient in der Regel nicht hat
- Der Arzt hat weit mehr Einwirkungsmacht auf den Patienten als umgekehrt

Bei Untersuchungen zur Kommunikation zwischen Arzt und Schwerkranken wurden folgende **Formen** des asymmetrischen Gesprächsverhaltens gefunden:
- Betonung des Beziehungsaspektes anstelle des Inhaltsaspektes der Patientenäußerung
- Themen- bzw. Adressatenwechsel
- Nichtbeachtung der Patientenfrage
- unverständliche Antwort durch medizinische Fachsprache

Abhängig von der jeweiligen ärztlichen Aufgabe lassen sich verschiedene Arten von **ärztlicher Führung** unterscheiden:

- uneingeschränkte ärztliche Führung
- Arztführung mit Patienten-Kooperation
- arbeitsteilige Führung

Zum Konzept der **Übertragung** im Arzt-Patient-Gespräch trifft zu:

- Erfahrungen aus früheren Beziehungen werden vom Patienten unbewußt auf den Arzt übertragen
- Das Erkennen des Übertragungsvorgangs kann für den Therapeuten ein diagnostisches Hilfsmittel darstellen
- Der Inhalt der Übertragung wird durch Merkmale und Verhaltensweisen des Arztes mitbestimmt

Bei der Arzt-Patient-Interaktion handelt es sich im psychoanalytischen Sinne um eine Übertragung, wenn der Patient unbewußte Einstellungen, die er in der Kindheit erworben hat, in seiner Beziehung zum Arzt wiederholt.

Über **Gegenübertragung** (im psychoanalytischen Sinne) im Rahmen der Arzt-Patient-Beziehung trifft zu:

- Durch Analyse der Gegenübertragung kann der Arzt etwas über die Gefühle des Patienten erfahren

Gegenübertragungsreaktionen des Arztes gegenüber Patienten lassen sich durch Kenntnis der Fehlerquellen leicht vermeiden.

Zur **Kontrolle** von Gegenübertragungen des Arztes auf den Patienten gehört:

- Selbstreflexion des Arztes
- Selbsterfahrung des Arztes

Bei der Anamneseerhebung bei einem 56jährigen Diabetiker entgehen dem Arzt die Andeutungen des Patienten, daß es mit seiner Frau "im Bett nicht mehr so richtig klappt wie früher, wenn Sie verstehen, was ich meine." - Als unmittelbare Ursachen dieses Überhörens kommen in Frage:

- Gegenübertragungsreaktion des Arztes
- Wahrnehmungsabwehr (perceptial defence) seitens des Arztes

Der **Plazebo-Effekt**

- beruht auf Autosuggestion
- beruht auf Heterosuggestion
- zeigt sich in objektiv erfaßbaren Verhaltensänderungen
- ist abhängig von Persönlichkeitsmerkmalen des Patienten
- kann mit unerwünschten Wirkungen ("Nebenwirkungen") verknüpft sein
- ist abhängig von Art und Schweregrad der zu behandelnden Krankheit

Das Ausmaß des Plazebo-Effektes ist auch davon abhängig, ob der verordnende Arzt von der Wirksamkeit des Präparates überzeugt ist.

Das "**Helfersyndrom**" bedeutet, daß der Arzt die Hilflosigkeit des Patienten zur Abwehr der eigenen Hilflosigkeit benötigt.

Balint-Gruppen sind Gruppen von Ärzten zur Verbesserung der Beziehungsdiagnostik von Ärzten gegenüber Patienten.

9.3. Ärztliches Gespräch

Funktionen des ärztlichen Gesprächs: Gegenseitige Informationsvermittlung, Anamnese, Aufklärung/Beratung, Therapieplanung und Entlastung des Patienten, emotionale Unterstützung, Herstellung eines Arbeitsbündnisses
Verschiedene Formen der Gesprächsführung in Abhängigkeit von der Funktion des Gesprächs Dimension der Gesprächsführung: Direktivität, Wertschätzung
Verständigungsbarrieren (z.B. bei unterschiedlicher Schichtzugehörigkeit)
Verbale und nonverbale Einflüsse auf den Gesprächsverlauf, verbale Konditionierung

Das **ärztliche Gespräch** dient der

- Informationsgewinnung
- Herstellung einer Vertrauensbasis zwischen Arzt und Patient
- Aufklärung und Entlastung des Patienten
- Errichtung eines Arbeitsbündnisses
- Sicherung der Compliance

Ein **direktiver Gesprächsstil** äußert sich im ärztlichen Verhalten durch

- die Festlegung der Gesprächsthemen
- den häufigen Gebrauch geschlossener Fragen
- Übermittlung von Sachinformation und Ratschlägen

In einem direktiven Arzt-Patient-Interview zur Abklärung der Diagnose

- bestimmt überwiegend der Arzt das Gesprächsthema
- sind die Aussagemöglichkeiten des Patienten eingeschränkter als im non-direktiven Interview
- ist der Gesprächsteil vorwiegend krankheitszentriert

Das direkte Ansprechen von Problemen kann den Patienten entlasten.

Ein Patient sagt zum Arzt: "Mir geht es noch genauso schlecht wie beim letzten Mal, als ich bei Ihnen war." - Folgende Antwortmöglichkeiten kennzeichnen ein direktives Vorgehen des Arztes:

- "Haben Sie das Medikament, das ich Ihnen verordnet hatte, regelmäßig genommen?"
- "Ich verschreibe Ihnen andere Tabletten, die sicherlich besser helfen werden."

Für die **non-direktive (klientenzentrierte) Gesprächsführung** gilt:

- Sie ist von der Grundannahme der Selbstaktualisierung und Selbstverwirklichung des Menschen geprägt
- Die Gesprächsinhalte sollen vom Patienten ausgehen
- Sie soll es dem Patienten erleichtern, seine Probleme und Beschwerden ausführlich zu beschreiben
- Es soll dem Patienten Wertschätzung, Echtheit und emotionale Wärme entgegengebracht werden
- Sie wurde aus der Gesprächstherapie von Rogers entwickelt

Ein non-direktives ärztliches Gespräch ist gekennzeichnet durch

- patientenzentrierte Gesprächsführung
- geringe Einschränkung der Antwortmöglichkeiten des Patienten
- Zurückhaltung des Arztes im Erteilen von Anweisungen und Ratschlägen, wie der Patient sich zu verhalten hat
- eine unspezifische Eröffnung des Gespräches und Bevorzugung von offenen Fragen
- breiten Raum für die Antwortmöglichkeiten des Patienten

Folgende **Merkmale** kennzeichnen die klientenzentrierte Gesprächsführung in der Beratungssituation:

- Echtheit des Beraters im Hinblick auf den Ausdruck von Spannungen und eigenen Gefühlen
- erkennbare Echtheit des Therapeuten
- einfühlendes Verständnis hinsichtlich der Gefühle des Klienten
- erkennbare Wertschätzung des Klienten durch den Therapeuten, die nicht an Bedingungen gebunden ist
- Förderung der Introspektion des Klienten
- Verbalisierung von erkennbaren Gefühlen des Klienten durch den Therapeuten

Die Prinzipien der **Gesprächstherapie** lassen sich auf das Grundprinzip der nicht-direktiven Haltung des Therapeuten zurückführen.

In der Gesprächspsychotherapie gibt es für den Therapeuten Gesprächsvariablen, die das nicht-direktive Gespräch fördern. - Es sind dies:

- Echtheit

- Empathie
- Wertschätzung
- Verbalisierung emotionaler Erlebnisinhalte
- *nicht:* gerichtete Aufmerksamkeit, Abstinenz

Folgende Äußerung eines Arztes läßt sich am ehesten als **non-direktiv** kennzeichnen:

- Es fällt Ihnen schwer, auf das Rauchen ganz zu verzichten?

Patient: "Ja, die Magenbeschwerden kommen immer dann, wenn ich irgendeinen Ärger habe - wenn ich Ärger habe, nicht, und der schlägt sich so unwahrscheinlich auf den Magen - ich schlucke das alles in mich hinein, was auf mich zukommt, ohne da mit der Faust auf den Tisch zu schlagen." - Folgende Reaktion des Arztes enthält deutliche Elemente der non-direktiven Gesprächsführung:

- "Diese Schmerzen sind natürlich ganz unangenehm und Sie denken selbst, daß da wohl eine Verbindung ist zu dem Ärger - da muß es etwas geben, das Sie ziemlich belastet?"

Ein Patient sagt zum Arzt: "Meine Frau weiß nicht, daß ich trinke. Ich habe Angst, daß sie mich verläßt, wenn sie es erfährt." - Folgende Reaktion des Arztes ist im Sinne der non-direktiven Gesprächsführung patientenzentriert:

- "Sie befürchten, daß sich Ihre Frau dann von Ihnen abwendet."

Verschiedene Verhaltensformen im ärztlich-psychologischen Gespräch führen nach Rogers zu einem unterschiedlichen Kommunikationsklima. - Durch folgendes Gesprächsverhalten werden therapeutisch eher **hemmende Effekte** erzielt:

- gut gemeinte Ratschläge geben
- zur Aufgabe gesundheitsabträglichen Verhaltens überreden
- Fehler im Gesundheitsverhalten rational kritisieren

Folgende Vorgehensweisen der ärztlichen Informationsvermittlung sind geeignet, die **Behaltensleistung** beim Patienten zu fördern:

- Darbietung wichtiger Informationen zu Beginn des Gespräches
- Hervorhebung wesentlicher Inhalte
- explizite Kategorisierung des Informationsmaterials
- Modelldemonstrationen
- *nicht:* Vermittlung von Informationen mit geringer Redundanz

Nach dem Ergebnis einer Untersuchung sprechen verbal geschickte, intelligente und sozial erfolgreiche Patienten in der Regel besser auf psychoanalytische Therapie an als Patienten, auf die diese Merkmale nicht zutreffen. - Dies läßt sich als Beispiel anführen für

- die Auswirkung schichtspezifischen Sprachverhaltens in der Therapeut-Patient-Beziehung
- die tendenzielle Begünstigung höherer Sozialschichten (gegenüber der Unterschicht) im Umgang mit professionellen Gruppen

Aufgrund empirischer Untersuchungen lassen sich folgende charakteristische Merkmale der **klinischen Visite** beschreiben:

- Der Patient wird oft akustisch und semantisch in entscheidenden Phasen vom Gespräch ausgeschlossen
- Die Visite dient in erster Linie der medizinischen Informationsgewinnung und hat damit mehr den Charakter einer ärztlichen Besprechung über den Patienten als denjenigen eines Gespräches mit dem Patienten
- Die Gesprächsinitiativen, die vom Patienten ausgehen, sind minimal - der größte Teil der Patientenkommunikation ist reaktiver Natur

Soziale Distanz kann das Arzt-Patient-Gespräch beeinträchtigen. - Folgende Möglichkeiten bestehen für den Arzt, die Wirksamkeit dieses Faktors einzuschränken:

- Bemühen um Empathie
- Berücksichtigung unterschiedlicher Sozialdialekte
- Haltung der Wertschätzung
- *nicht:* Bemühen um Direktivität

9.4. Compliance

Abhängigkeit von der Arzt-Patient-Interaktion; Einfluß von Information und Attribution

Die Bereitschaft des Patienten, sich gemäß den Empfehlungen des Arztes zu verhalten, bezeichnet man als **Compliance**.

Beispiele für **Non-Compliance** sind:

- wiederholte Nicht-Einnahme verordneter Medikamente
- Versäumung von Terminen zu diagnostischen Untersuchungen

Bei einer Therapieerfolgsstudie in einer internistischen Klinik stellt eine Schwester fest, daß ein Teil der Patienten die Mehrzahl der verordneten Tabletten in die Toilette geworfen hat.

- Zur Kennzeichnung des Verhaltens dieser Patienten läßt sich am besten das Konzept der **Non-Compliance** verwenden

Die Bereitschaft des Patienten, eine Therapie gemäß den Empfehlungen des Arztes durchzuführen,

- verringert sich bei mehrfacher Änderung des Therapieschemas durch den Arzt
- ist um so geringer, je komplexer das Therapieschema ist
- verringert sich, wenn Änderungen der Lebensgewohnheiten damit verbunden sind
- wird gefördert, wenn der Patient von der Ernsthaftigkeit seiner Krankheit überzeugt ist

Ein Patient befolgt eine ärztliche Verordnung nicht. - Dieses Verhalten kann zurückzuführen sein auf

- Empfehlungen im Laiensystem
- die Persönlichkeit des Patienten
- abweichende Behandlungserwartungen des Patienten
- mangelnde Unterrichtung des Patienten über den Sinn der ärztlichen Verordnung

Die Tendenz, als vernünftig erkannte Ratschläge nicht zu befolgen, weil man sich in seiner Entscheidungsfreiheit eingeengt fühlt, wird am besten mit dem Begriff "**regressives Verhalten**" erfaßt.

10. Bevölkerungsstruktur und -entwicklung

10.1. Demographische Grundbegriffe, Daten und Methoden

10.1.1 Gliederungsprinzipien
Alter und Geschlecht (Beschreibung einer wachsenden, stagnierenden und schrumpfenden Bevölkerung), Alterspyramide
Sozioökonomische Stellung (Ausbildung, Stellung im Beruf, Einkommen)
Familienstand; Nationalität

10.1.2 Bevölkerungsbewegung
Allgemeine und spezifische Geburtenziffer
Allgemeine und spezifische Sterbeziffer, Säuglingssterblichkeit
Geburtenüberschuß und -defizit, Nettoreproduktionsziffer
Mittlere und spezifische Lebenserwartung

10.1.3 Wanderungen
Unterschied von horizontaler und vertikaler Mobilität
Wanderungsquote und Mobilitätsziffer
Wanderung als "problemlösendes Sozialverhalten" und als Reaktion auf Disparität der Lebensbereiche

10.1.4 Erwerbstätigkeit
(s.a. 11.3.1)
Arbeitspotential und Erwerbspersonen: Erwerbstätige, Erwerbsfähige, Arbeitslose, Erwerbslose
Erwerbsbeteiligung: Begriff der allgemeinen, alters- und geschlechtsspezifischen Erwerbsquote

10.1.5 Wichtige demographische Methoden
Volkszählungen, Mikrozensus, Kohortenanalyse, Prinzip der Berechnung von Sterbetafeln und Lebenserwartung, Prinzip der Standardisierung von Sterbeziffer

Zur **Demographie** trifft zu:

- Die Quantifizierung demographischer Größen erfolgt üblicherweise anhand von Ziffern, Quoten oder Proportionen
- Der Bestand einer definierten Bevölkerungsgruppe kann sich ändern durch Wanderungen, Geburten und Sterbefälle
- Die sogenannte rohe Sterbeziffer bezieht sich auf die "mittlere Bevölkerung" eines Jahres

Aus der graphischen Darstellung des Altersaufbaus einer Bevölkerung (**Bevölkerungspyramide**) sind die folgenden Informationen zu entnehmen:

- die Anzahl der Männer und Frauen in jeder Altersstufe einer Bevölkerung
- ob ein Männer- oder Frauenüberschuß in bestimmten Altersgruppen vorliegt
- die Sexualproportion der einzelnen Altersjahrgänge
- Entwicklungstendenz der Gesamtbevölkerung
- die absolute Anzahl der Personen, die am Stichtag 65 Jahre und älter sind
- die absolute Anzahl der Männer, die am Stichtag 65 Jahre und älter sind
- der Anteil der Personen im erwerbsfähigen Alter an der Gesamtbevölkerung
- geschlechtsspezifische Geborenenziffern
- auffällige demographische Ereignisse (hohe Sterblichkeit durch Kriege)
- *nicht:* die altersspezifischen Sterbewahrscheinlichkeiten

Demographische Maßzahlen

Maßzahl	Definition
Quote	**Verhältnisausdruck, der eine Teilmenge auf eine Gesamtmenge bezieht (Beispiel: uneheliche Geburten/Geburten insgesamt)**
Proportion	**Verhältnisausdruck, der zwei Teilmengen einer Gesamtmenge aufeinander bezieht (Beispiel: Knabengeburten/Mädchengeburten)**
Ziffer	**Verhältnisausdruck, der zwei voneinander geschiedene Mengen aufeinander bezieht, die nicht Teilmengen einer Gesamtmenge sein können (Beispiel: Geburten/Frauen im gebärfähigen Alter)**
Allgemeine Geburtenziffer	Lebendgeborene eines Jahres / mittlere Bevölkerung des Jahres x 1000
geschlechtsspezifische Geburtenziffer	**Anzahl der weiblichen oder männlichen Neugeborenen / Gesamtzahl der Bevölkerung im Jahresmittel**
Allgemeine Fruchtbarkeitsziffer	Lebendgeborene eines Jahres / mittlere Zahl gebärfähiger Frauen des Jahres x 1000
Bruttoreproduktionsziffer	Durchschnittlicher Geburtenertrag an Mädchen während eines Frauenlebens

Nettoreproduktionsziffer	**Durchschnittlicher Geburtenertrag an Mädchen während eines Frauenlebens, korrigiert hinsichtlich der altersspezifischen Sterblichkeit von Müttern**
Mortalität	**bezeichnet das Verhältnis der Zahl der Todesfälle zur Zahl der Gesamtbevölkerung in einem bestimmten Zeitraum**
Allgemeine Sterbeziffer oder Mortalitätsziffer	**Gestorbene eines Jahres / mittlere Bevölkerung des Jahres x 1000**
Altersspezifische Sterbeziffer	Gestorbene eines Lebensalters / Lebende eines Lebensalters x 1000
Krankheitsspezifische Sterbeziffer	**absolute Anzahl der während eines Jahres an einer bestimmten Krankheit Gestorbenen / mittlere Bevölkerung dieses Jahres**
Säuglingssterbeziffer	**Zahl der während eines Kalenderjahres im ersten Lebensjahr Gestorbenen / mittlere Zahl der Geborenen des Jahres x 1000**
Perinatale Mortalität od. perinatale Sterblichkeit	**Zahl der zwischen der 29. Schwangerschaftswoche und dem 7. Tag nach der Geburt Gestorbenen / Zahl der Geborenen x 1000**
Absterbeordnung	gibt an, wieviele von 100.000 Lebendgeborenen das Alter X erreichen
Sterbewahrscheinlichkeit	gibt an, wieviele von 1000 Personen des Alters X das Alter X+1 nicht erreichen
Letalitätsziffer	**gibt die Anzahl der in einem bestimmten Zeitraum an einer Krankheit Verstorbenen an, bezogen auf 1000 an ihr Erkrankten**
Lebenserwartung	gibt an, wie lange jemand des Alters X unter den bestehenden Lebensverhältnissen noch zu leben hat
Morbidität	**Erkrankungshäufigkeit, bezogen auf eine bestimmte Bevölkerung**
Inzidenz	**Häufigkeit des Neuauftretens einer bestimmten Krankheit in einer definierten Zeiteinheit, bezogen auf eine bestimmte Population**
Prävalenz	**Häufigkeit einer Krankheit zu einem bestimmten Zeitpunkt oder in einem bestimmten Zeitraum**
Mobilitätsziffer	**Zahl der Wohnortwechsel pro 1 000 Einwohner in einem Jahr**

Zur **Mortalitätsstatistik** trifft zu:

- Bei der Berechnung standardisierter Sterbeziffern wird u.a. die altersmäßige Zusammensetzung der Bevölkerung berücksichtigt
- Die amtliche Mortalitätsstatistik basiert in der Bundesrepublik Deutschland auf den Angaben der ärztlichen Todesbescheinigungen ("Totenscheine")

Die **Sterbetafel** bildet die Grundlage zur Berechnung der durchschnittlichen Lebenserwartung von Neugeborenen.

Die **Prävalenz** einer Krankheit in einem bestimmten Gebiet hängt ab von der

- Inzidenz der Krankheit
- durchschnittlichen Dauer der einzelnen Krankheitsfälle
- Heilungsrate innerhalb einer bestimmten Zeitperiode
- Erkennung von Fehldiagnosen

Zur **Nettoreproduktionsziffer** (NRZ) trifft zu:

- Die Nettoreproduktionsziffer (NRZ) entscheidet darüber, ob die Frauen einer Generation ihren "Bestand" in der nächsten Generation erhalten können
- Nur die Geburt von Mädchen spielt bei der Berechnung der NRZ eine Rolle
- Wenn man die NRZ berechnen will, muß man wissen, wieviele Mädchen die Frauen im "gebärfähigen Alter" in einem Zeitabschnitt geboren haben

Als Maß für den **Geburtenüberschuß** kann dienen:

- Geburtenziffer minus Sterbeziffer
- Anzahl Lebendgeborener eines Jahres minus Anzahl Gestorbener eines Jahres, bezogen auf 1000 der mittleren Bevölkerung

Komponenten der natürlichen **Bevölkerungsbewegung** sind:

- Geburtenhäufigkeit
- Geburtenüberschuß
- Sterbehäufigkeit/Ausmaß der Sterblichkeit
- Scheidungsquote
- Heiratsalter
- Heiratshäufigkeit
- Sterbeziffern
- altersspezifische Sterbewahrscheinlichkeit
- eheliche Fruchtbarkeit
- Generationenabstand
- Ehedauer
- Nettoreproduktionsziffer
- Sexualproportion
- *nicht:* Zuzüge und Wegzüge, Einwanderungen

Über die **Erwerbstätigkeit** von Frauen in der Bundesrepublik Deutschland trifft zu:

- Während des erwerbsfähigen Alters weist der Verlauf der Erwerbsquoten bei den Frauen zwei Gipfel auf

Bei einer Befragung einer Repräsentativstichprobe von ca. 20 000 Haushalten wurde ermittelt, daß ca. 15 Prozent der Bevölkerung der Bundesrepublik Deutschland im April 1978 krank waren. - Der geschilderte Sachverhalt paßt zu folgenden Begriffen:

- **Mikrozensus**
- Morbidität

10.2. Dynamik der Bevölkerungsentwicklung

10.2.1 Generative Struktur
Schema des Übergangs von Agrar- zu Industriegesellschaften, sozioökonomische Bedingungen
Generative Struktur in Abhängigkeit von Fruchtbarkeit, Eheschließung, Generationenabstand, Sterblichkeit und Migration
Wandel der elterlichen Erziehungsfunktion

10.2.2 Demographische Situation der Erdbevölkerung
Tendenz und Größenordnung des Bevölkerungswachstum in Entwicklungsländern
Zusammenhang zwischen wirtschaftlicher Unterentwicklung und generativer Struktur: Wirkungen auf Sozialprodukt und Erwerbstätigkeit; Hunger, Unterernährung und Armut als Folgewirkungen
Migration von Entwicklungs- in Industrieländer, Unterschied der Verstädterungstendenz in Industrie- und Entwicklungsländern

Die **Hypothese von Fourastié** besagt:

- Je höher ein Wirtschaftssektor technisiert werden kann, desto geringer wird dessen Personalbedarf
- Der Dienstleistungssektor ist gegenüber dem agrarischen und industriellen Sektor in geringerem Maße technisierbar

In der Bundesrepublik Deutschland sank der Anteil der im land- und forstwirtschaftlichen Bereich Tätigen an allen Erwerbstätigen von 22 % im Jahr 1950 auf 4 % im Jahr 1989.

- Dieser starke Rückgang kann als Bestätigung für die Richtigkeit der Fourastiéschen Hypothese gelten

Nach Fourastié werden drei **Sektoren der Wirtschaft** unterschieden:

- primärer Sektor: Fischer
- sekundärer Sektor: Feinmechaniker
- tertiärer Sektor: Krankenpfleger, Bankangestellter, niedergelassener Arzt, Postbeamter

Die **Bevölkerungsentwicklung** industrialisierter Länder durchläuft nach der Theorie des demographischen Übergangs einen in mehrere Phasen aufgeteilten Prozeß.

- Die sog. **frühindustrielle Phase** ist durch eine hohe Geburtenziffer und eine sinkende Sterbeziffer gekennzeichnet
- Die auf die frühindustrielle Phase folgende **Umschwungsphase** (Übergangsperiode) ist gekennzeichnet durch erstmals sinkende Geburtenziffer, weiterhin sinkende Sterbeziffer

Zur **Bevölkerungsentwicklung** trifft zu:

- Bei hochbleibender Geburtenziffer und rasch sinkender Sterbeziffer tritt "explosives" Bevölkerungswachstum auf
- Am Ende des demographischen Übergangs kann die Bevölkerungszuwachsrate unter den Wert Null sinken

Am Anfang des Übergangs von der ländlich-agrarischen Gesellschaft zur industriell-urbanisierten Gesellschaft in Europa stieg der Geburtenüberschuß.

Die beiden wichtigsten Gründe für das langsame Bevölkerungswachstum in vorindustrieller Zeit sind:

- hohe Säuglingssterblichkeit durch mangelnde Hygiene, Seuchen, schlechte Ernährung
- ökonomisch bedingte Beschränkung der Heiratshäufigkeit

Die **Zunahme der mittleren Lebenserwartung** seit 1900 beruht auf

- der erfolgreichen Bekämpfung der Säuglingssterblichkeit
- der besseren Behandlungsmöglichkeit von Infektionskrankheiten
- den verbesserten Arbeitsbedingungen vor allem in den Industriebetrieben
- der Verbesserung der hygienischen Bedingungen und der Ernährung

Die **Abnahme der Säuglingssterblichkeit** in den Industrieländern ist auf folgende Gründe zurückzuführen:

- bessere Ernährungsbedingungen
- Entdeckung der Erreger der Infektionskrankheiten
- Verbesserung der allgemeinen Hygiene
- Einführung der Chemotherapie

Folgende demographische Variablen haben Einfluß auf das **Wachstum einer Bevölkerung**:

- eheliche Fruchtbarkeit
- Heiratshäufigkeit
- Generationenabstand

Die **eheliche Fruchtbarkeit** hängt ab von

- der Ehedauer
- dem Heiratsalter
- gesellschaftlichen Werthaltungen
- wirtschaftlichen Verhältnissen

Die **Familienstruktur** wandelt sich in der Industriegesellschaft durch

- Trennung von Arbeits- und Wohnort
- Auflösung der Großfamilie
- Abnahme der Geburtenziffer
- die Berufstätigkeit der Frau

Eine Statistik zeigt, daß sich eine Wohnbevölkerung zu etwa 40 % aus der Erwerbsbevölkerung, zu etwa 45 % aus Kindern bis zu 15 Jahren und zu etwa 15 % aus alten Leuten zusammensetzt.

- Diese Statistik ist derzeit am ehesten Bolivien zuzuordnen

Der Vorgang, daß die durchschnittliche Lebenserwartung der Bevölkerung steigt, während die Geburtenziffer stärker sinkt als die Sterbeziffer, wird als "**demographisches Altern**" bezeichnet.

Der Prozeß des "demographischen Alterns" in der Bundesrepublik Deutschland wird im wesentlichen von zwei Faktoren bestimmt:

- Senkung der Säuglingssterblichkeit
- sinkende Geburtenziffer

10.3. Folgen demographischer Entwicklung für die medizinische Versorgung

Wandel des Krankheitsspektrums im Zusammenhang mit der generativen Struktur
Soziodemographische Differenzierung der Morbidität und Mortalität (am Beispiel des Zusammenhangs zwischen Bildungsniveau und Lebenserwartung)
Veränderung der Struktur der Familie, verändertes Zeitmuster des Familienzyklus
Demographisches Altern in der Industriegesellschaft, soziale Isolation im Alter

Die **Veränderung des Krankheitsspektrums** in den letzten 100 Jahren ist gekennzeichnet durch

- den Rückgang der Tuberkulose
- den Anstieg der Herz- und Kreislauferkrankungen
- die Zunahme der bösartigen Tumoren
- den Anstieg von chronisch-degenerativen Krankheiten im mittleren und höheren Lebensalter

Über **Todesursachen** in der Bundesrepublik Deutschland trifft zu:

- Herz-Kreislauf-Krankheiten stellen die häufigste Todesursache der erwachsenen Bevölkerung dar
- Bösartige Neubildungen stellen die zweithäufigste Todesursache der erwachsenen Bevölkerung dar
- Selbsttötung ist beim männlichen Geschlecht generell eine häufigere Todesursache als beim weiblichen Geschlecht

In vielen Industrieländern nahm in der ersten Hälfte dieses Jahrhunderts der Anteil der Herz-Kreislauf-Krankheiten und Malignome an allen Todesursachen zu. - Als Grund dafür kommen in Betracht:

- Sinken der Säuglingssterblichkeit
- erfolgreiche Bekämpfung von Infektionskrankheiten
- Verbesserungen auf dem Gebiet der Hygiene
- demographisches Altern
- *nicht:* Zunahme degenerativer Alterskrankheiten wie M. Alzheimer

Vergleicht man die Todesursachenstatistik von 1925 mit der von 1970, so läßt sich bei den Infektionskrankheiten als Todesursache eine deutliche Häufigkeitsabnahme feststellen.

Bei der Analyse von Todesursachenstatistiken spielt nicht nur die Häufigkeit der zum Tode führenden Krankheiten, sondern auch der Verlust an Lebensjahren infolge einer bestimmten Todesursache eine große Rolle.

- Unfälle, Vergiftungen und Gewalteinwirkungen stehen in der Bundesrepublik Deutschland als Todesursache an erster Stelle hinsichtlich des Verlustes an Lebensjahren

Der Medizin ist es gelungen, die Mehrzahl der vorzeitigen Todesfälle in den mittleren und höheren Altersgruppen (45 Jahre und älter) zu verhindern.

Über **chronische Krankheiten** (Bundesrepublik Deutschland) trifft zu:

- Der Anstieg der Häufigkeit chronischer Krankheiten ist z.T. auf die demographischen Alterungsprozesse der Bevölkerung zurückzuführen
- Der Allgemeinarzt sieht in seiner Praxis mehr chronisch kranke Frauen als chronisch kranke Männer
- Nur zwei Gruppen chronischer Krankheiten sind heute für rund 2/3 aller Todesfälle verantwortlich

Ein Zusammenhang zwischen Dauer der Schulbildung und altersspezifischer Sterblichkeit fällt unter den Begriff der **differentiellen Mortalität**.

Prävalenzunterschiede nach sozialer Schichtzugehörigkeit

- können auf unterschiedlichen Heilungschancen für die Angehörigen verschiedener Sozialschichten beruhen
- müssen sich keineswegs in entsprechenden Neuerkrankungsziffern spiegeln
- Angehörige verschiedener Sozialschichten können durchaus gleich häufig erkranken; dennoch können sie in einem gegebenen Zeitraum unterschiedlich lange krank sein

10.4. Bevölkerungspolitische Maßnahmen

Malthus' Gesetz der Bevölkerungsentwicklung
Wichtigste staatliche Maßnahmen zur Beeinflussung des Bevölkerungswachstum: Erfolge und Mißbrauch

In der **Malthusschen Bevölkerungstheorie** wird postuliert:

- Die Malthus-Lehre entstand im Zusammenhang mit dem Beginn der Industrialisierung Englands und den dadurch ausgelösten Ernährungs-, Gesundheits- und Machtproblemen
- Die Bevölkerung nimmt in geometrischer (exponentieller) Reihe, die Nahrung dagegen nur in arithmetischer Reihe zu
- Ein Bevölkerungswachstum kann sowohl durch "präventive" (z.B. Enthaltsamkeit) wie auch durch "repressive" (z.B. Krankheit, Hunger) Hindernisse gebremst werden
- Malthus hielt die Disziplinierung sexuellen Verhaltens der armen Sozialschichten für ein wirksames Mittel, drohender ökonomischer und gesundheitlicher Verelendung vorzubeugen

11. Soziale Schichtung

11.1. Erfassung sozialer Schichtung

11.1.1 Soziale Schichtung, soziale Differenzierung
Berufsposition (Arbeiter, Angestellte, Beamte, Selbständige), Ausbildung, Einkommen, Prestige, Einfluß (zum Beispiel: beruflicher Dispositionsspielraum) als wichtigste Schichtungskriterien
Berufsdifferenzierung und Professionalisierung in Abhängigkeit von technischem Fortschritt

11.1.2 Konstruktion von Schichtindizes
Indikatoren des sozialen Status; multipler Schichtindex
Selbsteinschätzung der Schichtzugehörigkeit

11.1.3 Heterogenität und Mehrdimensionalität
Statuskristallisation und Statusinkonsistenz
Relativierung des Merkmals Erwerbstätigkeit als vertikales Gliederungsprinzip

Interindividuelle Gemeinsamkeit in Hinblick auf Lebensstandard, Chancen und Risiken, soziales Ansehen, Privilegien oder Diskriminierungen wird am besten durch den Begriff "**soziale Schicht**" erfaßt.

Zur sozialen Schichtung trifft zu:

- Mitglieder einer Sozialschicht weisen einen gleichen oder ähnlichen Sozialstatus auf
- Sowohl in der unteren Mittelschicht als auch in der oberen Unterschicht gibt es jeweils Angestellte, Selbständige und Arbeiter

Wenn man die **Schichtzugehörigkeit** einer Person festlegen will, können folgende Kriterien herangezogen werden:

- Einkommen
- Berufsprestige
- berufliche Position/Stellung im Beruf
- Wohngegend
- Freundschaftsbeziehungen
- Ausstattung von Wohnung und Haushalt
- Schulbildung/(Aus-)Bildung
- soziale Selbsteinstufung
- Formen der Kindererziehung
- Kenntnisse über Gesundheit und Krankheit
- sexuelle Normen
- Autorität und Arbeitsteilung in der Familie
- monatliches Nettoeinkommen
- *nicht:* vertikale Mobilität, Familienstand, Religionszugehörigkeit

Gemeinsame Soziallage ist eng korreliert mit Verhaltens- und Einstellungsgleichförmigkeiten auf folgenden Gebieten:

- Erziehungsstil
- Sprachgewohnheiten
- Konsumverhalten
- Gesundheits- und Krankheitsverhalten
- Zukunftsorientierung

Das spezifische Verhalten der sozialen **Mittelschichten** ist gekennzeichnet durch:

- Zukunftsorientierung
- individuelle Verantwortlichkeit
- Bereitschaft, Belohnungen aufzuschieben
- Aufschieben von Triebbefriedigungen
- *nicht:* niedriges Anspruchsniveau

Das **Selbstbild** von Angehörigen der Mittelschichten wird durch folgende **Merkmale** bestimmt:

- Zukunftsorientierung

- Betonung von Zuverlässigkeit
- hohe Berufsorientierung
- Erfolgsstreben
- *nicht:* dichotomes Gesellschaftsbild

Die Erhebung der Merkmale "berufliche Stellung" und "höchster Schulabschluß" dient der Konstruktion eines objektiven sozialen **Schichtindexes**.

Sozialer Status kann mit Hilfe verschiedener Indikatoren bestimmt werden. - Zu diesen Indikatoren zählen:

- Einkommen
- Selbsteinschätzung des sozialen Ranges
- berufliche Position
- Ausbildung
- *nicht:* Familienstand

Statusmerkmal: Einkommen

Statussymbol: Besitz angesehener Gegenstände (wie großes Auto)

Wenn in einem Betrieb die Größe der Schreibtische und die Bequemlichkeit der Schreibtischsessel von den hohen zu den niedrigen Rängen abnehmen, dann handelt es sich um folgende soziologische Phänomene:

- Statussymbole
- Statusdifferenzierung
- soziales Privileg
- Prestigedifferenz

Der **erworbene Status** bezeichnet die gesellschaftliche Stellung einer Person aufgrund individuell erbrachter, definierter Leistung.

Der **zugeschriebene Status** ist die soziale Position, die bei der Geburt festgelegt ist.

R. Linton (1936) hat erstmals die Unterscheidung zwischen dem erworbenen und dem zugeschriebenen Status getroffen.

- Bei einer Arbeitertochter handelt es sich um einen zugeschriebenen Status

Statuskontinuität bezüglich der Herkunftsfamilie ist eine Folge

- der "nivellierten Mittelstandsgesellschaft"
- der Plazierungseinflüsse der Herkunftsfamilie

Statusinkonsistenz bedeutet, daß die sozialen Merkmale einer Person auf unterschiedlichen Rangstufen liegen. Wenn Statusmerkmale einer Person auf verschiedenen Ebenen liegen und schwer miteinander vereinbar sind (z.B. hohe Schulbildung, geringes Einkommen), handelt es sich um eine Statusdiskrepanz (Statusinkonsistenz).

Ein promovierter Wissenschaftler kann sich nur mühsam über Gelegenheitsarbeiten ernähren und sieht auch in Zukunft keine Erwerbschance für sich außer Taxifahren.

- Zur Kennzeichnung seiner Situation läßt sich am besten der soziologische Begriff der **Statusinkonsistenz** heranziehen

11.2. Systematische Ansätze zur Analyse sozialer Differenzierung

11.2.1 Strukturfunktionaler Ansatz
Soziale Differenzierung als Folge von Arbeitsteilung
Statusdifferenzierung als Ausdruck von Binnendifferenzierung von Sozialsystemen
Anomie als Folge mangelhaft geregelter Sozialsysteme

11.2.2 Klassentheoretischer Ansatz
Verfügung über gesellschaftliche Produktionsmittel als Grundlage der Klassenbildung
Begriffe der Besitz-, Erwerbs- und Versorgungsklasse (nach Max Weber); Monopolisierung der Statuszuweisung (Unterschied zugeschriebener, erworbener Status)

Identitätskrisen bzw. -verlust, die das psychosomatische Wohlbefinden des betroffenen Individuums beeinträchtigen, können aus folgenden Faktoren resultieren:

- soziale Anomie
- Stigmatisierung
- Intergenerationen-Mobilität
- *nicht:* Integration durch eine Bezugsgruppe

Der Begriff "**Anomie**" umfaßt

- einen Zustand der Regellosigkeit, z.B. in Zeiten plötzlichen wirtschaftlichen Niedergangs oder Aufschwungs
- den Zusammenbruch der kulturellen Ordnung infolge des Auseinanderklaffens von kulturell vorgegebenen Zielen und Werten einerseits und den sozial erlaubten Möglichkeiten, diese Ziele und Werte zu erreichen, andererseits
- einen psychischen Zustand, der durch Gefühle der Einsamkeit, Isoliertheit, Orientierungslosigkeit gekennzeichnet ist

Über **soziale Klassen** trifft zu:

- Soziale Klassen unterscheiden sich bei Karl Marx vor allem durch den Besitz oder Nichtbesitz an Produktionsmitteln
- Soziale Klassen entwickeln nach der Marxschen Theorie ein jeweils eigenes Klassenbewußtsein
- Die Begriffe soziale Klasse und soziale Schicht sind nicht identisch, aber überschneiden sich

Zu den **Merkmalen** einer sozialen Klasse gehören:

- die Stellung zu den Produktionsmitteln
- der Anteil am wirtschaftlichen Gewinn
- der Beruf
- das Einkommen

11.3. Schichtung und Mobilität

11.3.1 Schichtungsstruktur
Grundkenntnisse der Schichtungsstruktur der Gesellschaft der Bundesrepublik Deutschland
Struktur und Entwicklung der Erwerbstätigkeit
Soziale Differenzierung und Haushaltseinkommen
Soziale Differenzierung und Ausbildung

11.3.2 Sozialer Auf- und Abstieg
Begriff, Umfang und Bedingungen der Intra- und Intergenerationen-Mobilität

11.3.3 Auswirkungen auf Krankheitswirkungen
Statusbedrohungen (sozialer Abstieg, Arbeitslosigkeit, Armut und Streß, s.a. 2.2.3 und 3.3)
Statuserhaltung und Formen der Arbeitsbelastung Schichtspezifische Bewältigungsmuster in Krisensituationen (reaktive und aktive Bewältigung, unterschiedliche Zukunftsorientierung, begrenzte soziale Unterstützung)
Schichtspezifische Verhaltensstile im Umgang mit Gesundheitsrisiken (s.a. 8.3)
Zusammenhang von sozialer Mobilität und Krankheitsrisiko

Zur **Sozialstruktur** der Bundesrepublik Deutschland trifft zu:

- Es lassen sich eindeutig identifizierbare soziale Ungleichheiten hinsichtlich der Verteilung von Macht, Einkommen, Besitz, Bildung und Prestige feststellen
- Die Zugehörigkeit zu einer sozialen Schicht beeinflußt auch die Vorstellungen, die sich die Gesellschaftsmitglieder über die Sozialstruktur machen

Ein repräsentatives Schichtungsmodell der Bevölkerung der Bundesrepublik Deutschland, das auf der Basis von Informationen über berufliche Stellung, Bildungsgrad und Einkommen zu einem bestimmten Zeitpunkt konstruiert wurde, erlaubt Aussagen über den quantitativen Anteil der einzelnen Schichten.

Über die **Entwicklung der sozialen Schichtung** der Bevölkerung der Bundesrepublik Deutschland trifft zu:

- Der Anteil der Bevölkerung an den Mittelschichten hat zugenommen
- Im Mittelbereich eines Schichtmodells treten unscharfe Grenzen auf
- Eine eindeutige Fixierung des sozialen Status ist am besten in den beiden Extrembereichen möglich
- Die Zugehörigkeit zu einer sozialen Schicht beeinflußt auch die Vorstellungen, die sich die Gesellschaftsmitglieder über die Sozialstruktur machen
- Statistische Angaben erlauben keine Rückschlüsse auf das Ausmaß der gegenwärtigen Schichtrekrutierung
- Der Anteil der Unterschicht an der Gesamtbevölkerung ist bei allen verwendeten Schichtmodellen größer als der Anteil der oberen Mittelschicht
- Der unteren, mittleren und oberen Mittelschicht sind, je nach Schichtgrenzen, etwa 50 - 60 % der Bevölkerung zuzurechnen
- Die mittlere Mitte nach objektiven Kriterien und nach den Vorstellungen der Bevölkerung (aufgrund von Selbsteinschätzungen) sind nicht identisch
- Der Oberschicht werden im allgemeinen weniger als 5 % der Bevölkerung zugerechnet

Wenn man das Schichtungsmodell
- Oberschicht
- obere Mitte
- mittlere Mitte
- untere Mitte
- unterste Mitte/oberes Unten
- Unten
- sozial Verachtete

zugrunde legt,

- sind in der Bundesrepublik Deutschland die beiden Sozialschichten untere Mitte und unterste Mitte/oberes Unten am stärksten besetzt.

Auffällige Merkmale in der bisherigen **Entwicklung der Erwerbsstruktur** in der Bundesrepublik Deutschland sind:

- Anstieg des Anteils der Beschäftigten im tertiären Wirtschaftssektor
- Anstieg des Anteils der unselbständig (abhängig) Beschäftigten
- deutlicher Anstieg des Anteils berufstätiger Frauen mit Kindern
- deutlicher Rückgang des Anteils mithelfender Familienangehöriger
- *nicht:* absoluter Rückgang der Zahl der Erwerbspersonen

Nach dem von der UNO empfohlenen und für die Bundesrepublik Deutschland gültigen **Erwerbskonzept** trifft zu:

- Erwerbspersonen sind die Erwerbstätigen und die Erwerbslosen
- Erwerbslose sind alle Personen, die in einem Erhebungszeitraum nicht oder noch nicht gearbeitet hatten, aber eine Erwerbstätigkeit suchten
- Die allgemeine Erwerbsquote gibt den Prozentanteil der Erwerbspersonen an der Gesamtwohnbevölkerung an
- "Erwerbslos" und "arbeitslos" werden nicht synonym verwendet

Nach dem für die Bundesrepublik Deutschland gültigen Erwerbskonzept werden zu den "Erwerbslosen" Personen gerechnet, die in einem bestimmten Zeitraum

- ohne Arbeitsverhältnis waren und über das Arbeitsamt eine Erwerbstätigkeit suchten
- nach der Schulentlassung noch nicht erwerbstätig waren und eine Erwerbstätigkeit suchten
- nicht erwerbstätig waren und sich ohne Einschaltung des Arbeitsamtes um eine Erwerbstätigkeit bemühten
- *nicht:* noch nicht erwerbstätig waren und keine Erwerbstätigkeit suchten

Über Erwerbstätigkeit (Bundesrepublik Deutschland) trifft zu:

- Rund 1/3 aller Erwerbstätigen sind Frauen
- Etwa jedes dritte Kind unter 15 Jahren hat eine erwerbstätige Mutter

Zum **Schulbesuch** der Altersjahrgänge der 13 - 14jährigen in der Bundesrepublik Deutschland (alte Länder, 1987) trifft zu:

- Von diesen Altersjahrgängen besuchen prozentual mehr Mädchen die Hauptschule als Jungen
- Die Kinder von Beamten und Angestellten sind an den Gymnasien stärker vertreten als die Kinder von Selbständigen
- Die Kinder von Beamten sind an den Gymnasien vergleichsweise am stärksten vertreten
- *nicht:* Mädchen aus allen Sozialschichten sind an den Gymnasien etwas stärker vertreten als Jungen

Soziale Mobilität innerhalb einer Gesellschaft bezeichnet

- jede Art von Positionswechsel innerhalb der sozialen Struktur
- die Bewegung von Personen innerhalb der Sozialstruktur einer Gesellschaft
- eine Änderung des sozialen Status von Personen
- den sozialen Abstieg von Personen (z.B. infolge Arbeitslosigkeit)
- Aufstiegsprozesse zwischen mehreren Generationen einer Familie

Bei **vertikaler Mobilität** kann es sich handeln um

- Aufstiegsbewegungen
- Abstiegsbewegungen
- Intragenerationenmobilität
- Intergenerationenmobilität

Häufige vertikale Mobilitätserfahrungen können für die betroffenen Individuen folgende Konsequenzen haben:

- soziale Isolation
- Statusunsicherheit
- Überkonformität
- Anomie

Wenn das Kind eines angelernten Industriearbeiters erfolgreich ein Hochschulstudium abschließt, spricht man von vertikaler Mobilität, weil das Kind nach Abschluß des Hochschulstudiums sozial höher steht als der Vater (Industriearbeiter).

Die **Intragenerationen-Aufwärtsmobilität** wird gefördert durch

- eine im Sozialisationsprozeß erworbene "Zukunftsorientierung"
- die Zuweisung des sozialen Status nach Leistungskriterien
- die Eröffnung neuer Aufstiegskanäle durch Schaffung zusätzlicher Ausbildungsinstitutionen
- differenzierte Belohnungsanreize

Eine Ärztin beabsichtigt den Wegzug aus einer Kleinstadt, wo ihre Eltern einen kleinen Lebensmittelladen betreiben, da sich ihr dadurch die Möglichkeit des Aufstiegs von der Stations- zur Oberärztin bietet. - Für diese Absicht der Ärztin treffen folgende Begriffe zu:

- Inter-Generationen-Aufwärtsmobilität
- Intra-Generationen-Aufwärtsmobilität
- vertikale Mobilität
- Migration

Wenn ein Lehrling in einem Unternehmen später zum Generaldirektor aufsteigt, handelt es sich um

- Intragenerationenmobilität
- vertikale Mobilität

Statusbedrohung (sozialer Abstieg) stellt ein Risiko für den vorzeitigen Ausbruch der koronaren Herzkrankheit dar.

In folgenden Bereichen haben Untersuchungen **Unterschiede zwischen den sozialen Schichten** gefunden:

- Bereitschaft, Früherkennungen in Anspruch zu nehmen
- Verständigungsschwierigkeiten zwischen Arzt und Patient
- Informationsquellen bezüglich Krankheitswissen
- Häufigkeit bestimmter psychischer Erkrankungen

Wenn eine Krankheit in den **unteren Sozialschichten** häufiger auftritt als in den höheren, ist unter den Bedingungen der Bundesrepublik Deutschland als Ursache in Betracht zu ziehen:

- sozialer Abstieg der Erkrankten
- schichtspezifische Krankheitsdisposition als Resultat unterschiedlicher Arbeits- und Lebensbedingungen
- unterschiedliches Präventivverhalten der einzelnen Sozialschichten
- schichtspezifische Unterschiede in der Inanspruchnahme medizinischer Dienste
- *nicht:* Zunahme der Zahl statusinkonsistenter Individuen

Über **soziale Schicht, soziale Kontrolle und psychiatrische Krankenversorgung** trifft zu:

- Im Vergleich zu Mittelschichtangehörigen unterliegen Angehörige der Unterschicht häufiger einer sozialen Kontrolle in Form eines Systems formeller Fremdkontrolle
- Im Vergleich zur Unterschicht erfahren Angehörige der Mittelschicht soziale Kontrolle eher in primärgruppenhaften Interaktionsmustern oder im Sinne von Selbstkontrolle

Untersuchungen über den Zusammenhang zwischen Sozialschicht und Schizophrenie legen verschiedene Hypothesen nahe. - Über die sogenannte **Drift-Hypothese** trifft zu:

- Die höhere Prävalenzrate der Schizophrenen in den unteren Sozialschichten ist die Folge des sozialen Abstiegs durch den Krankheitsprozeß

Der **Nutzungsgrad der Krebs-Früherkennungsuntersuchung** als Regelleistung der gesetzlichen Krankenversicherung ist abhängig von

- der sozialen Schicht
- dem Geschlecht
- dem Alter
- der Kassenart

Angehörige der Unterschicht nehmen im Durchschnitt weniger häufig gesetzliche Früherkennungsuntersuchungen (wie auf Brustkrebs) wahr als Angehörige der Mittelschicht.

Index

A

B

F

G

H

I

K

L

M